北京中日友好医院妇产科专家 潘晓玉(博士) 审校推荐

东方养育
超级宝宝

怀孕分娩育儿宝典

主　编：华夏科学育婴研究中心
编　委：秦文英 史高丽 高媛媛 李飞燕 孟薇薇
程安平 徐意会 朱爱云 陈　桥 张　琴

Huai Yun Fenmian Yuer Baodian

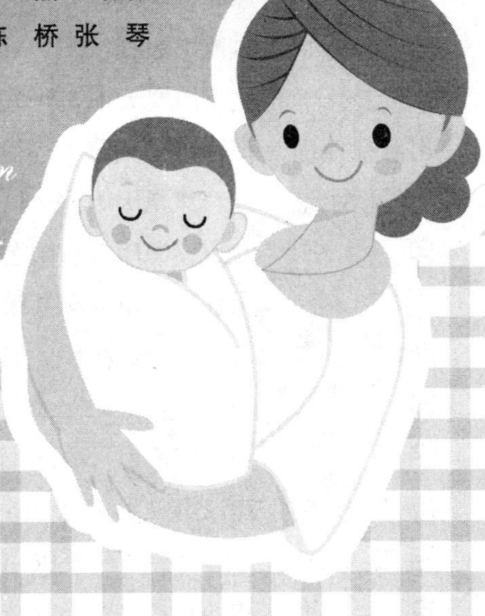

★权威专家的育儿经
★金牌月嫂的护理经
★成功父母的养育经

凤凰出版社

图书在版编目（CIP）数据

怀孕分娩育儿宝典 / 华夏科学育婴研究中心主编
. -- 南京：凤凰出版社，2011.11
ISBN 978-7-5506-0919-8

Ⅰ. ①怀… Ⅱ. ①华… Ⅲ. ①妊娠期－妇幼保健－基本知识②分娩－基本知识③婴幼儿－哺育－基本知识
Ⅳ. ① R715.3 ② R714.3 ③ R174

中国版本图书馆 CIP 数据核字 (2011) 第 203880 号

书　　名	怀孕分娩育儿宝典
著　　者	华夏科学育婴研究中心
责任编辑	吴建中
出版发行	凤凰出版传媒集团 凤凰出版传媒股份有限公司 凤凰出版社 北京凤凰天下文化发展有限公司
出版社地址	南京市中央路 165 号，邮编：210009
公司网址	北京凤凰天下网　http://www.bookfh.cn
印　　刷	北京盛源印刷有限公司 北京市通州区漷县镇后地村，邮编：101109
开　　本	787×1092 毫米　1/16
印　　张	32
字　　数	450 千字
版　　次	2012 年 1 月第 1 版　2012 年 1 月第 1 次印刷
标准书号	ISBN 978-7-5506-0919-8
定　　价	39.80 元

（本图书凡印装错误可向发行部调换，联系电话：010-58572106）

目录

Contents ↘

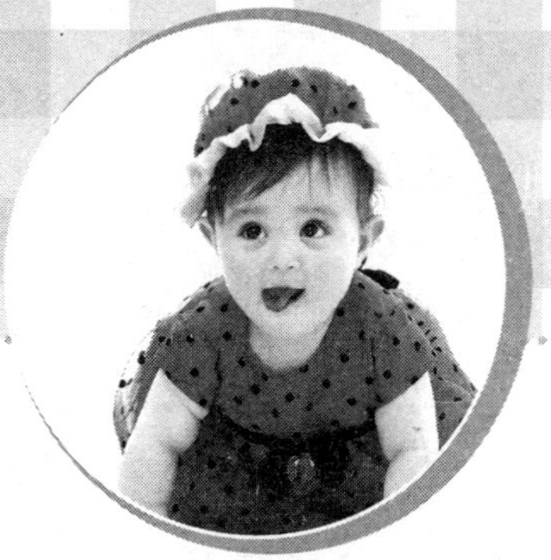

第一篇 健康怀孕宝典

第一章 怀孕第一个月

第一节 你怀孕了吗

01 哪些征兆告诉你“有喜”了……2
- 乳房胀大……2
- 阴道出血……2
- 疲劳……3
- 小便次数增加……3
- 情绪不稳定……3
- 水肿、抽筋和背痛……3
- 晕眩……3
- 没有胃口或者恶心……3
- 头痛……4

02 正确计算预产期的方法……4
- 根据末次月经计算……4
- 按引起妊娠的同房日期计算……4
- 按早孕反应出现的日期计算……4
- 按子宫的高度计算……4
- 按出现胎动的日期计算……5
- 按B超结果计算……5

03 轻松应对早孕反应的四大策略……5
- 心理战胜……5
- 环境策略……5
- 饮食对策……5
- 适量活动……6

04 缓解孕吐的好办法……7

第二节 孕1月胎儿发育情况

01 第一周胎儿发育状况……8

02 第二周胎儿发育状况……8

03 第三周胎儿发育状况……8

04 第四周胎儿发育状况……9

第三节 孕1月孕妈妈身体变化

01 第一周身体在准备……10

02 第二周润物细无声……10

03 第三周给你一个惊喜 …… 11
04 第四周"痛"并快乐着 …… 11
- 昏睡和无精打采 …… 11
- 子宫和乳房的变化 …… 11

第四节 孕1月孕妈妈生活指南

01 合理调节营养与饮食 …… 12
02 孕妈妈饮食有讲究 …… 13
03 孕妈妈不可多吃的水果大汇总 …… 13
04 孕妈妈的爽口开胃菜 …… 15
- 拌沙拉菜 …… 15
- 孜然鱿鱼 …… 15
- 莲子糯米粥 …… 15
- 蔬菜豆皮卷 …… 15

05 孕妈妈的自我减压法 …… 16
- 呼吸大自然的爱 …… 16
- 让想象力迸发 …… 17

06 孕妈妈的日常生活须知 …… 17

第五节 孕妈妈胎教必读

01 胎教的概念和意义 …… 19
02 胎教包含哪些内容 …… 19
- 音乐胎教 …… 19
- 对话胎教 …… 20
- 抚摸胎教 …… 20
- 光照胎教 …… 21

03 孕1月宝宝胎教方案 …… 22
- 教育宝宝从此刻开始 …… 22
- 孕1月补充营养利胎教 …… 22
- 孕期体操有益于胎教 …… 23

亲子体验 …… 24
◎ 我的人生开始变得不一样 …… 24

第二章 怀孕第二个月

第一节 孕2月胎儿发育状况

01 第五周胎儿发育状况 …… 26

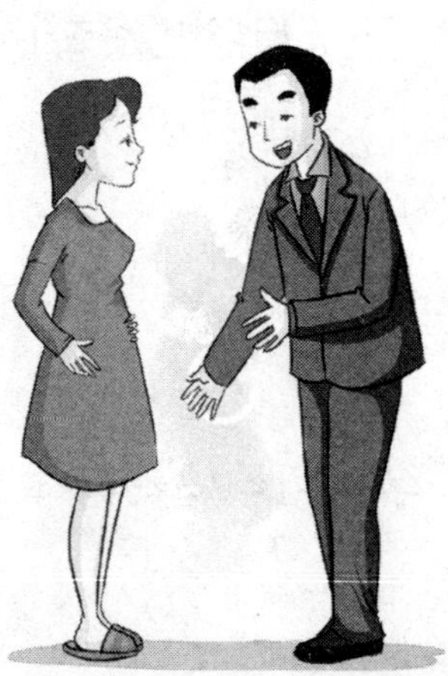

02 第六周胎儿发育状况 …… 27
03 第七周胎儿发育状况 …… 27
04 第八周胎儿发育状况 …… 28

第二节 孕2月孕妈妈身体变化

01 第五周孕妈妈身体变化 …… 29
02 第六周孕妈妈身体变化 …… 29
03 第七周孕妈妈身体变化 …… 30
04 第八周孕妈妈身体变化 …… 30

第三节 孕2月孕妈妈生活指南

01 孕2月孕妈妈要注意的生活细节 …… 31

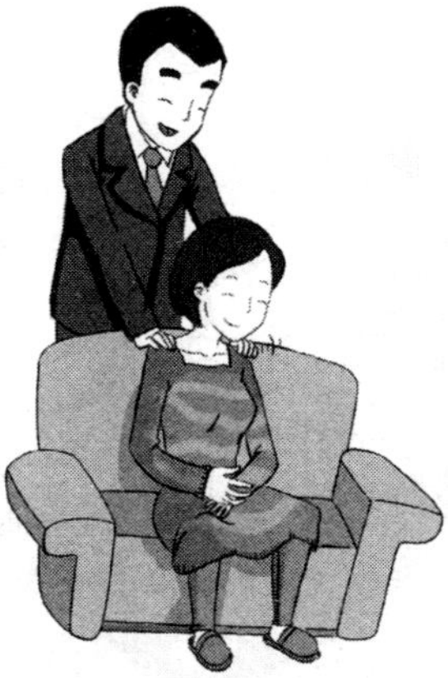

● 生活细节别忽视 …… 31
● 孕妈妈的起居和心态 …… 31
02 孕妈妈牙齿保健四要点 …… 33
03 孕早期夫妻要避免性生活 …… 34
04 孕2月孕妈妈必补的营养元素 …… 34
05 孕2月孕妈妈营养食谱 …… 35
● 酸甜胡萝卜 …… 36
● 熘肝尖 …… 36
● 清炒韭黄 …… 36
● 姜丝炒牛肉 …… 36
● 牡蛎粥 …… 36

彩插 ART P1　世界名画欣赏
彩插 ART P2　世界名画欣赏
彩插 ART P3　世界名画欣赏
彩插 ART P4　世界名画欣赏

● 芝麻山药粥 …… 37
● 燕麦南瓜粥 …… 37
● 白萝卜炖羊肉 …… 37
● 五彩虾仁 …… 38
● 清爽烩虾 …… 38
● 新疆手抓饭 …… 38

第四节　孕妈妈生活保健

01 孕早期应如何养胎 …… 39
02 孕早期的有氧运动绝不可少 …… 39
03 孕早期的孕妈妈不宜做B超 …… 40
● 孕早期不宜做B超的原因 …… 40
● 在孕早期什么情况下应作B超检查 …… 40
04 孕妈妈沐浴有讲究 …… 40
05 孕妈妈要预防宫外孕 …… 41
● 什么是宫外孕 …… 41
● 10个会引起宫外孕的因素 …… 42
● 宫外孕的蛛丝马迹 …… 42
● 宫外孕的预防 …… 43

第五节　孕妈妈胎教必读

01 孕2月的胎教方案细节 …… 44
● 情绪胎教很重要 …… 44
● 运动胎教 …… 44
● 营养胎教 …… 45
● 神奇的意念胎教 …… 45
02 孕妈妈情绪对宝宝的影响 …… 45
03 环境对胎儿大脑发育的影响 …… 46
● 孕妈妈体内环境对胎儿的影响 …… 46
● 外在环境中的射线对胎儿的影响 …… 46
● 职业与不良嗜好对胎儿的影响 …… 47
亲子体验 …… 48
◎ 难言的第二个月 …… 48

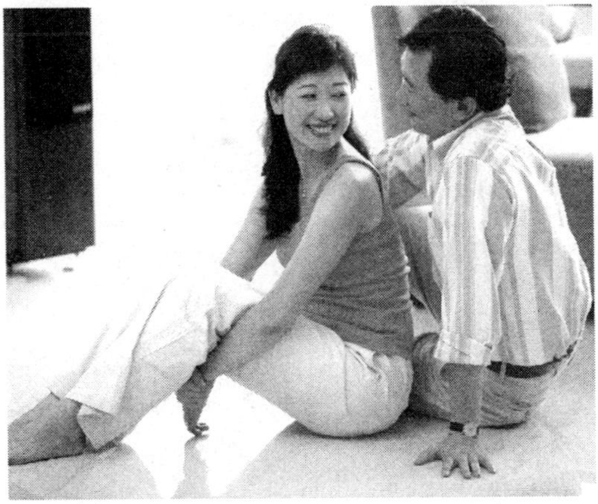

第三章　怀孕第三个月

第一节 孕3月胎儿发育状况

01 第九周胎儿发育状况 …… 50
02 第十周胎儿发育状况 …… 51
03 第十一周胎儿发育状况 …… 51
04 第十二周胎儿发育状况 …… 51

第二节 孕3月孕妈妈身体变化

01 第九周孕妈妈身体变化 …… 52
02 第十周孕妈妈身体变化 …… 52
03 第十一周孕妈妈身体变化 …… 53
04 第十二周孕妈妈身体变化 …… 53

第三节 孕3月孕妈妈生活指南

01 孕3月你该准备的事 …… 54
- 建立孕检档案 …… 54
- 安排好自己的工作 …… 54
- 准备新的文胸和鞋 …… 54

02 孕妈妈如何选择合适的鞋 …… 54
- 运动休闲鞋 …… 54
- 拖鞋 …… 55
- 皮革鞋 …… 55

03 孕妈妈如何睡得更安稳 …… 55
- 你家的枕头该换了吗 …… 55
- 枕头使用多长时间更换合适 …… 56
- 你睡前的心情好吗 …… 56
- 你的睡眠姿势正确吗 …… 56
- 你睡觉前会喝很多水吗 …… 57

04 合理调节营养与饮食 …… 57
- 孕妈妈饮食禁忌 …… 57
- 营养饮食须知 …… 57
- 全面补充各类营养 …… 58

05 孕3月孕妈妈营养食谱 …… 58
- 烘肉蛋饺 …… 58
- 草莓薏仁优酪 …… 59
- 鸡蛋炖豆腐 …… 59
- 蜜烧红薯 …… 59
- 丝瓜金针菇 …… 59
- 美味八珍鸡 …… 60
- 糖醋鲷鱼片 …… 60
- 烧茄子 …… 60
- 板栗烧子鸡 …… 61
- 鱼米满堂 …… 61
- 牛蒡炒肉丝 …… 61

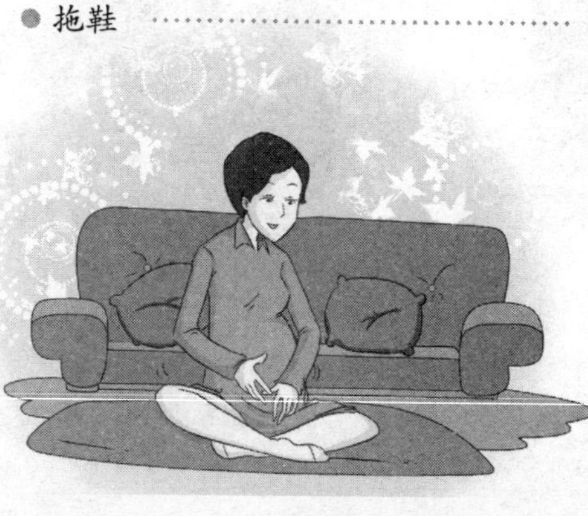

第四节 孕妈妈生活保健

01 孕3月生活保健及细节 …… 62
- 早晨一杯水好处多 …… 62
- 远离有害物质 …… 62
- 节制性生活 …… 62
- 运动要缓 …… 62

● 妈妈多吃鱼，宝宝更聪明 …… 62
02 孕期不能戴隐形眼镜 …… 63
03 孕妈妈该怎么穿防辐射服 …… 63
● 辐射在哪里 …… 63
● 怎样选择防辐射服 …… 63
● 防辐射服不可久穿 …… 65
04 孕妈妈用药八大原则 …… 65
05 孕早期阴道炎的预防和治疗 …… 66
● 孕妈妈为什么容易得阴道炎 …… 66
● 孕期最常见的三种阴道炎 …… 66
● 如何判断是否得了阴道炎 …… 66
● 孕妈妈如何预防阴道炎 …… 67

第五节 孕妈妈胎教必读

01 孕3月胎教方案细节 …… 68
● 调整情绪办法多 …… 68
● 营养胎教 …… 68
● 运动胎教 …… 69
02 孕妈妈爱美也是一种胎教 …… 69
● 穿衣打扮 …… 69
● 皮肤护理 …… 69
● 经常清洗 …… 70
03 准爸爸的情绪能使胎儿更聪明 …… 70
亲子体验 …… 72
◎坚持就是胜利 …… 72

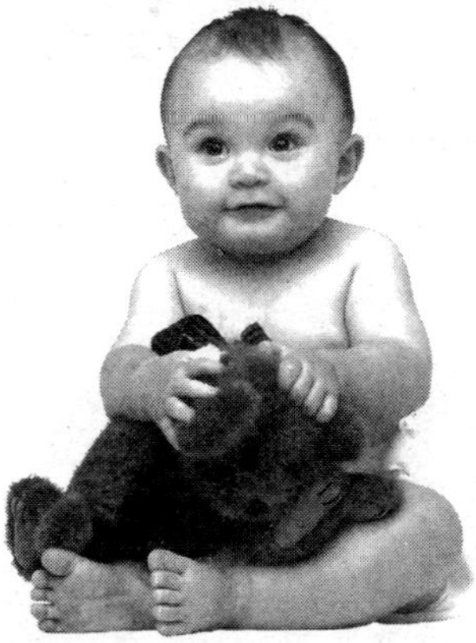

第四章 怀孕第四个月

第一节 孕4月胎儿发育状况

01 第十三周胎儿发育状况 …… 74
02 第十四周胎儿发育情况 …… 75
03 第十五周胎儿发育状况 …… 75
04 第十六周胎儿发育状况 …… 76

第二节 孕4月孕妈妈身体状况

01 第十三周孕妈妈身体变化 …… 77
02 第十四周孕妈妈身体变化 …… 78
03 第十五周孕妈妈身体变化 …… 78
04 第十六周孕妈妈身体变化 …… 78

第三节 孕4月孕妈妈生活指南

01 孕妈妈孕期美丽秘诀 …… 80
● 皮肤上有色素斑，不如以前靓白 …… 80
● 胖了好多，脸也圆嘟嘟的 …… 80
● 手部皮肤特别粗糙 …… 81
● 颈部出现细纹 …… 81
● 肚子变大，妊娠纹也愈加明显 …… 81
02 孕妈妈轻松度过炎热夏季 …… 82
● 衣着宽松，增加午睡 …… 82
● 温水擦洗，切莫贪凉 …… 82
● 饮食卫生，营养均衡 …… 83
● 外出要避开暑热 …… 83

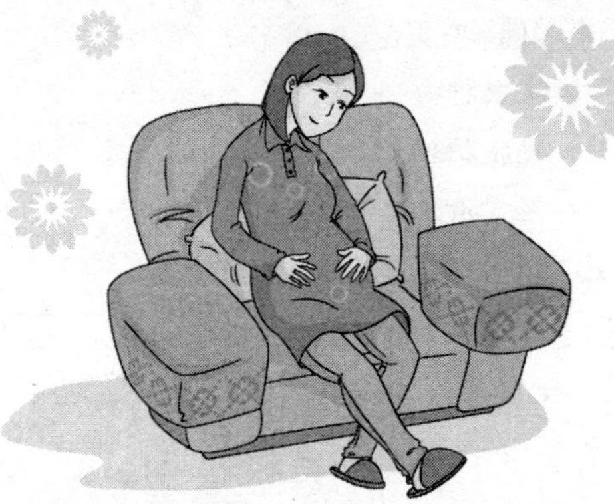

03 孕4月的生活细节……83
● 关注体重……83
● 每天做运动……84
● 保养乳房……84
04 如何选择孕期服装……84
05 孕妈妈吃姜、吃蒜有讲究……85
● 孕妈妈如何吃姜……85
● 孕妈妈如何吃蒜……86
06 合理调节营养与饮食……86
07 孕4月妈妈营养食谱……87
● 琵琶豆腐……87
● 鲜虾烩时蔬……87
● 紫菜鸡蛋卷……87
● 菠菜鱼肚……88
● 芦笋炒虾仁……88
● 胡萝卜炖牛腩……88
● 素炒三鲜……88
● 蟹肉冬蓉羹……89
● 鲜鱼粥……89
● 火爆腰花……89

第四节 孕妈妈生活保健

01 孕4月孕妈妈的运动和生活……90
02 孕妈妈需要了解的羊水问题……91
● 什么是羊水……91
● 羊水有什么功能……91
● 如何测量羊水……91
● 羊水太少了怎么办……91
● 羊水太多了怎么办……92
● 胎儿为什么喝羊水……92
03 孕妈妈正确使用电热毯……92
04 孕期乳房按摩好处多……93
● 孕期乳房按摩好处多……93
● 乳房按摩这样做……93
● 乳头按摩……93
● 热敷按摩……93
● 睡前、醒后也别忘……94
● 护肤用品不可少……94
05 孕妈妈不宜喝的饮料有哪些……94
● 不要喝生水……94
● 不宜喝可乐类饮料……94
● 不宜喝浓茶……94
● 不宜喝汽水……95
● 不宜喝冰镇时间过长的饮料……95

第五节 孕妈妈胎教必读

01 胎教的最佳时期——孕中期……96
● 听觉训练……96
● 触动和动作协调训练……97
02 怎样选择胎教音乐……97
● 胎教音乐……97
● 胎教钢琴曲……98
03 音乐胎教的误区……98
● 听节奏较快、音量较大的乐曲……98
● 给胎儿听音乐的时间过长……98
● 大声地在腹部播放音乐……99
● 随意购买胎教传声器……99
04 孕4月的胎教方案细节……99
● 音乐胎教上日程……99
● 语言胎教也要开始……100

● 适当的运动胎教 ……100
● 情绪胎教贯穿孕全程 ……100
05 孕4月宝宝视觉与胎教 ……100
06 怀孕4个月应学会听胎心 ……100
亲子体验 ……102
◎ 拥有一份明媚的心情 ……102

第五章 怀孕第五个月

第一节 孕5月胎儿发育状况

01 第十七周胎儿发育状况 ……104
02 第十八周胎儿发育状况 ……105
03 第十九周胎儿发育状况 ……105
04 第二十周胎儿发育状况 ……105

第二节 孕5月孕妈妈身体变化

01 第十七周孕妈妈身体变化 ……107
02 第十八周孕妈妈身体变化 ……107
03 第十九周孕妈妈身体变化 ……108
04 第二十周孕妈妈身体变化 ……108

第三节 孕5月孕妈妈生活指南

01 孕期化妆六大注意事项 ……109
● 孕妈妈化妆六大注意事项 ……109
02 孕期做个快乐的孕妈妈 ……110
● 孕妈妈可以让音乐与自己在一起 ……110
● 用心想象未来宝宝的模样 ……110
● 在生活中多加一些“享受” ……110
● 调整你的生物钟 ……110
● 与胎儿说悄悄话 ……111
● 练习腹式呼吸法 ……111
● 补充生成脑部必需的营养成分 ……111
● 把你真正的心理需求告诉对方 ……112
03 孕妈妈可以喝什么样的茶 ……112
● 大麦茶 ……112
● 柚子茶 ……113
● 花果茶 ……113
● 水果茶 ……113
● 乌龙茶 ……114
● 奶茶 ……114
● 普洱茶 ……114
● 枣茶与姜茶 ……115
04 孕5月孕妈妈生活细节 ……115
05 孕妈妈怎样喝牛奶 ……115
06 合理调节营养与饮食 ……116
彩插 HEALTH P5 如何给孕妈妈布置舒适的家居环境
彩插 ACTION P6 一起来胎教吧
彩插 ACTION P7 一起来胎教吧
彩插 HEALTH P8 孕妈妈应远离的“危险”

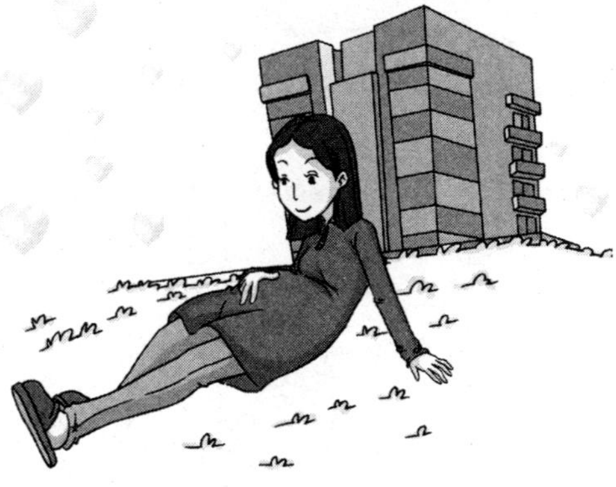

07 孕5月孕妈妈营养食谱 …… 117
● 红枣北芪炖鲈鱼 …… 117
● 香椿蛋炒饭 …… 118
● 木耳肉片汤 …… 118
● 鱼头木耳煲 …… 118
● 脆虾炒芦笋 …… 118

第四节 孕妈妈生活保健

01 缓解孕妈妈便秘的五大良方 …… 119
● 导致孕妈妈便秘的三个原因 …… 119
● 缓解孕妈妈便秘五良方 …… 119
02 孕妈妈腰背酸痛怎么办 …… 120
● 引起腰背酸痛的三个原因 …… 120
● 应对腰背酸痛的办法 …… 121
03 孕妈妈孕期防痘有妙招 …… 122
04 孕妈妈如何缓解小腿抽筋 …… 122
● 应对抽筋我们自有妙招 …… 123
● 预防抽筋 …… 123

第五节 孕妈妈胎教必读

01 孕5月胎教方案细节 …… 125
02 多抚摸胎儿 …… 126
03 有效地使用妈妈的声音 …… 127
亲子体验 …… 128
◎ 宝贝，妈妈要对你说…… …… 128

第六章　怀孕第六个月

第一节 孕6月胎儿发育状况

01 第二十一周胎儿发育状况 …… 130
02 第二十二周胎儿发育状况 …… 131

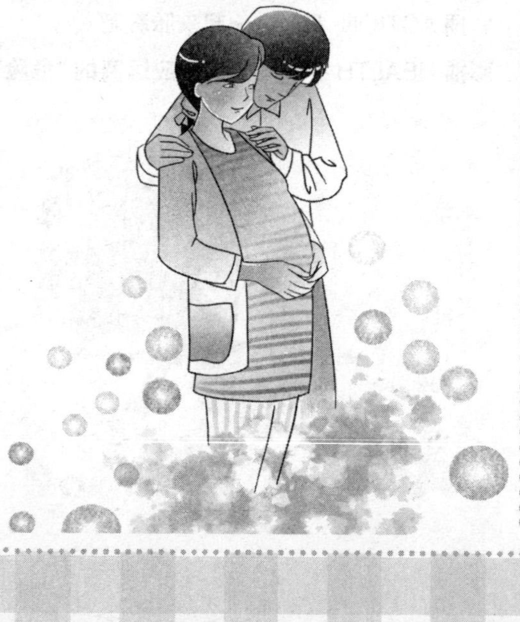

03 第二十三周胎儿发育状况 …… 131
04 第二十四周胎儿发育状况 …… 131

第二节 孕6月孕妈妈身体变化

01 第二十一周孕妈妈身体变化 …… 132
02 第二十二周孕妈妈身体变化 …… 132
03 第二十三周孕妈妈身体变化 …… 132
04 第二十四周孕妈妈身体变化 …… 133

第三节 孕6月孕妈妈生活指南

01 按摩能够缓解孕妈妈的不良情绪 …… 134
● 准爸爸应了解一些按摩的知识 …… 134
● 按摩前的准备工作 …… 134
● 头部按摩要诀 …… 134
● 肩背按摩要诀 …… 134
● 手部按摩要诀 …… 134

● 锁骨及腹部按摩要诀 ……135
● 脚部按摩要诀 ……135
● 准爸爸需要重视的 ……135
02 消除孕期水肿有妙招 ……135
● 应对水肿有妙招 ……135
● 孕期水肿的饮食调理 ……136
● 消除水肿的营养食谱 ……136
03 孕妈妈如何选择护腰枕 ……137
04 合理调节营养与饮食 ……137
05 孕6月孕妈妈营养食谱 ……138
● 番茄牛肉 ……138
● 清炒油菜心 ……138
● 酱菇鲭鱼 ……139
● 蒜蓉茄子 ……139
● 山药排骨汤 ……139
● 香蕉薯泥 ……140
● 日式蘑菇豆腐味噌汤 ……140
● 拌蹄冻 ……140
● 奶油培根蘑菇汤 ……141
● 清炖鸡参汤 ……141

第四节 孕妈妈生活保健

01 孕6月孕妈妈生活细节 ……142
● 加强乳头护理 ……142
● 产检不可省 ……142
● 运动适度 ……142
● 不妨出去旅游一下 ……142
● 睡眠充足 ……142
02 教你数胎动的方法 ……142
03 孕中期孕妈妈心理调节 ……143
04 五个孕期心灵减压剂 ……144
● 深呼吸 ……144
● 让音乐降临你的生活 ……144
● 大声说出快乐的词句 ……144

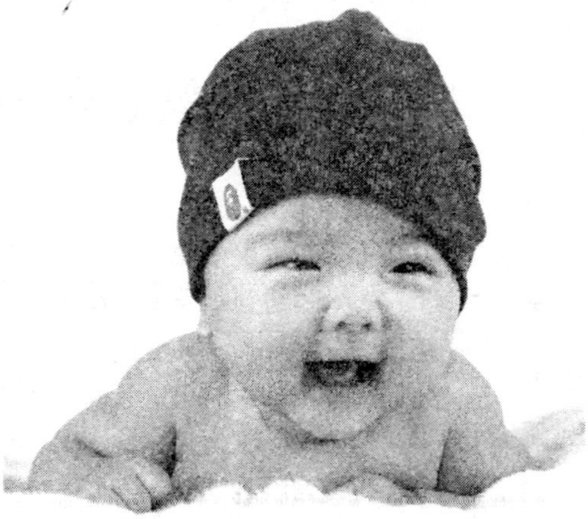

● 美妙的想象之旅 ……144
05 定期产检及注意事项 ……144
06 孕妈妈痔疮的预防和治疗 ……146
● 孕妈妈易患痔疮的原因 ……146
● 孕妈妈痔疮的危害 ……146
● 孕妈妈痔疮的预防 ……146
07 孕期得了感冒怎么办 ……147
● 孕期感冒的类型 ……147
● 预防孕妈妈感冒的方法 ……147
● 治疗孕妈妈感冒的方法 ……147

第五节 孕妈妈胎教必读

01 孕6月胎教方案细节 ……149
● 运动胎教 ……149
● 情绪胎教 ……149
● 语言、音乐胎教配合抚摸胎教 ……150
● 与胎儿说什么都可以 ……150
● 挑选胎教书 ……150
● 讲故事与编故事 ……150
02 胎儿的触觉训练 ……151
亲子体验 ……152
◎ 宝贝，你太调皮了 ……152

第七章　怀孕第七个月

第一节 孕7月胎儿发育状况

01 第二十五周胎儿发育状况 ……154
02 第二十六周胎儿发育状况 ……155
03 第二十七周胎儿发育状况 ……155
04 第二十八周胎儿发育状况 ……155

第二节 孕7月孕妈妈身体变化

01 第二十五周孕妈妈身体变化 ……156
02 第二十六周孕妈妈身体变化 ……156
03 第二十七周孕妈妈身体变化 ……156
04 第二十八周孕妈妈身体变化 ……157

第三节 孕7月孕妈妈生活指南

01 孕7月孕妈妈生活细节 ……158
- 防止过胖 ……158
- 定时产检 ……158
- 不凑热闹 ……158

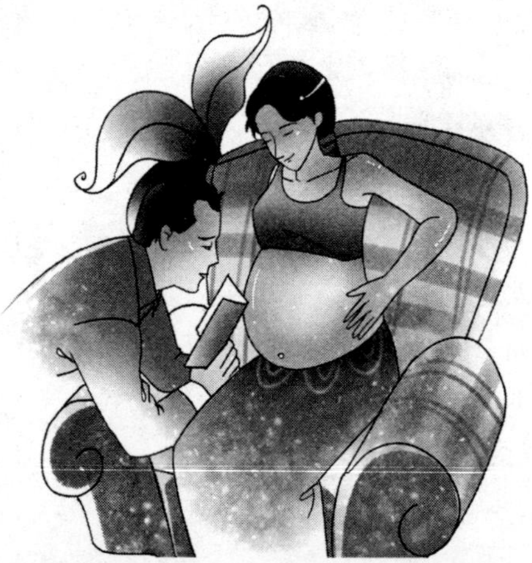

- 保持运动 ……158
- 保证睡眠 ……158
- 麻将就不要打了 ……159

02 孕妈妈不宜多吃咸蛋 ……159
03 缓解孕期下肢水肿的方法 ……159
- 引起下肢水肿的原因 ……159
- 下肢水肿的状况 ……160
- 下肢水肿的缓解方法 ……160
- 哪些水肿不宜忽视 ……161

04 合理调节营养与饮食 ……161
05 孕7月孕妈妈营养食谱 ……162
- 水果时蔬手卷 ……162
- 肉末蒸蛋 ……162
- 肉丝黄豆汤 ……163
- 黄鱼豆腐 ……163
- 凉拌五丝 ……163
- 萝卜丝炒粉条 ……164
- 烩百菇 ……164
- 奶香脆皮山药 ……164

彩插 FOOD P9　早期孕妈妈最应吃的水果
彩插 FOOD P10　中期孕妈妈最应吃的水果
彩插 FOOD P11　晚期孕妈妈最应吃的水果
彩插 FOOD P12　好孕妈妈多功能营养餐

- 清炒蹄筋 ……165
- 双味鸡球 ……165
- 黄豆焖鸡翅 ……165

第四节 孕妈妈生活保健

01 预防巨大儿的出生 ……166

02 当心妊娠期糖尿病 ······166
03 哪些因素可导致羊水早破 ······167
● 羊水早破的危害 ······167
● 羊水早破的表现及判断 ······167
● 羊水早破的处理 ······167
● 羊水早破的预防 ······167
04 缓解孕妈妈头晕有妙招 ······168
05 孕妈妈哪种睡姿最好 ······168
● 左侧卧位的优点 ······168
● 孕妈妈仰卧位的弊端 ······169

第五节 孕妈妈胎教必读

01 孕 7 月胎教安排 ······170
02 孕 7 月情绪胎教 ······171
03 环境胎教使胎儿健康成长 ······171
● 美化居室环境 ······171
亲子体验 ······172
◎ 爱你就像爱生命 ······172

第八章 怀孕第八个月

第一节 孕 8 月胎儿发育状况

01 第二十九周胎儿发育状况 ······174
02 第三十周胎儿发育状况 ······175
03 第三十一周胎儿发育状况 ······175
04 第三十二周胎儿发育状况 ······175

第二节 孕 8 月孕妈妈身体变化

01 第二十九周孕妈妈身体变化 ······176
02 第三十周孕妈妈身体变化 ······176
03 第三十一周孕妈妈身体变化 ······177
04 第三十二周孕妈妈身体变化 ······177

第三节 孕 8 月孕妈妈生活指南

01 孕妈妈孕 8 月生活细节 ······178
02 合理调节营养和饮食 ······178
03 宝宝大脑发育必需的营养素 ······179
04 孕 8 月孕妈妈的营养食谱 ······180
● 三文鱼千层饭 ······180
● 莴苣肉片 ······180
● 口蘑鸡片 ······181
● 木耳鸭肝烩 ······181
● 香菇豆腐汤 ······181
● 冬瓜羊肉汤 ······181
● 芦笋虾仁卷 ······182
● 凉拌芹菜叶 ······182

第四节 孕妈妈生活保健

01 孕晚期必不可少的八次检查 ······183
02 孕妈妈自我矫正胎位异常 ······184
● 什么是胎位不正 ······184

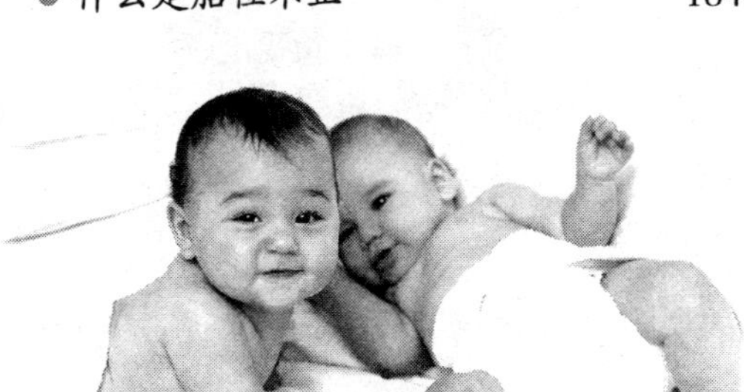

● 胎位矫正法 ……184
03 三大对策预防早产 ……185
● 早产有哪些征象 ……185
● 孕妈妈怎样预防早产 ……185
04 孕妈妈孕期贫血的预防办法 ……185

第五节 孕妈妈胎教必读

01 孕8月胎教方案细节 ……187
02 孕8月胎教重点 ……187
● 性格胎教 ……187
● 美育胎教 ……188
03 让胎儿感受孕妈妈的爱抚 ……188

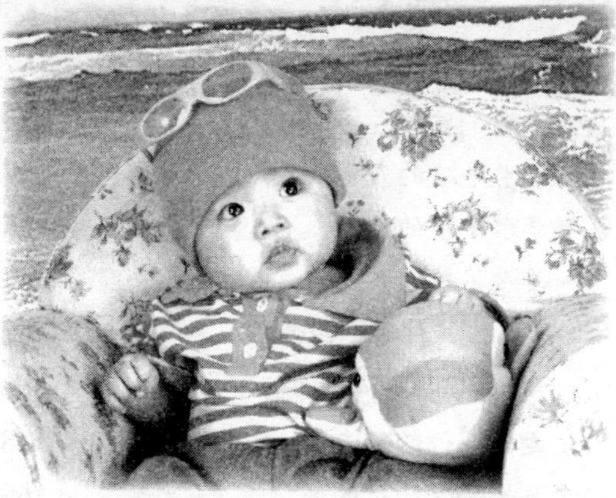

亲子体验 ……190
◎ 生命因你而精彩 ……190

第九章 怀孕第九个月

第一节 孕9月胎儿发育状况

01 第三十三周胎儿发育状况 ……192
02 第三十四周胎儿发育状况 ……193
03 第三十五周胎儿发育状况 ……193
04 第三十六周胎儿发育状况 ……193

第二节 孕9月孕妈妈身体变化

01 第三十三周孕妈妈身体变化 ……194
02 第三十四周孕妈妈身体变化 ……194
03 第三十五周孕妈妈身体变化 ……195
04 第三十六周孕妈妈身体变化 ……195

第三节 孕9月孕妈妈生活指南

01 孕9月孕妈妈生活细节 ……196
● 学习分娩知识 ……196
● 避免单独外出 ……196
● 再次强调节欲 ……196
● 孕检需频繁 ……196
02 合理调节营养与饮食 ……196
● 全程补铁、补钙 ……196
● 粗纤维防便秘 ……197
● 孕妈妈每天需要摄入的营养包括 ……197
03 孕9月孕妈妈营养食谱 ……197
● 生滚花蟹粥 ……197
● 三鲜香菇 ……198
● 鲜果什锦 ……198
● 糖醋带鱼 ……198
● 柏子仁煮猪心 ……199
● 酥香鹌鹑 ……199
● 清炖牛肉 ……199
● 拔丝土豆 ……199
● 三丝汤 ……199
● 清香红枣粥 ……200

第四节 孕妈妈生活保健

01 孕9月妈妈生活保健 ······201
02 羊水过多或过少怎么办 ······201
● 孕妈妈羊水过多怎么办 ······201
● 羊水过多合并正常胎儿有以下处理方法 ······201
● 孕妈妈羊水过少怎么办 ······202
03 轻松应对孕9月身体不适 ······203
● 阴道分泌物增多 ······203
● 疲劳感 ······203
● 有规律地生活 ······203
● 腰背酸痛 ······203

第五节 孕妈妈胎教必读

01 孕9月胎教重点 ······204
● 音乐胎教 ······204
● 孕9月胎教方案 ······204
02 孕9月胎儿的美育课 ······205
亲子体验 ······206
◎ 作好一切准备！ ······206

第十章 怀孕第十个月

第一节 孕10月胎儿发育状况

01 第三十七周胎儿发育状况 ······208
02 第三十八周胎儿发育状况 ······208
03 第三十九周胎儿发育状况 ······209
04 第四十周胎儿发育状况 ······209

第二节 孕10月孕妈妈身体变化

01 第三十七周孕妈妈身体变化 ······210
02 第三十八周孕妈妈身体变化 ······210
03 第三十九周孕妈妈身体变化 ······211
04 第四十周孕妈妈身体变化 ······211

第三节 孕10月孕妈妈生活指南

01 孕10月孕妈妈生活细节 ······212
● 每周孕检 ······212
● 休息充分 ······212
● 勿贪食 ······212
● 物品需备齐 ······212
● 帮手应到位 ······212
02 孕10月孕妈妈营养关注 ······212

彩插 FOOD P13 维生素 B_1 对孕妇的作用
彩插 FOOD P14 叶酸 1 对孕妇的作用
彩插 FOOD P15 叶酸 1 对胎儿的作用
彩插 FOOD P16 维生素 C 对孕妇的作用

03 孕10月孕妈妈的营养食谱 ······213
● 蔬菜鱼卷 ······213
● 芡实炖鸭 ······213
● 虾仁芙蓉蛋 ······213

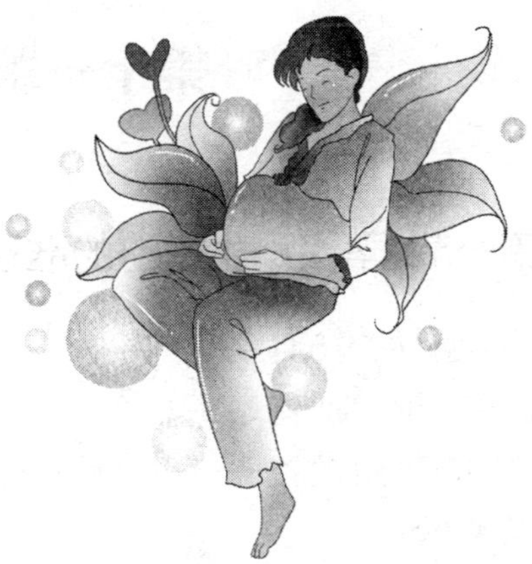

● 海带炖鸡 …… 214
● 枸杞松子爆鸡丁 …… 214
● 黄豆排骨蔬菜汤 …… 214
● 鲫鱼豆腐汤 …… 214
● 竹笋香菇汤 …… 215
● 羊肉红枣汤 …… 215
● 银耳乌龙汤 …… 215
● 蒸鳗鱼 …… 215

第四节　孕妈妈生活保健

01 孕妈妈要关注分娩前宫缩 …… 216
● 什么是宫缩 …… 216
● 宫缩频繁应该注意些什么 …… 216
● 宫缩可能和孕妈妈的活动量有关 …… 216
● 宫缩时，可尝试用呼吸法应对 …… 217
02 孕晚期孕妈妈要作好心理保健 …… 217
● 了解分娩原理及有关知识 …… 217
● 作好分娩准备 …… 217
● 没有意外情况，不宜提早入院 …… 217
03 孕妈妈的临产准备 …… 218
● 释忧惧——让恐惧远离孕妈妈 …… 218
● 慎医药——别让药物毁了爱的结晶 …… 218
● 选“稳婆”——把心放到肚子里 …… 218

第五节　孕妈妈胎教必读

01 孕10月胎教方案细节 …… 219
● 情绪胎教 …… 219
● 美育胎教 …… 219
● 音乐胎教和对话胎教 …… 219
● 抚摸胎教 …… 219
02 孕10月孕妈妈情绪调整 …… 219
亲子体验 …… 220
◎ 宝贝，我在未来等你 …… 220

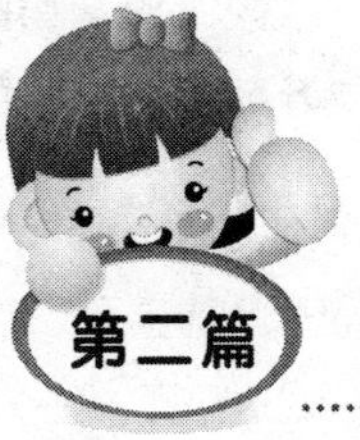

第二篇　分娩及产后须知

第十一章　分娩及产后护理

第一节　孕妈妈生产前的准备

01 产前要做好的5件事 …… 223
02 准爸爸的产前准备 …… 224
03 产前待产包的准备 …… 225
● 妈妈用品 …… 225
● 宝宝用品 …… 225
● 其他用品 …… 226
04 让分娩恐惧远离孕妈妈 …… 226
05 分娩的方式有几种 …… 227
● 剖宫产 …… 227
● 自然分娩 …… 229

● 无痛分娩 ……230
● 水中分娩 ……231
06 产前锻炼有助顺产 ……232
● 产前运动推荐 ……232
● 有助顺产的6大锻炼 ……233

第二节 产前须知

01 孕妈妈分娩前的征兆 ……235
● 规律性宫缩 ……235
● 破羊水 ……235
● 见红 ……236
● 辨别假象——假性宫缩 ……236
02 孕妈妈临产前的8大禁忌 ……236
● 害怕 ……236
● 急躁 ……237
● 粗心 ……237
● 懒惰 ……237
● 饥饿 ……237
● 忧虑 ……237
● 远行 ……237
● 滥用药物 ……237
03 孕妈妈临产前的10个疑问解答 ……238
04 孕妈妈如何避免难产 ……239
● 如何避免难产 ……239
● 遭遇难产怎么办 ……240

第三节 新妈妈产后须知

01 分娩后新妈妈是否能够尽快出院 ……241
02 产后新妈妈需要注意的几个问题 ……241
● 分娩后的身体状况 ……241
● 分娩后好好休息 ……241
● 给宝宝喂奶 ……242
● 吃些有营养的食物 ……242
● 观察产后出血量 ……242
● 尽快排气 ……242
● 适当地活动身体 ……243
● 良好的休养环境 ……243
● 私处清洁 ……243
● 个人卫生 ……243
● 产后尽快排小便 ……244
03 产后长时间“紧腹束腰”不利健康 ……244
● 新妈妈可在产后1周用收腹带 ……244
● 如何选择收腹带 ……244
● 产后靠“紧腹束腰”瘦身的后果 ……244
04 新妈妈产后为什么会全身水肿 ……245
05 新妈妈产后需要应对的小麻烦 ……246
● 乳房胀痛 ……246
● 大量排汗 ……246
● 手脚关节胀痛 ……247
● 腰疼 ……247
06 剖宫产后6小时应注意什么 ……248
● 躺着的姿势 ……248
● 腹部放置沙袋 ……248
● 坚持补液 ……248
● 及时哺乳 ……248
● 禁食 ……248
● 注意阴道出血 ……248
● 感觉恶心 ……248
● 产后进食 ……249
● 伤口疼痛 ……249
● 防腹部伤口裂开 ……249

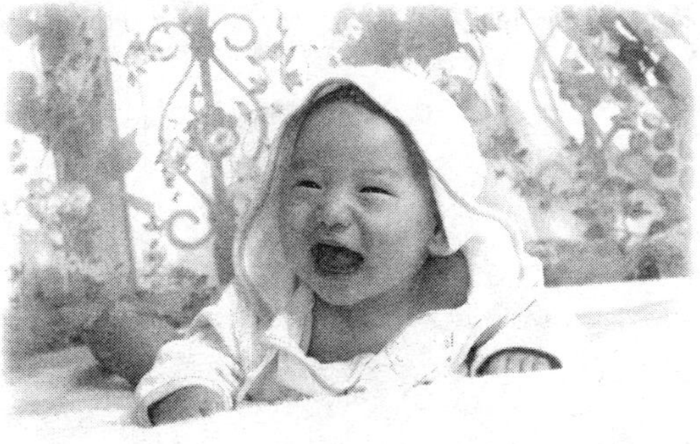

● 止痛的办法……249
● 尽早活动……249

第四节 产后新妈妈的护理

01 新妈妈产后伤口的护理……250
● 产后会阴护理……250
● 产后子宫恢复……250
02 应对产后便秘的策略……251
● 轻松应对产后便秘……251
● 解决便秘的“小处方”……251
03 产后积乳应如何解决……251
04 产后新妈妈的心理调整……252
● 产后新妈妈的心理变化……252
● 产后抑郁症的预防和治疗……253
● 产后抑郁症的症状……254
● 产后抑郁产生的原因……254
● 产后抑郁对宝宝的影响……254
● 产后抑郁的自我调节……255
05 产后工作，你调整好心理了吗……256

第五节 产后新妈妈的日常生活

01 给新妈妈一个良好的休养环境……258
02 坐月子要怎样穿才舒服……258
03 让夏天坐月子更轻松……259
● 轻装上阵……259
● 夏季健康饮食……259
● 新妈妈的房间环境……260

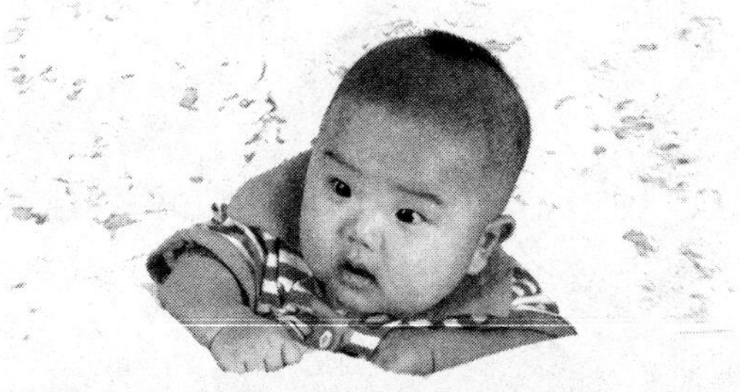

● 健康运动早恢复……260
04 新妈妈的护发妙招……261
05 坐月子也要注意保护牙齿……262
● 刷牙前要用温水将牙刷泡软……262
● 产后 3 天内最好用指刷法……262
● 药液含漱……263
06 健康洗澡，轻松月子……263
● 桃皮柳枝方……263
● 黄芪防风方……263
● 竹叶桃白皮方……263
● 防风生姜方……264
07 产后性生活的安排……264
● 产后何时恢复房事……264
● 阴道松弛怎么办……265
08 新妈妈产后哺乳 8 大疑问……266
● 母乳喂养真会引起乳房下垂吗……266
● 什么时候开始哺乳、断奶……266
● 哺乳时期选戴什么乳罩好……266
● 可通过运动来保健乳房吗……267
● 喂奶的正确姿势是怎样的呢……267
● 哺乳时期如何清洁乳房呢……267
● 乳房胀痛、乳管阻塞怎样处理……267
● 哺乳时期吃什么好……268
09 做回漂亮妈妈更自信……268
● 树立正确的观念……268
● 适当有氧运动……269
● 合理调整饮食……269
10 产后收腹操迅速平坦小腹……269
● 骨盆底肌练习……269
● 脚踩踏板运动……269
● 骨盆卷起练习……270
● 收腹练习……270
● 呼吸练习……270
11 产后如何消除妊娠纹……270
● 什么时候容易出现妊娠纹……270

● 为什么妊娠纹会带有不同颜色 ……270
● 祛纹小秘方 ……271
12 产后如何改善肌肤松弛 ……271
13 产后美容偏方大汇集 ……272
● 5招让皮肤重新靓起来 ……272
● 应对皮肤粗糙、毛孔粗大的偏方 ……272
● 皮肤暗黄多斑、色泽不均怎么办 ……273
● 让皮肤水嫩润滑 ……274
● 皮肤衰老、皱纹增加怎么办 ……274
亲子体验 ……276
◎ 我已是妈妈了 ……276

第三篇 育儿生活百科

第一章 0～28天的新生宝宝

第一节 认识新生宝宝

01 宝宝诞生了 ……279
02 你的宝宝属于哪个生理范畴 ……280
03 新生宝宝的第一张成绩单 ……281
● 新生宝宝评分 ……281
● 新生宝宝三种气质类型 ……281
04 新生宝宝成长指标的测量方法 ……281
● 如何给宝宝称体重 ……281
● 如何给宝宝量身高（身长） ……282
● 如何测量宝宝的头围 ……282
● 如何测量宝宝的胸围 ……282

第二节 新生宝宝的生长发育特点

01 第一周宝宝的发育情况 ……283
02 第二周宝宝的发育情况 ……283
03 第三周宝宝的发育情况 ……284
04 第四周宝宝的发育情况 ……284

第三节 新生宝宝正常生理特征

01 宝宝各项体能达标 ……285
02 宝宝体温特点 ……285
03 宝宝呼吸特点 ……285
04 宝宝心血管系统特征 ……286
05 宝宝泌尿系统特征 ……286
06 宝宝免疫系统特征 ……286
07 宝宝消化道特征 ……287
08 宝宝神经系统特征 ……287
09 新生宝宝有哪些生理反射 ……287

第四节 新生宝宝的11个特殊生理现象

01 新生宝宝体温偏低 ……288
02 新生宝宝体重下降 ……288

03 新生宝宝生理性脱皮……288
04 新生宝宝的四肢屈曲……288
05 新生宝宝头颅血肿……289
06 新生宝宝乳房肿胀……289
07 新生宝宝为什么会溢奶……290
08 什么是“先锋”头……290
09 什么是“假月经”和“白带”……290
10 什么是“马牙”和“螳螂嘴”……290
11 什么是粟粒疹……290

第五节 母乳是爱的源泉

01 新生宝宝营养需求……291
02 母乳喂养有利于宝宝的成长……292

彩插 ART P17 拔萝卜（儿歌）
彩插 ART P18 小星星（儿歌）
彩插 ART P19 Ten Little Indian Boys（儿歌）
彩插 ART P20 打电话（儿歌）

03 母乳喂养有利于妈妈的健康……293
04 怎样让母乳既营养又好喝……293
05 怎样保证妈妈充足的奶水……294

第六节 母乳成功喂养的7大要点

01 保证宝宝早吸吮……295
02 初乳是宝宝最好的“开口茶”……295

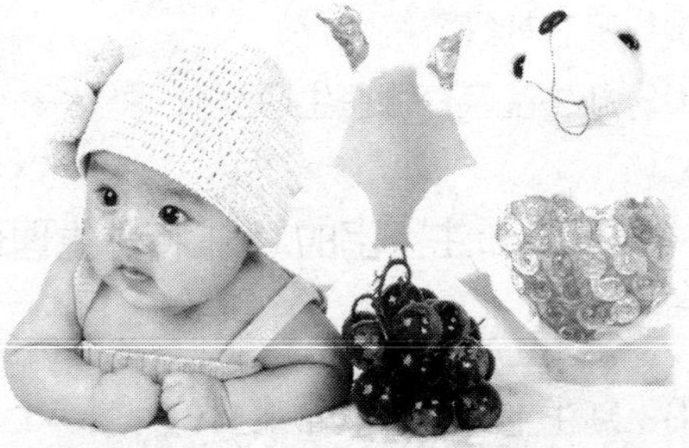

03 喂奶姿势要正确……295
04 保持妈妈乳房健康……296
05 做到母婴同室……296
06 正确区分宝宝漾奶和吐奶……297
- 怎样区分宝宝漾奶和吐奶……297
- 减少宝宝吐奶的方法……297
- 宝宝吐奶了怎么办……297

07 合理安排妈妈喂奶作息时间……297
08 妈妈怎样判断宝宝是否吃饱了……298

第七节 影响母乳喂养的4种情况

01 乳头凹陷……299
02 乳头皲裂……299
03 乳头湿疹……299
04 乳腺炎……300

第八节 人工喂养需保证宝宝营养

01 哪些情况下不宜母乳喂养……301
02 8天以内宝宝的人工喂养……302
- 新生宝宝慎用牛初乳……302
- 8天以内的宝宝没有母乳该吃什么……302

03 宝宝乳类品的选择和调制……303
- 哪些乳类品适合宝宝……303
- 如何为宝宝冲泡奶粉……303

04 人工喂养的弊端该如何处理……304
- 怎么弥补奶粉与母乳差别的缺陷……304
- 宝宝更易吐奶……304
- 宝宝更易腹泻了……304
- 宝宝更爱哭闹了……305

05 混合喂养要注意的一些问题……305

第九节 新生宝宝的五官护理

01 宝宝眼部护理……306

02 宝宝口腔护理 ……307
03 宝宝鼻腔护理 ……307
04 宝宝耳部护理 ……307

第十节 新生宝宝护理八大要点

01 如何观察宝宝是否有斜视 ……308
02 宝宝哭了怎么办 ……308
● 宝宝的哭声代表什么 ……308
● 宝宝哭了怎么办 ……309
03 让宝宝享受洗澡的乐趣 ……309
04 新生宝宝要注意保暖 ……310
● 怎样预防脱水热 ……311
● 什么是硬肿症 ……311
05 抱新生宝宝有妙招 ……311
06 怎样照顾好宝宝的睡眠 ……312
● 新生宝宝的睡眠时间 ……312
● 什么样的睡姿才舒服 ……313
● 新生宝宝睡觉需要枕头吗 ……313
07 如何呵护宝宝的肌肤 ……313
08 宝宝穿衣注意事项 ……314

第十一节 宝宝尿布的选择和使用

01 为宝宝选择什么样的尿布好 ……315
02 如何给宝宝换尿布 ……316
03 如何给宝宝清洗尿布 ……317
04 尿布疹的预防 ……317

第十二节 新生宝宝早期智能开发

01 宝宝听觉潜能的开发 ……318
02 宝宝语言能力的开发 ……318
03 宝宝视觉潜能的开发 ……319
04 宝宝的触觉、味觉及嗅觉能力 ……319
● 触觉 ……319

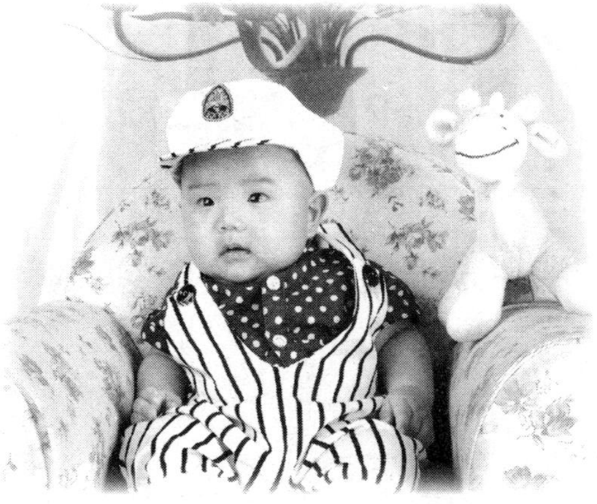

● 味觉 ……319
● 嗅觉 ……320
05 宝宝交往能力的开发 ……320
06 宝宝运动能力的开发 ……320
07 宝宝模仿能力的开发 ……321

第十三节 新生宝宝常见疾病与预防

01 谨慎预防宝宝“病从脐入” ……322
02 新生宝宝发烧如何对症下药 ……322
03 新生宝宝败血症如何防范 ……323
● 正确护理宝宝小肚脐 ……323
● 细心护理宝宝皮肤 ……323
04 新生宝宝如何预防鹅口疮 ……324
05 新生宝宝如何预防肺炎 ……325
● 定期作产前检查 ……325
● 预防感染是关键 ……325
06 新生宝宝缺氧缺血性脑病 ……326
07 新生宝宝化脓性脑膜炎 ……326
08 新生宝宝如何预防佝偻病 ……328
09 新生宝宝免疫接种 ……328
● 卡介苗疫苗 ……328
● 乙型肝炎疫苗 ……329
亲子体验 ……330
◎ 宝宝写真 ……330

第二章 2～3个月的宝宝

第一节 宝宝各项成长秘密解读

01 宝宝的外貌特征 ……332
02 宝宝体格生长达标 ……333
03 宝宝囟门发育标准 ……333
04 宝宝体能活动特点 ……333
05 宝宝的语言情感特点 ……333
06 宝宝的神经心理发育 ……334
- 触觉 ……334
- 视觉 ……334
- 听觉 ……334
- 嗅觉和味觉 ……334

第二节 继续坚持母乳喂养

01 宝宝营养需求 ……335
02 坚持按需喂养原则 ……335
03 如何应对“暂时性哺乳期危机” ……336
04 宝宝的夜间喂养要点 ……336
- 别让宝宝含着奶头睡觉 ……336
- 合理安排喂奶时间 ……336
- 夜间喂养仍需按需供应 ……337
- 防止宝宝着凉 ……337

05 妈妈要注意保护乳头 ……337

第三节 人工喂养的宝宝

01 奶粉宝宝“按需喂养”易肥胖 ……338
02 宝宝奶粉过敏应对措施 ……338
03 巧妙帮助宝宝转奶 ……339
04 奶粉的保存也很重要 ……339
05 宝宝辅食添加原则 ……339

第四节 混合喂养的宝宝

01 宝宝混合喂养的添加时机 ……340
02 “代授法”好还是“补授法”好 ……340
03 宝宝“偏食”了怎么办 ……340

彩插 FOOD P21 宝宝哺乳用品清单
彩插 HEALTH P22 宝宝洗澡用品清单
彩插 HEALTH P23 宝宝洗澡用品清单
彩插 HEALTH P24 宝宝医疗生活用品清单

04 宝宝厌食牛奶了怎么办 ……341
05 妈妈清洗奶瓶有窍门 ……341

第五节 宝宝喂养四大注意事项

01 宝宝便秘怎么办 ……342
02 宝宝打嗝是喂养不当 ……342
03 宝宝呛奶应对措施 ……343
04 这一时期的宝宝需要补钙吗 ……343

第六节 宝宝五官护理小技巧

01 怎样帮宝宝清理耳垢 ……344

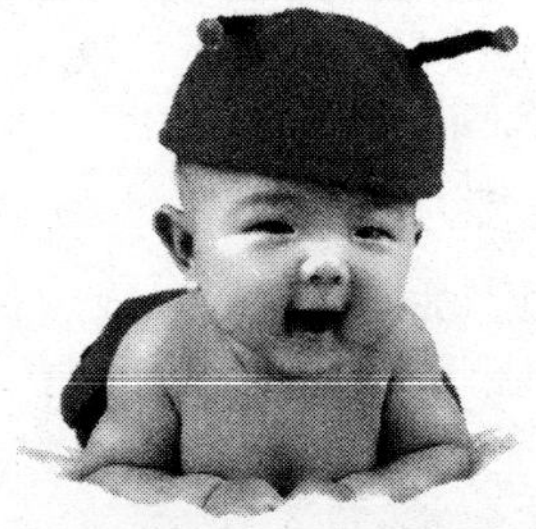

02 怎样给宝宝清理鼻涕……344
03 为何宝宝总有团状的眼屎……344
04 宝宝的呼吸声很响正常吗……345
05 宝宝的嘴角起疱了怎么办……346

第七节 宝宝睡眠护理要点

01 宝宝睡眠特点……347
02 宝宝睡觉需要脱衣服吗……347
03 什么样的枕头适合小宝宝……348
04 宝宝睡觉香香的 4 个要点……348
- 切勿在宝宝浅睡时离去……348
- 帮助宝宝二次入睡……348
- 宝宝日夜颠倒正常吗……349
- 不要让宝宝空腹睡觉……349
- 宝宝睡眠不安稳的病理原因……349

第八节 宝宝穿衣护理要点

01 宝宝衣服选购标准……350
- 看颜色、闻气味……350
- 看面料、查配饰……350
- 看标志、量尺寸……350
02 宝宝需要穿袜子吗……351
03 谨慎预防衣服静电……351

第九节 从大便看宝宝是否健康

01 观察宝宝大便是否正常……352
02 怎样训练宝宝大便……353

第十节 宝宝安全护理

01 异物侵入备忘……354
02 摔伤防护备忘……354
03 洗澡安全备忘……355

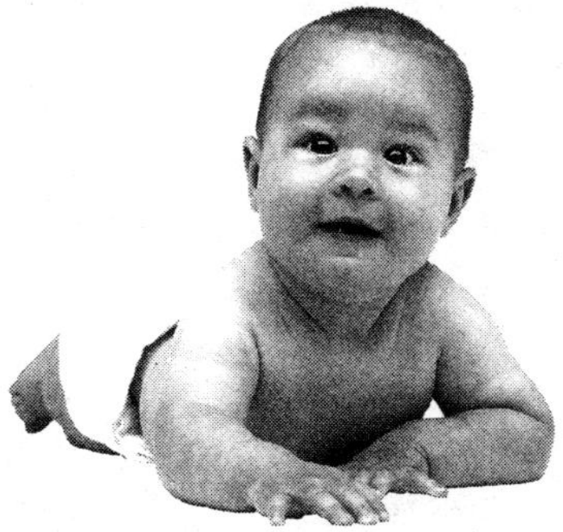

04 预防烫伤备忘……355
05 意外伤害备忘……355

第十一节 宝宝潜能开发

01 宝宝抬头练习……356
02 宝宝翻身练习……356
03 宝宝俯卧支撑训练……357
04 宝宝情感培育……357
- 宝宝笑得很开心……357
- 宝宝能够识别爸爸妈妈了……357
- 和宝宝“对话”……358
05 和宝宝一起玩游戏……358
- 适合 1~3 个月宝宝的图片和玩具……358
- 打开紧握的小拳头……358
- 猜猜我是谁……359
- 这是哪里传来的声音……359
- 宝宝照镜子……359

第十二节 宝宝常见疾病预防及疫苗接种

01 宝宝持续性生理性贫血……360
02 如何帮助宝宝安然度过肠绞痛……361
03 预防宝宝出现腹股沟疝的办法……361
04 宝宝腹泻的处理办法……362
- 足够的流体以防脱水……362
- 食物充足预防营养不良……362

● 加强臀部皮肤清洁和护理 ……362
05 宝宝湿疹的处理办法 ……363
06 宝宝佝偻病要警惕 ……363
07 宝宝免疫接种 ……364
● 百白破制剂 ……364
● 脊髓灰质炎疫苗 ……365
亲子体验 ……366
◎ 爸爸育儿心得 ……366

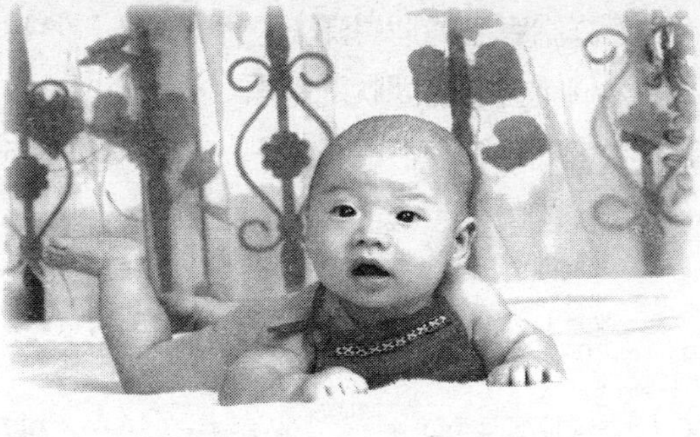

第三章 4～6个月的宝宝

第一节 宝宝各项成长秘密解读

01 宝宝体格生长指标 ……368
02 宝宝囟门发育标准 ……369
03 宝宝体能活动特点 ……369
04 宝宝语言情感特点 ……370
05 宝宝神经心理发育特点 ……371
● 听觉 ……371
● 视觉 ……371
● 味觉 ……371

第二节 母乳喂养的宝宝

01 宝宝营养需求 ……372
02 可停止宝宝夜间喂奶 ……372
03 逐步为宝宝添加辅食 ……373
04 宝宝辅食添加原则 ……373
05 此阶段可以添加的辅食 ……374
06 宝宝辅食添加要有耐心 ……374
07 添加辅食对宝宝肠胃的影响 ……375

第三节 人工喂养的宝宝

01 严格掌握宝宝的食量 ……376
02 饮用牛奶注意事项 ……376
● 往牛奶里加果汁 ……376
● 往牛奶里掺米汤 ……377
● 冰冻牛奶 ……377
● 煮奶时加糖 ……377
● 保温杯盛奶 ……377
● 迷信炼乳 ……377
● 睡前不饮奶 ……378
● 不另喂水 ……378
03 人工喂养要小心“牛奶贫血症” ……378

第四节 宝宝长牙了

01 宝宝长牙顺序 ……380
02 长牙期宝宝口腔护理 ……380
03 口咬玩具刺激宝宝长牙 ……381
04 宝宝长牙期的不适症状 ……381
● 牙龈痒 ……381
● 口水多 ……381

● 牙床出血 ……381
● 拉耳朵、摸脸颊 ……382
● 轻微的咳嗽 ……382
● 不眠 ……382
05 宝宝流口水护理要点 ……382

第五节 宝宝睡眠护理要点

01 宝宝睡眠规律 ……383
02 宝宝夜间醒来哭闹需找原因 ……383
03 培养宝宝优质睡眠 ……384
● 培养规律的睡眠时间 ……384
● 创建舒适的睡眠环境 ……384
● 学习自我舒缓入眠 ……385
● 建立良好的睡眠步骤 ……385
● 放心让宝宝有独睡的机会 ……385

第六节 宝宝排便护理

01 宝宝排便规律 ……386
● 母乳喂养宝宝的大便 ……386
● 人工喂养宝宝的大便 ……386
● 混合喂养宝宝的大便 ……386
● 宝宝小便特点 ……386
02 培养宝宝排便排尿习惯 ……386
03 预防宝宝便秘要决 ……387

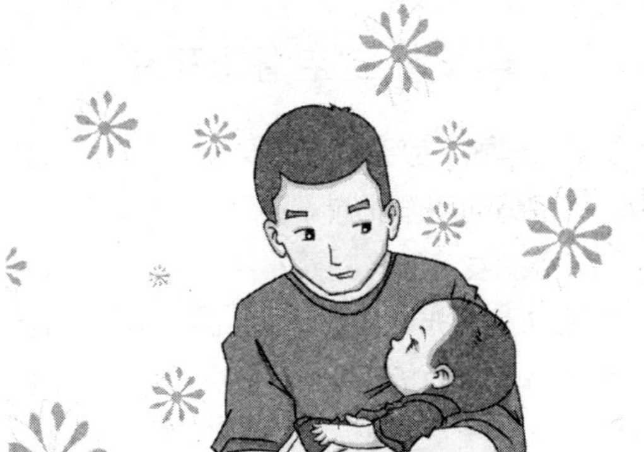

第七节 宝宝安全护理

01 背抱宝宝有要诀 ……388
02 使用宝宝车的注意事项 ……388
彩插 CLOTHES P25 给宝宝挑选衣服的四大原则
彩插 CLOTHES P26 辣妈打造潮宝贝
彩插 CLOTHES P27 秀出个性
彩插 CLOTHES P28 宝宝在不同场合的穿着打扮
03 如何预防意外事故的发生 ……389

第八节 宝宝潜能开发

01 宝宝坐的练习 ……390
02 宝宝爬行练习 ……390
03 训练宝宝眼手协调能力 ……391
04 如何提高宝宝记忆力 ……391
05 宝宝语言训练 ……392
06 宝宝情感培育 ……393
07 和宝宝一起做游戏 ……393
● “抓到了” ……393
● “虫虫虫虫——飞” ……393

第九节 宝宝常见疾病预防及疫苗注射

01 宝宝咳嗽怎么办 ……394
02 宝宝突然哭闹谨防肠套叠 ……394
03 囟门有异常，妈妈要警惕 ……395
04 宝宝视力有问题要及早发现 ……395
05 宝宝患头疮的症状及治疗办法 ……396
06 提前预防宝宝中耳炎 ……397
07 宝宝免疫接种 ……397
亲子体验 ……398
◎ 家有淘气宝宝 ……398

第四章 7～9个月的宝宝

第一节 宝宝各项成长秘密解读

01 宝宝体格生长指标 ……400
02 宝宝的体能发育特点 ……401
03 宝宝的语言情感特点 ……402

第二节 宝宝营养与喂养

01 宝宝营养需求 ……403
02 怎样锻炼宝宝的咀嚼能力 ……403
03 给宝宝添加鸡蛋的注意事项 ……404
04 宝宝蔬菜和水果添加办法 ……404
05 如何培养宝宝良好的饮食习惯 ……405
● 训练宝宝自己用勺吃饭 ……405
● 宝宝吃饭应定时定量 ……405
● 给宝宝固定餐位和餐具 ……405
● 培养宝宝的卫生习惯 ……405
● 不要让宝宝边吃边玩 ……406
06 宝宝厌食、挑食怎么办 ……406
07 宝宝一日食谱举例 ……406

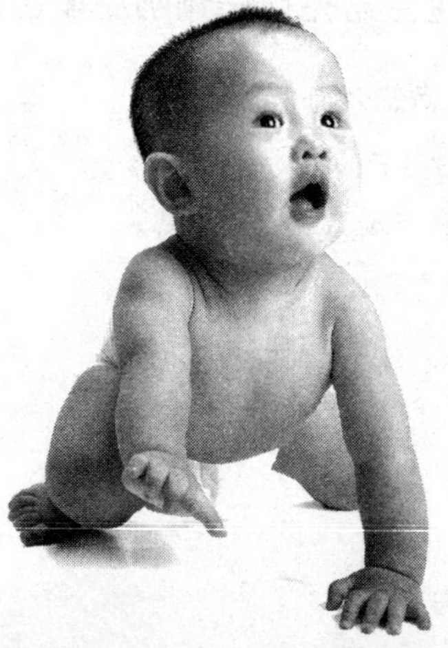

第三节 培养宝宝优质睡眠

01 宝宝睡眠规律 ……407
02 宝宝早睡早起 6 大要点 ……407
03 如何培养宝宝独立入睡 ……408

第四节 宝宝日常护理要点

01 宝宝大小便习惯的培养 ……409
02 宝宝出牙与乳牙的保护 ……409
03 宝宝护眼要点 ……410
04 让宝宝爱上洗澡 ……411

第五节 宝宝安全护理

01 宝宝烫伤安全隐患 ……412
02 宝宝爬行阶段如何防意外 ……412
● 宝宝服装 ……412
● 爬行装备 ……412
● 爬行地点 ……413
03 宝宝吞食异物处理 ……413

第六节 宝宝潜能开发

01 爬行有利于宝宝智力发展 ……414
02 宝宝精细动作训练 ……414
03 宝宝的发音训练 ……415
● 先从模仿开始 ……415
● 训练宝宝的听力 ……415
04 从小培养宝宝自信乐观的气质 ……416
● 自信气质 ……416
● 乐观情绪 ……416

05 和宝宝一起做游戏……417
● 鼻子在哪里……417
● 拍拍手……417
● 这是什么颜色……417
● 宝宝会站啦……417

第七节 宝宝常见疾病预防及疫苗注射

01 宝宝身体不达标的原因有哪些……418
02 宝宝出水痘怎么护理……419
● 水痘的预防……419
● 宝宝长水痘了该如何护理……419
03 宝宝秋、冬季腹泻……420
04 宝宝怎么还不长牙……421
05 宝宝患结膜炎怎么办……421
06 宝宝贫血怎么办……422
07 宝宝疫苗注射……423
● 麻疹疫苗……423
● 流脑疫苗……423
亲子体验……424
◎ 宝宝开口叫“妈妈”了……424

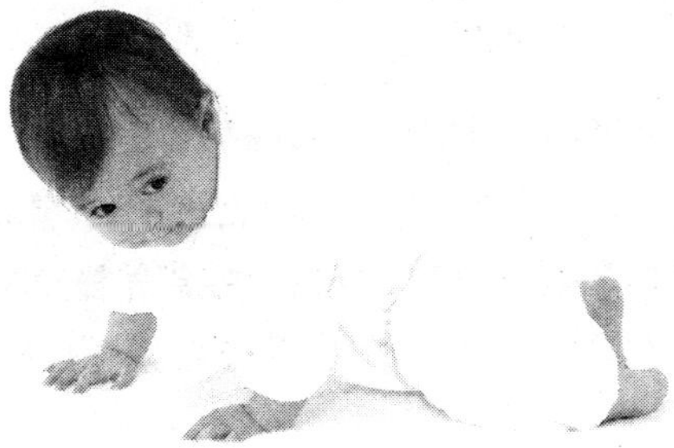

第五章 10～12个月的宝宝

第一节 宝宝各项成长秘密解读

01 宝宝体格生长指标……426
02 宝宝的体能发育特点……427
03 宝宝的智能发育特点……428

第二节 宝宝营养需求及喂养

01 宝宝营养需求……429
02 训练宝宝独立吃饭的8个要点……429
03 宝宝吃零食新主张……430
● 宝宝零食怎么吃……430
● 宝宝零食吃什么……430
● 宝宝不宜吃的零食……431
04 宝宝爱吃甜食危害多……431
05 怎样帮助宝宝成功断奶……432
● 把握宝宝断奶时机……432
● 选择最佳季节……432
● 减奶可从白天的母乳开始……432
● 给宝宝断奶不要半途而废……432
06 宝宝断奶后饮食误区……432
07 宝宝一日食谱举例……433

第三节 宝宝日常护理要点

01 宝宝睡觉不宜事项……434
● 宝宝不宜睡软床……434
● 宝宝不宜睡大人的枕头……434
● 宝宝不宜穿厚衣服睡觉……434
● 宝宝不宜和大人一起入睡……435

- 宝宝不宜开着灯睡觉 ······435

02 怎样帮宝宝选餐具 ······435
- 是否易握 ······435
- 材质 ······435
- 款式 ······435
- 功能 ······436

03 怎样为宝宝买双合适的鞋 ······436

04 宝宝大小便训练 ······436

彩插 FOOD P29 宝宝祛病营养餐

彩插 FOOD P30 宝宝微量元素补充营养餐

彩插 FOOD P31 宝宝个性营养餐 DIY

彩插 ACTION P32 0–1 岁宝宝成长日历

第四节 宝宝安全护理

01 怎样保护宝宝的眼睛 ······438

02 宝宝异物卡喉急救办法 ······438

03 怎样帮宝宝止血 ······439

04 宠物对宝宝安全的威胁 ······439

第五节 宝宝潜能开发

01 锻炼宝宝学走路 ······441

02 把握宝宝学语的黄金时段 ······441
- 重视宝宝的模仿，协调多种器官 ······441
- 多和宝宝谈话，让宝宝观察口型 ······442
- 积极给宝宝创造开口的机会 ······442
- 适当鼓励和称赞宝宝 ······442

03 如何培养宝宝的观察力 ······442

04 宝宝早期阅读能力的培养 ······443

05 培养宝宝良好的性格 ······443

06 和宝宝一起玩游戏 ······444
- 学翻书 ······444
- 认图片 ······444
- 玩积木 ······444

第六节 宝宝常见疾病预防及疫苗接种

01 怎样预防宝宝感冒 ······445
- 宝宝感冒常见情况 ······445
- 宝宝感冒慎用抗生素 ······445
- 宝宝感冒注意事项 ······446

02 宝宝呕吐的原因有哪些 ······446
- 消化不良 ······446
- 口腔及咽喉问题 ······447
- 宝宝患有消化道畸形 ······447
- 咳嗽引起的呕吐 ······447

03 解析宝宝高热症状 ······447
- 宝宝高热是由什么原因引起的 ······447
- 宝宝高热应该如何预防 ······448
- 宝宝高热应该如何治疗 ······448

04 宝宝淋巴结肿大怎么办 ······448

05 麻疹的护理 ······449

亲子体验 ······450

◎外婆寄语 ······450

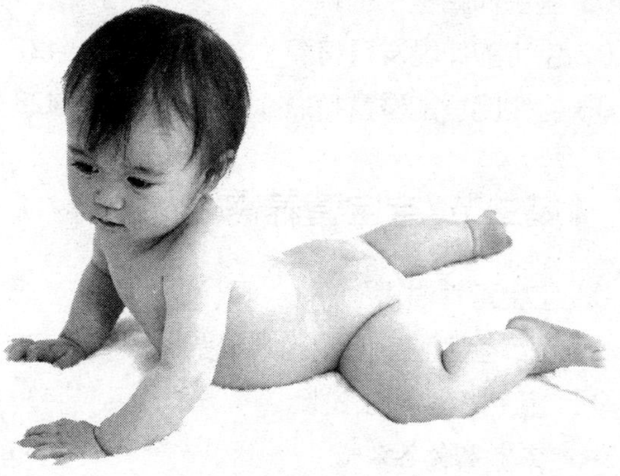

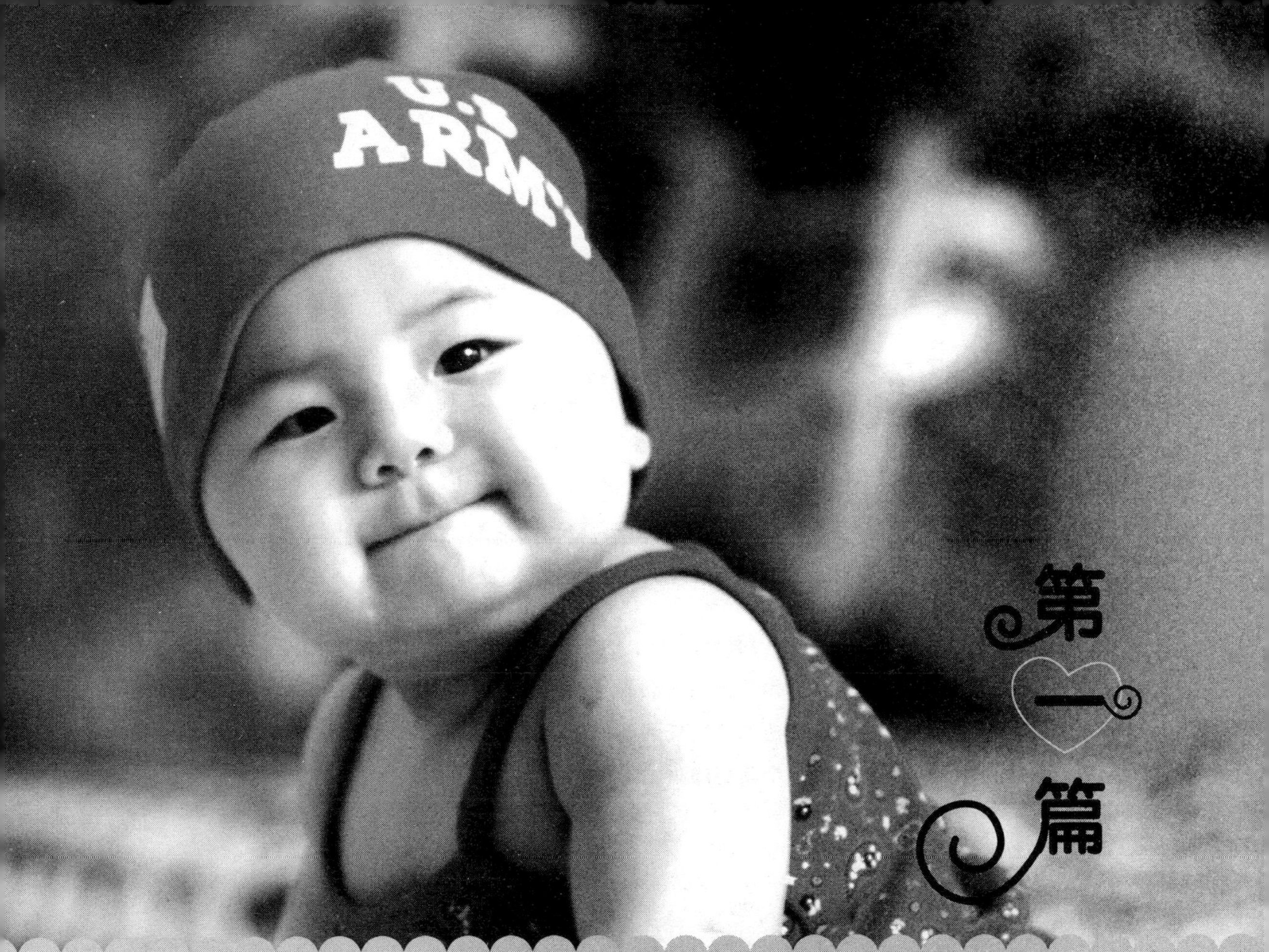

第一篇

健康怀孕宝典

宝宝是爱情的结晶，我们孕育着天使，并希望他天真可爱、美丽聪慧，但天使也有折翼的风险，所以在孕期孕妈妈们会有很多的疑惑，也会遇到一系列的问题，怎么样才能让我们美丽可爱的天使健康地出生呢？健康怀孕宝典将告诉你！

★第一章★ Chapter 1

怀孕第一个月

怀孕啦！当你获知自己的体内有一个小小的生命正在孕育着的时候，会是你一生中最难忘的惊喜。从现在开始，你就成为了一名名副其实的孕妈妈啦！随之而来的幸福、企盼让你对于未来的日子充满了憧憬。这时的你会比任何时候更谨慎，就连基本的衣食住行都是满腹的疑问。不过别担心，在本章中每一个问题都将给你最贴心的回答。

第一节 你怀孕了吗

01 哪些征兆告诉你“有喜”了

乳房胀大

在受孕后的一周或者两周后乳房会变得特别柔软。由于怀孕早期身体会产生许多雌激素和黄体酮，所以乳房的腺体会开始生长。而且这些荷尔蒙会使乳房能够保存更多的液体，所以会觉得乳房比以前重和酸痛，而且比经前综合征更加敏感。

阴道出血

当受精卵在受孕后的 6～12 天黏附到子

童言无忌

◎ 妈妈带 5 岁的儿子上商店，先给儿子买了双鞋，然后打算给自己买一双，让售货员取 6 码半的。谁知儿子抢着纠正道：“应该拿 7 码半的，免得明年你的脚长大了穿不下。”

宫后，可能会出现轻微的阴道出血，但是不必担心，这是正常的。但是如果你怀疑自己怀孕的话要立刻看医生，因为如果出血是在你受孕的12天之后发生的话，你可能会怀疑是月经来临。

疲劳

在怀孕的开始几周，你的身体会连续工作24个小时来支持怀孕，而疲劳就是身体的反应。怀孕后产生的黄体酮会使你的基础体温升高，因此你会缺乏体力。而且你的心跳频率会加快来提供更多的氧气到子宫，因此你会觉得很疲劳。

小便次数增加

你可能会觉得这个征兆不会来得那么早，应该在宝宝能够挤压到膀胱时才会出现，但是其实这个征兆可能会在怀孕的早期就出现。不但膨胀的子宫会对膀胱造成压力，血流量的增多也会对肾脏造成压力，因此尿液也会增加。

情绪不稳定

如果你发现自己会为电视剧里面一个很小的情节而大哭一场的话，不要觉得奇怪，这可能与怀孕分泌的荷尔蒙有关，你可能会在一瞬间内就能大哭大笑。

水肿、抽筋和背痛

许多女性会将这些症状误以为是经前综合征的症状，实际上这与荷尔蒙的变化和子宫的增长有关。

晕眩

由于激素的分泌，你的体温会升高，因此你很容易会觉得头轻轻的。相对于正常来说，会需要长一点的时间血液才能流到大脑，同时低血糖也是造成晕眩的一个重要原因。

没有胃口或者恶心

这种征兆可能在你受孕后的两周就会出现。因为黄体酮的分泌会使身体的许多过程都减慢，这包括消化过程，所以有时可能会引起便秘和消化不良。而恶心是与体内绒毛膜促性腺激素有关的，这种激素的水平越高，就越容易感到恶心。

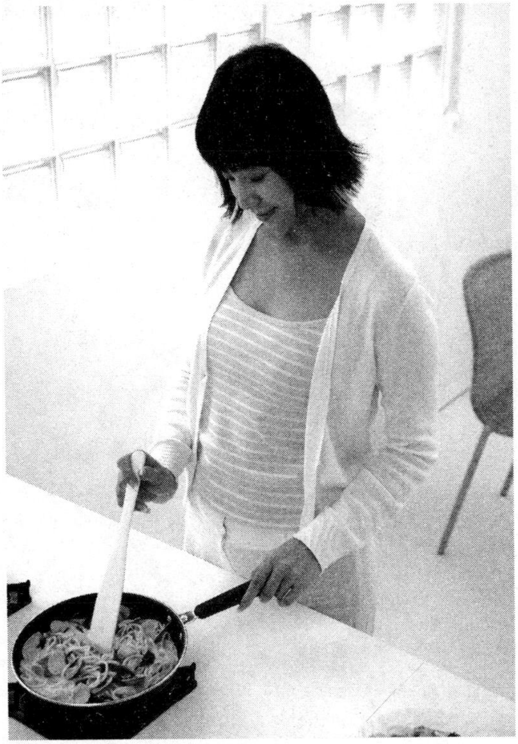

童言无忌

◎ 妈妈的朋友来家做客，晚餐后，3岁的儿子问："阿姨，你怎么还不回家？"阿姨答："我今晚不回家，就住你们这儿了。"儿子明白了，自语道："哦，阿姨是全托。"

头痛

有些女性在怀孕早期就会经常觉得头痛。除了激素分泌的因素以外，还可能是喝水不足和低血糖造成的。但随着怀孕过程的进展，头痛的现象会慢慢减少。

02 正确计算预产期的方法

根据末次月经计算

此种方法最常用且最简便。如果孕妈妈的月经周期规律是每28～30天行经1次，末次月经又记得准确，就可以用公式计算。从末次月经的第一天算起，月份减3或加9，日数加7。若按农历计算，其月份也是加9或减3，日期应加14。

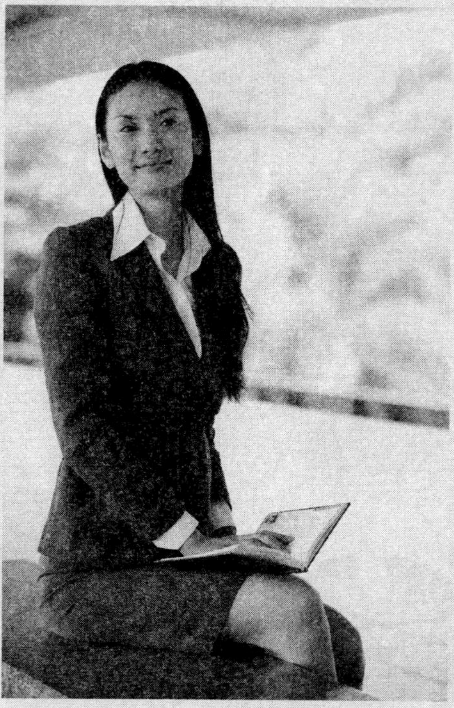

例如：王女士末次月经第一天为2002年4月24日，预产期应为2003年1月31日；如果末次月经第一日为农历2002年四月二十四日，预产期应为农历2003年二月初八。

每3周来1次月经的女性，其妊娠期限应为280天（40周）−1周=39周；

每4周来1次月经的女性，其妊娠期限应为280天=40周；

每5周来1次月经的女性，其妊娠期限应为280天（40周）+1周=41周。

按引起妊娠的同房日期计算

从同房日期起第266天，即为分娩的预定日期。

按早孕反应出现的日期计算

有的女性月经周期不规律，或忘记了末次月经日期，或产后、流产后月经尚未来潮又怀孕了，只要记得出现恶心、呕吐等早孕反应出现的时间，也可以用以推算预产期。因一般早孕反应出现在6孕周左右，故计算公式为：预产期＝早孕反应出现日期+34周。

按子宫的高度计算

用测得的子宫的高度数值对照正常值表，可知相应的孕周，在此日期上加40周的得数为预产期。一般情况下，实际的分娩日期与推算的预产期可以相差1～2周。

童言无忌

◎ 妈妈告诉4岁的儿子："花儿死了就叫凋谢。"不久，儿子的乌龟死了，儿子很伤心地对妈妈说："乌龟凋谢了。"

按出现胎动的日期计算

初产妇胎动约于第十八孕周出现，经产妇因为有了经验，比初产妇提前 2 周，即在 16 周末已能感觉到胎动。故计算公式为：

初产妇预产期 = 胎动出现日期 +22 周；

经产妇预产期 = 胎动出现日期 +24 周。

通过以上方法，孕妈妈可以自行推算、获知宝宝出生的日期。另外如果既记不清末次月经时间，又无早孕反应，且还未感知胎动时，可由医生通过 B 超及子宫的高度协助推测预产期。

按 B 超结果计算

B 超下测胎囊、胎儿坐高、胎头双顶径或胎儿股骨长度的径线，用测得的数值对照正常值表，可知相应的孕周，然后推算预产期。

03 轻松应对早孕反应的四大策略

心理战胜

孕妈妈的心情一定要保持轻松愉快，自学一些保健知识，以充分认识早孕反应，解除心理负担。丈夫的体贴、亲属的关心能解除孕妈妈的思想顾虑，增强孕妈妈战胜妊娠反应的信心；另外还需要一个舒适的环境，大多可使症状减轻。注意情绪调节，避免过度焦虑、紧张。孕妈妈可以听音乐、看书、散步、与家人聊天来放松，转移注意力，缓

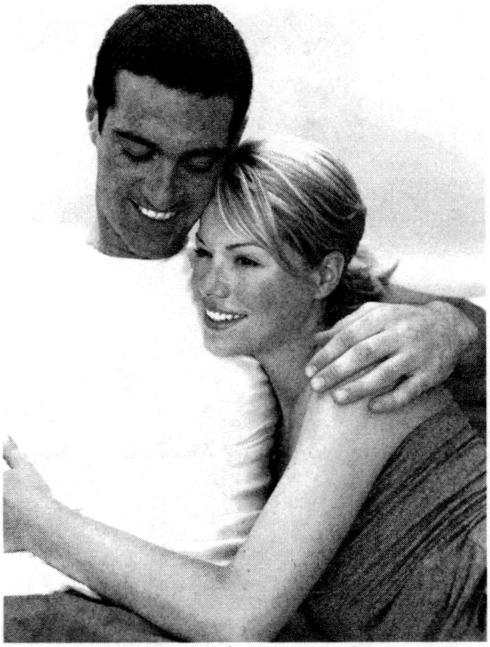

解早孕反应带来的心理压力。同时孕妈妈也要注意休息，保证足够的睡眠时间。

环境策略

孕妈妈要注意防寒保暖，预防流行性感冒，避免噪声和空气污染，经常开窗透气，少去有异味的地方，以防各种不良刺激加重呕吐。经常出去呼吸一下新鲜空气，对缓解早孕反应很有好处。不要自己整天待在家里，出门欣赏一下户外的美景，这样可以使你暂时忘记孕吐的感觉。

饮食对策

◆ 少量多餐，避免空腹。

被早孕反应折磨的孕妈妈就不要拘泥于进食时间了，只要想吃就可以吃，不用考虑食物的营养，也不必强求每餐的分量。随意

童言无忌

◎ 1 岁半的儿子刚学会了 7、8、9 几个数字，以后每次问他喝奶喝多少，他总是脱口而出：一百九（7、8、9 发音不清晰）。

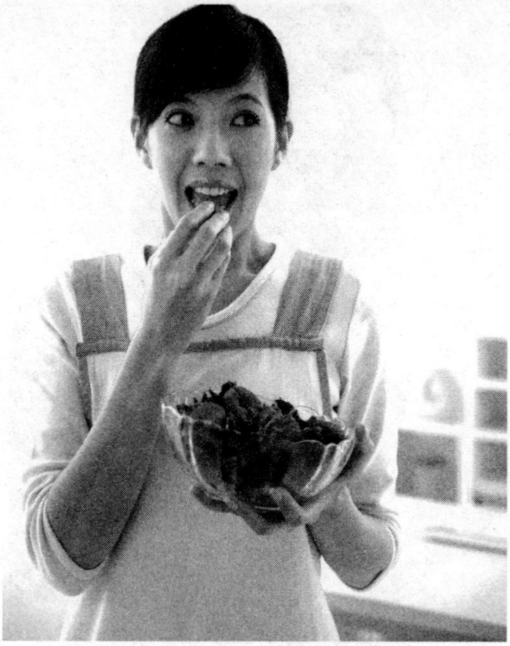

进食,这样反倒能增进食量,但不能暴饮暴食。

◆ 食物清淡，符合口味。

有的孕妈妈喜欢吃酸的，有的喜欢吃辣的，因此要根据孕妈妈的口味，选择烹调方法。尽量不吃太咸、油腻或有特殊气味的食物，所以烹调以炒、炖和清蒸为主。

◆ 饮食多样化，比例要适当。

孕妈妈每天要保证各类食物的摄入量和适当比例,所以最好每天三餐的食物品种不同,每周的食物品种也不重复。这样才能均衡营养。

◆ 易于消化。

动物性食物中的鱼、鸡、蛋、奶，豆类食物中的豆腐、豆浆，均便于消化、吸收，并含有丰富的优质蛋白质，且味道鲜美，孕妈妈可经常选用。大米粥、小米粥、烤面包、馒头、饼干、甘薯，易消化、吸收，含糖分高，能提高血糖含量，改善孕妈妈因呕吐而引起的酸中毒。

◆ 巧吃小零食。

小零食、饼干、面包及苏打饼等食物可降低孕吐的不适，但不可多吃。酸奶、冰激凌等冷饮较热食的气味小，有止吐作用，又能增加蛋白质的供给量，孕妈妈可适量食用。孕妈妈可以将一些小饼干放在床头，早上起来之前吃一两块，如果半夜醒来，吃一小块饼干有助于防止早上呕吐。

◆ 正确喝水。

吃完干点心后，应该过一个小时再喝水。尽量把喝水的时间安排在正餐之间，不要一次喝得太多，否则胃撑满了会没食欲。正确的方法是每天经常性地喝水，争取每天喝水量达到 1.7 升左右。如果你吐得很厉害，可以喝一些含有葡萄糖、盐和钾的运动饮料，来补充流失的电解质。

◆ 水果和姜。

多吃水果，如香蕉可帮助补充体内电解质。水果比甜食更有止吐的效果。另外有研究发现，姜可以有效缓解呕吐，怀孕期间吃姜并没有危险。

适量活动

孕妈妈不能因为恶心、呕吐就整日卧床，否则只能加重早孕反应。如果活动太少，恶心、食欲不佳、倦怠等症状则更为严重，容易生成恶性循环，使反应加剧。适当参加一些轻缓的活动，如室外散步、做孕妈妈保健操等，都可改善心情，强健身体，减轻早孕反应症状。

童言无忌

◎ 6 岁的女儿在学前班当了班长，回家兴冲冲地对妈妈说：“妈妈，我是领导了！”

04 缓解孕吐的好办法

孕吐是早孕反应的一种。怀孕以后，大约从第五周开始（也有更早些开始的）孕妈妈就会发生孕吐。特别在早晚会出现恶心，没有任何原因就发生呕吐。本来正在安稳地吃饭，可一闻到味道就恶心。食欲彻底消失了，体重也下降了，孕吐大都还会伴随各种类型的头痛。

下面为你介绍几个缓解孕吐的小窍门：

◆ 用微波炉烹调，不仅食物较清淡，还可以最大限度地减少油烟等不良味道。如果没有微波炉，那么在煮饭时和就餐后，要保持空气流通，尽快散尽油烟和饭菜味道。

◆ 在手帕上滴几滴让你感觉舒适的液体（如柠檬），当闻到“难闻”的气味时应急使用。

◆ 避免吃过于油腻、油炸、味道过重的食物，它会造成你恶心或心悸。

◆ 用餐前吃点咸的东西，这样可以调动自己的食欲。

◆ 不要过长时间待在电脑或电视机前面。屏幕上无法察觉的快速闪烁，会加重孕吐。

◆ 穿着尽量舒适。腰部太紧的服装会加剧晨吐。

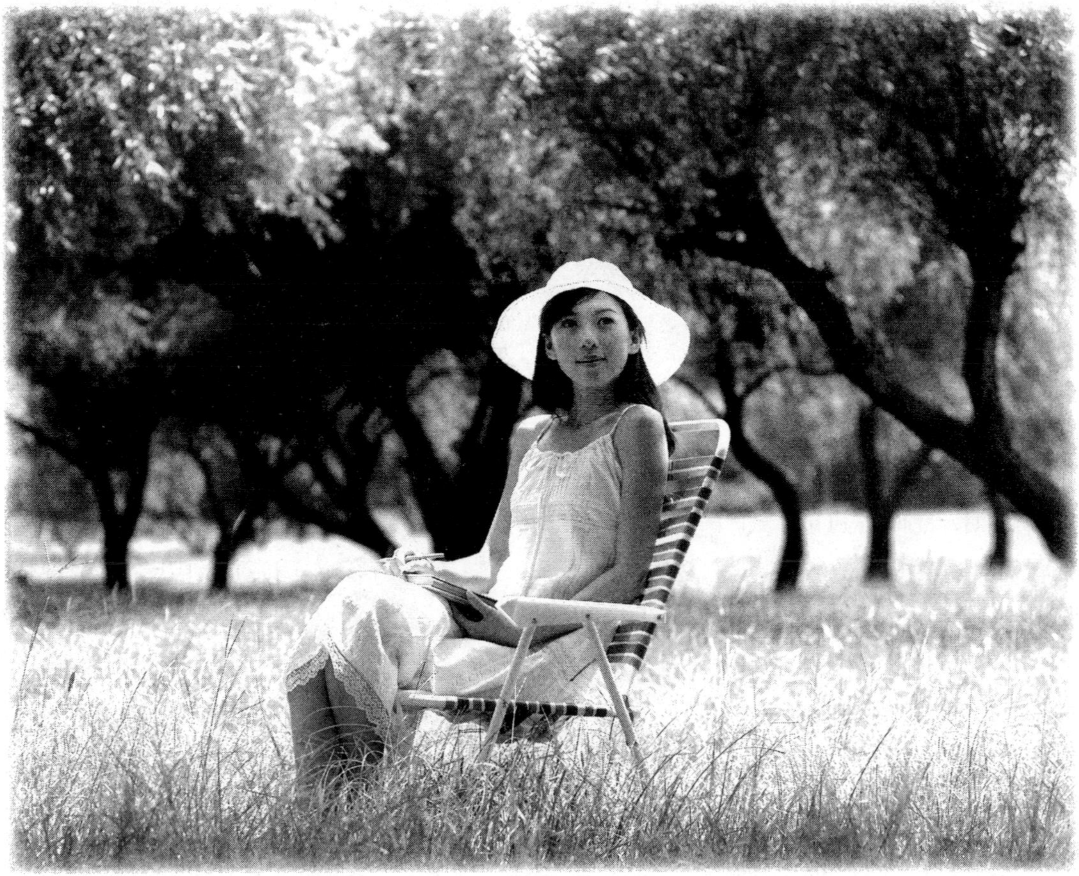

童言无忌

◎ 女儿不明白妈妈的肚皮上为什么有一个疤痕，妈妈向女儿解释说：“这是医生割了一刀，把你取出来。”4 岁的女儿想了一会儿，很认真地问妈妈：“那你为什么要吃我？”

第二节 孕1月胎儿发育情况

01 第一周胎儿发育状况

我们这里所说的怀孕第一周，其实是末次月经开始后的第一周。经过一段时间的心理和生理的准备，夫妻二人开始创造新生命的历程。此时，你的“胎儿”还只是一个正在发育的卵子，等待与精子的结合。你和伴侣的身体状况决定了卵子和精子的质量，所以要保持好状态哦！

02 第二周胎儿发育状况

怀孕第二周时，根据基础体温你会发现你已经进入排卵期，此时你可能还没有什么感觉，虽然胚胎只有0.36~1毫米长，还处于非常幼稚的阶段，但胚芽已经悄悄地在你的子宫里成长了。这对最优秀的精子与卵子结合而成的受精卵不断分裂细胞，移入子宫腔后形成一个实心细胞团，称为桑胚体，这时的受精卵就叫胚泡。胚泡与子宫内膜接触并埋于子宫内膜里，称为“着床”，着床一般在受精后6~7天开始，在11~12天内完成。着床后的胚胎慢慢长大，这时大脑的发育已经开始，受精卵不断地分裂，一部分形成大脑，另一部分则形成神经组织。

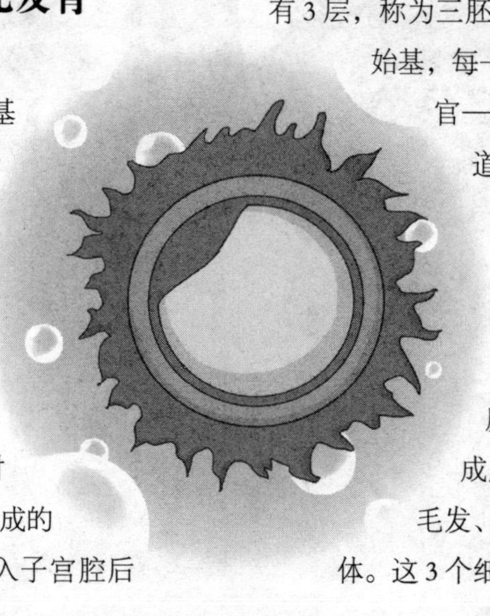

03 第三周胎儿发育状况

在最初的几周内，胚胎细胞的发育特快，有3层，称为三胚层。三胚层是胎体发育的始基，每一层都将形成身体的不同器官——最里层形成一条原始管道，它以后发育成肺、肝脏、甲状腺、胰腺、泌尿系统和膀胱。中层将变成骨骼、肌肉、心脏、睾丸或卵巢、肾、脾、血管、血细胞和皮肤的真皮。最外层将形成皮肤、汗腺、乳头、乳房、毛发、指甲、牙釉质和眼的晶状体。这3个细胞层分化成一个完整的人

童言无忌

◎ 邻居家的母狗快生小崽了，已怀孕的妈妈带着5岁的儿子去看母狗生产，解释婴儿是怎样来到这个世界的。几个月后妈妈生产了，爸爸带着儿子去医院看望。儿子看到育婴室的这么多孩子时，问道：“这些都是妈妈生的吧？”

体。3 周末，宝宝的心脏开始跳动。

04 第四周胎儿发育状况

这周通过 B 超可以看到胚芽的外形像一颗小小的苹果子，胚芽发育的这周就是“胚胎期”了，胚胎细胞在几周内以惊人的速度分裂。3 个胚层组织（外胚层、中胚层和内胚层）开始形成。

外胚层——皮肤、指甲、眼睛、鼻子、神经系统等；

中胚层——肌肉、骨骼、淋巴组织、血细胞、心脏等；

内胚层——舌头、扁桃体、尿道、膀胱等。

这一周标志着胚胎期的开始。胚胎期是人器官分化发育的时期，许多导致胎儿畸形的因素都非常的活跃，科学证明大多数人的先天畸形都发生在胚胎期。因此良好和持续的孕期保健是必不可少和至关重要的。

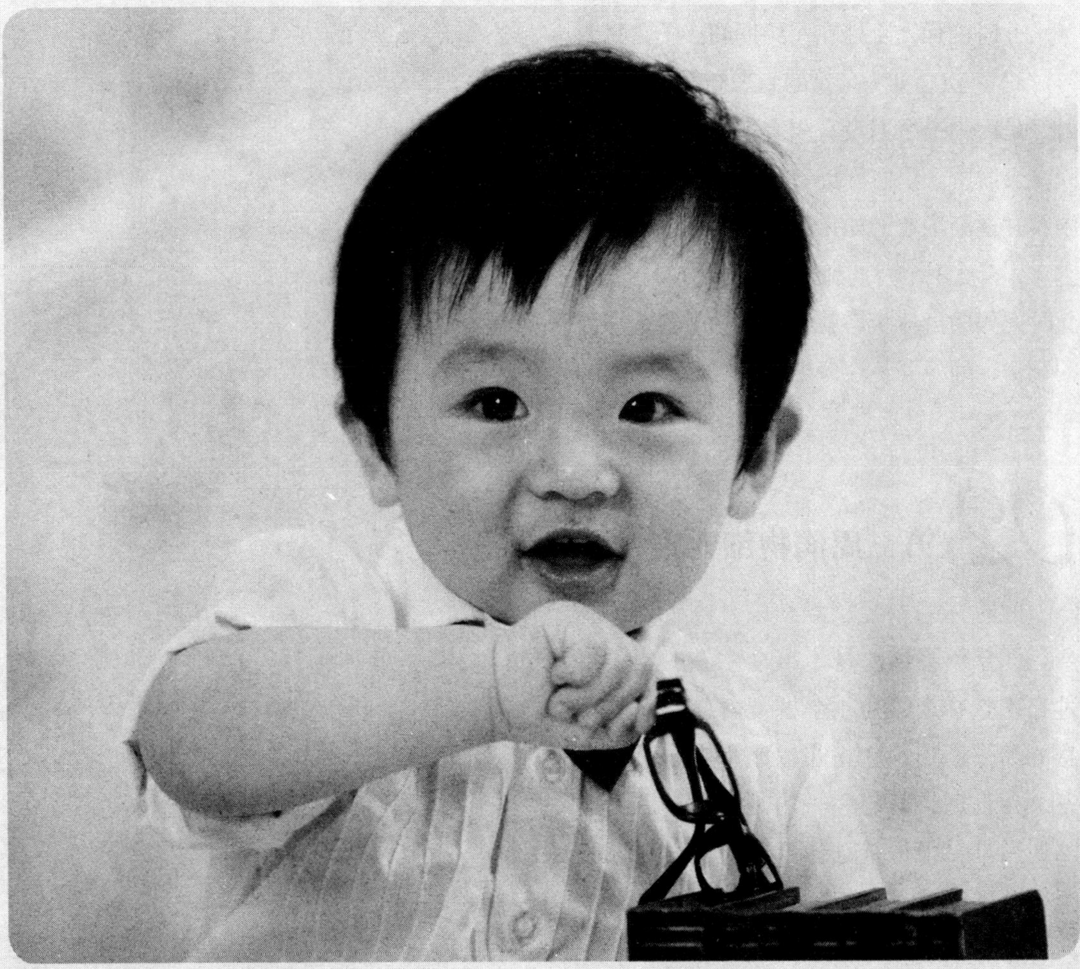

◎ 6 岁的女儿从电视上学会一句话:“是，老大！”颇能应付日常生活之用。爸爸叫她端杯茶，她说：“是，老爸！”姐姐要手巾，她说：“是，老姐。”一次外婆从乡下来看她们，带了大包小包礼物，叫小妹帮忙。她爽快答：“是，老婆！”

童言无忌

第三节 孕1月孕妈妈身体变化

01 第一周身体在准备

此时的你，正处在月经期间。子宫每月“打扫”一次，要为宝宝的到来作好准备。来月经是因为上个月没有宝宝来，所以子宫内膜就会脱落、出血。接着又会长出新的子宫内膜并逐渐增厚，如果这个月住进来了一个宝宝，那么下个月直到分娩都不会来月经了。此时妈妈的身体状态就好像是一朵含苞欲放的花蕾，静静等待生命中最灿烂的那一刻的到来！

02 第二周润物细无声

此时你的月经已经结束，或者到了尾声。你感觉不到的是，20个左右的卵子经过自然选择，只有1个携带着你的基因信息的卵子胜出，它正在输卵管中向子宫进发，并且期待着与精子的相遇。进入到第二周后期，根据基础体温你还会发现你已经进入排卵期，现在你就应该作好准备了，你可以与丈夫共同调整身体健康状态，在最佳时间完成你们的使命。而且从现在开始要加强营养，多吃富含叶酸的食品，如樱桃、桃、李、杏、山楂等新鲜水果中都含有丰富的叶酸。

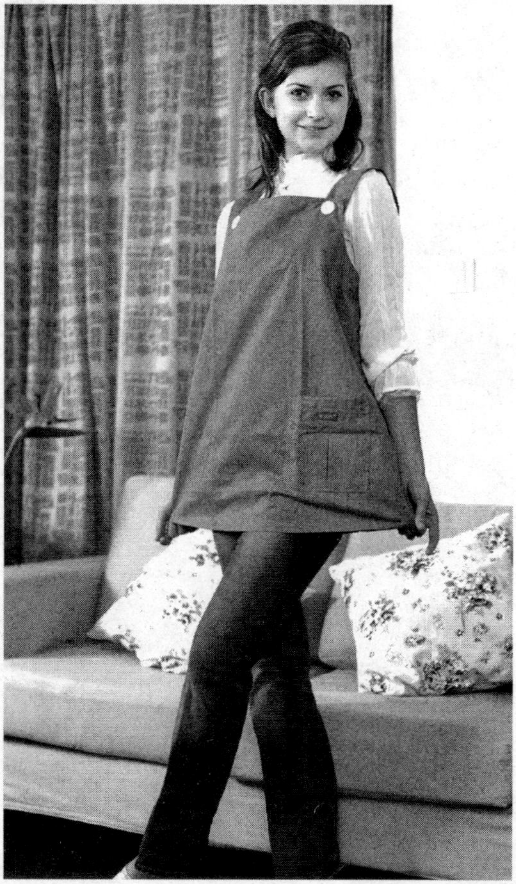

童言无忌

◎ 女儿：“哎哟！妈妈，你踩到我的脚了。”

妈妈：“没关系。”

女儿：“妈妈，你说得不对。应该你说‘对不起’，我说‘没关系’。”

03 第三周给你一个惊喜

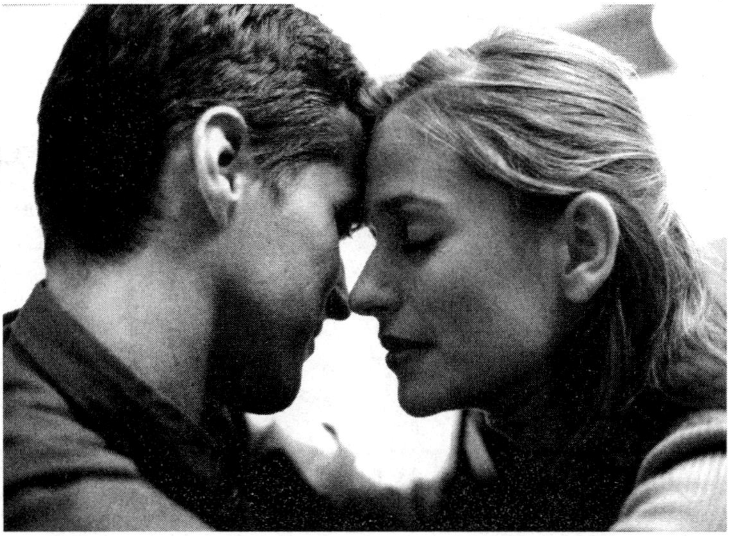

在这第三周里你可能会发现月经迟迟未来，或下体有少量的血水流出，这时候你可以到医院或自行作怀孕尿检。如果结果是阳性，那么恭喜你，你怀孕了。

此时你自身可能还没有什么感觉，但在你的身体内则在进行着一场变革。从现在开始，你的生命中就会增加一份责任，你和丈夫的二人世界也会告一段落，你的宝宝将与你同欢乐，你的母爱天性将会发挥得淋漓尽致。

04 第四周"痛"并快乐着

昏睡和无精打采 >>>>

大部分孕妈妈会出现类似感冒的症状：身体疲乏无力、发热、畏寒等。

子宫和乳房的变化 >>>>

子宫、乳房大小形态还看不出有什么变化，子宫约有鸡蛋那么大。可能会出现乳头疼痛和变色（褐色）的现象。

本周身体上出现的不适可能会影响孕妈妈的心情。为了避免不良情绪可能会对宝宝造成的影响，孕妈妈要学会自我调节，还可以去和与自己一样正在经历怀孕的姐妹聊聊天，相互分享各自的心情和经验，也许能有意外的收获！

温馨小贴士

由于没有妊娠的自觉症状，大部分孕妈妈不知道自己已经怀孕。希望已婚育龄妇女注意观察自己的身体状况，一旦发现有怀孕的征兆，就不要随便吃药，不要轻易接受X线检查，更不要参加剧烈的体育活动。

童言无忌

◎ 幼儿教师："请小朋友形容一下自己的妈妈。"

甲："妈妈的眼睛像爸爸的皮鞋尖一样又黑又亮。" 乙："我像爱小花猫那样爱我的妈妈。"

丙："妈妈打扮得有点像圣诞树。"

第四节 孕1月孕妈妈生活指南

01 合理调节营养与饮食

本月宝宝已经在你的子宫内扎根了，孕妈妈要及早确定自己是否已经怀孕，并开始注意营养与饮食细节，不要让孩子输在起跑线上啊！孕早期的膳食营养强调营养全面、合理搭配，避免营养不良或过剩。这一月，吃得多不如吃得好。只要保证吃的食物有各种营养，饮食可以根据自己的食欲而定。饮食的原则是易消化、少油腻、味清淡。多吃富含蛋白质、维生素和无机盐的食物，多吃新鲜水果、动物内脏、坚果等，多摄入维生素C，提高自身的抵抗力。

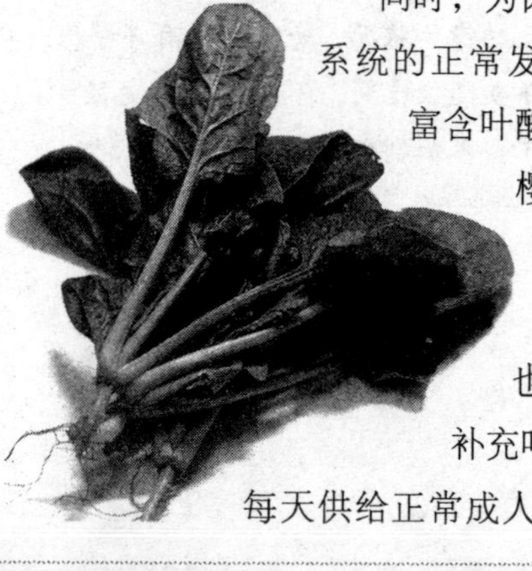

同时，为保证胎儿神经系统的正常发育，要多吃富含叶酸的食品，如樱桃、桃、菠菜等新鲜水果和蔬菜，也可遵照医嘱补充叶酸片剂。在每天供给正常成人需要的2200千卡的基础上，补充叶酸的同时，加强多种微量元素的摄取，微量元素锌、铜等参与了中枢神经系统的发育。可以适当吃一些香蕉、动物内脏，还有瓜子、松子等坚果类食品，都富含锌元素。此外为孕妈妈准备的食物烹饪方法要得当，煮、蒸、炒、炖等方法最合适，也可以用凉拌的方法满足她们口味的清淡要求。最好不要用油炸、火烤等方法，因为这些方法会使食物加热的温度过高，许多营养容易被破坏掉，并且会产生有害物质。

温馨小贴士

孕妈妈不宜饥饱不一，不宜狼吞虎咽，不宜吃过量的水果。

此外，除了必要的食物营养之外，水也是孕妈妈必需的营养物质，但常常为人们所忽视。水在调节人体内各组织的功能、维护正常的物质代谢等方面功不可没。所以，孕妈妈在怀孕期间一定要养成多喝水的好习惯。

童言无忌

◎ 电视上《人与自然》开始了，父亲看着看着，突然来了灵感，就问儿子："我来考考你，世界上有许多动物，什么动物既能给你肉吃，又能给你皮鞋穿？"

儿子想了一会儿，肯定地回答："是爸爸！"

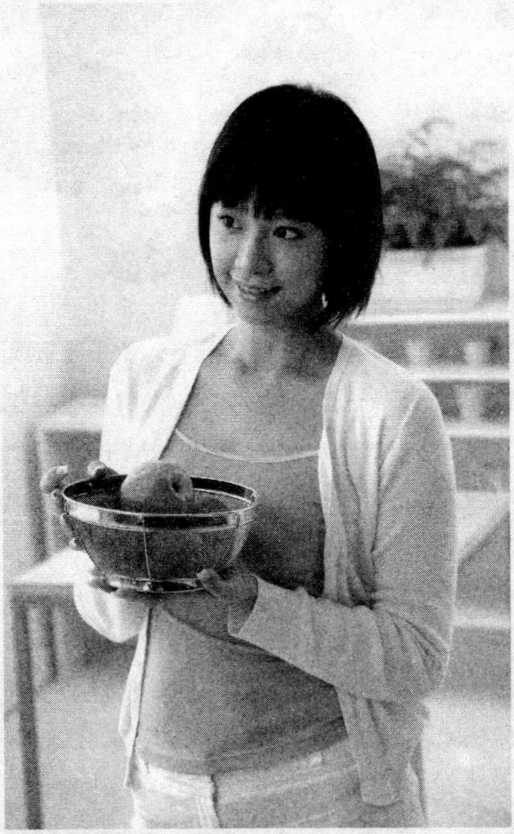

02 孕妈妈饮食有讲究

孕妈妈营养饮食最好注意以下几点：

◆ 为了避免或减少恶心、呕吐等早孕反应，可采用少食多餐的办法，注意饮食清淡，不能吃油腻和辛辣的食物，多吃易于消化和吸收的食物。

◆ 蔬菜应充分清洗，水果应去皮，以避免农药污染。

◆ 炊具要选用铁制或不锈钢制品，不用铝制品和彩色搪瓷用品，以免铝元素、铅元素对人体造成伤害。

◆ 应养成良好的饮食习惯，定时用餐，三餐之间最好安排两次加餐，进食一点点心、饮料（奶、酸奶、鲜榨果汁等）、蔬菜和水果；定量用餐，不挑食、偏食，少去外面就餐。

◆ 进餐时保持心情愉快，家中餐厅温馨、幽雅有助于增进食欲，保证就餐时不被干扰。

◆ 每天清晨要空腹喝一杯白开水或矿泉水，一定要吃早餐，而且保证质量。

◆ 果类蔬菜与叶类蔬菜搭配，根类蔬菜和叶类蔬菜搭配，红色、紫色或黄色蔬菜和绿色蔬菜搭配。

03 孕妈妈不可多吃的水果大汇总

◆ 山楂。活血化淤、通经，对子宫有一定的收缩作用，在怀孕早期应少量食用，有流产史或有流产征兆的孕妈妈应忌吃，即使是山楂制品也不例外。

◆ 荔枝、桂圆。从中医角度来说，女性怀孕之后，体质一般偏热，阴血往往不足。此时，一些热性的水果如荔枝、桂圆等应适量食用，否则容易产生便秘、口舌生疮等上火症状，尤其是有先兆流产的孕妈妈更应谨慎，因为热性水果更易引起胎动不安。

◆ 柑橘。柑橘品种繁多，有甜橙、南橘、无核蜜橘、柚子等。它们都具有营养丰富、通身是宝的共同优点。其汁富含柠檬酸、氨基酸、糖类、脂肪、多种维生素、钙、磷、铁等营养成分，是孕妈妈喜欢吃的食品。但是，柑橘好吃，不可多食。因为柑橘性温，味甘，

童言无忌

◎“儿子，你到肉店老板那儿去一趟，看他有没有猪蹄。”过了半小时，儿子回来了。

“怎么样，有没有哇？”

“不知道，我等了好长时间，可他就是不脱鞋。”

补阳益气，过量反于身体无补，容易引起燥热而使人上火，发生口腔炎、牙周炎、咽喉炎等。孕妈妈每天吃柑橘不应该超过3个，总重量在250克以内。

◆ 柿子。柿子性寒，有清热、润肺、生津、止渴、镇咳、祛痰等功效，适用于治疗高血压、慢性支气管炎、动脉硬化、痔疮便血、大便秘结等症。其营养及药用价值均适宜孕妈妈适量食用。尤其是妊娠高血压综合征的孕妈妈可以“一吃两得”。柿子的蒂和叶都是中药。柿蒂可以降逆气、止恶心，治疗呃逆、嗳气等。柿叶有抗菌、消炎、止血、降压等作用，是民间常用的草药。柿子虽然有很好的营养及医疗作用，但也有不足之处。柿子有涩味，吃多了会感到口涩、舌麻；收敛作用很强，会引起大便干燥；遇酸可以凝集成块，与蛋白质结合后产生沉淀。因此，吃柿子，应该点到为止，以一餐一个为宜。所以孕妈妈可以吃柿子但是不可以多吃。

◆ 猕猴桃。猕猴桃营养丰富，素有“果中之王”的美誉。爱美的孕妈妈们可多吃些猕猴桃，就不用担心怀孕后自己白皙的脸庞

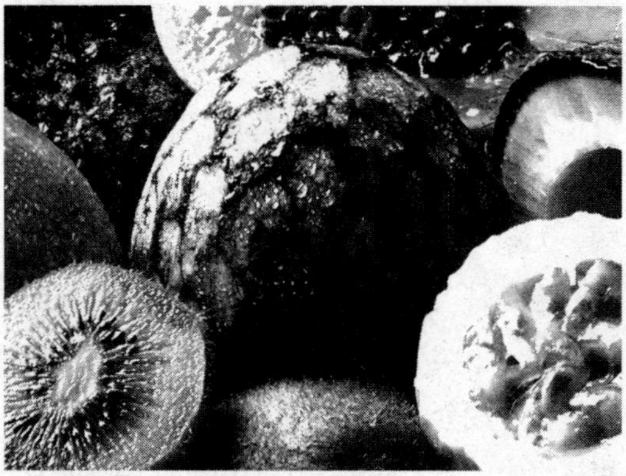

被黄褐斑“入侵”了。猕猴桃中含有丰富的维生素C，能使你的皮肤保持白皙。此外，

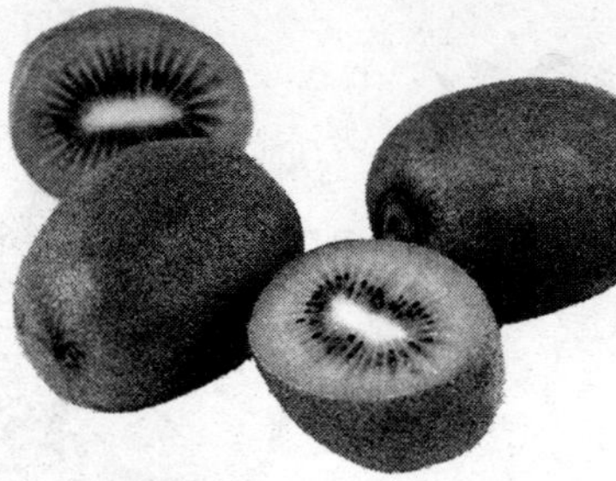

猕猴桃虽好，但并非人人皆宜。由于猕猴桃性寒，故脾胃虚寒者应慎食，经常性腹泻和尿频者不宜食用。食用时间以饭后1～3个小时较为合适，不宜空腹吃。有先兆性流产现象的孕妈妈千万别吃猕猴桃。

◆ 菠萝、香蕉、玫瑰香葡萄、石榴和杏。这些水果都要适量吃。菠萝、香蕉、玫瑰香葡萄等水果含糖量都较高，肥胖、有糖尿病家族史的孕妈妈也应少吃为妙，以免摄入过多糖分。如果孕妈妈贫血还应该少吃石榴和杏。

温馨小贴士

吃水果的时机最好选在两餐之间，这样既不会使血糖太高，又能防止低血糖的发生。

◆ 孕妈妈应首选含糖量相对较低的水果，如西瓜、苹果、梨、橘子、桃、葡萄等。每天吃水果也别超过500克，而妊娠期糖代谢异常或是妊娠糖尿病患者则要减半，最好等血糖控制平稳后再吃水果。另外，如果喜欢吃香蕉、菠萝、荔枝、柿子之类含糖量较高的水果，就一定要减量。

童言无忌

◎ 6岁的儿子翻看影集，好奇地问母亲：“妈妈，和你站在一起照相的年轻人是谁？头发黑黑，挺结实的这个。”

“傻孩子，那是你爸爸。”“是爸爸？可爸爸现在没有头发啊！”

04 孕妈妈的爽口开胃菜

拌沙拉菜

材料：鲜土豆1/2个，胡萝卜1/2根，玉米粒30克，煮鸡蛋1个，小黄瓜1根，梅子3～4颗，橙子1/2个，苹果1/2个，梅子酱及沙拉酱适量。

做法：我们可以先将苹果及橙子榨汁，然后把梅子酱调汁，备用；将鲜土豆洗净煮熟，切小块，胡萝卜洗净切小条，水煮蛋切片；把所有准备好的原料放入沙拉盘中，淋上调好的梅子酱汁和沙拉酱就可以吃了。

这道小菜富含维生素A、维生素B_1、维生素B_2、维生素C，并具有独特的香味，吃起来既开胃又爽口。

孜然鱿鱼

材料：鲜鱿鱼1只，白醋、料酒、孜然、葱末、姜片各适量。

做法：将鱿鱼剪开，把墨囊取出，剥去皮，剪去内脏并冲洗干净；将鱿鱼切成花刀片，放在沸水中焯汆一下，捞出沥干；锅中放油烧热，放入葱末、姜片炝锅后，倒入鱿鱼快速翻炒；再放入白醋、料酒、孜然，将鱿鱼炒至熟透。

营养提示：鱿鱼含有丰富的蛋白质，其中的无机盐尤以钙、磷、铁、硒、钾、钠为丰富，对宝宝骨骼发育和造血十分有益。另外较之其他的产品，其锌含量仅次于牡蛎。

莲子糯米粥

材料：糯米100克，莲子50克，白糖适量。

做法：莲子温水泡软，去心；糯米洗净，浸泡1小时，捞出沥干；糯米、莲子一起倒入锅中，加适量水煮成粥，加入白糖调匀即成。

功效：补中益气、清心养神、健脾和胃，适宜因怀孕而腰部酸痛的孕妈妈食用。常食还可养胎，防止习惯性流产。

蔬菜豆皮卷

材料：豆皮1张，绿豆芽50克，胡萝卜丝20克，甘蓝菜丝40克，豆干50克，精盐、芝麻油少许。

做法：我们先将甘蓝菜洗净、切丝；胡萝卜洗净、去皮、切丝；绿豆芽洗净；豆干洗净、切丝。这些都做好了以后再把所有原料用热水烫熟，然后加少许精盐和芝麻油拌匀，将拌好的原料均匀地放在豆皮上，卷起，用中小火煎至表皮金黄。最后等放凉后切成小卷，装在盘中就可以给孕妈妈吃了。

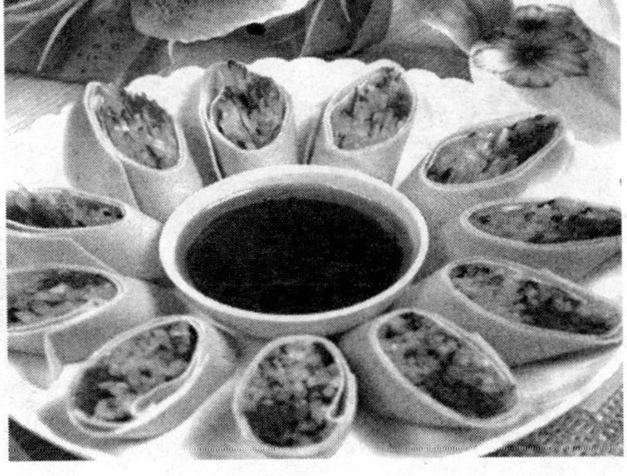

童言无忌

◎ 奶奶："1+2等于几？" 孙子："等于3。"
奶奶："答对了，因此你会得到3块糖。"
孙子："早知道是这样，我就说是等于5就好啦！"

05 孕妈妈的自我减压法

怀孕前3个月，是宝宝生长发育的关键期，所以，你做什么或者不做什么，都可能会给宝宝的发育带来深远的影响。这里向你介绍一些简单而有效的训练方法，帮助你给宝宝营造一个最优的孕育环境；为自己在孕早期身体和心理的不适找到放松的渠道，为孕育一个优质的宝宝打下坚实的基础。

呼吸大自然的爱

情绪焦虑的母亲会产生过量的肾上腺素，孕育的孩子容易神经过敏，爱哭闹，而且长大后也容易情绪不稳定。所以，保持你的情绪松弛、舒缓是很重要的。下面几种方法，可以让你的心情保持安定与平和：

◆ 准备一个节奏舒缓的CD唱片或者你平常爱听的录音带，去到空气新鲜的地方，如你家的窗前或者阳台上，有植物的户外更好，放松自己，安静地聆听音乐带给你的享受。此法可以贯穿整个孕期，每次30分钟为宜。

◆ 按照下面的提示语，仔细感觉自己身体的各个部位，循环练习。

作几个深呼吸，把注意力放在呼吸的节奏上；再把注意力集中到你的双脚上，细细感觉脚上的压力，脚趾往下压，一、二、三，保持一会儿，同时吸气——慢慢吐气——最后完全放松——呼吸气；注意力集中到腿部，细细感觉腿部的压力，缩紧腿部所有的肌肉，一、二、三，保持一会儿，同时吸气——吐气——最后完全放松——呼吸气；把注意力集中到你的脊背上，将整个脊背往椅背上压，一、二、三，保持一会儿，同时吸气——吐

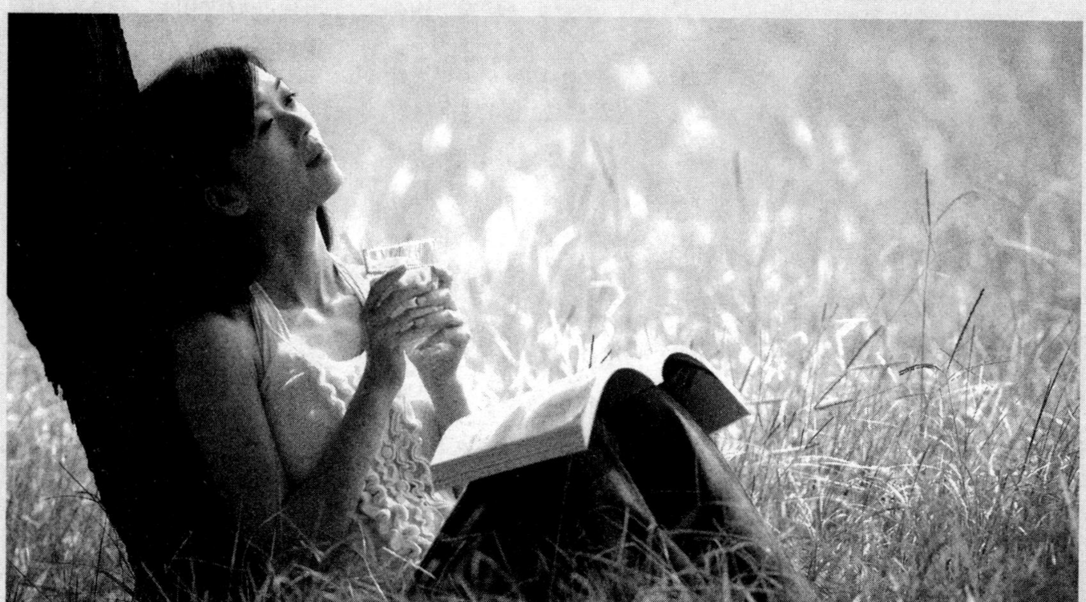

童言无忌

◎ 一个孩子骑在爸爸脖子上玩，他看见外面有头驴，便说："爸爸，我要骑那头真正的驴。"

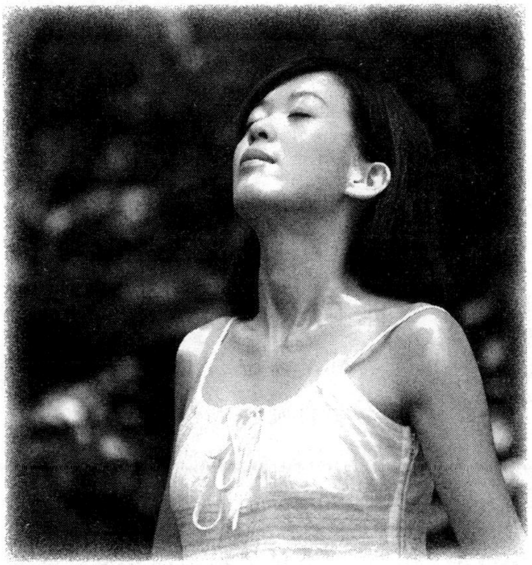

气——最后完全放松——呼吸气；把注意力集中到你的肩膀上，仔细感觉你的肩部，将整个肩膀往上耸起，一、二、三，保持一会儿，同时吸气——吐气——最后完全放松——呼吸气；请把双手抬起，放平，拳头握紧，一、二、三，保持这样，同时吸气——吐气——最后完全放松——呼吸气；注意力集中到你的脸部，紧闭双眼，收紧嘴巴周围的肌肉，一、二、三，保持一会儿，同时吸气——吐气——最后完全放松——呼吸气。

每次吸进的是新鲜的氧气和能量，你不妨把它们想象为来自大自然的爱和支持。吐气的时候，你最好把它们想象成内心的紧张和不安，你深深地呼气、吐气时，已经把它们吐出体外了。每次平稳地深呼吸，能帮助你慢慢进入完全的身心松弛和舒缓状态。

让想象力迸发

曾经有一位职业的溜冰选手说，每一次踏到冰面上，她总是想象自己吞下了一颗星星，并想象这颗星星在自己的体内爆炸，然后，她会感觉到无穷的活力正在不断迸发。当你感到疲惫乏力的时候，也不妨试试，通过类似的想象，来增添活力和信心。

温馨小贴士

运用想象和臆想，给自己展现一幅幅生动鲜明的景象，仔细感受体内奔流着的暖流，它会自动地刺激你的神经系统，产生激发身体活力的反应。

方法：

①坐在舒适的椅子上，把脚垫高，闭上眼睛，全身放松。

②抛开所有杂念，静心而专注地进入想象的境界——在夜晚宁静的夜空，有一颗飞速行驶的小星星，闪闪发亮，进入了你的体内，快速地跑遍你的全身。让你思绪自由地驰骋。还可以这样想象——在无垠的大海边，和煦的海风正吹拂着你的脸颊；你躺在青青草地上，伸展四肢，仰望天空，拥抱阳光。

06 孕妈妈的日常生活须知

◆ 避免饮浓茶、咖啡及可乐等饮料，孕妈妈最理想的饮料是白开水。

◆ 洗衣要用肥皂，不宜用洗衣粉；洗碗要选用不含有害物质的洗洁精。

◆ 你在切生肉后一定要洗手，炒菜、吃涮羊肉等时一定要把肉炒熟、涮透，以防生肉中的弓形体原虫感染胎儿。

童言无忌

◎ 邻居阿姨生了个小妹妹，母亲问儿子想不想要个小妹妹。儿子说：“妹妹有啥好玩的。妈妈，你给我生只小狗吧，要白颜色的。”

◆ 淘米、洗菜时不要将手直接浸入冷水中，寒冷刺激有诱发流产的危险。

◆ 如果这个阶段你正在服用药物——无论是处方药，还是非处方药，现在就应该问医生继续服药是否安全了。同时，你也要注意补充孕期维生素了。

◆ 远离污染、嘈杂的环境：在胚胎形成之时，细胞分化、生长发育均先于这种快速分化增殖的细胞本身，所以就比较脆弱，再加上胚胎对毒物的分解代谢和排泄很不完善，极易受到有害因素的侵害而引起畸形。孕妈妈要尽量避免各种有害因素，戒烟、酒，避免长时间待在拥挤、空气污浊、嘈杂的地方，预防感染发烧，避免有毒、有害的工作环境，避免接近猫、狗，不要每天浓妆艳抹，应放松心情。

◆ 孕妈妈要警惕电磁污染：孕妈妈所处的家庭环境、办公环境、户外环境都存在着不同程度的电磁污染，如手机、彩电、电脑、电褥子、微波炉等。要想消除是不可能的，但也不是不可预防的。尽量减少操作电脑的时间，保持工作环境通风、换气，卧室内不要有旋转电视、冰箱、微波炉等电器，不用电褥子；孕妈妈不要长时间看电视，操作电脑时使用防护围裙等就可避免或减少电磁污染对孕妈妈本人及胎儿的影响。

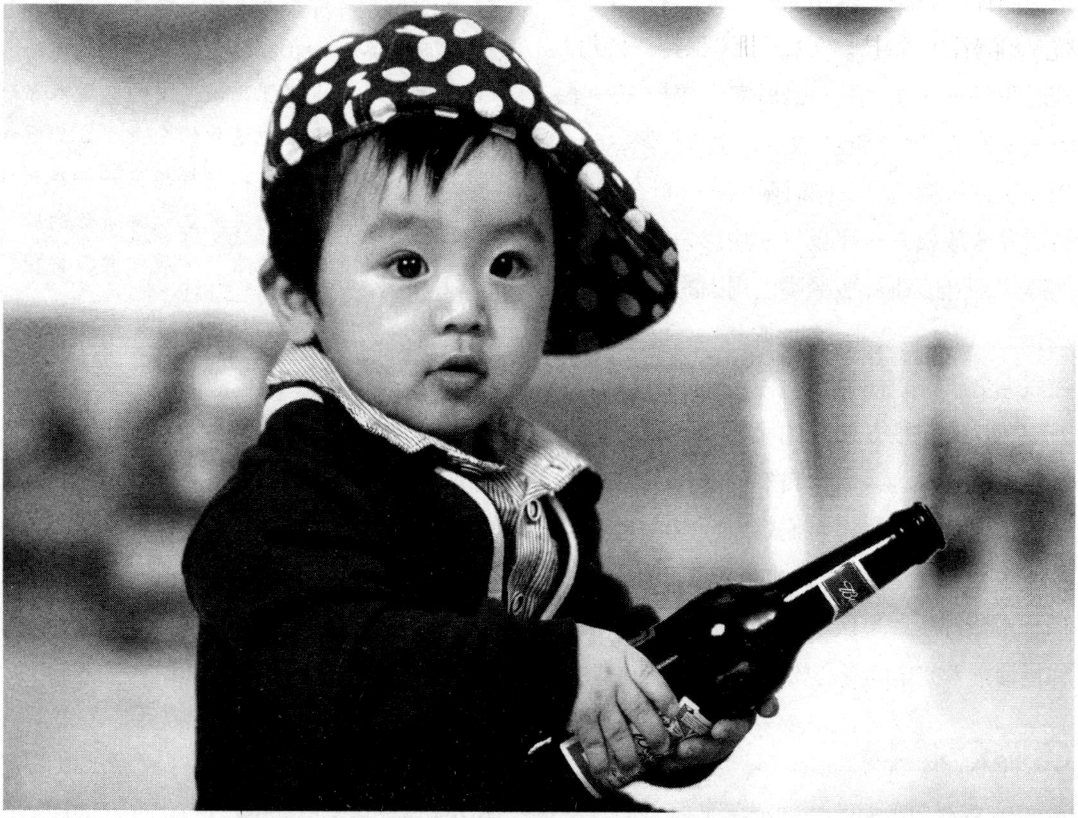

童言无忌

◎ 妈妈从幼儿园接女儿，回家的路上问："今天老师教什么英语了？"女儿说："大雪碧。"妈妈百思不得其解，第二天到幼儿园问老师，老师说："昨天教的大写'B'。"

第五节 孕妈妈胎教必读

01 胎教的概念和意义

现代医学对胎教的定义：胎教是指从怀孕开始，调节和控制母体的内、外环境，避免不良刺激对胚胎和胎儿的影响，利用现代化的科学知识和技术，根据胎儿各时期发育成长的实际情况，有针对性地、积极主动地给予各种信息刺激，促使胎儿健康发育，以利于出生后的智力发育和健康成长。

因此，从广义上讲，在怀孕前后，父母为保证生一个健壮、聪明的宝宝所采取的各种措施，例如：选择合适的怀孕时机；加强怀孕前后的营养；创造优美的生活环境；保持愉快、轻松的情绪等，就已是胎教的开始。

从狭义上说，胎教主要是指根据胎儿各感觉器官发育、成长的实际情况，有针对性地、积极主动地给予适当、合理的信息刺激，使胎儿建立起条件反射，进而促进其大脑机能、躯体运动机能、感觉机能及神经系统机能的成熟。换言之，狭义胎教就是在胎儿发育成长的各时间，即从胎龄5个月（胎儿的内耳基本发育完成）开始，科学地提供视觉、听觉、触觉等方面的刺激，如光照、音乐、对话、拍打、抚摸等，使胎儿大脑神经细胞不断增殖、发育，神经系统和各个器官的功能得到合理的开发和训练，以促进胎儿正常、健康地发育，为出生后大脑和智力的开发奠定良好的基础。

02 胎教包含哪些内容

音乐胎教

音乐胎教是对胎儿智力开发具有特殊功能的一种方法，可从以下三方面进行：

◆ 妈妈听音乐。

选择孕妈妈喜爱的音乐，以动听、悦耳的轻音乐为主。优美的音乐能使孕妈妈分泌更多的乙酰胆碱等物质，改善子宫的血流量，从而促进胎儿的生长发育，而且还能使胎儿在宫内安稳。音乐的节律性振动对胎儿的脑发育也是一种良好的刺激，这将促使胎儿大脑更好地发育。

◆ 父母唱歌给宝宝听。

父母的歌声对宝宝是一种良好刺激，它能促进胎儿大脑健康发育，也是父母与胎儿

童言无忌

◎ 妈妈："听说你们班今天改选了干部？"

六年级的女儿："是呀，我们选了新的班长，老班长现在成了'离休干部'了。"

建立最初感情的最佳通道。

◆ 胎教传声器。

胎教传声器要求无磁，音乐频率范围在500～1500Hz。选择噪声小、配器简单的音乐，白天听轻松、欢快的乐曲，使胎儿处于兴奋状态；晚上听柔美的小夜曲，使胎儿进入睡眠状态。在怀孕16周时，就可以用声波来刺激胎儿的听觉器官，每日1～2次，每次15～20分钟，可以选择在胎动时进行，一般在晚上临睡前比较合适，声音强度以65～70分贝为宜，音量大小相当于成人隔着手掌听到的声音强度。选择的音乐应该是平缓流畅、轻柔欢快的旋律，比如一些钢琴曲、古代名曲、大自然的声音等，最好选用经过医学界优生学会审定的胎教音乐，不宜用迪斯科、摇滚乐等太过刺激亢奋的音乐。还要注意千万不能把收音机直接放在孕妈妈腹壁上给胎儿听，一定要隔一段距离。

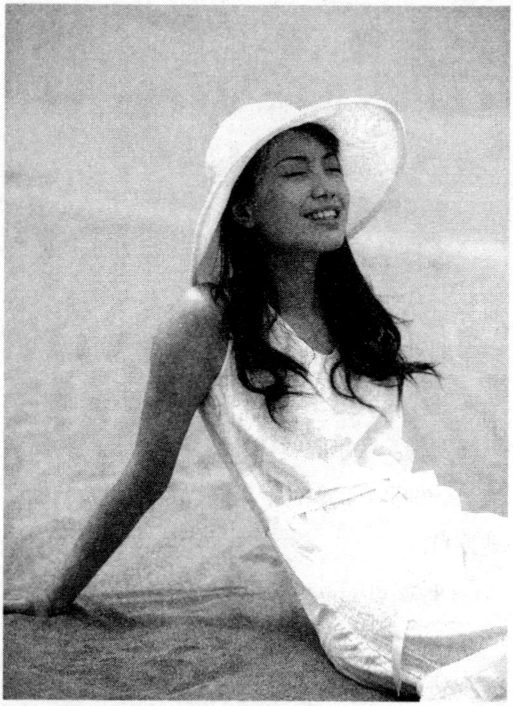

对话胎教

父母用相同的声音与宝宝进行语言交流，能促进宝宝大脑中的粗浅记忆，促进其出生后语言及智力的发展。同时父母的爱传给宝宝，对宝宝情感的发育有很大的好处。

对话胎教的方法包括：

◆ 日常生活语言诱导：如可给小宝宝起好名字，每天反复讲胎儿出生后日常生活中要对他讲的话。

◆ 系统性语言诱导：诱导内容以儿童歌谣为主，分阶段、由浅入深，定期进行。在怀孕20周时，宝宝已具备听觉功能，父母温柔的说话声均可以传递给宝宝，特别是父亲低沉、浑厚的声音，更容易给宝宝留下深深的印象。此时父母应该经常和宝宝交谈，可以呼唤宝宝的小名，希望宝宝听爸爸妈妈的话快快长大。这样婴儿出生后哭闹时再唤之小名，会给孩子一种安全感，使其很快安静下来。同时，这样也可以增进夫妻的感情，还能把父母的爱传递给胎儿，对宝宝的感情发育有很大的好处。注意对话内容不要太过复杂，最好在一段时间内反复重复一两句话，便于胎儿的理解、记忆。统计表明，经常与父母“交谈”的宝宝出生后的口语表达、演讲及社交能力都很好。

抚摸胎教

婴儿的天性就是需要抚摸，时常轻轻地

童言无忌

◎ 4岁的儿子喜欢唱歌，也爱改歌词。他会唱《小芳》。一天，妈妈给他洗好屁股，他唱道：“谢谢你给我洗屁股，今生今世我不忘怀。”

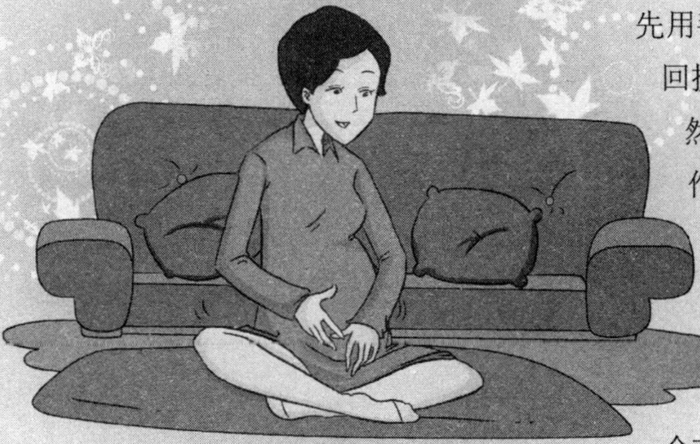

抚摸胎儿，可以形成良好的触觉刺激，以促进胎儿大脑功能的协调发育。父母用手轻轻抚摸胎儿或轻轻拍打胎儿，通过孕妈妈的腹壁传达给胎儿，形成触觉上的刺激，促进胎儿感觉神经和大脑的发育，这样还可以传递亲情，让胎儿感受到母亲的爱。经过抚摸训练出生的婴儿，肌肉活动力较强，对外界环境的反应较灵敏，在翻身、爬行、站立、行走等动作的发展上都能提早些。

抚摸胎教的方法包括：

◆ 来回抚摸法。

实施月份：怀孕3个月以后，可以进行一些来回抚摸的练习。

具体做法：孕妈妈在腹部完全松弛的情况下，用手从上至下、从左至右，来回抚摸。

注意事项：抚摸时动作宜轻，时间不宜过长。

◆ 触压、拍打法。

实施月份：怀孕4个月以后，在抚摸的基础上可以进行轻轻的触压、拍打练习。

具体做法：孕妈妈平卧，放松腹部，先用手在腹部从上至下、从左至右来回抚摸，并用手指轻轻按下再抬起，然后轻轻地做一些按压和拍打的动作，给胎儿以触觉的刺激。刚开始时，胎儿不会作出反应，孕妈妈不要灰心，一定要坚持长久地、有规律地去做。一般需要几个星期的时间，胎儿会有所反应，如身体轻轻蠕动、手脚转动等。

注意事项：开始时每次5分钟，等胎儿作出反应后，每次5～10分钟。在按压、拍打胎儿时，动作一定要轻柔，孕妈妈还应随时注意胎儿的反应，如果感觉到胎儿用力挣扎或蹬腿，表明他不喜欢，应立即停止。

◆ 推动散步法。

实施月份：怀孕六七个月以后，当孕妈妈可以在腹部明显地触摸到胎儿的头、背和肢体时，就可以增加推动散步的练习。

光照胎教

孕27周后，胎儿的大脑可以开始感知外界的视觉刺激。怀孕36周后，胎儿对光照刺激就开始有了应答反应。所以在怀孕24周时，可以每天在胎儿觉醒时定时用手电筒照射孕妈妈腹部胎儿方向，每次5分钟左右，以利于胎儿视觉的健康发育。但注意切勿用强光照射刺激，且照射时间不能过长。

童言无忌

◎ 爸爸："小孩子不应该撒谎，我像你这么大的时候，从来没撒过谎！"

孩子："那你是多大开始撒谎的呢？"

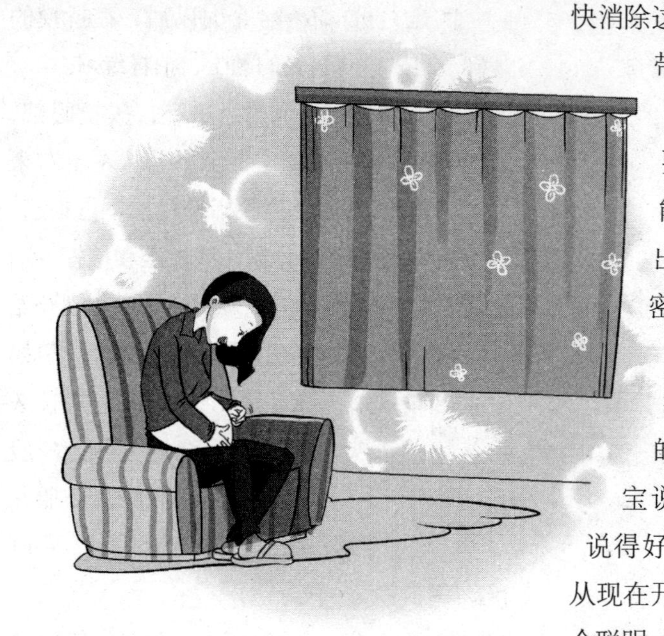

快消除这种不良情绪，以免负面情绪可能会带给胎儿不良影响。

胎教是一个循序渐进的过程，要求准爸妈要有耐心和恒心，不能三天打鱼，两天晒网，每天抽出5分钟怀着轻松的心情与胎儿亲密交流，给胎儿良好的胎教。只要对胎儿有益的事情都可以归入胎教的范畴。大到环境的改善、情绪的调节，小到听音乐、散步、和宝宝说悄悄话都是胎教的内容。有句话说得好，最好的胎教源自准父母的生活。从现在开始，请你放松心情，愉快地接受一个聪明、活泼的小天使降临吧！

03 孕1月宝宝胎教方案

教育宝宝从此刻开始

有人说，胎教从孕5月开始，又有人说，胎儿3月成形，应该从3月开始。实际上，胎教从怀孕之初就应该开始了！胎教虽不能创造奇迹，却可以激发胎儿内部的潜能，让他在生命之初就能受到良好、有益的教育。

所以从现在起，作为孕妈妈的你就应该学习有关胎教方面的知识。研究发现，胎儿具有思维、感觉和记忆能力，而孕妈妈的心理活动对胎儿有着巨大的影响，所以，在孕期，孕妈妈始终都要使自己的心境处在一个相对平和、稳定的状态。一旦有了不良情绪，要及时地进行自我调节或者和朋友倾诉，尽

孕1月补充营养利胎教

怀孕的第一个月孕妈妈有良好、充足的营养，是积极开展胎教的物质基础，还可以促进胎儿的大脑发育。只有丰富、均衡、恰当的营养，才能适应孕妈妈在孕期各个阶段生理上的变化，也才能使母子健康。

为了适应母子的需求，合理而全面的营养应当包括：蛋白质、脂肪、糖类、无机盐、维生素和水。蛋白质主要包括：肉类、奶类、蛋类、鱼类。适当地增加热能的摄入量，无机盐与维生素的供给来源于奶类、豆类、海产品、肉类、芝麻、木耳、动物肝脏、花生、核桃等。维生素食品包括：玉米胚芽、瘦猪肉、猪肝、鸡蛋，蔬菜、水果类。本月食品中应比未孕时略有增加就可以满足需要。热能主要源于脂肪和糖类。

童言无忌

◎ 4岁的女儿："妈妈，我是你生的吗？"　妈妈："是呀，宝贝儿！"
"那我哥哥是谁生的呢？"　"傻孩子，你哥哥当然也是我生的呀。"
"连男孩儿也是妈妈生的，那要爸爸有啥用呢？"

总的要求是：要多吃营养丰富的食物，要多吃较易消化的食物，要多安排清淡、可口、不油腻的菜肴，以激起孕妈妈的食欲。为了防止呕吐，可以在早晨起床后，先喝一杯白开水，再吃一些易消化的食物，稍躺一会儿再起床。

孕期体操有益于胎教

适时开展胎教体操，是有益于强健母子体质的，也是早期进行间接胎教的手段之一。妊娠第一个月的锻炼方法，主要有以下三种：

◆ 散步。

散步是孕早期最适宜的运动。散步有利于呼吸新鲜空气，可以提高神经系统和心、肺功能，促进全身血液循环，增强新陈代谢，加强肌肉活动；肌肉能力的加强，能为正常、顺利分娩打下良好的基础。孕妈妈应坚持每天散步。

◆ 做孕妈妈体操。

孕妈妈做体操运动，除有利于解除疲劳、增强肌力外，也可使胎儿的身心得到良好的发育。体操运动项目是多种多样的，孕妈妈可以根据自己的环境条件与身体状况自行选择体操项目进行锻炼。

◆ 孕妈妈气功。

孕妈妈由于生理机能的变化，很容易心情烦躁，不能很好地休息。做简单而有实效的孕妈妈气功，就可以达到身心放松，静心敛神，改善心境，起到胎教的作用。

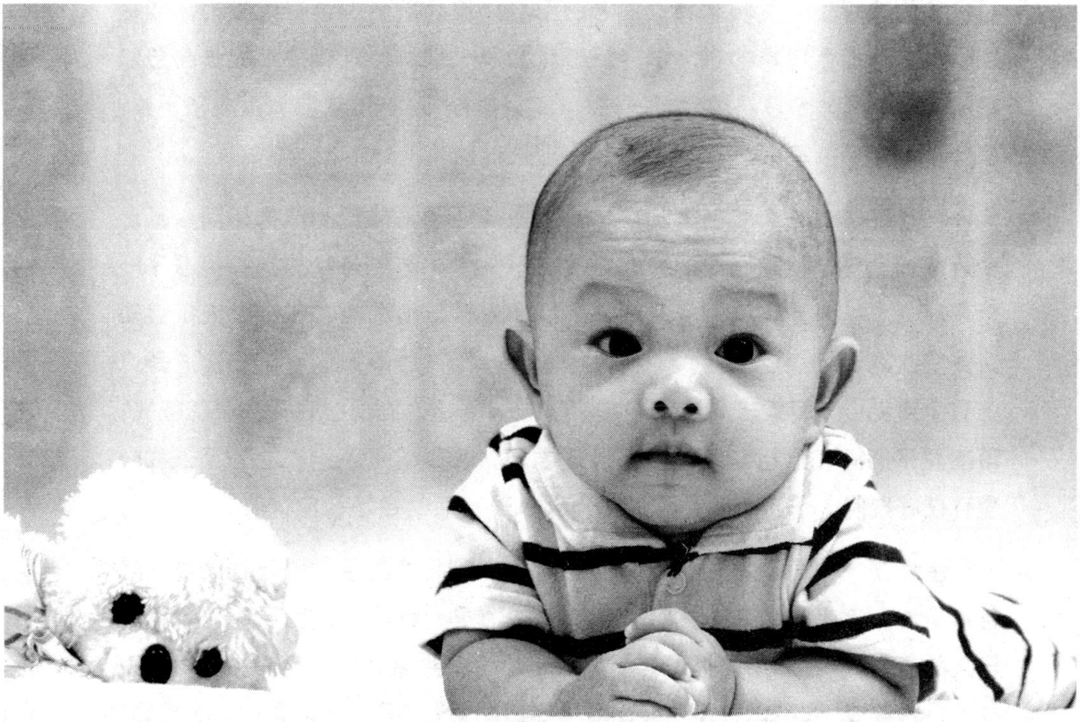

童言无忌

◎ 小男孩问和他一起玩耍的小女孩："等你长大了，愿意和我结婚吗？" 小女孩："哎呀，那可不行。" 小男孩："为啥？" 小女孩："在我们家，只有自己家的人才能结婚。你看，爸爸娶了妈妈，奶奶嫁给爷爷，叔叔和婶婶结婚，都是这样的。"

我的人生开始变得不一样

我和老公结婚的那一年，我 26 岁，他 35 岁，说起来我们这个年龄结婚也不小了。老公很爱我，生活上对我非常照顾。时间长了，我也越来越依恋他了，在他面前我有时甚至像个任性、长不大的孩子，总是爱跟他发发小脾气，撒个娇什么的，但他从来也不抱怨什么，相反，对我更是疼爱有加，这让我感到非常的幸福和知足，这辈子能找到这样一个好男人，值了。我的公公婆婆也是很和善的人，从结婚到现在我们一直都相处得非常融洽，对待两位老人我就像对待自己的亲生父母一样亲。两位老人年纪大了，再加上我们结婚也有一年的时间了，二老和丈夫非常希望我们能早日拥有一个爱情的结晶，所以，早在我们结婚那天，二老就在婚床的床头上贴了一对宝宝的照片。虽然非常感激二老的用心，但心里多少也有点压力，毕竟怀孕也不是那么容易的事。不过好在我和爱人都很喜欢孩子，很是希望能在新的一年里有个自己的宝宝。于是没有经过任何商量，我们就达成了一致，在今年就要个孩子！

准备工作也是非常辛苦的，从确定最佳怀孕时间到测试排卵期，每一个环节都是经过我俩细致的考虑才决定下来的。这个月我的例假推迟了一个星期，本以为是有了，怀着欢喜的心情去楼下的医院买了测孕纸。谁知又是空欢喜一场。过了几天，例假还是一如既往地没来，真希望这次是真的有了宝宝。我特意去买了本孕产指导图书，看书上说的有关怀孕的征兆，可能跟来例假有点相似。也分不清是要来例假的征兆还是真的有了，我心里存在着疑问，一直不安地度过这几天，一直在盼望着、期待着……

生命是一个奇迹！在经过很长时间的备孕准备之后，今天我又去医院检查身体。例行检查完毕之后，回到医生那里，我终于听到了那句我期盼已久的话："恭喜你，你怀孕了！"那一瞬间，我感到了自己人生即将要发生的巨大改变，我不再只是在父母膝下撒娇的女儿，不再是依恋丈夫的娇妻，现在，我要成为妈妈了！都说不养儿不知父母恩，妈妈当年怀上我的心情我终于能够感同身受了。这感觉就好像置身于一片繁茂的森林，里面有着各种奇异的果子，而我终于幸运地挑选到了自己心里想要的那一颗。亲爱的宝贝，妈妈此刻的心情真是既兴奋又紧张，虽然还有漫长的10个月的等待和可想而知的痛苦，但是依然不能阻止妈妈渴望见到你的心情！

妈妈从现在就已经开始在头脑中想象你的样子，会是像爸爸多一点呢，还是像妈妈多一点？还是像妈妈多一点好，妈妈长得比爸爸漂亮！虽然已经怀孕一个月了，可是妈妈的身体感觉并没有什么异样，但是妈妈已经作好了充分的准备来迎接之后的种种考验，希望宝贝你能和妈妈一起平安度过这段漫长的日子。从现在开始，妈妈会每月写一篇心情日记，我将把它作为你出生之后的第一份礼物，送给你！

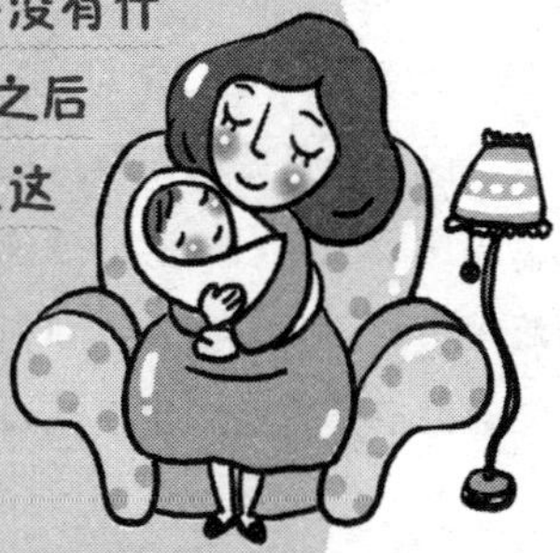

编者按语

孕1月，大多数孕妈妈可能还没意识到自己已经怀孕了，所以应当密切观察自己的身体变化。一旦停经，首先要想到是不是怀孕了，应该马上去看妇产科医生。另外，本月是胎儿发育的重要时期，宝宝的神经管在第二十五天至第二十八天完成闭合，所以孕妈妈除要保证营养均衡之外，也要记住哪些食物是孕妈妈的禁忌，以免错吃食物而影响到腹中胎儿的健康。

妈妈是语言中最简单的发音，却代表了人生中最复杂的情感。当宝宝还没出世时，妈妈盼着、望着，自有一种与做女儿时不同的情感在心里流动。当宝宝出生后，看着宝宝成长的一点一滴，体会着他的每一次进步，女人无与伦比的成就感在那一霎便树立起来了。

★ 第二章 ★ Chapter 2

怀孕第二个月

进入到孕程的第二个月，胚胎已经在你的子宫内“扎根、发芽”并开始迅速地成长。在本月，孕妈妈可能已经开始被早孕反应所困扰了，孕妈妈的心情和饮食都受到了一定的影响，在一定程度上也造成了孕妈妈的心理焦虑。不要担心，本章中针对孕妈妈可能会出现的问题，如孕妈妈的起居生活和心态调整，都为你给出了相对有益的建议，还为你在孕2月中要注意的营养饮食、生活细节等方面作出了贴心的安排，希望你能平安、快乐地度过每一天。

第一节 孕2月胎儿发育状况

01 第五周胎儿发育状况

第五周，从外表来看，别人还很难看出你已经是孕妈妈了，但是实际上，在你的子宫里胚胎却在迅速地生长。现在，胚胎大概有0.6厘米长，本周胚胎细胞迅速分裂，主要的器官如肾脏和肝脏开始生长。连接脑和脊髓的神经管也开始工作，原肠开始发育。胚胎的上面和下面开始形成肢体的幼芽，将来形成宝宝的手和腿。将来形成嘴巴的地方的下方有些小的皱褶，它将来会发育成宝宝的

童言无忌

◎ 儿子3岁时，还不太习惯运用“你、我、他”之类的人称代词。一次，他爸爸下班回来，儿子跑到我跟前说：“妈妈，妈妈，你爸爸回来了！”

脖子和下巴。本周胎儿面部器官开始形成，鼻孔可清楚地看到，眼睛的视网膜也开始形成了。

温馨小贴士

在第四周至第五周，心脏、血管系统最敏感，最容易受到损伤。这个阶段禁止接触X线及其他射线。

02 第六周胎儿发育状况

进入到怀孕第六周后，在孕妈妈的子宫里，胚胎正在迅速地成长，这时候的胚胎长约0.6厘米，形状像蚕豆。胚胎的面部有黑色的小点，那将是宝宝的眼睛；小的空洞是鼻孔，深凹下去的地方，将来会发育成宝宝的耳朵。

此外，这时候脑下垂体和肌肉纤维也开始发育。最重要的是他的心脏已经开始划分心室，并进行有规律的跳动及开始供血。胚胎的心脏在这时候已经可以跳到150次/分钟，相当于大人心跳的2倍，可惜的是你在这时候还不能听到宝宝的心跳。这周的细胞还在迅速地分裂，主要器官包括初级的肾和心脏的雏形都已发育，神经管开始连接大脑和脊髓，原肠也开始发育。

在怀孕6周的时候胚胎会发生轻微的转动，但是你无法感受到这一奇妙、微小的变化，直到怀孕3个月后你才能够感受到胎儿在腹中的运动。

03 第七周胎儿发育状况

第七周的胚胎长约1.2厘米，形状像一颗豆子。现在如果你能看到自己的身体内部，你会发现胚胎已经有了一个与身体不成比例的大头，而且胚胎的面部器官十分明显，眼睛就像一个明显的黑点，鼻孔大开着，耳朵有些凹陷。

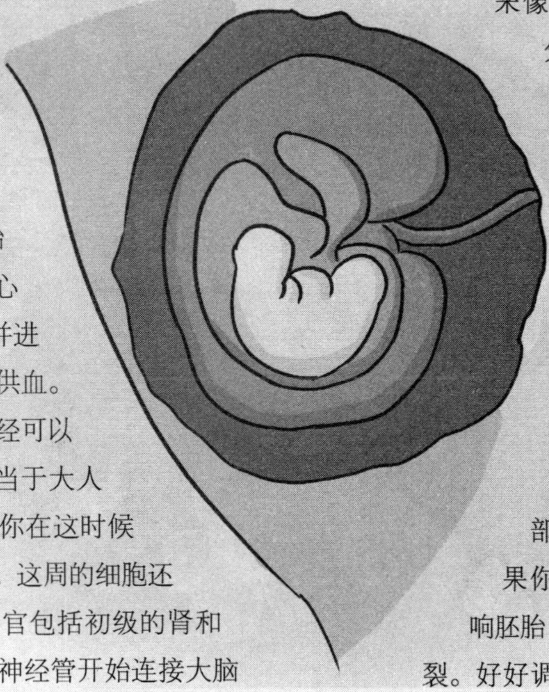

胚胎上伸出的幼芽将长成胳膊和腿，现在看上去已经很明显，手和脚看起来像小短桨一样。其他部分的成长包括垂体和肌肉纤维。现在孕妈妈听不到胎心音，但是胚胎的心脏已经划分成左心房和右心室。此外这时候脑下垂体和肌肉纤维继续开始发育。

本周还是胚胎腭部发育的关键时期，如果你的情绪波动过大会影响胚胎，同时会导致腭裂或唇裂。好好调整自己的情绪，千万

童言无忌

◎ 女儿2岁多的时候我问她：“鼻子有什么作用啊？”女儿想了想说：“用来感冒的！”

别因小而失大哟！

04 第八周胎儿发育状况

从第八周开始到第二十周，胚胎将迅速成长，并且在几个星期内就会有明显的轮廓。现在，他有2厘米长了，看上去像颗葡萄。他的各种复杂的器官都开始成长。心脏和大脑已经发育得非常复杂，眼睑开始出现褶痕，鼻子部位也渐渐挺起，牙和腭开始发育，耳朵也在继续成形，小胳膊在肘部变得弯曲。手指和脚趾之间隐约有少量蹼状物。由于骨髓还没有形成，暂由肝脏来产生大量的红细胞，直到骨髓成熟后来接管它的工作。

从现在开始，"胎宝贝"将迅速生长，速度丝毫不亚于孕早期心脏和大脑发育时的速度，并在几周中显现出明显的轮廓。到第八周末，"胎宝贝"将长到3厘米左右、体重约有4克；胎盘和脐带形成；皮肤像纸一样薄，血管清晰可见；用肉眼就能分辨出头、身体和手足；已经会做踢腿、伸腿、抬手、移动双臂的小动作了——尽管你丝毫也察觉不到。

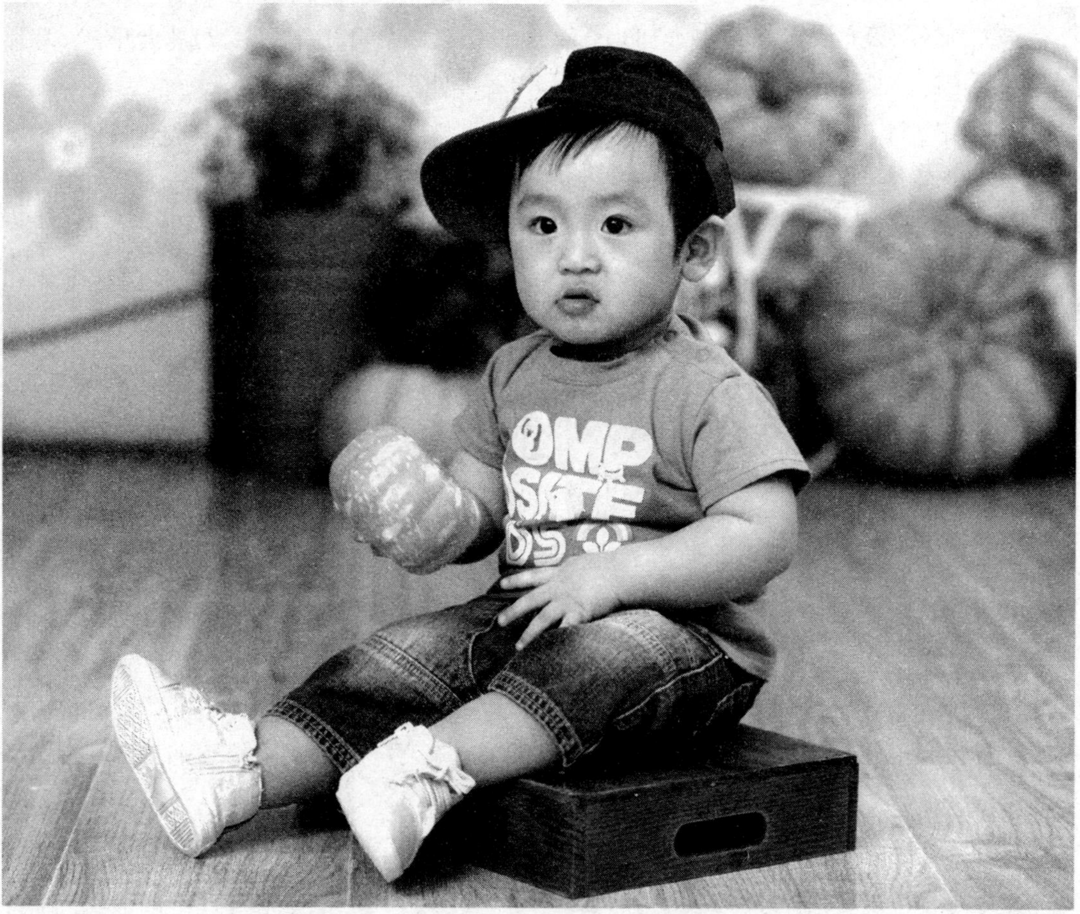

童言无忌

◎ 有一次带3岁的女儿去海边玩，她很喜欢玩沙子，不停地把沙子扔向大海，并说："吃吧，吃吧……"

爸爸问："宝贝，你这是干什么呢？" 女儿说："喂大海吃饭！"

第二节 孕2月孕妈妈身体变化

01 第五周孕妈妈身体变化

这时，绝大部分孕妈妈没有怀孕的主观感觉。孕妈妈可能会有轻微的不舒服，可能出现类似感冒的症状，如周身乏力、发热或发冷、困倦思睡、不易醒，有时会感到疲劳等。要少安毋躁，这只是个很短暂的时刻，很快就会过去的。

温馨小贴士

为了保证未来宝宝的健康，孕妈妈千万别忽视了叶酸的补充哦！

由于这段时间最容易引起流产，所以要特别加强怀孕2个月时的保健。有些孕妈妈从第二个月开始直至分娩，经常感到胃部不适，有烧灼感，出现"心口窝"痛，医学上称为妊娠期胃灼热症。如果胃烧灼感加重，可在医生指导下用药。预防胃灼热症，孕妈妈在生活中应注意少吃多餐，禁烟戒酒，避免肥胖，营养适度，适当活动，谨慎服药。

02 第六周孕妈妈身体变化

停经6周以内的妊娠称为早孕，现在你的基础体温持续升高，还没有降下来。如果你还没有作早孕检查，现在是去医院的时候了。你的身体已经开始发生变化，怀孕的症状也出现了——由于雌激素与孕激素的刺激作用，你的胸部感到胀痛、乳房增大变软、乳晕有小结节突出，你会时常疲劳、犯困而且排尿频繁。你的外阴也比平时湿润，白带增多，只需勤换内裤即可，不必使用卫生护垫。在这个星期你会像大多数女性一样，有恶心的感觉，有时候不仅是在早晨，整个一天你都会随时呕吐。

温馨小贴士

早晨你可以在床边准备一杯水，或一小块水果，它们会帮你抑制强烈的恶心。

现在你的情绪一定波动很大，有时会很烦躁，但是应该注意的是，在早孕6~10周是胚胎发育的关键时期，如果你的情绪过分不安，会影响胚胎的发育。因此，一定要继续补充含有叶酸和微量元素的食物，要知道，在怀孕3个月之内，补充孕早期营养的工作一定要坚持。

03 第七周孕妈妈身体变化

在本周你的妊娠反应依然很明显，身体的不适可能会使你的心情变得烦躁、易怒，但是要注意适当地调节，因为在早孕第六周至第十周是胚胎腭部发育的关键时期，如果你的情绪过分不安，会直接影响胚胎的发育并导致腭裂或唇裂。所以为了避免这种情况，一定要尽量保持一个平稳的心理状态，这样对孕妈妈自身也是大有益处的。

本周里孕妈妈随时可能有饥饿的感觉，而且常常饥不择食地吞咽各种食物。在这种情况下，体态很快就会有改变，但是不要过多地考虑体形，因为目前这几周是胎儿发育的关键时期，维持胎儿生命的器官正在生长，所以更应注意营养。

此外早晨醒来后你会感到难以名状的恶心，而且嘴里有一种说不清的难闻味道。这就需要你多喝水或者吃些水果来消除。由于孕激素水平的升高，你的皮肤会变得比以往干燥，甚至会脱落一些皮屑，建议你在洗澡后涂抹一些不含香料、性质温和的乳液，保持皮肤的水分。还有很多孕妈妈的腿上和胸部的皮肤纹理中会出现红色线条，这是由于孕激素分泌增加而导致的皮肤小血管扩张，不必过分担心，在怀孕结束后会自行消退。同时，你可能也会发现阴部周围的皮肤颜色开始加深，白带也在增多，这些都是正常的现象。需要注意的是，如果白带变黄，有臭味或引起瘙痒、疼痛，就需要去看医生。

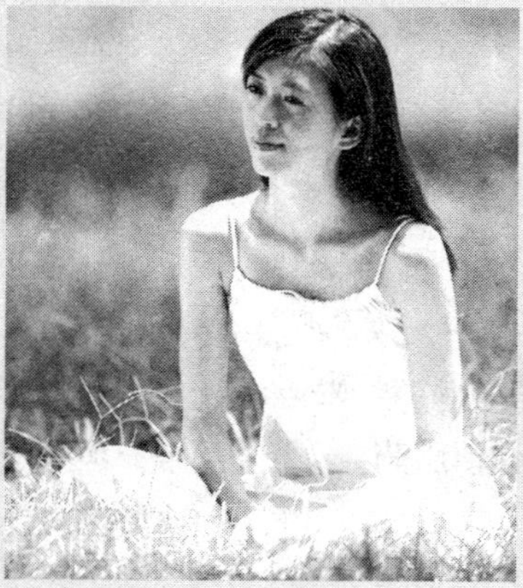

04 第八周孕妈妈身体变化

从怀孕到现在，你也许第一次有腹部疼痛的感觉，这种情况在许多孕妈妈身上都曾发生过，这是因为你的子宫在迅速地成长、扩张。你的腹部现在看上去与孕前没有两样，但你的子宫已有明显的变化。孕前你的子宫长5厘米左右，状态像个握紧的拳头；现在它不但增大了，而且变得很软，尤其是子宫峡部特别软。阴道壁及子宫颈因为充血而变软，呈紫蓝色。当子宫成长时你的腹部会感到有些痉挛，有时会感到瞬间剧痛。

◆ 食欲影响：这时你可能因为恶心和呕吐不愿吃东西，但是现在不是控制饮食的时候，你还是应该尽量吃些有营养的食物，以此来保证有足够的养分为胎儿的成长做后盾。

◆ 尿频：你去卫生间小便的次数和频率可能会大大超过平时，这是由于你的子宫成长、壮大后压迫着你的膀胱。

童言无忌

◎ 儿子总是惹妈妈生气，于是妈妈故意不理他。

儿子说："这么漂亮的妈妈，怎么可以不理我呢？"

第三节 孕2月孕妈妈生活指南

01 孕2月孕妈妈要注意的生活细节

生活细节别忽视

孕妈妈在此时期容易流产，必须特别注意。应避免搬运重物或做激烈运动，而且做家务与外出次数也应尽可能减少。不可过度劳累，应多休息，睡眠要充足，尤其要注意禁止性生活；这段时间是胎儿脑部及内脏的重要形成时期，不可接受X线检查，也不要随意服药，尤其要避免感冒；烟和酒会给胎儿带来不良影响，准爸爸注意不要在家吸烟；要避免与患病毒感染的病人接触，如风疹、水痘、单纯疱疹等；看电视应与电视机保持2~3米的距离，每次看电视时间不要超过2小时；不要看恐怖片；不可在强噪声场所久留，如果住宅周围噪声大，要设法先离开一段时间；能用天然气或煤气就不要使用微波炉；使用手机时千万不要把天线放在腹部；注意清除水果和蔬菜上的农药；不喝久沸的开水及热水瓶中存留24小时以上的水。

孕妈妈的起居和心态

很多孕妈妈因为没有明显的早孕反应，直到怀孕2个月才发现自己怀孕，因为害喜严重，需要很长的睡眠时间，加上知道自己怀孕，还要好好保护腹中的胎儿，生活可不能像怀孕前一样自由自在。怀孕2个月的孕妈妈在生活中需要注意很多问题：

◆ 避免在孕早期作X线检查。在妊娠5~6月前的胎儿，尤其在妊娠3个月的胚胎期，胚胎正处于分化、发育、形成的旺盛时期，对射线最敏感。妊娠中、后期，随着胎儿的发育，对X线的敏感程度逐渐下降。孕妈妈在作射线检查时应尽量避免在孕早期的时候作X线检查，在作胸部、头部、四肢等部位X线检查时，应尽量做好孕妈妈腹部的有效防护工作，减少不必要的X线损伤。

如果孕妈妈在不知道自己怀孕的时候作了X线或放射性核素的治疗或检查，是否继续妊娠或终止妊娠应征询放射科治疗医师的意见。医师会根据剂量的大小、孕妈妈的年龄、切盼程度，考虑是否终止妊娠。

一般来说，孕妈妈必须做的胸透应安排

童言无忌

◎ 儿子1岁8个月的时候，特别喜欢玩具车。一天，他把小板凳放在床上，然后把玩具车放在板凳下面开，指着板凳说：“车车要过桥了。”看，儿子真有想象力！

在孕 28 周以后进行，骨盆 X 线测量或拍摄胸片，均须在妊娠末期进行。如果是从事放射工作的孕妈妈，怀孕期间应暂时离开放射环境。

◆ 要保持愉快的情绪。你和宝宝的神经系统虽然没有直接联系，但有血液物质及内分泌的交流，你的情绪变化会引起某些化学物质的变化。在饮食上，应选择清淡可口和易消化的食品。此时，能吃多少就吃多少，不必太介意营养够不够的问题。注意不要缺水，让体内的有毒物质能及时从尿中排出。

这一时期孕妈妈的情绪波动很大，身体的不适也会造成孕妈妈心情烦躁、心理压抑，甚至会导致妊娠抑郁症。这时孕妈妈一定要保持良好心境，要扩大支持你的朋友和家人的范围，让自己包围在爱和支持中。

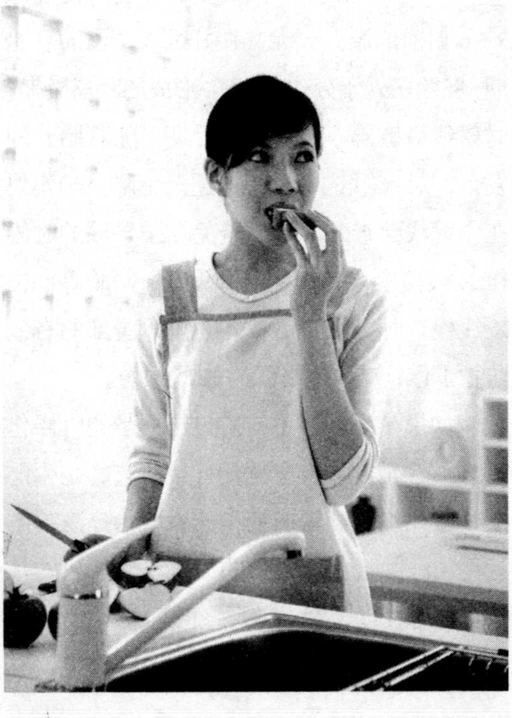

◆ 预防便秘。此时，因妊娠反应，许多孕妈妈会很倦怠，懒得活动，再加上吃得也比较精细，极易引起便秘。一旦发生，不要使用泻药，而应采取饮食调理，或外用甘油润肠等办法。

◆ 学会进行自我观察。注意自己是否有呼吸困难、心跳过快、心胸疼痛等症状。一般来说，劳作后 15 分钟之内，心率可以恢复到劳作前的水平的，则无心力衰竭的症状。如果孕妈妈在工作或者劳动中，出现腹痛、阴道出血等，应及时卧床休息并去医院检查。贫血、甲状腺功能亢进、多胎妊娠，有习惯性流产史、妊娠高血压综合征、产前出血、早产史者，要特别注意休息，避免疲劳。

◆ 避免冷水刺激。孕妈妈在洗衣、淘米、洗菜时不要将手直接浸入冷水中，寒冷刺激有诱发流产的危险。如果你家里没有热水器，最好准备几副胶皮手套。

◆ 注意摔伤。我国北方冬季气温很低，地上常常结冰，孕妈妈身体笨重，行动不便，极易摔跤或扭伤。因此，结冰季节，孕妈妈尽量不要外出。外出时应特别小心谨慎，避开冰地，以防发生意外。在妊娠四五个月后要常用温肥皂水擦洗乳头，除掉乳痂，涂以无水羊毛脂或 5% 维生素油膏。

◆ 避免观看刺激性节目。不要观看恐怖电影或带有大量暴力场面的电视剧。孕妈妈心理及精神上的压力和紧张会影响胎儿的发育，而孕 2 月又是宝宝发育的关键时期，孕妈妈一定要避免过度的精神刺激。

◆ 孕妈妈应注意晒太阳。要经常开窗通

童言无忌

◎ 一日天气晴朗，2 岁的女儿看到西下的太阳，指着说：“月亮！”

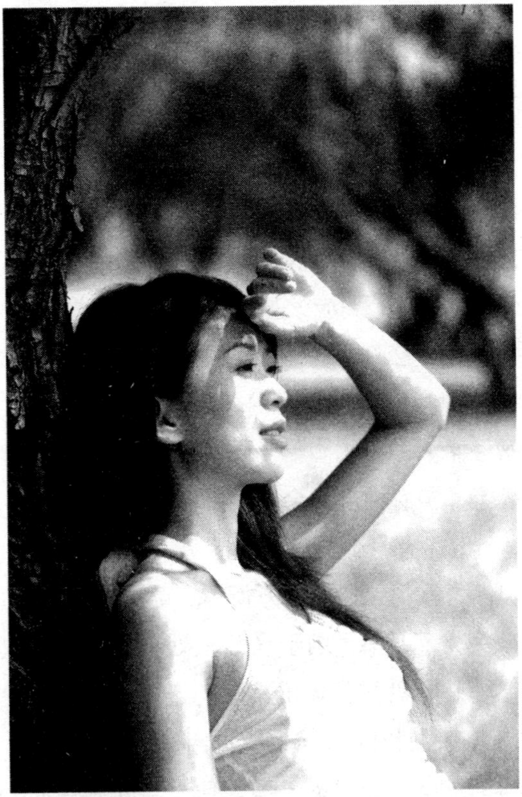

风，以保持室内空气新鲜，但应避免大风吹。孕妈妈还应经常晒太阳，以便身体对钙、磷等重要元素的吸收和利用。天气好时，可到室外去走动，接触阳光；天气不好时，也可在室内有阳光的地方接受日光照射。冬季每天至少应晒太阳半小时以上。

◆ 这一时期最容易发生先兆流产和自然流产，应避免用力的动作。

02 孕妈妈牙齿保健四要点

老人们常说“生个孩子掉颗牙”。这种说法虽然并不完全正确，但也说明了怀孕对孕妈妈的牙齿是有影响的。由于以下几点，使孕妈妈更容易患牙病：

◆ 怀孕期孕妈妈由于体内激素水平的改变，改变了牙周组织对牙菌斑等外来刺激物的反应，使原有的慢性牙龈炎加重，叫做“妊娠期龈”。如果孕期能保持良好的口腔卫生，牙病发病率则较低。

◆ 许多孕妈妈由于口味改变而喜吃酸、甜零食及其他淀粉食品。

◆ 孕妈妈由于生理上的原因，身体及口腔中的抵抗力都比较低。

因此，孕妈妈在孕期要更注意口腔卫生，否则，很容易患龋病和牙周疾病。孕妈妈的牙齿保健有这样四个要点：

◆ 有效刷牙。正确有效地刷牙和使用牙线是清除口腔病菌最简单的手段。孕妈妈在孕期每餐后必须各刷一次牙，因为有效刷牙可以去除孕妈妈口腔内 70% 的菌斑，还有 30% 滞留于牙间隙，这就需要通过使用牙线来去除，建议至少 48 小时使用一次牙线。推荐给孕妈妈刷牙的方法,使用“竖刷法”和“水平颤动法”，每次刷牙不能少于 3 分钟。

◆ 少吃零食。减少零食及少吃甜食和黏性大的食物是降低牙病概率最有效的方法。孕妈妈在孕期如果食糖过多，就会消耗大量母体内的钙质，并累及胎儿，使其牙胚发育障碍，钙化不全，将来易患各种牙病。孕妈妈每日的进糖量标准应该控制在 50 克以下。餐后记得要及时漱口，可选用药物含量较轻的漱口水或淡盐水漱口。孕妈妈如果患上口腔炎或者口角炎，应该充分摄取维生素 B_2。如果是牙龈出血，应该多吃点富含维生素 C

童言无忌

◎ 1 岁 4 个月的儿子刚学会说话，发音还不清晰。有一回爸爸教他念《三字经》中的“苟不教”，儿子干脆念成了“狗狗叫”。

的食物，既能补充营养又能防止牙龈再次出血。

◆ 口腔检查。孕妈妈在计划怀孕前，应该进行一次全面、完整的口腔健康检查，如果已经患有牙病，最好在怀孕前就给予正确的治疗。建议在孕期经常去口腔科进行检查，彻底洗牙。

◆ 及时治疗。不少孕妈妈在出现牙齿问题时没有及时去医院诊治，反而受一些传统观念的影响，认为孕期的任何治疗都会影响到腹中宝宝。专家告诫已患牙病的孕妈妈们，一旦出现口腔问题，一定要及早就医，牙科药物许多是局部用药，对孕妈妈是安全的，所以孕妈妈不要因害怕药物会给胎儿带来不良反应而拒绝就医。讳疾忌医或应对措施不当，导致的后果可能比牙病本身更严重。

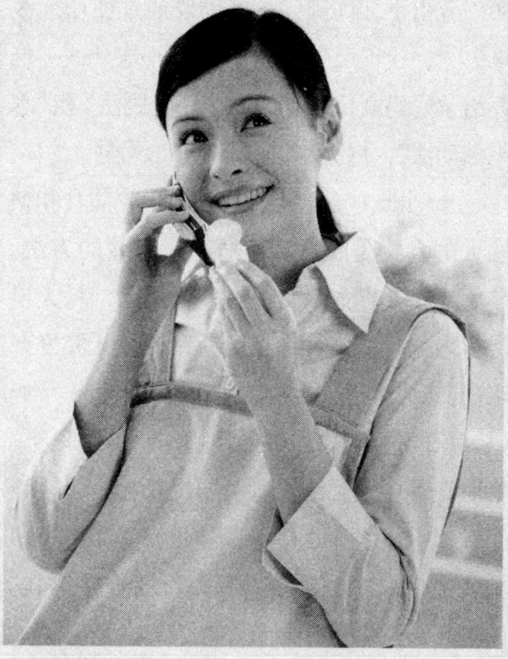

03 孕早期夫妻要避免性生活

性生活是婚后夫妇正常的生活。但需要注意的是当妻子怀孕后，如何过性生活却是应该高度重视的事了。为了保证胎儿的健康，怀孕的头3个月应该避免性交。

为什么妊娠头3个月要禁止性生活呢？这是因为妇女怀孕后内分泌机能发生改变，对性生活的要求降低。同时还有心理方面的因素，担心性生活会影响胎儿的正常发育和安全；还有身体方面的因素，身体笨重、不灵活，行动缓慢、不方便等。更重要的是妊娠头3个月里，由于胚胎正处于发育阶段，特别是胎盘和母体子宫壁的连接还不紧密，如果进行性生活，很可能由于动作的不当或精神过度兴奋时的不慎，使子宫受到震动，很容易使胎盘脱落，造成流产。即使性生活时十分小心，由于孕妈妈盆腔充血，子宫收缩，也会造成流产。所以为了宝宝的健康成长，夫妻二人在怀孕头3个月不要进行性生活，可以代之以爱抚、亲吻的形式进行夫妻间的亲密活动。

04 孕2月孕妈妈必补的营养元素

孕2月是胎儿器官形成的关键期，脑部开始发育，倘若营养供给不足，容易引起流产、死胎和胎儿畸形。因此即便在怀孕初期孕妈妈的反应比较厉害，也要尽量多吃些有营养的食品，以此来保证自己和胎儿的健康。

童言无忌

◎ 给儿子买了奶片，他却拿着怎么也不吃，还指着手里的奶片一个劲儿地说：“药药、药药。”

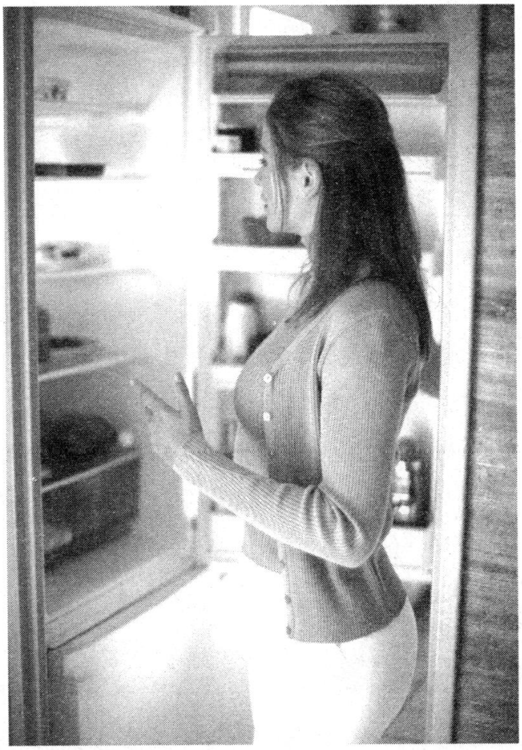

孕 2 月饮食要点：

孕早期是妊娠反应最强烈的一个时期，常伴有呕吐、头晕、懒散等症状。所以这个时期的饮食是以口味清淡为主，多喝汤、粥，来减轻妊娠反应。怀孕第二个月所需的营养，除了注意补充叶酸和蛋白质外，还要注意钙和维生素 D 的补充。

◆ 补充维生素 D。维生素 D 能够促进膳食中钙、磷的吸收和骨骼的钙化，妊娠期如果缺乏维生素 D，可导致孕妈妈骨质软化，严重时可引起骨折等现象；可造成胎儿及新生儿的骨骼钙化障碍以及牙齿发育出现缺陷。孕妈妈如果严重缺乏维生素 D，还可使婴儿发生先天性佝偻病。对于孕妈妈来说，维生素 D 的每日摄入量不应少于 10～15 微克。因为照射阳光可促进维生素 D 的吸收，孕妈妈最好每日有 1～2 小时的户外活动。

◆ 继续补充叶酸。叶酸是胎儿神经发育的关键营养素，孕 2 月是胎儿脑神经发育的关键时期，脑细胞增殖迅速，最易受到致畸因素的影响。如果在此关键期补充叶酸，可使胎儿患神经管疾病的危险性减少。人体内叶酸总量在 10～12 毫克，但人体不能合成叶酸，只能从食物中摄取，加以消化、吸收。孕妈妈每天需补充 400～800 微克叶酸才能满足胎儿的生长需求和自身的需要。菜花、油菜、菠菜、番茄、蘑菇、豆制品、坚果中都含有丰富的叶酸。

温馨小贴士

孕妈妈不宜多吃热补食品，如：桂圆、人参、鹿茸、荔枝、胡桃肉等。怀孕期更不宜吃全素食，荤素搭配才能满足孕期的营养需求。

◆ 补充钙元素。含钙量高的食品包括奶制品、鱼、虾、蛋黄、海藻、芝麻等。对于有足量乳类饮食的孕妈妈，一般不需要额外补给钙剂。对于不常吃动物性食物和乳制品的孕妈妈，应根据需要补充钙剂，补钙的同时，还需注意补充维生素 D，以保证钙的充分吸收和利用。

05 孕 2 月孕妈妈营养食谱

针对本月孕妈妈出现的妊娠反应，小编特别为孕妈妈安排了几道香甜可口的美味食谱，希望能给孕妈妈的餐桌添点料！

酸甜胡萝卜

◆ 材料：胡萝卜250克，白糖25克，米醋、精盐、芝麻油各适量。

◆ 做法：将胡萝卜去根、叶洗净，去皮，切丝；将胡萝卜丝放入小盆内，撒精盐拌匀；把腌渍的胡萝卜丝用清水洗净，沥干水，放入碗内，加入白糖、米醋、精盐、芝麻油拌匀，装盘。

◆ 功效：胡萝卜酸甜可口，也很清淡，又能增进食欲，缓解呕吐。

熘肝尖

◆ 材料：鲜猪肝300克，胡萝卜片、黄瓜片少许，黄酒、酱油、醋、精盐、糖、花椒油、葱姜末、蒜片、水淀粉、植物油各适量。

◆ 做法：猪肝洗净切片，加精盐、黄酒、淀粉抓匀；取小碗加入黄酒、酱油、糖、水淀粉调成芡汁备用；锅中放油烧热后，用葱姜末、蒜片炝锅，倒一点醋，下入胡萝卜片、黄瓜片煸炒片刻；再下入猪肝片，倒入芡汁，

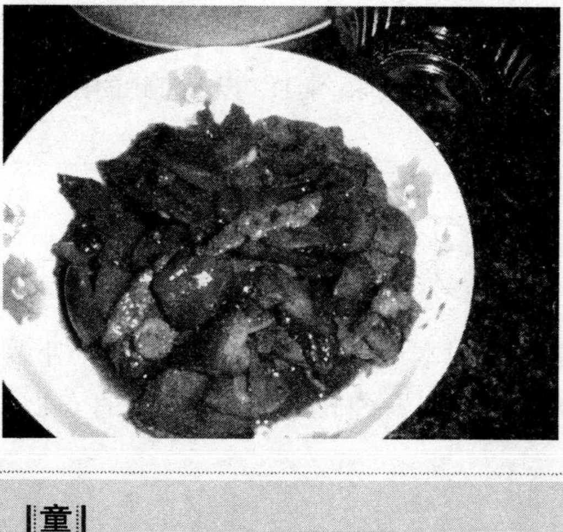

翻炒至熟，淋上花椒油即可。

◆ 功效：动物肝脏中富含蛋白质及钙、铁、磷、锌、硒、钾等。食用猪肝还可以调节和改善造血系统的生理功能。

清炒韭黄

◆ 材料：韭黄500克，火腿50克，植物油3大匙，精盐1小匙，味精1/2小匙。

◆ 做法：将韭黄剥皮洗干净，把韭黄切成2厘米长的段；将熟火腿切成4厘米长的细丝；坐锅点火，加油烧热后，放入韭黄急速煸炒，随即加入精盐、味精、火腿丝，炒匀就可以了。

姜丝炒牛肉

◆ 材料：牛肉薄片75克，姜丝少许。

◆ 调料：色拉油、酱油、水淀粉、米酒、芝麻油各适量。

◆ 做法：牛肉片先以酱油、米酒、水淀粉腌制约20分钟；锅内倒入色拉油，待油热后以大火快炒牛肉片，牛肉熟后即可起锅，淋入芝麻油；将牛肉与姜丝搭配一起食用。

牡蛎粥

◆ 材料：鲜牡蛎、鸡腿菇丝、笋丝、姜丝、蒜蓉各适量，蒜蓉豆豉酱、蚝油、生抽各1大匙，料酒、味精、精盐各适量。

◆ 做法：先以慢火熬一锅清粥；牡蛎放入加了葱、姜、蒜、料酒的滚水里烫30秒，捞起泡冰水，滤干；油烧热，放入姜丝、蒜蓉炒香，加鸡腿菇丝、笋丝及所有调味料翻

童言无忌

◎ 妈妈：“儿子，别尿床了，你尿床就把爸爸妈妈漂走了。”

儿子：“漂了爸爸妈妈可了不得，谁搂着我睡觉呢。”

世界名画欣赏

Shijie Minghua Xinshang

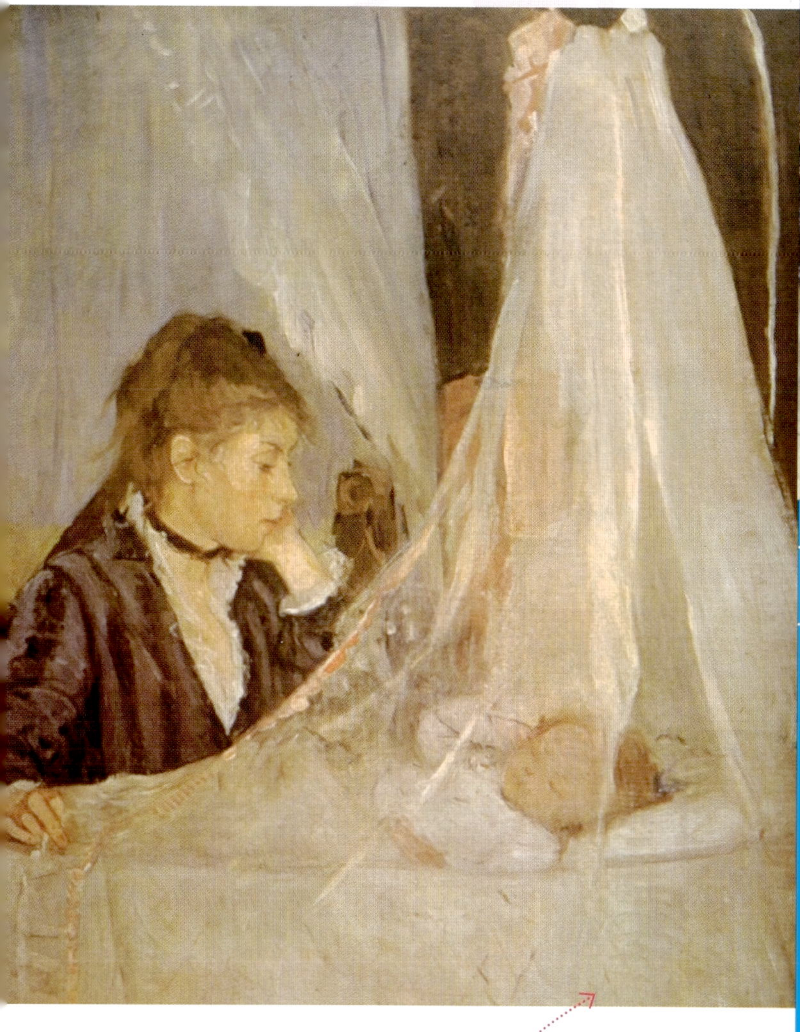

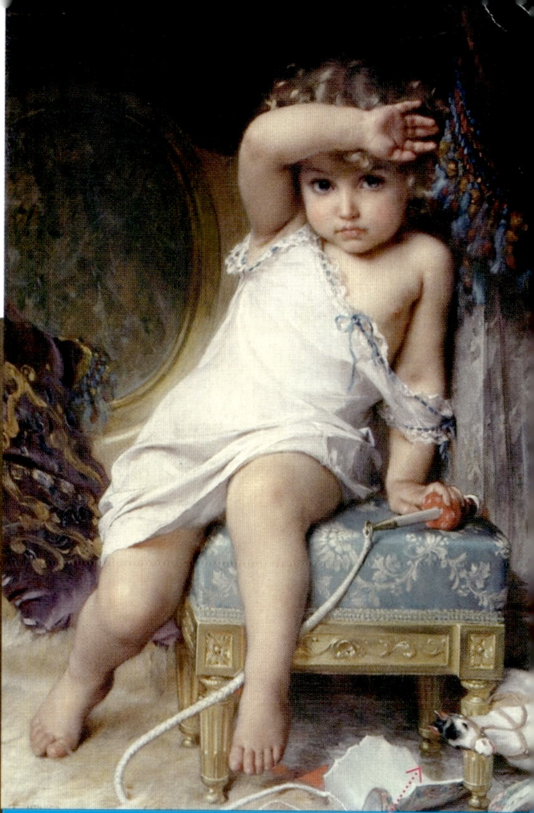

破碎的花瓶

《破碎的花瓶》是法国画家埃米尔.莫尼尔的代表作品。画中的小女孩一手拿着小皮鞭，一手遮着自己的脑袋，脚下是一支破碎的花瓶。画面把一个天真淘气的小女孩在无意中打碎了妈妈心爱的花瓶后委屈的神情表现得淋漓尽致。

摇篮

《摇篮》是法国女画家莫莉索(1841～1895)的一件优秀作品。母亲轻晃着摇篮伴孩子入眠，她充满温情地注视着恬静地熟睡着的孩子。我们仿佛听到了孩子均匀的呼吸。画家从母亲的守护与孩子的酣睡中，极具诗意地表现了温馨而博大的母爱。

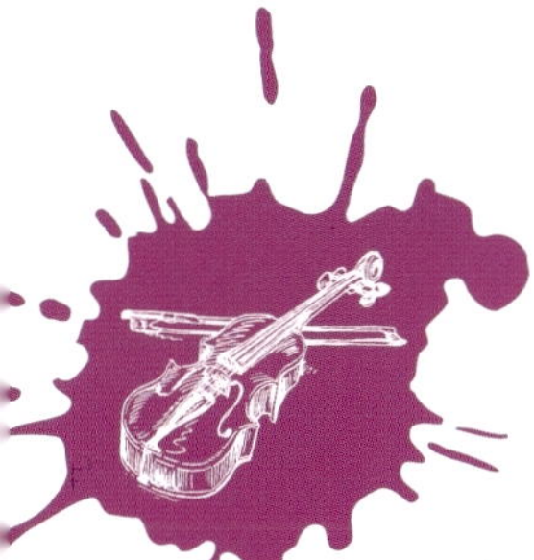

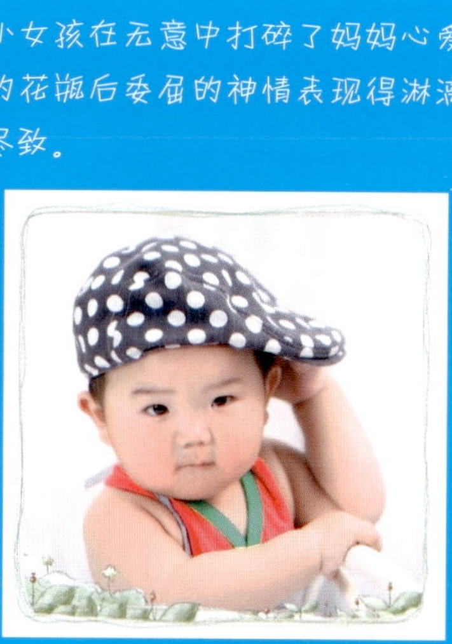

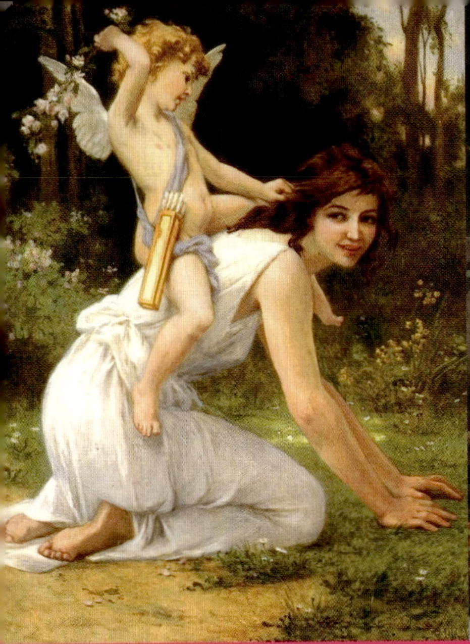

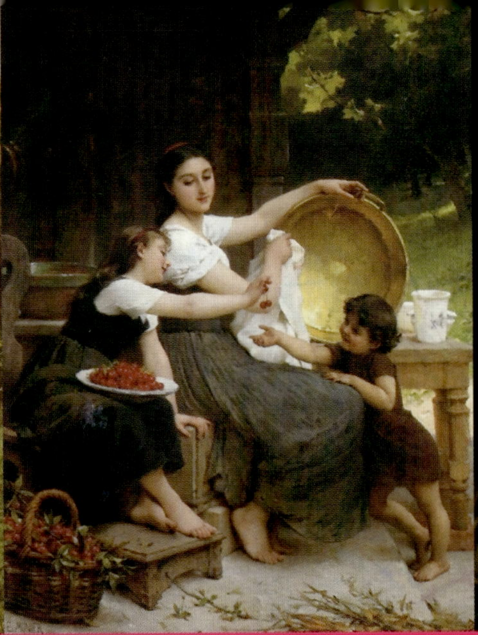

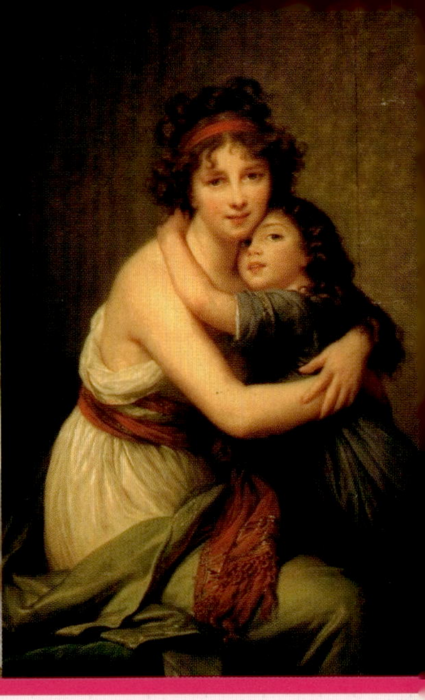

世界名画欣赏

Shijie Minghua Xinshang

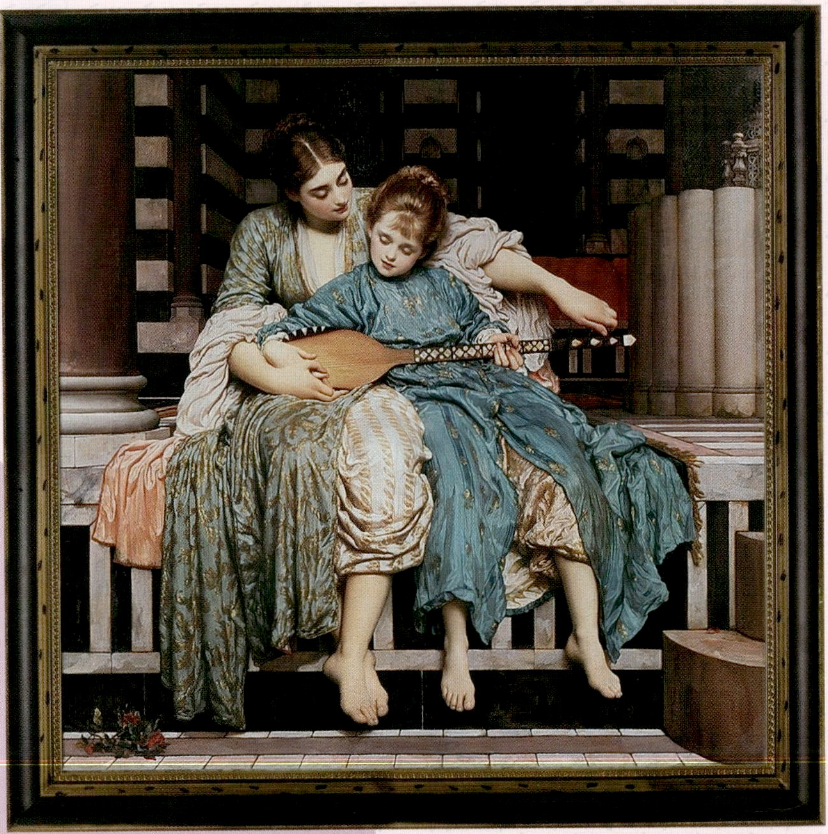

❶音乐课

这幅画是英国伦敦市政厅美术馆藏的画家莱顿的作品。画家以严谨的态度描绘了音乐课的情景。女教师微微俯身帮助女孩调试琴弦，女孩依在女教师胸前弹拨着六弦琴，极富美感韵味。

❷淘气的丘比特

这是法国著名画家吉娄梅·赛涅克的作品。吉娄梅·赛涅克的作品以照相的写实手法见长，画面清新逼真，生动活泼，深受读者喜爱。

❸蜜饯

这是法国画家埃米尔.莫尼尔的著名作品。温情的母亲一边清洁什物一边注视着孩子，两个孩子则绕在母亲的身边分吃蜜饯，浓浓亲情跃出画面。

❹画家与女儿

这是法国画家伊丽莎白·路易丝·维瑞的自画像，现藏于巴黎卢浮宫。这幅作品描绘的是画家与女儿相拥的那一瞬间，画家抓住了那一瞬间的亲情之美。女画家装束朴素典雅，端庄秀丽，目光温柔而深情。

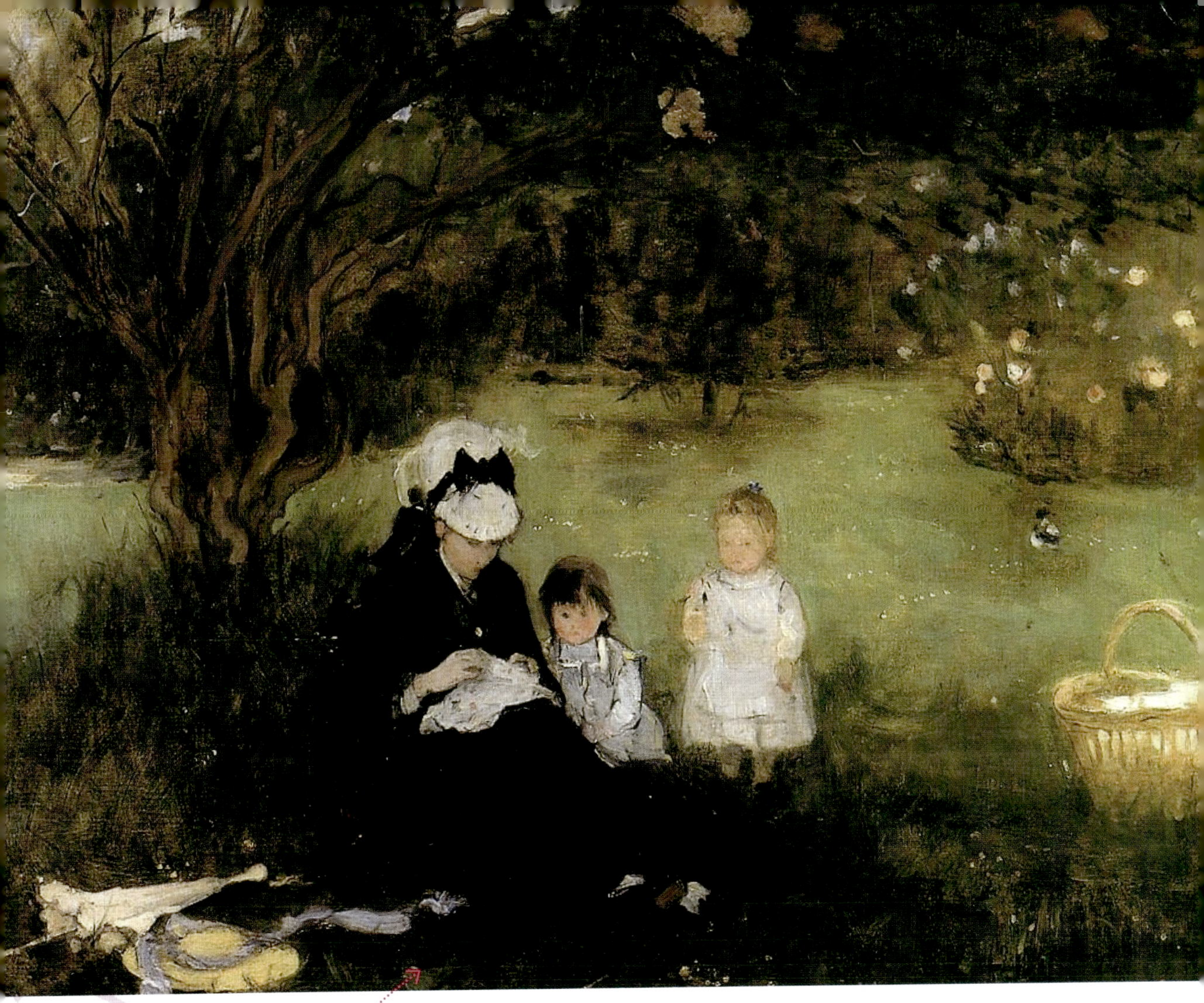

丁香树下

这是印象派女画家贝尔特·莫莉索的画作。莫莉索擅长画优雅娴静的女性形象。擅长刻画母子之间的亲情。这幅画中，温柔的母亲身边依偎着两个可爱的孩子，阳光透过树隙铺下来，显得无限安详与幸福。

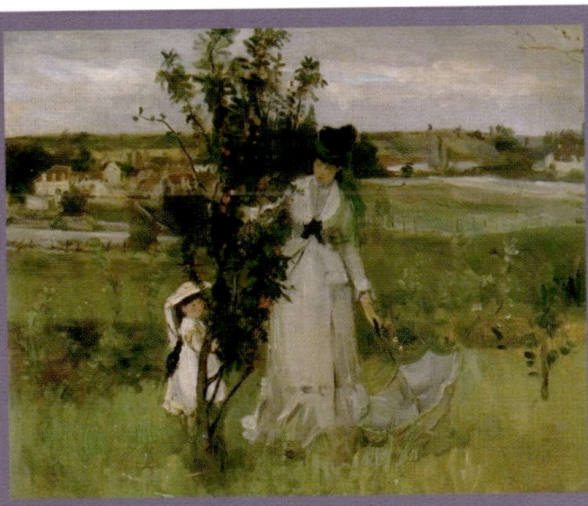

这幅画中和谐的笔触精妙的表现了女儿的喜悦和目前的温柔恬淡。周围的光色氛围有着优美和谐的韵律，洋溢出清新和欢快的情绪。

世界名画欣赏

Shijie Minghua Xinshang

洗澡

卡萨特一生画过许多关于母爱的作品，《洗澡》就是其中代表之一。卡萨特一生没有结过婚，但她对母爱却有独到的理解。

在这幅《洗澡》的画作中，丰富且柔和的色调透出母亲的温情柔意。画家着力刻画女孩的可爱、母亲亲昵的动作，从而加深对母爱主题的烘托。母亲小心地为女儿洗脚，人物动作自然、舒展。女儿的身体画得圆浑柔软，给整幅画增加了温情的分量。

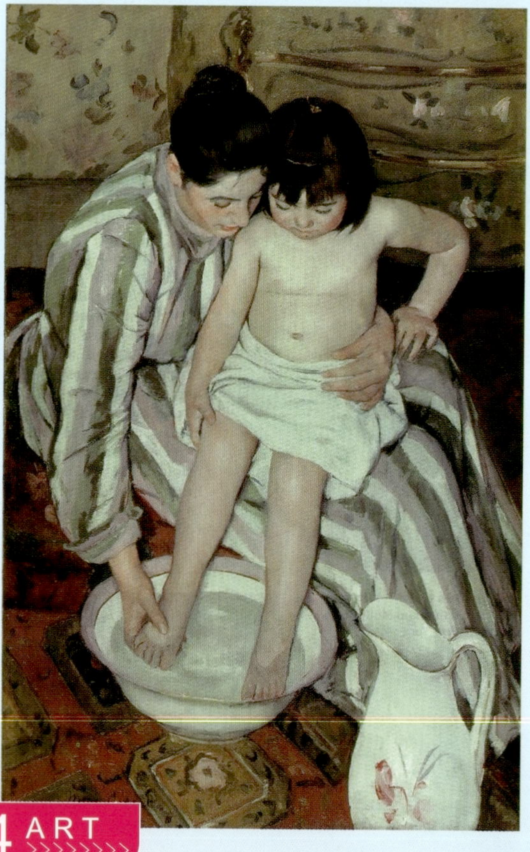

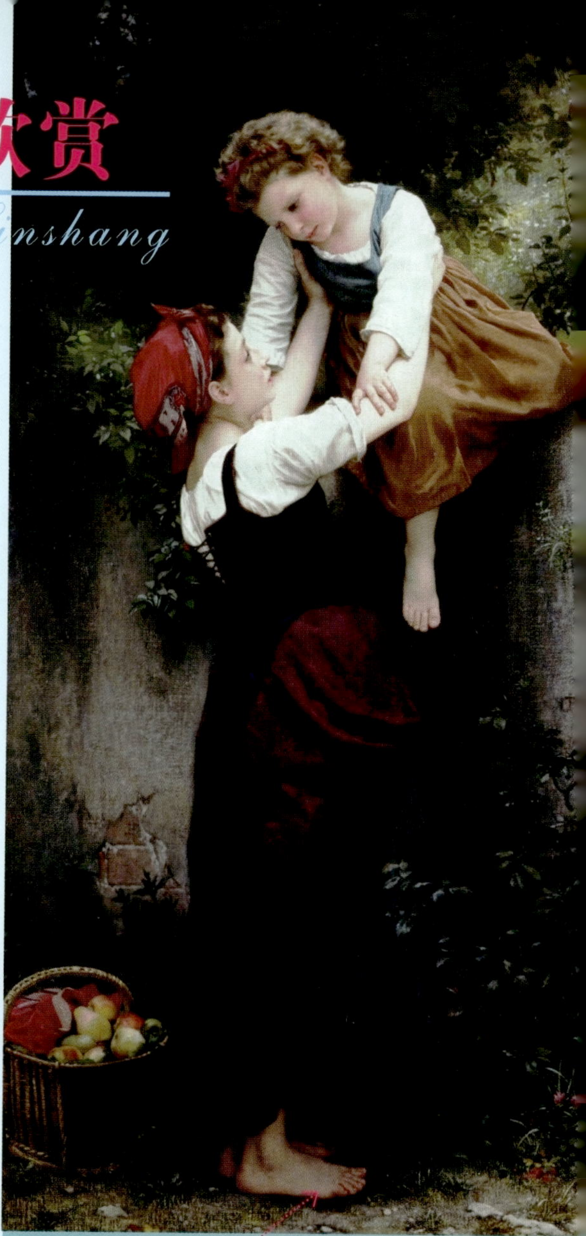

小淘气

《小淘气》是法国著名画家布格罗于1877年所做的油画。布格罗的作品已经完全摆脱了古典主义手法的束缚，从生活出发，于现实中撷取题材，表达一种博爱的人性思想。他强调形式之美，关注母爱，善于运用幻想的方式，尤重女性美感的塑造。《小淘气》便是这种浪漫主义作品，描绘了母子情深的动人情景。

炒片刻，放入牡蛎拌匀；将做好的牡蛎拌入粥里，搅匀即可享用。这种做法可以保证牡蛎的鲜嫩，不会过老。

◆ 功效：牡蛎富含维生素及无机盐，特别是 DHA，以及硒、锌等微量元素含量丰富。其提取物精粉含 20% 以上的优质蛋白质，其氨基酸组成完善，超过牛乳和人乳。牡蛎也富含天然牛黄酸，有消炎解毒、保肝利胆、降血脂、促进幼儿大脑发育及安神健脑等作用。

芝麻山药粥

◆ 材料：大米 60 克，山药 15 克，黑芝麻 120 克，鲜牛奶 200 克，玫瑰糖 6 克，冰糖 120 克。

◆ 做法：大米淘净，浸泡 1 小时，捞出沥干；山药切成细粒；黑芝麻炒香，一起倒入搅拌器，加水和鲜牛奶搅碎，去渣留汁；锅置火上，放入水和冰糖，烧沸溶化后倒入浆汁，慢慢搅拌，加入玫瑰糖，继续搅拌至熟即成。

◆ 功效：香甜可口，滋阴润肠，孕妈妈在孕早期食用，有利安胎。

燕麦南瓜粥

◆ 材料：燕麦 30 克，大米 50 克，小南瓜 1 个，葱花、精盐各适量。

◆ 做法：南瓜洗净，削皮，切成小块；大米洗净，用清水浸泡 1 小时；锅置火上，将大米放入锅中，加水，大火煮沸后转小火煮 20 分钟；然后放入南瓜块，再煮 10 分钟；最后加入燕麦，继续用小火煮 10 分钟；出锅前加精盐调味，再撒上葱花即可。

◆ 功效：燕麦的锌含量在所有谷物中最高，而且含有丰富的维生素 B_1、氨基酸、维生素 E 等。同时燕麦内含有一种燕麦精，具有谷类的特有香味，能刺激食欲，特别适合孕早期有孕吐发生的孕妈妈。

白萝卜炖羊肉

◆ 材料：白萝卜 1 根，羊肉 500 克，葱、姜、酱油、料酒、精盐、糖、植物油、芝麻油各适量。

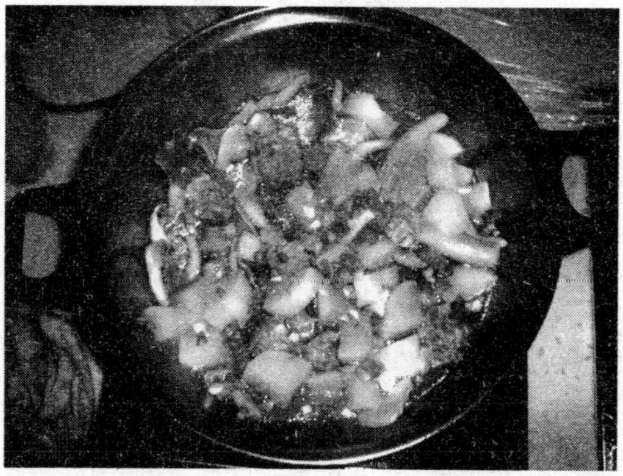

◆ 做法：将羊肉洗净，切成块，用沸水氽一下捞出，沥干水分；同样将萝卜也切成块，用沸水焯一下捞出；锅中放油烧至七成热时，放糖，用铲子不断地搅拌至糖冒泡时放入羊肉翻炒；待肉均匀上色后，放酱油、葱段、姜片、大料，盖锅盖炖 5 分钟后放入温水，煮沸后，放料酒，改为小火慢炖；待肉八成熟时，将萝卜倒入锅内，并放盐，将肉和萝卜一同炖至烂熟，出锅前放入芝麻油即可。

◆ 功效：羊肉较牛肉的肉质要细嫩，容

童言无忌

◎ 一天晚上带儿子去看音乐喷泉，儿子很兴奋，看到雾蒙蒙的天，不禁感慨："月亮睡觉了。"等一会儿喷泉停了后又说："月亮睡完觉又回来了！"

易消化，高蛋白、低脂肪、含磷脂多，较猪肉和牛肉的脂肪含量都要少。而且羊肉富含锌，可以缓解孕妈妈的孕吐状况。

五彩虾仁

◆ 材料：大虾750克、青豆80克、冬菇20克、红甜椒15克、鸡蛋1个。

◆ 调料：精盐、熟猪油、姜、水淀粉各适量。

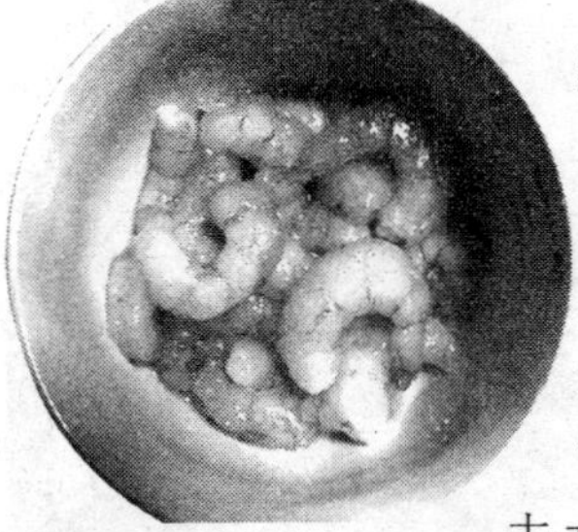

◆ 做法：将虾挤出虾仁装入碗中，加水、精盐少许，用竹筷顺同一方向搅打；取出虾仁用清水洗净，沥去水分，挂上蛋清；将冬菇、红甜椒、姜切成青豆大小的块；炒锅烧热，放入熟猪油，待油温升至90℃时，下虾仁滑散，待虾仁乳白色时倒出沥油；炒锅中留少许油，倒入冬菇、青豆、红甜椒、姜，旺火略炒一下，加精盐，放汤半勺；加盖烧开后用水淀粉勾芡，倒入虾仁，翻炒几下，起锅装盘。

清爽烩虾

◆ 材料：米饼100克，水发海参、熟虾仁、净笋片、鸡肉各50克，菜心100克，酱油、绍酒、精盐、味精、白糖、清汤各适量。

◆ 做法：海参、鸡肉、笋片分别切成丁；米饼切成条；菜心洗净焯熟，铺盘底；锅置火上，下油烧热，倒入饼条炸至金黄色，捞起装盘中；锅留底油复上火，倒入海参丁、鸡肉丁、虾仁、笋丁煸炒片刻；烹入绍酒、清汤烧沸；加入酱油、精盐、味精、白糖烧至入味，起锅倒在饼条上即成。

◆ 功效：荤素搭配，营养均衡，容易被人体吸收、利用，对妊娠呕吐严重的孕妈妈有补充营养、增进食欲的作用。

新疆手抓饭

◆ 材料：羊肉400克，胡萝卜2根，洋葱1个，大米、精盐各适量。

做法：羊肉洗净切成块，放入沸水中汆一下，捞出沥干；胡萝卜切成条，洋葱切成丝；锅里放油，油要比平时炒菜的量稍多些，放入羊肉翻炒。把羊肉炒得略干后放入洋葱和胡萝卜，炒出香味，加精盐；把洗净的大米平铺在菜上，铺平后加水，转小火，焖1个小时即可。

◆ 功效：羊肉中含有大量的锌，此外还含有丰富的优质蛋白质。与猪肉、牛肉相比，羊肉中铁、维生素D的含量更多。

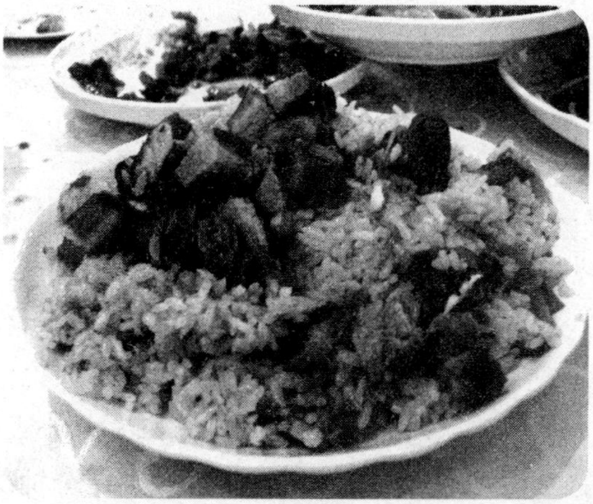

童言无忌

◎ 儿子："奶奶怎么说？"　妈妈："grandma"
儿子："奶奶是滚大妈？"

第四节 孕妈妈生活保健

01 孕早期应如何养胎

孕早期最令人担心的就是由于各种原因而导致的孕妈妈意外流产问题，为了避免这一情况的出现，以下是孕妈妈在整个孕早期需要注意的养胎原则：

◆ 妊娠第一月：孕妈妈应注意睡眠的环境要安静，无噪声打扰，更不能受到惊吓。饮食上注意摄取富有营养的食物，并且要煮熟、煮透。

◆ 妊娠第二月：孕妈妈要慎戒房事。

◆ 妊娠第三月：孕妈妈要静心养息，怡养性情，以安和气血。坐立、行走要保持正确的姿势，多接触美好的事物，始终保持精神愉快。

还可以做胎儿体操：早、晚平躺在床上，腹部放松，手指轻按腹部后拿起，让胎儿感觉，每次 5～10 分钟即可。

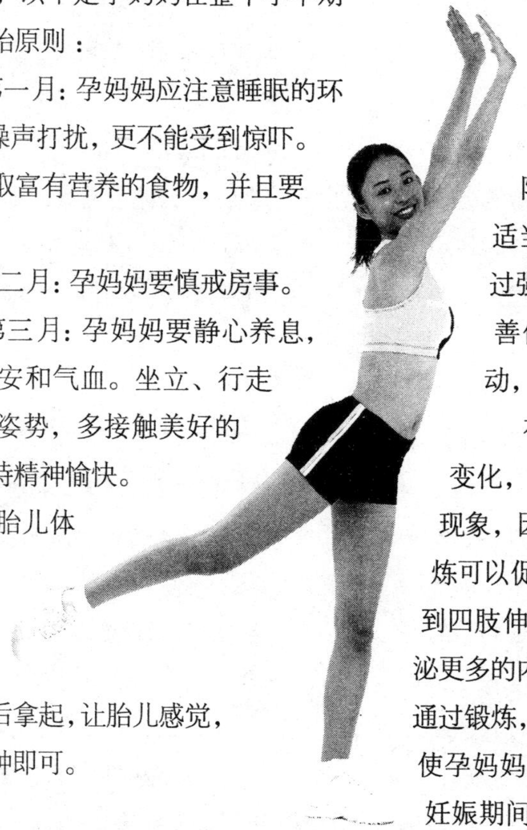

02 孕早期的有氧运动绝不可少

有些孕妈妈，一知道自己怀孕了，就马上进入全程“戒备”状态，推掉工作、娱乐和一切体力活动，坐在家里等着宝宝出生。其实这样大可不必，怀孕的时候做运动会消耗母体多余的血糖，降低得糖尿病的危险，而且还能让宝宝发育更正常。适当的锻炼可以帮助减轻背疼，并通过强化背部、臀部和大腿的肌肉来改善你的姿态。锻炼还可以加强肠蠕动，从而减少便秘的发生。

在妊娠期间，由于体内激素发生变化，孕妈妈的关节通常会出现松弛的现象，因此关节容易感到疲劳和发紧。锻炼可以促进滑膜液进入关节，使孕妈妈感到四肢伸展自如。锻炼还可以促使大脑分泌更多的内啡肽，从而使你拥有良好的感觉。通过锻炼，皮肤内的血液流量会增加，从而使孕妈妈看上去精神焕发。如果孕妈妈在妊娠期间睡眠出现了问题，那锻炼是一个再好不过的调节办法，因为它可以帮助你消除紧张和不安的情绪。

一般来说，怀孕早期的孕妈妈要多做有氧运动。游泳就是首选项目，别以为孕妈妈游泳不安全。事实上，游泳对孕妈妈来说是相当好的有氧运动，根据身体而定，如果是怀孕前就一直坚持的人，而且怀孕期间身体状况良好，那么从孕初期到后期都可以继续进行。

除了游泳，像快步走、慢跑、跳简单的韵律舞、爬爬楼梯等一些有节奏性的有氧运动可以每天定时做一两项。

03 孕早期的孕妈妈不宜做B超

孕早期不宜做B超的原因

近些年来，随着超声诊断仪器的种类增多，功率增大，频率增高，妇产科的超声诊断也呈现出了早期化、多次化的趋势，而且已扩展到了对孕妈妈和胚胎发育期进行监测。有研究结果表明，超声波检查并不像人们认为的那样安全、无害，而是对胎儿特别是早孕期间的胚胎有着一定的危害性。

在胚胎发育早期，特别是在妊娠第三十一天至第六十四天期间是胚胎3个胚层的分化及形成的发育关键时期，是胚胎的高敏度感受阶段，如果在这个时候作B超检查很可能会造成胚胎发育异常。因为B超所使用的是高频超声波，其特点是波长较短，能量集中，强度较大，振动也较剧烈，这些都会引起许多其他特殊反应，如产生机械振动，电热、电光、化学以及生物等的特殊效应，这些对胚胎的正常发育都是极为有害的。

因此，专家们告诫，处在孕早期的孕妈妈不宜做B超。如果有明显适应证而需要应用超声诊断时，也应当坚持少剂量的原则，即尽可能采用最小的辐射强度和最短的辐射时间，一般以不超过60秒为宜，以保护胚胎的正常发育，真正做到优生优育。

在孕早期什么情况下应作B超检查

◆ 有先兆流产现象，且阴道出血时间长，需了解胚胎是否存活，是否有必要继续保胎；还需排除葡萄胎的可能。

◆ 出现下腹部疼痛，需排除宫腔外怀孕，或怀孕并发肿物。

◆ 对月经不正常的孕妈妈，需了解胚胎发育情况，估计怀孕周数，排除多胎。

◆ 明显的胎儿畸形如无脑儿、缺肢等也可能在怀孕12周左右通过B超检查发现。

04 孕妈妈沐浴有讲究

女性怀孕以后，由于机体内分泌的改变，新陈代谢逐渐增强，汗腺及皮脂腺分泌也会随之旺盛。因此，孕妈妈比常人更需要沐浴，以保持皮肤清洁，预防皮肤、尿路感染。可是，如果在沐浴时不注意方法，有可能对母体和胎儿的健康造成影响，对胎儿来说，有些甚至是永久性的损害。那么，孕妈妈沐浴需要注意哪些问题呢？

童言无忌

◎ 妈妈："你是谁啊？" 女儿："我是齐齐啊！"
妈妈："齐齐是谁啊？" 女儿："是心肝，是宝贝啊！"

首先，要注意水的温度。研究表明，过高的温度会损害胎儿的中枢神经系统。据临床测定，孕妈妈体温较正常上升2℃时，就会使胎儿的脑细胞发育停滞；如果上升3℃，则有杀死脑细胞的可能，而且因此形成的脑细胞损害，多为不可逆的、永久性的损害。胎儿出生后可出现智力障碍，甚至可形成胎儿畸形，如小眼球、唇裂、外耳畸形等，有的还可导致癫痫发作。

一般来讲，水的温度越高，持续时间越长，损害越重。所以，孕妈妈沐浴时水的温度应掌握在38℃以下，并最好不去温水池沐浴，避免热水浸没腹部。

其次，沐浴时间不宜过长。在浴室或浴罩内沐浴，孕妈妈很快会出现头昏、眼花、乏力、胸闷等症状。这是由于浴室或浴罩内的空气逐渐减少，温度又较高，氧气供应相对不足所致，加之热水浴的刺激，会引起全身体表的毛细血管扩张，使孕妈妈脑部的供血不足。同时胎儿也会出现缺氧、胎心率加快，严重者还可使胎儿神经系统的发育受到不良影响。因此，孕妈妈在进行热水浴时，每次的时间应控制在20分钟以内为佳。

最后，孕妈妈沐浴时应该采取立位，不要坐在盆子里洗澡。因为，怀孕后机体的内分泌功能发生了多方面的改变，阴道内具有灭菌作用的酸性分泌物减少，体内的自然防御机能降低。此时如果坐浴，水中的细菌、病毒极易随之进入阴道、子宫，导致阴道炎、输卵管炎等，或引起尿路感染，使孕妈妈出现畏寒、高热、腹痛等症状。这样势必增加孕期用药的机会，也给畸胎、早产创造了条件。

05 孕妈妈要预防宫外孕

什么是宫外孕

宫外孕是妇产科常见的急腹症之一，严重威胁育龄妇女的健康。宫外孕的发生就是精子和卵子相遇之后出现的岔子。精子和卵子在输卵管相遇，受精卵在输卵管中形成后，借助输卵管的蠕动和纤毛的摆动，需要大约4天的时间才能到达子宫，并在7天左右的时间把“家”安好。因为受精卵顺着输卵管一路赶赴子宫的途中很可能出现意外，而一个受精卵的顺利着床更需要时间和地点的“双重配合”。错过了其中任何一个，就可能导致不幸的结局。

当然，大部分受精卵都会顺从身体的“诱导”乖乖地回到子宫，然后“挑选”一个土壤丰厚的地盘“安营扎寨”。不能顺利地到达子宫的受精卵于是就流落到了其他不该去的地方，这也就是发生宫外孕的原因。

专家认为，先天的输卵管过长、肌层发育差、黏膜纤毛缺乏等都会影响输卵管的蠕动和纤毛的摆动，以至于不能顺利“运送”受精卵回到子宫。于是，无助的受精卵也就只好选择其他的落脚之处。子宫肌瘤、卵巢肿瘤、子宫内膜异位症都能改变输卵管的形态和功能，这在客观上增加了患宫外孕的概率。另外，通过宫内置环避孕的女性，避孕失败后患宫外孕的概率也会高于一般人。除

童言无忌

◎ 与3岁的女儿分床睡一周了。一天，女儿突然问：“妈妈，你和爸爸都这么大了，怎么还不分床睡呢？”妈妈不知道怎么回答，就说：“家里没有多的床了啊？”女儿不依不饶地说：“那爸爸睡沙发，你们这么大了，一个人睡还怕呀？”

此之外，输卵管的炎症、输卵管节育术后的重新疏通都可能造成输卵管狭窄，从而导致受精卵不能顺利通过，因此也只能停在“门外”，直到闯下大祸——胚胎的生长终于在某天把输卵管撑破，引起大出血。

10个会引起宫外孕的因素

◆ 反复人流的女性。目前宫外孕发生率与20世纪80年代相比已增加5～6倍。人流次数越多，发生宫外孕的概率就越大。因此，无论是否生育，女性都应做好避孕工作，防止宫外孕的袭击。

◆ 慢性妇科炎症。附件炎、盆腔炎，尤其是输卵管炎是宫外孕发病的另一个重要因素，女性千万不能忽视这个妇科常见病。因为输卵管炎可使其管腔变得狭窄，受精卵很难由此进入宫腔，只好在输卵管或卵巢“安营扎寨”了。输卵管结扎后再通的妇女不论是自然再通还是施行手术再通，输卵管均不像以前那样畅通，再通处比较狭窄，受精卵容易被阻留在狭窄处“安家落户”。

◆ 利用排卵药物或者试管婴儿的。因为受精卵在第三天放入宫腔时，还需等待3～4天才能找到合适的“土壤”。这期间可能由于子宫内膜炎等因素破坏宫腔条件，受精卵就会跑到输卵管居住，引发宫外孕。

◆ 有过宫外孕史的女性。曾经患过宫外孕的女性，如果准备再次怀孕，但却没有查出和消除引起前次宫外孕的原因，则此次怀孕后发生宫外孕的可能性也很大。

◆ 有过腹部外科手术的女性，发生宫外孕的风险也会增加。另外，阑尾炎穿孔也是宫外孕发生的高危因素，阑尾切除术会使宫外孕的危险增加1.8倍。

◆ 有宫内节育器的女性。由于上环会影响受精卵“安家”，一旦怀孕，受精卵就很有可能在宫腔外（常见部位是输卵管和卵巢）“安营扎寨”，即宫外孕。

◆ 避孕方法选择不当。避孕药会影响雌、孕激素的水平，继而影响输卵管壁的蠕动、纤毛活动以及上皮细胞的分泌。如果激素失调，将会影响受精卵的运送而发生输卵管妊娠。

◆ 吸烟、喝酒者。烟草中的尼古丁可改变输卵管的纤毛运动。另外还发现，长期喝酒或突然大量喝酒的女性，其输卵管腔容易发生狭窄，纤毛摆动功能低下，输卵管壁的蠕动性也差，也不利于受精卵到子宫去“安家落户”。

◆ 患有子宫内膜异位症者。因经血倒流等各种原因引起的子宫内膜异位症，是发生宫外孕的高危因素。尤其是子宫内膜异位在输卵管间质部时，受精卵就在此“安营扎寨”的可能性很大。

◆ 卵巢囊肿。患子宫底部肌瘤或卵巢囊肿的女性，由于肿物的挤压，子宫和输卵管发生移位，出现形态变化，从而阻碍受精卵正常着床，也会引起宫外孕。

宫外孕的蛛丝马迹

◆ 停经：除间质部妊娠停经时间较长外，大都停经6～8周，一般在停经后发生腹痛、阴道出血等症状。但20%左右患者主诉并无

童言无忌

◎ 女儿看到清洗干净的鸡说：“鸡鸡没穿衣服，丑。”

停经史。

◆ 腹痛：腹痛为患者就诊时最主要的症状，其发生率在95%。腹痛系由输卵管膨大、破裂及血液刺激腹膜等多种因素引起。常为突发性下腹一侧有撕裂样或阵发性疼痛，并伴有恶心、呕吐。

◆ 腹泻：宫外孕患者也会出现腹泻症状，如果不仔细分析病情，很容易被认为是消化不良或肠道急症。

◆ 阴道出血：胚胎死亡后，常有不规则阴道出血，多为点滴状，深褐色，量少，一般不超过月经量，但淋漓不净。

◆ 晕厥与休克：由于腹腔内急性出血，可引起血容量减少、面色苍白、脉细、血压下降、冷汗淋漓及剧烈腹痛，轻者常有晕厥，重者出现休克。因而当发生晕厥与休克等现象时，很容易被误认为是低血糖。

如果出现这些症状，不能掉以轻心，一定要及时去医院检查。如果觉得自己已经怀孕了，要早去医院，B超能够鉴别是正常怀孕还是宫外孕。怀孕之后拖着不去医院，即使对正常怀孕也很不利，宫外孕就更危险了。如果遇到类似先兆流产的情况，千万要到医院去看一下，医生会安排你作检查。如果是先兆流产，注意休息和保胎就可以了；如果是宫外孕，则要按照医生的建议接受治疗。对于宫外孕来说，早期及时发现，治疗起来就容易得多，痛苦也比较小。

宫外孕的预防

宫外孕虽然像一颗定时炸弹随时可能爆发，但也不是没有任何征兆可循的，只要我们怀孕前充分重视它，就会减少宫外孕的发生概率。即使是患了宫外孕，如果我们在早期发现，也可以比较主动地处理它，不至于等到发展成输卵管破裂导致大出血的危险境地。有效预防宫外孕，平时要注意以下几点：

◆ 个人的洗浴用品要单独使用，不穿别人的内衣、内裤，外出期间不洗盆浴。

◆ 如果配偶患有性病，要禁止性生活，并积极治疗。

◆ 如果你患有子宫内膜异位症、输卵管结核、子宫肌瘤等疾病，一定要在治疗痊愈后，再考虑怀孕。

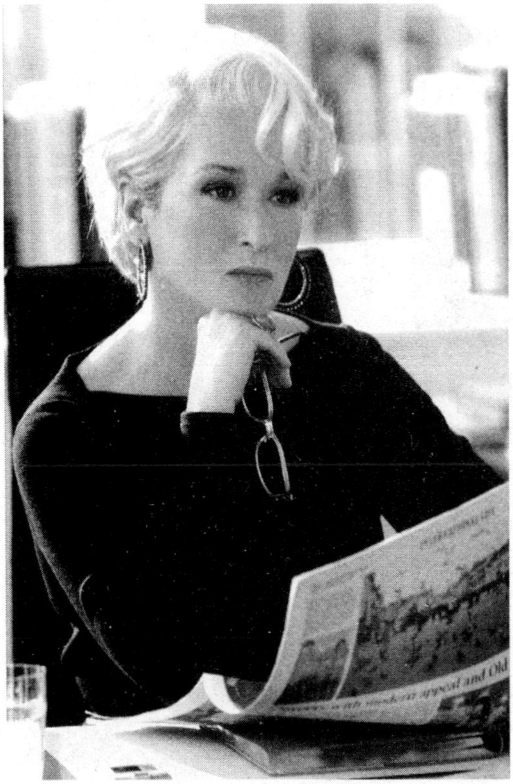

童言无忌

◎ 一天，妈妈教3岁半的儿子背李白的《静夜思》，没教几遍儿子就会了。过了两天，妈妈让儿子背，可背到“低头思故乡”这句时，怎么也记不起来。妈妈就提示他：低头干什么呢？没想到，从此他把《静夜思》就背成这样了：床前明月光，疑是地上霜。举头望明月，低头干什么呢？

第五节 孕妈妈胎教必读

01 孕2月的胎教方案细节

情绪胎教很重要

孕早期是胎儿神经及大脑发育的关键期，需要一个良性的母体环境，因此本月的胎教重点就是保持孕妈妈的情绪稳定、心情愉悦，忌大悲大喜。很多孕妈妈因为意外受孕，会忍不住有各种各样的担心，例如喝了酒啊，吃了什么药物啊，担心肚子里的宝宝是不是有可能由此致畸。其实如果有一两次不小心饮了酒，只要是少量，就没太大关系；常用药物在受精卵着床前也不会惹什么麻烦，具体服了什么药，一定要及时咨询医生，不要自己乱担心。

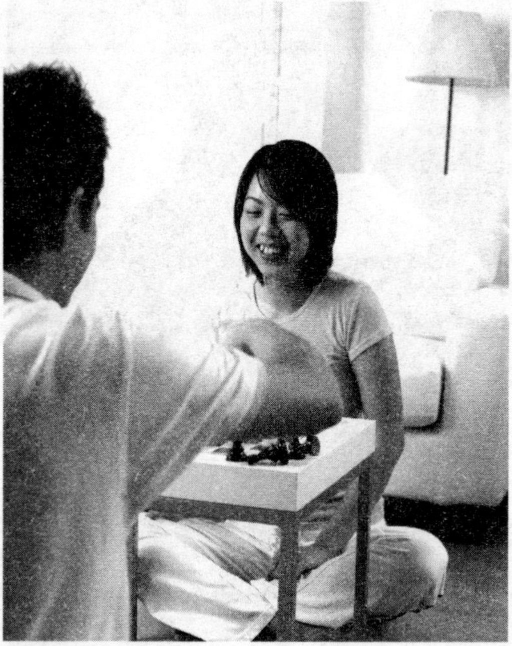

运动胎教

适当运动是可以辅助孕妈妈调节情绪的，因为胎儿现在是胚胎，各种感觉还未发育，针对他的具体的胎教课程还略显早。不过，如果孕妈妈愿意，可以先试着与他分享一下自己的心情，就算是胎教课的预习，也是让自己感到幸福的小方法。

怀孕第二个月运动胎教的方法，是散步和做体操。

◆ 散步。散步是孕早期最适宜的运动。最好选择在绿树成荫、花草茂盛的地方进行。这些地方空气清新，氧气浓度高。在尘土和噪声都比较少的公园里散步，有利于呼吸新鲜空气，可以提高孕妈妈的神经系统和心、肺功能，促进全身血液循环，增强新陈代谢

童言无忌

◎ 4岁的儿子爬到爸爸身边，摆出和爸爸同样的姿势，并排斜靠着，然后若有所思地说了三个字："双胞胎。"

和肌肉活动。置身在宁静的环境里是增强孕妈妈和胎儿健康的有效方式，无疑母、子的身心都将得到极好的调节。

◆ 做孕妈妈体操。适合妊娠第二个月的体操主要是坐的练习和脚部运动。

◆ 坐的练习：在孕期尽量坐在有靠背的椅子上，这样可以减轻上半身对盆腔的压力。坐之前，把两脚并拢，把左脚向后挪一点，然后轻轻地坐在椅垫的中部。坐稳后，再向后挪动臀部把后背靠在椅了上，深呼吸，使脊背伸展、放松。这虽然不能算做一节操，但在孕早期应练习学会“坐”。

◆ 脚部运动：活动踝骨和脚尖儿的关节。由于胎儿的发育，孕妈妈体重日益增加，增加了脚部的负担，因此，必须每日做脚部运动。

营养胎教 >>>>

胃口不适，也吃不下太多东西，没关系，胎儿还很小，需要的营养重质不重量。呕吐后可适量吃些爽口的水果、绿叶蔬菜，也可以吃些蛋羹、清淡的汤粥类。

神奇的意念胎教 >>>>

有研究表明，孕妈妈如果经常想象胎儿的样子，这种设想的形象在某种程度上会与将要出生的胎儿较为相似。因为孕妈妈与胎儿具有心理和生理上的联系，孕妈妈的想象通过自己的意念构成胎教的重要因素，并转化、渗透到胎儿身心之中。

更令人信服的解释是：孕妈妈在想象胎儿的形象时，情绪安稳，是胎教的最佳状态，这能促进孕妈妈身体的良性激素分泌，从而使胎儿面部结构及皮肤的发育良好。

02 孕妈妈情绪对宝宝的影响

孕妈妈已经了解到，自己的情绪将会对腹中的宝宝带来影响。人们从临床观察发现，妊娠7～11周，由于不良情绪或者突然意外引起的孕妈妈情绪过度不安，会导致胎儿兔唇、腭裂等畸形。

对于任何人来讲，精神状态对机体的影响，都是不可忽视的一个问题。对于怀孕后的孕妈妈来说，她在整个怀孕期间不仅从体力和营养消耗上比妊娠前明显增加了，而且内分泌、体液平衡上也因妊娠而被突然改变并逐渐重新调整和再次平衡。这期间，孕妈妈的身体从各个角度上看，都存在着一个复杂的矛盾的而又逐渐统一的渐渐演变的过程。怀孕后的生理机能对孕妈妈有了新的要求，而孕妈妈本人或家庭，有时也会对胎儿有更多的期望或猜想，导致孕妈妈精神上的负担或压力。这样，都

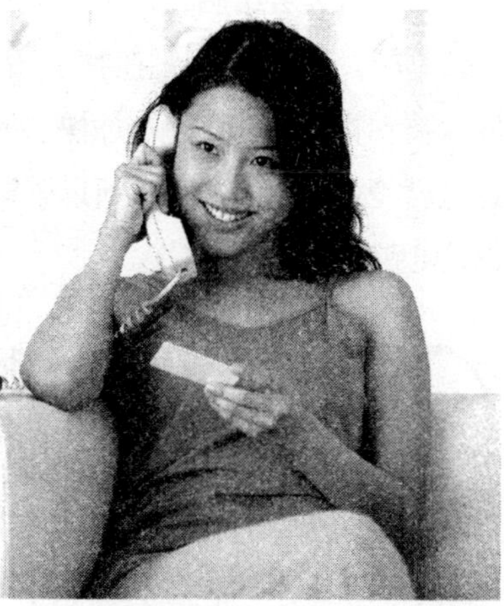

◎ 儿子每次看到别人吃东西的时候总会说：“别吃没了，给宝宝留一点！”

童言无忌

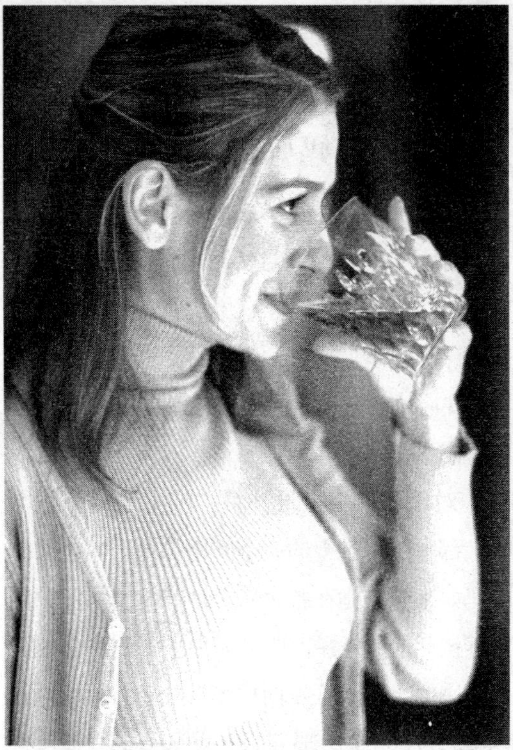

会使孕妈妈的精神状态不够稳定，一些原本不应引起孕妈妈产生反应的环境刺激如语言的、噪声的或气味与颜色的，都可以引起孕妈妈的不良反应。因此，孕妈妈要格外注意精神方面的刺激。否则，不仅孕妈妈本人受影响，而且还会给胎儿带来严重的危害。

综上所述，孕妈妈在整个怀孕期间，都应保持精神处于一种平和愉快、放松的状态。这也就是古人胎教学说之所以强调排除邪念、保持心静的原因了。

03 环境对胎儿大脑发育的影响

地球上的一切生物，没有一种是可以脱离环境而生长在真空里的。胎儿从一个卵泡受精后变成的受精卵开始了生命的起点，就已生长在母体子宫这个环境里了。在这里胎儿居住的宫腔是个恒温的环境，光线很暗但有时又会受母体外边光照的影响而变亮一些。环境对胎儿大脑发育又有什么样的影响呢？

孕妈妈体内环境对胎儿的影响 >>>>

孕妈妈体内环境的好坏会直接影响到胎儿的健康发育。有这样一些例子，是因孕妈妈体内环境对胎儿产生影响的，比如：由于妈妈患糖尿病使胎儿受影响而体重过大，最大的出生时体重可高达 7 千克，这种巨大胎儿易发生呼吸窘迫症。母亲有糖尿病，胎儿受其体内环境的影响而导致先天性心脏病或无脑儿的发病率高达 2.9%。还有由于母亲甲状腺功能低下，胎儿受其体内环境的影响容易产生骨和牙齿的畸形、隐睾、伸舌样痴呆、甲状腺肿大。其他如母亲患有心肺功能不全、严重贫血（尤其大细胞性贫血）、高血压、妊娠中毒症时，胎儿易出现畸形或死于宫内。

外在环境中的射线对胎儿的影响 >>>>

关于外在环境对胎儿的影响，目前也有较多的研究或调查。已经很清楚的有以下几种因素：外在环境中放射线的影响、职业和嗜好的影响、环境污染如烟尘或噪声的影响。在受孕 18～20 天接受 X 线后，受精卵可能死亡、排出。在受孕 20～50 天接受 X 线 100～200 拉得后，可引起胎儿的中枢神经、眼、骨等严重畸形，量再大则可引起胚胎死亡。因此，怀孕早期应当严禁 X 线照射腹部。其他如超

童言无忌

◎ 女儿：“妈妈，给我买冷酸灵，我要用冷酸灵牙膏。” 妈妈：“为什么？”
女儿：“用冷酸灵牙膏就可以吃冰块呀！广告里不是说‘冷热酸甜，想吃就吃’吗？”
妈妈恍然大悟，原来女儿看到广告中的孙俪吃冰块吃得很带劲，看来广告的魅力真是无穷啊！

声波，在怀孕的头3个月也应当禁止作超声波检查，因为在怀孕早期也易受其影响而引起胎儿畸形。怀孕四五个月以后再接受超声波检查，则对胎儿不会产生什么不良影响。

职业与不良嗜好对胎儿的影响

关于职业与嗜好对胎儿的影响，也有一些报告。比如孕妈妈的职业是医院的麻醉师或手术室的护士，由于专业性质在孕期经常接触麻醉药，会引起腹内的胎儿畸形或流产；有吸烟嗜好的孕妈妈由于尼古丁的毒性刺激，会导致胎儿身长、体重发育不良。由于尼古丁使胎盘血管收缩，而胎儿在子宫内是通过胎盘从母亲的血液中获得氧气和营养素的，这样就必然导致对胎儿的供氧量减少。烟中的一氧化碳吸入孕妈妈肺泡内，进入肺泡壁毛细血管而入母血中，这样母血的一氧化碳浓度升高而母血的含氧量降低。于是造成胎儿发育迟缓、体重减轻，再加上其他有害成分的毒害，还可引起胎儿畸形、流产、早产或胎儿死亡。

此外，孕妈妈酗酒也是导致胎儿智力缺陷的原因之一。酗酒女性所生婴儿畸形的危险性比不饮酒的女性高2倍。胎儿酒精中毒综合征引起的胎儿生长发育缺陷有如下表现：胎儿的出生体重低，中枢神经系统发育障碍，小头畸形，面部的前额突起，眼裂小，斜视，鼻底部深，鼻梁短，鼻孔朝天，上口唇向里收缩，扇风耳。

一般来说，愈是妊娠早期，喝得愈多，其致畸作用也就愈加明显。为了胎儿免遭酒精的毒害，孕妈妈应该一点酒也不要喝。

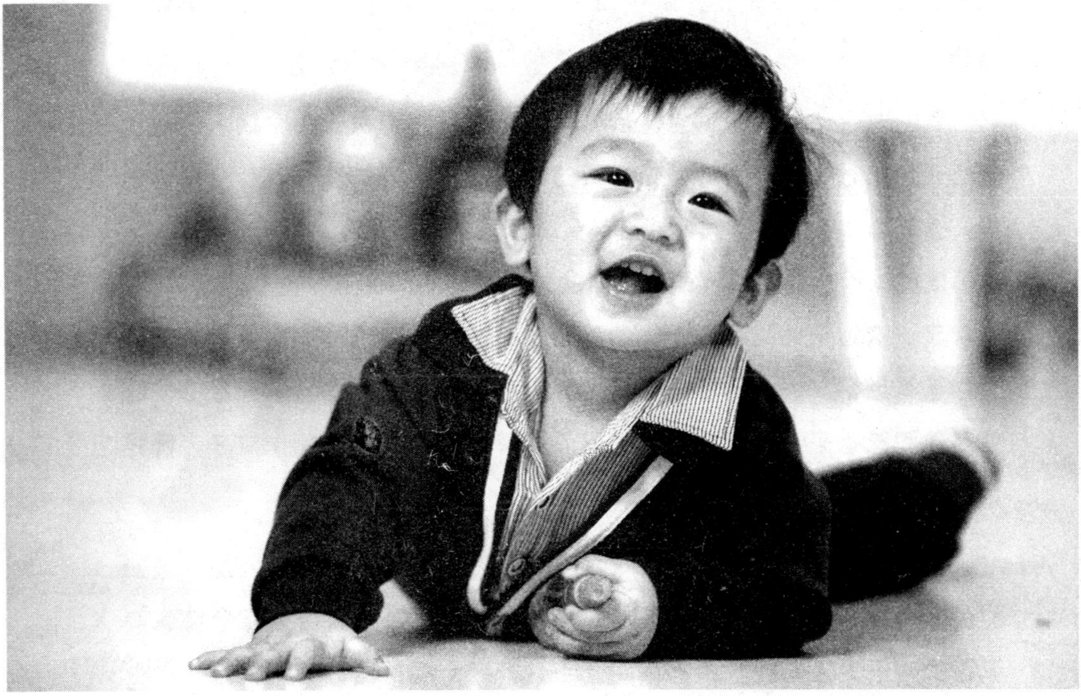

童言无忌

◎ 女儿一边捡起掉到地上的玩具兔子，一边摸着说："兔子掉在地上，摔疼了，是吧？妈妈给你摸摸，别哭！"（女儿真是长大了，开始考虑他人感受了）

难言的第二个月

还来不及体会刚刚当上妈妈的喜悦心情，我就已经被随之而来的早孕反应折磨得不成样子了。也许当母亲就是要经历这种磨炼的。真对不起，我亲爱的宝宝。妈妈在这个月里的表现实在是太差了。这一个月来，妈妈的身心感到非常难受，经常恶心，出现孕吐反应。到第六周的时候，孕吐反应更加严重，吃进去的东西都会吐出来，心情实在是坏透了。

现在妈妈因为恶心和呕吐的原因不愿吃东西，可同时我又清楚，现在不是控制饮食的时候，这个时候正是宝宝你在快速发育的时期，如果不补充足够的营养，让你输在了起跑线上怎么办？妈妈真是好心急啊！

有的时候，妈妈甚至觉得自己不是在怀孕而更像是一个病人。这种状态让你的爸爸非常担心，怕妈妈的坏心情和不好的精神状态会影响到你，爸爸也很不容易，妈妈能够体会。每当妈妈因此而心烦气躁的时候，你可爱的爸爸总是会给我许多温柔的鼓励和贴心的话语。他不厌其烦地、一次又一次地把妈妈丢在一边的碗筷拿起来，亲自给妈妈喂饭。每次看到你爸爸恳切、关心的目光，妈妈的心都会变得非常柔软，总忍不住心疼起你和爸爸来，这样一想，妈妈就又有了动力，开始振作起来，好好地照顾自己和宝宝。

在这段时间里，除了爸爸对我的悉心照料外，还能够给妈妈带来安慰的事情，就是想到你每一天都在长大和改变，每一天过去都会使我们见面的时间更近一天。从第八周开始到第二十周的这段时间，宝宝你也在迅速地成长。医生告诉我，你的心脏和大脑已经发育得非常复杂，眼睑开始出现褶痕，鼻子部位也渐渐挺起，牙和腭开始发育，耳朵也在继续成形，小胳膊在肘部变得弯曲，手指和脚趾之间隐约有少量蹼状物，这一切都让妈妈感到非常的兴奋和神奇！

虽然你现在还是个小不点儿，只有2厘米长，但接下来的几个星期你就会有更大的变化，这让妈妈非常的好奇和期待。妈妈常常会想象你的模样，总感觉你一定会是一个很乖、很听话的孩子。所以，妈妈一定会加油的！你也要乖啊，宝宝，和妈妈一起努力闯过最艰难的时期。期待着下个月，下个月妈妈一定会好起来的。

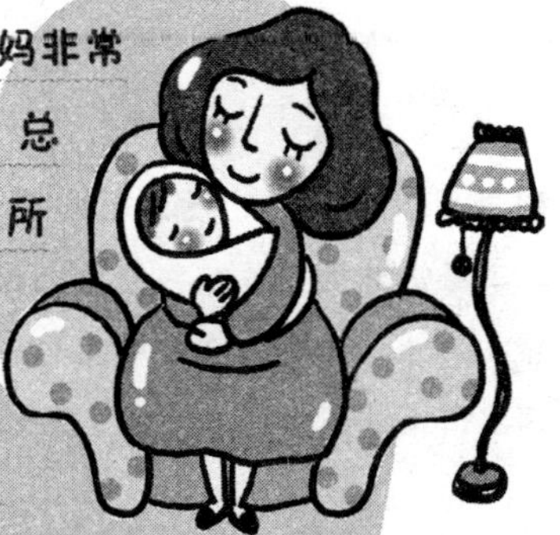

编者按语

孕2月的孕妈妈已开始被早孕反应所困扰，使得孕妈妈的心情和饮食都受到了不同程度的影响。此时，要根据孕妈妈的身体状况和早孕反应的轻重程度来适当调整孕妈妈的饮食，保证孕妈妈吃得舒心和营养。此外，这段时间最易引起流产，孕妈妈要特别加强怀孕生活保健。应避免搬运重物或做剧烈运动，同时也不可过度劳累，多休息，睡眠要充足，并应避免性生活。如果出现出血伴下腹胀痛、腰部乏力或酸胀疼痛等状况，应立即去医院检查。

★ 第三章 ★ Chapter 3

怀孕第三个月

时间一天天过去，胚胎在你的肚子里每天都在成长，从现在开始，胚胎就可以成为胎儿了。本章仍然会细致地为你介绍每一周胎儿在母亲体内的发育状况和孕妈妈每周的身体变化。除此之外，还会为你讲解本月要注意的生活保健方面的常识，对于一些容易在孕期发生的疾病早作预防，保证你健康、顺利地度过孕期。

第一节 孕3月胎儿发育状况

01 第九周胎儿发育状况

恭喜你进入了第九周！从现在开始，胚胎就可以被称做胎儿了。这一周，胎儿的变化巨大，从头部到臀部长22~30毫米，看起来已初具人形。有膜覆盖着胎儿的眼睛，而且眼睛闭得很严，要到第二十七周时才会睁开。胎儿在胚胎时期的小尾巴已经全部消失，现在所有的器官、肌肉、神经开始工作。手腕变得稍微有些弯曲，双脚开始摆脱蹼状的外表，胎儿胳膊已经长出，两手弯曲并相交。胎儿的四肢在生长，但是他的手臂和手比腿和脚发育成熟得快，实际上，他的手看起来仍然像“手桨”，但不要着急，很快就会变成清晰的手指。

02 第十周胎儿发育状况

到本周末，孕妈妈可以稍微松一口气了，因为现在已经度过了最危险的流产期。你的胎儿现在有4厘米长，从形状和大小来说，都像一个扁豆荚。他的肾、肺、生殖器和胃肠系统都已存在，只是还没有发育成熟。他的肝脏继续制造着红细胞，在这之前，卵黄囊一直负责向红细胞提供养料，但现在它已经不再被需要，并开始消失。由于大脑的发育，他的前额位于头部的上端，高高地向前凸出，随后胎儿凸起的前额会后缩，让他看上去更像一个人。胎儿手腕和脚踝发育完成，并清晰可见。胎儿的手臂更长，肘部更弯曲。

03 第十一周胎儿发育状况

胎儿每周都在成长，这真是令人开心的一件事！本周已能够清晰地看到胎儿脊柱的轮廓，脊神经开始生长。你的子宫现在看起来像个柚子，借助多普勒仪器，你可以听到胎儿心脏快速跳动的声音，有些孕妈妈称之为“快速奔跑的小马”。

胎儿身长已经达到4~6厘米，体重达到14克，开始能做吸吮、吞咽和踢腿动作。在本周，胎儿的很多细微之处也开始出现，可清晰地看到手指、脚趾和绒毛状的头发等。胎儿维持生命的器官如肝脏、肾、肠、大脑以及呼吸器官都已经开始工作。胎儿在妈妈肚子里忙着踢腿和伸展，他在子宫中微小的动作优美而舒展。随着他身体的成长发育，胎儿的动作会变得更多、更有力。

04 第十二周胎儿发育状况

怀孕第十二周的时候胎儿身长可达到6.5厘米，透过子宫拍摄的相片显示，胎儿看起来已经比较像个小人了。现在，胎儿头部的生长速度开始放慢，而身体其他部位的生长速度逐渐加快了。手指和脚趾已经完全分开，部分骨骼开始变得坚硬，并出现关节雏形。胎儿身体的姿势变得不那么弯曲而是更直了，他可以做出打哈欠的动作，或许这就是自然之母的神奇之处：胎儿似乎知道，在出生之前只有练习好打哈欠，那么出生后，他才能顺畅地呼吸。

胎儿的肠子最近生长得非常快，有一部分进入脐带里，现在它们开始要转移到腹腔内。他的肾正在向膀胱分泌尿液。

本周胎儿的神经细胞增殖迅猛，而且神经突触（大脑中的神经线路）正在形成。你的宝宝现在可能已经有了更多的反射动作，包括吮吸。如果你用手戳戳肚子，他甚至会动一动，不过，几周之内，你还无法感觉到他的活动。

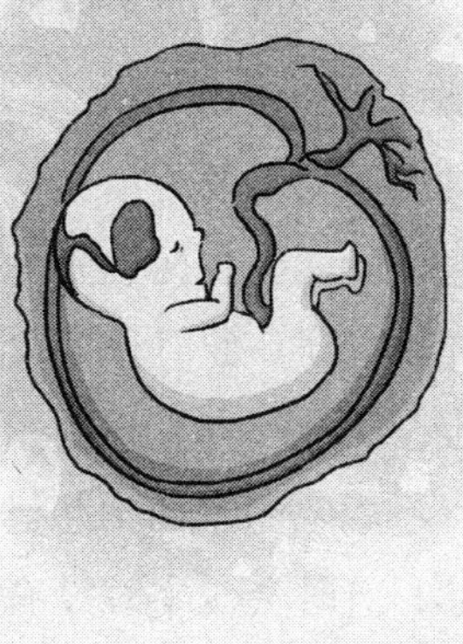

童言无忌

◎ 4岁的女儿总吵着吃零食，妈妈坚持不买。女儿严肃地对妈妈说：“你不给我买零食，我会饿死的，怎么办啊？”

第二节 孕3月孕妈妈身体变化

01 第九周孕妈妈身体变化

此时的孕妈妈体重并没有增加太多，但乳房更加胀大，乳头和乳晕色素加深，腰围增大，这时候需要更换大的胸罩和宽松的衣服。

很多孕妈妈在此时会出现晨昏乏力、身体不适、恶心呕吐等情况。由于子宫扩张压迫膀胱导致尿频，荷尔蒙分泌增多导致情绪烦躁，孕妈妈依然要注意调节自己的情绪，多和家人沟通，保持一个快乐的心情最重要。

02 第十周孕妈妈身体变化

本周你的形象开始发生很大的改变，乳房开始增大，你需要更换大一些的胸罩了。腰围也开始变大，你心爱的牛仔裤只能等到明年再穿了。此时你的食欲也会突然发生改变，从前一直爱吃的东西却不爱吃了，一直不想吃的东西倒想尝一尝。鼻子变得敏感，有时会对平时没有任何反应的食品或做饭的气味，感到一阵阵的恶心、想吐，尤其以晨起为重。经常服用大量的含微量氟的水，这样你会得到充足的氟化物、钙和磷，以保证胎儿的牙齿和骨骼的发育。

此外，这周你的情绪波动依然会很大，刚刚脸上还是晴空万里，可能一会儿就变成乌云密布了。有些孕妈妈可能会对这种变幻莫测的情绪感到不安，但请放心，这都很正常，是孕期雌激素作用的结果。马上你就要进入一个良性发展的时期，保持愉快的心情，让腹中的胎儿与你一起快乐成长吧。

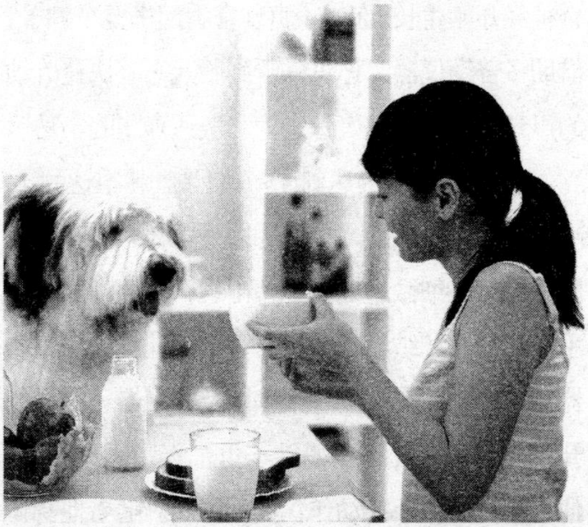

童言无忌

◎ 妈妈："把你爸爸卖了，给你买零食好不好？" 女儿："不行，那样我就没有爸爸了。"

妈妈："我给你找一个新爸爸。" 女儿："不行，新爸爸不爱我。不如我们把爸爸藏起来，再去找一个新爸爸，然后把新爸爸卖了，我们就有钱买东西了，再把爸爸接回来。"

03 第十一周孕妈妈身体变化

本周的你子宫上升到骨盆以上，可以不必为流产而过多地担心了，11 周的时候，胎儿整天忙着在妈妈的肚子里边做伸展运动，一会儿伸伸胳膊，一会儿踢踢腿，你的肚子经常从表面看上去凹凸不平就像一个水球。而且你会发现在腹部出现一条深色的竖线，这就是妊娠纹。从现在开始，胎儿的骨骼细胞发育加快，肢体慢慢变长，逐渐出现钙盐的沉积，骨骼变硬。

因此，孕妈妈从现在开始就要多喝牛奶，每天多吃一些高钙食品。由于钙离子与骨骼肌肉的兴奋性密切相关，孕妈妈血钙低到一定程度就会引起小腿肌肉痉挛，抽筋大多发生在夜间。这时还可以适当进行室外活动，多接触日光照射。

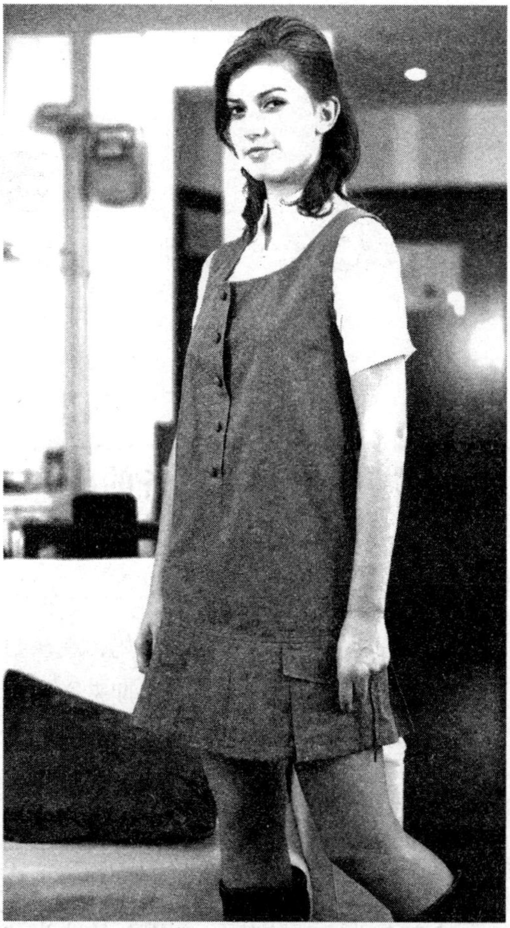

04 第十二周孕妈妈身体变化

在这周你可能会发现妊娠纹加深了或者才开始出现；也许你的面部还出现了褐色的斑块，不必太担心，这些都是怀孕的特征，随着分娩的结束，斑块会逐渐变淡或消失。本周乳房会更加的膨胀，乳头和乳晕的色素加深，同时阴道有乳白色的分泌物流出。

本周孕妈妈的子宫随着宝宝的长大逐渐增大，在肚脐和耻骨联合之间可以摸到子宫上缘。现在，你的胃部的肌肉开始消退，大便更硬、更干燥且体内充满气体。由于子宫太大了，不再能适应它正常的位置——骨盆，它正在向腹部平和地推进。过去宽松的衣服，现在虽然还可以穿，但是你会明显感觉到腰变粗了，同时你的臀部正在变宽，这是为子宫的生长腾出更多的空间。如果你白天基本上都是坐着的，你会觉得尾骨有些疼痛。由于体内血液增多，心跳也会加快。呼吸时，你会比平常多吸入 40%～50% 的空气，你的肋骨架也在扩展，这也就是说，胸罩的尺寸要比平常再大一号。

童言无忌

◎ 妈妈感冒了，女儿认真地对妈妈说：“妈妈，我有个好办法，我把你鼻子揪下来，你感冒了就不打喷嚏了。”

第三节 孕3月孕妈妈生活指南

01 孕3月你该准备的事

建立孕检档案

还没有建立孕检档案的孕妈妈，现在要准备建档了。孕检档案对整个孕期来说非常重要，医生为每位孕妈妈作各项产检时，会依据手册内记载的检查项目分别进行并作记录。一般来说，孕妈妈大多会在建档的医院分娩，因此，要选择最适合自己的医院。

大部分公立医院从孕12周开始才为孕妈妈建立生育档案。只有建立生育档案后，医院才会接受孕妈妈在此生产，并预留床位。而建立生育档案需要到户籍或者档案所在地办理相关手续。所以如果决定在公立医院分娩，那么这个月里必须要确定分娩的医院，并办理完手续，以免遇到生育高峰时医院没有床位、无法接受生产预约的情况。

安排好自己的工作

本月，孕妈妈还要安排好自己的工作，因为在生产之后的半年里，你几乎都没有办法正常工作。

准备新的文胸和鞋

本月，由于孕妈妈的乳房更加胀大，原先的文胸可能已经不适合你了，穿上难免有些紧绷。所以需要准备一件大罩杯的文胸。而孕妈妈也不能再像以前一样穿高跟鞋了，为了宝宝的安全起见，建议你换一双更宽松、舒适的平底鞋。

02 孕妈妈如何选择合适的鞋

运动休闲鞋

普通休闲鞋的设计不能适合孕妈妈脚形的变化，因而穿着时感到极不舒服。而不好的材料做成的运动鞋不透气，也会加重脚的水肿。因此，要尽量避免穿人造皮鞋或用尼龙皮革做的鞋。而孕妈妈长期穿着平跟鞋，一般是脚跟先着地而脚心后着地，既不能维持足弓吸收震荡，又容易引起肌肉和韧带的疲劳及损伤，不利于胎儿的生长；而且在产后会出现产后腰腿疼的后遗症。

童言无忌

◎ 我不小心碰到了门后的宝宝，连连紧张地对她说："对不起，对不起！"小家伙却一脸坏笑地看着我说："妈妈，你还没说sorry呢！"

拖鞋

它的健康隐患为鞋底的防滑功能差，很容易导致扭脚、跌跤等现象，严重危害孕妈妈的健康，甚至导致早产、流产等现象的发生。因为孕妈妈在怀孕期间身体的重量一般增加15千克左右，走路时对腿和脚的压力就大了许多，重心也发生了改变。还有一点就是孕妈妈的汗腺分泌旺盛，脚部的汗液多，容易形成汗脚，穿橡胶或塑料拖鞋时有可能引发皮炎，过敏性体质的孕妈妈尤为明显。皮炎刚发病时只是脚背发红，可能感到有些瘙痒，因此许多人误认为是“足癣”或“湿疹”。而且拖鞋如果穿太久了，中底部位就会凹陷下去，孕妈妈就如同没有穿鞋子走在硬硬的地上，容易引起疲劳，进而损伤胎儿的发育。

皮革鞋

它的通气性较差，行走后足部散发的汗气无法及时消失，尤其是汗脚者更甚，这就给厌氧菌、霉菌等创造了良好的生长和繁殖环境，因此穿皮靴易得脚气病也就不足为怪了。而且孕妈妈由于脚肿起来，变得对皮革的敏感度增加，皮革很容易让孕妈妈觉得脚硬梗梗的，更不利于孕妈妈的走路，导致产后出现腰腿疼的后遗症。

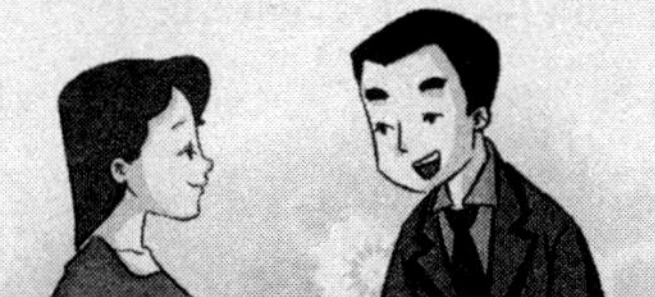

所以，孕妈妈在选鞋时，除了讲究舒服、保暖外，还一定要考虑到足弓的需要。因为脚的柔韧度主要靠足弓来完成。足弓除了可以吸收人行走时的震荡外，还可以保持身体平衡。因此，高跟鞋和完全平底的鞋都不适合孕妈妈，而高度2厘米左右，有弹性、用柔软材料做成的宽松的帮面，后跟比较宽大、结实的鞋才是孕妈妈的最佳选择。

03 孕妈妈如何睡得更安稳

你家的枕头该换了吗

又旧又脏的枕头容易滋生霉菌、螨虫，引发过敏或者呼吸道疾病。怀孕女性出于对自己和胎儿的保护，更应注意及时更换枕头。

判断是否该换枕头的简便自查标准：

① 在没有其他身体疾病的情况下，晨起后常常觉得颈部麻木、酸胀。

② 枕头已失去弹性，需要拍打好一阵才能使其恢复一些弹性。

③ 在好不容易调整完枕头之后，它又迅速回复扁平状。

④ 枕头有结块、凹凸不平的现象，且填

童言无忌

◎ 爸爸：“儿子，妈妈好吗？” 儿子：“妈妈好。”
爸爸：“爸爸好吗？” 儿子：“爸爸不好。”
爸爸：“哪里不好？” 儿子认真地说：“爸爸肚子太大，不好。”

充物有受潮的异味。

温馨小贴士

条件许可的话，孕妈妈不妨从获悉怀孕后就更换枕头。一个舒适、干净的枕头，能带给你生命中最重要的10个月的优质睡眠！

枕头使用多长时间更换合适

有很多人每4年才换一次枕头，其实枕头应该是每1～3年就更换一次。因为又旧又脏的枕头容易滋生霉菌、螨虫，引发过敏或者呼吸道疾病。选购的枕头应该方便清洗并可烘干，这样枕头才可用得长久，你的睡眠健康也可获得保证。

你睡前的心情好吗

坚持列一个“要事”清单，在晚饭时把单子列好，等到第二天再去处理单子上的事情，要确保吃晚饭时把所有的杂事都处理完，这样在上床睡觉前你就可以放松一下了。如果你是那种半夜会因为想起某件紧迫工作而醒来的人，那就在床边放一个记事本，这样就可以赶快把事情记下来，然后就可重新入睡了。

怀孕之初，很多孕妈妈会因为新生命的到来和即将发生的人生重大转变而心事重重。吃一些清淡的小点心，洗个温水澡，尝试做瑜伽，等等，这些都会使心情得到放松，从而更快、更好地入睡。

你的睡眠姿势正确吗

怀孕后，胎儿在母体内不断生长、发育。为了满足和适应胎儿的需要，孕妈妈全身生理功能和结构都会发生一些变化。特别是子宫逐渐增大，子宫的血流量也大大增加。到了临产前，整个腹部几乎都被子宫所占据，这必然对心脏、肺、泌尿器官产生不同程度的推移或挤压。

如果孕妈妈这时采取仰卧位睡觉，增大的子宫压在子宫后方的主动脉上，子宫的供血量明显减少，直接影响胎儿的营养和发育。如果孕妈妈患妊娠中毒症，仰卧位睡觉会影响肾脏的血液供应，如血流量明显减少，排尿量也随之减少。孕妈妈身体内的钠盐及新陈代谢过程中产生的有毒物质不能被及时排出，将加重妊娠中毒症的病情，出现血压升高、蛋白尿、下肢及外阴部水肿，甚至发生抽筋、昏迷，医学上叫做“子痫”。处理不当，将威胁母子的生命安全。

怀孕期间，经常右侧卧也不利于胎儿的发育和分娩。由于子宫的不断增大，使腹内其他器官受到挤压。有时，下腹腔内乙状结肠受到挤压，使孕妈妈的子宫不同程度地向右旋转，从而使维护子宫正常位置的韧带和系膜处于紧张状态。系膜中营养子宫的血管受到牵拉会影响胎儿的氧气供应，造成宫内胎儿慢性缺氧，严重的还会引起胎儿窒息或死亡。

怀孕期间合理的睡眠姿势是左侧卧位，这样可以避免上述病变的发生。为确保宝宝、自身的健康，你从怀孕6个月以后，一定要

童言无忌

◎ 6岁的儿子兴冲冲地从小朋友家回来了，嚷嚷道：“妈妈也去医院吧！”一头雾水的妈妈赶紧问道：“为什么让妈妈去医院啊？”儿子马上答道：“去医院生个小弟弟给我啊，你看丫丫也有小弟弟了，她妈妈是在医院生来小弟弟的，我也想要小弟弟。”

养成左侧卧的习惯。

温馨小贴士

睡前尽量避免饮用含咖啡因的饮料，如汽水、咖啡、茶，如果实在想喝，也要在早晨或下午午睡后饮用。这样，到晚上入睡时就没那么兴奋了。

你睡觉前会喝很多水吗

怀孕期间，最令人讨厌的一件事可能要数半夜起床数次去卫生间小解。如果入睡前几小时内能控制喝水的量，可减少半夜起床方便的次数。

需要提醒的是，怀孕期间使身体保持充足的水分很重要，所以，你应当确保在白天或其他时段充分“补水”。

04 合理调节营养与饮食

孕妈妈饮食禁忌

由于早孕反应，以及增大的子宫压迫胃和其他消化器官，孕妈妈常常会出现消化不良、食欲缺乏等情况。这个时期，孕妈妈可适当加重饭菜口味，但仍需忌辛辣、过咸、过冷的食物，最好以清淡、营养的食物为主。

尽量少食刺激性食物，如辣椒、浓茶、咖啡等，不宜多吃过咸、过甜及过于油腻的食物；绝对禁止饮酒、吸烟。少食多餐，以避免胃太空或太饱。孕妈妈不必拘泥于一日三餐的固定模式，根据自己的胃口进食，不必刻意多吃或少吃什么。想吃就吃，但别吃得过于痛快。少吃多餐和能吃就吃，是这段时期孕妈妈饮食的主要方针。这段时期，如进食的嗜好有所改变也不必忌讳，吃些酸的食品可以增进食欲。

孕妈妈要少吃动物肝脏，少吃油炸食品，少吃高脂肪食物，最好别喝刺激性饮料。应多吃粗粮，少吃罐头食品。孕妈妈要开始调整自己的食盐量，控制在每日5~6克为宜。因为盐中含有大量的钠，会导致水肿或血压升高，甚至引起心力衰竭等疾病。

营养饮食须知

在孕早期孕妈妈常常会出现一些生理反应，如恶心、呕吐、食欲缺乏、偏食等，严重者甚至会引起各种营养素的缺乏。所以下面五方面的营养饮食最好有所注意：

◆ 选择易消化和吸收，同时又能减轻呕吐的食物，如鱼、鸡、蛋、奶、豆浆、酸奶、冰激凌等。

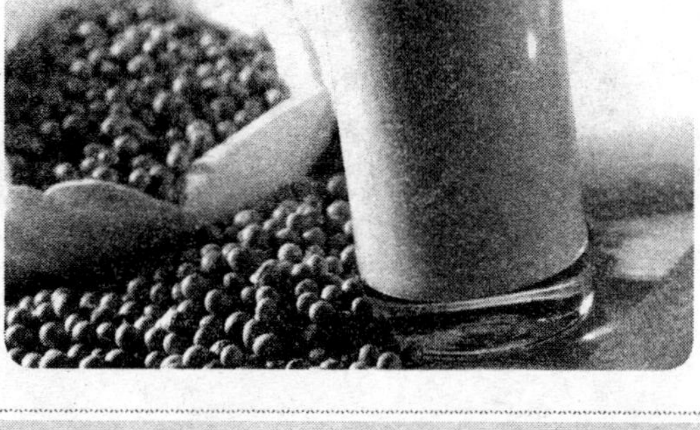

◎ 刷着牙的5岁儿子猛然一回头来了句：“妈妈，你这样看起来真美！”心里美滋滋的妈妈故意问道：“哎哟，我的宝贝嘴怎么这么甜啊？”“呵呵，因为我刷牙了啊！”儿子一脸认真地回答。

◆ 选择增进食欲的食物，如番茄、黄瓜、苹果等。

◆ 怀孕后，很多孕妈妈饮食习惯会发生变化，因此烹调要符合口味。

◆ 少食多餐，想吃就吃。

◆ 进食过程中保持心情愉快。

全面补充各类营养

孕3月孕妈妈的营养饮食应该丰富、全面，主要包括以下几类：

◆ 多食蛋白质含量丰富的食品，如瘦肉、肝、鸡、鱼、虾、奶、蛋、大豆及豆制品等。

◆ 保证充足的糖类，如五谷、土豆、白薯、玉米等杂粮。

◆ 保证适量的植物性脂肪，如豆油、菜油、花生油和橄榄油。

◆ 补充维生素，多吃新鲜蔬菜和水果。

◆ 适量增加无机盐的摄取，如钙、铁、锌、铜、锰、镁等，其中钙和铁非常重要。

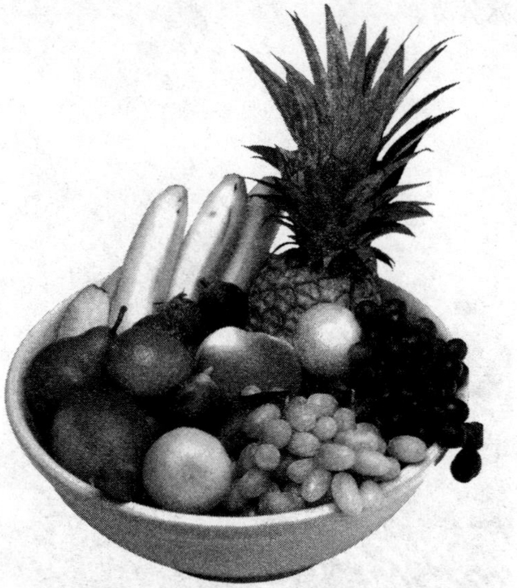

镁不仅对胎儿肌肉的健康至关重要，而且有助于骨骼的正常发育。研究显示，怀孕头3个月摄取的镁的数量关系到新生儿身高、体重和头围大小。此外，镁对孕妈妈子宫肌肉的恢复也很有好处。维生素A贯穿于胎儿发育的整个过程，它在保证胎儿皮肤、胃肠道和肺部健康方面发挥着非常重要的作用。因此，孕3月的主打营养是镁和维生素A。富含镁的食物主要有绿色蔬菜、大豆、南瓜、甜瓜、坚果、葵花子、色拉油、全麦食品等；富含维生素A的食物主要有甘薯、南瓜、菠菜、杧果等。

05 孕3月孕妈妈营养食谱

烘肉蛋饺

◆ 材料：鸡蛋4个，猪肉60克，慈菇3个，青菜150克，葱3克，虾米3克。

◆ 调料：豆油、盐、水淀粉、猪油（熟化）各适量。

◆ 做法：用温热水泡洗虾米，切碎；慈菇去皮，洗净，用刀拍破，剁细；青菜洗净，切成片；葱洗净，切成细花。猪肉洗净，剁成碎末，加入慈菇、葱花、虾米、淀粉、豆油，调成馅儿待用。蛋打散于碗中，加盐用筷子调匀，制成蛋汁；放少许猪油于炒菜用的锅内，置火上，然后倒出油，随即将一大匙蛋汁倒于锅内，将手柄一转，使蛋汁在锅内成圆的饺皮形，趁蛋汁未全干时，急取肉馅放上，用筷子将蛋皮折合做成蛋饺；如法再做其余的蛋饺，直到将蛋汁做完为止；放汤少许于

童言无忌

◎ 妈妈告诉儿子说吃糖会上火，儿子马上剥开了糖问：“妈妈，糖剥开了能吃吗？”妈妈说剥开了也不能吃。儿子俏皮地说：“妈妈，既然糖剥开了，就给我吃一粒吧！”

锅内，加猪油，放入青菜微煮再加盐，调好后放入蛋饺，小火烘5分钟至熟。

草莓薏仁优酪

◆ 材料：草莓6颗、优酪1盒、薏仁100克。

◆ 做法：将薏仁加水煮开，水沸后等薏仁熟透、汤汁呈浓稠状即可（约1小时）；放凉后摆冰箱备用；草莓洗净，去蒂，切半，摆入盘中；浇入优酪、薏仁，即可食用。

◆ 功效：清毒、美白、去积水。草莓的维生素C含量颇高，必须趁新鲜食用。优酪除了比牛奶拥有更多的营养，常吃还可以保持消化道顺畅、排除宿便。薏仁含有的高纤维能促进肠胃蠕动，本身的热量又低，常吃可以排除体内多余的积水和毒素，让皮肤黑斑尽去、焕发光泽。

鸡蛋炖豆腐

◆ 材料：去除边皮的豆腐1小块，生鸡蛋1个，蚕豆10粒，虾仁2两，苋菜若干，精盐、淀粉各适量。

◆ 做法：豆腐碾碎成泥状，拌入打散的蛋液，加入盐、水适量，拌匀，放入蒸碗内；蚕豆烫熟，去除外皮后，排在四周，一同入锅蒸10分钟；苋菜洗净切碎备用，将虾仁洗净，沥干，拌入盐、淀粉适量，略腌；将盐、淀粉拌和，倒入锅内，烧开；放入虾仁煮熟，稍后放入苋菜，一起炒至汤汁黏稠时熄火；取出蒸好的鸡蛋豆腐，浇上虾仁苋菜即可。

◆ 功效：豆腐含有丰富的钙质，鸡蛋的蛋白质很多，很适合需要补钙、补蛋白质的你。

蜜烧红薯

◆ 材料：红心红薯500克，大枣、蜂蜜各100克，冰糖50克，植物油适量。

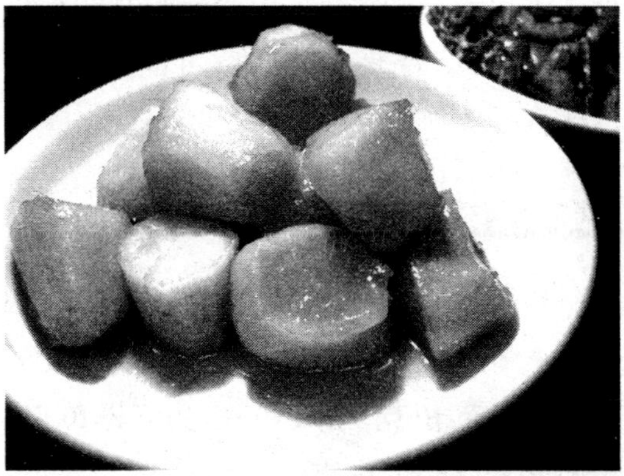

◆ 做法：红薯去皮，洗净，切成橄榄状；大枣洗净，去核，切成细末；锅置火上，放油烧热，下红薯炸至外表起壳，捞出，沥油；锅复上火，清水烧沸，放入冰糖溶化后，倒入红薯；大火烧至汁稠，加入蜂蜜，撒入大枣末推匀，再煮5分钟装盘即成。

◆ 功效：晶亮红润，甜软味香；红薯含有大量胶原和黏多糖物质，是多糖蛋白质的混合物，也富含纤维素；蜂蜜有补中润燥、缓急解毒的功效，经常吃能祛病强身，促进胎儿生长发育，防止便秘。

丝瓜金针菇

◆ 原料：丝瓜100克，金针菇100克，盐、水淀粉、植物油各适量。

◆ 做法：丝瓜洗净，去皮，切段，用盐腌一下，避免发黑；金针菇洗净，放入沸水

童言无忌

◎ 我和3岁的儿子躺在床上，突然儿子趴到我怀里说道："美女，亲下嘛！"当我亲了他后，他又对爸爸说："美女爸爸，亲下嘛！"

中略焯一下，立即捞出，沥干；锅中放油烧热后，放入丝瓜快速翻炒，再放金针菇同炒，用盐调味；出锅前用水淀粉勾芡，炒匀即可。

◆ 功效：在炎热的夏天，食用此菜既能补充营养，又有清热、通便的功效。而且丝瓜中维生素C、维生素B_1含量很高，有利于大脑发育，对于孕妈妈和胎儿的成长都有益处。

美味八珍鸡

◆ 主料：母鸡1500克，猪肉（瘦）250克。

◆ 辅料：党参15克，茯苓12克，甘草5克，熟地黄10克，当归10克，白芍药10克，白术10克，杜仲15克。

◆ 调料：大葱10克，姜10克，精盐8克，料酒10克。

◆ 做法：将党参（或人参3克）、茯苓、甘草、熟地黄、当归、白芍药、白术、杜仲8种药配齐，洗净，放入干净纱布袋内，扎口；将母鸡宰杀整好，放沸水中氽2分钟，捞出，沥水；洗净猪肉，切块；将鸡、猪肉、药袋共放入大沙锅中，加清水，先旺火烧开，加葱（切段）、姜（切块）、精盐、料酒，再以小火慢炖1小时，起锅即成。

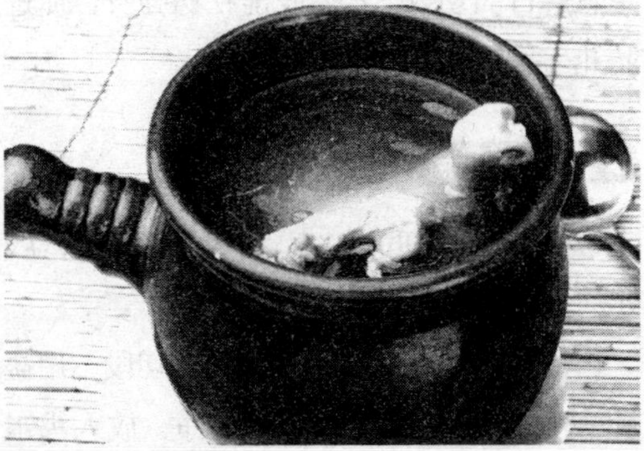

◆ 功效：益气补血，固肾安胎；汤味可口，汁浓味香，营养丰富；气血两虚的先兆流产者食用此菜，大有裨益；习惯性流产者在怀孕时期还未出现先兆流产症状之前食用此菜，有很好的预防作用。

糖醋鲷鱼片

◆ 材料：鲷鱼200克，洋葱、豌豆荚、地瓜粉、胡萝卜、水淀粉、葱末、香菇、姜末各适量。

◆ 调料：白糖、醋、番茄酱、酱油、米酒各适量。

◆ 做法：鲷鱼切片，加酱油、米酒腌约30分钟；洋葱、胡萝卜洗净并切片备用；香菇加水、泡软，切片；将腌好的鱼片蘸上地瓜粉，炸熟备用；另起油锅，爆炒洋葱、豌豆荚和胡萝卜，然后再爆香姜末、葱末及香菇，再加适量糖、醋、番茄酱及水淀粉拌匀煮沸，淋在鱼片上即可。

烧茄子

◆ 材料：茄子300克、猪瘦肉100克、鸡蛋1/2个。

◆ 调料：酱油、料酒、醋、精盐、味精、糖、葱、姜、蒜、淀粉、油各适量。

◆ 做法：先把茄子去皮、去蒂，切成大片，并在片面上剞一些花刀，间隔为0.2厘米。再以2厘米的间距顺花刀方向切成长条；将猪肉洗净，切成片，放入酱油、料酒、精盐、淀粉、鸡蛋，抓匀后备用；将葱、姜、蒜洗净，

童言无忌

◎ 上小学一年级的儿子："娘，我写好字了。" 妈妈："你是跟谁学的啊，叫我'娘'呢？"
儿子："不是你说的吗？那天我问你，我的新衣服谁买的，你说'是你老娘我买的'。所以我就把'老'字去掉，叫你'娘'了呀！"

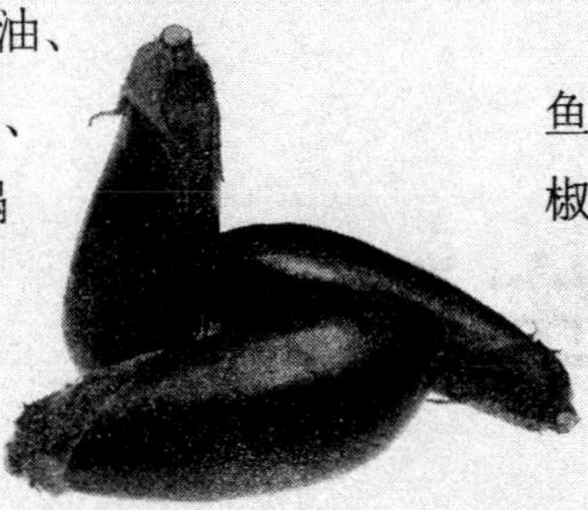

切片，放在碗中，加入酱油、料酒、醋、盐、味精、糖、淀粉及水调成汁；炒锅上火，加入油，将肉片煸熟后，放盘中备用；最后炒锅上火，加油，将茄块放入，不停地翻炒，使茄块均匀沾上油；当茄块炒熟炒透后，加入肉片煸炒几下，倒入汁并迅速翻炒，使汁均匀裹在原料表面，即可装盘。

板栗烧子鸡

◆ 原料：板栗 10 颗，子鸡 1 只，蒜、精盐、糖、料酒、酱油、高汤各适量。

◆ 做法：将板栗划开一小口，大火煮 10 分钟捞出，剥去外壳；将子鸡肉洗净，切块，放酱油、糖、精盐、料酒腌制 10 分钟；锅中加高汤、酱油、板栗、鸡块同煮，煮至板栗熟烂。再掉转大火，加入蒜瓣，继续焖 5 分钟即可。

◆ 功效：板栗中含丰富的不饱和脂肪酸和维生素、无机盐；板栗是糖类含量较高的干果品种，能供给孕妈妈较多的热能，具有益气健脾、厚补胃肠的作用。常吃板栗不仅可以健身壮骨，还有消除疲劳的作用。而且炒熟的板栗味道香甜、可口，是一道非常不错的美食。

鱼米满堂

◆ 材料：黑鱼 1 条，鸡蛋 3 个，青椒、胡萝卜各 1 只，酒、精盐、胡椒粉、味精、淀粉各适量。

◆ 做法：取黑鱼中段去皮、去骨，再将鱼肉切成黄豆大小的丁状，放入盐、酒、胡椒粉、味精、水淀粉调和，搁置 1 小时；将青椒、胡萝卜也切成黄豆大小的丁状，分别在油锅内炒熟；将鸡蛋的蛋黄、蛋清分开，分别打散蒸熟，切成小丁备用；将油放入炒锅中烧至四五成熟，将鱼丁入锅内滑开，用漏勺盛起；在炒锅内放入少许油、鲜汤、精盐、味精，烧开，用淀粉勾芡，最后倒入鱼丁、蛋丁、青椒丁、胡萝卜丁，翻锅盛起装盘。

◆ 功效：鱼肉含有丰富的蛋白质、脂肪、维生素等营养素，尤其富含钙和磷，对胎儿骨骼发育有良好的作用。孕妈妈常食，可醒脾开胃、利浊止呕，适合恶心呕吐、不思饮食的孕妈妈食用。

牛蒡炒肉丝

◆ 原料：牛蒡根 200 克，猪里脊肉 100 克，鸡蛋 1 个，葱末、姜末、精盐、酱油、醋、料酒、水淀粉、植物油各适量。

◆ 做法：将猪肉洗净切成丝，放入碗中加盐、料酒、鸡蛋液、水淀粉拌匀；牛蒡洗净切细丝，用水浸泡；锅中放油烧热后，倒入肉丝炒散，立即盛到盘中；锅内留一点儿油，烧热时，放葱末、姜末炒出香味，烹入醋、料酒，倒入牛蒡丝、精盐翻炒，再加入酱油、肉丝炒匀；出锅前用水淀粉勾芡即可。

◆ 功效：牛蒡中的膳食纤维可以促进大肠蠕动，帮助排便；可以减少毒素、废物在体内积存，对于孕妈妈和胎儿来说比较安全。

童言无忌

◎ 妈妈：“儿子，今天是元宵节，我们吃元宵和饺子。”儿子：“怎么还吃饺子，元宵节也是饺子节吗？”
妈妈：“元宵节也可以吃饺子啊！我们元宵、饺子都吃。”
儿子：“那今天是饺子元宵节。”

第四节 孕妈妈生活保健

01 孕3月生活保健及细节

早晨一杯水好处多

早晨空腹喝一杯新鲜的白开水能很快被胃肠吸收进入血液，使血液稀释、血管扩张，从而加快血液循环。胃肠受到柔和的刺激，消化液就会充分分泌，从而使孕妈妈食欲增加；肠胃蠕动起来，有利于定时排便，防止痔疮、便秘的发生……这是一系列的良性循环。同时，这也会让你神清气爽起来。

远离有害物质

仍要记得避免接触化学毒品（如铅、汞）及X线等。避免各种感染，如风疹、流感、巨细胞病毒及弓形虫感染等。

节制性生活

准爸爸孕妈妈在孕早期一定要克制一下自己的欲望。这是因为早期胎盘功能尚未成熟，易流产，所以那些“性急”的孕妈妈爸爸们要稍忍一下，到下个月就可以慢慢恢复了。

运动要缓

避免做剧烈运动，不要长途旅行，以免发生危险时得不到及时救助。也不要长时间骑自行车或乘坐越野车等，尤其是在不平坦的道路上，这样易使盆腔充血而导致流产。如果要骑车一定要选择平坦路面，时间也应控制在半小时以内。

妈妈多吃鱼，宝宝更聪明

孕妈妈要适当多吃些鱼，如一周内吃1～2次。胎儿一般会发育较好，到出生时也会较一般婴儿更健康、更精神。这是因为鱼肉的蛋白质含量丰富，远高于其他肉类，含有多种人体必需氨基酸，属于优质蛋白质，消化率高达85%～95%，极易于消化。鱼类还含有丰富的维生素A、维生素D，无机盐含量也很高，常见的钙、磷、铁、锌、碘、钾等都很多。还有一点，鱼的脂肪含量少，但质量高，鱼油多为不饱和脂肪酸，不仅可预防心血管病，而且有利于胎儿的神经系统发育。胎宝宝此时脑细胞分裂、生长特别迅速，需要的营养物质多，是补充DHA和EPA的良好时机。所以，

◎ 老公的手机是彩铃声。一天，我给老公打电话，电话刚接通，宝宝就把电话抢过去放在耳朵边听。听了一会儿，他突然对着电话大声说：“爸爸，你别唱了，快跟我说话！”

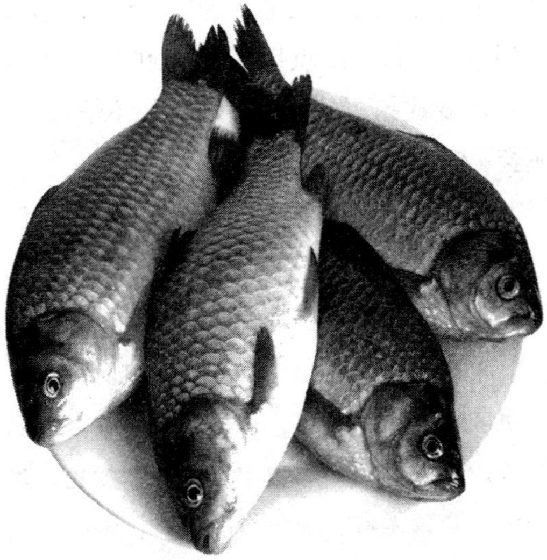

孕妈妈多吃鱼对胎儿的脑发育有极大的好处。在婴儿期，妈妈进行母乳喂养也会使宝宝获得更多的脑营养物质。

需要注意的是，吃鱼一定要吃新鲜的鱼，买回活鱼、冰鲜鱼回家自己加工是首选，无论是清蒸、红烧，还是做成鱼汤都可以。罐头装的鱼要少吃，因为罐头鱼在加工过程中不免会加入防腐剂之类的添加剂，如果罐头鱼中含有超标的有害物质就可能对胎儿造成危害了。

02 孕期不能戴隐形眼镜

孕期不能戴隐形眼镜。怀孕期间由于孕妈妈角膜的含水量比常人高，角膜透气性差，此时如果戴隐形眼镜，容易因为缺氧而导致角膜水肿，从而对眼睛造成危害。

同时，孕妈妈的角膜曲度也会随着怀孕周期及个人体质的改变而改变，使近视的度数增加或减少。如果勉强戴原先的隐形眼镜，容易因为不适而造成眼球新生血管明显增长，甚至导致角膜上皮剥落。此时，一旦隐形眼镜不洁，则更易滋生细菌，造成角膜发炎、溃疡，甚至失明。所以，经常戴隐形眼镜的孕妈妈此时为了自己和宝宝的安全，最好改戴框架眼镜。

03 孕妈妈该怎么穿防辐射服

辐射在哪里

在我们的日常生活中，辐射可以分为以下两种：

◆ 天然产生的辐射。这是指人类生活环境中天然存在的辐射。包括宇宙线、来自地表的辐射线、人体内的辐射线等。这些辐射有的来自太阳及其他星球，而我们的身体本身也会放射辐射线，天然辐射对健康是无害的。

◆ 人工产生的辐射。这是人类生活的环境中所产生的辐射，如电脑辐射、手机辐射、家电辐射，以及医疗上的放射线等。人类在享受电磁辐射所带来的便利的同时，也在不断受到它的负面影响。

为了避免生活中的这些辐射对胎儿可能造成的危害，建议孕妈妈在孕期穿上防辐射服，这样孕妈妈、胎儿更放心。

怎样选择防辐射服

防辐射服款式的选择：

防辐射服的款式有防辐射肚兜、吊带、

童言无忌

◎ 3岁女儿："我们都去姥姥家了，爸爸一人在家，被狼吃了怎么办啊？"
妈妈："要不，你在家陪爸爸吧？" 女儿："不行。"
妈妈："那怎么办呢？" 女儿（认真思考）："那就再找一个爸爸吧！"

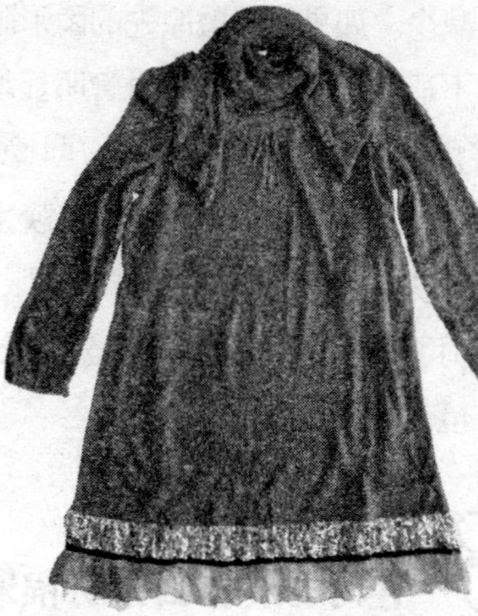

围裙、马甲、孕妇裙、孕妇套装。这些款式该如何选择呢?

春夏可以选择孕妇裙或者肚兜，秋季选择套装或者围裙或者吊带都可以，冬天可以选择套装或者马甲。另外，要看孕妈妈的工作性质及周围的辐射环境。如果其周围辐射很强，建议选择防辐射马甲，这样对自己及腹中的胎儿有最强的保护；如果其周围辐射很弱（如没有接触电脑，同时很少接触其他电器），可以选择防辐射肚兜。孕妇即使在其周围辐射源很弱的情况下，怀孕3个月以上也建议选择防辐射马甲，这样可更好地保护胎儿的健康。

防辐射的面料有以下几种：

◆ 金属丝面料，这种防辐射孕妇装有较好的手感和透气性，可以轻柔水洗。缺点是金属丝易折断，影响屏蔽效果。因为是金属丝，多数都是采用不锈钢，对于孕妈妈敏感的肚子来说是不适合的（有可能会引起肚皮过敏）。

◆ 涂层面料，屏蔽效果好（手机辐射基本上是包得住的），但是手感硬，透气性不好，不能水洗。最大缺点是镀在表面的金属物容易脱落变成粉末状，若被孕妈妈不慎吸入，则会影响胎儿的健康。

◆ 纤维镀银的防辐射服装，其屏蔽值较高，同时具备杀菌、透气功能。缺点是容易氧化，易变色。

◆ 离子银面料，柔软、透气、轻薄，具有抗菌、抑污的功效，效果持久，并且可以水洗，即使长期穿着也不会氧化、变色，是一种安全、无毒、绿色产品布料，不会对人体有不良反应。经国家权威检测中心测试，在10～3000Hz超宽频对电磁辐射的屏蔽效果可达99.99%以上。古时代就有穿金戴银的习惯，因为金、银都是不会对皮肤产生过敏反应的。

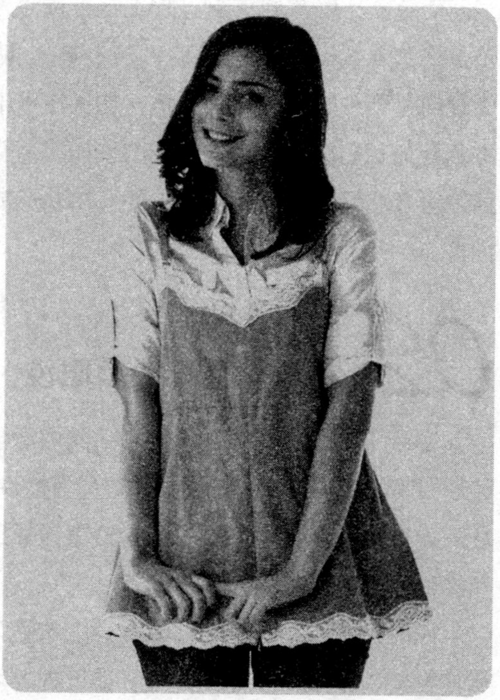

童言无忌

◎ 宝宝1岁2个月的时候，带他去外婆家。在火车站看到一辆火车在清理排水，宝宝大声地说:“妈妈，快点看呀，火车尿尿了。”

● 防辐射服不可久穿 >>>>

孕妈妈长时间穿防辐射服容易使胎儿处于封闭状态，不利于身体的发育。因为地球本身就是一个大磁场，人类需要这样的自然环境。另外，防辐射服会阻挡紫外线，影响孕妈妈和胎儿晒太阳的效果，容易缺钙。

所以孕妈妈穿防辐射服需注意三点：

◆ 有需要时再穿，如身边有微波环境或强大的电磁辐射。

◆ 及时脱换，在没有辐射的环境下尽量脱下防辐射服，让肚子里的宝宝“透透气”。

◆ 晒太阳时不穿。

04 孕妈妈用药八大原则

孕妈妈的体质不同于常人，任何疾病对宝宝都可能产生不利的影响，有的甚至可能导致畸形。因此，建议孕妈妈最好做好疾病的预防工作，远离一些致病源，尽量少串门，少去或不去医院探望病人，并随时令和天气的变化及时增减衣物，避免疾病的发生。

孕早期应避免各种发热性疾病，此类疾病可能会影响胎儿发育，严重者可能导致胎儿神经管畸形。因此一旦发烧应快速物理降温，积极就医，治疗原发病。

此外，孕期不要用过热的水及洗过长时间的热水浴，避免接触高热环境，不宜做剧烈运动及进行劳动强度大的重体力劳动，以免导致物理性产热，造成不良影响。

孕妈妈用药对胎儿有影响，所以有些人

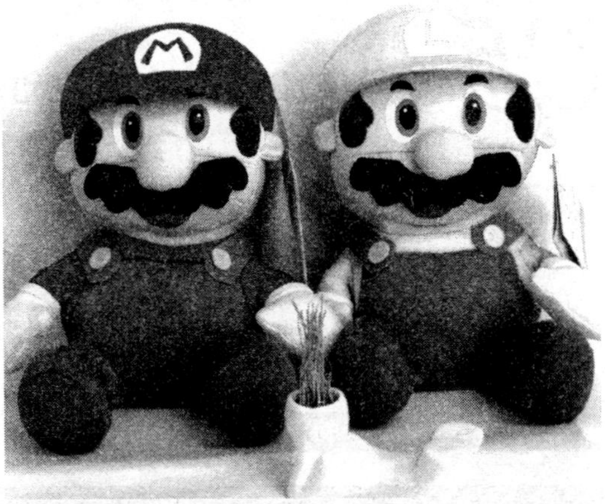

对医生开的药一概不用，而有些病不及时治疗会加速对孕妈妈身体的危害，继而影响胎儿。因此，孕妈妈用药需慎重，但也不可当用不用。

◆ 任何药物的应用均应在医生、药师的指导下服用。

◆ 能少用的药物绝不多用；可不用的，则不要用。

◆ 必须用药时，则尽可能选用对胎儿无损害或影响小的药物；如因治疗需要而必须较长期应用某种可致畸的药物，则应终止妊娠。

◆ 切忌自己滥用药物或听信“偏方、秘方”，以防发生意外。

◆ 避免应用广告药品或不了解的新药。

◆ 服用药物时，注意包装上的“孕妇慎用、忌用、禁用”字样。

◆ 根据治疗效果，尽量缩短用药疗程，及时减量或停药。

◆ 孕妈妈误服致畸或可能致畸的药物后，应找医生根据自己的妊娠时间、用药量及用药时间长短，结合自己的年龄及胎次等问题综合考虑是否要终止妊娠。

05 孕早期阴道炎的预防和治疗

孕妈妈为什么容易得阴道炎

女性在怀孕后激素水平升高，阴道酸碱度改变、分泌旺盛、外阴湿润，有利于霉菌生长，所以很容易患阴道炎。霉菌性阴道炎在孕妈妈中最为常见。

孕期最常见的三种阴道炎

疾病名称	发病原因
霉菌性阴道炎	妊娠期间，胎盘分泌大量的雌激素和孕激素。雌激素使得体内合成很多的糖，虽然这是胎儿发育所需，但由于阴道上皮里面也有很多的糖分，这就给寄生在那里的念珠菌提供了很好的营养和生长条件。
滴虫性阴道炎	滴虫主要寄生于泌尿生殖系统，由于孕期阴道酸碱度改变而发作，也可由直接或间接方式感染，是孕期常见的阴道炎。
细菌性阴道炎	细菌性阴道炎实际上是寄生在阴道内的正常菌群平衡失调而引起的阴道感染性疾病。国内有数据显示，孕妈妈中患病率为 12.5%。

如何判断是否得了阴道炎

◆ 霉菌性阴道炎常见症状：外阴瘙痒、灼痛，严重时坐卧不安，异常痛苦，还可伴有尿频和尿痛。部分患者阴道分泌物增多，分泌物白色稠厚，呈凝乳或豆腐渣状。

◆ 对孕期的影响：一般来说，孕早期的3个月不需治疗。如果发展严重，医生会在孕3个月后酌情用药治疗，不会对胎儿造成感染。在分娩之前，通常都能治好（但有时胎儿娩出后有眼睛或口腔的局部感染，可能就是分娩时胎儿经过产道被少量念珠菌感染引起的，医生会及时对新生儿进行治疗，这个不必担心）。

◆ 日常生活中的注意事项：霉菌对干燥、紫外线以及化学制剂的抵抗力较强，但惧怕高温。所以，最好每天将换下的内裤用60℃以上的热水浸泡或煮沸消毒；性生活时，应使用安全套，防止夫妻双方交叉感染、反复感染。必要时，丈夫也需要到医院作相应检查，如果感染也应进行治疗。孕期本身尿糖含量就会增加，加之处于代谢特异时期，很容易并发糖尿病。一旦并发糖尿病，阴道的糖原含量就会更高，孕妈妈本身的抵抗力也会降低，对于霉菌的抵抗力也就更加降低了。所以，还要控制饮食，加强锻炼，保持正常的血糖水平。

童言无忌

◎ 星期天带宝宝去踏青，偶尔看见田野中有一间用稻草盖的房子，宝宝天真地问我：“妈妈，那是猪老大的家吗？”我一听乐了，原来宝宝记住了三只小猪盖房子的故事，以为那间稻草屋是猪老大的家。

◆ 滴虫性阴道炎常见症状：白带增多，呈黄绿色或灰黄色，有臭味；外阴瘙痒、灼热、疼痛；炎症侵及尿道可出现尿频、尿急、尿痛甚至尿血。

◆ 对孕期的影响：同霉菌性阴道炎一样，在孕前期的3个月之中，医生是不主张治疗的。之后，医生会根据轻重程度，对孕妈妈进行安全用药。

◆ 日常生活中的注意事项：滴虫感染的直接途径就是性生活传播。所以，妻子患有滴虫性阴道炎时，丈夫最好也到医院进行检查以及相应治疗。同时，生活中，要避免与家人共用毛巾、浴盆、坐厕（可以用一次性的马桶垫），内衣不要一起洗；为避免重复感染，每日应对毛巾、内衣进行煮沸消毒5～10分钟；治疗期间应避免性生活。治愈之后也应使用安全套，治愈后3个月不复发，可不再使用。事实上，滴虫在男性泌尿生殖系统寄生较多，只是男性抵抗力好，不易发病，却容易传染给女方。所以男性也要根治，以防日后再度交叉感染复发。

◆ 细菌性阴道炎常见症状：主要还是白带增多，黏稠均匀，像酸奶状，有氨臭味（像臭鸡蛋的味道）。伴有外阴瘙痒或烧灼感。

◆ 对孕期的影响：孕期患细菌性阴道炎时，如果细菌沿子宫颈上行，可能会导致胎膜早破，从而造成早产。在治疗方面，医生会根据症状轻重进行筛查，再根据孕妈妈自身状况来决定治疗措施。

◆ 日常生活中的注意事项：内裤每日烫煮，避免重复感染；一旦发现感染，丈夫也一定要到医院进行检查和治疗。细菌性阴道炎多是通过性生活传染，所以丈夫也一定要进行防治，以免妻子治愈后同房，再次被感染；在妻子炎症期间，是严禁性生活的。

孕妈妈如何预防阴道炎 >>>>

◆ 女性在怀孕之前应先检查是否有阴道炎症，如果有的话，最好暂时不要怀孕，等治愈后再怀孕。

◆ 如果孕前体检没有进行，产前检查决不能敷衍了事，要按时到国家正规的医院（最好是三级医院）接受常规检查，向医生咨询。

◆ 孕妈妈平时要多穿棉质、宽松的内裤，单独清洗内裤，别用洗衣机；即使分泌物多也尽量不要用卫生护垫，长期使用护垫反而容易使阴部透气不良而致感染。

◆ 勤换内裤，经常用清水清洗下身，没事别用清洗液。

◆ 孕妈妈在孕期一定要注意在公共场所的卫生，尽量避免出入公共浴室或到消毒条件不好的游泳池游泳，以免给自己造成不必要的困扰。性生活最好使用安全套，可以避免疾病的传播。

◆ 孕妈妈不要过多食用含糖高的食物。

◆ 孕妈妈最好不要坐浴，如果坐浴会使感染的机会增加，因为水中的细菌、病毒极易进入阴道、子宫，导致阴道炎、输卵管炎或引起尿路感染等。一旦发现感染要及时治疗，千万不要羞于启齿而延误治疗。

童言无忌

◎ 宝宝不肯睡觉，爸爸就扮演大灰狼，嗷嗷地叫几声，还在房间门口抓门。宝宝刚开始很害怕，躲在妈妈怀里一会儿就睡着了。忽然有一天，宝宝问爸爸："经常来我们家的狼是大灰狼还是大土狼呢？"

第五节 孕妈妈胎教必读

01 孕3月胎教方案细节

调整情绪办法多

为保证脑细胞的正常发育，孕妈妈的良好情绪仍然十分重要，其实，在整个孕全程都很重要，因为平和的心态使子宫内供氧充足。因此，当孕妈妈心烦意乱时，可以用收拾房间、做各种手工、读书、听音乐和丈夫或朋友聊天等方式让自己心情平静；遇事不要急着发脾气，先把手放在腹部，这会提醒你，为了这个小家伙，你也要快乐、宁静。

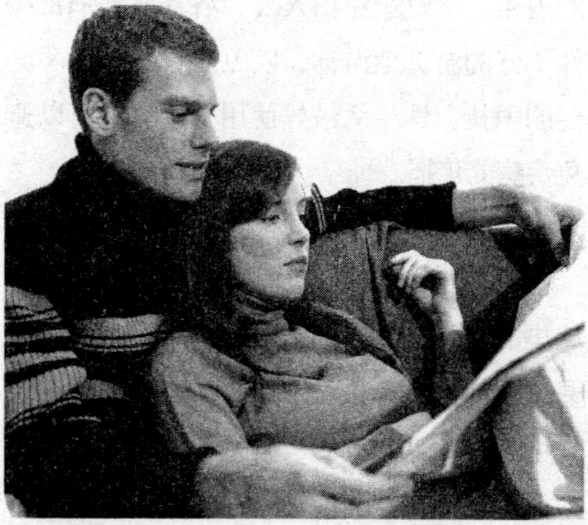

营养胎教

进入第三个月虽然是关键期，在孕3个月初期由于胎儿体积尚小，所需的营养不是量的多少，而重要的是质的好坏，尤其需要蛋白质、糖和维生素较多的食物；受孕11周以后，由于胎儿迅速成长和发育，需要的营养也日渐增多。从这个时期起，不仅食品的质要求高，而且量也逐渐要多。充足而合理的营养是保证胎儿健康成长的重要因素，也是积极开展胎教的基本条件。这个时期，如果孕妈妈胃口好转，可适当加重饭菜口味，但仍需忌辛辣、过咸、过冷的食物，以清淡、营养的食物为主。

营养胎教对孕妈妈的三大好处：

◆ 避免形成缺铁性贫血：孕妈妈身体处于生理性贫血状态中，如果饮食中缺铁，更易发生缺铁性贫血。不仅影响胎儿的生长发育，严重时可致孕妈妈分娩时子宫收缩无力和产后出血。

◆ 避免身体缺钙和维生素D：胎儿需从孕妈妈的身体里摄取大量的钙，因此孕妈妈容易发生缺钙。如果营养充足，就会避免这

童言无忌

© 我们带着4岁的女儿去朋友家串门，朋友家有一2岁的小男孩。女儿上厕所，小男孩也走到了厕所门口，歪着脑袋往里瞅，女儿看见了，对小男孩说：“女人解小便，男人不许看。”

种现象的发生。缺钙和维生素D易引起妊娠高血压综合征，严重时可造成孕妈妈骨质软化。

◆ 避免难产及并发其他疾病：如果孕妈妈饮食不科学，如吃得过多会使胎儿长得太大，分娩时易导致难产；还会因营养过剩而发生肥胖，不仅影响体形，日后还易发生高血压、糖尿病和动脉硬化。

运动胎教

这个月的运动仍以轻柔、慢节奏为主，散步还是最主要的运动。

02 孕妈妈爱美也是一种胎教

穿衣打扮

因为肚子刚刚隆起，看上去不是很凸出，没有必要买孕妇装。好好整理一下现成的服装，选出较为宽大的，或把腰部放大就可以穿了。因为怀孕时对寒暑的抵抗力很差，所以一定要注意保暖，寒冷时要比平常多穿一件，谨防感冒。热了，要穿吸汗、凉快的衣服。

另外，胸肌没有办法支撑日渐丰满的乳房，必须要选择合适的胸罩以托住乳房，使其保持在原来的位置上。晚上，为了使胸部肌肉不太紧张，依旧要戴上胸罩。

皮肤护理

怀孕初期皮肤会变得粗糙、敏感，这是因为皮脂腺分泌失调所致。所以，不必乱抹药或者更换化妆品。如果情况不是特别糟糕，不必求医，也不必着急，仍可用以往的化妆方法。

注意：保持面部清洁非常重要。要经常洗脸，保持脸部清洁；充分休息，摄取适当的营养，到了怀孕中期，一切都会好转。

正因为有强烈的妊娠反应，饭吃得很少，营养跟不上，脸色会失去以往的红润，所以化妆要尽量明亮，给人以爽朗、明快的感觉。但是，最好不要浓妆艳抹，这样会损害你敏感的皮肤。晚上的皮肤护理也不能忽视，用一种不含去垢剂的中性乳液洗脸；然后，用凉水将皮肤洗净，用冷霜敷在脸上，轻轻按摩；最后用热毛巾擦掉，用乳液滋润。这样，可以使你不经化妆，便得到娇艳的脸庞。

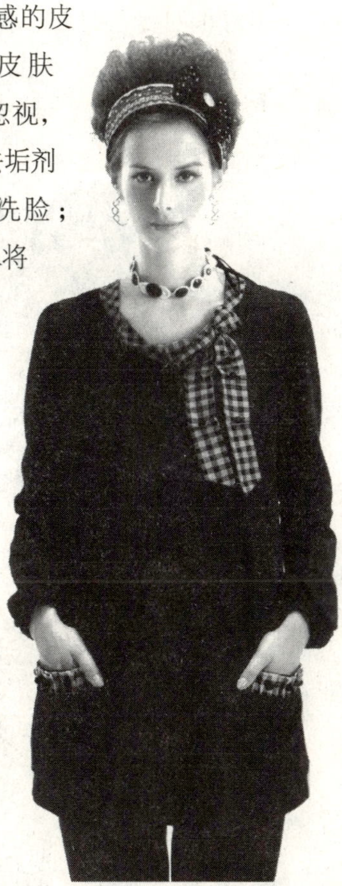

经常清洗

怀孕初期，皮下脂肪日益丰腴，汗和皮脂也比以前增多，一定要经常清洗，否则皮肤发痒，很容易得皮肤病。因此，要经常洗澡。夏天因为出汗较多，最好每天都洗。沐浴时，水不要太热，太热易使人疲劳；水也不要太凉，太凉会引起子宫收缩和出现蛋白尿。同时，要注意洗的时间不要过长，洗的时间太长，会引起头晕，更易着凉感冒，还会使纤维组织变软。洗时动作要轻缓，注意身体平衡，千万不要跌跤。洗后，最好能有身心舒畅、食欲大增、夜间安睡的效果。另外每天早上要用温水清洗乳头，以保持乳房的清洁。

03 准爸爸的情绪能使胎儿更聪明

从某种意义上说，诞生聪明、健康的小宝宝在很大程度上取决于准爸爸。特别是在情绪胎教中，准爸爸所起到的作用非常大。情绪胎教，是通过对孕妈妈的情绪进行调节，使之忘掉烦恼和忧虑，创造清新的氛围及和谐的心境，通过妈妈的神经递质作用，促使胎儿的大脑得以良好的发育。

如果孕妈妈在孕期情绪低落、高度不安，孩子出生后会出现智力低下、个性怪僻、容易激动等状况。

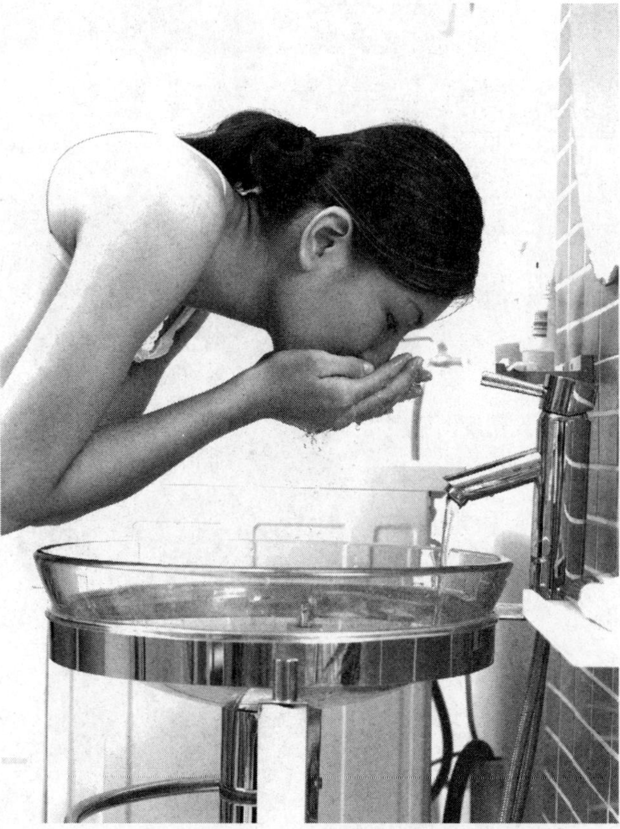

因此，准爸爸在情绪胎教方面要做好以下四项工作：

◆ 当好“后勤部长”。怀孕的妻子一个人要负担两个人的营养及生活，非常劳累。如果营养不足或食欲不佳，不仅使妻子体力不支，而且严重地影响胎儿的智力发育。因为，宝宝的智力形成的物质基础，有 2/3 是在胚胎期形成的。所以丈夫要关心妻子孕期的营养问题，尽心尽力当好妻子和胎儿的“后勤部长”。

◆ 丰富生活情趣。早晨陪妻子一起到环境清新的公园、树林或田野中去散步，做做早操，嘱咐妻子白天晒晒太阳。妻子感到丈夫温馨

童言无忌

◎ 宝宝一早起来在吃面包，但坏毛病又犯了，只啃掉了面包表层，然后把剩下的部分丢在了地上。我很生气地说：“捡起来。”看到宝宝没反应，我提高声音对他说：“捡起来，要不妈妈就不理你了。”没想到他来了句：“你不理我我就哭！”真是弄得我哭笑不得。

的体贴，心情舒畅惬意，对胎儿的发育也有好处。

◆ 风趣、幽默处事。妻子由于妊娠后体内激素分泌变化大，产生种种令人不适的妊娠反应，因而情绪不太稳定，因此，特别需要向丈夫倾诉。这时，丈夫要用风趣的语言以及幽默的笑话宽慰和开导妻子，这是稳定妻子情绪的良方。

◆ 协助妻子胎教。丈夫对妻子的体贴与关心，爸爸对胎儿的抚摸与“交谈”，都是良好、有效的情绪胎教。

总之，在胎教过程中，丈夫应倍加关爱妻子，让妻子多体会到家庭的温暖，避免妻子产生愤怒、惊吓、恐惧、忧伤、焦虑等不良情绪，保持心情愉快，精力充沛。此外，丈夫应积极支持妻子为胎教而作的种种努力，主动参与胎教过程，陪同妻子一起和胎儿“玩耍”，给胎儿讲故事，描述每天的工作和收获，让胎儿熟悉父亲低沉而有力的声音，从而产生信赖感。

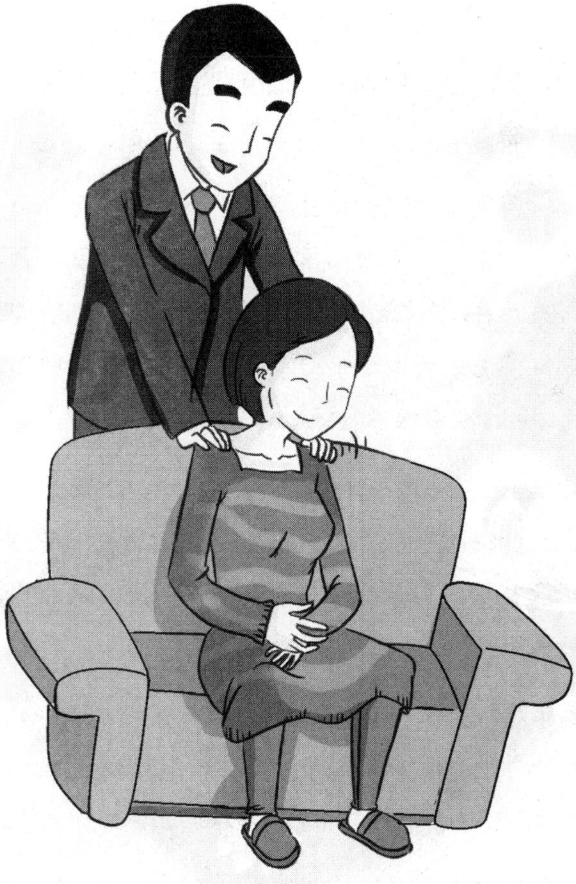

坚持就是胜利

我的宝贝，你每周都会给我新鲜。医生告诉我，这一周，宝宝的变化巨大，从头部到臀部长22～30毫米，看起来已经初具人形。小家伙现在长2.2～3厘米。有膜覆盖着宝宝的眼睛，而且眼睛闭得很严，要到第二十七周时才会睁开。宝宝在胚胎时期的小尾巴已经全部消失，现在所有器官、肌肉、神经开始工作。虽然，宝宝的手看起来会比较像“手桨”，但不要着急，很快就会变成清晰可见的手指了，真是为宝贝感到开心啊！

现在已经是怀孕第3个月了，等这一个月过了就等于到了平稳期。早孕的反应就不会再来困扰我的生活了。虽然已经3个月了，可是我整个外形看上去，肚子并不是很凸显，如果不仔细看没人会相信我是个正在怀孕的孕妈妈。我有点担心了，担心不正常，似乎觉得肚子快点大起来，才可以更真切地感受到做母亲的心情。但是身边的朋友告诉我这是正常的体态，等再过两个月就会大得很明显了。

宝贝，妈妈这个月的心情明显要好了很多。尽管妊娠带来的生理上的反应还是很大，但我相信坚持就是胜利，最难过的孕吐妈妈都能忍受，其他的问题也会慢慢好起来的不是吗？现在，妈妈从心里已经真正地接受了它，不再排斥它。

这个月为了弥补上个月给你造成的营养不足，爸爸为妈妈准备了很多营养丰富的食物，希望你在妈妈肚子里能生长得更加健康！所以宝贝你可要加油，努力、使劲地长啊，不要辜负了爸爸妈妈对你的良苦用心啊！

现在的你应该能在妈妈的肚子里做很多事情了，像皱眉、做鬼脸等，这些都说明你发育的状况很好，妈妈很安心！现在，时间对于我来说只能按照孕周去计算了，每每过去一周，心里就会由衷地感到高兴。爸爸妈妈在一起的时候，爸爸特别喜欢唱歌给妈妈听，每次都唱这首叶欢曾经唱过的《你的宝贝》："半夜醒来，看着你熟睡面容，规律的呼吸，像个顽皮的孩童。我是如此深爱着你，轻轻拥你在怀中，突然有个念头，和你有个baby，那有多快乐。眉毛像你眼睛像我，鼻子像你嘴唇像我，再让他拥有你的深情我的温柔。男孩像你女孩像我，身材像你气质像我，让整个世界为我们祝福感动。"宝贝啊，你能感受到爸爸是有多爱妈妈和你吗？妈妈能够感受得到，相信你也一定可以感受得到！宝贝，你和妈妈又要一起度过一个月的艰难时期。谢谢宝贝！让我们一起加油，继续努力！

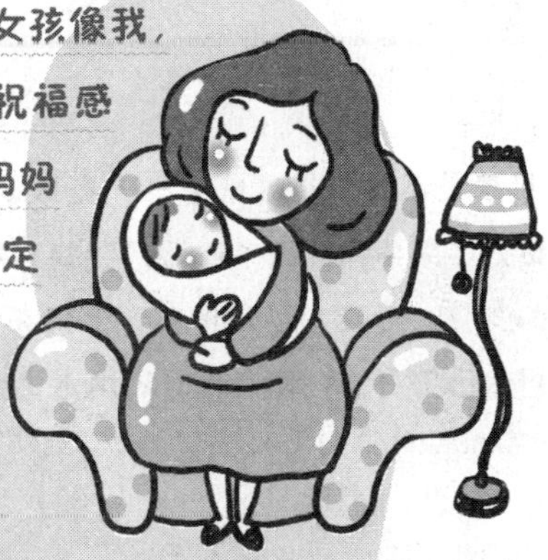

编者按语

宝宝一天天地成长，妈妈一天天地变化，整个孕早期孕妈妈都备受早孕反应的煎熬。在生活细节上孕妈妈一定要特别留心和注意，避免使自己和宝宝受到不必要的伤害。上班时，应保持愉快的工作情绪，以免因心理负担过重、压力太大而影响宝宝的发育。

★第四章★ Chapter 4

怀孕第四个月

日子是不是过得很快呢？一眨眼，你已经做了3个月的孕妈妈。恭喜你！现在你已经安全地进入了孕中期。在本阶段，我们将继续为你详细讲解孕妈妈在孕4月、孕5月、孕6月会遇到的身体、心理、孕期保健、疾病防治、宝宝胎教等方面的问题。同时，孕妈妈也要加油，照顾好自己的身体，使自己顺利地走完整个孕程！

第一节 孕4月胎儿发育状况

01 第十三周胎儿发育状况

孕13周，胎儿的脸看上去更像人了，一张娃娃脸已经呈现出来，五官明显，双眼已向脸部中央更靠近了，嘴唇能够张合，胎儿脖子已完全成形，并能支撑头部运动。他的眼睛正在向头的前方移动，手指上出现了指纹，两眼之间的距离拉近了，耳朵向正常位置迁移。

胎儿此时的身长有75～90毫米，体重比上周稍有所增加。胎儿的神经元迅速地增多，神经突触形成，胎儿的条件反射能力加强，手指开始能与手掌握紧，脚趾与脚底也可以弯曲，眼睑仍然紧紧地闭合。虽然胎儿

童言无忌

◎ 女儿："妈妈，弟弟有小鸡鸡啊！" 妈妈："是啊！男孩子有，女孩子没有。"
女儿："不对，我小时候有，长大了就没有了。"

不去看东西，但他对光却已经很敏感了。这时如果妈妈用手轻轻在腹部碰触，肚子中的胎儿就会蠕动起来，但你仍然感觉不到胎儿的动作。还有研究表明，现在胎儿开始感受声音了。虽然大约要到第二十四周时耳朵才能完全发育，但胎儿能通过皮肤的震动感受器来“听”声音。

在怀孕的3~6个月是脑细胞迅速增殖的第一阶段，称为“脑迅速增长期”。主要是脑细胞体积增大和神经纤维增长，使脑的重量不断增加。第二阶段是妊娠7~9个月，其间支持细胞和神经系统细胞的增殖，及树突分支的增加，使已经建立起来的脑神经细胞，发展成神经细胞与细胞之间的突触接合，以传导脑神经细胞的兴奋冲动。对于人的智力来讲，脑神经细胞树突的增加远比细胞数目的增加要重要得多。如果宝宝是个女孩子，她的卵巢里现在大约有200万个卵子，但是到出生时就仅剩下100万个了，等到她长大时，卵子会越来越少，到17岁时可能就仅剩下20多万个了。

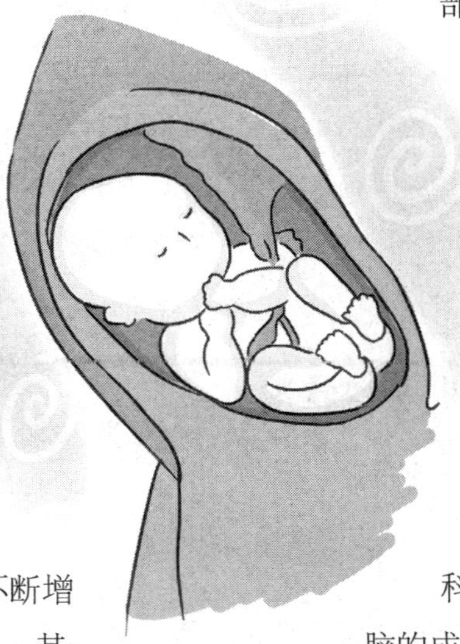

02 第十四周胎儿发育情况

怀孕第十四周时，宝宝从头到臀有85~92毫米长，重30~43克。此时，胎儿身体的所有基本构造都已形成，尽管它们仍然非常小。宝宝头重脚轻的状况也逐步得到改善，手指上有指纹出现，其他器官仍然在迅速发育，身体部分开始生长得比头部快，支撑头部的脖颈现在也更加清晰、明显了。

现在，你的孩子已相当活跃。胎儿此时在你的肚子里已经可以做很多事情了，如皱眉、做鬼脸、斜着眼睛，可能他也在吸吮自己的手指等，他太小了，在鹅蛋大的地方就可以轻松地转动。同时，科学证明这些动作可以促进大脑的成长。

03 第十五周胎儿发育状况

孕15周的胎儿身长有10~12厘米，顶臀有10~12厘米长，体重达到50~80克。在接下来的几周中，胎儿的身长和体重可能会发生很大的变化，体重和身高会增加1倍甚至更多。他的腿现在比胳膊长，并且可以活动所有的关节和四肢，他的手也更加灵活。汗腺正在形成,味蕾开始形成,眼睑仍然闭合，但可以感觉到光，如果你对着肚子打开手电筒，他很可能会躲开光源。胎儿的眉毛开始长出来了，头发的生长速度也很快。

胎儿在本周发生的最大的事情就是他开始在子宫中打嗝了，这是胎儿开始呼吸的前兆。遗憾的是你无法听到这个声音，主要的

童言无忌

◎ 妈妈：“宝宝，太阳已经出来了，该起床了。” 宝宝：“我用纸挡住太阳，不让它出来。”

妈妈：“宝宝，快去外面看看，狗在咬谁啊？” 宝宝：“我搂着你，你别怕。”

原因是这时候在胎儿气管中充斥的不是空气而是流动的液体。

更令人惊喜的是，在胎儿 15 周的时候你可以通过 B 超分辨胎儿的性别了。目前我国各医院规定除确诊某些性别遗传的疾病的原因以外，医生不可以将胎儿的性别告诉他人。暂时保留不要看这张底牌也好，让等待长些，将来惊喜才会更大。

04 第十六周胎儿发育状况

怀孕期里最有意思的时候就要开始了，现在你可以感觉到胎动了，别忘了把你第一次感觉到胎动的时间记下来哦。一定要抓住这段时间多和宝宝进行交流，良好的母子关系从现在开始就要建立了。孕 16 周的胎儿身长有 12～15 厘米，体重达到 120～150 克，头部明显更直立了，胎儿此时看上去像一个梨子。生殖器官已经形成。他的皮肤薄而透明，能看到皮下的血管网；双臂及两腿的关节已经形成，硬骨开始发育；胎儿腿的长度超过了胳膊；手指甲完整地形成了，指关节也开始运动。

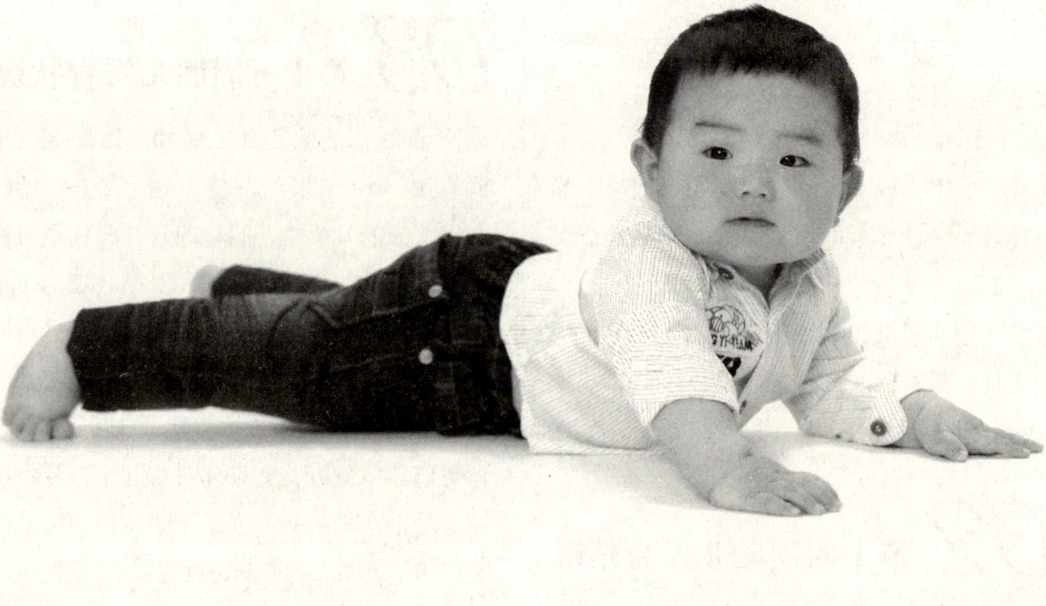

童言无忌

◎ 我给宝宝剪完指甲后，她一定要给我剪，我怕她剪着我的肉，就说："要小心呀！" 宝宝认真地对我说："我小心点，不大心点。"

第二节 孕4月孕妈妈身体状况

01 第十三周孕妈妈身体变化

这个时期你的身体已经适应了怀孕的变化，妊娠趋于稳定，妊娠反应消失。没有了妊娠反应对于孕妈妈来说是很轻松的一件事情，心情好了，食欲也增加了。

同时，孕妈妈的肚子开始变大，腹部开始隆起，原来的衣服开始变得不合体；你的乳房正迅速地增大，由于腹部和乳房的皮下弹力纤维断裂，在这些部位出现了暗红色的妊娠纹。有些孕妈妈在臀部和腰部也出现了妊娠纹。体形变化大的孕妈妈不久就需要穿孕妇装了。你可以参考关于孕妇装的文章，把自己的孕期打点得精彩、亮丽。

温馨小贴士

在此阶段最好把精力放在为将来顺利地分娩及产后恢复而必做的事情上——运动。比如可以有目的地做一些孕妇操，每天晚饭后还可以让丈夫陪你一起散散步，这是最安全和健康的运动。

为了将来顺利地分娩及产后的恢复，现

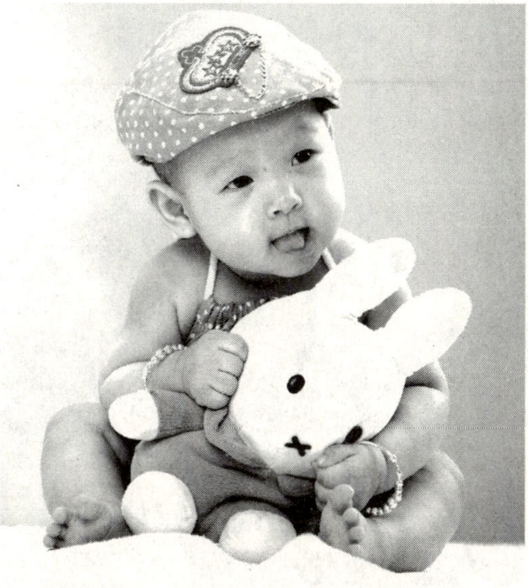

在你需要做一些适当的运动，比如可以有目的地做一些孕妈妈操，每天还可以让丈夫陪你一起散散步，这是最安全的运动。在空气新鲜的环境里与他一起聊天，憧憬未来的三人世界，那将是令人惬意的享受，也会慰藉你焦躁的心绪。虽然现在你流产的风险已经大大降低，但仍然要注意防止流产，在孕12周以前发生的流产称为早期流产，发生在孕12周以后者称为晚期流产。有过流产史的孕妈妈这时应注意休息，妊娠早期避免性生活及阴部检查，不要吃冷饮食品。

◎ 女儿刚刚1周岁时，知道了大的东西都是好的，于是什么都要大的。朋友们知道她这个爱好后，经常开玩笑地问她："你是大笨熊还是小笨熊啊？"她骄傲地回答："大笨熊。""那你是大笨蛋还是小笨蛋？""大笨蛋。""你是小丑八怪还是大丑八怪呢？""大丑八怪。"每一次都逗得朋友们哈哈大笑。

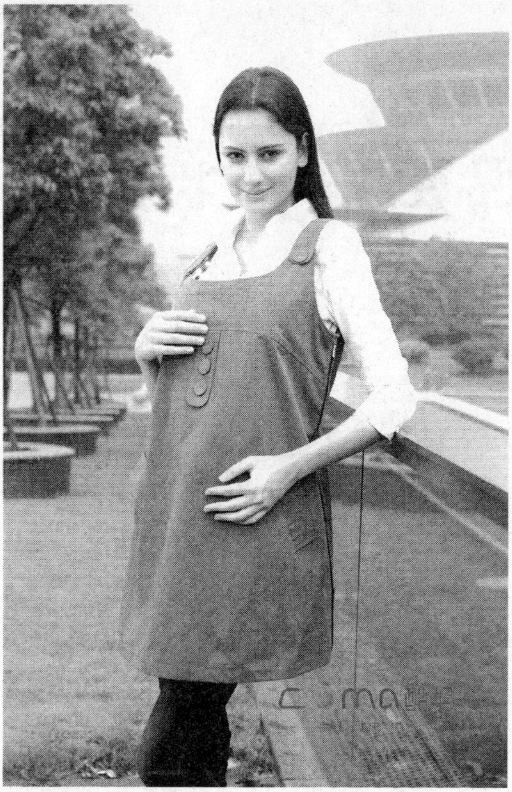

02 第十四周孕妈妈身体变化

本周因为子宫增大，孕妈妈的体重会有些增加，乳房大小和形状有所改变，有的孕妈妈的乳头可以挤出乳汁来，看上去像刚分娩后分泌的初乳。这时孕妈妈的身材也不如从前，皮肤偶尔会有瘙痒的症状出现，但是不会出现肿块或损害。

孕妈妈现在肤色和体形也会有所变化，更应注意仪容。怀孕期间由于体内雌激素的增加，孕妈妈的头发越来越乌黑发亮，很少有头垢或头屑，是一生中难得的天然发质。在保护秀发时不宜多洗、吹风，可以常用木梳梳理头发，以改善脑部血液的循环。

此时，体内雌激素水平较高，盆腔及阴道充血而导致阴道分泌物增多，是正常现象，所以你现在可能要更加勤洗内裤了。同时还要注意保持外阴部的清洁，内裤应选用纯棉织品，并坚持每天清洗，避免使用刺激性强的皂液。

03 第十五周孕妈妈身体变化

本周你的体重可能增长了将近 2.5 千克，这时只要看一下肚子，就知道你怀孕了，原来的衣服、裤子基本都穿不上了。另外，你偶尔还是会出现鼻子不通气的症状，这种情况在孕期中很常见——“妊娠性鼻炎”。一些怀孕女性还会出现流鼻血现象，这是由于鼻腔中血容量的增加和血管的扩张所导致的，这种现象在孕期中是很常见的。

此时，有的孕妈妈的内分泌变化使其面部及躯体部皮肤色素加深，出现色素沉着、斑块，毛发增多，出现痤疮样皮炎，面部失去光泽、水肿。随着胎儿的发育，孕妈妈的心肺功能负荷增加，心率增速，呼吸加快、加深等有可能会加重原有的焦虑情绪。

04 第十六周孕妈妈身体变化

此时的孕妈妈下腹部膨隆，感觉下坠，常常会有心慌、气短的感觉，甚至便秘。血红蛋白下降，到第十五周末，子宫底的高度，

童言无忌

◎ 我们带 4 岁的儿子上德克士吃过一次鸡腿薯条。以后，每次路过那个地方，他就喊着上楼去，我们指着楼上的婚纱店说：“你又不结婚，上去做什么？”没想到小家伙认真地说：“上去吃薯条，吃完就结婚。”原来德克士在的地方已经换成了婚纱店，儿子却记住了德克士的薯条。

处在耻骨联合与脐之间。

本周可以感觉到胎儿的第一次胎动了，此时的你一定相当兴奋，感到精力充沛、充满活力。食欲也提升了，但是由于消化系统功能减弱，容易发生消化不良及便秘。

在本周，阴道分泌物仍较多，腰部沉重感、便秘、尿频等现象依然存在。此外，孕妈妈还可发生头痛，痔疮及下肢、外阴静脉曲张。同时，由于孕期雌激素的大量分泌，导致皮肤表层黑色素细胞分泌大量色素，从而使皮肤变黑。多发生在雀斑、胎记等颜色较深部位。这就是妊娠斑，但不必担心，分娩后会自行消退。

怀孕中期，丈夫及家人的体贴与爱抚使孕妈妈的心情趋于平静。这时将是孕期最乐观的日子。

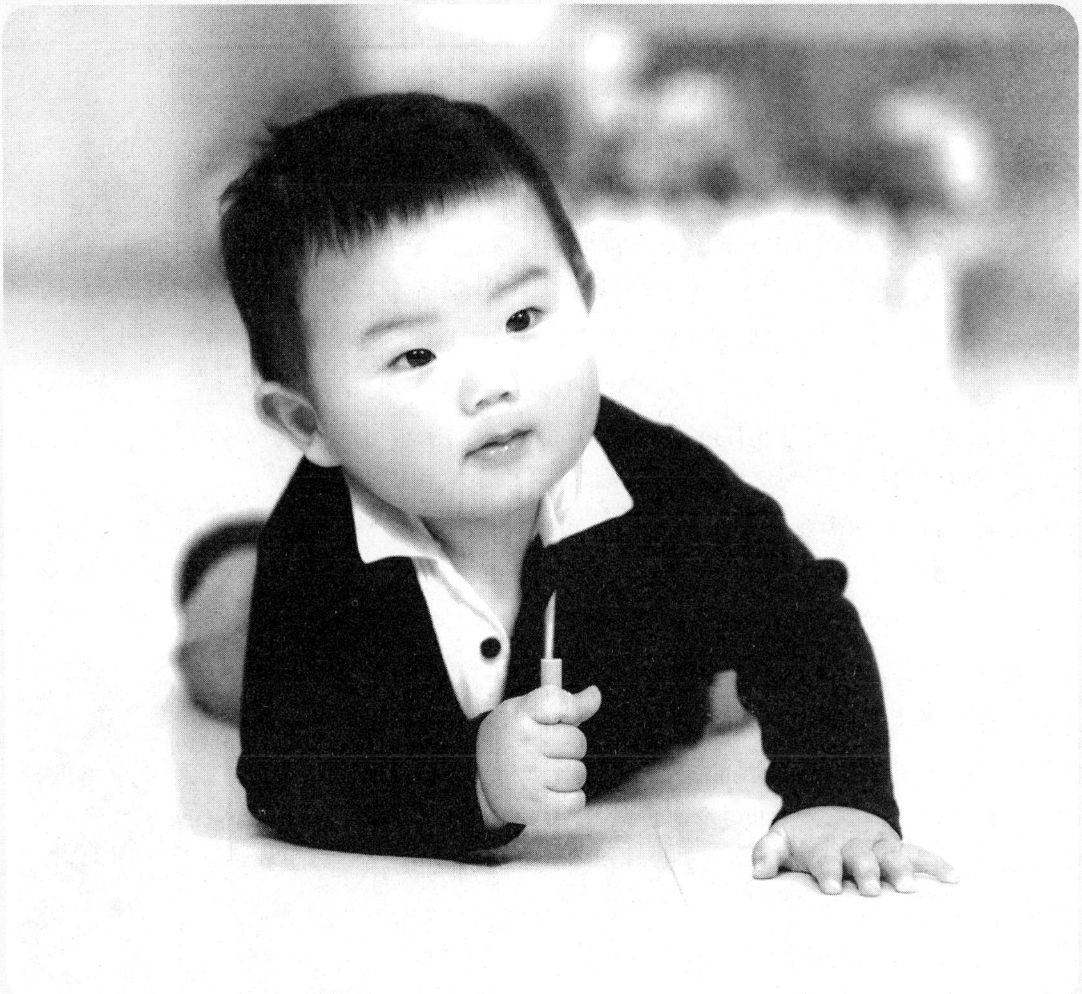

童言无忌

◎ 3 岁的儿子翻开柜子第一次发现了我的卫生巾，然后拿去问他爸爸。他爸爸只好解释说："这是你妈妈的尿不湿。"儿子听了解释后好奇地说："妈妈的尿不湿好小啊！"

第三节 孕4月孕妈妈生活指南

01 孕妈妈孕期美丽秘诀

皮肤上有色素斑，不如以前靓白 >>>>

很多孕妈妈都会发现自己的皮肤在渐渐变黑，肤色较黑者更加明显；还有的孕妈妈会在怀孕几个月以后，发现脸上竟然出现了斑点。大多数孕妈妈的“孕斑”会在产后逐渐消失，但对于色素较重或有遗传的因素，就要在孕期加强保护，严格防晒，使用美白护肤品来抑制黑色素的形成和堆积。

◆ 美丽秘诀：每天早、晚使用美白洗面奶洁肤，再将有活肤营养效果的柔肤水喷于化妆棉上，轻轻拍在皮肤上，待水分完全吸收后，使用活肤净白面霜，着重在有斑点的部位多涂一点儿。坚持数周后，你会发现，斑点不仅淡化了许多，皮肤也随之靓白起来。

◆ 妈妈经验分享：王女士 29 岁　宝贝 17 个月

多吃含有蛋白质和维生素的食物以及富含维生素 C 的蔬菜和水果，如菜花、苦瓜、油菜、卷心菜、番茄、鲜枣、山楂等，活化细胞的新陈代谢，对改善黑斑很有裨益。

胖了好多，脸也圆嘟嘟的 >>>>

孕期的妈妈营养丰富，脸部也开始长肉。30 岁以上的孕妈妈还会出现皮肤松弛的迹象。这是由于孕期肌肤表皮细胞的整体再生周期都跟着减慢，机体提供生物活性成分的能力也在逐步降低造成的。

◆ 美丽秘诀：每天 10 分钟，让面部肌肤深呼吸。清晨清洁皮肤后，使用有塑颜效

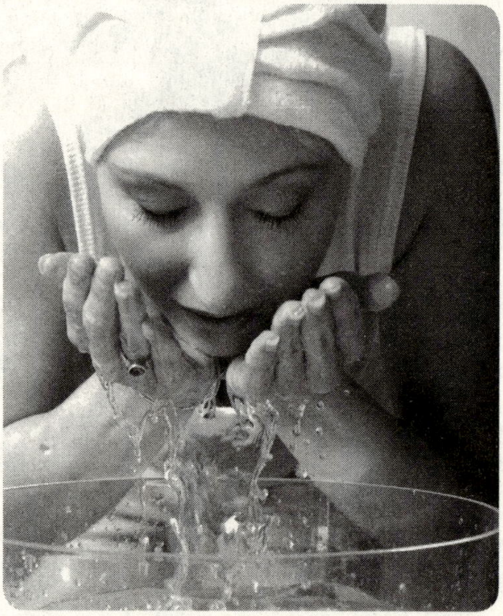

童言无忌

◎ 妈妈：“宝宝，你看你写的‘6’字都倒下了，这是怎么回事啊？”
儿子：“它没劲（力气）了！”

果的紧肤精华素对全脸按摩5分钟，然后涂抹少量美白护肤霜。晚间使用有塑颜效果的醒肤晚霜，配合按压穴位进行。

◆ 妈妈经验分享：李女士 32岁　宝贝18个月

我觉得使用鸡蛋清当面膜同样有紧肤的效果！清洁皮肤后，将1个蛋清加1/2汤匙淀粉，打匀，涂在脸上20分钟，用清水洗净即可。如果想达到最佳紧肤效果，首次洁面时先按摩5分钟。4周后，瘦脸效果很明显。

手部皮肤特别粗糙

经过了一个干燥的冬季，孕妈妈的双手由于长期暴露于脏空气和阳光下，再加之经常接触水，使含皮脂腺较少的双手变得粗糙、干燥，呈现老化现象。

◆ 美丽秘诀：手部粗糙时，使用滋养去角质凝露能快速还双手一个"清白"。方法是：清洁双手后，在手上涂一层滋养去角质凝露，配合轻轻的拍打，然后洗净。再在手上涂上厚厚一层护手霜或橄榄油，戴上一次性手套或纯棉手套。30分钟后，皮肤就会变得特别细腻！

◆ 妈妈经验分享：张女士 28岁　宝贝14个月

我每次做完家务后，都会用加有少许柠檬汁的清水浸泡双手，然后使用滋养去角质凝露，再涂上手部精华，效果也不错。

颈部出现细纹

颈部是最容易被轻视的部位，孕妈妈们

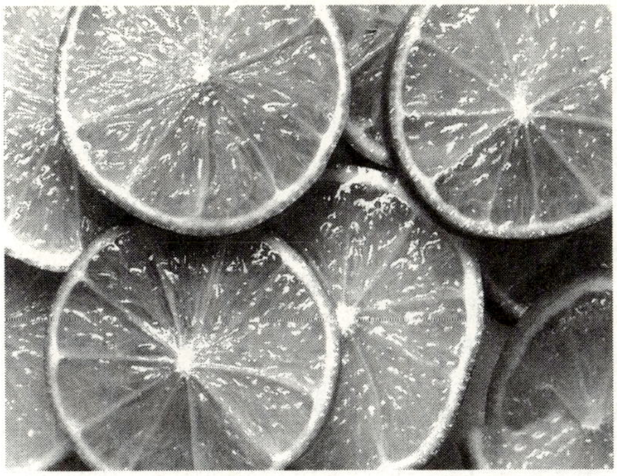

注意力往往只集中在腹部。然而，正是由于常常低头去关心"宝贝"，颈部的细纹就开始慢慢延伸，形成一道道"年轮"。

◆ 美丽秘诀：洗脸的时候，颈部也需要清洁。颈部与面部的肤质不同，不要使用洗面奶，最好使用含有深层滋养功效的沐浴露清洁，再使用具有抗皱效果的颈部美白产品，使颈部皮肤再生，得到湿润、营养、保护，从而使肌肤变得紧致，延缓"年轮"的出现。

◆ 妈妈经验分享：赵女士 33岁　宝贝9个月

用了美颈产品后，配合做仰头运动3分钟，可以有效降低颈纹的生长速度。

肚子变大，妊娠纹也愈加明显

一到春季，孕妈妈的皮肤会比较干燥，加上体重在短时间内增长迅速等原因，都会让妊娠纹变多、变重。置之不理当然不行，想和妊娠纹说"再见"，进行合理的护理最重要！

许多天然成分，如金缕梅萃取液和维生素E等，都能湿润妊娠期的肌肤，刺激活性

童言无忌

◎ 妈妈："小懒虫，起床了，太阳都晒屁股了。"
儿子："（眯着眼睛）是我把太阳睡出来的。"

细胞，有效增强和重建弹性纤维，恢复和加强原有皮肤的弹性。不仅能预防和淡化妊娠纹，减轻妊娠纹处瘙痒感，还能降低皮肤出疹，消除色素沉积。

◆ 美丽秘诀：浴后涂上优质及滋润度高的护肤油，使用妊娠纹修护按摩膏，作轻轻按摩，保持皮肤弹性。既能防止皮肤组织撕裂，又会让肌肤健康、美丽如丝般柔滑。

◆ 具体方法：每次沐浴后用中指和无名指腹取适量按摩膏，在易生妊娠纹的乳房、腹部、大腿等部位轻拍3分钟。然后由中心位置从内至外、从下往上朝两边轻擦，不断地打圈轻力按摩，圈子由小至大向外扩散，持续5分钟。每日坚持，对预防和祛除妊娠纹有显著效果。

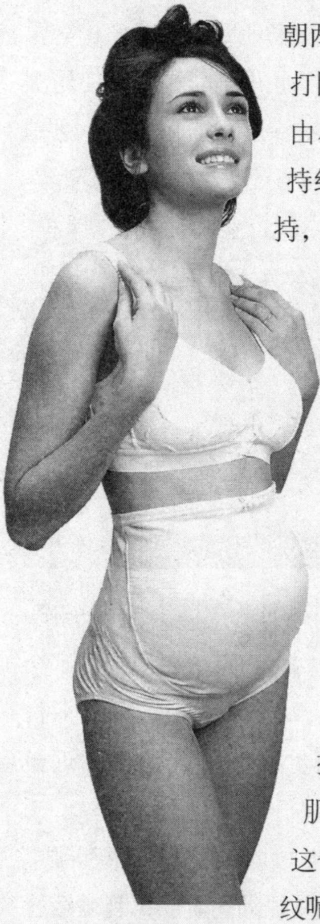

◆ 妈妈经验分享：刘女士31岁 宝贝10个月

为减少腹部妊娠纹的出现，那段时间我每天都做适当的锻炼，如走路、做操等，来增加腹部肌肉和皮肤的弹性，这也有助于减少妊娠纹呢！

02 孕妈妈轻松度过炎热夏季

衣着宽松，增加午睡

夏日炎炎，人体出汗较多，而孕妈妈本身就比其他人代谢更旺盛，因此一定要选择利于排汗的衣物。这样一是相对凉快，而且出汗后也容易被衣服吸收；二是排汗不畅很容易引起皮疹、皮肤感染等。

建议穿宽松、棉质的衣物，衣着尽量凉爽、宽大，胸罩和腰带不宜束缚过紧，以免引发乳腺增生和影响胎儿的发育。贴身的衣裤最好也选择真丝或棉质的，以轻软舒适、容易透湿吸干、散发体温为宜。

此外，夏天孕妈妈的体力消耗较大，很容易感到疲劳；过度劳累容易使孕妈妈发生中暑晕厥、胎动不安或流产、早产的危险。因此，要有一定时间的午睡，工作中也要注意休息。

温水擦洗，切莫贪凉

在妊娠期，由于各种生理变化和胎儿生长的需要，血液流动加快，饮食和排泄量增多，新陈代谢旺盛，基础代谢率比一般人高出20%~30%，再加上身处酷暑，就比平时更觉得酷热难熬。孕妈妈皮肤的汗腺分泌增多，出汗较多，因此应该经常用温水擦洗，最好每天洗温水澡、换内衣裤，以保持皮肤清洁，预防痱子等皮肤问题。洗澡水温度应适中，且沐浴时间不要过长，以10~20分钟为宜。

童言无忌

◎ 2岁的儿子：“妈妈，我给你梳头好不好？” 妈妈：“宝贝，你还小，会把妈妈的头发弄疼的。”

儿子：“我轻轻的，好吧？”

儿子一边认真地梳一边说：“不疼吧！不疼吧！是吧？”

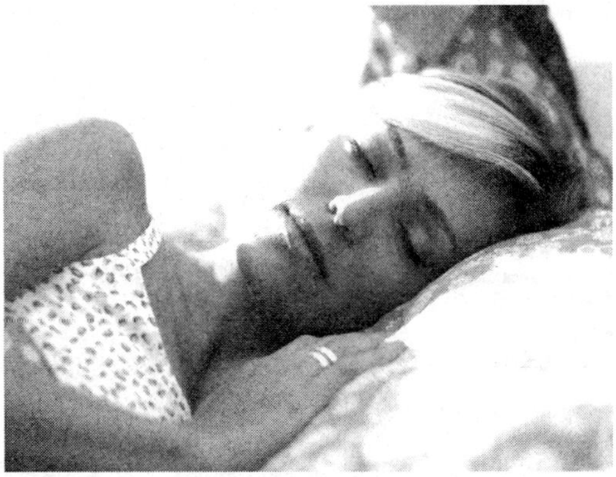

此外，对于孕妈妈来说，由于孕育着胎儿，新陈代谢旺盛，消耗能量明显增多，因而格外贪凉。但在冷气较足的房间不宜久待，要防止腹部受凉，避开风扇和空调的出风口。孕妈妈在空调房间应间隔一定时间关机、开窗，保持空气流通。

饮食卫生，营养均衡

孕妇的脾胃功能一般比较弱，加上抗病能力下降，如饮食稍有不慎，都会影响脾胃的消化吸收，对母子均不利。夏天，孕妈妈一定要注意饮食卫生，否则会引起消化道感染，严重的会导致子宫收缩，进而引发早产，对孕妈妈和宝宝的健康都存在威胁。海鲜类食品千万不要生吃，街头烧烤的羊肉串等食品也要少吃。使用冰箱要生、熟分开，孕妈妈进食前要将食品重新加热，不能直接食用冰箱冷藏的食物。夏天的食品比较丰富，为了保证母体和胎儿的营养，孕妈妈最好选择新鲜、清淡而富有营养的食物，如瘦肉、蛋类、豆类、蔬菜以及时令瓜果等。要适量地多吃新鲜蔬菜，多吃新鲜豆制品，常吃鸡肉丝、猪肉丝、蛋花、紫菜、香菇做成的汤。此外，夏季补充营养很重要，但也不要营养过头了，以免造成婴儿过大，生产困难。每天吃水果最好不要超过 1 千克。切忌口渴才饮水，应每隔 2 小时喝一次水。

外出要避开暑热

防晒对孕妈妈很重要，因为孕妈妈的皮肤更敏感，更容易被晒伤，很多孕妈妈就是在度夏时不注意，皮肤上留下了妊娠斑。建议外出一定要打伞或戴遮阳帽，最好涂抹不含铅的防晒霜，而在返回室内后要尽快洗净防晒霜。

夏季也是多雨的季节，而且闷热的天气也比较多。除了在雨天外出有滑倒的危险外，空气不流通的场所、闷热的天气，还易使孕妈妈出现胸闷、气短、心慌甚至晕厥的情况。因此，雨天尽量减少外出，不要去空气不流通的场所，尽量选择空气新鲜、比较凉爽的地方。

有些孕妈妈在怀孕阶段还要上班，除了要注意交通安全外，孕妈妈出行最好错过早晚的高峰期，因为人多拥挤、情绪紧张都会对孕妈妈的健康造成不良影响。建议早上稍早一些离家，晚上稍晚一些回家，避开酷热和拥挤，尽量乘坐空调车。

03 孕 4 月的生活细节

关注体重

从本月起每隔 15 天空腹测一次体重，每

◎ 晚上，天上挂着一弯月亮。爸爸：“宝贝，你看，月亮婆婆！”宝贝：“那月亮姐姐呢？”（平时我们教他一会儿说月亮婆婆，一会儿说月亮姐姐，他还以为天上有两个月亮呢！）

周增长以350克为宜，增加过快或不增都应引起注意。不要因为胃口开了就吃得太饱，少食多餐最好，少吃刺激性食物。

每天做运动

每天做一些适当的运动，比如可以有目的地做一些孕妇操或孕妇瑜伽，每天早晨或是晚饭后还可以让丈夫陪你一起散散步，这是最安全、最快乐、最健康的健身方式。会游泳的孕妈妈现在可以去游泳了，但要注意选择清洁的泳池，水温也不宜过低，在29℃～31℃之间为好。

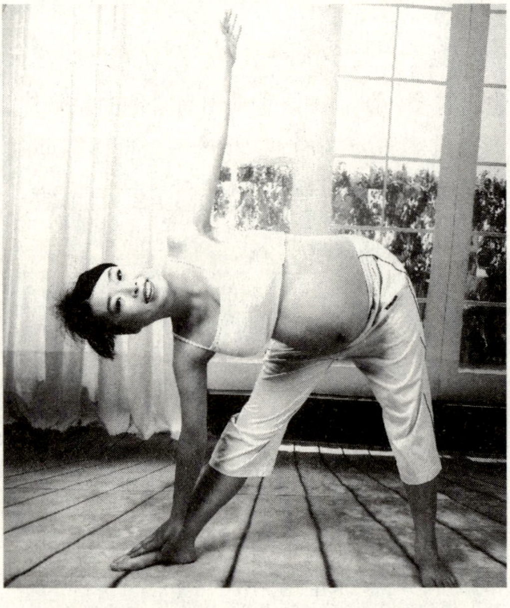

保养乳房

从现在起就要经常用清水擦洗乳头，让乳头更加清洁、有韧性。如果一直坚持到分娩之后，你的乳头就有可能耐得住小宝宝每天强有力的吮吸，就可以免遭乳头皲裂的辛苦了。另外，每天在洗澡或是睡前进行两三分钟的按摩，对将来的泌乳也大有帮助。

04 如何选择孕期服装

在整个孕期，孕妈妈的身体会阶段性地发生明显的改变。从乳房变大到腹部隆起，这些变化让孕妈妈们伤透了脑筋。选购什么样的服装才能让自己充满美丽“孕”味呢？在这里给各位孕妈妈们讲几个原则：

◆ 内衣：当你穿着原来的内衣感到不舒服时，就应该考虑购买较大尺寸的。市面上的孕产妇用品种类多、品牌杂，孕妈妈不要怕麻烦，要挑选出适合自己的款型。在选购时，要把握材质吸汗、舒适的原则和材质重于外观的原则。最好是选择纯棉的，贴身穿通气性和吸湿性好。松紧带最好能调节，以满足不断增大的腹围的需要。

◆ 胸罩：发现胸部有改变即可开始换穿孕妈妈胸罩。在怀孕后期可以考虑选择哺乳型胸罩，以为产后哺乳作准备，而且可以为垫吸乳垫留出足够的空间。胸罩的布料最好选择吸汗、舒适且具有一定伸缩性的材质。一般来说，无钢圈胸罩或运动型胸罩较舒适，也可以选择可调整背扣的胸罩，因为它可以依胸部变化来调整胸罩的大小。上班或外出时，最好选择支撑力较强的胸罩，以免在孕期胸部变大后会自然下垂。

孕妈妈胸罩的布料应为棉质，可吸汗、较舒适；内衣可依腹围、臀围的大小变化来

童言无忌

◎ 一次，我和宝宝分吃一块桃酥，我把桃酥掰成两半，我和宝宝一人一半。宝宝想要更大的一块，可比较了半天也看不出哪块更大，于是对我说：“我给你咬咬，你的太大了！”

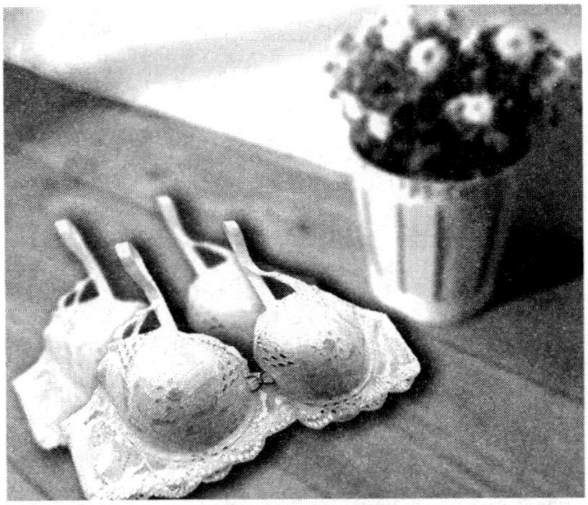

挑选，款式分为高腰、低腰两种，底部多了一层棉布，较透气且可吸收渗漏的尿液。孕妈妈胸罩需依怀孕时期胸围大小的改变来选购；也可购买纽扣式的胸罩，即可适用于整个怀孕期。

◆ 托腹裤：怀孕 4 个月开始，就可以考虑穿托腹裤了，它能起到缓解腰部酸痛的作用，具有托腹的功能。有些还另具有调节功能，可以预防并减轻腰酸背痛。

◆ 弹性裤袜：和一般裤袜不同，孕妇裤袜在小腿、脚踝部位都有弹性设计，有托腹、修饰及减轻腿部疲劳的功能，并能加强修饰效果。

05 孕妈妈吃姜、吃蒜有讲究

孕妈妈如何吃姜 >>>>

孕妈妈在整个妊娠期间不宜过多吃刺激性食品，对姜、蒜等调味品的吃法也有一定的讲究。

有句老话说得好："冬吃萝卜夏吃姜，不劳医生开处方。"生姜有益于防暑度夏，祛除体寒。鲜生姜中的姜辣素能够刺激胃肠黏膜，令人开胃，使消化液分泌增多，有利于食物的消化和吸收。姜辣素对心脏和血管都有刺激作用，能使心跳及血液循环加快，汗毛孔张开，有利于体内的废物随汗液排泄，带走体内余热。

孕妈妈吃生姜应该注意以下四点：

◆ 适度食用：炎夏容易口干、烦渴，生姜则辛温，属于热性药物。根据中医"热者寒之"的原则，孕妈妈要少吃生姜。

◆ 孕妈妈如生痱子、疖疮、痔疮、肾炎、咽炎或者上呼吸道感染时，最好暂时禁食生姜，以防病情加重。

◆ 生姜红糖水只适用于风寒感冒或淋雨后的畏寒、发热，不能用于暑热感冒或风热感冒。只用于风寒引起的呕吐，其他类型的呕吐包括妊娠呕吐者，不宜食用。

◆ 腐烂的生姜会产生一种毒性很强的有机物——黄樟素，能损害肝细胞。所以以往有"烂姜不烂味"的说法是错误的，千万不能食用烂姜。

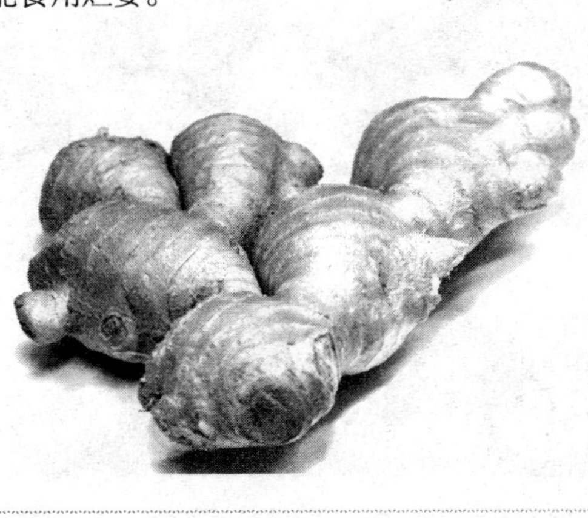

◎ 一次给宝宝擦过香香后，我说："啊，宝贝真香呀！"老公也凑过来闻闻说："嗯，真香！"没想到宝宝哭着跑到我的面前说："爸爸把我的香香闻完了！"

童言无忌

孕妈妈如何吃蒜

大蒜，性温，味辛，醇香可口。它具有较强的抗病毒及杀菌作用。据李时珍《本草纲目》记载："胡蒜通五脏、达诸窍、祛寒湿、辟邪恶、消痈肿、化瘀积肉食。"大蒜可以防治感冒。

根据发病的原因，感冒分为两类：一类是由流感病毒引起的，称为流行性感冒，简称流感。它是孕妈妈的大忌。因为流感病毒可随血液侵入胎盘。如果妊娠早期患流感可导致畸胎；发生在妊娠中、晚期，可导致流产或早产等。另一类是由伤风受凉引起的，称为普通感冒，是由细菌或病毒感染所致，主要表现为鼻咽部炎症。孕妈妈因为免疫功能降低，更容易发病，应该积极预防。

下面介绍几种大蒜的食疗方法：

取大蒜20克，捣烂为泥，糖水冲服，能散寒健胃，可预防感冒、流脑，治疗头痛、肺炎、痢疾、恶寒发热等，亦可助消化及增食欲。

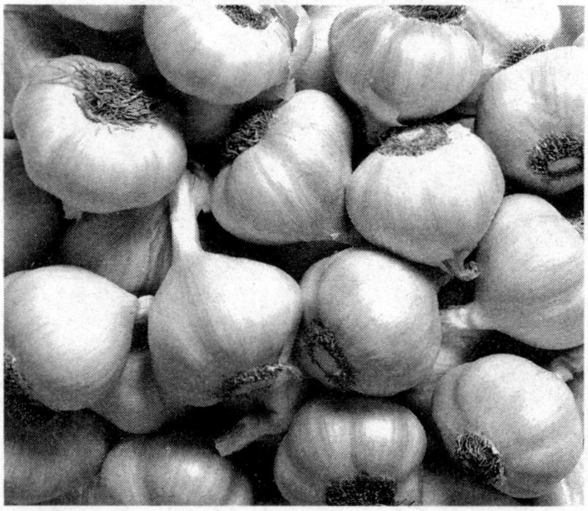

早饭前吃糖醋大蒜10克，连吃15天为一疗程，可防治妊娠高血压及慢性支气管炎。

06 合理调节营养与饮食

从这月开始，胎儿开始迅速生长、发育，每天需要大量营养素。此时应该增加各种营养素摄入量，尽量满足胎儿及母体营养素存储的需要，避免营养不良或缺乏的影响。避免过多脂肪和过分精细的饮食。

孕4月的营养细节：

◆ 增加主粮摄入：应选用标准米、面，搭配一些杂粮，如小米、玉米、燕麦片等。一般来说，孕中期每日主粮摄入量应在400~500克之间，这对保证热量供给、节省蛋白质有着重要意义。

◆ 增加动物性食物：动物性食物所提供的优质蛋白质是胎儿生长和孕妈妈组织增长的物质基础。此外，豆类以及豆制品所提供的蛋白质质量与动物性食品相仿。对于经济条件有限的家庭，可适当选食豆类及其制品以满足机体需要。但动物性食品提供的蛋白质应占总蛋白质质量的1/3以上。

由于你要负担两个人的营养需要，因此需要比平时更多的营养。同时，尽量避免食用过分刺激的食物，如辣椒、大蒜等。每天早晨最好喝一杯开水。此外，你要避免过多脂肪和过分精细的饮食，一定要保证铁元素和维生素的摄取。

童言无忌

◎ 宝宝晚上坚持要自己洗脚。我说："宝宝真棒，会自己洗脚了！"宝宝头也不抬地说："我长大了嘛！"

温馨小贴士

孕妈妈补钙要多吃牛奶、奶酪、鸡蛋、豆制品、海带、紫菜、虾皮、芝麻、海鱼、蔬菜等。

◆ 增加铁的摄入：注意补铁，铁在瘦肉、禽肉、血（鸭血、猪血）及蛋类中含量丰富，可每周吃50克动物肝脏。同时，多吃新鲜蔬菜和水果，可以促进铁的吸收。还有研究显示，在孕期多摄取蔬菜、水果和蛋白质丰富的食物，有助于预防新生儿白血病。

◆ 干果应常备：将核桃、松子、葵花子、杏仁、榛子、花生等干果当做小零食吃。这些食物富含大脑发育必需的脂肪酸，妈妈和胎儿都需要。

07 孕4月妈妈营养食谱

琵琶豆腐

◆ 材料：豆腐2块，虾400克，小油菜500克，鸡蛋清适量。

◆ 调料：植物油、蒜汁、芝麻油、酱油、蚝油、淀粉、白糖、料酒、精盐、姜片、胡椒粉各适量。

◆ 做法：豆腐洗净，抹干水分；虾去壳，去肠，加少许盐略腌渍一下，除去水分后拍烂，顺一个方向搅匀，再加入豆腐拌匀；小油菜洗净入水焯烫，捞出待用；取多把汤匙涂上油，放入上述拌匀的材料，蒸5分钟，成形后用小刀取出；每件琵琶豆腐撒上少许淀粉，蘸上鸡蛋清，放入滚油中炸至微黄色盛起，滗去油装盘；热油锅爆香姜片，弃去，加料酒、淀粉、酱油、蒜汁、胡椒粉、芝麻油、蚝油、白糖、精盐所勾成的芡汁；煮沸后，淋在琵琶豆腐上，拌以小油菜即成。

鲜虾烩时蔬

◆ 材料：虾12只，菜花200克，油菜150克，姜、葱末、高汤、姜汁、精盐、米酒、酱油、芝麻油、淀粉水各适量。

◆ 做法：虾去头及壳，挑除肠泥，洗净，压背部轻划一刀，放入热油略炸，捞出，沥油；姜洗净；油菜洗净，捞出，排入盘中；菜花洗净，切小块，放入热油略炸，捞出，放入锅中加高汤、姜汁、米酒、精盐煮至入味，与油菜均盛入盘中；锅中倒入1大匙油烧热，爆香姜片，倒入调料煮开，加入虾略煮，再加入淀粉勾芡，捞出，盛在菜花上，撒上葱即可。

◆ 营养功效：这道菜蔬菜与虾肉比重均衡，而且味道富有变化，搭配富含纤维素的菜花食用，可以促进新陈代谢。

紫菜鸡蛋卷

◆ 材料：2个鸡蛋，1张大紫菜。

◆ 做法：2个鸡蛋打散，放点盐，平底锅里淋入底油，倒入蛋液，小火煎成一张蛋皮，出锅；准备一张大紫菜，待蛋皮稍凉后放在上面；蛋皮和紫菜一起卷起来，在封口处抹点碗底残留的蛋液；将其放入平底锅，

童言无忌

◎ 有一次，宝宝看到电视里正在播放拳击比赛，吓得冲着电视又摆手又叫："叔叔不要打架了，不要打架了！"

利用锅的余温使封口粘在一起，最后切成小段。也可以卷上自己爱吃的东西，比如：黄瓜、肉松、蟹肉棒或者金枪鱼。

◆ 营养功效：紫菜富含 EPA 和 DHA，可以预防人体衰老，它含的维生素 A、B 族维生素、维生素 C 和碘、钙、铁等微量元素也很丰富，能提高人体的免疫力。紫菜含有大量可降低胆固醇的牛黄酸，有利于保护肝脏。另外，它还含有丰富的胆碱，而胆碱又是神经细胞传递信息的重要化学物质，对增强宝宝的记忆力有很大的作用。

菠菜鱼肚

◆ 材料：菠菜 400 克，干鱼肚 80 克，胡萝卜花数片。

◆ 调料：植物油、料酒、白糖、精盐、水淀粉、芝麻油、胡椒粉、姜片、香葱各适量。

◆ 做法：鱼肚浸透，洗净，姜葱切碎，一起放入开水中煮 2 分钟，捞出鱼肚，切片，沥干水分；另起锅，倒入适量清水，加胡椒粉、料酒、白糖、精盐、香葱煮开，放入鱼肚煨 5 分钟，捞出，沥干；菠菜洗净，切段；烧热锅，下 1 汤匙油放入菠菜、胡萝卜花炒熟，加入鱼肚及水淀粉勾芡，拌匀，调入芝麻油即可。

芦笋炒虾仁

◆ 材料：熟虾仁 400 克，芦笋少许。

◆ 调料：植物油、酱油、米醋、芝麻、姜末、圣女果各适量。

◆ 做法：把 2 大勺酱油、少许醋、姜末拌匀备用；锅内倒油烧热，放入芝麻翻炒几分钟，待芝麻颜色转为金黄色捞出，备用；锅内再倒入适量油烧热，加入芦笋翻炒至熟软；加入圣女果、酱油、熟虾仁翻炒几下，撒上芝麻即可。

胡萝卜炖牛腩

◆ 材料：牛腩 300 克，胡萝卜 100 克。

◆ 调料：料酒、葱段、姜片、精盐、清汤各适量。

◆ 做法：将牛腩洗净，切块，焯水，捞出，沥干，备用；胡萝卜洗净，去皮，切滚刀块，备用；锅置火上，倒入适量清汤，放入牛腩块、料酒、姜片、葱段煮沸，开锅后用小火焖煮 20 分钟；放入胡萝卜块煮 1 小时，加入精盐调味即可。

素炒三鲜

◆ 材料：竹笋 250 克，荠菜 100 克，水发香菇 50 克。

◆ 调料：麻油、植物油、精盐、味精各适量。

◆ 做法：将竹笋洗净，切成丝，放入沸

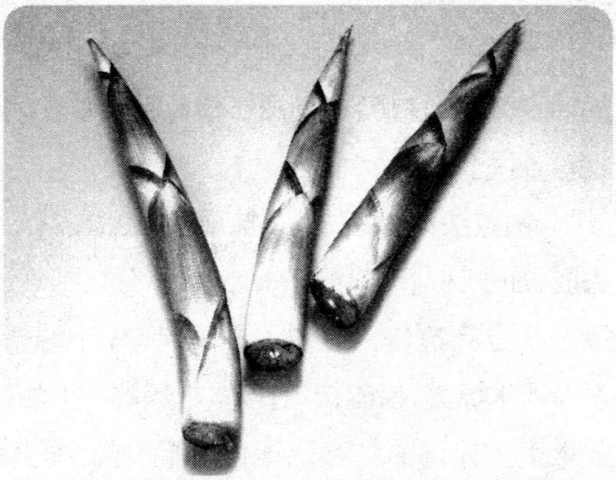

童言无忌

◎ 2 岁的女儿看到邻居家的姐姐结婚，就跑来对我说："妈妈，我长大了也结婚，要嫁给爸爸。"

水锅里焯烫，冲凉后，沥水，备用；把水发香菇去蒂，洗净，切成丝；荠菜择去杂质，洗净，切成末；锅置火上，倒油烧热，下入笋丝、香菇丝煸炒片刻，加少许清水；大火煮沸后，转用小火焖煮3~5分钟；下入荠菜末，炒15分钟，加精盐、味精调味，淋上麻油即可。

蟹肉冬蓉羹

◆ 主料：花蟹1只，冬瓜500克，蛋白2只，姜1片，葱1棵，上汤3杯。

◆ 辅料：盐1/4茶匙，糖1/2茶匙，酒1茶匙，麻油、胡椒粉各1茶匙，粟粉1汤匙，清水4汤匙。

◆ 做法：蟹擦洗干净，隔水蒸8分钟后取出拆肉待用；冬瓜去皮、去瓤，切小块，与姜及上汤同煲15分钟至烂，取出姜片、冬瓜及汤放入搅拌机内打成蓉；将冬瓜蓉煮沸，加入调味料、芡汁料及蛋白拌匀、盛入锅中，撒上葱花即成。

鲜鱼粥

◆ 材料：白米1杯，鲑鱼片1/2杯，葱少量，螃蟹高汤10杯，盐、黑胡椒适量。

◆ 做法：白米洗净，沥干；螃蟹高汤加热煮沸，放入白米续煮至沸时稍微搅拌，改中小火熬煮40分钟，加盐调味；鲑鱼片放入碗中，倒入滚烫的粥，撒上葱花、黑胡椒，拌匀即可食用。

◆ 营养功效：鲑鱼的维生素D含量特别丰富，有助于人体对钙质的吸收，另外所含的维生素E也能促进血液循环，消除身体酸痛，防止手脚冰冷。螃蟹含有丰富的B族维生素以及钙、磷、铁等无机盐；用螃蟹熬煮的高汤，不仅味道更鲜美，保养肠胃，补充元气，更可滋润肌肤。

火爆腰花

材料：猪腰100克，黄瓜1根，红泡椒15克，姜、葱、蒜等各适量。

做法：猪腰用刀切成腰花；将精盐、糖、酱油、醋、料酒和水淀粉倒入碗中调成汁；中火加热油锅，放葱末、姜末、蒜末和碎红泡椒爆香，再开大火爆炒腰花1分钟，放入准备好的调味汁和黄瓜片，待汤汁收稠后装盘。

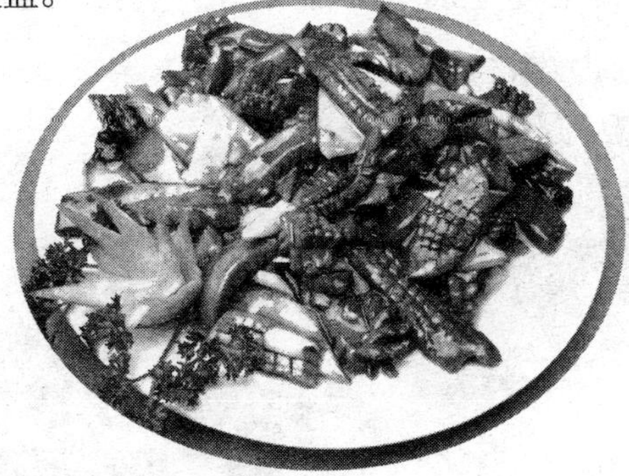

◆ 营养功效：猪腰中含有丰富的铁质，且人体的吸收、利用程度高，是补铁的好食物。由于胎儿发育的需要，孕妈妈应该多吃一些补铁食物，妊娠28周后尤其要注意铁的补充。不过，红枣赤豆汤、血糯米、黑木耳等植物性食物不是最佳选择，可以经常吃一些动物的肝、心等内脏，还有牛肉、猪肉、兔肉、动物血等，这些食物的含铁量高，而且血红素铁与人体成分接近，因而最易吸收。

第四节 孕妈妈生活保健

01 孕4月孕妈妈的运动和生活

虽然从第十三周开始，在孕期计算上已经进入了孕4月，流产的危险也大大减少，按照传统的老话说“度过了最危险的前3个月”。但是实际的孕期还不到3个月，而且刚刚进入稳定期，所以这个月依然不适合进行剧烈的运动，包括对于孕妈妈来说非常有益的游泳，最好也在孕15周以后征得医生许可再开始。

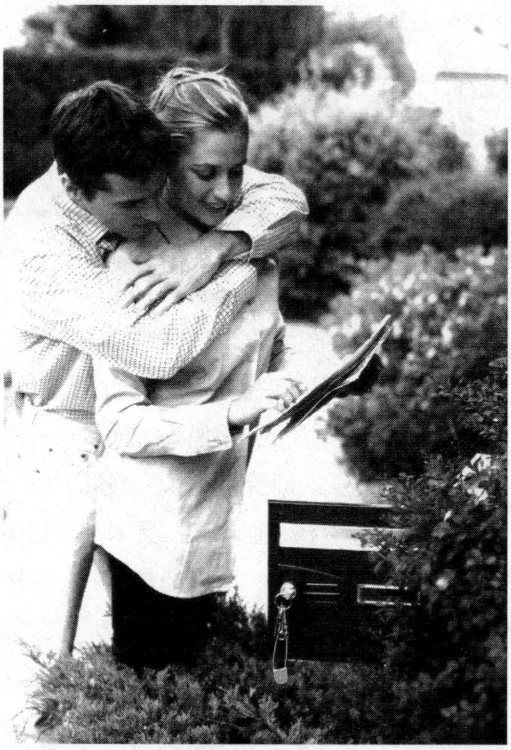

不过，对没有流产先兆的孕妈妈来说，这个月开始可以适当增加散步的时间，夫妻性生活也可以在小心谨慎中进行。如果身体没有不适的话，还能像往常一样做些不繁重的家务，不过千万不要勉强自己。如果感到劳累了就应立刻停下，而且一定不要扛、提、拖重物，或者做向上拉伸、向下弯腰等动作，那样很容易造成危险。

这个月，因为子宫还不算太大，所以你依旧可以采取你喜欢的姿势入眠。不过如果以前习惯趴着睡就要努力改变这个习惯了，可以左侧卧、右侧卧，或者仰躺。

对于外出旅行也应该持慎重的态度，尤其是中、长途旅行或者出国旅行，应该听取医生的意见。驾驶汽车的孕妈妈如果自觉身体状况不错，可以继续自己驾驶汽车。但是因为怀孕期间身体容易疲惫，而且注意力有所下降，所以连续驾驶时间最好不超过1个小时。

童言无忌

◎ 早上一起床，2岁的宝宝就搂着我的脖子说：“妈妈，我做了一个梦，梦见下大雨了。”嘿，这么小就懂得描述梦境了，真不错。

02 孕妈妈需要了解的羊水问题

胎儿离不开羊水，就像鱼儿离不开水。羊水又被叫做生命之水，它究竟是由什么构成的？具有怎样的魔力呢？

什么是羊水

羊水就是孕妈妈子宫内羊膜腔中的液体，它能保护胎儿不受外界的震荡。既然名字叫做羊水，自然地，成分中占了最大比例的就是水，占到了98%，剩下的2%中包含少量无机盐类、有机物荷尔蒙和脱落的胎儿细胞。

随着怀孕周数的增加，羊水量也在相应增多。孕妈妈怀孕16周时的羊水量一般在250毫升左右，到了36周时可达到1000毫升，而且羊水的成分也会发生很大的改变。

羊水有什么功能

◆ 保护胎儿。胎儿悬浮在羊水中，外界的震荡就不能轻易地伤害到他。而且，随着羊水增多，子宫腔也被撑大，宝宝有了充分的成长和肢体伸展空间。羊水的压力稳定，温度也恒定不变，孕妈妈在分娩时子宫收缩产生的压力就会被分散，不会伤害到宝宝。在臀位和横位时，羊水还可以避免胎儿脐带脱垂。

◆ 缓冲胎动。宝宝在妈妈的子宫里总是在动来动去，伸伸手、张张嘴，有时候还会用力踢一脚。有了羊水的缓冲，宝宝活动引起的不适感也就减轻了很多。

◆ 预防感染。孕妈妈抵抗力下降，很容易遭遇病菌感染，宝宝也可能跟着遭殃。羊水中含有部分抑菌成分，有了羊水的保护，就能降低感染的概率，即使已经被感染了，也能将感染的伤害降到最小。

◆ 帮助分娩。在生产时，羊水可以缓和子宫颈的扩张，帮助子宫颈的打开。同时，羊水还具有润滑作用，破水后孕妈妈的产道就不会过于干涩，分娩时宝宝将更顺利地通过产道。

◆ 探测胎儿的情况。通过对羊水进行探测，可以得到一些关于胎儿健康状况的信息。

如何测量羊水

通过羊水量的测量情况可以评估怀孕是否正常。现在，医院大多数都是通过超声波检测来了解羊水量的多少，并用“羊水指数法”来确定羊水量是否正常。方法是：将子宫分为四个象限，将每个象限中的羊水的最大深度相加，得到总和值。如果总和值在8～18厘米的范围内属于正常状态，小于8厘米为羊水过少，大于18厘米为羊水过多。

羊水太少了怎么办

妊娠各个时期都可能出现羊水过少的现象，不过到了孕晚期最常见。如果孕晚期羊水少于300毫升的话，就属于羊水过少了。

童言无忌

◎ 我带宝宝一块儿去修手表，看到师傅很熟练地修表，宝宝睁着精灵的大眼睛突然说：“叔叔给手表打针了！”

羊水过少常可以造成胎儿严重畸形、肺发育不全等。分娩期羊水过少，可导致宫缩时胎儿受压、胎儿宫内窘迫或新生儿窒息，同时也可造成新生儿吸入性肺炎或胎粪呼吸道阻塞，增加新生儿死亡率。孕妈妈平时要多喝水，也可静脉滴注复方丹参、葡萄糖、生理盐水等，甚至可以采用羊膜腔输液方式以增加羊水量。临产时如羊水少且黏稠，有严重胎粪污染，需及时剖宫产以结束分娩。

羊水太多了怎么办

怀有双胞胎、多胞胎、胎儿异常，或者有病毒、Ⅱ型糖尿病的孕妈妈容易出现羊水过多的症状。羊水过多容易发生子宫成长过度、早产、胎死腹中、分娩时羊水栓塞、产后出血等情况，对孕妈妈和胎儿的健康都很不利。羊水过多的孕妈妈应每隔一周作一次子宫颈检查，并注意卧床休息，降低早产概率。必要时医生会用药物减少羊水量或放羊水。

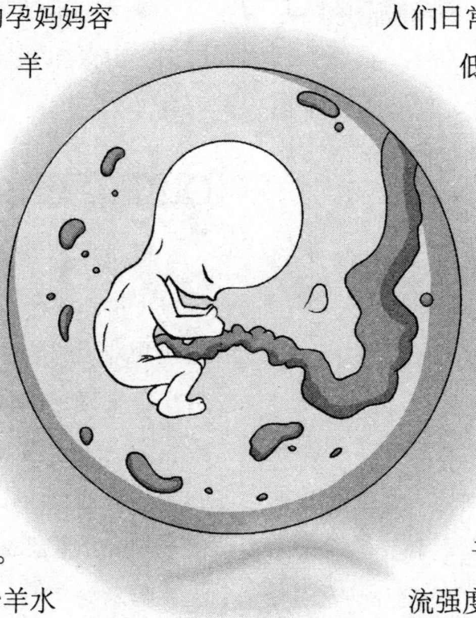

胎儿为什么喝羊水

胎儿从第十周开始就会喝羊水了，喝下羊水后在肠内过滤掉漂浮物，经过肾脏形成尿液，积存在膀胱中，再经过尿道排出。而肠道中的那些杂质会在宝宝出生后排出，这就是胎粪。

胎儿喝羊水可以训练胃肠道进食功能、泌尿系统过滤功能、肺部呼吸系统功能，为出生后立即适应呼吸、进食、排泄等基本生命能力打下基础。

03 孕妈妈正确使用电热毯

近年来很多学者都致力于关于电磁场对孕妈妈是否有影响的研究，研究结果表明人们日常用品——电热毯由于有极低频的电磁场，对人体有危害。

科学家们认为，当人们使用电热毯时，由于人体和电热毯之间存在电容，因此即使是绝缘电阻完全合格的电热毯，也会有40~70伏的感应电压产生并作用于人体，且有15微安的电流强度。这个电流虽小，但由于电热毯紧贴在孕妈妈身下，对处于发育阶段的胎儿可能存在潜在危险。在妊娠头3个月使用电热毯的孕妈妈，自然流产率相当高。正确的用法是，先预热半小时再使用，睡前关闭开关，拔掉电源插头。

童言无忌

◎ 妈妈："宝贝，你是谁的儿子？" 扬扬有点拍马屁的味道对爸爸说："我是爸爸的儿子！"妈妈接着装做很不高兴的样子，说："你是爸爸的儿子，那跟爸爸去吧！下次别跟我了！"宝宝看到妈妈不悦，停顿了一下，猛一抬头面向妈妈，说："我是孩子妈妈的孩子！"

04 孕期乳房按摩好处多

孕期乳房按摩好处多

◆ 按摩可以软化乳房，使乳腺管畅通，增加乳汁流出的通畅度。

◆ 帮助孕妈妈树立母乳喂养的信心。

◆ 按摩乳房能清除乳管中因新陈代谢而产生的污垢和文胸里的棉絮组织。

◆ 会刺激乳头和乳晕，使乳头的皮肤变得更强，将来宝宝吸吮也容易。

◆ 防止产后乳房下垂。

乳房按摩这样做

◆ 用温热毛巾对乳房热敷。

◆ 一只手横放在另一侧乳房上，另一只手压在该手上，双手重叠用力向胸中央推压乳房按摩。

◆ 将双手手指并拢放在乳房斜下方，从乳房根部振动整个乳房，然后用双手将乳房向斜上方推压按摩。

◆ 从下面托起乳房，用双手向上推压乳房。

温馨小贴士

以上按摩时双手必须握住整个乳房，动作幅度要大，如感到乳腺团块从胸大肌上消失则有效，但严禁乱揉捏，以免乳腺受伤。

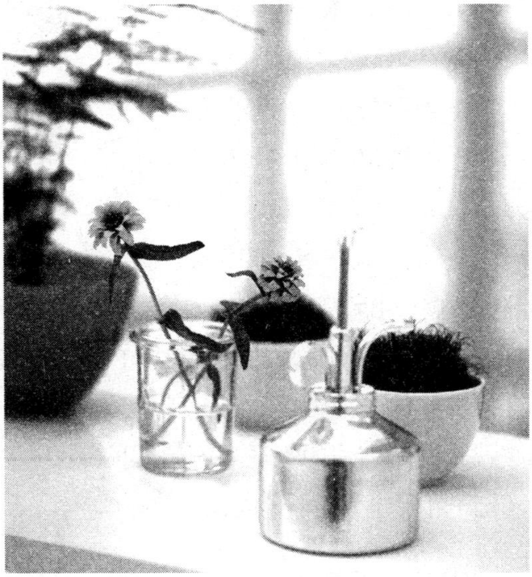

乳头按摩

◆ 洗净双手，用肥皂水将乳头外以环形法擦洗至乳房基底部（锁骨处），分别清洗左、右侧的乳房。乳头应避免用肥皂清洗，以免洗去外层的保护性油脂，同时注意清洗痂皮。

◆ 清洗后用手托住乳房，自锁骨下乳房基底部以中指和食指向乳头方向按摩，以拇指和食指揉捏乳头以增加乳头韧性。

可以用钝齿的梳子自乳房根部向乳头轻轻梳理，能使乳腺管通畅，有利于产后哺乳。按摩时两手拇指、食指自乳房根部向乳头方向按摩，每日 2 次，每次 20 下。

热敷按摩

用干净的毛巾蘸些温开水，由乳头中心往乳晕方向成环形擦拭，两侧轮流热敷，每侧各 15 分钟，同时配合下列按摩方式：

◆ 环形按摩：双手置于乳房的上、下方，以环形方向按摩整个乳房。

◆ 螺旋形按摩：一手托住乳房，另一手食指和中指以螺旋形向乳头方向按摩。

◆ 指压式按摩：双手张开置于乳房两侧，由乳房向乳头方向挤压。

◆ 横向按摩：目的是使乳房内维持良好的血液循环状态。基本方法就是活动乳房的基底部，鼓起的部位（乳腺体）则不必搓揉。

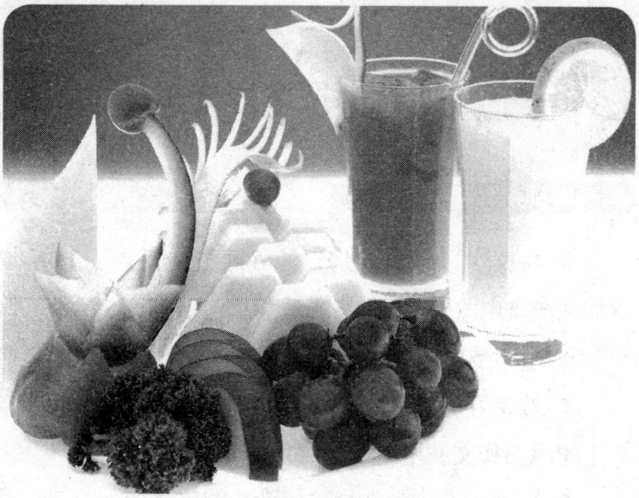

睡前、醒后也别忘

每天起床前和临睡前，在乳房周围旋转按摩，先顺时针方向旋转，再逆时针方向旋转，直到乳房皮肤微红、微热为止。最后提拉乳头数次，两手掌于乳房下缘往上拍打数次。

护肤用品不可少

用温开水擦洗后，在乳头、乳晕上涂一层油脂，再用湿热毛巾敷盖乳房 5 分钟，然后做 4 节乳房按摩操，每节操做 20～30 次，这样效果会更理想。

第一节：双手在乳房下方来回按摩。

第二节：双手绕乳房做顺时针或逆时针按摩（不要刺激乳头）。

第三节：左手从左乳下方按摩至右乳上方，右手从右乳下方按摩至左乳上方。

第四节：右手从左臂内侧按摩至左乳侧面，交换左右手同前。

05 孕妈妈不宜喝的饮料有哪些

不要喝生水

孕妈妈孕期不要喝生水，以防腹泻或被传染其他疾病。

不宜喝可乐类饮料

其所含的咖啡因能迅速通过胎盘作用于胎儿，使胎儿受到不良影响。咖啡因可使实验动物发生腭裂、趾或脚畸形，甚至造成脊柱裂、无下颌、无眼、骨化不全、发育迟缓等。

不宜喝浓茶

浓茶中含有较多的咖啡因和鞣酸。孕妈妈常喝浓茶对胎儿骨骼发育有影响，鞣酸还会妨碍铁的吸收，导致孕期贫血或贫血治疗困难。

童言无忌

◎ 妈妈：“儿子，妈妈跟你说话呢，你听到了吗？” 儿子：“没听到。”
妈妈：“那你的耳朵呢？” 儿子：“耳朵不见了。”
妈妈：“你的耳朵去哪里啦？” 儿子：“耳朵上街玩了。”

不宜喝汽水

汽水中的磷酸盐进入肠道后会与食物中的铁发生反应，产生对人体无用的物质。孕妈妈饮大量的汽水会消耗一些铁质，可能导致贫血。

不宜喝冰镇时间过长的饮料

太冷的饮料可使胃肠血管痉挛、缺血，出现胃痛、腹胀、消化不良。胎儿对冷刺激敏感，冷刺激使胎儿躁动不安。

综上所述，孕妈妈在孕期应该以喝白开水为主，矿泉水、淡茶水可适当喝。因为白开水经过煮沸消毒，清洁卫生，是孕妈妈水分补充的主要来源。矿泉水中有许多微量元素，品牌可靠的矿泉水卫生状况比较令人放心，也可以饮用。而适量的淡茶水，特别是淡绿茶，含有丰富的茶多酚和微量元素锌，可帮助消化，改善心、肾功能，促进血液循环，预防妊娠水肿，促进胎儿生长、发育。

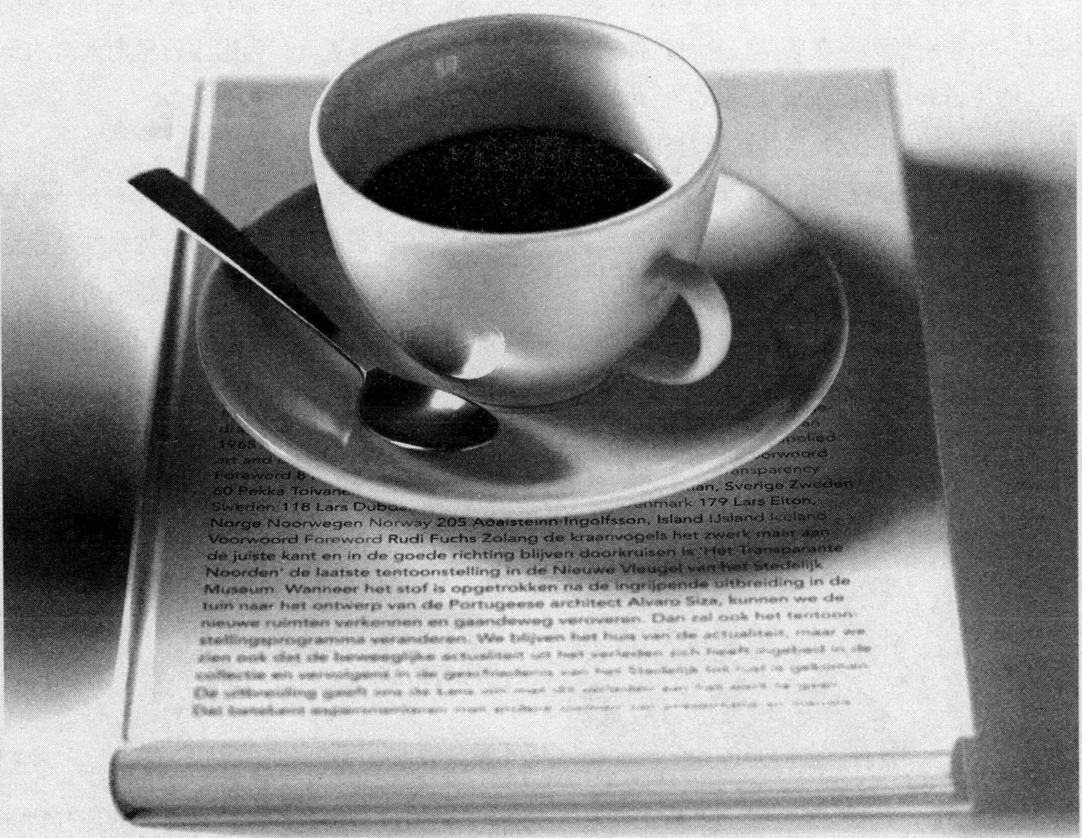

童言无忌

◎ 爸爸："儿子，昨天，我们看见的月亮是圆的，今天怎么是弯的了啊？"

儿子看了看天上的弯月亮，也觉得很奇怪。过了一会儿他突然说："那边还有个圆的月亮，现在它躲起来了，还没有出来呢。"

第五节 孕妈妈胎教必读

01 胎教的最佳时期——孕中期

当孕妈妈怀孕到第十二孕周至第十六孕周时，胎儿出现第一次胎动。此时，标志着胎儿的中枢神经管已经分化完成；胎儿的听力、视力开始迅速发育，并逐渐对外界施加的压力、动作、声音作出相应的反应，尤其对母体的血液流动声、心音、肠蠕动声更为熟悉。此时胎儿对来自外界的声音、光线、触动等单一刺激反应更为敏感。若孕妈妈能借助胎儿神经系统飞速发展的阶段，给予胎儿感觉器官适时、适量的良性刺激，就能促使胎儿发育得更好，为出生后早期教育的延续奠定良好的基础。

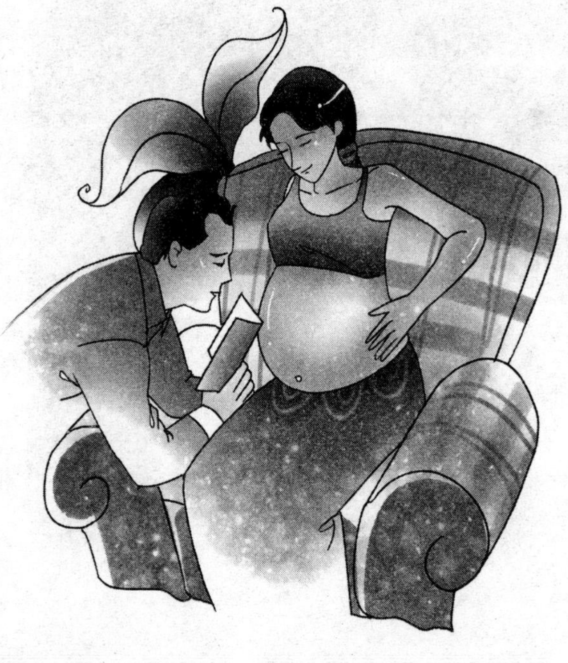

听觉训练

此阶段胎儿的听神经与听觉系统迅速发育，夫妻双方或孕妈妈可以很好地利用这一段时间，有意识地对胎儿进行相应的听觉训练，即音乐胎教。

比如：给胎儿播放舒缓、抒情的胎教音乐；把宝宝当做一个听众，与他聊天、讲故事、朗诵诗歌，尤其准爸爸可以与孕妈妈体内的胎儿进行有意义的对话等。这些方法都可以刺激胎儿的听觉发育，而且对孩子未来的听力很有帮助。

触动和动作协调训练

此阶段神经系统发育迅速，胎儿对触觉与力量付出很敏感。夫妻双方还可以对宝宝进行动觉、触觉的训练，如：轻轻拍打和抚

童言无忌

◎ 妈妈：“儿子，跟妈妈说‘Hello, I am here’”。
儿子：“妈妈，我在这里。”

摸腹部，与胎儿在宫内的活动相呼应、相配合，使胎儿对此有所感觉；按时触摸或按摩孕妈妈腹部，可以建立与胎儿的触摸沟通。通过胎儿反射性的躯体蠕动，促进其大脑功能的发育，尤其可以有助于孩子未来的动作灵活性与协调性。

02 怎样选择胎教音乐

音乐胎教是一种十分流行的胎教方式，主要分两种：一种是给母亲听的，特点是优美、宁静、情绪安静；另外一种则是供胎儿欣赏的，以E调和C调为主，基调是轻松、活泼、明快，能较好地激发胎儿的情绪反应。所以挑选胎教音乐时要小心谨慎，不然，就会对胎儿的耳朵造成不良影响。音乐的门类极多，并不是所有的音乐都能给胎儿身心健康带来裨益，不同类型的音乐能对人的心理行为产生不同的影响。

胎儿和成人一样，也有自己独特的性格和气质，有的好动，有的好静。对这些不同性格的胎儿还应本着因材施教的原则，区别对待。目前市面上也有大量编辑成套的胎教音乐磁带出售，未来的父母亲可根据个人的喜好从中选择。小编介绍部分乐曲的大概分组及其所产生的作用，供孕妈妈参考。

胎教音乐

◆ 欢快明朗的音乐。如《江南好》《春风得意》等，听着这些曲子，心情自然而然就欢快了起来。

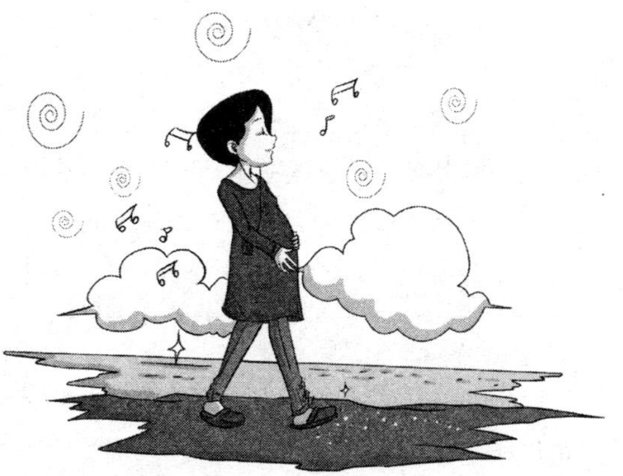

◆ 平静放松的音乐。如民族管弦乐曲《春江花月夜》《塞上曲》《小桃红》以及琴曲《平沙落雁》等。解除忧郁的音乐如《喜洋洋》《春天来了》及约翰·施特劳斯的《春之声圆舞曲》等。这类作品使人心情平静，仿佛看到春天穿着美丽的衣裳同我们欢聚在一起，其曲调优美、酣畅，起伏跳跃，旋律轻盈、优雅。

◆ 消除疲劳的音乐。如《假日的海滩》《锦上添花》《矫健的步伐》、奥地利作曲家海顿的乐曲《水上音乐》等。这类作品清丽、柔美，抒情明朗，在疲劳的生活中多听听这些音乐，会让人舒适无比。

◆ 催眠的音乐。有些乐曲有着非常好的催眠效果，如二胡曲《二泉映月》、古筝曲《渔舟唱晚》，此外还有《平湖秋月》《军港之夜》以及德国浪漫派作曲家门德尔松的《仲夏夜之梦》等。

◆ 振奋精神的音乐。如《娱乐升平》《步步高》《狂欢》《团结就是力量》等。这类作品曲调激昂，旋律变动较快，引人向上，振奋精神。

◎ 儿子：“我要参加跑步比赛，跑步我可厉害了，我能得第一名。”
妈妈：“呵呵，你跑得比刘翔还快吗？” 儿子：“可我们班没有刘翔呀！”
妈妈：“你不知道刘翔是谁呀？” 儿子：“不知道。刘翔是鬼吧！”

温馨小贴士

选择优美的音乐，能使孕妈妈分泌更多的乙酰胆碱等物质，改善子宫的血流量，从而促进胎儿的生长发育，而且还能使胎儿在子宫内变得安稳。

◆ 促进食欲的音乐。如果有时候胃口不好，可以听听下面的音乐，如《花好月圆》《欢乐舞曲》等。这些作品充满生活热情，令人心情愉快，食欲大增。

胎教音乐的选择应根据自己的身体状况、兴趣爱好以及胎儿的承受能力综合考虑，不能光凭自己的一时兴趣。

● 胎教钢琴曲

◆《梁祝》。《梁祝》钢琴曲演奏效果是两个人在对话，时而细语呢喃，时而悠扬婉转，时而愁肠百结，时而信誓旦旦；又仿佛两只蝴蝶在对舞，四双翅膀翩翩而歌，优美的舞姿就是悠扬的乐曲；是一种发自内心的情愫，一份自然流露的爱意。

◆ 贝多芬的《月光奏鸣曲》。这是一首非常值得一听的作品，曲子听起来细腻、优雅，如月光流水、沁人心脾，慢慢地心情就会很轻松。静静地听，细细地感受，你会有不一样的体会。

◆ 莫扎特的《睡吧，我的小王子》。这是一首很好听的摇篮曲，据说莫扎特的音乐可以提高智商，但这种说法是否真实，现在还没有得到权威的认证。不过，莫扎特音乐有助于增加人们对空间和色彩判断的灵敏度倒是真的。

◆《四季的春天》。《四季的春天》是一部音乐爱好者们都耳熟能详的作品，它旋律优美，意境清新，轻快的旋律更使人沉醉其中。

◆《美丽幻梦者》。节奏舒缓、轻扬，能够使身心疲惫的孕妈妈获得片刻的轻松。

03 音乐胎教的误区

美妙的音乐对人体有益。为了让宝宝出生后能健康成长、聪明伶俐，许多家长都进行音乐胎教。但有关专家指出，错误的音乐胎教会伤害胎儿。常见的音乐胎教误区如下：

● 听节奏较快、音量较大的乐曲

太快的节奏会使胎儿紧张，太大的音量会令胎儿不舒服。因此，节奏太强烈、音量太大的摇滚乐就不适合作为胎教音乐。音乐的音量放得较大，会引起胎儿的躁动不安，长期下去，胎儿体力消耗太大，可能出生时体重过低，有时还会出现不良神经系统反应。

● 给胎儿听音乐的时间过长

有的父母听说音乐胎教好，就从早到晚地放音乐。其实这样的做法是不科学的。胎教音乐不宜过长，5～10分钟的长度是较适合的。超过这个时间，胎儿的听觉神经和大

童言无忌

◎ 某天晚上，电视里正在播放模特大赛的节目。 妈妈：“哇！美女耶！”
儿子：“唉！要是妈妈也像她们这样就好了。” 妈妈：“那你是说妈妈丑喽？”
儿子：“谁叫你那么黑呀！”

脑会疲劳。最好让胎儿反复聆听，才能造成适当的刺激。

大声地在腹部播放音乐

音乐灌输法是音乐胎教方法的一种，但是这一方法的实施要特别注意。将音乐播放器直接放在孕妈妈的腹壁上时，如果音量过大，即使你听起来不大，但由于离胎儿太近，会影响甚至伤害婴儿的听力。所以，给胎儿听音乐应使用无磁胎教传声器，音乐频率在500～1500赫兹。

温馨小贴士

胎儿每天睡眠的时间较长，直到9个月以后，醒着的时间才逐渐变长。我们在给胎儿听音乐时，应考虑到他可能刚醒来不久，音乐声的力度不宜过大，因为力度愈大就愈易增加音乐的紧张度。

随意购买胎教传声器

市面上关于胎教的产品很多，应购买经过卫生部鉴定、能保护胎儿耳膜的传声器。胎教传声器放在孕妈妈的腹壁胎儿头部相应的部位，音量的大小可根据这样调节：成人隔着手掌听到的传声器中的音响强度，就相当于胎儿在腹内听到的音响强度。

04 孕4月的胎教方案细节

胎儿在这个月中，神经系统、感觉系统开始变得发达，细小肌肉开始会动，头部可左右摆动，开始有吸吮手指的动作。此阶段的胎儿对抚触的敏感度和1岁孩子一样，同时，他对音乐或声音也会有所反应。

音乐胎教上日程

胎儿在4个月大时已有了听觉，到6个月时听力已跟大人差不多了。妈妈的心跳声、肠鸣音包裹着他，外界的声音也通过羊水汩汩传来，若隐若现，这让他对世界充满了好奇。

音乐的神奇之处就是能造成各种生理、心理效应。每个人在听自己喜欢的音乐时都能激起幻想，从而让心灵得到安慰或愉悦，这对胎儿来说也是一样。孕妈妈在听胎教音乐时，在感到心旷神怡的同时，音乐还会激

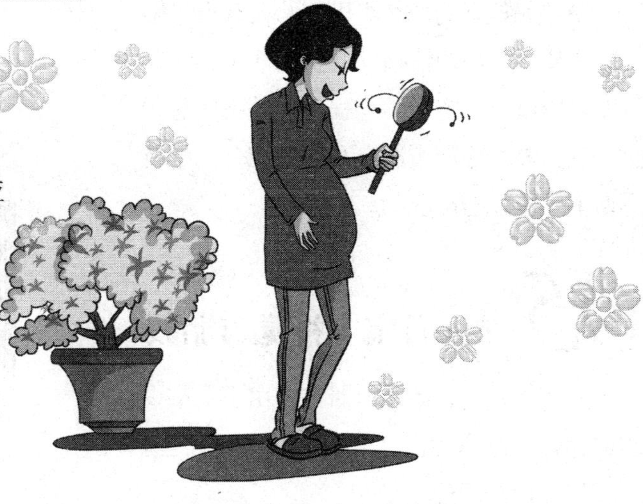

童言无忌

◎ 有一次吃早餐的时候，儿子问我外婆去哪儿了，我说外婆去买菜了。他却纠正我说，你应该说你妈妈去买菜了。

发神经系统产生神经介质，并随着血液循环渐渐进入胎盘，直至送到胎儿大脑的相应部位，促进其大脑的发育。

因此，以前在房间内似有似无播放的音乐，现在可以有目的地放给胎儿听了。听音乐时也可以轻轻地抚摸腹部，同时把音乐描述的场景讲给胎儿听。

语言胎教也要开始

可以轻声唱歌或者与胎儿对话，孕妈妈也可以边翻看漂亮的婴儿画报，边把上面的故事讲给胎儿听，这些都会给他良好的刺激。

适当的运动胎教

到了第四个月，自然流产的危险性就很小了，孕妈妈可适当加大运动量，以前擅长游泳的孕妈妈可以重新游泳。另外，孕期体操、孕期瑜伽、散步都是不错的运动。

情绪胎教贯穿孕全程

孕妈妈良好的情绪可以使胎儿获得足够的安全感，不安的情绪则会使胎儿感到焦躁不安。所以，在整个孕全程，你都不应忘记这一点，学习如何控制自我的情绪，以维持孕期平静、稳定的心情。

05 孕4月宝宝视觉与胎教

一般人认为，胎儿所居宫中由于层层设防的遮盖，好似生活在一个黑暗的环境里，不可能具有视觉的功能。其实胎儿在第八周大的时候，眼睛已经开始发育，当长到4个月左右的时候，对光线就比较敏感了。这时如果把手电筒的光线有节奏地照射在孕妈妈的腹部，胎儿则会睁开双眼，把脸转向光亮的地方，胎儿的心律也会随之发生有规律的变化。这表明深居宫中的胎儿，也有视觉功能。孕妈妈可以利用胎儿所具有的视觉功能，通过“外象内感”的方式进行积极的胎儿教育。在用光照射时，切忌用强光，照射的时间也不宜过长。

06 怀孕4个月应学会听胎心

胎儿的心脏在全身发育中，是最早有功能的器官。胎心音可以直接反映胎儿的情况。妊娠后三四周，胎儿的心脏就开始跳动了。起初较慢，1分钟只有六七十次。这时的心脏跳动非常微弱，在B超检查时，可以从B

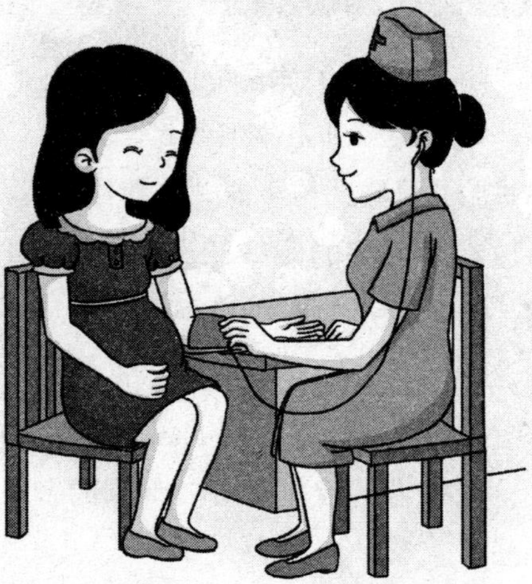

童言无忌

◎ 一次，我叫儿子洗个苹果给他外婆吃。他竟然说，她是你妈妈，应该你去洗。

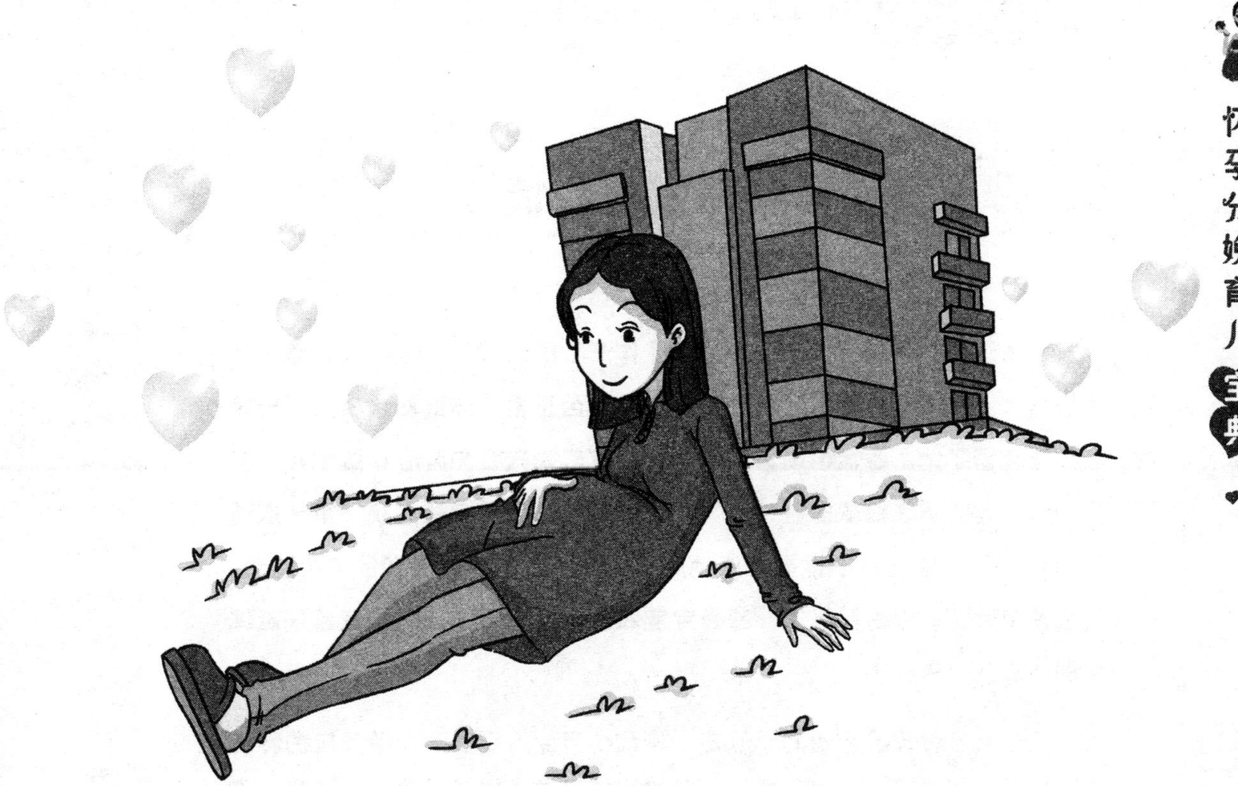

超的荧光屏上，显示胎心搏动。

到妊娠 8 周后，胎心跳动每分钟能达到 180 次左右。妊娠 14 周以后，胎儿的心跳速度下降为每分钟 140 次左右，以后保持在每分钟 120～160 次。医生除了用听诊器直接听胎心音外，还可以用多普勒胎心探测仪测得胎心音。

怀孕 4 个月左右的时候，在脐下正中线附近就可以听到胎心音，以后随着胎儿的生长及胎位不同，胎心的位置也会有所变化。因胎心音多自胎背传出，在胎背近肩胛处听得最清楚，故头位的胎心音可在下腹两侧听，臀位的胎心音可在上腹两侧听，横侧位可在脐上或脐下腹中线处听。

刚开始，普通的听诊器是听不出来的，因为宝宝太小了，可以用多普勒听诊器来听，或者在专业人员的指导下听胎心音。

正常胎心率为 120～160 次 / 分，过快、过慢或不规律均表示胎儿有宫内缺氧、窒息的可能，必须及时就诊。胎心音要与子宫动脉及胎盘杂音相区别。子宫动脉杂音是血流通过扩张的子宫动脉时所产生的吹风样低音响，胎盘杂音是血流通过胎盘时所产生的，二者的快慢与母体脉搏一致。胎盘杂音范围较子宫动脉杂音的范围大。

童言无忌

◎ 今天早上，我骑车带宝宝出去，他姥姥在后面叮嘱骑车要小心，我没有回答就骑车走了。不一会儿，儿子就问我：“妈妈，你刚才没听到你妈妈跟你说话吗？”

拥有一份明媚的心情

日子过得好快啊，这个月终于到了作产检的时候了，全家人跟着我忙了好几天。每作一项检查我都会担心结果是否正常，知道都合格后，一块石头总算落了地。心情也由紧张、恐惧转变成为兴奋和开心！这个月，宝贝和我一起经历了很多的第一次，我第一次听到了宝宝的心跳，第一次通过B超知道宝宝在肚子里很健康地成长，第一次亲身感觉到宝宝的胎动。这么多个我生命中的第一次，都是宝宝和我一起分享的，这让我越来越体会到做母亲的幸福了。

这个月各种情况开始趋于稳定，前几个月令人痛苦的早孕反应的种种不适也已经消失了。没有了妊娠反应对我来说就是很轻松的一件事情，食欲也增加了。而且我现在每天心情都很明媚，无论什么时候，只要一想到肚子里的宝宝，心情就飞扬起来。

老公怕我工作太过辛苦，坚持让我辞职在家待产，说要好好照顾我们的宝贝，由内到外为宝贝创造好的环境。我想了又想，终于决定辞职了。虽然工作重要，但肚子里的宝宝更重要啊，和长长的职业生涯相比，孕育的10个月很是短暂，为了宝宝，还是休息一段时间吧。

辞职待产的日子是一种享受。这就是我的悠闲假期，我可以尽情地做我喜欢做、以前却没有时间做的事。例如，写写怀孕日志，坚持为宝宝作胎教，唱好听的儿歌，讲好听的故事，看喜欢的书，听喜欢的音乐，看喜欢的电影，天天早晚都带宝贝去随便走走，给宝贝讲我看到和感触到的一切，提早学习育儿常识，上上孕期学习班，练练孕期瑜伽，闲时学学刺绣，学着做令人喜爱的手工艺品，学着煲汤，学着煮好吃的菜，学着做一个贤慧的老婆和合格的妈妈。有那么多的事要做，当然不会觉得无聊啦，只怕时间会不够用呢。

还有一件值得记录的事情，那就是我可以感觉到宝宝的胎动了！真的好有趣，当第一次胎动发生的时候，我感受到了震颤，天哪，这是我肚子里的孩子在动。我在一遍又一遍地确认这件事时，还记下了第一次感觉到胎动的时间，以后的日子里还要长期作好记录这件事情呢。同时，我对宝宝的胎教也要更加努力了，让宝宝在我肚子里就开始学习，相信等你出生后一定会成为一个健康、聪明的乖宝宝！在为宝宝高兴的同时，我还发现自己身体也在一天天变化，肚子开始变大，原来能穿的那些时尚的服装现在都穿不了了，皮肤也不像怀孕前那么白皙了。这些多多少少会让我有些沮丧，要知道，爱美之心，人皆有之啊。呵呵，所以我决定为自己买一件漂亮的孕妇装，让我看上去更加精神焕发些！

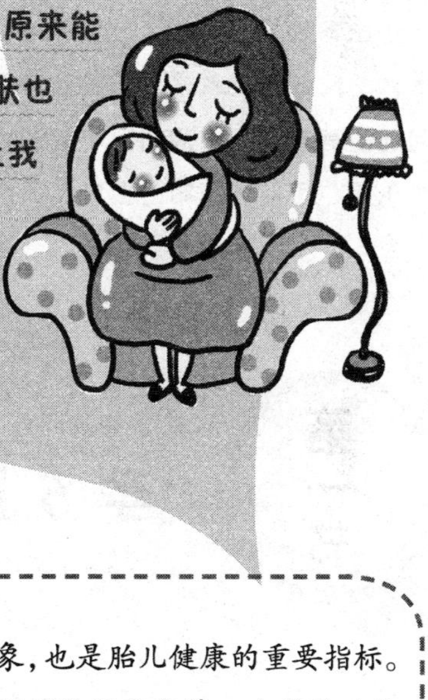

编者按语

胎动是胎儿在妈妈子宫内成长的现象，也是胎儿健康的重要指标。孕妈妈提前学习数胎动的方法，对于孕妈妈迎接宝宝第一次的胎动具有很好的指导意义。

★ 第五章 ★ Chapter 5

怀孕第五个月

你现在可以听到胎儿强而有力的心跳了！是不是觉得很激动呢？有没有越来越体会到孕育一个小生命的幸福感呢？进入孕中期以来，早孕反应已经消失，身体的不适感减轻了很多，本月最大的问题可能就是孕妈妈会常常感到腰背酸疼、小腿抽筋等问题，本章为你讲解了应对这些问题的有效措施。同时，孕妈妈还要注意调节自己的心情，毕竟一个良好的心态才会孕育出一个乐天、可爱、聪明的宝贝！

第一节 孕5月胎儿发育状况

01 第十七周胎儿发育状况

17周的胎儿身长大约有13厘米，体重约150～200克，胎儿此时看上去像一个梨子。胎儿此时的骨骼都还是软骨，可以保护骨骼的卵磷脂开始慢慢地覆盖在骨髓上。在今后3周内，他将经历一个飞速生长的过程，重量和身长都将增加2倍以上。连接胎盘的生命纽带——脐带，长得更粗、更强壮了。胎儿能够活动他的关节，以及他的骨架。胎儿特别喜欢用手拉或抓住脐带，有时他抓得特别紧，紧

童言无忌

◎ 爸爸:“爸爸爱倩倩！”倩倩:“倩倩爱爸爸！”爸爸:“爸爸最疼倩倩！”倩倩:“倩倩也最疼爸爸！”爸爸：“倩倩是爸爸的！”倩倩：“爸爸是倩倩的！”爸爸：“倩倩是爸爸生的！”倩倩：“爸爸是倩倩生的！”倩倩马上意识到自己说错了，赶紧纠正：“爸爸是爷爷奶奶生的！”

到只能有少量的氧气输送，不过胎儿很聪明，他自有分寸哦！另外，胎儿的骨骼也开始由软变硬，循环系统和尿道完全进入正常的工作状态，胎儿的肺也开始工作，他已经能够不断地吸入和呼出羊水。由于胎儿这个时期非常的灵活、顽皮，所以胎动也非常活跃。

胎儿17周的时候，你可以借助听诊器听到胎儿强有力的心跳，胎儿有力的心跳可以减少你对分娩的恐惧，使你信心倍增。同时你那颗害怕胎儿在怀孕时受到伤害的心可以暂时地放下了，胎儿强有力的心跳说明了一切。从此可以通过听胎心音来确定胎儿的健康状况，如发现任何异常，请立即到医院寻求医生的帮助。

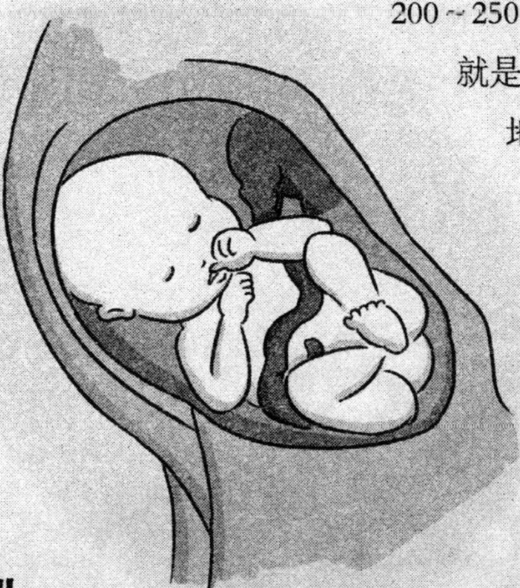

02 第十八周胎儿发育状况

胎儿现在从头到臀部长约13~15厘米，重约160~200克。他薄薄的皮肤下的血管清晰可见，耳朵已长到正常的位置。胎儿已经有了轮廓分明的脖子，他的头不再是长在双肩上，而是在脖子上。他的胸脯不时地鼓起来、陷下去，这是胎儿呼吸的表现，但是在胎儿的口腔里流动的是羊水而不是空气。

胎儿的眼睛开始向前看，而不是朝左右看。此期能明显感到胎动，心脏的活动也很活跃，借助听诊器，可以听到胎儿的心音。在你进餐后的1~2小时内，胎儿就开始吸取养分了。胎儿听力形成，此时的胎儿就是一个小小“窃听者”，他能听到妈妈心脏跳动的声音，他最爱听的是妈妈温柔的说话声和歌声。

03 第十九周胎儿发育状况

胎儿现在大概15厘米长，体重约200~250克，他在本周最大的变化就是感觉器官开始按照区域迅速地发展。在脑部，分管触觉、味觉、嗅觉、视觉和听觉等的神经细胞正在分化，此时神经元的数量减少，神经元之间的连通开始增加。

胎儿此时开始能够吞咽羊水，肾脏已经能够制造尿液。胎儿的胳膊和腿现在已经与身体的其他部分成比例了。他在子宫中远比你想象的要活跃很多，他的动作不但灵活，而且越发协调，如交叉腿、后仰、踢腿、屈体、伸腰、滚动。胎儿现在也许能够听到周围发生的事情，他回应的方式就是变得更加活跃。

04 第二十周胎儿发育状况

恭喜啦！现在，你已经走过了一半的孕程。20周时的胎儿生长趋于平稳，胎儿现在

◎ 儿子：妈妈，糖没有啦！　妈妈：是的，没有了。这是最后一个啦！现在爸爸妈妈所有的朋友都已经结婚了，以后没喜糖可吃的啦！　儿子：妈妈，那就叫叔叔再订一次婚吧！

童言无忌

身长约16～25厘米，重约250～300克。一种油腻的白色物质覆盖着他的全身，这种物质叫做胎儿皮脂，它能够保护胎儿长期浸没在羊水中的皮肤，还可以在生产时减少胎儿经过产道的阻力。

胎儿的感觉器官进入成长的关键时期，大脑开始划分专门的区域进行嗅觉、味觉、听觉、视觉以及触觉的发育。胎儿的视网膜形成了，开始对光线有感应，这时你可以用手电照射腹部进行胎教，他对强光的反应会很大。他经常喝羊水，吸收糖类和营养，在羊水里呼吸和尿尿，羊水池会每3小时更新一次。

胎儿活动开始频繁，你会初次感到胎儿的活动像鱼一样轻轻地游动。他甚至对子宫外的声音会有反应。如果你没有感觉到胎动，也不必担心，因为此时他若处于安静阶段，也属正常。他的眉毛和眼睑完全发育成熟了，虽然眼睑依然闭着，但是眼球很活跃，可以移动了。味蕾也正在形成，免疫抗体通过母亲的血液转送给胎儿，在出生后的最初一段时间内，它将帮助婴儿抵抗疾病。

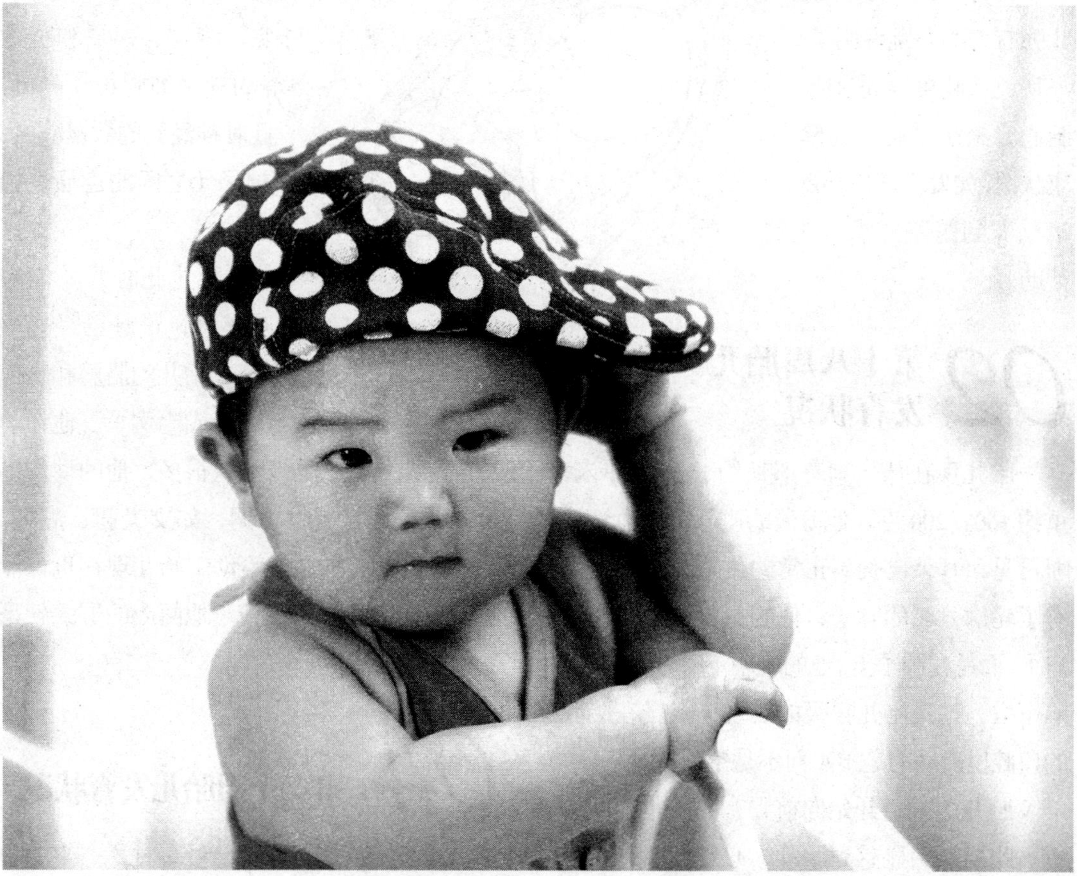

童言无忌

◎一天，送儿子去幼儿园的路上。儿子：妈妈，你要是再生一个我就好了。

妈妈：再生一个你干吗呀？儿子：你再生一个我，就可以让他去幼儿园，我就不用去啦！

妈妈：你不去幼儿园，干吗去呀？儿子：这样，我就可以天天在家看动画片啦！

第二节 孕5月孕妈妈身体变化

01 第十七周孕妈妈身体变化

宝宝17周的时候，孕妈妈偶尔会感到腹部有一阵阵的剧痛，这种疼痛是腹部韧带拉伸造成的，有些人还会因此而背疼。因为韧带比从前柔软了，起坐、拿东西等动作都得小心行事。可能你会对这种变化感到有些不适应，因为它让你觉得行动开始有些不大方便了。所以，此时舒适随意的装束、软底平跟的鞋，将变得更适合你。

通常在怀孕14～18周的时候，建议到医院作一次产前的检查和诊断。如果怀孕时你的年龄已在35岁以上，并曾有过流产和死产史，通过检查可以对胎儿先天性和遗传性疾病作出异型判断。

02 第十八周孕妈妈身体变化

孕妈妈的体重在本周增加了4.5～6公斤。身体的重心前移，行动有所不便。孕妈妈胃口大开，这时要注意科学地安排饮食，摄取营养要全面，防止过量饮食。因为饮食过量不仅会增加分娩时的困难，还会增加孕妈妈的身体负荷，容易出现高血压、糖尿病等症状。所以要注意科学均衡的营养搭配。

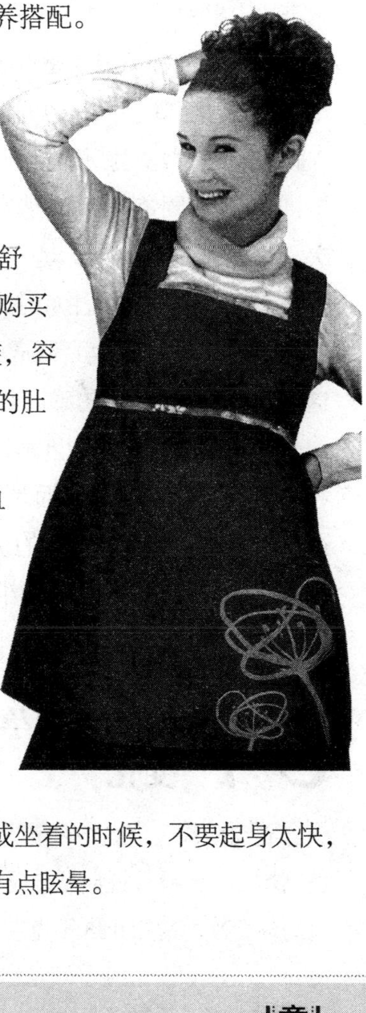

随着你的胃口和腰围的增长，现在你有必要穿更大的、更舒适的衣服了。购买一两件孕妇装，容纳你日益增大的肚子吧。

你的心血管系统也在发生巨大的变化，在孕中期时，你的血压可能会比平时低一些。当你躺着或坐着的时候，不要起身太快，否则你会感到有点眩晕。

03 第十九周孕妈妈身体变化

宝宝19周的时候，孕妈妈的子宫底每周会升高1厘米，孕妈妈在脐下方约1.8厘米，很容易就能摸到自己的子宫。妈妈的体重增加了3.6～6.3公斤，现在你的负担越来越重了，身体活动也不是很方便。此时你也许会出现水肿、血压升高、心跳加快的情况，不过胎儿不一定马上有所行动。这是因为外部环境虽然能影响子宫腔内的胎儿，但是胎儿本身的中枢神经作用抑制胎儿的运动。

这段时间你能很清楚地感到胎儿在不停地运动，甚至晚上因为他的折腾而使你无法入睡。现在孕妈妈应该坚持有规律地数胎动了，时间最好固定，胎动一般平均每小时3～5次。每天坚持数胎动，是一种直接的胎教。当孕妈妈对胎儿高度注意时，可以想象胎儿的各种体态，胎儿也会回应孕妈妈的感受，这样会增进母子之间的感情交流。

如果你注意自己的乳房，你会发现乳晕和乳头的颜色加深了，而且乳房越来越大，这很正常，是在为哺育你的宝宝作准备。现在你应注意乳头和乳房的保养，乳房增大后，乳腺也发达起来。

04 第二十周孕妈妈身体变化

这个阶段，孕妈妈的腹部越来越大，体重急剧增加，已经接近典型孕妈妈的体形。预计每周你会平均增加0.45千克左右。如果你怀孕

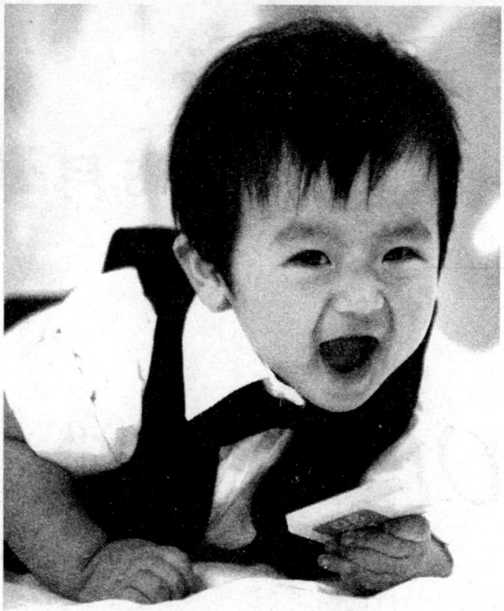

之前体重偏轻，可能需要多增加一些；如果孕前你的体重偏胖，可能需要少增加一些。膨大的腹部破坏了整体的平衡，使人易感疲劳，有时候会腰痛。睡觉的时候偶尔出现腿部痉挛。

要确保你摄入了足够的铁，这种无机盐主要用来制造血色素，即红细胞中携带氧气的部分。在孕期，你的身体需要更多的铁来满足胎儿的发育和胎盘的需要，同时配合你血容量增加的要求。富含铁的食品包括瘦的红肉（牛肉、羊肉、猪肉）、禽类、鱼、扁豆和其他豆类、菠菜和强化铁的谷物。

温馨小贴士

妊娠20周前后是医界公认实施高层次超声波检查的最佳时机，这时候胎儿器官发育已经具体、成形，一旦发现重大的畸形即可及早处理。

童言无忌

◎ 因为宝宝肠胃不太好经常肚子疼，有一次她对我说："妈妈，我这个破肚肚经常疼，扔掉不要算了，不如给我重新买一个吧，就买一个像外公那样的，又大又圆，多好啊！"

第三节 孕5月孕妈妈生活指南

01 孕期化妆六大注意事项

怀孕期间孕妈妈应慎用化妆品，以免胎儿健康受影响。那么如果怀孕期间，皮肤出现了问题，怎样来实现胎儿健康和完美肌肤的双赢呢？其实，要在孕期实现胎儿的健康和拥有完美肌肤并非不可兼得。因为孕期的皮肤问题会有很多，如果此时不能好好护理，皮肤很可能变得粗糙。鉴于孕期的特殊性，孕妈妈在选择护肤产品时一定要慎重，孕期选择的护肤品一定不要含有激素类和对胎儿有害的化学成分。所以最好选择性质温和的纯植物的产品。中医上又讲凉性植物不适合孕妈妈，所以在选择时也要注意。另外，含有维生素E的对孕妈妈会比较好。

孕妈妈化妆六大注意事项 >>>>

①每次妆容的清洗一定要彻底，防止色素沉着。

②妆容不宜过重，特别是口红和粉底。

③使用的化妆品避免含激素和铜、汞、铅等重金属，应选择品质好、有保证、成分单纯，以天然原料为主导的、性质温和的产品。

④妊娠期不文眼线、眉毛，不绣红唇，不拔眉毛，改用修眉刀。

⑤妊娠期间不要因为孕斑的产生而使用美白产品。

⑥尽量不要涂抹口红，如有使用，喝水时、进餐前应先抹去，防止有害物质通过口腔进入母体。

孕妈妈在孕期脸上会出现色斑加深的现象，是正常的生理现象而非病理现象。孕期

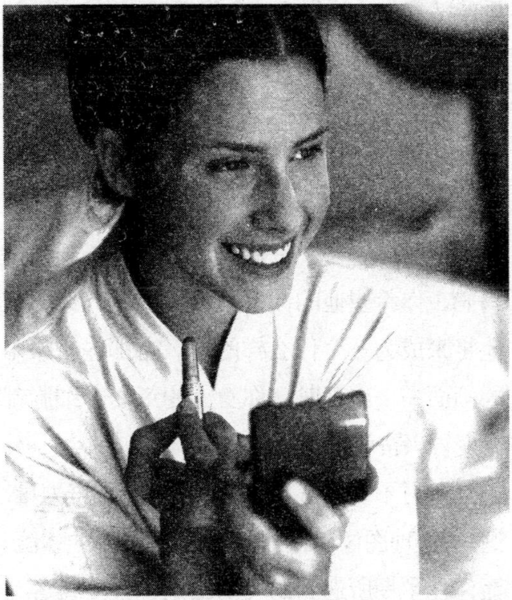

◎一天，宝宝放了个屁，然后摸着屁股说："妈妈，我的屁屁又哼哼呢！"

童言无忌

祛斑不但效果不好，还由于很多祛斑霜都含有铅、汞等化学物以及某些激素，长期使用会影响胎儿发育，有发生畸胎的可能。

02 孕期做个快乐的孕妈妈

孕妈妈可以让音乐与自己在一起

也许，平时你一直在忙忙碌碌之中，很少有时间静下心来独处。即使拥有一小块时间，你也会选择看电视或与老公在一起。现在开始，每天你不妨利用10分钟的时间独处，放上一段轻音乐，让自己纷繁的思绪完全地沉淀下来，在音乐声中，享受独处的快乐。

注意你的呼吸，做几次深呼吸，每一次都吸进新鲜的氧气，充满你整个身体。慢慢地吐气，每一次吐气，把紧张、压力与不快统统吐出去，你会进入更放松的状态。让音乐伴随着你，让你的生命像音乐一样流动着。

用心想象未来宝宝的模样

也许，你的胎儿还只是一个刚刚着落的“小芽儿”。没有关系，你也可以想象一下他的模样。想象一下，他长得比较像爸爸还是妈妈，你希望他的性格是什么样的？你希望他将来成为一个什么样的人。当那些想象中的画面一一出现时，你身上的每一个细胞都会变得兴奋而充满活力。

千万不要小看“心理图像”的神奇力量，这些“心理图像”会给你带来更多美好的体验，而你在孕期所遇到的一切困难也会变得容易克服了。国外一些奥运会的冠军就是运用这一方法为自己树立信心、创造佳绩的。

当然，如果你即将临产，也可以想象你生产时的每一个细节，想象自己充满了力量与勇气，与医生们的配合十分默契，一个个环节都十分顺利。只要你坚持一段时间做这样的“练习”，一切都会如愿以偿的。

在生活中多加一些“享受”

怀孕了，你要更大限度地爱你自己。想一想有哪些活动你视为享受，多花一点时间在这些品位独特的“享受”上。你可以选择自己喜欢的方式来爱自己。有些孕妈妈喜欢用唱歌或听音乐的方式来“款待”自己，确实，这是一个不错的选择，能帮助你调整身体的激素水平，减轻身体的不适。

调整你的生物钟

如果你以前是一个贪玩的“夜猫子”，从现在开始，你要改变一下生活习惯，使你的生活作息制度尽可能规律起来，尽可能在晚

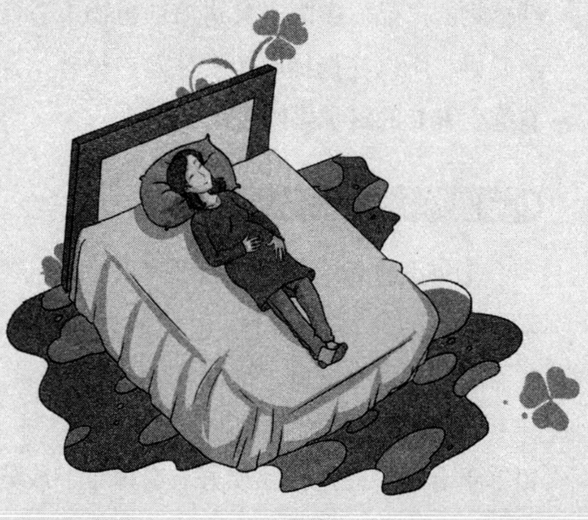

童言无忌

◎ 妈妈：你亲爸爸还是妈妈？　宝宝：亲妈妈。
爸爸：你亲妈妈还是爸爸？　宝宝：亲爸爸。
妈妈：你到底亲谁？　宝宝：亲两个人。

上10点以前上床，清晨早一点起床，活动一下身体，这对你的身体健康大有好处。曾有报道，孕妈妈如果睡得较晚的话，胎儿出生后绝大多数也是“夜猫子”，孕妈妈如果生活很有规律，早起早睡的话，胎儿出生后生活也相当有规律，这是因为胎儿早在妈妈的肚子里就适应了这样的作息制度。

与胎儿说悄悄话

你可以与未来的爸爸一起选一个特定的时间与胎儿对话。你们可以先给胎儿取一个小名。轻轻地抚摸胎儿，再选择一些美好的祝福送给你们的宝贝，比如“爸爸妈妈期盼着你就像期盼初升的太阳一样急切”等。当然，你们也可以对胎儿讲你们相爱的历程或者你们的期望等。带着爱去与你的胎儿对话吧，看看你会产生什么样的感受。

练习腹式呼吸法

随着胎儿的生长，这时，子宫内的空间对胎儿来说越来越狭窄了，这时，孕妈妈最好多多运用腹式呼吸法，给胎儿提供足够的新鲜空气。腹式呼吸法正确的做法是：背部挺直，全身放松，双手轻放在腹部，想象胎儿正居住在一个宽广的空间，慢慢地用鼻子吸气，直到腹部鼓起为止，吐气时慢慢地将体内空气统统吐出去。请注意要经常练习，最好请一个人作示范，以免方法错误。

每一次练习前，你可以轻轻地告诉胎儿，妈妈现在就把新鲜空气传送给你！以这样的心情练习，会事半功倍。当你确实学会正确

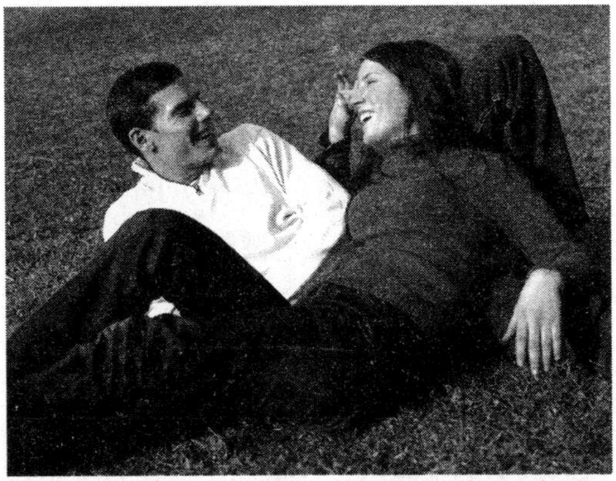

的腹式呼吸法后，生产或阵痛来临时，你就可以从容地用这一方法来进行放松了。

补充生成脑部必需的营养成分

脑细胞主要由蛋白质、脂肪、糖组成。这三大成分以均衡摄取为宜，但有些孕妈妈偏爱甜食，不知不觉中，另两大成分略有些不足。因此，专家建议孕妈妈可多吃些鸡蛋、牛奶和大豆制品，坚果类食品则可以当做零食。有关专家还特别推荐，孕妈妈不妨每天吃点花生、芝麻和奶制品，这些食品与胎儿的大脑发育关系密切。

除了要注意补充营养外，专家还特别提醒要避免“反营养物质”入侵。因为“反营养物质”具有极大的破坏性，可以破坏或弱化好不容易成形的脑细胞，如水银、农药、杀虫剂、放射线、食品添加剂、酒精等。也许，要避免“反营养物质”的摄入是一件很困难的事，但你从一些细节开始注意把关，安全性就可以大大增加。比如购买有机蔬菜；购买食品时，注意有无添加剂，要避免添加剂，不妨购买手工制作的食品，或者自己动手做。

童言无忌

◎ 妈妈：“小猪、小猪 pig。” 女儿：“小猪、小猪屁股（pig）。”
妈妈：“香蕉香蕉 banana。” 女儿：“香蕉香蕉剥烂了（banana）。”

动物肝脏最好来源可靠，否则也是一种“反营养物质”。

最后要注意的是，不要摄取过量的营养，否则有害无益。近年来，巨大儿的出生比率一直很高，对宝宝的身心健康危害很大。

把你真正的心理需求告诉对方

这是一个特殊的生命历程，你常常会经历一些新的体验。在此期间，你的身体正在产生急剧的变化，一切应该发生的就让它发生吧，重要的是你要准备好坦然地接受。也许，这是一个特别需要“心理护理”的阶段，但你的另一半似乎还没有完全地进入“角色”，他一时还无法体会“准爸爸”的感觉。没有人天生就会当爸爸，他也需要经过一定的“磨炼”。从现在开始，当你感觉很不爽、心情抑郁时，不妨自问我真正的心理需求是什么？你也可以每天利用一点时间告诉他你正在经历的身体的变化与心理感受，告诉他你真正需要的是什么。有些孕妈妈因身体或心理的变化，对爱人产生了一些新的或者不合理的期望，当内心的需求没有被满足时，就会产生各种各样的负面情绪。处理负面情绪的最佳方法是及时沟通与合理宣泄，这样，一切就会变得越来越好。

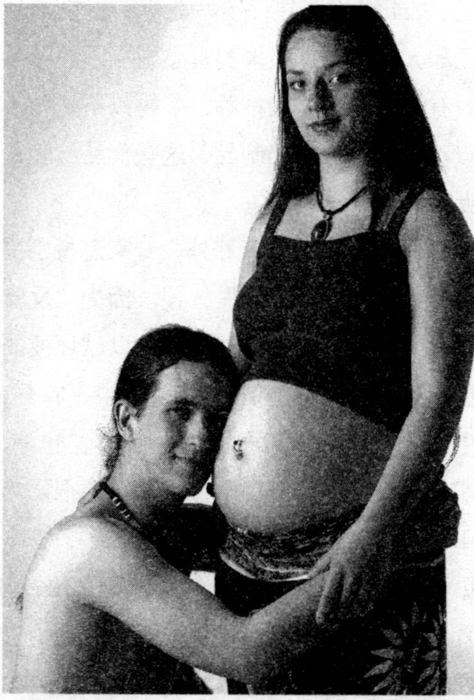

03 孕妈妈可以喝什么样的茶

茶具有提神醒脑、促进消化、利尿、清热等保健作用，是有益身心的饮品，然而孕妈妈能否喝茶一直很受争议，究竟什么样的茶孕妈妈可以喝？孕期又该如何喝茶呢？

其实，孕妈妈在孕期或哺乳期适当饮些清淡的茶水是有益无害的。茶中的营养对于孕妈妈还是有一定补益作用的，只是孕妈妈千万要注意饮用的量和饮用的方法。茶虽然是对人体健康有益的饮料，但是孕妈妈和一般人在一些方面是不一样的，孕妈妈顾及的是两个人的安全。茶中的营养不仅要有益于孕妈妈，还要有利于腹中的胎儿。过犹不及，孕妈妈饮茶不仅要适量，还要根据个人的身体状况和体质对茶叶有所选择。下面为你介绍一些可以适当在孕期饮用的清淡茶类：

大麦茶

大麦茶甘美清香、营养丰富、风味独特，是一种传统的清凉饮料，具有强健脾胃、帮

童言无忌

◎ 有一次，我带宝宝到广场玩，看到大家都在跳舞。于是我就对宝宝说：“宝宝，我们也跳舞吧！”说着，我就抓住他的小手开始跳，结果小家伙扭扭捏捏地不愿意，还面带羞涩地对我说：“我不好意思！”

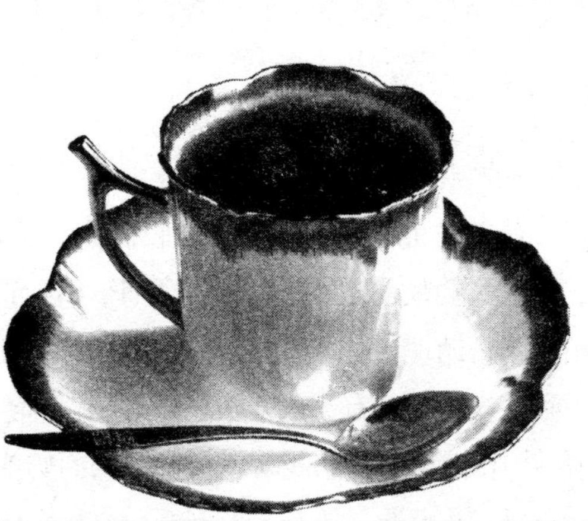

助消化的作用，同时能够起到清热止渴、去除口中腥膻味道、去除体内油腻感觉、滋润皮肤、增加头发黑色素等诸多功效。

饮用提示：虽然大麦茶对普通人体有这么多好处，但是对于孕妈妈，上面的种种优点就会黯然失色，因为大麦茶有回乳的作用，孕妈妈经常喝大麦茶，等胎儿出生后，就有可能造成乳汁跟不上宝宝的成长，必须过早地实施人工喂养。孕妈妈应该慎用大麦茶。

柚子茶

柚子中含有大量的人体必需的微量元素，如钙、铁、镁等，其中蛋白质的含量在水果中也是身居前位的。在药用方面能健胃消食，化解痰多咳嗽的疾病，能够梳理胸中因情绪抑制产生的气滞，使气滞畅通，还能辅助治疗孕妈妈肠胃积食、腹中胀气、腹泻、痢疾、妊娠期口淡等一些病症。

饮用提示：很多人喜欢把蜂蜜加到柚子茶中，诚然，这样对普通人的健康会起到极大的帮助作用。但是孕妈妈最好不要放太多的蜂蜜，本来孕妈妈的血糖就容易偏高，大量饮用蜂蜜会导致血糖升高，所以孕妈妈最好喝一些清淡的柚子茶。

花果茶

花果茶又称果粒茶，天然花果茶所含的维生素C是柠檬的60倍，入胃有清凉解毒、镇痛消肿、防止由于肠胃炎导致的下痢、治疗口舌生疮等功效。各种不同口味的花果茶在成分上略有不同，但仍以芙蓉花、蔷薇果实、橙皮与苹果片为主要组成元素。在冲泡后仍能保持花果的原风味，有非常浓郁的果香，加上冰糖饮用，可以舒缓紧张情绪，另外还有美容养颜的效果。

饮用提示：花果茶经常被拿来代替白开水饮用，但孕妈妈饮用花果茶的时候应慎重选择种类，有一些种类并不适合孕妈妈饮用，饮用之前应先咨询医生。

水果茶

各种果茶是由各色水果调制而成的，具

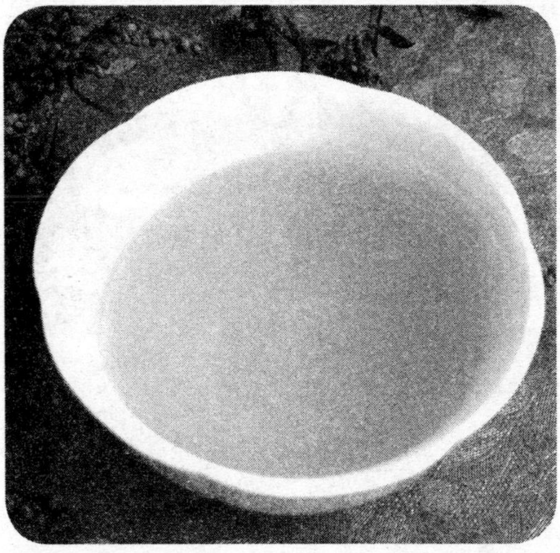

童言无忌

◎ 妈妈：“宝贝，你看，这河水多脏啊！”
儿子：“妈妈，我们拿肥皂给它洗洗。”

有开胃润肺、生津止渴的功效，香蕉茶还有利尿、消肿、润肠、通便的作用。

饮用提示：值得提出的一点是水果茶中，山楂茶是带有酸性的，比较适合孕期孕妈妈嗜酸的味觉，但是孕妈妈要注意山楂果及其制品对子宫有收缩作用，如果大量食用山楂食品，就会刺激子宫收缩，甚至导致流产，孕妈妈在选择果茶时最好不要喝山楂茶为妙。

乌龙茶

乌龙茶比较名贵的茶种有武夷岩茶、铁观音茶、台湾乌龙茶、凤凰单从茶等，能够提神醒脑、缓解疲劳。很多乌龙茶还和人参等上等材料，如西洋参，加工成极富营养的人参乌龙茶。

饮用提示：乌龙茶虽然营养价值很高，但乌龙茶中含有咖啡碱，孕妈妈应适量饮用，不要饮用很浓的茶水，淡淡的茶香更容易引起孕妈妈的兴致。另外，孕妈妈最好不要天天饮用，每周饮用一次最好。

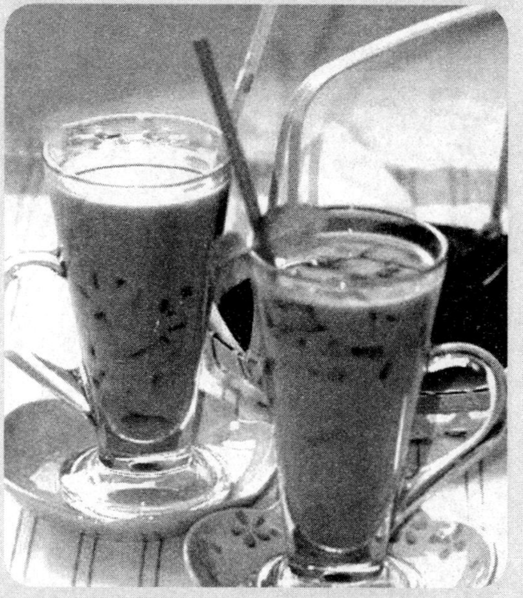

奶茶

奶茶有成品的奶茶，还有自制的奶茶。奶茶能去油腻、助消化，提高孕期孕妈妈的精神，帮助理清孕期思路，使孕妈妈的思维不致变得很慢，有通尿化除体内毒素、消除疲劳、治疗孕期肠胃炎等功效。自制的奶茶还可以放入坚果、香蕉等有利于孕妈妈身体营养的物质。

饮用提示：孕妈妈可以适量喝一些奶茶，每天不能超过一杯。奶茶的含糖量其实是比较高的，经常喝会造成血糖偏高，同时奶茶中还含有奶精、色素、果粉等对身体有害的物质，这些物质都有可能通过胎盘影响胎儿。建议孕妈妈以鲜奶代替奶茶，这样就会更加有利于胎儿的健康。

普洱茶

普洱茶是我国传统的饮品，分生、熟两种，新生茶性寒，生茶经过长期陈放后才会逐渐转温；熟茶因与生茶加工工艺不同而呈温性。普洱茶除具有生津止渴、提神等作用外，还有特殊的药理作用，能润肠通便、去火，同时保护牙齿，还有减肥、美容的功效。

饮用提示：对于普洱生茶而言，因其陈放的时间及陈放环境的不同影响，会导致后期转化的程度不好辨别，咖啡碱含量相对熟茶要高。而熟茶性质温和，咖啡碱含量相对要低，由于咖啡碱的作用会使孕妈妈的心、

童言无忌

◎ 宝贝很调皮，很爱搞新鲜事物，经常把家里弄得天翻地覆，让我来收拾残局。一天，他又把满屋子弄得乱七八糟，我皱起眉，瞪起眼说："宝贝，又是你的杰作？"宝贝扬起头，一脸无辜地答道："妈妈不是说劳动最光荣吗？我在劳动，也在帮妈妈制造劳动的机会啊！"

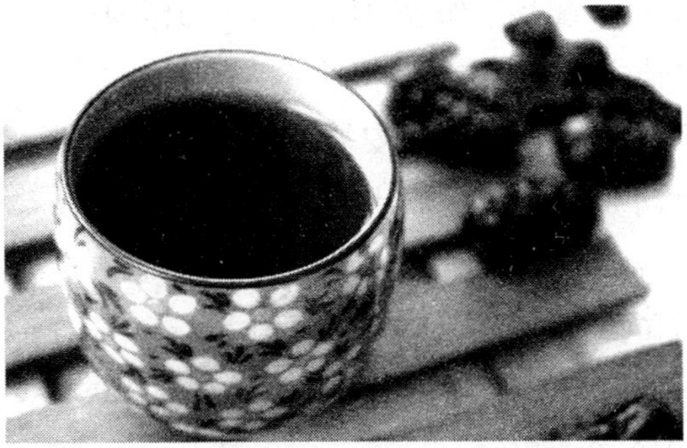

肾负担过重，心跳和排尿加快，要特别注意饮用的量和饮用时的浓度。因为孕妈妈吸收咖啡碱的同时，胎儿也随之被动吸收，由于胎儿对咖啡碱的代谢速度要比大人慢得多，其作用时间也相对更长，对胎儿的生长发育很不利。

枣茶与姜茶

枣茶和姜茶是两种自制的茶。姜茶有驱寒的作用，孕妈妈在轻度感冒的时候不能吃药，可以在医生的指导下用姜茶来进行调理。但是平时体质生热的孕妈妈最好不要喝，因为姜茶属于温性；体质生寒的孕妈妈也不建议经常喝。姜茶能促进血液循环，可以隔一段时间喝上一杯(最好不是在晚上饮用姜茶)，来驱散身体中的寒气。

红枣是营养丰富的滋补品，它除含有丰富的糖类、蛋白质外，还含有丰富的维生素和无机盐，对孕妈妈和胎儿的健康都大有益处。尤其是维生素C，它可增强孕妈妈的免疫力，还可促进孕妈妈对铁质的吸收。枣茶是一种用大枣做的茶，枣有补血、益气的作用，孕妈妈如果有贫血的现象，可以在医生的建议下适量喝一些枣茶来缓解孕妈妈贫血的症状。平时还可以适量饮用一些枣茶，每天不要多于一杯，这样还可以补充孕妈妈叶酸的缺乏，增进胎儿大脑的发育。

04 孕5月孕妈妈生活细节

◆ 由于孕激素和雌激素的分泌，孕妈妈的皮肤会有很大的变化，油性皮肤越发油腻，干性皮肤则更加干燥。平时要注意保持皮肤的清洁，护肤品以保湿为主，远离美白产品。

◆ 孕妈妈要尽量少吃和不吃刺激的食物，如辛辣、生冷、过咸、过酸的食物。

◆ 切记每天要多喝水，保持体内有足够的水分，对身体和皮肤的健康很重要。

◆ 孕妈妈在做家务时，如接触洗涤剂，应尽量戴上防护的塑胶手套。

◆ 乳房逐渐增大，必须穿戴胸罩以给乳房提供良好的支撑。要选择合适的胸罩，戴得太紧会压迫乳房，戴得太松则起不到效果。

◆ 孕妈妈每天要坚持作乳房按摩，用植物油或橄榄油轻柔地按摩乳房，不仅能预防妊娠纹的发生，同时还能促进乳腺的发育。

◆ 随着孕妈妈体重的增加，脚部的负担进一步加重，肿胀、疼痛现象时有发生。每天以画圈方式从上往下作脚部按摩，按摩的力度要适中，可缓解不适。

05 孕妈妈怎样喝牛奶

牛奶的营养价值已经得到老百姓的认

童言无忌

◎ 我们带着4岁的儿子散步，儿子捡了几根小棒棒，说："爸爸，以后我不听话，你就用这个打我的屁屁吧！"

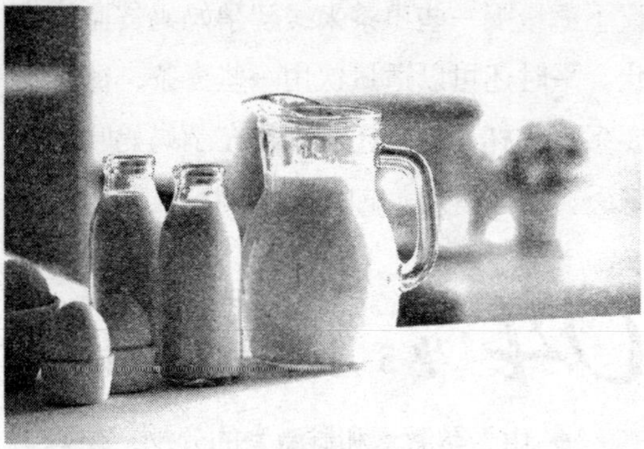

可。每500毫升牛奶含有蛋白质16.5克、糖22.5克、钙600毫克及维生素等人体所需的重要元素，还能满足人体每天所需要动物蛋白的50%、所需要钙的60%、所需要能量的16%。

因此，牛奶是最接近人体天然需要的食品，是人类最好的食品，所以在每天的饮食中，孕妈妈应该每天保证喝一杯牛奶，这样能促进胎儿的发育。

每天喝一杯牛奶至少有下列好处：牛奶中的酪氨酸能促进快乐激素大量增加；牛奶中的铁、铜和维生素A有美容作用，可使皮肤光滑；牛奶中的维生素可提高视力；睡前喝牛奶有催眠作用；牛奶中的钙能增强骨骼的生长；酸奶和脱脂乳可增强免疫系统功能。

怎样饮用牛奶才能使孕妈妈更加健康？

◆ 在选择牛奶时，一要看营养成分，否则就不知其含奶量。二要看生产日期、保质期和保存条件，如果不按条件保存，即使在保质期内也有可能变质。三要看生产厂名、地址等，最好选用著名牛奶生产厂家的牛奶。

◆ 早上饮用时，切忌空腹。最好先吃点食物，如可以吃点面包、饼干等，然后再喝牛奶。况且，如果只以一杯牛奶作为早餐，则热量也是不够的。

◆ 晚上饮用，安神助眠。晚上可在饭后两小时或睡前一小时饮用牛奶，对睡眠较差的人可能会有所帮助。因为牛奶中含有丰富的色氨酸，具有一定的助眠作用。

◆ 冷饮、热饮。牛奶煮沸后，其营养成分会受点影响，如蛋白质含量会有所减少，但总的损失不会很大。饮用方式要看各人的习惯和胃肠道对冷牛奶的适应能力而定。牛奶物美价廉，是人类饮食中蛋白质和钙的最佳来源，是改善营养、增强体质、延缓衰老所不可缺少的理想食物。建议孕妈妈每天都喝一杯奶！

06 合理调节营养与饮食

从怀孕第五个月起，孕妈妈的基础代谢率增加，每天所需的营养也比平时多。孕妈妈的食欲增加，所以体重会明显上升，皮下脂肪的堆积会使孕妈妈看起来胖了很多。如果平时饮食荤素搭配合理，营养一般不会有什么问题。但是如果担心发胖或胎儿过大而限制饮食，则有可能造成营养不足，严重的

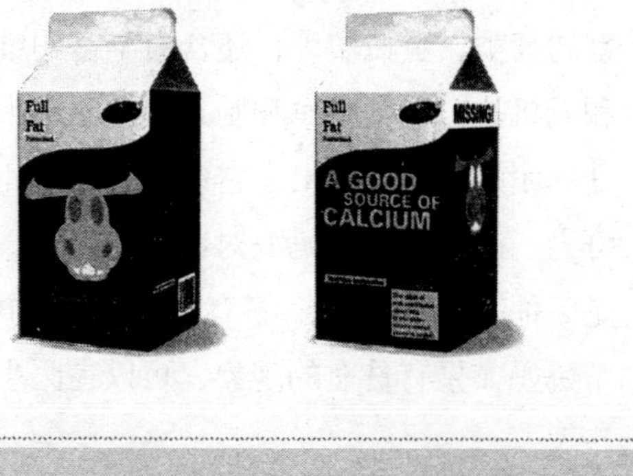

童言无忌

◎ 儿子："毛毛雨是什么呀？" 妈妈："就是细细的雨啊。"
儿子："那今天的毛毛雨好大呀！"（今天确实下了场大雨。）

如何给孕妈妈布置舒适的家居环境

1
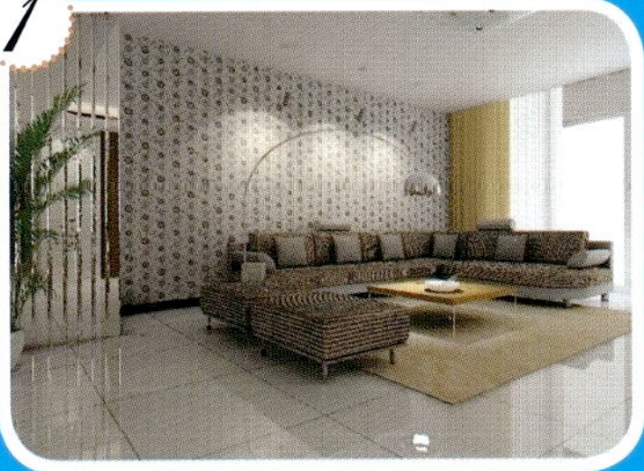

2
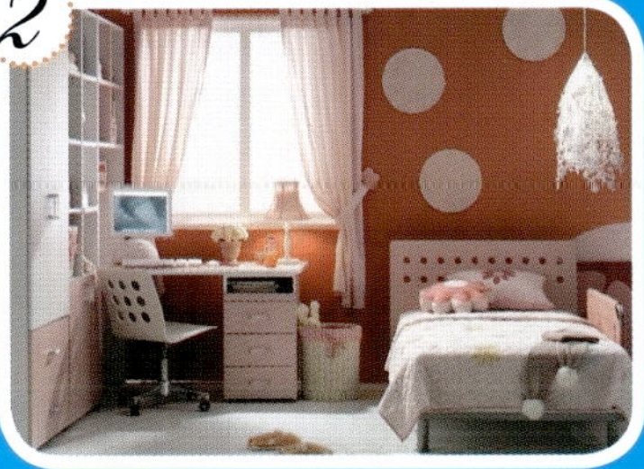

3
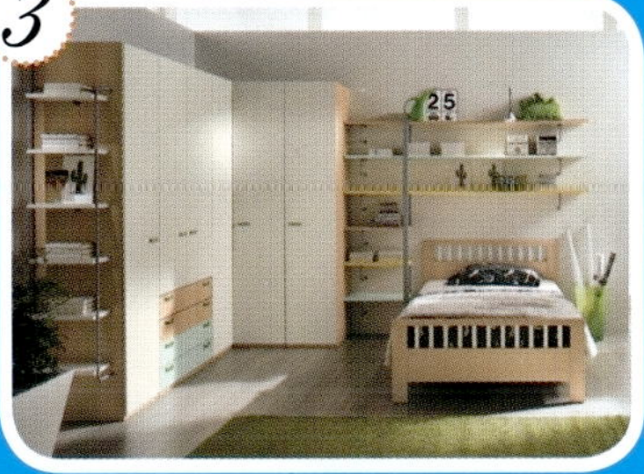

4
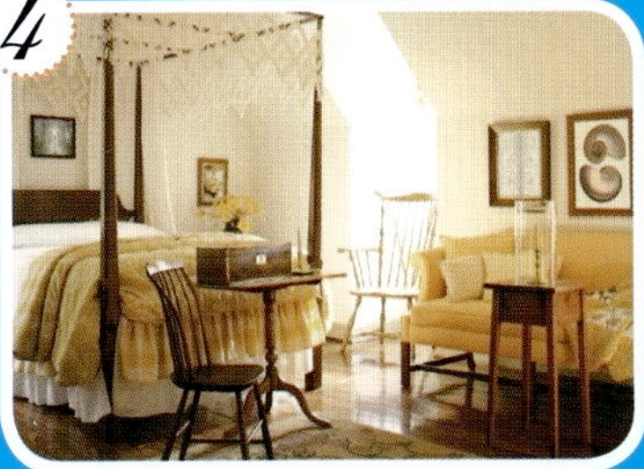

5
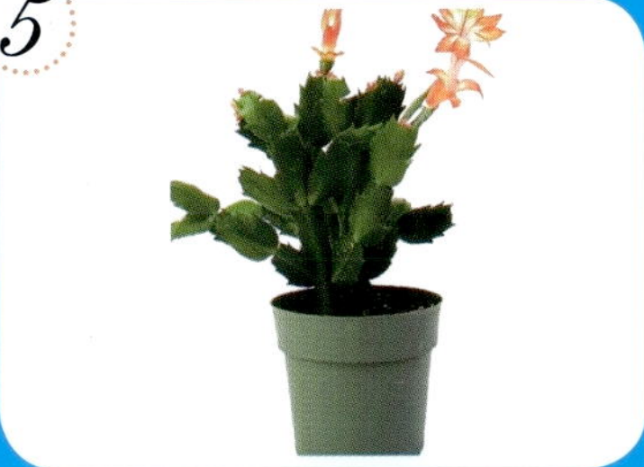

6
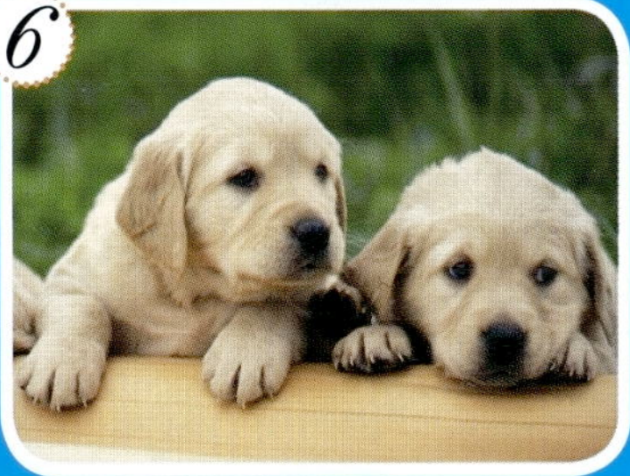

1 整洁明亮

房间不能阴暗，要有足够的阳光保持适度的光线，这样既能享受到温暖的阳光，也能调整孕妈妈的心情。

2 窗户通风

房间必须保持空气流通，多开窗换气。呼吸新鲜的空气对孕妈妈和宝宝都非常重要。

3 无杂物钝器

家里、床底都不要摆放杂物，一方面杂物会发出异样气味，同时杂物或钝器对行动不便的孕妈妈也是一个潜在的危险。

4 贴张艺术画

山水画、艺术画、宝宝微笑的照片都能给孕妈妈带来好心情。最好不要出现凶猛的动物照片。

5 谨慎养花

强烈的花香有可能刺激孕妈妈的神经，引起头痛、恶心，并影响她们的食欲，严重的还可能导致胎儿不稳，甚至流产。有孕妇的家庭可以养芦荟、仙人掌等，因为这些植物香气清淡，白天晚上均能释放氧气，对空气调节有一定作用。

6 远离宠物

宠物身上会寄生一种弓形虫。弓形虫是人畜共患的寄生虫。

一起来胎教吧

1 营养胎教

指根据妊娠早、中、晚三期胎儿发育的特点，合理摄取7种营养素（蛋白质、脂肪、碳水化合物、维生素、水、膳食纤维），促进胎儿健康生长发育。

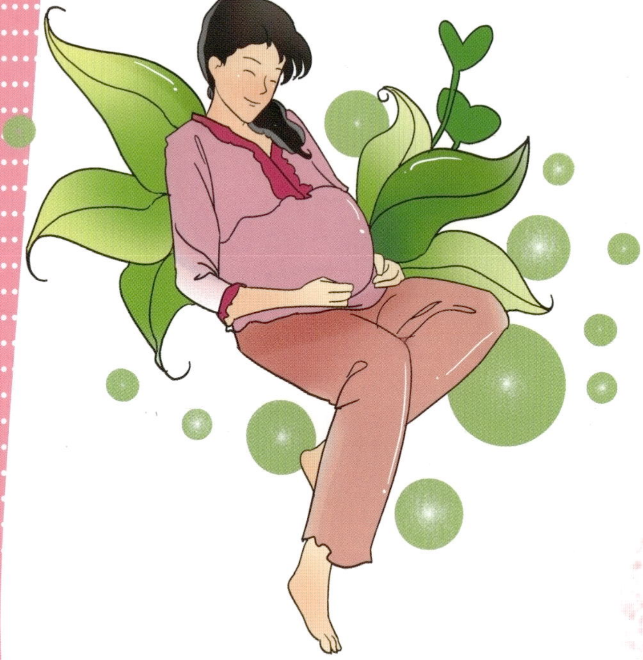

2 环境胎教

指对孕妇和胎儿所处的环境加以改善和调整，达到促进胎儿生长发育的目标。这个目标是通过改善不良环境，例如噪声、有害射线等来实现。

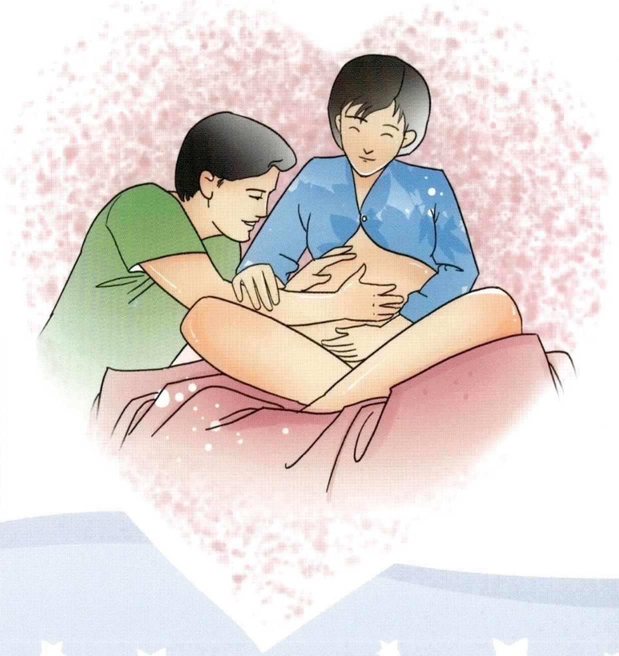

3 抚触胎教

通过准爸爸准妈妈轻轻拍抚肚皮或聆听肚皮里的声音等亲密动作，达到准爸爸、准妈妈和胎儿三方互动与情感交流。因为，准妈妈对胎儿的抚触，不仅能传达她对胎儿的关爱，还能使孕妇本身处在一种身心放松的状态，达到安抚胎儿与舒缓母亲情绪的双重功效。

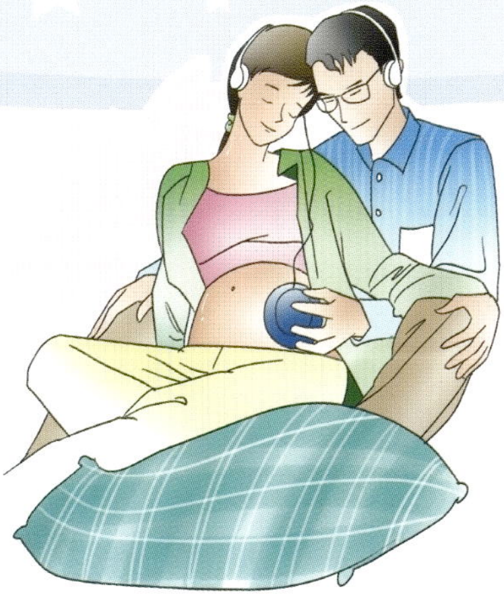

4 音乐胎教

音乐可以促进脑神经元的发展与沟通，不仅对胎儿有好处，孕妈妈也能在音乐中放松自己的情绪。但是对于音乐的选择应当舒缓轻柔，节奏过于强烈或声音过大对胎儿来说是不利的。

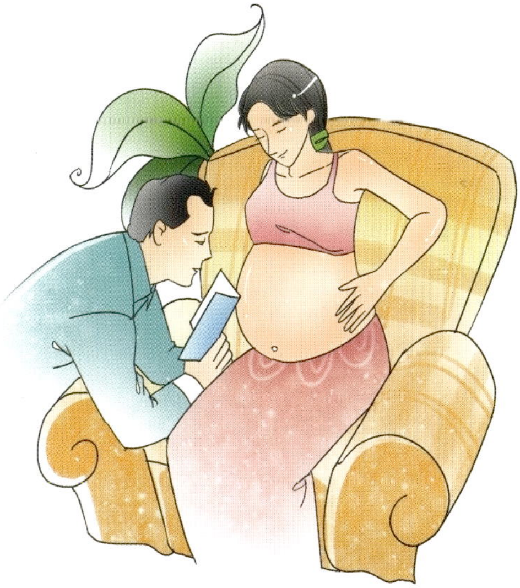

5 对话胎教

一般来说，五个月后，胎儿在母亲的肚子里已经会看、会听、会用肌肤感觉很多事物，虽然胎儿听不懂说话的内容，但是胎儿能够通过听觉来感受外界的声音和语调，感受来自父母的呼唤。对话胎教是一种非常有益的胎教手段，用语言来刺激胎儿对于其听觉器官、听觉中枢的发育非常有益。

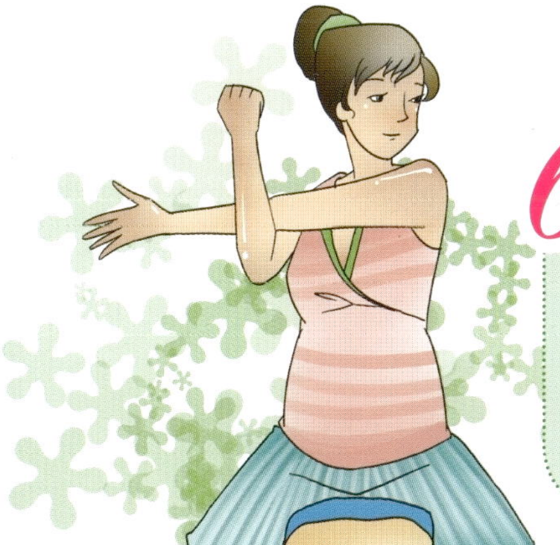

6 运动胎教

运动能使孕妈妈吸入更多的新鲜氧气，这样可以加速体内废物的排出，有效地缓解孕妇孕期的不良反应，这样可以让胎儿能够更加顺利地度过整个孕期。

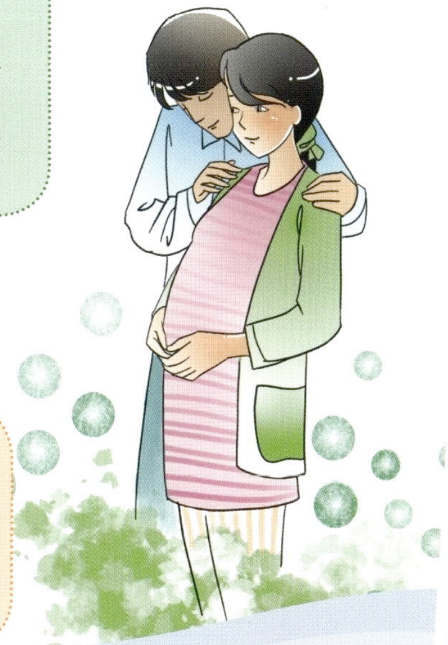

7 艺术胎教

艺术胎教是指孕妈妈注重美感熏染，通过欣赏美、追求美、把握美来提高美学修养，获得美的享受，使腹内的胎儿受到熏陶。“美”所包含的内容很广，如造型艺术的美、文学艺术的美、大自然的美等。

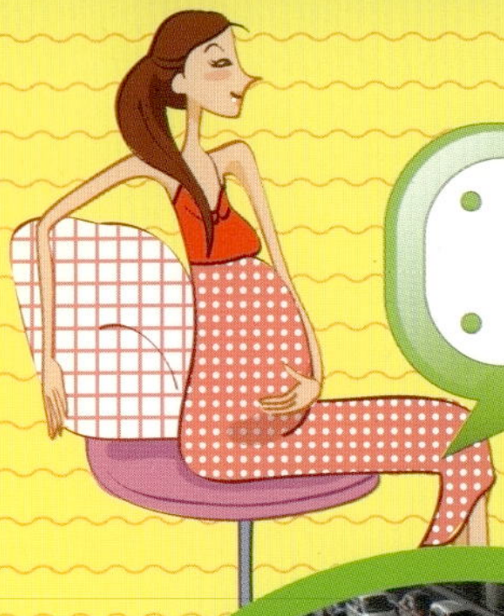

孕妈妈应远离的“危险”

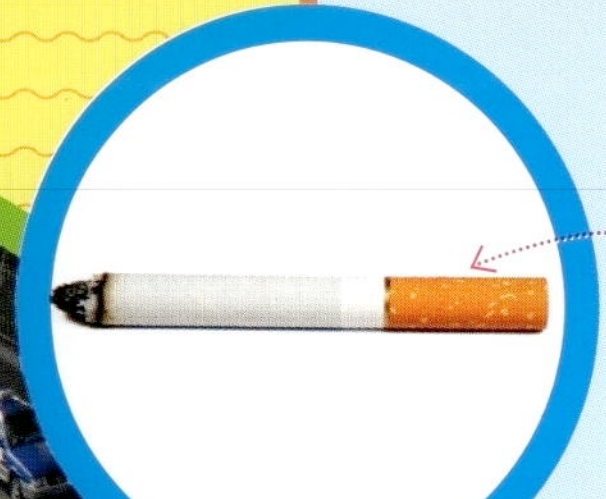

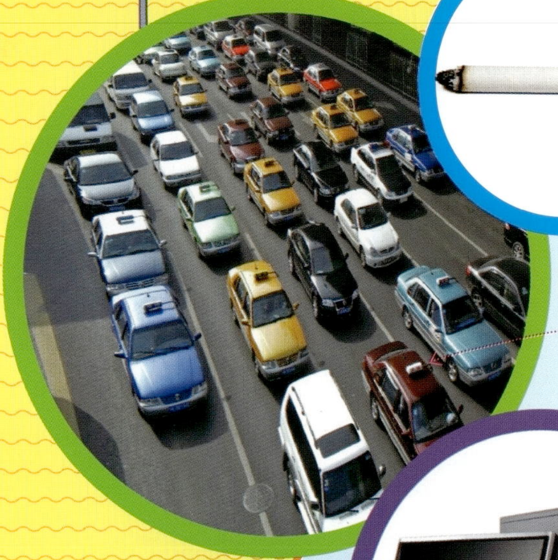

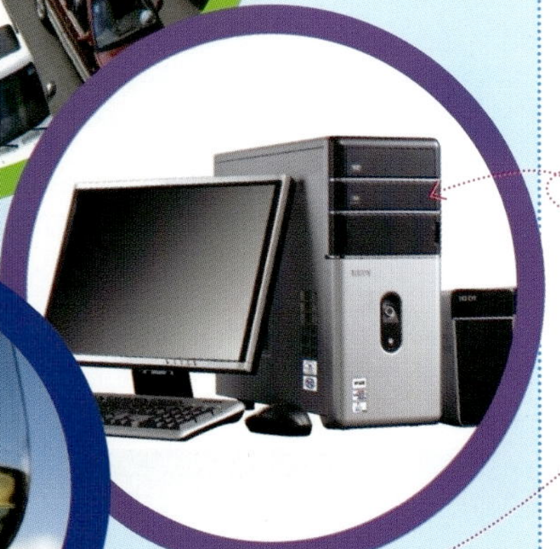

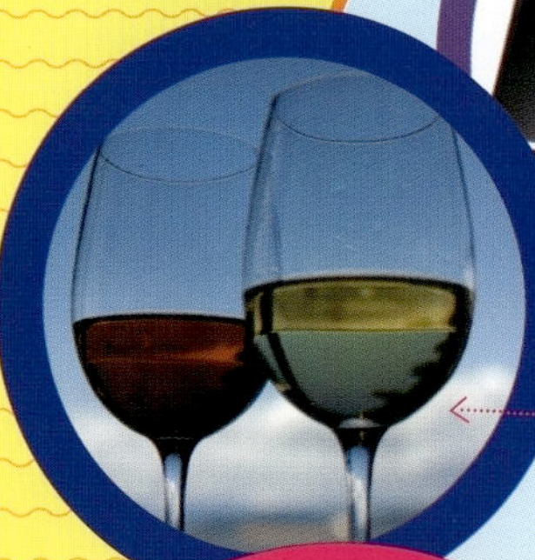

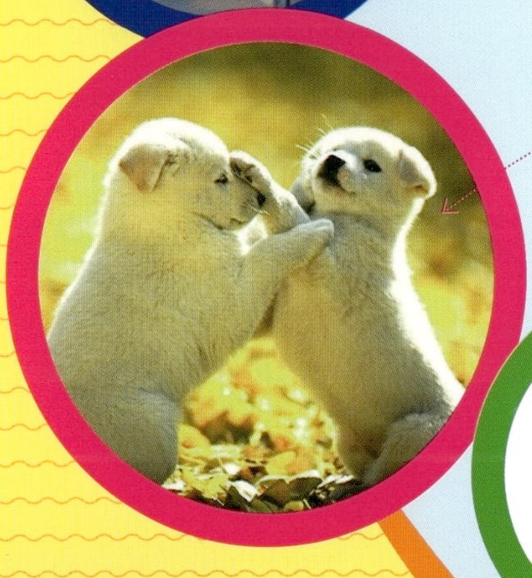

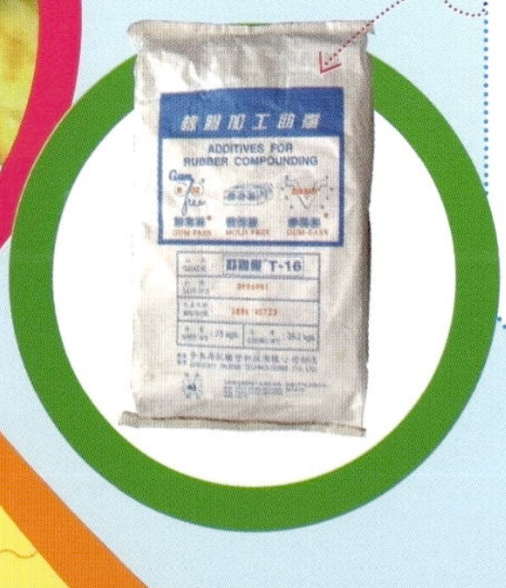

烟

香烟燃烧约会产生4000多种化学物质，其中尼古丁更是已经确定会对胎儿造成影响。由于二手烟中的一氧化碳会降低血红素的携氧能力，而尼古丁又会使得胎盘血管收缩影响血液供应，因此建议不论孕妇或配偶，都应该不抽烟。

噪　音

强烈噪声（95分贝以上）能引起子宫收缩，影响胎儿的血液供应，进而影响了胎儿神经系统的发育。妇女在怀孕期间应该避免接触超过卫生标准（85分贝～90分贝）的噪声。

辐　射

辐射会形成磁场，磁场的射线可以在细胞膜水平上干扰细胞的代谢和增殖，从而影响胚胎的正常发育。孕妈妈应尽量少接触辐射源，如电脑、手机、电视等。

酒

孕妈妈饮酒后，酒精会经胎盘进入宝宝的体内，酒精以及其毒性分解物质极易引起胎儿染色体畸变，容易使胎儿畸形。

宠　物

宠物身上会寄生一种弓形虫，弓形虫即毒浆原虫，是人畜共患的寄生虫。孕妇感染后可引起流产、死胎。

刺激气味

化学药品的刺激气味对胎儿有很强的致畸作用。不断接触化学药品等刺激性气体,可影响胎儿的中枢神经系统发育及性腺的分化,造成胎儿发育迟缓或出生后可能发生器官功能障碍等疾病。

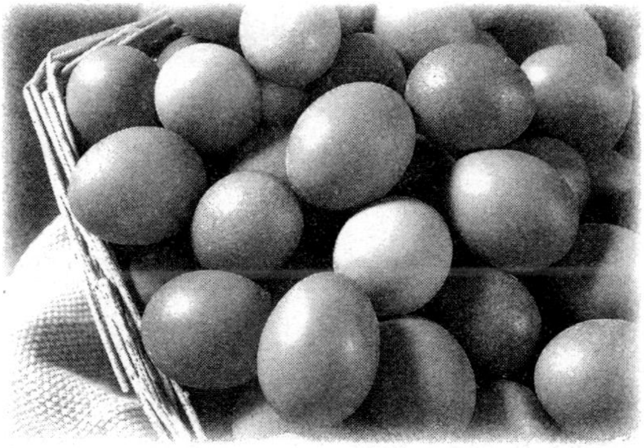

甚至患贫血或影响胎儿的生长发育。一般来讲，如果每周体重的增加在350克左右，则属正常范围。

从本月起，孕妈妈应注意补钙，这是为了促进胎儿骨骼和牙齿的发育。因为在孕妈妈怀孕的第五个月后，胎儿的骨骼和牙齿生长得特别快，是迅速钙化时期，对钙质的需求简直是剧增。因此从本月起，牛奶、孕妇奶粉或酸奶是孕妈妈每天必不可少的补钙饮品。此外，还应该多吃以下这些容易摄取到钙的食物，如干乳酪、豆腐、鸡蛋或鸭蛋、虾、鱼类、海带等。另外，孕妈妈应每天服用钙剂。需要注意的是，钙的补充要贯穿于整个孕期。

当然，单纯补钙还是不够的，维生素D可以促进钙的有效吸收，孕妈妈要多吃鱼类、鸡蛋，另外晒太阳也能制造维生素D，孕妈妈可以适当晒晒太阳，但是首先要做好防晒工作。

还要加服鱼肝油，但有些人因补钙心切而大量服鱼肝油，这样做是不妥当的，因为过多服用鱼肝油，会使胎儿骨骼发育异常，造成许多不良后果。

此外，还要多吃动物内脏，包括肾、肝、心、肚等，它们不仅含有丰富的优质蛋白质，而且含有丰富的维生素和无机盐。本月，孕妈妈对维生素、无机盐、微量元素等的需要量明显增加，为此，孕中期孕妈妈至少每周一次选食一定量的动物内脏。

在补充各类孕期营养的时候也要适度，防止体重过度增加。过量的食物无论对胎儿还是对孕妈妈都是有害的。妊娠性肥胖在婴儿娩出后仍难以纠正，特别是当孕妈妈习惯了过量饮食后，很难将饭量减到原来的水平。肥胖的孕妈妈易患妊娠高血压综合征和糖尿病，还会导致消化不良及胃病。因而孕妈妈应防止暴饮暴食，每周要测量1~2次体重，把体重控制在正常的增长范围内。孕妈妈应少食多餐，避免营养过剩，同时可以做孕妈妈操、适当散步、胎教等轻体力活动。

07 孕5月孕妈妈营养食谱

红枣北芪炖鲈鱼

北芪又名苏芪，具有补气、增血的作用，能治疗怀孕前后的许多毛病。鲈鱼有滋补、安胎的功用。红枣北芪炖鲈鱼是治疗妊娠水肿及胎动不安的最佳食品。

主料：鲈鱼1条，北芪25克，红枣4粒。

辅料：姜2片，酒1茶匙，开水3杯，精盐适量。

做法：鱼去鳞及内脏，洗净抹干，北芪洗净，红枣去核洗净；鱼、北芪、姜、酒同放入炖盅内，注入开水，隔水炖3小时，下

◎ 宝宝："我是大老虎！" 阿姨："我是大灰狼！"
宝宝（有点犹豫）："我是小沈阳！"

童言无忌

精盐调味即可，趁热食用。

香椿蛋炒饭

材料：米饭 250 克，鸡蛋 2 个，香椿芽 125 克，猪瘦肉丝 75 克，绍酒、精盐、味精、干淀粉、植物油各适量。

做法：香椿芽洗净、切末，猪瘦肉丝加精盐、绍酒、味精、干淀粉上浆，鸡蛋磕入碗内，加精盐、味精搅匀；锅置火上，放油烧热，倒入肉丝滑熟，起锅；锅留底油复上火，倒入鸡蛋液、香椿末，旺火翻炒至熟，倒入米饭、肉丝炒匀，淋入绍酒即可起锅。

木耳肉片汤

材料：干木耳 25 克，猪瘦肉 150 克。

调料：水淀粉、韭菜、精盐、味精、清汤各适量。

做法：将干木耳用温水浸泡、发好，猪瘦肉洗净、切片，放入碗内，加精盐适量、水淀粉少许抓匀，韭菜择洗干净，切成 3.3 厘米长的节；锅置旺火上，放入清汤、木耳烧开，再下肉片煮一会儿，待肉片熟时，放入精盐、味精、韭菜，起锅盛入汤碗即可。

鱼头木耳煲

材料：鲢鱼头 1/2 只（750 克），水发木耳 50 克，菜心 100 克，冬瓜 60 克，姜片、葱末、绍酒、精盐、味精、胡椒粉、植物油各适量。

做法：鱼头洗净，冬瓜切片，木耳、菜心择洗干净；锅置火上，下油烧热，投入姜片、葱末煸香，倒入鱼头煎制，烹入绍酒、清水，大火烧沸，中火烧至汤汁乳白浓稠时，放入冬瓜片、木耳、菜心，加精盐、味精烧沸，撒入胡椒粉即成。

鲢鱼鲜香、肥嫩，富含优质蛋白质、脂肪、钙、磷、铁、锌和多种维生素，有益于胎儿神经系统的生长发育，适合整个孕期中经常食用。

脆虾炒芦笋

材料：鲜芦笋 150 克，明虾 150 克，蒜、植物油、精盐各适量。

做法：将芦笋切小段，明虾去头、尾，保留身体部位和虾皮，蒜切成蒜蓉备用；锅内放适量植物油，烧热后放入蒜蓉炒出蒜香味，放入明虾炒至表面颜色由透明转为红色。当虾八分熟的时候加入芦笋段，加精盐继续翻炒，芦笋受热后颜色会更加翠绿，炒熟装盘。

芦笋富含维生素与无机盐，新鲜芦笋约 94% 的成分是水，它的粗纤维含量很高，而且热量低。另外，芦笋所含有的天门冬酰氨酸，在新陈代谢中居重要地位，所以，芦笋有良好的消除疲劳功效。清淡的芦笋搭配新鲜的明虾，可以补充人体所需的动物蛋白。

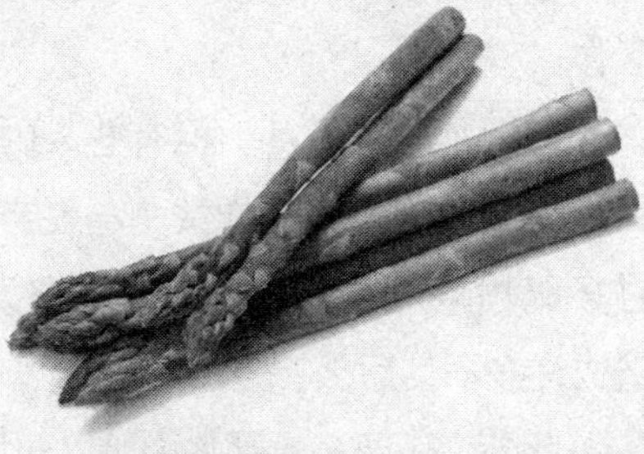

童言无忌

◎ 一天，我给宝宝洗完手后，宝宝看着湿漉漉的手说："我的手像洗了澡一样！"

第四节 孕妈妈生活保健

01 缓解孕妈妈便秘的五大良方

导致孕妈妈便秘的三个原因

◆ 女性怀孕后，在内分泌激素变化的影响下，胎盘分泌大量的孕激素，使胃酸分泌减少、胃肠道的肌肉张力下降及肌肉的蠕动能力减弱。这样，就使吃进去的食物在胃肠道停留的时间加长，不能像孕前那样正常排出体外。

◆ 由于食物在肠道停留时间加长，食物残渣中的水分又被肠壁细胞重新吸收，致使粪便变得又干又硬，难以排出体外。

◆ 还有怀孕之后，孕妈妈的身体活动要比孕前减少，致使肠道肌肉不容易推动粪便向外运行；增大的子宫又对直肠形成压迫，使粪便难以排出；加之孕妈妈腹壁的肌肉变得软弱，排便时没有足够的腹压推动。因此，孕妈妈即使有了便意，也用力收缩了腹肌，但堆积在直肠里的粪便仍很难排出去。

缓解孕妈妈便秘五良方

◆ 多吃蔬果杂粮。孕妈妈往往因进食过于精细而排便困难，因此要多食含纤维素多的蔬菜、水果和粗杂粮，如芹菜、绿叶菜、萝卜、瓜类、苹果、香蕉、梨、燕麦、杂豆、糙米等。定时进食，切勿暴饮暴食。

◆ 早晨定时排便。每天早上和每次进餐

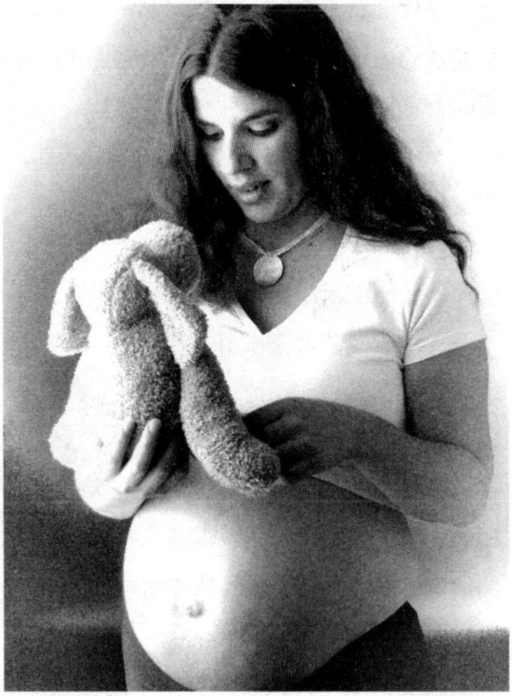

童言无忌

◎ 妈妈摸着宝贝的小酒窝说："这酒窝真漂亮，妈妈也有两个，你能帮我找找吗？"没想到宝宝头也不回，手朝后一指，"我不知道，自己到镜子里面找找看！"

后最容易出现便意。因此，起床后先空腹饮一杯凉开水或蜂蜜水，再吃好早餐，促进起床后的直立反射和胃结肠反射，这样，很快就会产生便意，长期坚持就会形成早晨排便的好习惯。其中以早上醒来排便最好。

◆ 多饮水。每天注意饮水，但要掌握饮水的技巧，否则即使喝了水也不一定有什么效果。比如，每天在固定的时间里饮水，要大口大口地饮但不是暴饮，使水尽快到达结肠，而不是很快被肠道吸收到血液。这样，就可使粪便变得松软，容易排出体外。

◆ 每天坚持活动身体。孕晚期时，很多孕妈妈常会因身体逐渐笨重而懒于活动，所以便秘现象在怀孕晚期更为明显。而适量的运动可以增强孕妈妈的腹肌收缩力，促进肠道蠕动，预防或减轻便秘。因此，孕妈妈即使在身体日益沉重时，也应该做一些身体力所能及的运动，如散步等，以增加肠道的排便动力。

◆ 保持身心愉快。合理安排工作、生活，保证充分的休息和睡眠，保持良好的精神状态和乐观的生活态度。孕妈妈不要因呕吐不适感而心烦意乱，烦躁的心态也可导致便秘，不妨多做一些感兴趣的事，比如欣赏音乐、观花、阅读等，尽量回避不良的精神刺激。

便秘会给孕妈妈带来许多不适，希望这些方法能帮你避免或减轻这些不适，顺利度过妊娠期。

02 孕妈妈腰背酸痛怎么办

引起腰背酸痛的三个原因

◆ 骨盆疼痛综合征引起的酸痛。这种腰酸是因为怀孕期盆腔脏器位置的改变以及局部代谢障碍所致。孕妈妈感到疼痛自骨盆部位向大腿、腹股沟、子宫等部位放射。而且还会感到胎儿已十分靠近盆腔下部，好似分娩迫在眉睫。本病有自愈性，症状明显的孕妈妈宜用局部热敷、理疗，卧床休息2～4周就可以得到改善。

◆ 生理变化引起的酸痛。这种腰酸是由于腹部增大隆起导致身体重心后移、腰背肌肉紧张而造成的，属妊娠期常见症状，并非

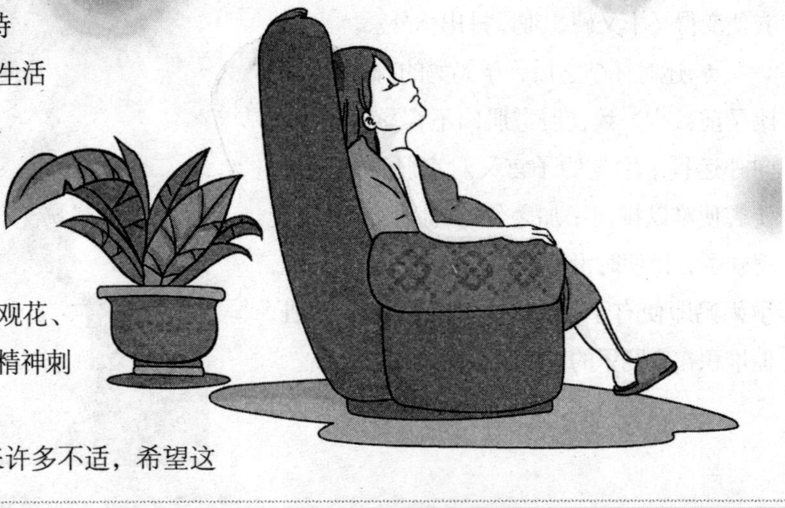

疾病。平时应注意这样几个方面：站立时骨盆稍后倾，抬起上半身，肩稍向后落下，避免长时间站立；坐时后腰要舒服地靠在椅背上，上半身要伸直，不要长时间坐无依靠的板凳；行走时全身放松，不穿高跟鞋；睡眠可采用蜷曲、侧卧睡姿，仰卧时将枕头垫于膝关节下。如果孕妈妈每天的站立时间有4～5小时，腰酸痛受不了，不妨白天用护腰带，可能会起到很好的效果。

◆ 致密性骶骼关节炎引起的酸痛。这种腰酸的原因是由于内分泌作用，肌腱韧带松弛，使骶骼关节松动，失去稳定性。因此，骶骼关节经常受到异常刺激或损伤。也有医生认为是由于妊娠期骶骼关节局部缺血、骨质疏松所导致的。孕妈妈会感到腰骶部疼痛，有时可向下放射至两侧臀部和大腿。本病有自愈性，症状明显的孕妈妈宜用局部热敷、理疗，卧床休息2～4周就可以得到改善。

应对腰背酸痛的办法

◆ 当腰酸背痛于怀孕早期发生时，就要特别注意姿势，避免恶化。此时，孕妈妈若有进行运动的习惯（轻度运动），仍应保持。

◆ 保持良好的姿势，包括站姿、坐姿及睡姿。

睡姿：躺下时可将两腿垫高，协助血液循环，消除酸痛的效果会更好。睡觉时可采用侧卧，减轻腰部负担及舒缓不适的感觉。睡时于膝关节下方垫块软毛巾，可放松腹肌压力。

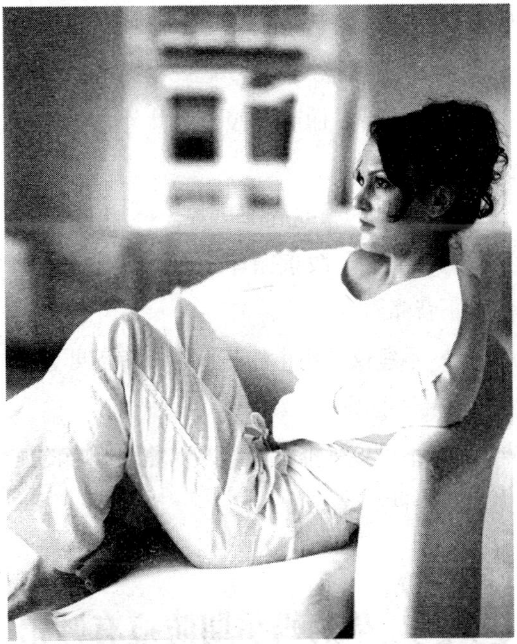

坐姿：孕妈妈坐着时可在椅背上放柔软靠垫，舒缓背部压力，而双脚也可放于矮凳上，帮助腿部血液循环。

站姿：到了怀孕中期及后期时更应避免长时间站立，稍有不适就要坐下或躺下。

◆ 穿着合脚、舒适的鞋子，可以减轻腰酸背痛的症状。不要穿高跟鞋，即使是支撑面较广的宽底高跟鞋也不宜。

◆ 勿提重物或抱小孩，以免腰部负荷过大。

此外，怀孕时期的肌腱、关节和韧带本来就比较脆弱，再加上怀孕末期肚子太大，不小心一个错误用力就可能使身体无法承受突如其来的扭力造成后遗症。

◆ 适当的产前运动，如游泳、行走、体操等，可以减轻下背疼痛。

◆ 使用托腹带，可使腹部得到支撑，减

◎ 胎教要想做得好，前提是夫妻感情和睦。因此，“爱和忍耐”是成功胎教的必备要诀。因为，只有夫妻间彼此相爱，胎儿才能在爱和安全的环境里健康成长。

轻腹部压力，减少因肌肉紧缩产生的下背痛。

◆ 若是骶髂关节所引起的下背痛，则必须使用骨盆带，而非托腹带。此外，尽量避免长时间行走。

◆ 泡热水澡或局部热敷，再加上按摩，可以放松肌肉、改善循环，也能非常有效地舒缓下背痛。

◆ 不建议服用止痛药，若真有需要，最好请教专科医师。

◆ 不可接受推拿治疗，以免因不当的施力造成不良后果。

03 孕妈妈孕期防痘有妙招

怀孕时，受荷尔蒙的影响，皮肤的皮脂腺分泌量会增加，这是一种正常的生理现象。大多数孕妈妈会觉得脸变油、鼻子变大。但在少数孕妈妈的脸上，甚至前胸、后背，却会因为毛孔阻塞、细菌增生而产生恼人的青春痘。下面为长痘痘的孕妈妈提出七点建议：

◆ 注意饮食，多吃蔬菜、水果，少吃油炸、高热量及辛辣食物。怀孕当中，青春痘长得厉害的孕妈妈，坐月子时不要吃油腻的食物。

◆ 保持脸部及全身的清洁。使用适合自己肤质的清洁剂洗脸。洗脸时，轻轻按摩患处，以利毛孔畅通。

◆ 不当的外用品会引发青春痘，或是让青春痘更加恶化。常可见到孕妈妈们为了掩饰脸上的青春痘，擦了好厚好厚的粉底、一层又一层的盖斑膏，其实，这么做，只会让毛孔阻塞更严重，而对青春痘没半点好处。

◆ 保持心情愉快、睡眠充足。越紧张，越烦恼，青春痘长得越多。

◆ 不要挤捏青春痘，以免手上的细菌造成二次感染，或是留下永久性的凹洞。

◆ 把你目前使用的药品、保养品和化妆品带给皮肤科医生过目，让医生判断是否和青春痘有关。

◆ 配合医生的建议按时治疗，才能得到适当的控制。

04 孕妈妈如何缓解小腿抽筋

抽筋，也叫肌肉痉挛，是指肌肉突然、不自主地强直收缩的现象，肌肉会变得僵硬、疼痛难忍。对于孕妈妈来说，引发抽筋的原因很多，抽筋现象也很普遍，但缓解和预防的方法其实也有不少。孕妈妈常常会出现小腿抽筋的现象，这是怎么回事呢？如何预防和缓解呢？

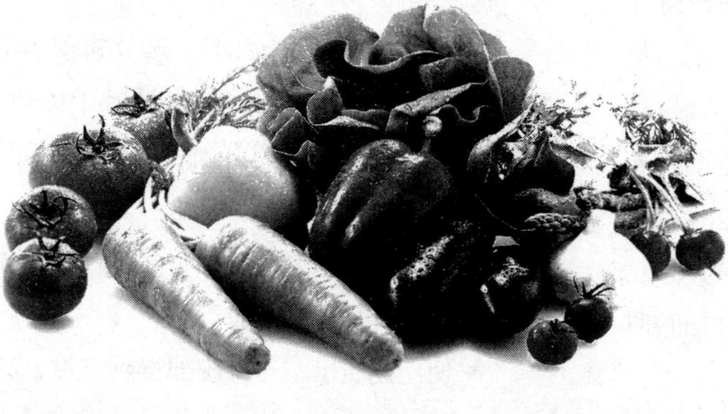

一旦发现孕妈妈出现抽筋，应该保持镇静，抽筋一般不会危害到生命，所以不必过分惊慌。

胎教圣经

◎ 人类的孤独感并不是出生后才产生的，而是在怀孕初期培养的。当母亲在怀孕期间压力很大时，胎儿就会在无意识中留下很深的压力记忆，这种记忆比一般的记忆具有更大的影响力，不断地对婴儿的潜意识发挥作用。因而孕妈妈要通过各种胎教来消除这种压力记忆。

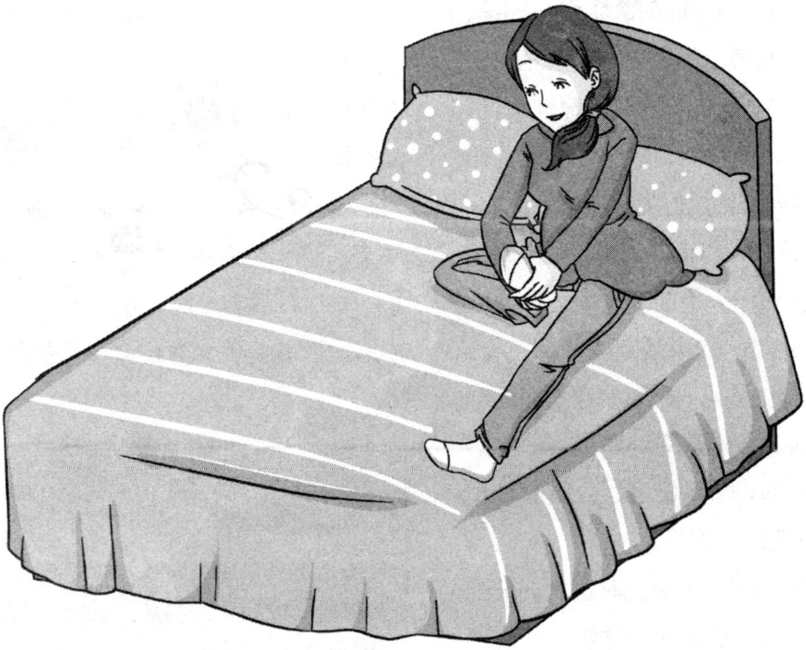

应对抽筋我们自有妙招

◆ 放松。让孕妈妈平躺于床上，头偏向一侧并略向后仰，颈部稍微抬高，尽量让孕妈妈放松。如果是腿部抽筋，就向身体上方缓缓搬动孕妈妈的脚板，这样可以对孕妈妈的腿部肌肉有一定程度的暂时性拉伸作用，缓解孕妈妈由于抽筋造成的疼痛。

为了防止孕妈妈在剧烈抽筋时与周围的硬物碰撞致伤，要控制孕妈妈的动作过大，但绝不可用强力把抽搐的肢体强行压住，这样会对胎儿和孕妈妈都造成伤害。

◆ 拉伸。如果是小腿肚抽筋就用抽筋小腿对侧的手,握住抽筋腿的脚趾,慢慢向上拉,让孕妈妈缓缓放松。同时用同侧的手掌压在抽筋小腿的膝盖上，帮助小腿伸直。如果是大腿抽筋，弯曲抽筋的大腿，与身体成直角，并弯曲膝关节，然后用两手抱着小腿，使它慢慢地贴在大腿上，并做轻微晃动，随即慢慢向前伸直，如此反复进行。但是在进行过程中，一定不能用力太大，防止对孕妈妈和胎儿造成伤害。

◆ 舒展。手指、手掌如果出现抽筋，应该先将手握成拳头，然后用力张开，又迅速握拳，如此反复进行，并用力向手背侧摆动手掌，在抽筋部位用毛巾热敷。

胳臂抽筋时，将手握成拳头并尽量屈肘，然后再用力伸开，如此反复进行。注意用力不能过猛。

预防抽筋

针对不同原因引起的抽筋也应采取不同

◎“胎教”一词源于我国古代。古人认为，胎儿在母体中能够感受孕妇情绪，以及其言行的感化，所以孕妇必须谨守礼仪，给胎儿以良好的影响，名为胎教。《大戴礼记·保傅》：“周后妃（即邑姜）妊（孕）成王于身，立而不跂（不踮脚尖），坐而不差（身子歪斜），独处而不倨（傲慢），虽怒而不詈（骂），胎教之谓也。”

的方法来积极预防，比如缺钙会引起抽筋，所以多给孕妈妈补钙，如多吃含钙食物，必要时应在医生指导下服用一些葡萄糖酸钙、钙片、鱼肝油等，同时要多晒太阳，因为阳光可以促使孕妈妈对钙质的吸收。

◆ 减轻疲劳。为防止孕妈妈在晚上睡觉时抽筋，孕妈妈在白天不能过度疲劳，晚上睡觉时，一定要注意不能让腿部受凉。

◆ 舒服的鞋。孕妈妈一定要穿舒服的鞋子。平足和其他身体构造的问题也会使孕妈妈容易发生腿抽筋，所以舒适、合脚的鞋也是预防孕妈妈抽筋的好方法之一。

◆ 拉松被褥。很多人睡觉时喜欢把被子捂得紧紧的，特别是在仰卧的时候，被子可能会压住脚部，这样会使小腿过度紧张，脚底肌肉也容易紧绷。紧绷的肌肉是最容易发生抽筋的。所以睡觉时被褥拉松一些，可以预防抽筋。

◆ 喝水良方。经常喝水，能够加速血液循环，也能够舒缓孕妈妈的神经，这样孕妈妈抽筋的发病概率将大大减少。

◆ 饮食平衡。孕妈妈应注意饮食的平衡，可以根据身体需要从饮食中获取一些必需的营养成分。如喝牛奶和豆浆可以补充包括钙在内的营养成分，吃蔬菜和水果可以补充各种微量元素。营养平衡是预防孕妈妈抽筋的关键。

◆ 改变姿势。孕妈妈应经常改变身体的姿势，这样可以避免神经、血管受压。每隔1小时左右活动1次，临睡前一定记得用温水泡泡脚和小腿，这样对预防抽筋有绝好的效果。

温馨小贴士

如果孕妈妈在睡眠中抽筋，就必须调整睡姿，尽可能左侧卧位入睡，并且注意下肢的保暖。万一发生抽筋，也可以请家人帮忙热敷和按摩，以缓解抽筋的痛苦。

◆ 生姜泡脚。把生姜切片，加水煮开，待稍凉后泡脚。生姜水泡脚不但能缓解疲劳，还能促进血液循环，有效帮助孕妈妈平气安神，欣然入睡。生姜水泡脚时最好用比较深的桶，水量到小腿肚以上。泡脚时要远离空调风口，防止腿部受凉使腿部产生其他疾病。

孕妈妈可以做局部肌肉的热敷、按摩等，加强局部肌肉的血液循环，如果还无改善，就应该及时到医院进行检查和治疗。因为多数情况下抽筋并不是病，但如果发生次数频繁，持续时间又长，又没有明显的诱因，那就应该及时向医生咨询是否有潜在的慢性病。

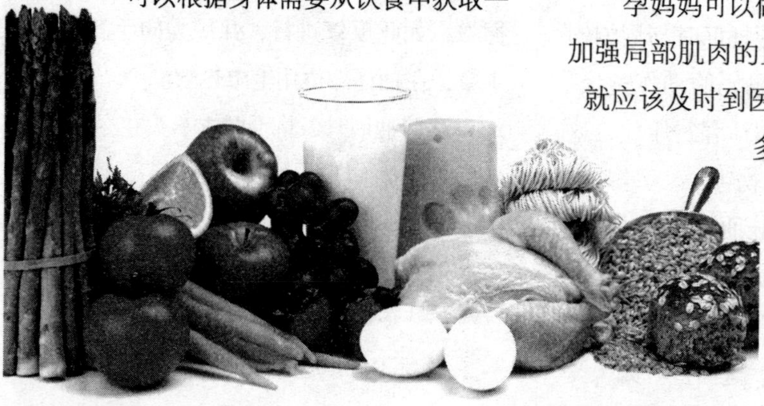

胎教圣经

◎ 达·芬奇在其手稿中曾经写道：同一个灵魂支配着两个肉体，母亲盼望的事情，在她有这个愿望的时候，就不断地影响着胎内的孩子，母亲所持有的意志、希望、恐怖以及精神上的痛苦对胎儿的影响要远远大于母亲自己。

第五节 孕妈妈胎教必读

01 孕5月胎教方案细节

在这个月胎儿已具备听、嗅的能力，感知能力也在加强，可以学更多的东西了。因此，各种胎教内容也应相对均衡。另外，在本月，我们将有目的地用“闪光卡片”，帮助胎儿开始真正的学习。

孕妈妈有侧重地加强营养、适量运动，讲故事、听音乐，都是每天的日常功课。

以下附上以后几个月每日的胎教表以供参考，当然，这只是一个参考，适合你的胎教应根据你自己的实际情况作相应调整。

时间		生活内容	胎教内容
上午	7:00	起床，洗漱，准备早餐	向胎儿问早上好
	7:30	吃早饭，收拾餐具	无
	8:00	打扫房间	一边打扫一遍哼唱歌曲，适当放些轻音乐
	9:00	工作时间（如果是不用上班的孕妈妈可自行安排活动）	休息时，可与胎儿聊天
	11:30	午餐时间	无
下午	12:00	午休时间，小睡一会儿	无
	13:00	工作时间	随处走走，轻微活动
	18:00	休息一会儿	听音乐
晚上	18:30	准备吃饭	无
	19:30	吃晚饭，收拾餐具	无
	20:00	与准爸爸读书、聊天或者一起做做家务	讲讲白天都发生了哪些趣事
	22:00	睡觉	和胎儿说晚安

◎ 人类的脑从内侧往外分古皮质、旧皮质、新皮质三大部分。最外部分是新皮质，在其他动物的脑中这部分很小，而人类区别于其他动物的最显著特征就是这部分十分发达，这部分用来学习知识和进行精神活动。婴儿由于先天的信息并没有输入，新皮质的性能虽好，却是一台没有存入信息资料和程序的计算机。

02 多抚摸胎儿

胎儿能感受到由你的手掌传出来的爱意，你要相信这一点。胎儿最先拥有的感觉是触觉，这比听力还要早，在第三个月时，他就能感受到来自外界的压力。因此，孕妈妈可以常把手放在腹部轻轻抚摸（当然，小家伙也喜欢爸爸的脸贴过来）。大人们一开始可能感觉不到他，但随着孕周的增大，胎儿在活动时就能碰撞到爸爸妈妈的手，他能感受到这种温暖的陪伴，就像有人在同他“握手”一样。这样的接触会让孕妈妈的幸福感油然而生，势必也会影响到与孕妈妈连心的胎儿。有研究表明，经常被抚摸的胎儿生后与父母感情更深，长大了也知书达理。

抚摸的时机在感觉胎儿躁动或轻轻蠕动时为好，胎儿在睡觉时就不要打扰他了。孕妈妈可以倚靠在床上或坐在沙发上，全身放松，用手轻轻捧着腹部，从上而下、从左到右，反复轻轻抚摸，每天1~2次，每次5分钟左右即可。

需要注意的是，在抚摸时，孕妈妈应该注意胎儿的反应，如果胎儿对抚摸刺激不喜欢，就会出现躁动或用力蹬踢，孕妈妈则要立即停止。如果胎儿在孕妈妈的抚摸下，轻轻蠕动起来，则表示胎儿感到很舒服、很满意。

◆ 好玩的踢肚游戏。

孕妈妈与胎儿玩互动游戏，让胎儿能清晰地感知到孕妈妈对他的关注，同时可以刺激胎儿的运动积极性和动作灵敏性。踢肚游戏和轻轻拍打胎儿都是好玩的互动游戏。

当胎儿每次踢孕妈妈肚皮时，孕妈妈可以迅速地轻轻拍打一下被踢的部位，然后静静地等待胎儿的第二脚。一般在一两分钟后，胎儿会再踢一下，这时候就再轻拍一下。

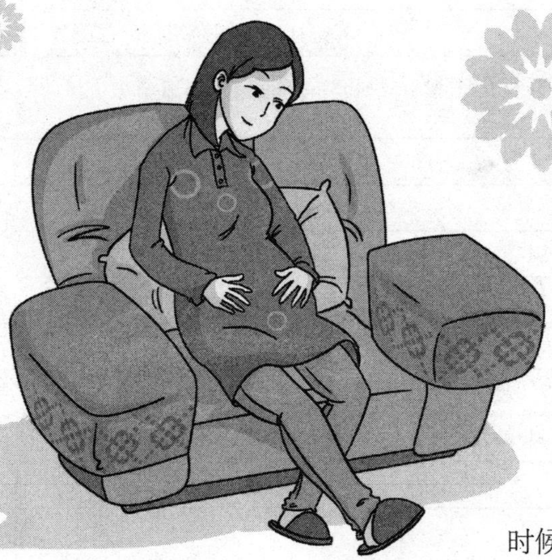

这样往复几次后，稍停一会儿。孕妈妈接下来要试着改变拍的位置（注意要离原来胎动的位置近一些）。神奇的事情发生了，胎儿会向着孕妈妈改变的地方踢过来。这种游戏可每天进行2次，在晚上胎儿活跃时进行效果最好，每次5分钟左右。

为了增加踢肚游戏的趣味性，准爸爸也可以加入进来，而且在胎儿踢中的时候，别忘了夸奖胎儿啊。

胎教圣经

◎ 妊娠中的母亲把听到的、看到的、想到的事物通过自己的声音、身体变化、心理状态传递给胎儿，接受了这一切的胎儿在出生时就会具有某种素质。

03 有效地使用妈妈的声音

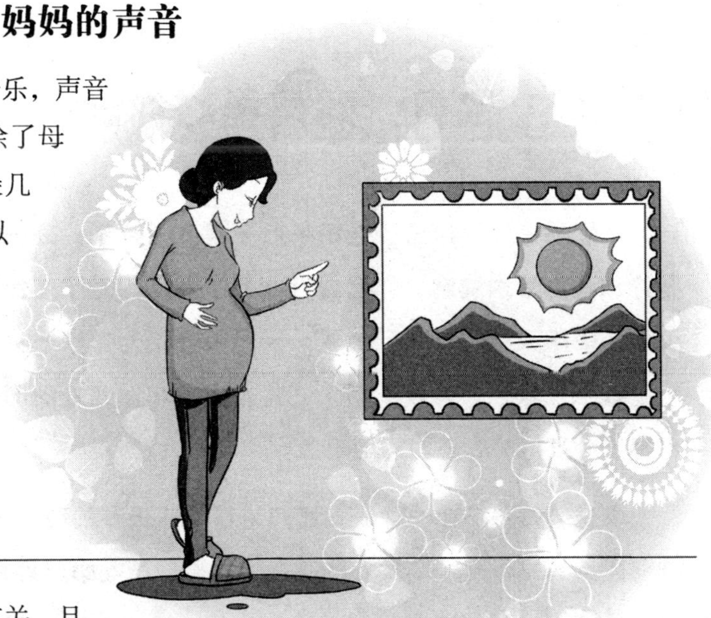

一说起胎教便联想到音乐，声音与胎教的关系密不可分，除了母体内的声音外，胎儿的耳朵几乎听不到外部的声响。所以在母胎中，母亲的声音及胎内音对胎儿的影响最大。故直接胎教特别强调母亲的声音对胎儿期、育婴期的重要性。

在直接胎教中使用母亲的声音谓之音育法，与胎儿的人格、性格有关，且决定其善、恶的方向。现在，我们来想想妈妈在日常生活中不经意使用的话语，将其概略地区分成传达给对方的“发声方式”、“内容”两部分。“内容”先有“意义”，接着是“修辞”，然后是一连串由打招呼开始所引发的后续话语，这个“内容”毋庸置疑地包含着母亲对胎儿的关爱与期待。但是当传达的“内容”包藏父母无理的期望时，妈妈的声音过于逼迫，反而严重扭曲音育的真正意义。妈妈们必须随时注意。

妈妈的声音是其身心状态（感情的起伏、生理条件）的反映，传达给胎儿的声音大体上包括下列因素：声音的高低与强弱、音阶、节奏、协调性、音调。因此，母亲对胎儿说话时最具成效的母声音育法，有缺一不可的三要素：

◆ 母亲温柔的心境。

◆ 胎内环境同步的旋律。

◆ 轻快的抑扬节奏。

希望怀孕中的妈妈立即学习，不论胎儿的性别是男是女，马上替他取个可爱的小名。在日常生活中对胎儿说话（例如轻声说着“小蜜蜜，高不高兴啊！”），胎儿也会愉快地以胎动来回应你。取小名是为了方便和胎儿说话。如果胎儿有哥哥或姐姐时请务必让他们共同参与。如此一来，家庭对胎儿诞生的期待越发增加。这是初步的音育，但对改善母胎环境有积极的效果，请循序渐进，一点一滴地实行。

◎ 我们并不是为了要生一个“天才儿童”才进行胎教的，而是想让孩子今后的人生过得更加幸福和有意义。

宝贝，妈妈要对你说……

亲爱的宝贝，你已经在妈妈肚子里5个月了，每一天的平安结束都是你和我的最大胜利！你已经开始有听力了，为了使你出生后能更加的健康、聪明，妈妈从怀孕的第一天起就开始为你作一些胎教准备了。今天爸爸不在家，只有我们两个，这是妈妈和你独处的时间，妈妈一定要珍惜这个难得的母子对话的机会。

也是因为有了你的缘故，妈妈才得以有更多的时间来思考一些问题，你总能给妈妈带来很多意外的收获。静思，是妈妈最近喜欢做的一件事。有很多时候，妈妈会很安静地坐在一边，听着音乐，静静感受你在我身体里的奇妙感觉，继而生出很多感慨。

最近我常在想，生命到底意味着什么呢？是精子与卵子的结合所迸发出的火花吗，还是长长的路，慢慢地走？

我们很多人的人生都是在还没有作好准备的时候，就已经开始了，这很奇妙吧？大多数时候，我们会希望对很多事情都能有个预见，希望能把握到一些什么东西，哪怕是碎片也好，但是现实却告诉我们，其实人生中的很多时候我们都无法预见，因为我们谁也不是神仙。所以，我们每一个人的人生开始得都很莽撞。

亲爱的宝宝，你会发现，当我们哭了，才知道这是伤心；当我们跌倒，才知道这就是痛；当我们爱了，才知道这就是爱。所以，有太多太多的事情要我们自己去经历，人生是没有“导游手册”这类东西的。其实这是件好事，不是吗？特别是对像你这样还没有正式抵达人生港口的宝宝。当你真正降临到这个世界，你的人生就正式拉开了序幕，人们常说“人生如戏”，其实这话也是有道理的。之所以会把人生比做戏，可能大家都感到了有一种叫做“幻”的因素在里面。这是个蛮复杂的字，随着时间的流逝，你一天天长大，也许就会了解其中的意味。

当然，爸爸妈妈也会陪你走过你生命中许多最重要、最关键的时刻，无论什么时候，只要你需要我们，我们都会出现，但是你要了解的一件事情是，爸爸妈妈并不能陪你走完你的全程，你长大以后的生命之路要靠自己去走了。你会独自面对人生，而许多事情也都是由“第一次”开头，渐渐成长的。亲爱的宝贝，和这个博大的世界来比，我们人是非常渺小的，可是，每一个人的生命即使微如尘埃，他也会在风中舞出自己的姿态，妈妈真心祝福你的人生也有自己的精彩！

听妈妈说了这么多，你会不会觉得累了呢？最近，妈妈还发现每当给你听一些轻柔的音乐时，你总是很安静，静静地把曲子听完，而当妈妈想给你换个风格，听听摇滚之类的，你就会在妈妈的肚子里表示不满，这让妈妈觉得非常有趣。我在想，也许将来你会是个很文静的小姑娘吧！妈妈多么期盼快点见到你啊！宝贝，加油！

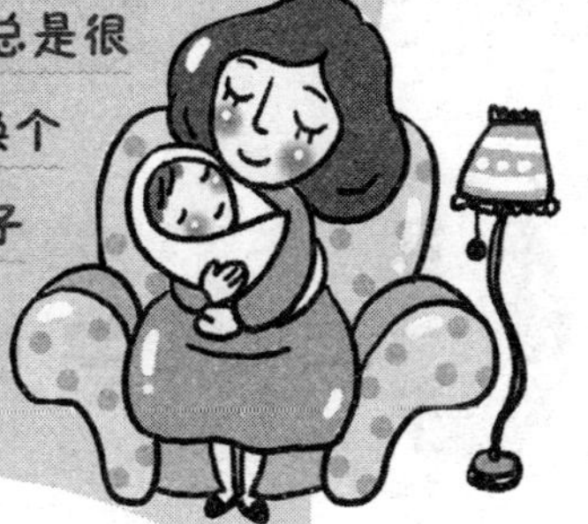

编者按语

腹中的宝宝正在茁壮成长，对宝宝的胎教你跟上了吗？此时的宝宝已经具备了听力，作为妈妈的你，可以为宝宝选择一些轻柔的胎教音乐或者与宝宝聊聊自己的心情，这都不失为母爱的自然流露。

★第六章★ Chapter 6

怀孕第六个月

孕妈妈的食欲是不是越来越好了呢？饭量是不是也有所增加？原来不爱吃的很多东西现在反而成了你最爱吃的东西，这些都是正常现象，孕妈妈要好好利用这段时间，加强营养、增强体质，同时，还要注意控制体重，多做做孕期一些利于身心的锻炼，为将来的分娩和产后作好准备。

第一节 孕6月胎儿发育状况

01 第二十一周胎儿发育状况

本周胎儿身长约16~18厘米，体重300~350克，在这个时候胎儿的体重开始大幅度地增加。胎儿现在可以称得上是个小运动健将了，平均一个小时要动50次，差不多是一分钟就要动一次呢！胎儿的眉毛和眼睑清晰可见，渐渐变得"眉清目秀"；开始长出手指甲和脚指甲；恒牙的牙胚也已经开始在腭谷内形成。胎儿在身体发育时，也逐步变成有意识、有感觉、有反应的人了。如果他正在睡梦中，大点的声音会把他吵醒。当他醒着时，听到了喜欢的音乐，他会作出反应。为了适应子宫外的生活，胎儿开始用胸部做呼吸运动了。胎儿的手指甲、嘴唇几乎完全

胎教圣经

◎ 母亲和胎儿是"一心同体"的，母亲的生活如果没有规律，胎儿当然不会有很自然的生活节奏。

长好，犬齿和臼齿在牙床下的坚固组织中形成。胎儿已经有了固定的活动和睡眠的周期，不过活跃期不一定都是在白天，也有可能在晚上或其他时间段。

02 第二十二周胎儿发育状况

胎儿现在看起来像一个“小人儿”了，只是脸上皱巴巴、红红的，头上、脸上布满了胎毛。眉毛和眼睑已清晰可辨，小手指已长出娇嫩的指甲。胎儿的皮下脂肪尚未产生，这时他的皮肤是红红的，皱巴巴的像个小老头。胎儿身上覆盖了一层胎脂，可以避免皮肤在羊水长期的浸泡下受到损害。胎儿清醒的时间越来越长，他喜欢听来自外界的音乐、谈话。当然啦，让他百听不厌的一定是妈妈温柔的声音。

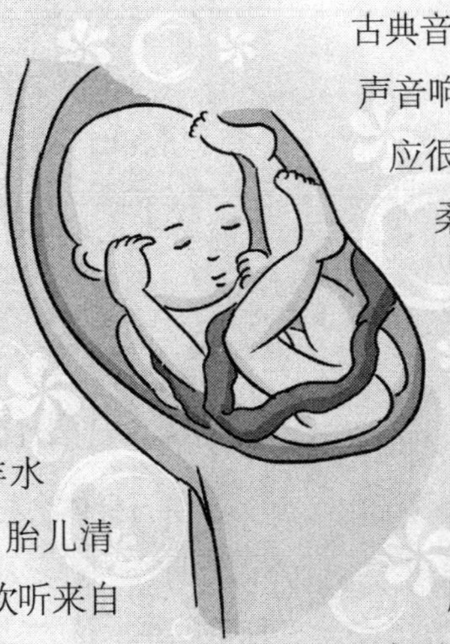

03 第二十三周胎儿发育状况

你的胎儿真的像一个婴儿了！他的骨骼、肌肉已经长成，身材也很匀称。他现在大概有20厘米长，重450克左右。他皮肤上布满了皱褶，这是为了给皮下脂肪的生长留有余地。现在，胎儿肺部的组织及血管正在发育中，肺是胎儿最后发育完善的器官，还需要再过几个月他的肺部才能完全发育。胎儿的嘴唇、眉毛和眼睫毛都已经长好了，并且非常清晰。视网膜也已形成，具备了微弱的视觉。胎儿每天大量地喝羊水，过滤后通过尿液排出，但是胎儿并不拉屎。他要等到出生后才会拉第一次便便哦！这时的胎儿的胎动次数也有所增加，并更加明显，在医院作产科检查时你可以听到十分有力的胎儿心跳的声音，这会使你有一种非常奇妙的体验。

胎儿在这时候比较喜欢听抒情、幽雅的古典音乐，你可以作一个实验，放些节奏快、声音响的音乐，会发现宝宝对这种音乐的反应很剧烈，胎动幅度加大，当音乐换成轻柔、舒缓时，宝宝会安静下来，由此可见胎儿对音乐和声音的敏感程度。

04 第二十四周胎儿发育状况

24周的胎儿现在身长大约25厘米，体重500多克，开始充满孕妈妈的整个子宫，胎儿在此时身体的比例开始匀称。

胎儿的听力已经形成，他可以听到你发出的有些变形的说话声音、你心跳的声音和你的肠胃蠕动时发出的咕噜咕噜的声音。一些大的噪声胎儿也能听到，比如吸尘器发出的声音、开得很大的音响声、邻家装修时的电钻声，这些声音都会使胎儿躁动不安。

除了听力有所发展外，此时胎儿的呼吸系统也正在发育。他还在不断吞咽羊水，但是通常并不会排出大便，那得等到出生以后了。

第二节 孕6月孕妈妈身体变化

01 第二十一周孕妈妈身体变化

作为孕妈妈的你现在应当彻底摆脱了怀孕初期的身体不适，开始发现自己异常能吃，而且很多以前不喜欢的食品现在反倒成了最喜欢的东西。好好利用这段时间，加强营养，增强体质，为将来分娩和产后哺乳作准备。此外还可以适当地参加一些孕妈妈学习班或自己买些相关的书籍来恶补产后喂养、照顾宝宝的知识。

你还会发现，日益增大的子宫压迫了你的肺部，随着子宫的增大，觉得呼吸变得急促起来，特别是上楼梯的时候，走不了几级台阶就会气喘吁吁的。

本周你的体重增加了4~6千克，已经分不出哪里是腰哪里是肚子了。站久了会感觉下肢发胀，这是因为妊娠期臀部和腹股沟有血栓形成，是孕期并发症的一种。还有孕期腿部的血液循环速度减慢也会造成腿部血栓，如果是身体的其他部分有血栓，一定要告诉医生，看是不是由于别的原因造成的。

温馨小贴士

孕期检查：孕妈妈除要进行常规检查外，还应根据自己的情况和医生的建议进行以下检查：贫血、尿糖，定期检查尿蛋白。

02 第二十二周孕妈妈身体变化

你的身体会越来越重，速度差不多是一个星期长一斤。由于子宫日益增高压迫肺，你可能在上楼的时候会感到呼吸有点儿困难。如果你走得快了些，腹部有可能会忽然感到一阵剧痛，这是子宫肌肉伸缩引起的，是这个阶段常见的症状，以后慢慢会有所好转，建议你暂且把行动节拍稍稍放慢。

03 第二十三周孕妈妈身体变化

你会发现自己变成了一个真正的“大肚婆”，肚子不仅是大了，也变得非常能装吃的。孕妈妈体重增加了5~7千克，家人和朋友可能会告诉你太胖或太瘦了，在作出任何饮食

胎教圣经

◎ 中国儒学典籍之一的《大学》中就有这样的记载，“妇人妊子，寝不侧，坐不边，立不跛，不食邪味，割不正不食，席不正不坐，目不视于邪色，耳不听于淫声，夜则令瞽诵诗，道正事。如此则生子形容端正，其才过人。”

改变前，请咨询你的营养师。

也许有些孕妈妈还会发现现在不只是乳房、腹部的妊娠纹增多了，大腿上也出现了淡红色的纹路，甚至耳朵、额头或嘴周围也生出小斑点，下腹及外阴的颜色似乎比以往加深了些。

此阶段子宫扩展到肚脐上方约 3.6 厘米处，由于子宫刚好在膀胱上，孕妈妈可能会发觉有液体渗漏到内裤，有时很难分辨究竟是羊水还是尿液。

04 第二十四周孕妈妈身体变化

此时你的子宫增大、加重，子宫顶部已经高过肚脐 2.5 厘米左右了，它现在相当于一个足球那么大。你的体态渐渐会发生这样的变化：脊椎向后仰，身体重心向前移。因为你对自己身体的这种变化还不太习惯，可能会容易出现倾倒；在坐下或站起时常感到有些吃力，腰部和背部容易疲劳，时常觉得腰酸背痛、下半身很累，所以要多多注意休息。

很多孕妈妈这个时期会出现牙龈出血的现象，还有一些孕妈妈此时会出现便秘现象。随着腹部和胸部皮肤的拉长，你可能时不时会感到皮肤有些发痒。如果你的皮肤干燥，注意保湿可能会有帮助。

你可能还会觉得你的眼睛对光线敏感，而且又干又涩，这是孕期一种很正常的反应。为了减轻不适，可以使用人工泪液滴眼剂，增加眼睛的湿润度。

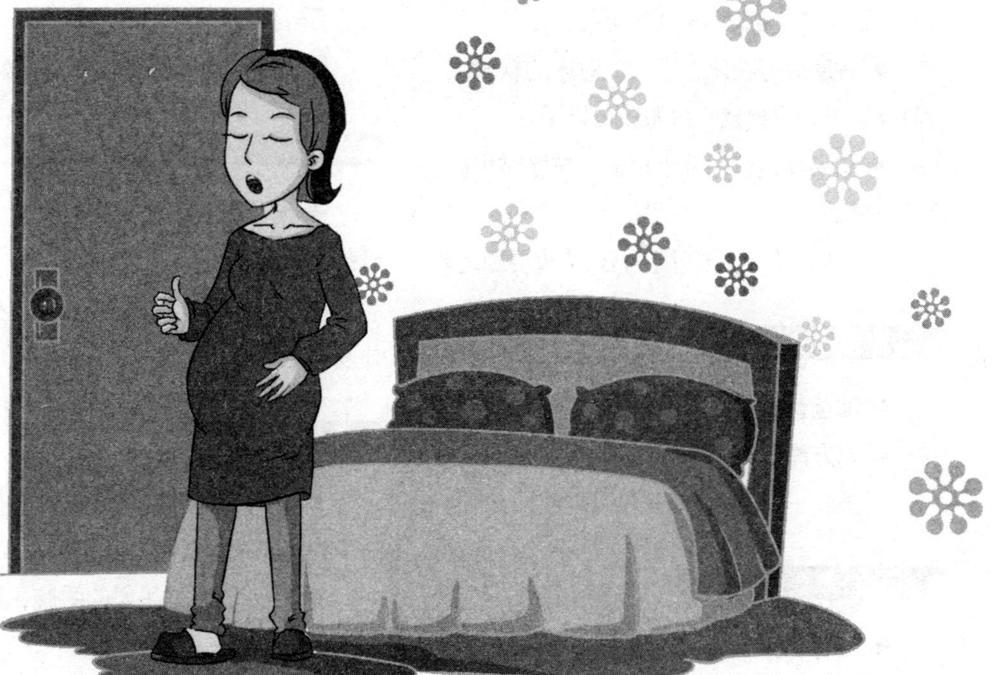

胎教圣经

◎ 孕 1 月的胎教最重要的，应给胎儿提供一个优良的环境，而胎儿所生活的环境包括母亲的身体、父母生活的环境。优境胎教的核心是让双方的心态都更加平和、更加愉悦。不要大悲、大怒、大喜过望，要保证自己的身体健康和情绪愉快，夫妻感情稳定、恩爱，切实保护好孕育初期的胎儿，为日后宝宝的发育开个好头。

第三节 孕6月孕妈妈生活指南

01 按摩能够缓解孕妈妈的不良情绪

准爸爸应了解一些按摩的知识

◆ 如果采用睡前按摩，有助于孕妈妈松弛神经，改善睡眠。

◆ 按摩时间长短应根据孕妈妈的需要。一般，按摩各个部位15分钟即可。

◆ 按摩最好在床上进行，对床的软硬没有具体要求，只要感觉舒服就可以了。

◆ 如果准爸爸的双手粗糙，按摩时可以用些润肤油。

◆ 按摩的力度不要时重时轻，力度要稳定。

按摩前的准备工作

◆ 准爸爸应彻底清洁双手。

◆ 双方深呼吸，全身放松。

◆ 播放一些轻柔的音乐以帮助放松心情。

头部按摩要诀

◆ 双手放在孕妈妈头部两侧轻压一会儿，以帮助松弛，然后用手指轻揉整个头部。

◆ 双手轻按前额中央位置，然后向两侧轻扫至太阳穴。

◆ 轻按眼部周围。

◆ 双手轻按孕妈妈的两边脸颊，再向上扫至太阳穴。

◆ 双手放在孕妈妈的下巴中央，然后向上扫至太阳穴。

◆ 将食指及中指沿着孕妈妈的下耳部四周前后轻按。

以上每个动作需要做7～10次。

肩背按摩要诀

◆ 双手按压在孕妈妈的肩上，慢慢向下滑落至手腕位置。

◆ 双掌放在孕妈妈的肩胛中央位置，向外及向下轻压。

手部按摩要诀

◆ 先托着孕妈妈的手腕，再用另一只手的手指轻轻按捏其手腕直至腋下。

◆ 仍旧托着孕妈妈的手腕，另一只手上下不停地按摩其手腕直至腋下。

◆ 双手夹着孕妈妈的手臂，上下按摩其

胎教圣经

◎ 孕2月是胚胎腭部发育的关键时期，导致胚胎的发育异常和新生儿腭裂或唇裂的原因之一就是孕妈妈长期情绪过度不安或焦虑。因此，孕妈妈保持豁达和轻松的心情，是保证宝宝健康的基础。

手腕直至腋下。

◆ 轻轻按揉孕妈妈的每根手指。

锁骨及腹部按摩要诀 >>>>

◆ 双手放在孕妈妈的锁骨中央位置，沿着锁骨向两边扫出。

◆ 双手放在孕妈妈的上腹部，慢慢向左右呈“心形”按向下半部，按后再重回到上半腹，整个动作重复5遍。

脚部按摩要诀 >>>>

◆ 先托着孕妈妈的脚掌，用另一只手的手指轻轻按捏小腿直至大腿。

◆ 仍旧托着孕妈妈的脚掌，另一只手上下扫拨小腿直至大腿。

◆ 双手夹着孕妈妈的脚部，上下按摩小腿直至大腿。

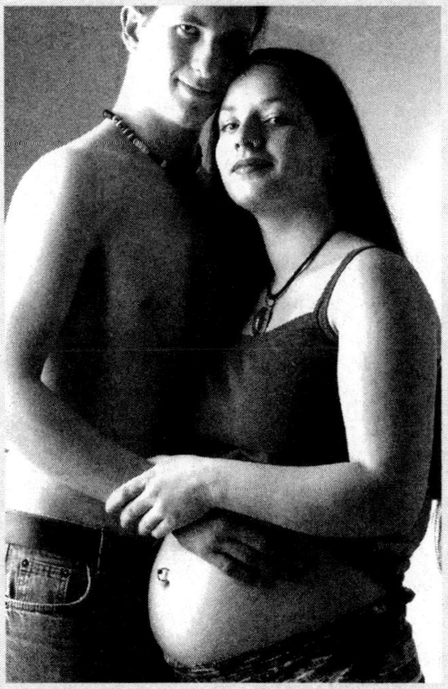

◆ 轻轻按摩每根脚趾。

准爸爸需要重视的 >>>>

不要在孕妈妈饥饿、吃饱或者心情郁闷时按摩；有些身体部位在按摩时绝对不能太用力，比如乳房、背部、腹部、足踝等部位；如果孕妈妈出现妊娠并发症或者其他疾病时都不宜进行按摩。

02 消除孕期水肿有妙招

在孕中期很多孕妈妈在此阶段脚踝和腿部都会出现水肿现象，如果经过检查无子痫前的症状，就用不着太担心，只要通过一些日常生活中的小方法，就能缓解这一现象。

此外，和发胖不一样，孕期水肿的发生并不是全身的，而是局部如脖子、脚、腿、腹壁、外阴等部位比较常见，最容易发生水肿的要数孕妈妈的下半身了。有时内脏也会水肿。

水肿和怀孕期间体内的水分增加、盆腔静脉受压、下肢静脉回流受阻有关。随着怀孕周数的增加，孕妈妈的水肿现象还会日益明显，到了产后就能自行消退。

应对水肿有妙招 >>>>

◆ 充分休息。消除水肿最好的方法莫过于静养，研究表明，人在静养时心脏、肝脏、肾脏等负担会减少，水肿自然会减轻或消失。

◆ 注意保暖。水肿，即水分积存。为了消除水肿，必须保证血液循环畅通、气息顺畅。为了做到这两点，除了安心静养外，还

◎ 孕3月胎教重点是抚摩胎教。婴幼儿的天性是需要爱抚的，胎儿受到母亲双手轻轻的抚摩之后，会引起一定的条件反射，从而激发胎儿活动的积极性，形成良好的触觉刺激。有规律的抚摩胎教，就像是妈妈与胎儿的对话一样，可以形成良好的反应与互动。

要注意保暖。

◆ 穿着合适的衣服。穿着紧身的衣服会导致你的血液循环不畅，从而引发身体水肿。因此，孕妈妈在怀孕期间尽量避免穿着过紧的衣服。

◆ 食用低盐餐。怀孕后身体调节盐分、水分的机能下降，因此在日常生活中要尽量控制盐分的摄取，每日摄取量在 10 克以下。

◆ 穿弹性（裤）袜。为了减少过多血液堆积在下肢，建议妈妈在清晨出门前穿上弹性（裤）袜，尤其是长期站立或是保持坐姿的孕妈妈。可以选择孕妈妈专用的袜子，在秋冬穿着还有保暖的功效。

◆ 抬高双腿。建议孕妈妈在睡前（或午休时）把双腿抬高 15～20 分钟，可以起到加速血液回流、减轻静脉内压的双重作用，不仅能缓解孕期水肿，还可以预防下肢静脉曲张等疾病的发生。

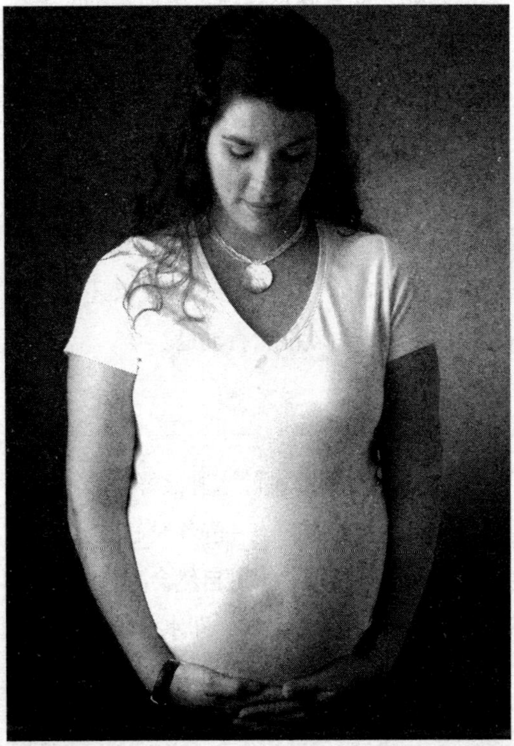

◆ 左侧睡。孕妈妈可以采取左侧卧，这样可以避免压迫到下肢静脉，并减少血液回流的阻力。还可以减少对心脏的压迫。

孕期水肿的饮食调理

孕妈妈必须改善营养，增加饮食中蛋白质的摄入，以提高血浆中白蛋白含量，改变胶体渗透压，才能将组织里的水分带回到血液中。孕妈妈要多喝水，多吃富含铁、叶酸等的健康食物。如果水肿严重的话，可以多吃些利尿、消肿的食物，如红豆、冬瓜、西瓜等。另外应减少食盐及含钠食品的进食量，少食咸菜，以减少水钠潴留。

消除水肿的营养食谱

◆ 清蒸冬瓜盅。

材料：绿皮冬瓜 500 克，熟冬笋 100 克，水发冬菇 100 克，彩椒 50 克，芝麻油 1 汤匙，料酒 1 汤匙，酱油 1 汤匙，糖、蘑菇精、淀粉、油、高汤各适量。

做法：冬菇洗净切碎末，冬笋去皮切碎末，彩椒破开，去掉子切末备用；将各种末下六成热油中煸炒，再加料酒、酱油、糖、蘑菇精、高汤，烧开后用淀粉勾厚芡，冷后成馅；将冬瓜选肉厚处用花槽刀挖出 6 个圆柱形，焯水后抹芝麻油待用；冬瓜柱掏空填上馅，放盘中，上笼蒸 10 分钟取出装盘；将盘中汤汁倒入锅里烧开，调好味后勾芡，浇

胎教圣经

◎ 孕 4 月胎教重点是对话胎教。这个时期胎儿对声音已相当敏感，胎儿在宫内就有听力，能分辨和听到各种不同的声音，并能进行“学习”，形成“记忆”，可影响到出生后的发音和行为。如果坚持跟胎儿对话，不但胎儿会认识你的声音，还能成为培养他语言能力的捷径。

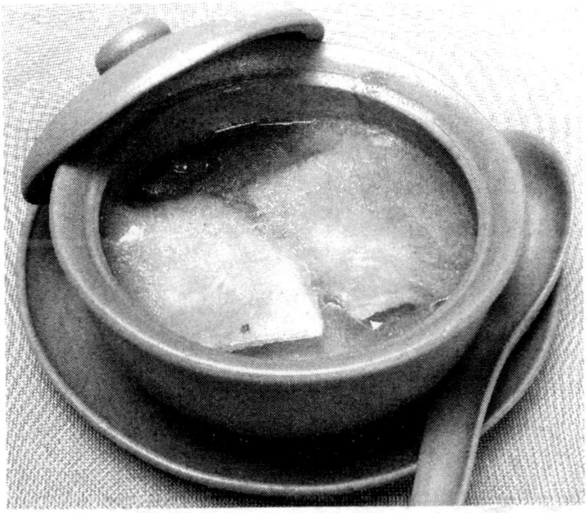

在冬瓜盅上即可。

◆ 酸辣冬瓜汤。

材料：冬瓜 150 克，黄瓜 50 克，香菜、葱、姜、油、醋、胡椒粉、水淀粉各适量。

做法：把冬瓜、黄瓜切薄片；底油烧热，煸葱、姜，炒冬瓜、黄瓜；添水，烧开后依口味加醋、胡椒粉、少许水淀粉，最后放入香菜。

营养小秘诀：这道低盐酸辣冬瓜汤兼有开胃、利水的功效。

◆ 鲤鱼红豆汤。

材料：鲤鱼 250 克，赤小豆 100 克。

做法：将鲤鱼去内杂、肠及鳞，洗净；将豆洗净；鲤鱼和红豆一起入锅煮熟，食之，不用加食盐。

食用方法：每日服一次，豆、鱼、汤水均可吃，连吃数日可愈。

03 孕妈妈如何选择护腰枕

到了孕 6 月，孕妈妈都有这种感觉：随着孕期的增加，肚子越大腰酸背疼得越厉害，特别是一直左侧睡，真是好辛苦。这个时候，护腰枕能帮助你有个好睡眠。有了它，夜里再也不用翻来覆去了，前面托着大肚皮，后面护着腰，很舒服。它的功能也不仅仅限于孕期，宝宝出生后仍然可以发挥作用，宝宝出生后当哺乳枕用，妈妈躺在凹槽部位，宝宝躺在枕翼上，帮助宝宝能顺利哺乳，妈妈腰部受后枕翼的支撑，不再为侧哺乳有劳累感。还可以让宝宝睡在中间的凹槽处，防止宝宝翻滚。那么妈妈该如何选择护腰枕呢？

对于护腰枕的选择，切记几点：要选放心的品牌，布料要是纯棉的、对孕妈妈和婴儿无任何伤害的绿色环保材料；最好是中间有调节带的，调节带可以根据身体的变化随意调节枕距，让腰处在最舒服的状态；最好是活里活面，用脏了方便拆洗；图案鲜艳、有美感，漂亮的图案会让孕妈妈心情美美的。

04 合理调节营养与饮食

进入本月后，孕妈妈的体形会显得更加臃肿，到本月末将会是大腹便便的标准孕妈妈模样。此时，孕妈妈和胎儿的营养需要猛增，许多孕妈妈从这个月起开始发现自己贫血。

由于胎儿的快速发育使孕妈妈的消耗增加，你应该注意增加适当的营养，以保证身体的需要。在增加营养的同时，要重点增加维生素的摄入量。孕 6 月，孕妈妈体内能量及蛋白质代谢加快，对 B 族维生素的需要量增加，由于此类维生素无法在

胎教圣经

◎ 孕 5 月胎教重点是运动胎教。孕 5 个月胎动已经比较明显了，每天孕妈妈都能清楚地感到胎儿在不停地运动，这时是进行运动胎教的最好时机。运动胎教的实质性内容是对胎儿开展积极教育，有计划、有意识地对胎儿提供有益且适当的刺激，促使胎儿对刺激作出相应的反应。

体内存储，必须有充足的供给才能满足机体的需要。因此，孕妈妈在孕中期应该摄入富含此类物质的瘦肉、肝脏、鱼、奶、蛋及绿叶蔬菜、新鲜水果。

孕妈妈还应对食物有所选择，并限制一些不利于健康的食物。应忌吃的食物有辣椒、胡椒等辛辣食物，应限制喝的饮料有咖啡、浓茶、酒等，因其有刺激神经兴奋作用，不利于孕妈妈休息，酒对胎儿还有毒副作用；孕中期应注意，不要吃得过咸，以免加重肾脏的负担或促发妊娠高血压综合征。

本月尤其要注意铁元素的摄入，铁是一种重要的无机盐，它是用来生产血红蛋白的，而血红蛋白的功能是确保把氧运送到全身各处的组织细胞中。孕妈妈摄入铁不仅仅是为了自身需要和防治缺铁性贫血，而且还要将部分铁储藏在身体中，以备胎儿需要时摄取。

铁缺乏引起的贫血在孕期非常普遍，其中主要原因是食物中缺乏铁、孕妈妈慢性失血及怀孕中铁需要的增加。怀孕时胎儿须由母体吸取铁，如果孕妈妈本身铁储藏量很少，再加上血液的稀释，孕妈妈很容易患上缺铁性贫血。

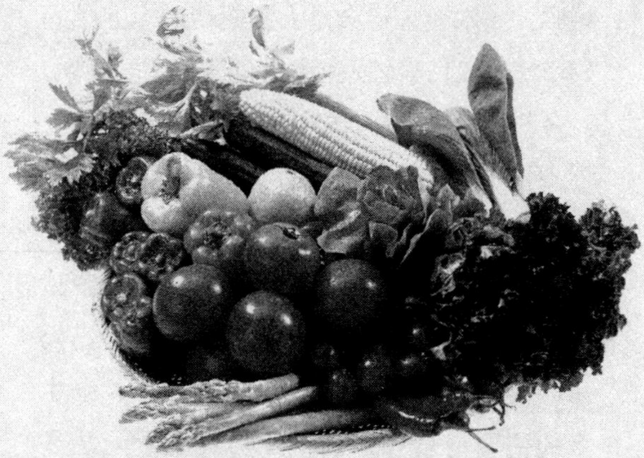

因此，孕妈妈可以在每天的食谱中调剂食用含铁丰富的食物，如动物肝脏、动物血、豆制品、糯米、芹菜、海带、紫菜、黑木耳、蛋类等。红枣和花生一起煮烂，就是一道上好的补血汤，紫米、带红衣的花生、红小豆、红枣一起煮烂，连汤一起喝，补血效果也不错。

05 孕6月孕妈妈营养食谱

番茄牛肉

番茄有健脾开胃、生津止泻作用，有开胃、激发食欲之效。牛肉含丰富铁质，铁是造血必需的无机盐。

◆ 材料：番茄150克，牛肉100克，卷心菜150克，料酒、精盐、味精各少许。

◆ 做法：把番茄、卷心菜、牛肉分别洗净，番茄切成方块，卷心菜、牛肉切成薄片；将牛肉放入锅内，加入清水至能没过牛肉为度，旺火烧开，将浮沫撇去放入料酒，烧至牛肉快熟时，再将番茄、卷心菜倒入锅中，炖至皆熟，加入精盐、味精，略炖片刻，即可装盘食用。

清炒油菜心

◆ 材料：鲜嫩油菜心500克。

◆ 调料：油、精盐、味精、高汤各适量。

◆ 做法：油菜心洗净、沥干，待用；锅中放适量油，烧热；油菜心下锅稍炒，添入高汤，放入精盐炒熟，加入味精调味即可；

胎教圣经

◎ 孕6月胎教重点是求知胎教。这一时期是胎儿大脑发育的高速时期，孕妈妈一定要以身作则，保持旺盛的求知欲，使胎儿不断接受刺激，促使大脑神经和细胞的发育。孕妈妈与胎儿中间有着神奇的信息传递，胎儿能随时感知母亲的思想。如果怀孕时能够感知母亲既不思考也不学习，对他的大脑发育将极为不利。

将油菜心码放在盘中，浇上汤汁即可。

温馨小贴士

孕妈妈不宜盲目大量补充各种维生素类药物，盲目大量地服用只会对胎儿造成损害。

酱菇鲭鱼

孕期多吃含DHA丰富的鲭鱼，能孕育出高智商的宝宝，即使在生产过后，多吃它也能制造含DHA丰富的乳汁。

◆ 材料：鲭鱼4块，100克洋葱，30克金针菇，30克鲜香菇，奶油1/4杯，鲜奶1/4杯。

◆ 调料：精盐，黑胡椒，天然味素，高鲜鸡块，油少许，太白粉、巴西利（或新鲜的薄荷叶）适量。

◆ 做法：将洋葱切丝、鲜香菇切片；将鲭鱼放入烤箱烤熟；取另一口锅，锅中放少许油，将洋葱炒香，再加鲜香菇及金针菇炒香，加少许精盐及胡椒炒香，再逐渐加1/4杯鲜奶油及1/4杯鲜奶及已溶解的高鲜鸡块一起煮，最后加太白粉勾芡；将勾芡好的汁淋在鲭鱼上即可。如果想让口味多变化，可将勾好芡的汁加上剁碎的巴西利（或新鲜的薄荷叶）。

蒜蓉茄子

茄子维生素E含量高，还富含磷、铁、胡萝卜素和氨基酸，可提高机体免疫力。蒜蓉茄子是孕期的一款好食谱。这道菜辛香浓郁、松软柔嫩。

◆ 材料：茄子（紫皮、长）400克，香菜15克。

◆ 调料：盐2克，大蒜25克，酱油3克，白砂糖3克，芝麻油5克，植物油25克，花椒15克。

◆ 做法：茄子切段，放入盐水中浸泡5分钟，捞出，一剖为二，放入热油中炸软捞出；香菜洗净切末；再用油爆一大匙花椒后，捞出花椒，放入蒜蓉炒匀，放入茄子、酱油、白砂糖和盐烧至入味，放入香菜末、淋入芝麻油即可。

山药排骨汤

此汤不仅可开胃，亦能补充体力，增加身体的抵抗力。山药含淀粉质、黏液质、脂肪和蛋白质，极易消化，所含营养素可为人体所吸收，能有效改善体质虚弱与消除疲劳。有贫血、白带或习惯性流产者，可利用山药来改善。

◆ 材料：山药200克，排骨300克。

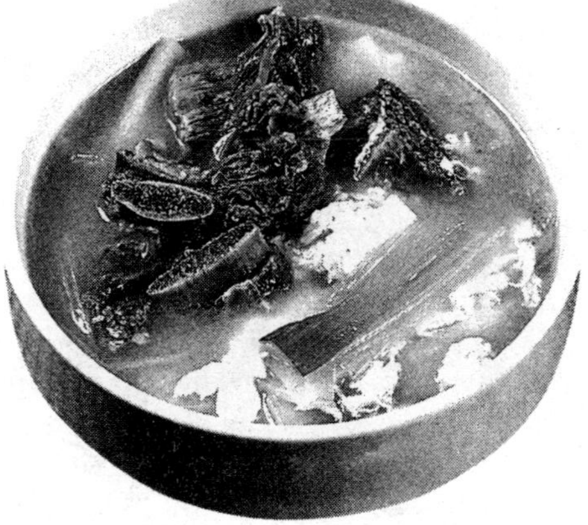

◎ 孕7月胎教重点是光照胎教。这个时期的胎儿初步形成的视觉皮质就能接受通过眼睛传达的信号，能够区分外部的明暗，并能间接体验孕妈妈的视觉感受。胎儿的脑神经已经发达起来，具有了思维、感觉和记忆功能。此时，通过外界光照，可以促进胎儿视网膜光感受细胞的功能尽早完善。

◆ 调料：盐 1/4 小匙。

◆ 做法：排骨洗净，放入沸水中汆烫，去除血水，捞出；山药去皮，切成 3 厘米大块；锅中倒入 5～6 杯水，放入汆好的排骨，中火煮约 40 分钟，加入山药，再以中火续煮 10～20 分钟至山药熟，加入调料调匀即可。

温馨小贴士

熬排骨汤可加 2～3 滴白醋，以促使骨中的钙质释出，并溶入汤汁中，使汤味鲜美；山药去皮切块后极易发黑，可抹少许盐来防止。

香蕉薯泥

香蕉及土豆富含叶酸。怀孕时多摄取叶酸食物，对于胎儿血管神经的发育有帮助。

◆ 材料：香蕉 2 根，土豆 1 个，草莓 6 颗，蜂蜜适量。

◆ 做法：香蕉去皮，用汤匙捣碎；土豆洗净、去皮，移入电饭锅中蒸至熟软，取出压成泥状，放凉备用；将香蕉泥与土豆泥混合，摆上草莓，淋上蜂蜜即可。

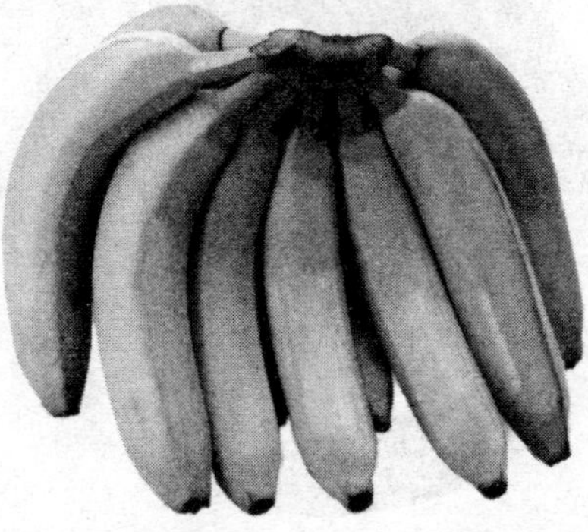

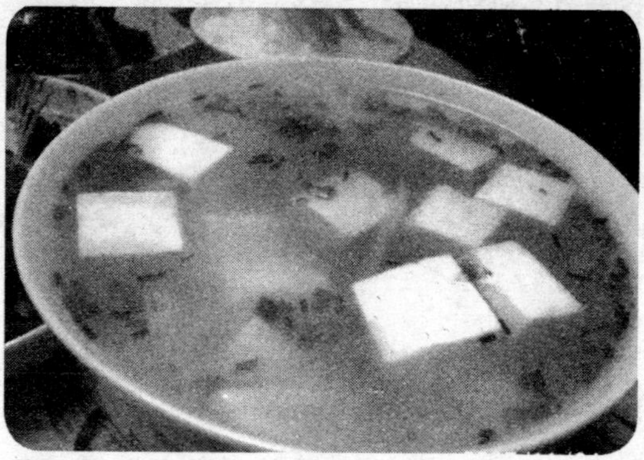

日式蘑菇豆腐味噌汤

◆ 材料：蘑菇 80 克，鱼汤 250 毫升，豆腐 150 克，味噌汤料 345 克，香葱段适量。

◆ 做法：将蘑菇平分成 4 份，豆腐切块；在味噌汤料中加入鱼汤，不停地搅拌直到味噌汤料彻底溶解，以确保没有硬块；将调好汤料的鱼汤放入汤锅中，加入蘑菇块，高火煮 5 分钟，再放入豆腐丁高火煮 3 分钟，撒上香葱段即可。

拌蹄冻

◆ 材料：猪蹄 4 只。

◆ 调料：桂皮、八角、花椒、黄酒、姜、葱、精盐、大蒜泥、芝麻油、味精、酱油各适量。

◆ 做法：将猪蹄洗净，去毛，烧开水汆一会儿取出；桂皮、八角、花椒、姜、葱用纱布包好后，和烫过的猪蹄一起下锅，加水 1000 毫升，再加黄酒、精盐，旺火烧开，文火煮烂；将煮烂的猪蹄剔除骨头，撒上葱花，冷却后即成蹄冻；吃时将蹄冻切块，将

胎教圣经

◎ 孕 8 月胎教重点是性格胎教。这时期的胎儿是个真正的小人儿了，孕妈妈的修养、兴趣、爱好、职业，以及与准爸爸的融洽关系，都能影响胎儿的性格。高尚的情趣、豁达的心胸、丰富的生活、真挚热烈的爱，会使胎儿的外环境稳定，让胎儿感受到幸福。

大蒜泥、芝麻油、味精、酱油调成卤倒进蹄冻拌匀即可。

奶油培根蘑菇汤

◆ 材料:番茄（3个）,培根、鲜菇、面粉、牛奶、紫菜、胡椒粉、精盐、鸡精、黄油各适量。

◆ 做法：培根用油煎一下，切碎；番茄用开水烫一下，去皮后用粉碎机打成泥；鲜菇切成片；炒锅上火，加黄油、少许面粉煸炒一下，加鲜菇、牛奶和番茄，另外加水调成适当的稀稠度，加胡椒粉、鸡精、精盐调准口味浓度；将做好的汤倒入盘中，将紫菜切成细丝，撒在汤上即可。

清炖鸡参汤

◆ 材料：水发海参400克，童子鸡1500克，火腿片25克，水发冬菇50克，笋花片50克，鸡骨500克，小排骨250克，精盐、料酒、葱、姜、味精各适量，高汤1000克。

◆ 做法：将发好的海参洗净，下开水锅氽一下取出；鸡骨、小排骨斩成块，与童子鸡一起下开水锅氽一下取出，洗净血秽；冬菇去根待用；将海参、童子鸡放在汤碗内，将笋花片放在海参与童子鸡间的空隙两头，火腿片放在中央，加入料酒、味精、精盐、葱、姜、鸡骨、小排骨、高汤，盖上盖子，上笼蒸烂取出，除去鸡骨、排骨，捞去葱、姜，即可食用。

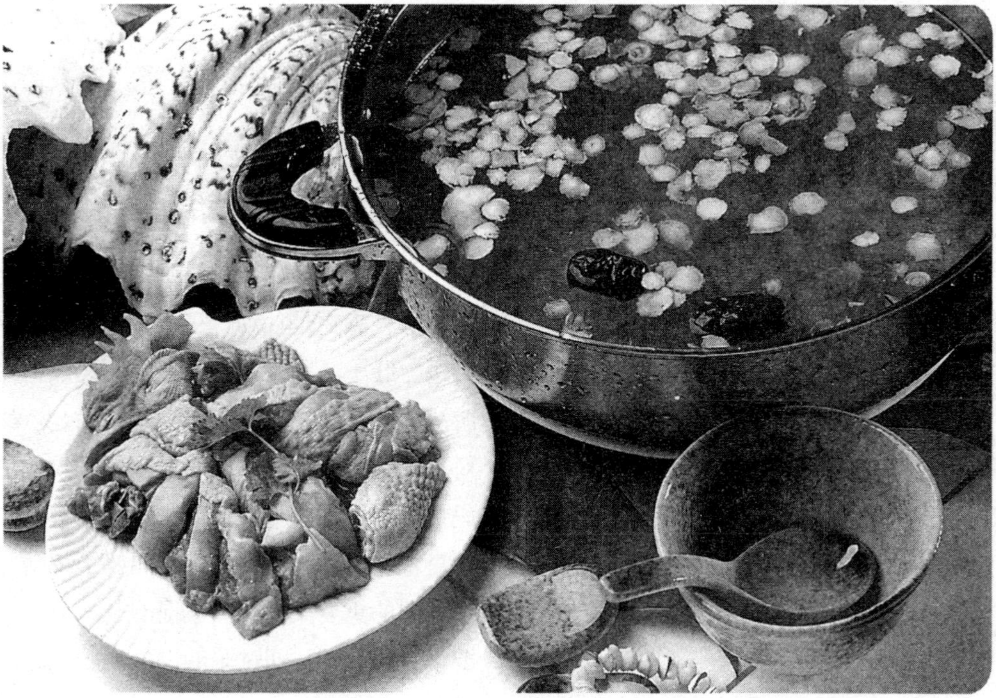

胎教圣经

◎ 孕9月胎教重点是音乐胎教。音乐是给胎儿的另一种语言，让胎儿在孕妈妈体内就接受音乐的熏陶，不但可以促进胎儿的大脑发育，还可尽早开发他的音乐潜能，对其性格培养也有重要作用。实践证明，受过音乐胎教的胎儿，出生后喜欢音乐、反应灵敏、性格开朗、智商较高。

第四节 孕妈妈生活保健

01 孕6月孕妈妈生活细节

加强乳头护理

坚持每天对乳头的清洗，如果乳头扁平或凹陷，要用手指慢慢捏出来，但是，如果有早产史或出现子宫变硬等早产症状，则不宜捏乳头。

产检不可省

不要忘记去医院作产前检查，至少要在妊娠中后期检查2次血红蛋白，以便及早发现是否有贫血现象。

运动适度

运动以不劳累为宜，仍是坚持“轻、缓”的原则，严禁在运动中挤压和振动腹部，急跑、跳跃、滑雪、溜冰、打保龄球等运动都应该在孕期禁止。

不妨出去旅游一下

怀孕4~6个月是外出旅行的最佳时期，因为这段时间怀孕初期的不适已渐渐消失，而孕晚期的身体沉重尚未开始，关键是准备工作要做好，并时刻注意安全，还要有家人的陪同。

睡眠充足

保证充足的睡眠，每天至少休息8小时。如果因为腹部不适难以入睡的话，可以在身边放一个长形抱枕用来倚靠，或是将抱枕夹在两腿之间也会让你感觉舒适。

02 教你数胎动的方法

从孕中期开始，孕妈妈就能感觉到胎动了，那种感觉是抽动、扭动、翻滚，是拳打脚踢、肚子一跳一跳、冒泡泡，又像鱼儿在游泳。尤其在夜晚睡觉前、吃饭以后、洗澡时、对着肚子说话的时候或听音乐的时候，孕妈妈都能明显地感觉到胎动，感受到孕育生命的喜悦。胎动很重要，是孕妈妈了解胎儿健康状况的重要渠道，专家提醒孕妈妈，一定要学会数胎动，通过胎动来检测胎儿的健康状况。

胎教圣经

◎ 孕10月胎教重点是臆想胎教。日渐临近的分娩使孕妈妈感到忐忑不安甚至有些紧张，这时孕妈妈可以开始臆想胎教。冥想能够提高自己的自信心，并能最大限度地激发胎儿的潜能，对克服怀孕抑郁症也很有效果。摆出舒服的姿势让身体放松，然后想象最令人愉悦和安定的场景。

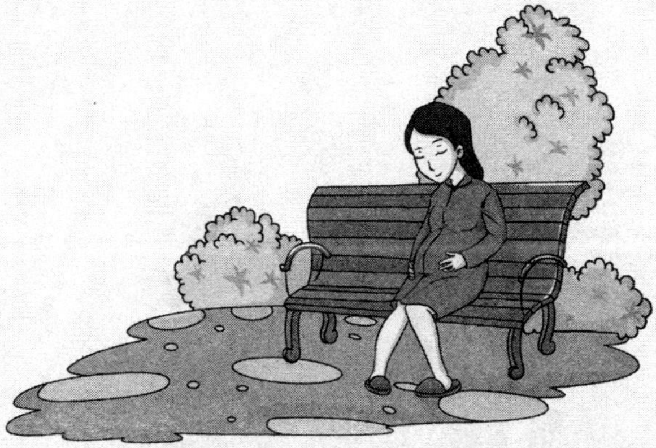

为了解胎儿的情况，孕妈妈最好按时数胎动。自妊娠 7 个月开始（孕 28 周），可采用每日“3 次计数法”或“1 次计数法”。

“3 次计数法”，是在每天早晨、中午、晚上在左侧卧位的情况下，各测 1 小时胎动，然后把测得的 3 次胎动数相加，再乘以 4，就是 12 小时的胎动数。

“1 次计数法”，是在每天睡前 1 小时计数 1 次，每天的检测时间应该是固定的。然后将每日的数字记录下来，描绘成曲线。那么，胎动多少次算正常呢？一般来说，平均每小时胎动在 3 次以上，12 小时胎动 30 次以上，表明胎儿情况良好，少于 20 次意味着胎儿有宫内缺氧，少于 10 次说明胎儿有危险，预后不良。自我监护时，一旦发现胎动次数低于正常，应立即到医院检查以明确原因，以免胎儿出现意外。

一般来说，孕 16～20 周，胎儿运动量较小，动作不激烈，孕妈妈的感觉不太明显，胎动位置在下腹中央；孕 20～35 周，胎儿运动量开始变大，动作比较激烈，孕妈妈的感觉非常明显；临近分娩时，胎儿运动量大，但动作不太激烈，孕妈妈的感觉比较明显，胎动位置遍布整个腹部。

03 孕中期孕妈妈心理调节

怀孕中期孕妈妈对生理和心理变化已经较为适应，心理状态一般较平稳，但因为对胎儿的更多的关注，心理难免会有些浮躁，所以对这个时期孕妈妈的心理状态仍然需要特别关注。胎动出现是这个阶段的突出表现。胎动出现、胎心可被听到，使孕妈妈体验到新生命的存在，孕妈妈被充实并得到发展。表现为孕妈妈开始对胎儿的生长、发育过程感兴趣。孕妈妈此时常显示出一种以自己为中心的倾向，这种变化可来自孕妈妈自己的需要以及体内胎儿的需要。一些孕妈妈的情感可能会变得更为敏感、易怒和喜怒无常。对此，家人一定要给予理解，给予孕妈妈更多的关心和爱护。

孕中期（孕 4～6 月）孕妈妈对生理和心理变化已经较为适应，心理状态一般较平稳，因担心自身健康状况和胎儿发育是否正常，可能产生轻度焦虑，但一般无不良影响。妊娠中期发现异常的孕妈妈，例如患上妊娠期糖尿病、妊娠期高血压疾病或发现胎儿畸形等，则因为面临该如何治疗、是否中期引产等决策，心理负担较重，可能对病情更为不利。对这一特殊群体需要及时进行心理疏导。所以，孕中期心理保健的重点应在于通过生活、工作和休息的适当调整，保证良好的心理状态。

◎ 孕妈妈可以为自己准备一个漂亮、温馨的笔记本，开始记录你的孕期日记。从怀孕的最初到 10 月怀胎中的每一个细微的变化，各个时期不同的心情和身体变化、感受、胎教方法、胎儿的反应等，一点一滴地写下来，让它成为你孕育生命的最好记录。随时翻看这些胎儿成长的点滴，母爱油然而生，那爱的情绪一定会感染腹中的胎儿的。

04 五个孕期心灵减压剂

深呼吸

深呼吸是有效的放松方式，它可以调整心理和血压，使紧张的肌肉放松，通过摒除压力感来平静心绪。孕妈妈坐在一把硬椅子上，双脚平放在地板上，闭上眼睛，手放在腹部以下或腹中宝宝两侧，用鼻子吸气，经过胸、肩，想象着气流吸进了腹部，手指向外扩张，腰背部和胸腔也跟着扩张。张开嘴呼吸，想象着气流从腹部一点一点提升然后呼出体外，这样就完成了一个呼吸循环。一般这样的练习可持续 3 分钟。

让音乐降临你的生活

每天花 20 分钟静静地接受音乐的洗礼吧，想象音乐正如春风一般拂过你的脸庞，你正沐浴在阳光里。当然，你也可以播放你最喜欢的歌曲，大声地唱出来，你的精神状态一定会达到最佳点。

大声说出快乐的词句

医学研究表明，反复诵读一些乐观的词或句子，呼吸会变慢，并更有节奏，思维会集中到声音上，可使人安静、快乐起来。你只要每天花几分钟同胎儿说几句悄悄话，比如“宝贝，我爱你”、“天气真好”，对于情绪不稳定的孕妈妈来说，是一件很快乐的事。

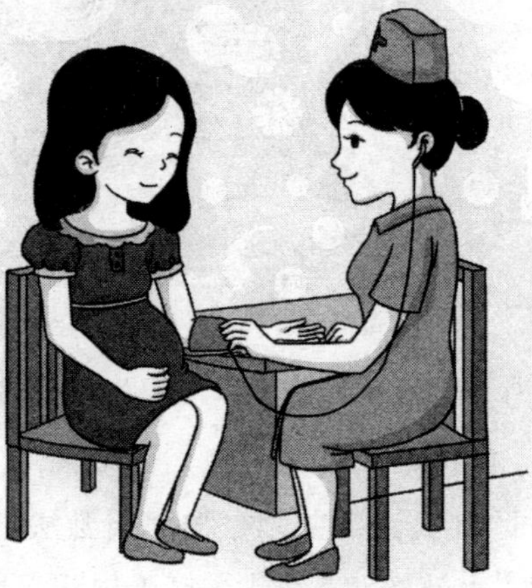

美妙的想象之旅

在听音乐时，或者晚上临睡前，甚至在乘车时，孕妈妈都可以放飞想象的翅膀，想象胎儿在“宫中”安然、活泼地生活，他得到了充足的营养，他很满足的样子。你也可以与准爸爸一起描绘宝宝的未来，他的小脸蛋是如何漂亮可爱，体形是那么健壮完美，你仿佛感觉到了他那柔软的身体，母爱充满了你的全身。

05 定期产检及注意事项

产前检查是由产科医师对孕妈妈实施的一项专门检查，是为了能及时了解胎儿的发育情况和孕妈妈的身体状况。孕妈妈应定期进行常规的产前检查。

胎教圣经

优境胎教

◎ 给孕妈妈布置一个温馨舒适的生活环境，是胎教的一个重要的先决条件。在房间里贴上漂亮、可爱的宝宝海报，孕妈妈经常看，会让自己的宝宝变得更漂亮。

从早孕开始，孕妈妈应每月检查1次；作血或尿的妊娠试验能确定妊娠，也能确定阴道有流血的情况下妊娠是否正常；确定妊娠后，孕妈妈在医院进行系统产前检查时需查以下项目：血型、Rh因子、肝功能、乙肝表面抗原、甲胎蛋白、血清巨细胞病毒、弓形虫IgG及IgM抗体。

有其他科疾病的孕妈妈要作有关疾病的化验检查，如有甲状腺功能亢进，需作甲状腺功能测定；孕期需查血、尿常规，整个孕期至少查3次血红蛋白，在初次尿常规检查之后，自孕30周起每次产前检查均需查尿常规；妊娠28周后，产检每2周检查1次；妊娠28周时每位孕妈妈需作血糖筛查试验，口服50克葡萄糖后1小时抽血检查，若结果≥7.7mmol/L，需进一步查口服100克葡萄糖耐量试验，以进一步确定有无糖代谢异常；到36周后产检每周检查1次。妊娠超过40周还未自然临产的孕妈妈，需作阴道拭子培养，了解阴道内有无致病菌，为引产作好准备。

产期检查注意事项：

◆ 要了解产前检查的时间。产前检查的时间应该从确诊怀孕开始，作一些相关的全面检查。并于妊娠20周起进行产前系列检查。妊娠20~36周期间每4周检查1次，自妊娠36周起每周检查1次，即20、24、28、32、36、37、38、39、40周各查1次，共9次。凡属高危妊娠，应酌情增加检查次数。

◆ B超不是做得越多越好，一般整个孕期3次左右比较合理，而且每次不能超过20分钟。建议孕妈妈们不要做阴超，除非必要。6周左右的时候去医院确认是否怀孕，是否为正常妊娠。如果有宫外孕倾向的孕妈妈们，可以作血检，需至少2次血检来确认HCG(人绒毛膜促性腺激素）浓度对比；只要HCG浓度每天增加前一天的66%，就属于正常怀孕，HCG浓度增长过慢有可能是宫外孕。16周左右开始到医院进行全面检查。

◆ 30~32周的时候，也要进行一次B超排查，主要是检查胎儿的内脏发育和四肢发育情况。32周胎位已较为固定，如有胎位不正的情况可在医生指导下通过胸膝卧位进行纠正。并不是有胎位不正就不能顺产，有些情况可以在此时由医生指导进行调整，转至正常胎位。36周左右B超则是确认胎位和胎盘状况，为选择生产方式作准备。同时，胎儿大小也很重要，可参考各方情况，听取医生意见选择最适合自己的分娩方式。

◆ 不知道自己血型的孕妈妈最好查查自己的血型。如果孕妈妈为Rh阴性，在生产前医院还要预先备好Rh阴性的血液，一旦分娩时发生意外，能够及时输血。

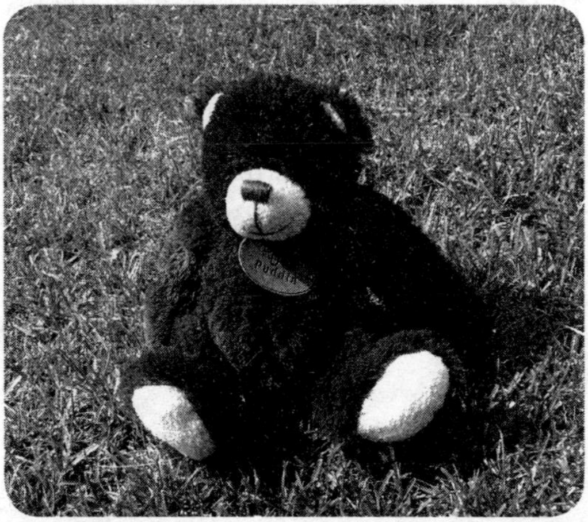

◎ 孕妈妈的情操、气质典雅与否，对后代的影响很大，因此，孕妈妈为了孩子的聪颖秀慧，需注意加强自己内涵修养，做到心无邪念，耳无淫声，目无非视，口无妄言，不粗鲁，不暴躁，不鄙俗，不琐碎。

胎教圣经

06 孕妈妈痔疮的预防和治疗

孕妈妈易患痔疮的原因

痔疮通常出现在妊娠的后期，特别是分娩前会有便秘出现，造成局部静脉曲张而形成痔。这是因为在妊娠期间盆腔内的血液供应增加，随着胎儿一天天长大，子宫也随之胀大，继而压迫静脉，造成血液的回流受阻。再加上妊娠期间盆腔组织松弛，更促使了痔疮的发生和加重。另外，由于直肠、肛门部位受到子宫压迫而血行淤滞，这也会促使痔疮的发生。对孕妈妈来说痔疮是绝对的常见病，“十人九痔”，这句话对孕妈妈来说有过之而无不及。因此，痔疮治疗是非常有必要的，如果你不幸患有痔疮，请及时进行痔疮治疗。

孕妈妈痔疮的危害

痔疮经常反复出血，日积月累，可导致贫血，出现头昏、气短、疲乏无力、精神不佳等症状，这不但影响孕妈妈自身的健康，也影响胎儿的正常发育，易造成发育迟缓、低体重，甚至引起早产或死产。内痔或混合痔发展到一定程度可脱出肛门外，由于痔块不断变大和脱出，以至孕妈妈在行走、咳嗽等腹压稍增时，痔块即能脱出，无法参加活动，使妊娠后期的孕妈妈增大了精神和体力的负担。

此外，由于腹腔压力逐渐增加，尤其在妊娠晚期，不少孕妈妈出现双下肢水肿，肛门上下静脉扩张、淤血加重，最后在自然分娩过程中用力屏气，使腹压急剧上升，导致痔疮水肿、外翻、脱出或嵌顿，难以还纳，给产妇带来极大的痛苦，甚至影响到整个产褥期和产假的身心健康。孕妈妈得痔疮的概率和危害都远远大于一般人群，无论是对孕妈妈自身还是腹中的胎儿来说都相当危险。

孕妈妈痔疮的预防

并非所有的孕产妇都必定会患痔疮，预防的方法也是有的，主要的措施为：

◆ 合理饮食：孕妈妈应该注意不吃或少吃辛辣、刺激性的食物和调味品，同时还要养成多饮水的习惯，最好喝些淡盐水或蜂蜜水。孕妈妈应有意识地多饮水，多吃水果和新鲜的蔬菜，尤其是富含粗纤维的蔬菜、水果。辣椒、胡椒、生姜、大蒜、大葱等刺激性食物尽量少吃。

◆ 适当运动：孕妈妈不宜久坐，应适当运动，以促进肛门、直肠部位的血液回流。每天坚持做 10～30 次提肛动作（即有意识地收缩肛门），这样做能减少痔静脉丛的淤血，

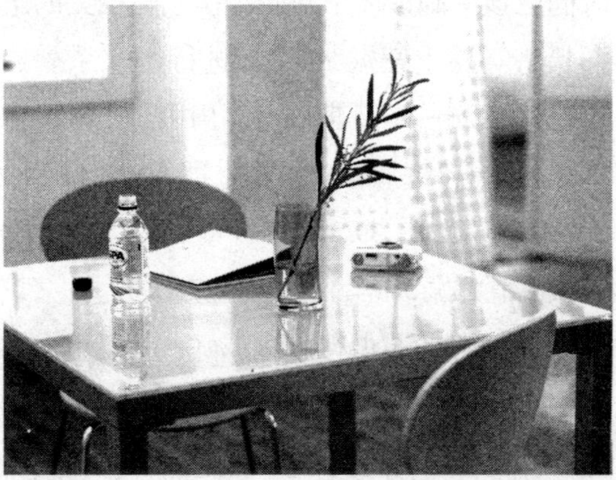

胎教圣经

◎ 受孕早期，孕妈妈可以欣赏音乐以调节心情，音乐以宁静、柔美、舒缓、E 调和 C 调为主，如中国古典乐曲《梅花三弄》、二胡曲《二泉映月》及外国名曲《小夜曲》《四小天鹅舞曲》等。

改善局部血液循环，减少发病。

◆ 防止便秘和腹泻：不要久忍大便，要养成定时排便的良好习惯，大便时不要在厕所看书、读报，避免久蹲厕所，久蹲容易引起肛管静脉扩张或曲张。以免肛门局部受到刺激，每次蹲厕所时间一般不要超过 10 分钟。如果一次排不出来，可起来休息一会儿再去。排便困难时可用些润肠、通便的药物，如麻仁润肠丸、果导片等，不宜用泻药，更不宜用压力较大的灌肠等方法来通便，以免造成流产或早产。

◆ 妇女孕期及产后避免久站久坐，要采用新法接生，以避免严重会阴撕裂。否则，分娩时痔疮容易水肿、外脱，增加病人痛苦。

◆ 还要适当进行一些体力活动和肛门保健。孕妈妈应防止久坐不动，提倡适当的户外活动，如散步、做操及打太极拳等。适量的体力活动可增强体质，促进肠蠕动而增加食欲，防止便秘。每日早晚可做两次缩肛运动，每次 30～40 遍。这样有利于增强盆底肌肉的力量和肛门周围的血液循环，有利于排便和预防痔疮。还可经常作肛门按摩来改善局部的血液循环，方法是：排便后先用温水清洗局部，再用热毛巾按压肛门，按顺时针和逆时针方向各按摩 15 次。

07 孕期得了感冒怎么办

孕期感冒的类型

◆ 虽然感冒了，但不发烧，或发烧时体温不超过 38℃，可以不用治疗，对胎儿也不会产生影响。如果孕妈妈有咳嗽等症状，可在医生指导下用一些不会对胎儿产生影响的药。

◆ 如果孕妈妈感冒时，高烧达 39℃以上，且持续 3 天以上，可分以下两种情况来处理：第一种情况，如果感冒的孕妈妈是处在排卵以后 2 周内，用药可能对胎儿没有影响。第二种情况，如果感冒的孕妈妈处在排卵期 2 周以上，这一时期，胎儿的中枢神经已开始发育，孕妈妈高烧 39℃如持续 1 天，可能会对胎儿造成影响；如持续 3 天以上，肯定会对胎儿造成影响；如果高烧 40℃持续 1 天以上肯定会对胎儿造成影响。出现以上情况，医生可能会劝孕妈妈终止妊娠。

预防孕妈妈感冒的方法

加强锻炼，保持强壮的身体；在疾病流行期间，注意个人卫生，不到人口密集的场所，不接触感冒的病人；家中居室通风换气，保持温、湿度适宜，经常用醋熏蒸房间，保持良好的心境，增强对疾病的抵抗能力。

治疗孕妈妈感冒的方法

◆ 感冒初起喉头又痒又痛时，立即用浓盐水每隔 10 分钟仰起头漱口一次，连续 10 余次即可减轻症状。

◆ 喝鸡汤可减轻感冒时的鼻塞、流涕等症状，而且对清除呼吸道病毒有较好效果。经常喝鸡汤可增强人体的自然抵抗力，预防感冒的发生。在鸡汤中加一些胡椒、生姜等

◎ 唱歌会使整个人放松。哼歌或是适度的卡拉 OK 唱歌都能改善心情，消除紧张，妈妈放松，宝宝自然会乐得自在了。

调味品，也可防治感冒。

◆ 用一只金属匙子放在开水里加温后（以不烫伤手为度）放在手掌表面的“治感冒穴”按摩，如果某处感觉异常，则在该处加强按摩。热按摩片刻之后，再用一只泡在冷水里的匙子刺激该处。轻感冒或咳嗽者，按上述方法刺激5~10次即可。手掌上的“治感冒穴”位于左手掌大拇指和食指之间（接近虎口处）以及右手大拇指第二关节以下部分的掌面。如果伴有咳嗽、咳痰等症状，可加用右手小拇指指尖以及双手食指和中指的接续部分。

◆ 茶杯内倒入42℃左右的热水，患感冒的孕妈妈将口、鼻部置入茶杯口内，不断吸入热蒸气，一日3次。

◆ 孕妈妈咳嗽时可以将一个鸡蛋打匀，加入少量白砂糖及生姜汁，用半杯开水冲服，2~3次即可止咳。

◆ 孕妈妈感冒初起，感到鼻、喉发痒时可以这样做，2~3次即可有效。方法为：两脚稍分开直立，脖子伸直，头尽量上顶，两眼睁大，尽量伸长舌头，两手十指伸直。并不断发出“哎”之声，如此反复2~3次，每次10分钟。

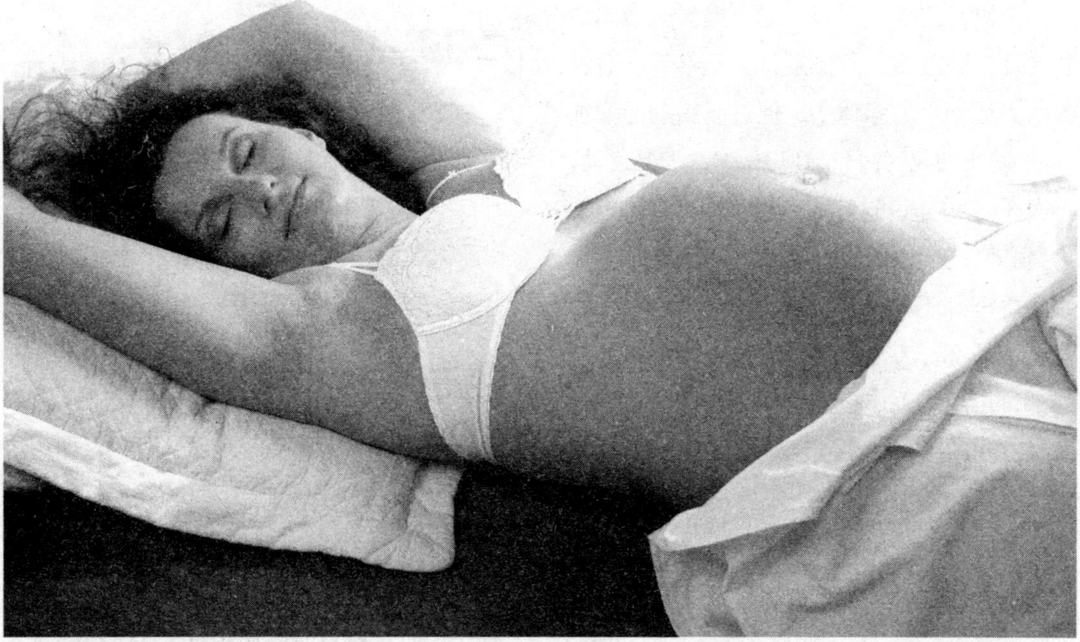

胎教圣经

◎ 散步是最能让人放松的运动。在天气好、空气清新的时候散步不只是一种享受，还能让肚里的宝宝享受太阳浴和轻微震荡带来的按摩效果，宝宝会和你一样心情愉快的！

第五节 孕妈妈胎教必读

01 孕6月胎教方案细节

运动胎教

孕妈妈适当游泳可以消除水肿，还可以缓解全身慵懒的感觉、调节情绪。对骨盆也能起到很好的锻炼作用。但孕妈妈游泳时要注意水温（29℃～31℃）、时间（上午10点至下午2点），在专人陪同下进行最好。学会在水中全身放松，对产程顺利进展有相当大的帮助。

如果怀孕期间每天都出门散步或做适度的运动，就不需要特地再去游泳。而那些在孕前根本不会游泳的孕妈妈，也不必要在此时学游泳。

散步可以给予胎儿和子宫收缩一样舒适的刺激，当孕妈妈以轻松的心情散步时，子宫便会产生有规律的轻微收缩，这样会刺激胎儿的皮肤，让他感觉温暖和舒适。散步时宜穿着舒适鞋、袜，并采取渐进式的方式来增加散步的时间与速度。

孕妈妈坚持做柔软的孕妇操或孕妇瑜伽，会减轻身体的压力，由深度放松的方式得到身心舒缓。运动可刺激脑内啡肽的产生，让孕妈妈与胎儿都心情愉快。

情绪胎教

这个阶段的胎儿较为安定，孕妈妈也已经习惯挺着越来越大的肚子到处走了，所以可以灵活安排行动，如外出旅游来调剂身心，不过要注意选择空气清新、宁静、交通方便的地方。

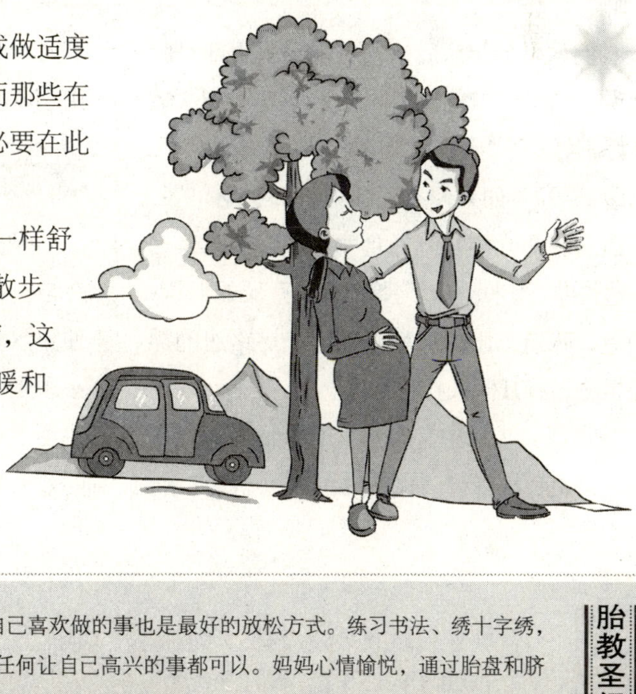

◎ 怀孕期间要经常投自己所好，做自己喜欢做的事也是最好的放松方式。练习书法、绣十字绣，哪怕是玩游戏，只要不让自己过于劳累，任何让自己高兴的事都可以。妈妈心情愉悦，通过胎盘和脐带输送给胎儿的血液和氧气就会格外的充足，宝宝也会感应得到。

语言、音乐胎教配合抚摸胎教

每天尽可能都与胎儿聊天、讲故事、放音乐或是唱歌给他听，并结合这些内容轻轻地抚摸肚皮。通过抚摸，不仅可以了解胎动的情况，还可以让子宫内的胎儿感受到妈妈无尽的关爱。

与胎儿说什么都可以

进行过对话胎教的胎儿，出生后情绪稳定，视、听能力强，比较容易被逗笑。孕妈妈如果将聊天胎教延续到出生以后的对话早教，将来宝宝在语言、认知、情绪和行为能力等方面的发展，将远远超过未进行过对话刺激的胎儿。

孕妈妈或准爸爸对胎儿说什么内容都可以，可以是亲切地打个招呼，也可以是美好的祝愿，从生活的大事小情到工作、学习、娱乐乃至天文、地理等都可以跟胎儿聊一聊。

例如早晨起床后，你可以轻抚腹部对胎儿说："宝宝，咱们起床了，和妈妈一起去散步好不好？""宝宝,昨天睡觉你梦见什么了，总踢妈妈。"如果你有兴趣可以一边吃早餐，一边向胎儿介绍好吃的食物；做晚餐时，你一边洗菜、淘米,一边向胎儿介绍蔬菜的形状、颜色、味道；出去散步时，讲一讲路边的漂亮植物，和其他人打招呼等。

在现实生活中，你熟悉的事物你讲起来肯定会更轻松,更容易讲得绘声绘色。比如说，你喜欢动物，就给胎儿讲动物故事；如果你喜欢植物，不妨给胎儿讲讲世上漂亮的花花草草吧。

温馨小贴士

怀孕的第6~10个月，是语言胎教的关键时期，孕妈妈们千万别错过。还有，对话胎教的效果取决于孕妈妈和准爸爸对胎儿的态度。准父母切不可认为胎儿什么都不懂，不顾言行，聊天像应付差事，当着胎儿吵架就更不对了。

挑选胎教书

有些孕妈妈会为找合适的胎教书犯愁，其实很多书都是合适的胎教书。幼儿画册色彩丰富、富于幻想，语言也多为儿语，能唤起孕妈妈的幻想，给孕妈妈以幸福感和希望，胎儿当然更喜欢听了。孕妈妈的小学课本也可以，如果找不到了，可以去书店再买一份。孕妈妈在给胎儿讲自己小时候听的故事时肯定充满感情，胎儿也会更认真地听，用心感受。

讲故事与编故事

孕妈妈在朗读的同时，可以使故事内容在自己的头脑里形成一个个具体的形象，以便更加具体地传递给胎儿。也就是说，故事必须是经过你的大脑，是你消化了的故事再讲给他，不带任何感情地依照原文念给他听的效果并不好。

胎教圣经

◎ 在身体条件允许的情况下，尽量保持工作的状态，待在人群里，与人交流有助于把对怀孕这件事的注意力转移到工作上，消除紧张情绪。

还有个有趣的办法，就是你编一个与胎儿有关的故事，让他“参与”，胎儿一直希望受到关注，如果故事的主人公是这个小家伙，他当然更开心了。

除了讲故事以外，读起来极富韵律感的歌谣，胎儿也非常喜欢。胎儿还有一个重要的特点，就是他喜欢重复，并且一直延续到幼儿期。因此，只要是优美、悦耳的歌谣，他会听来听去，不厌其烦。

02 胎儿的触觉训练

触摸胎儿是胎教的一种形式。孕24周以后，孕妈妈本人或丈夫用手可以在孕妈妈腹部明显地触摸到胎儿的头、背和肢体。可以轻轻地抚摸胎儿的头部，有规律地来回抚摸胎儿的背部，也可以轻轻地抚摸胎儿的四肢。当胎儿可以感受到触摸的刺激后，会促使其作出相应的反应。这样有利于胎儿感觉系统、神经系统及大脑的发育。

到了妊娠6个月，胎儿的状况稳定了，此时除了可继续做孕妇体操、散步、练气功，甚至游泳之外，还应当积极和胎儿做运动，动作较以前可以稍大些。通过触觉来进行胎教和活动。触摸胎教最好定时，可选择在晚间9点左右进行，每次5~10分钟。在触摸时要注意胎儿的反应，如果胎儿是轻轻地蠕动，说明可以继续进行；如胎儿用力蹬腿，说明你抚摸得不舒服，胎儿不高兴，就要停下来。

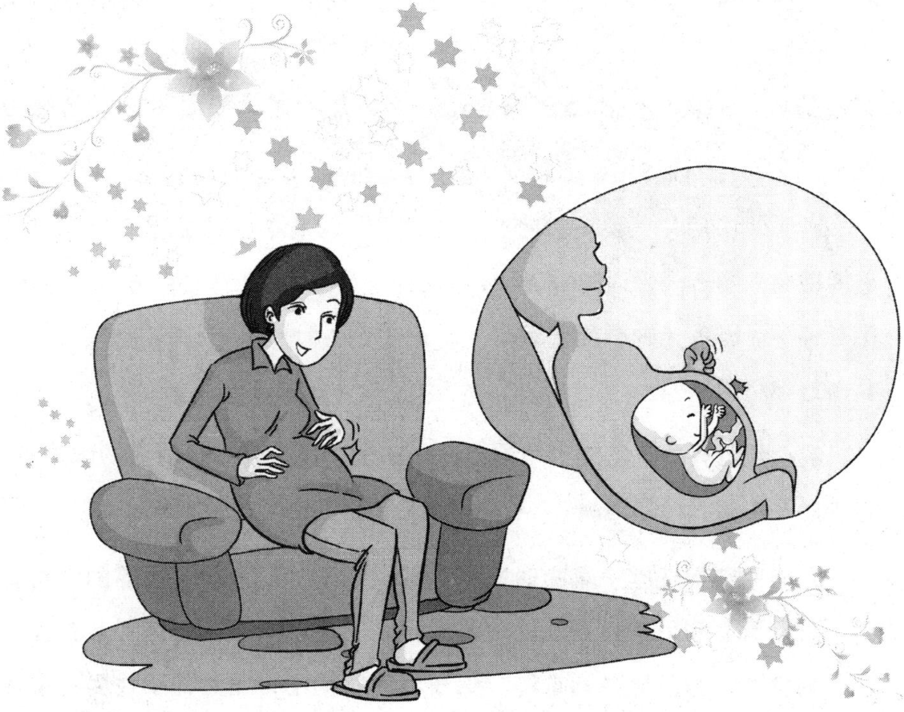

◎ 尽量不要接近吸烟的人。刚刚有人吸烟的地方，应该等那里换气后孕妈妈再进入。空气中是否含有尼古丁依靠肉眼是无法判断的。孕妈妈可以依靠自己对气味的敏感来判断，只要觉得周围空气不好，就要远离。在公共场所，例如在餐馆就餐时，尽量选择坐在禁烟区。

宝贝，你太调皮了

天气真的开始暖和了，终于甩掉了厚重的外套，一件薄衫足以让我和宝宝感觉舒适。

每天早晨我都会透过窗户欣赏着外面的景色，尽管多数尘土飞扬、烟雾缭绕，但在我的眼中阳光始终那么光彩夺目，桃花依旧艳丽多姿。也许这个世界有太多的变幻莫测，但我希望肚子里的宝宝能够更多地体会生活的美好与人生的真谛。

时间过得真快，一晃宝宝在我的肚子里已经6个月了，此时此刻，我身体里的宝宝已经长出了头发、眉毛、睫毛，小家伙现在也非常调皮，他会用小手、小脚在我的肚子里又踢又打，有时还会让自己翻个身，把我的肚子顶得一会儿这里鼓起来，一会儿那里又鼓起来，我已经习惯了。

每天晚饭后，我照旧和老公出去散步，围着小区的公园走三圈，看着周围跑来跑去的邻家的小孩子，我想象着自己宝宝的模样，看着，想着，不禁停下了脚步，痴痴地想象孩子出生之后我们一家三口去散步的情景，真的好期待啊！

我喜欢每天早上给宝宝哼唱一些快乐的歌曲，在心灵感应的作用下，他也总是能够“闻歌起舞”，呵呵，多希望这份感觉能更持久一些。

大概宝宝们在肚子里的时光也是最快乐的，不必看清世界的纷纷扰扰，只需享受和母亲在一起的美好时光。我还不知道自己怀的是女宝宝还是男宝宝，也没有找人看过，但在我的眼里生男生女都不重要，重要的是在未来的生活里宝宝可以健康、快乐、聪明、勇敢地成长，毕竟他会如同我们一样经历童年、少年、青年、中年、老年。作为父母有责任教育和保护他们，更要让他们在生活中磨炼坚强的意志，呵呵。忽然想得有点多了，赶紧收回来，做好眼前事！

我可爱的宝宝，你要在肚子里面乖乖的呀，很多和你一样的宝宝也都在憧憬着这个世界的美好，你们是幸福的，更是妈妈们的希望，所以每一分、每一秒我们彼此都不要错过，加油，亲亲宝宝！

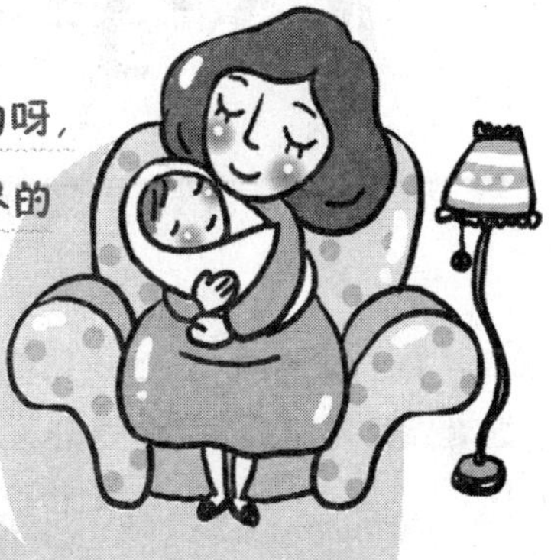

编者按语

在享受怀孕乐趣的同时，孕妈妈也要注意自己的行动安全。孕6月，孕妈妈的腹部隆起更加明显，行动更加不便，容易感到疲劳和腰痛。家人要细心留意孕妈妈的行动安全，多让孕妈妈休息。同时也要为孕妈妈提供更多丰富的食物来保证所需的营养。

★ 第七章 ★ Chapter 7

怀孕第七个月

到了本月末，孕妈妈的孕中期阶段也要结束了，坚持到底，就是胜利！快要进入孕晚期了，一定要保持充分的体力和营养，也不要忽视对胎儿的胎教，以最佳的状态迎接孕晚期的到来！

第一节 孕7月胎儿发育状况

01 第二十五周胎儿发育状况

25周的胎儿现在身长大约30厘米，体重约600克。胎儿这时候在妈妈的子宫中占据了相当大的空间，开始充满整个空间。胎儿在此时身体的比例开始匀称，上周，胎儿看起来还是又长又瘦、皮肤皱皱的，现在他已经饱满很多了，皮肤也舒展开来，几乎没有皮下脂肪，全身覆盖着一层细细的绒毛。

25周的胎儿舌头上的味蕾正在形成，所以胎儿在这时候已经可以品尝到食品的味道了。25周的胎儿大脑的发育已经进入了一个高峰期，胎儿的敏捷程度超出了你的想象。他可以轻松地抓住自己的脚，并津津有味嘬个不停。他第一次睁开了眼睛，可惜子宫就

胎教圣经

◎ 如果准爸爸抽烟或是同事抽烟，可以和他们沟通，让他们到阳台或是走廊里抽。如果办不到的话，就尽量注意随时换气，保持空气清新。

像个城堡，除了灰色，他什么也看不到。胎儿的大脑细胞在这时候迅速增殖分化，体积增大，孕妈妈在此时可以多吃些健脑的食品如核桃、芝麻、花生等。

02 第二十六周胎儿发育状况

26 周的胎儿现在坐高约 22 厘米，体重约 800 克。从现在到出生，随着宝宝脂肪的迅速累积，他的体重会增加 3 倍以上。胎儿开始有了呼吸，但依然不是呼出、吸入真正的空气，原因主要是因为胎儿的肺部还没有发育完全。此外，胎儿在这时候已经可以睁开眼睛了，如果这时候用手电筒照你的腹部，胎儿会自动把头转向光亮的地方，这说明胎儿视觉神经的功能已经开始在起作用了。

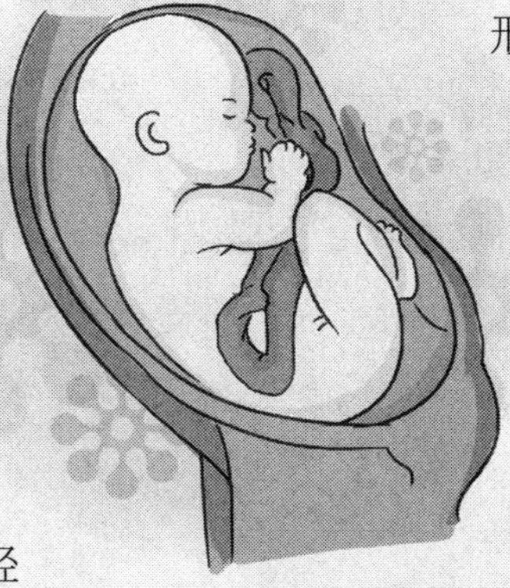

皮下脂肪慢慢增多，胎儿需要脂肪来帮助他适应离开子宫后外界更低的温度，并提供出生后头几天的能量和热量。眼睛、嘴唇、鼻孔都慢慢形成，胎儿耳中的神经传导正在发育，这意味着他对声音的反应将会更为一致。此时的胎儿脊髓越来越坚韧了。

03 第二十七周胎儿发育状况

到这周末，孕中期就结束了。27 周的胎儿身长约 38 厘米，坐高约 25 厘米，体重已有 900 克左右。很多胎儿此时已经长出了头发，眼睛也已经可以睁开和闭合了，同时有了比较原始的睡眠周期，有时也会将自己的大拇指放到小嘴里吮吸。

此时胎儿的听觉得到了进一步的发展（完全形成是在孕 8 个月左右）。胎儿身体已经大得快碰到子宫壁了。母亲的腹壁变得更薄，外界的各种声音都可以传达到胎儿的耳朵里，胎儿在子宫内开始会记忆听到的声音。胎儿的味觉开始形成，已经达到能够分辨甜味或苦味的程度。胎儿在子宫内也已经形成了嗅觉，掌握了寻找母乳的本领哦。

很多专家认为 27 周的胎儿开始会做梦了，但是还没有人能够说出胎儿到底做的是什么梦，但有一点是肯定的，那就是胎儿大脑活动在 27 周时是非常活跃的，大脑皮质表面开始出现特有的沟回，脑组织快速地生长。除此之外，胎儿在这时已经长出了头发。

04 第二十八周胎儿发育状况

28 周的胎儿现在坐高约 26 厘米，体重约 1200 克左右，这时的胎儿几乎占满了整个子宫，随着空间越来越小，胎动也在减弱。尽管胎儿现在肺叶还没有发育完成，可万一发生早产，胎儿在器械帮助下也可以进行呼吸。

◎ 打扫卫生的时候，尽量用抹布除尘，不要使用吸尘器。因为使用吸尘器的时候反而会释放一些灰尘，而用湿抹布就会好得多。

第二节 孕7月孕妈妈身体变化

01 第二十五周孕妈妈身体变化

由于胎儿越来越大，孕妈妈会觉得更加疲倦，腰腿痛也会更明显，肚子上、乳房上会出现一些暗红色的妊娠纹，脸上也有妊娠斑。有的孕妈妈还会觉得眼睛发干、发涩、怕光，这些都是正常现象，孕妈妈不必过于担心。有的孕妈妈因血压升高或贫血加重会引发头痛和头晕，心理负担和精神因素也会造成头痛，所以要注意保持心情愉快。

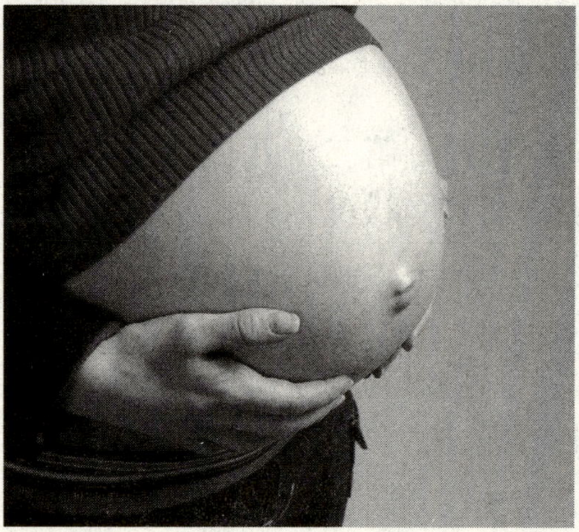

02 第二十六周孕妈妈身体变化

本周宫高26厘米，子宫底在肚脐上约6厘米处，如果怀孕期间孕妈妈坚持均衡饮食的话，体重大概增加7～10千克。体态越来越臃肿，行动也变得笨拙，还会有更多的不适感，如腰背痛、盆腔压迫感、大腿痉挛和头痛等，极少数孕妈妈还会偶尔出现心律失常。

这时你可能会觉得心神不安，睡眠不好，经常做一些记忆清晰的噩梦，这是你在怀孕阶段对即将承担的母亲的重任感到忧虑不安的反映。你可以向丈夫或亲友诉说你的内心感受，他们也许能够帮助你放松下来。

03 第二十七周孕妈妈身体变化

此时孕妈妈可以感觉到胎儿运动的次数更多了，有的活动是因为胎儿在打嗝，这让妈妈觉得胎动增多了。孕妈妈都很关心胎儿的胎动次数是否正常，此阶段只需大概对比

胎教圣经

◎ 如果孕妈妈属于过敏体质，可以利用空气净化器来清除空气中的过敏源。

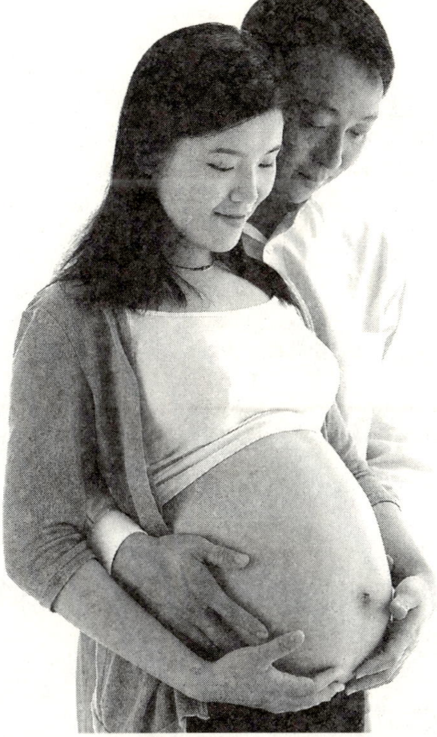

即可。假如觉得胎儿活动次数比平常少，请与健康管理师联系讨论。从本周开始孕妈妈的体重增长幅度加大，孕妈妈一定要注意饮食的质量，怀孕肯定不是减肥的好时机。

孕中期末，孕妈妈的子宫接近了肋缘，现在母体负荷加重，身体重心偏移，乳房胀痛的感觉加剧。你的子宫约在肚脐上约7厘米处，宫高约27厘米，这会让孕妈妈觉得气短，这是正常现象，不必担心。胎儿的胎动有时会让你吃惊，你的腹部可能会像波浪一样地动起来。距离孕晚期越来越近了，适当地看些关于分娩的录像和参加些分娩课程可以帮助你减轻生产前的精神负担。

04 第二十八周孕妈妈身体变化

28周的时候孕妈妈宫高在21～24厘米，70%的孕妈妈这时都会发现自己长了妊娠纹。偶尔觉得肚子一阵阵发硬、发紧，这是假宫缩，不必紧张。由于身体新陈代谢消耗氧气量加大，活动后容易气喘吁吁。腹部向前挺得更为厉害，所以身体重心移到腹部下方，只要身体稍微失去平衡，就会感到腰酸背痛或腿痛。有时这种疼痛放射到下肢，引起一侧或双侧腿部疼痛。心脏的负担也在逐渐加重，血压开始增高，静脉曲张、痔疮、便秘这些麻烦接踵而至地烦扰着孕妈妈。越是临近分娩，你就会越来越感到活动不便、身体不适。适当地参加些分娩课程，多了解些相关的内容，会踏实些，心情会舒畅些。

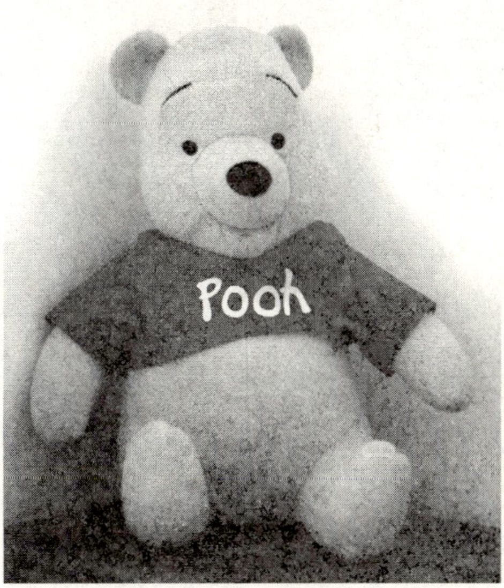

◎ 经常出入公共场所，尤其是经常坐公交车或地铁的孕妈妈应该戴口罩。戴口罩是对付空气污染的最好办法。但孕妈妈最好还是少去人多的地方。

第三节 孕7月孕妈妈生活指南

01 孕7月孕妈妈生活细节

防止过胖

要控制高热量食物、盐、糖的摄取量，不宜过量进补，避免过分肥胖，合理营养以防止妊娠高血压等症。

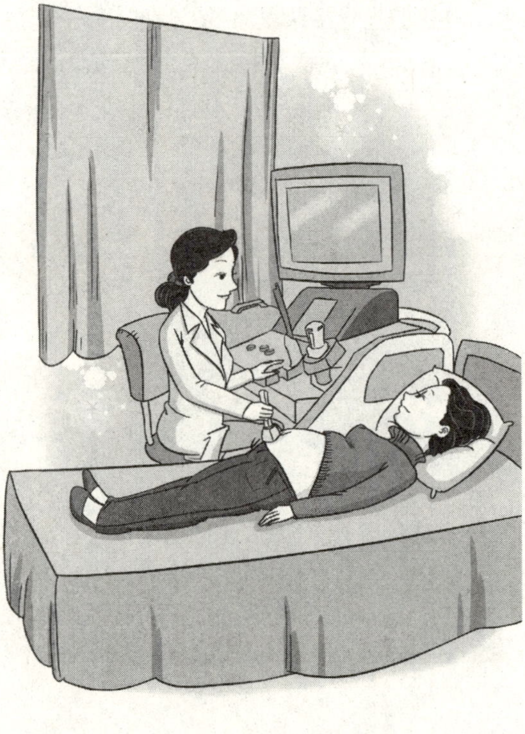

定时产检

马上就进入孕晚期了，同时也进入糖尿病、贫血高发的危险期，所以要定期进行产前检查，及时发现高危因素，并根据相关的检测指标在医生的指导下进行防治。

不凑热闹

人多、拥挤的地方尽量不去，以免被传染上感冒或其他疾病，同时注意居家和在外的安全。

保持运动

每天保证半小时以上的运动，无论你是散步、做孕妇操还是进行其他慢节奏、柔缓的运动都可以。

保证睡眠

孕妈妈要保证优质睡眠，母体在睡眠中，脑垂体会继续制造成长的激素，这种激素是胎儿健康发育不可或缺的。

胎教圣经

◎ 人的情绪变化与内分泌有关，在情绪紧张或应激状态下，体内一种叫乙酰胆碱的化学物质释放增加，促使肾上腺皮质激素的分泌增多。如孕妈妈长期情绪波动，就可能造成胎儿畸形。所以，孕妈妈们每天都要开心。

麻将就不要打了

有些孕妈妈为打发时间，喜欢在麻将桌前一坐就是几个小时，这对胎儿非常不利。一是因为孕妈妈在打麻将时患得患失的心境会对胎儿大脑发育造成阻碍；二是因为久坐会导致血液循环不畅，压迫胎儿；还有，麻将谁都摸，细菌滋生，不卫生。

温馨小贴士

随着体重的增加，孕妈妈一定更不愿意运动了。这时，准爸爸可要做好监督和陪练的工作。孕妈妈进行适当的运动既能控制体重又能提高抵抗力，改善妊娠不适，更利于给胎儿供氧。

02 孕妈妈不宜多吃咸蛋

夏季来临，正是咸蛋上市的季节。经过腌制的鸡蛋、鸭蛋，咸香爽口，备受青睐，但孕妈妈不宜食用过多。

孕妈妈体内的雌激素是随着妊娠月份的增加而不断升高的，雌激素有促使水分和盐在体内过多存留的作用。如果孕妈妈饮食调配不当，极易造成水肿。

尤其是咸蛋，每个含盐量在10克以上，而人体日需盐量为5~8克。可见，1个咸蛋的含盐量已超过孕妈妈一天的需要量。而且除咸蛋外，孕妈妈每天还要食用含盐食物，这样便使盐的摄入量远远超过机体需要量。

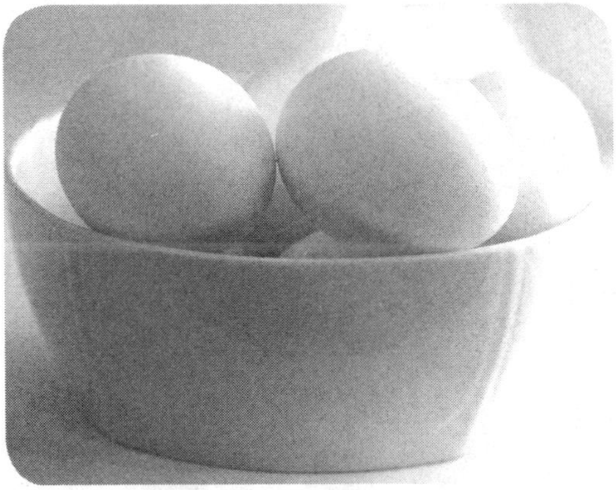

在人体内，盐和水分是一对孪生姐妹，食盐过多会产生口渴，必然大量饮水，水、盐积聚在体内超过肾脏排泄能力，就会导致孕妈妈高度水肿。

同样，过多食用腌制食品如咸鱼、咸肉、咸菜、香肠等，也会造成上述结果。孕妈妈高度水肿会使体内有效循环血液量剧减，供给胎盘、胎儿的血液减少，造成胎儿在子宫内缺氧，影响到胎儿的生长发育。又由于胎盘缺血，易触发妊娠高血压综合征。

因此，孕妈妈们为了自己和胎儿的健康，还是尽量少食或不食咸蛋为好。

03 缓解孕期下肢水肿的方法

引起下肢水肿的原因

孕妈妈中有很大一部分在妊娠后期小腿会出现水肿现象，一般下午明显一些，夜里休息后会消退。对大多数孕妈妈来说，下肢水肿是一种生理性水肿，主要有以下三点原因：

◎ 每天清晨，可以对着镜子，先给自己一个微笑，在一瞬间，一脸惺忪转为光华、润泽，沉睡的细胞苏醒了，让人充满朝气与活力。

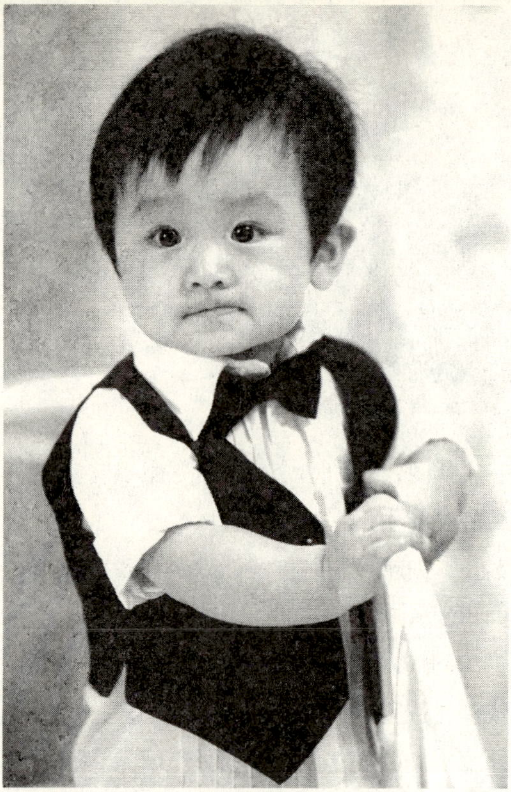

◆ 下肢血液回流受阻。妊娠后期，增大的子宫压迫下腔静脉，使下半身的血液回流受阻，静脉压升高，引起下肢水肿。

◆ 内分泌变化。怀孕后，内分泌功能发生变化，雌激素、醛固酮分泌增多，体内水、钠滞留较多，可引起水肿。

◆ 血液稀释。孕期血容量增加，但红细胞增加的幅度不如血浆增加幅度大，血浆蛋白则没什么增加，血液相对变稀，血浆胶体渗透压降低，水分移向组织间隙而引起水肿。

下肢水肿的状况

孕妈妈水肿可分为显性水肿与隐性水肿。显性水肿表现为皮肤紧而亮，弹性降低，手指按压呈凹陷，由踝部开始，逐渐发展到小腿、大腿甚至腹部。隐性水肿表现为体表无明显水肿，水分滞留在器官间隙和深部结缔组织中，体重增加很快，每周超过0.5千克。

怀孕后期多有下肢水肿，轻者只在脚背、踝关节处，以后可至膝关节、胫前区，严重者出现大腿、外阴及全身水肿。妊娠水肿症状较轻者，要多休息，睡眠时抬高下肢。饮食中一定要注意控制盐分和水分的摄入量，以免加重水肿。孕晚期胎儿的营养需求达到了最高峰，这时你需要食用高蛋白食物，以补充血浆的蛋白含量，维持血浆胶体正常的渗透压。

如果孕妈妈仅有小腿轻度水肿，无其他不适，属正常现象，一般不需要治疗。只要多加休息，避免站立时间过长，适当做些如抬高下肢的动作，少吃盐，水肿会减轻甚至消退。但不可滥用利尿药物，因为利尿药会排钾，可能会造成血钾过低。如果水肿严重，漫至大腿以上部分，体重增加较快，血压升高，伴有尿少、头晕或心慌、尿中出现蛋白等异常，则应警惕是否并发妊娠高血压综合征，及时进行诊断和治疗。

下肢水肿的缓解方法

◆ 平躺，把脚抬高：平躺后把脚稍稍抬高能够使血液更容易回到心脏，水肿也就比较容易消除了。

◆ 坐着的时候，把脚稍稍垫高：坐在椅子上的时候，可以把脚放到小台子上；坐在

胎教圣经

◎ 良好的心态、融洽的感情，是幸福美满家庭的一个重要条件，也是达到优孕、优生的重要因素。

地板上的时候，就用坐垫等把脚垫高。

◆ 适当地做散步运动：借助小腿肌肉的收缩力可以使静脉血顺利地返回心脏。

◆ 游泳：游泳也是锻炼腿部的一种运动，会使静脉血更容易回到心脏。所以在得到医生的允许之后，就试着游泳吧！

◆ 注意饮食平衡：过多地摄取盐分会引起水肿，怀孕期间要注意控制盐分的均衡摄入。

◆ 扶住东西上下运动：这种运动是脚上下活动，会使用小腿的肌肉，从而有助于预防静脉瘤。肚子变大很容易失去平衡，所以一定要扶住柱子、墙壁或是桌子等东西。

◆ 按摩：通过按摩促进血液循环对于水肿的预防是很有效的。作按摩时的技巧是，从脚向小腿方向逐渐向上，从而有助于血液返回心脏。睡前进行的话可以解除腿部酸痛，有助于睡眠，洗澡时按摩也是个不错的选择。这项任务最好让准爸爸代劳。

哪些水肿不宜忽视

如果通过休息和控制盐分的摄入后，水肿仍不消退，而且还有加重的迹象，就应该尽快到医院就诊。另外，出现以下一些症状时也应尽快到医院进行检查：

水肿出现在早晨，手指肿胀，戒指难以摘下；

体重在一周内增加500克以上；

感觉大腿外侧发麻、指尖刺痛或者没有感觉。

04 合理调节营养与饮食

本月结束之后就该进入孕晚期了，孕妈妈已经顺利度过了一大半孕程。这个阶段，孕妈妈的食欲很好，体重增加加快，因此应注意在均衡饮食的基础上，减少高脂肪、高热量的食品，适量增加富含维生素的食物。大多数维生素在体内无法合成，必须通过食物补充，但在烹调过程中特别容易损失，所以吃蔬菜时要注意烹调方式，尽量急火快炒，能生吃的则可以生吃。很多常见的蔬菜中B族维生素的含量很高，是孕妈妈进食的佳品，比如卷心菜、芦笋、西蓝花、蘑菇等。

孕7月，孕妈妈不宜多吃动物性脂肪，减少盐的摄入量，日常饮食以清淡为佳，忌吃咸菜、咸蛋等盐分高的食品。水肿明显者要控制每日盐的摄取量，限制在2~4克之间。同时，要保证充足、均衡的营养，必须充分摄取蛋白质，适宜吃鱼、瘦肉、牛奶、鸡蛋、豆类等。忌用辛辣调料，多吃新鲜蔬菜和水果，适当补充钙元素。

另外，要注意增加植物油的摄入。此时，胎儿机体和大脑发育速度加快，对脂质及必需脂肪酸的需要增加，必须及时补充。因此，增加烹调所用植物油即豆油、花生油、菜油等的量，既可保证孕晚期所需的脂质供给，又提供了丰富的必需脂肪酸。孕妈妈还可吃些花生仁、核桃仁、葵花子仁、芝麻等油脂含量较高的食物，并控制每周体重的增加在350克左右，以不超过500克为宜。

◎ 在夫妻感情融洽、家庭气氛和谐、心态良好的情况下，受精卵就会“安然舒适”地在子宫内发育成长，生下的孩子就更健康、聪慧。

妊娠7个月时常出现肢体水肿。因此，首先要少饮水，少吃盐；其次要选富含B族维生素、维生素C、维生素E的食物，增加食欲，促进消化，有助利尿和改善代谢的作用；最后多吃水果，少吃或不吃不易消化的、油炸的、易胀气的食物（如白薯、土豆等），忌吸烟、饮酒。

小白菜、菠菜、空心菜、韭菜、香椿等绿叶蔬菜中都含较多的B族维生素，孕妈妈应该选择应季的新鲜蔬菜食用。B族维生素不仅参与体内多种物质代谢和生理反应，而且对缓解孕期紧张情绪，消除疲劳有益。继续关注自己的体重增加情况，如果体重增加过快，应控制高热量的饮食。注意饮食应低盐、高钙、高铁，以预防妊娠高血压和贫血。

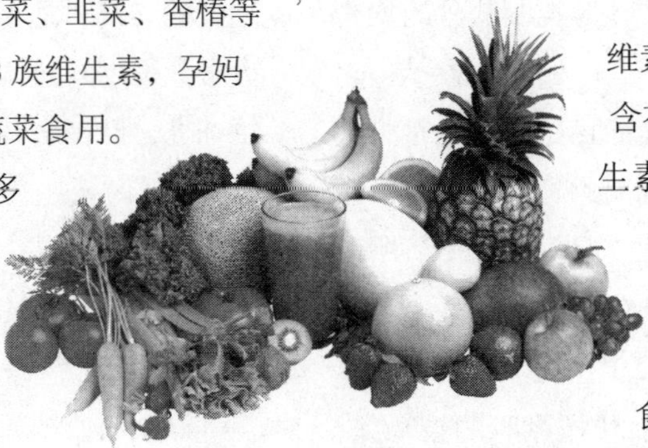

温馨小贴士

孕妈妈可多喝酸奶，多吃冬瓜、萝卜等利尿、消气的食物，少吃难消化和胀气的食物，多吃栗子、大枣等健脾养胃、补肾活血的食物。

这个时期孕妈妈的基础代谢加强，所以要保持热能摄入与消耗的平衡，如果孕妈妈每周体重增加少于400克，应适当增加热能的摄入，而每周体重增加超过550克的孕妈妈应该减少热能摄入。孕妈妈每天要注重饮水量，但也不是喝得越多越好，一般来说，每天喝1000～1500毫升即可，当然，随着季节、气候不同，饮水量也不同，以不超过2000毫升为宜。

05 孕7月孕妈妈营养食谱

水果时蔬手卷

苜蓿芽有着丰富的纤维素，可以刺激消化系统，含有丰富蛋白质及多种维生素和无机盐，具有防止过氧化、美化肌肤的功效，也是制作生态美食时常选用的食材。而紫菜含有丰富的维生素A、维生素B_1等，能够调节体液、消除下半身水肿。

◆ 材料：紫菜手卷皮1张，苹果1/2个、芦笋3根，苜蓿芽少许。

◆ 做法：苹果切成长条状，芦笋入沸水中稍微烫熟，放凉备用；将紫菜皮卷成筒状，塞入一半的苜蓿芽垫底；接着放入苹果条、芦笋，再将剩下的苜蓿芽放上去。

肉末蒸蛋

◆ 材料：鸡蛋3个，猪肉50克。

◆ 调料：植物油、葱末、水淀粉、精盐、味精、酱油各适量。

◆ 做法：将鸡蛋打入碗内搅散，放入精盐、味精、清水（适量）搅匀，上笼蒸熟；猪肉剁成末；锅内倒入植物油烧热，放入肉

胎教圣经

◎ 准爸爸也要常常微笑，因为你的情绪常常影响着妻子的情绪。妻子快乐，这种良好的心态，会传递给腹中的宝宝，让宝宝也快乐。

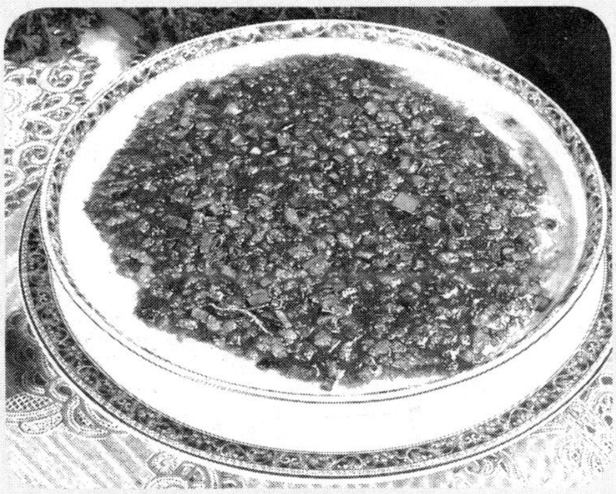

末，炒至松散出油时，加入葱末、酱油、味精及适量水，用水淀粉勾芡后，浇在蒸好的鸡蛋上即成。

肉丝黄豆汤

猪肉含有丰富的优质蛋白质和必需的脂肪酸，大豆含有丰富的营养元素，具有增强机体免疫功能、防止血管硬化、治缺铁性贫血、降糖、降脂的功效。肉丝黄豆汤，豆质酥烂糯软，壳不脱落，汤汁肥、浓、鲜、香，入口滚烫，营养丰富，易消化，是冬季应时汤菜之一，是孕期一款好食谱。

◆ 主料：大豆 200 克，猪肉（肥瘦）100 克，猪肉皮 150 克，猪排骨（大排）250 克。

◆ 调料：酱油 50 克，盐 3 克，味精 2 克，大葱 5 克，猪油（炼制）25 克。

◆ 做法：先将黄豆拣净杂质，淘洗干净，再用冷水浸泡 3 小时；猪肥瘦肉洗净，切丝待用；将肉骨头（排骨）、猪腿皮（猪皮）洗净后，放入沙锅中，加清水烧沸，撇去浮沫，再放黄豆、调料烧沸，转用小火焖四五个小时即可。

黄鱼豆腐

◆ 材料：黄鱼 1 条（约 250 克），豆腐 2 块。

◆ 调料：植物油、酱油皆分 2 次用，青蒜、香菜、料酒、白糖、醋、葱、姜、精盐、味精各适量。

◆ 做法：将黄鱼去鳞、鳃，由鳃部挖出内脏，切去背鳍，洗净，放入盆中浇上酱油腌一下；葱、姜去根、皮，洗净；青蒜洗净，切成段；香菜洗净，切成末；豆腐切成丁；将锅放在旺火上烧热，加入少许植物油，烧热，将黄鱼连尾放进，煎到两面发黄时盛出；锅内放入植物油加热，倒入葱、姜，再把黄鱼放进，加入料酒、白糖、酱油和清水烧开，移到小火上煮 10 分钟，再移到旺火上，加入豆腐、精盐和水，烧半分钟，放入味精，沸腾 2 次；同时在汤盆中放入醋、香菜末、青蒜段，随即把烧好的黄鱼、豆腐等连汤倒进汤盆即成。

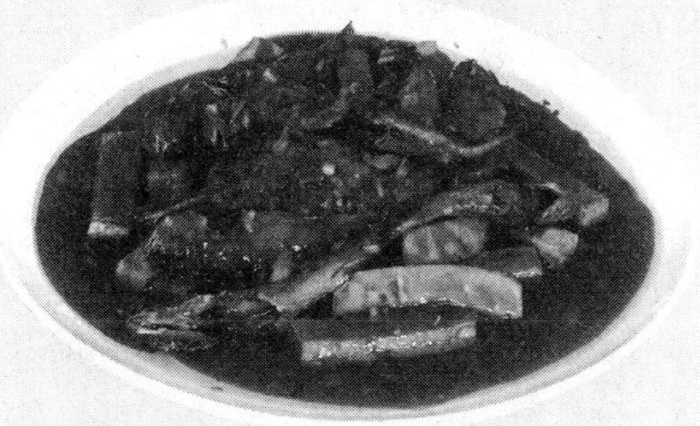

凉拌五丝

鲜脆爽口，含有丰富的蛋白质、脂肪、糖类、钙、磷、铁、维生素 B_2、烟酸、维生素 C、维生素 E，营养价值很高。

◆ 材料：熟鸡脯肉150克，胡萝卜、金针菇、黄瓜各100克，红椒丝50克，精盐、味精、胡椒粉、白糖、麻油各适量。

◆ 做法：熟鸡脯肉撕成丝；胡萝卜、黄瓜分别洗净切成丝，加精盐略腌；金针菇洗净，与红椒丝一起焯熟；所有原料放入碗中，加精盐、味精、胡椒粉、白糖拌至入味，淋上麻油，即可装盘。

萝卜丝炒粉条

◆ 材料：萝卜400克，水粉条200克。

◆ 调料：葱花、姜末、蒜、花椒、精盐、酱油、植物油各适量。

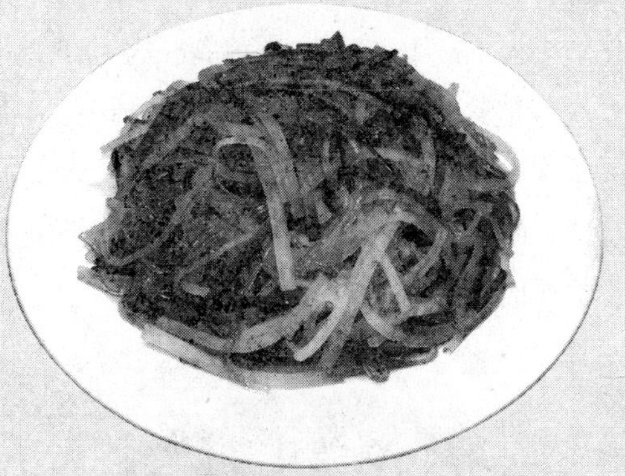

◆ 做法：将萝卜洗净，剥去外皮，切成片，再切成丝，放开水锅内焯一下捞出；锅放旺火上，加入植物油，油热时将花椒炸黄捞出，再下入葱、蒜、姜炸一下，将萝卜和粉条放入，加入酱油、精盐用勺煸炒，添水一勺，用勺搅匀收汁，汁将收尽时起锅，盛在盘内即成。

烩百菇

香菇、蘑菇、冬菇和黑木耳等菌菇类食品，不仅味道鲜美，而且所含蛋白质也较一般蔬菜为高，必需氨基酸比例合适，还有多种微量元素比如维生素B_1、维生素A、维生素D。

◆ 材料：蘑菇、竹荪、金针菇、洋菇、新鲜香菇、杏鲍菇各适量，芥菜心1片，素高汤600毫升，精盐小半匙，胡椒粉、芝麻油适量。

◆ 做法：蘑菇、竹荪分别泡水至涨开后，竹荪切除蒂头，并分别切小段；杏鲍菇洗净，切片，再与洗净的金针菇、洋菇、新鲜香菇一同放入加有少量精盐的开水里焯烫一下，捞出沥干待用；再把素高汤烧开，放入所有材料煮约4分钟，最后加入调味料拌匀即可盛出食用。

奶香脆皮山药

山药中含有大量淀粉及蛋白质、B族维生素、维生素C、维生素E、葡萄糖等。其中重要的营养成分薯蓣皂，是合成女性荷尔蒙的先驱物质，有滋阴补阳、增强新陈代谢的功效。

山药本身就是一种高营养、低热量的食品，可以放心地多加食用而不会有发胖的后顾之忧。

◆ 材料：山药、白芝麻、糖、牛奶、柠檬汁、生粉、酸奶、沙拉酱各适量。

◆ 做法：将山药去皮切成菱形状，放入牛奶中蒸酥待用；待山药冷却后，裹上生粉，蘸上白芝麻，入油锅炸脆，装盆待用；最后用酸奶、沙拉酱、柠檬汁兑成酸甜味的蘸料即可。

胎教圣经

◎ 孕妈妈愉悦的情绪可促使大脑皮质兴奋，使孕妈妈血压、脉搏、呼吸、消化液的分泌均处于相互平稳、相互协调状态，有利于孕妈妈身心健康。同时能改善胎盘供血量，促进胎儿健康发育。

早期 孕妈妈最应吃的水果

YUNMAMAZUIYINGCHIDESHUIGUO

苹果

◎苹果中的维生素C可以提高人的抵抗力。

◎准妈妈早孕反应比较强烈，吃苹果能减轻这种症状。

木瓜

◎木瓜味道香甜多汁，而且含有多种营养素，包括维生素A、B、B_1、B_2、C及蛋白质、铁、钙、木瓜酵素、有机酸及高纤维等。

香蕉

◎香蕉富含所有的维生素和矿物质，因此从香蕉可以很容易摄取各式各样的营养素。其中香蕉含有的钾能防止血压上升及肌肉痉挛；含有的镁还可以消除疲劳。

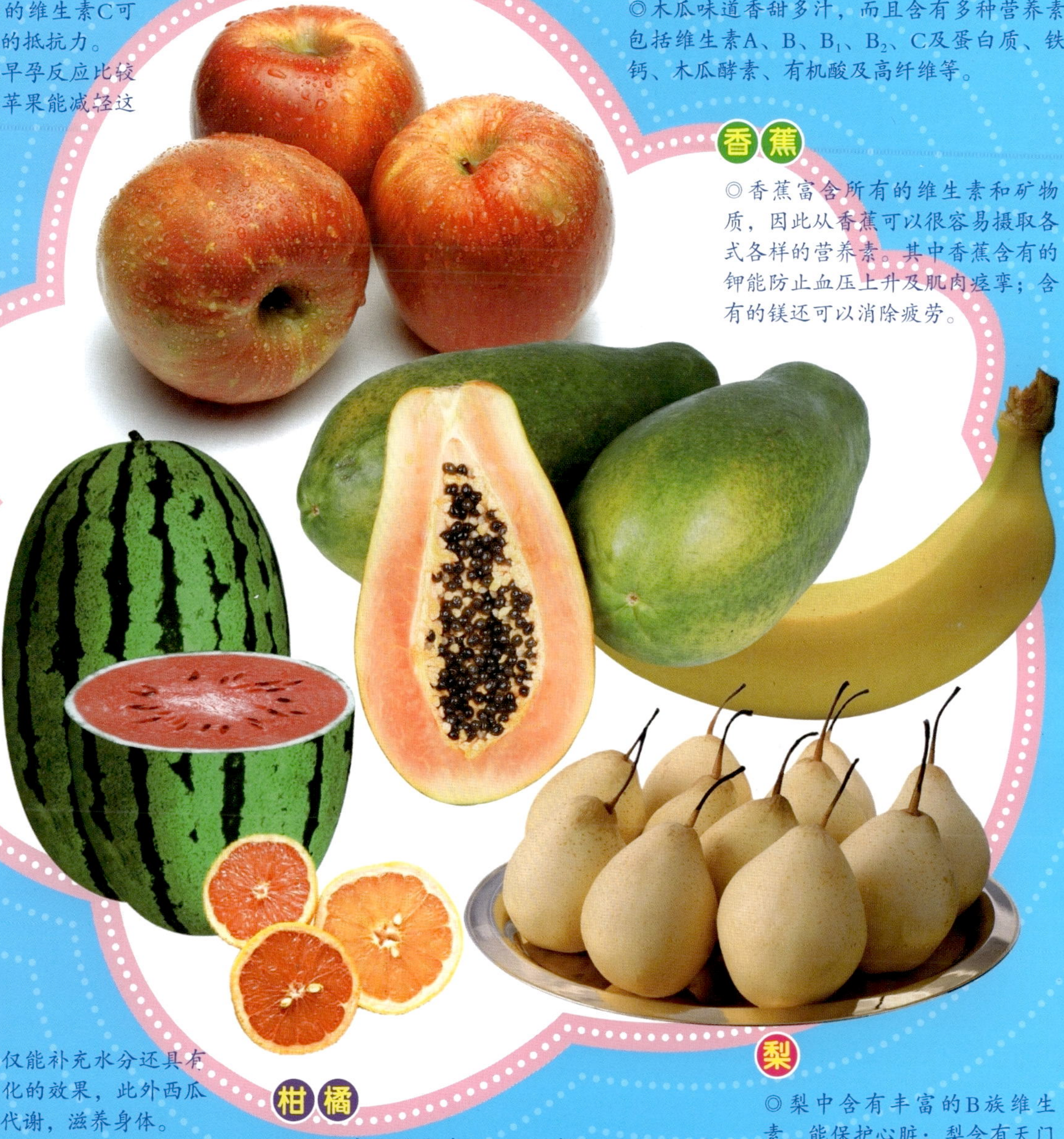

西瓜

◎西瓜不仅能补充水分还具有开胃助消化的效果，此外西瓜可以促进代谢，滋养身体。

◎西瓜具有利尿作用，但不宜过量食用，否则会上火，西瓜还含有能使血压降低的物质。

◎西瓜汁和西瓜皮可以增加皮肤弹性，使皮肤更有光泽。

柑橘

◎柑橘富含维生素A，可以帮助预防及治疗肠胃方面的问题，同时柑橘中所含钾及维生素C也比较丰富，对维生素C缺乏症有防治作用。

梨

◎梨中含有丰富的B族维生素，能保护心脏；梨含有天门冬素，对人体健康和肾脏保健有特殊功效。所以食用梨可以减轻疲劳，增强心肌活力，降低血压。

中期 孕妈妈最应吃的水果

YUNMAMAZUIYINGCHIDESHUIGUO

菠萝

◎菠萝具有消除炎症和水肿的功效。

◎菠萝含有一种叫"菠萝朊酶"的物质，这种物质具有分解蛋白质、溶解阻塞于组织中的纤维蛋白和血凝块，改善局部血液循环的作用。

草莓

◎草莓中的维生素C含量较多，维生素C是一种活性很强的还原性物质，参与体内重要的生理氧化还原过程，是体内新陈代谢不可缺少的物质。

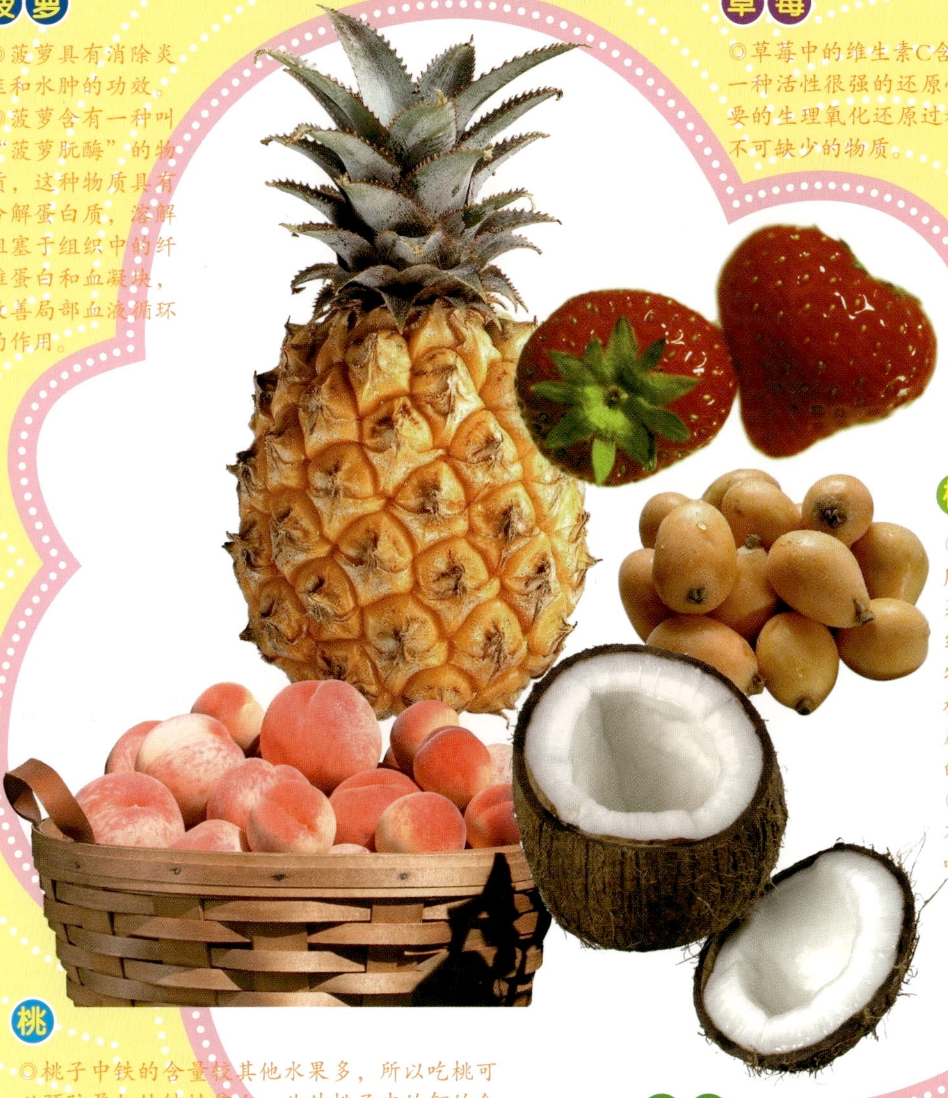

枇杷

◎枇杷果肉中含有糖类、脂肪、纤维素、蛋白质、果胶、鞣质及胡萝卜素、维生素B、维生素C、矿物质等多种营养素。食用枇杷对保护皮肤滋润健康，促进胎儿发育有一定的作用。

◎枇杷中含有的苦杏仁苷有润肺止咳的作用，此外吃枇杷还能预防感冒。

桃

◎桃子中铁的含量较其他水果多，所以吃桃可以预防孕妇缺铁性贫血，此外桃子中的钾的含量大于钠，所以孕期水肿的孕妇吃桃子有利于利尿消肿。

◎桃中含有的有机酸和纤维素，具有促进消化液的分泌，增加胃肠蠕动帮助消化的功效。

椰子

◎椰子含有丰富的脂肪和蛋白质，并且椰肉性温，能补阳火，且能强身健体，最适合身体虚弱、四肢乏力、容易倦怠的人享用。

◎食用椰汁椰子具有补充人的营养素的功效，椰子含有糖类、脂肪、蛋白质、维生素B族、维生素C及钾、镁元素等，能够有效地补充人体的营养成分，提高机体的抗病能力。

晚期 孕妈妈最应吃的水果

YUNMAMAZUIYINGCHIDESHUIGUO

樱桃

◎樱桃的含铁量比较丰富，孕妇吃樱桃可预防缺铁性贫血。

◎樱桃营养丰富，具有调中益气，健脾和胃，祛风湿的作用。孕妇如果经常食用樱桃还能养颜驻容，使皮肤变得红润嫩白。

桑葚

◎桑葚中含有的脂肪酸具有解脂肪、降低血脂的作用。

◎桑葚中含有的鞣酸、脂肪酸、苹果酸等营养素，具有健脾养胃的功效，此外桑葚中还含有乌发素，能使头发变得黑而亮泽。

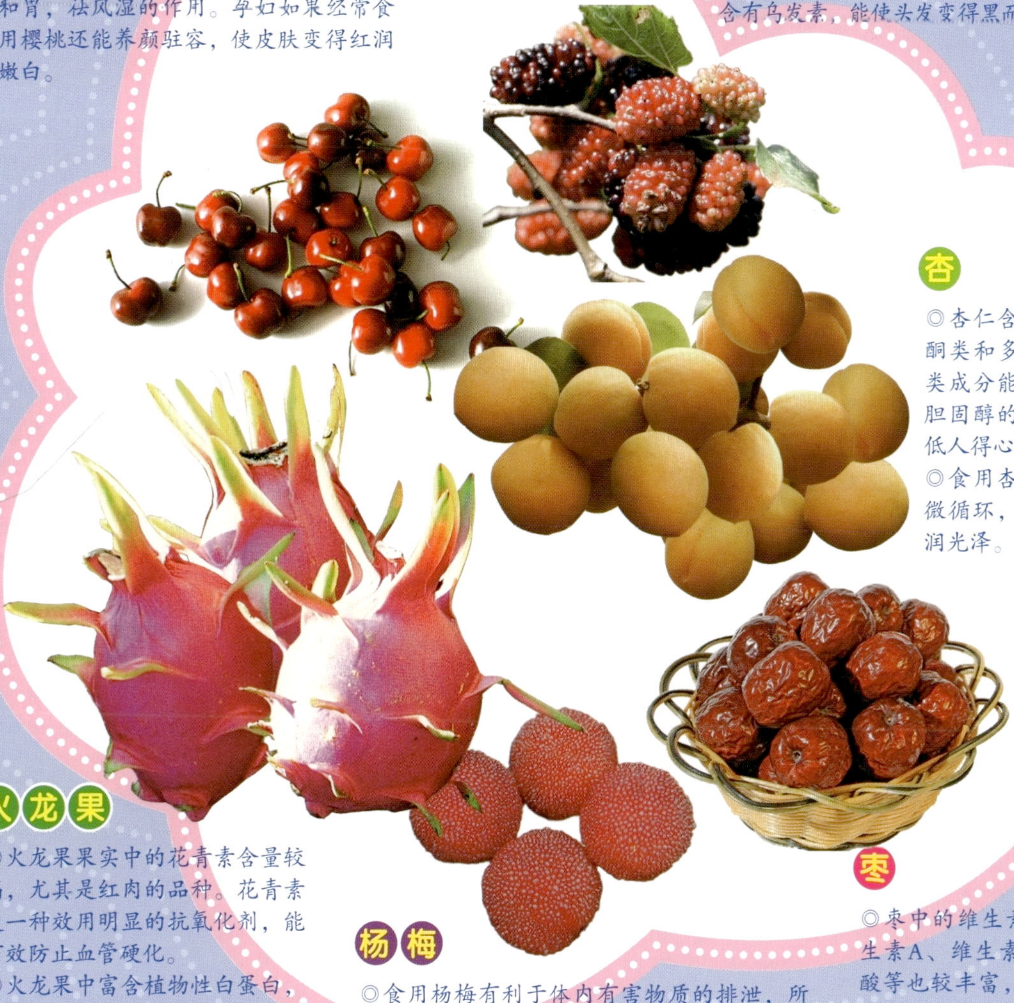

杏

◎杏仁含有大量的的黄酮类和多酚类成分，这类成分能够降低人体内胆固醇的含量，从而减低人得心脏病的概率。

◎食用杏仁能促进皮肤微循环，从而使皮肤红润光泽。

火龙果

◎火龙果果实中的花青素含量较高，尤其是红肉的品种。花青素是一种效用明显的抗氧化剂，能有效防止血管硬化。

◎火龙果中富含植物性白蛋白，这种白蛋白会与人体内的重金属离子结合，通过排泄系统排出体外，从而起解毒作用。

杨梅

◎食用杨梅有利于体内有害物质的排泄，所以杨梅有排毒养颜的作用。

◎杨梅所含有的花青素及维生素C有很好的抗氧化功能；有提高免疫力、抗自由基、预防衰老的作用。

枣

◎枣中的维生素C最多，其他维生素A、维生素B_2、生物素和烟酸等也较丰富，可以补充多种维生素。

◎枣中含有达玛烷型皂苷，具有抗疲劳，增强人的体力的作用。

好孕妈妈多功能营养餐

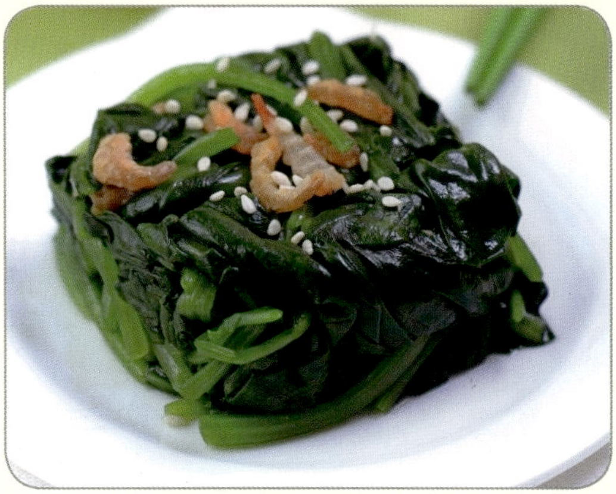

1 海米菠菜

材料：菠菜300克，海米20克，白芝麻少许。

调料：盐、醋、香油

做法：1.菠菜洗净，放入热水中焯熟，捞起放入凉水中过一下然后沥干备用。2.海米洗净后用开水泡开。3.泡好的海米切小丁，然后将海米水倒入菠菜中，加醋、香油、味精、盐调拌均匀即可食用。

★TIPS 备孕妈妈补充叶酸的绝佳选择。

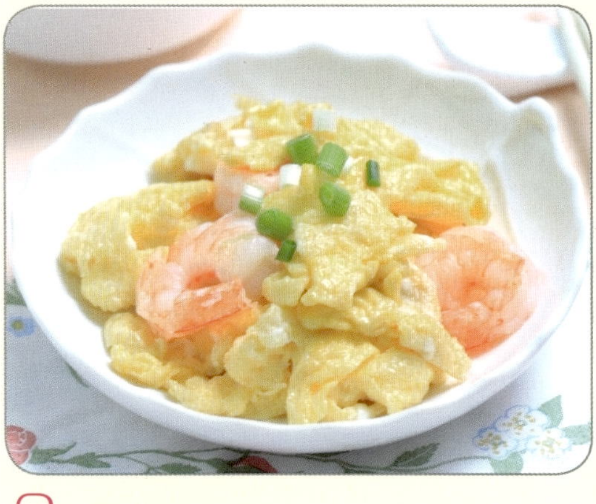

2 河虾炒鸡蛋

材料：河虾150克，鸡蛋2个。

调料：香葱末5克，盐5克。

做法：1.河虾洗净剖开背部，从虾尾处抽出虾线；鸡蛋在碗中打散；香葱切碎备用。2.大火烧热炒锅中的油（15ml）至七成热，放入鸡蛋液快速翻炒盛出，再次倒入剩余的油烧至五成热，放入河虾翻炒1分钟，放入炒熟的鸡蛋、调入盐，撒上香葱碎即可。

★TIPS 这道菜富含高蛋白、钙、磷等营养元素，有补肾髓、健脾开胃、丰乳的功效。

3 五彩鸡丁

材料：鸡胸肉200克，莲藕、香菇、胡萝卜、豌豆各40克。

调料：盐4克，料酒10克，葱花5克。

做法：1.鸡胸肉洗净，切成1厘米见方的丁；莲藕、胡萝卜分别洗净、去皮，切丁；香菇洗净，泡发，去蒂，切丁；豌豆洗净，煮熟。2.锅中倒油烧热，下入鸡肉丁、料酒滑炒至变色盛出。3.锅中倒油烧热，炒香葱花，放入藕丁、胡萝卜丁、香菇丁翻炒至八成熟，放入豌豆、鸡肉丁炒熟，用盐调味即可。

★TIPS 孕期既要保证营养摄入，但同时也要保证体重不超标。此菜荤素搭配，富含维生素、矿物质、膳食纤维，营养丰富，但脂肪含量又少，是孕妇很好的选择。

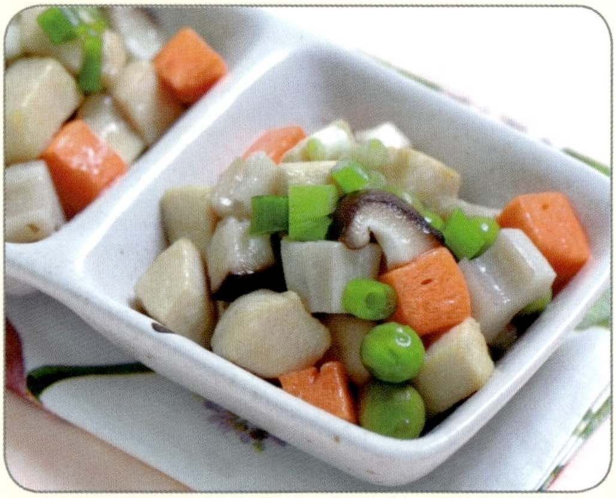

4 鲜蔬面包沙拉

材料：方形起司面包2片，球生菜、小番茄各100克，熟玉米粒30克。

调料：橄榄油15克，果醋10克，盐适量，胡椒粉少许。

做法：1.面包切成小方丁；生菜、小番茄分别洗净，生菜写小片，小番茄切丁。2.将面包丁、生菜、番茄盛入盘中，撒上玉米粒，加入所有调料拌匀即可。

★TIPS 此菜包括碳水化合物、维生素、膳食纤维，非常适合准妈妈早晨食用，如果体重正常，还可以加一些奶酪。

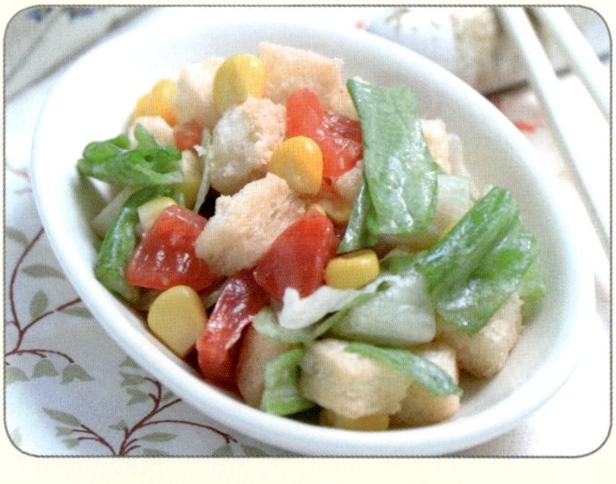

清炒蹄筋

◆ 材料：鲜牛蹄筋250克。

◆ 调料：料酒、精盐、味精、鸡汤、水淀粉、葱、植物油各适量。

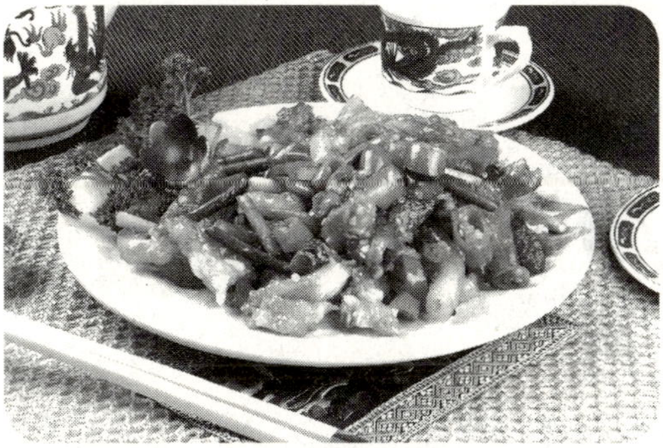

◆ 做法：蹄筋洗净，切成条，放入沸水中略焯一下捞出备用；葱洗净，切段；锅置火上，倒油烧热，炝香葱段，加入蹄筋，迅速翻炒，使蹄筋均匀受热；加入料酒、精盐、味精、鸡汤，沸锅后，转用小火烧约10分钟，再用大火加热，用水淀粉勾芡，汤汁收浓即可。

双味鸡球

◆ 材料：鸡腿肉250克，鸡蛋1个，鸡脯肉250克，梨100克，番茄酱25克。

◆ 调料：白糖、高汤、红葡萄酒、植物油、精盐、味精、料酒、面包渣、白醋、葱、姜、咖喱粉各适量。

◆ 做法：将鸡脯肉洗净，切块，剁成蓉，做成丸子入锅氽熟，捞出；梨洗净去核，切成滚刀块；鸡腿肉拍松，切成菱形块，用精盐、味精、料酒抓匀，腌渍入味，然后裹匀蛋液，滚上面包渣待用；锅上火，放植物油烧至七成热时，将裹匀面包渣的鸡腿肉入锅，炸至八成熟后捞出；待油再烧至八成热时，复下鸡腿肉，炸成金黄色，捞出，沥油，盛入盘的一边，撒上少许盐和咖喱粉；锅内留约50克油，投入葱、姜炒出香味，放红葡萄酒、白糖、精盐、味精、高汤、白醋、番茄酱烧开，倒入煮熟的鸡肉丸、梨块，用文火煨至入味，然后捞出盛入盘的另一边，再将原汁旺火熬稠，浇在上面。盘中间放梨块或其他时鲜绿叶菜，将两味隔开即成。

黄豆焖鸡翅

◆ 材料：黄豆、水发海带各50克，鸡翅4个。

◆ 调料：葱段、姜末、姜汁、盐、植物油、清汤各适量。

◆ 做法：将黄豆、海带分别洗净，海带切片，同葱段、姜末放入锅中煮熟；鸡翅用姜汁、盐、葱段腌渍入味，备用；锅置火上，倒油烧至八成热，放入鸡翅，翻炒至变色，加入黄豆、海带片翻炒，加入适量清汤，转小火焖至汁浓即可。

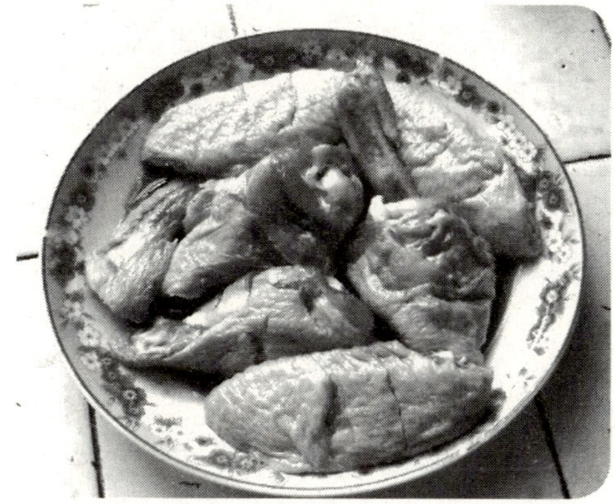

◎ 美丽是每一位女性所追求的，娇好的容颜会给你带来许多欢乐。怀孕了，就更应精心打扮。这一方面是自娱的一种方式，另一方面对自己容颜、服装的关心会使你忘掉妊娠中不快的反应。

第四节 孕妈妈生活保健

01 预防巨大儿的出生

在医学上，新生儿的出生体重等于或大于 4000 克就可以称为巨大儿。

巨大儿主要有以下潜在危险：

◆ 孕妈妈难产的概率增高；

◆ 婴儿长大后若仍旧是肥胖儿童，成年期的糖尿病、高血压、高血脂等疾病发生的可能也就会相应增加。

预防巨大儿，孕妈妈应适度参加活动，不要整天待在家里坐着或躺着。同时适当补充营养，减少高热量、高脂肪、高糖分食品的摄入，保持自身体重和胎儿体重的匀速增长。密切关注胎儿的生长、发育进程，当发现胎儿增长过快时，应该及早去医院作一次糖耐量的检测和营养咨询，合理调整饮食，避免隐性糖尿病的发生。同时，为胎儿作一次心脏超声波检查，以明确有无先天性心脏畸形存在，做到早期干预。

02 当心妊娠期糖尿病

妊娠期糖尿病多出现在孕 20～24 周之后，发生率为 3%～6%，是妊娠后并发的糖代谢异常病症。当糖筛检查和糖耐受试验的结果数值达到了糖尿病的数值标准时，就会被诊断为妊娠期糖尿病；如果没有达到标准，则被称为妊娠期糖耐量异常。

孕妈妈如何应对？

◆ 严格控制饮食均衡、营养全面，控制热量和糖分的摄入，少食多餐，增加膳食纤维。

◆ 户外运动，运动疗法十分有益于糖尿病的控制。

◆ 如果需要药物控制，一定要严格配合医生的治疗和作好自我检测。

◆ 保持心情舒畅，认真对待病情但不作无谓的担心。

胎教圣经

◎ 化妆会使你显得气色很好，自己看了，心里会舒服，别人看了，对你称许几句，你也一定会很高兴的。可见，化妆会使你保持自信、乐观、心情舒畅。不过不要浓妆艳抹，那样对孕妈妈和胎儿都是不利的。

03 哪些因素可导致羊水早破

羊水早破的危害

首先，增加了母婴的感染率。羊膜腔过早地与外界相通，便于微生物的入侵，从而易导致孕妈妈产褥感染和胎儿吸入性肺炎。

其次，可引起早产。羊水早破，胎儿生存环境改变，妊娠不得不提前结束。

最后，易发生脐带脱垂。意外破水时，脐带会与流出的羊水一同滑出，引起胎儿宫内缺氧，甚至危及胎儿生命。

羊水早破的表现及判断

典型表现是孕妈妈突然感到阴道内有液体流出，开始大量，继而少量或间断排出，

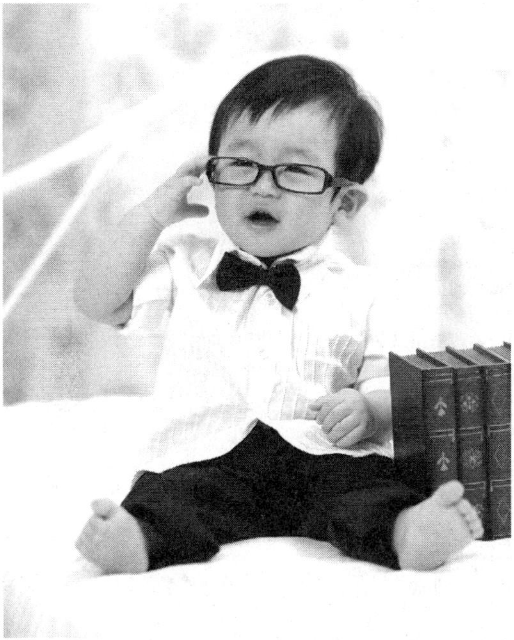

当咳嗽、打喷嚏或负重时，流量会加大。但是，如果破口比较小或位置比较高、阴道流水不多，判断起来就比较困难。特别是在妊娠晚期，由于尿道口比较松弛，用力时常有尿液溢出，加上此时阴道分泌物较多，到底是羊水还是分泌物流出，往往一时难以判断，常常会使羊水早破得不到及时诊断。一个简单而又实用的方法是用pH试纸蘸一下阴道流出的液体，如果试纸显蓝色，流出的就可能是羊水，宜尽快去医院就诊。

羊水早破的处理

首先，孕妈妈不要惊慌，应安静地平卧在床上，把枕头放在臀下，抬高臀部，尽量保持头低臀高位。这样做的目的是防止脐带脱垂，尤其是胎儿臀位和双胎产妇更应该注意。其次，羊水早破意味着分娩的到来，宜马上去医院待产。入院后，根据孕妈妈的具体情况，医生会作出相应的处理。一般情况下，破膜后24小时内孕妈妈会临产，如果破膜24小时后仍无临产征兆，应注意观察胎儿及产妇的心率、体温、白细胞的变化，及时使用抗生素以防治感染。孕龄大于36周、24小时后未临产者应积极催产；孕龄小于36周的孕妈妈在预防感染的前提下应继续妊娠一段时间，以保证胎儿的正常生长发育。

羊水早破的预防

第一，孕妈妈要积极防治各种妇科疾病，特别是生殖道感染；胎位不正的要及时纠正胎位，尤其在妊娠前7个月。

◎ 孕妈妈一定要相信自己产后能恢复苗条的身材，并且还会增加一种母性的成熟美。

第二，要尽量避免到人群拥挤的地方（如去电影院、去商场、乘公交车等），被行人不小心撞到而早破水的孕妈妈并不少见。

第三，做家务或工作时要劳逸结合，避免过度劳累，保证充足睡眠，避免攀高、举重物等危险的动作，双胎或羊水多的孕妈妈要在怀孕后期使用“腹兜”。

第四，不要在过于平滑或不平的地面上行走，不要穿高跟鞋。行走速度不宜过快，以免摔倒。

第五，怀孕中期过性生活时要避免用力过度，怀孕后期应避免性生活，以免发生意外。

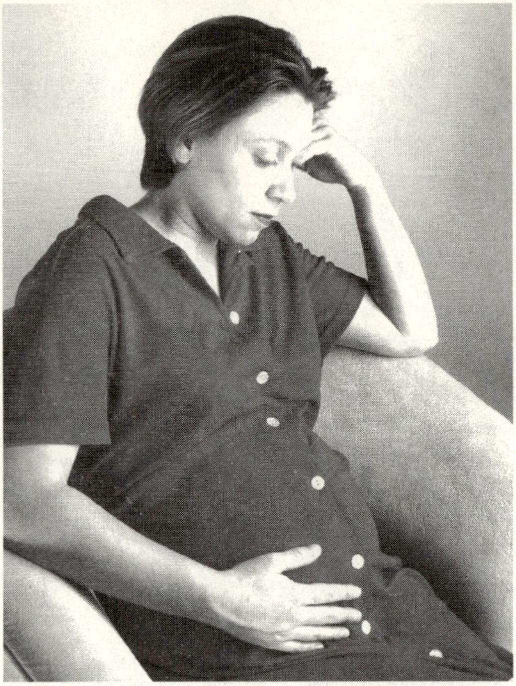

04 缓解孕妈妈头晕有妙招

有的孕妈妈会感觉一阵阵头晕，尤其是在变换体位时。如果医生认为你没有什么问题，就不要烦恼和担心，试着按如下要求做，或许能改善你的状况：

◆ 不要长时间站立。

◆ 不要长时间走路，尤其是逛街，你会在不知不觉中走很长的路。

◆ 当你坐着时，如果有人叫你，千万不要突然起身，而要慢慢地从坐位变成立位。

◆ 躺着时，如果你要起来，最好先趴过来（以膝盖和前臂支撑身体），然后再慢慢起来。

◆ 血糖低会使你头晕，如果你感觉头晕，吃点东西是否能够缓解头晕？能的话，就在三餐以外，加一两次点心。

◆ 天气热，气压低会使你感到头晕，你要尽量避开闷热的房间。

◆ 如果你感觉有些头晕，躺下来休息一下；如果不能缓解，或头晕很重，要与医生联系。

05 孕妈妈哪种睡姿最好

左侧卧位的优点

妇产科专家在长期的临床中发现，妊娠晚期孕妈妈左侧卧位，不但有利于孕妈妈将来的分娩，还有利于胎儿的生长发育。

◆ 减轻子宫右旋，缓解子宫供血不足。随着胎儿胎龄的增加，孕妈妈的子宫不断增大，到临产前，腹腔都被子宫占据了，使其他组织、器官受到挤压。由于下腹部乙状结

胎教圣经

◎ 颜色明快、合适得体的孕妇装束，一头干净利索的头发，再加上面部恰到好处的淡妆，便显得精神焕发。

肠的解剖位置关系，妊娠晚期孕妈妈的子宫会不同程度地向右旋转，从而使维护子宫正常位置的韧带和系膜处于紧张状态。系膜中供给子宫营养的血管因此受到牵拉挤压，影响对胎儿的氧气供应，造成子宫内的胎儿慢性缺氧，严重者还会引起胎儿窘迫症甚至死亡。如孕妈妈采取左侧卧位，就可缓解子宫的右旋，缓解子宫供血不足的状况。

◆ 减轻孕妈妈下肢静脉压力，减轻下肢水肿。一般情况下，孕妈妈多少会有些下肢水肿现象，这是由于下肢静脉受到压迫，使下肢毛细血管压超过血浆渗透压，致使体液渗出血管壁进入组织间隙所造成的。如果孕妈妈采取左侧卧位，可以减少对下肢静脉的压力，下肢适当抬高加速静脉回流，从而可以减轻下肢水肿。

◆ 增加孕妈妈心脏排血量，减少孕妈妈低血压综合征。在正常情况下，怀孕后期妊娠子宫都向右旋，使子宫动脉受到一定的扭曲，左侧卧位可使右旋的子宫向左旋，从而进一步缓解对腹腔血管的压迫，有利于改善胎盘的血液循环。科学研究证实，孕妈妈如果从仰卧改为侧卧，心脏的排血量可增加22%，这样又可以减少孕妈妈低血压综合征的发生。

● 孕妈妈仰卧位的弊端

妊娠晚期（怀孕8～10个月）的孕妈妈，睡眠不宜采取仰卧位，因为仰卧会挤压腹腔中的腹主动脉和下腔静脉等大血管，造成部分组织和器官的动脉血液供应不足，静脉血液回流障碍，使子宫本身的血流量也供应不足；与此同时，长时间仰卧的孕妈妈，其肾脏血液的供应也会有所不足，这就会引起血管紧张素含量的增高，促使血管收缩。这时孕妈妈比较容易出现妊娠高血压，或者由于排尿量减少而出现水肿现象。孕妈妈倘若以左侧卧位，就可以减轻甚至消除水肿或高血压现象。

另外，仰卧时，胎盘的供血减少，子宫血流量不足，使缺血的胎盘释放出大量的肾上腺素，肾上腺素进入母体血液循环，可导致动脉压增高，易发生和加重妊娠中毒症。

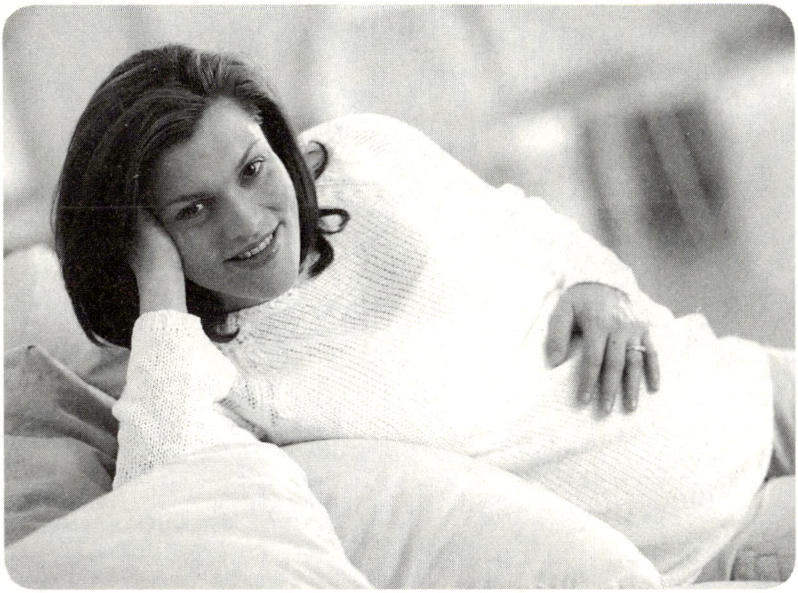

◎ 仪容美的关键在于整洁，孕妈妈只要注意卫生，保持整齐，形象一定会大为改观的。况且，怀孕虽然使以前的体态美消失了，但同时又是另一种美。

第五节 孕妈妈胎教必读

01 孕7月胎教安排

语言刺激是听觉训练的一个主要内容。讲故事,是语言胎教最方便、有效的一个方法。讲故事时,孕妈妈应采取一个自己感到舒服的姿势,精力要集中,吐字要清楚,声音要和缓,既要避免高声尖气喊叫,又要防止平淡无味照书念,而应以极大的兴趣绘声绘色地讲述故事的内容。孕妈妈一定要把感情倾注于故事情节中去,通过语气、声调的变化,将喜怒哀乐传递给胎儿,使胎儿受到感染,单调和毫无生气的声音是不能唤起胎儿反应的。

故事的内容宜轻快、和谐、短小,最好选择那些色彩丰富、富于幻想的故事。故事的主旨应该是歌颂勇敢、理想、幸福、友爱、聪明、智慧;那些容易引起恐惧、伤感以及使人感到压抑的故事,就不适宜讲给胎儿听。父母也可自编,任意发挥故事内容。此外,孕妈妈还可以给胎儿朗读一些轻快、活泼的儿歌、诗歌、散文以及顺口溜等。

孕妈妈讲话的声音对胎儿有很好的情绪安抚作用,因此,孕妈妈要多和胎儿说话,通过许多有趣的胎教游戏,增加与胎儿的互动。在日常生活中,孕妈妈可以随时用温柔的声音,向胎儿"介绍"亲朋好友,告诉他大家都很喜欢他。胎儿若经常听到孕妈妈的声音,出生后,对妈妈所说的话会有安全感,孕妈妈对胎儿的爱,可以通过声音,在孕期表达出来。对话胎教从来都需要准爸爸的参与,准爸爸浑厚的低音更容易传达到子宫内部,久而久之对胎儿而言也是一种良好的语言刺激。

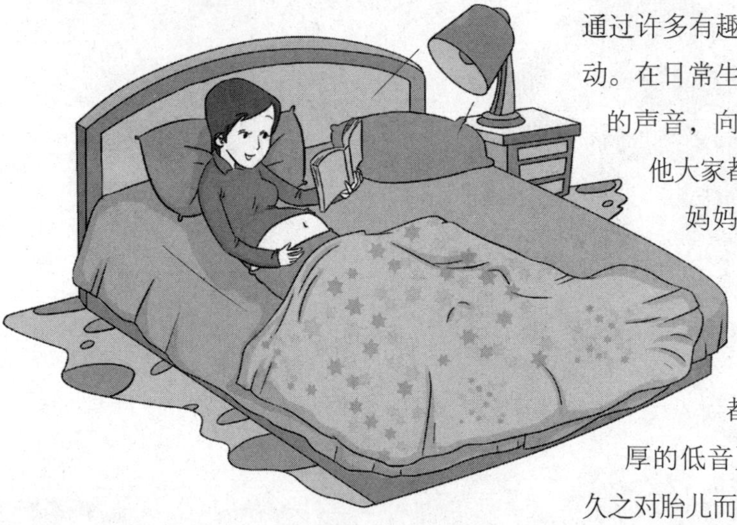

胎教圣经

◎ 怀孕初期皮肤会变得粗糙、敏感,这是因为皮脂腺分泌失调所致。所以,不必乱抹药或者更换化妆品。如果情况不是特别糟糕,不必求医,也不必着急,仍可用以往的化妆方法。保持面部清洁非常重要,要经常洗脸,保持脸部清洁,充分休息,摄取适当的营养。到了怀孕中期,一切都会好转。

02 孕7月情绪胎教

怀胎十月，孕妈妈同时担负着两个生命的新陈代谢和情绪起伏，实在不是件很轻松的事。而保持愉悦的心情则是对胎儿最好的胎教。胎儿期，如果孕妈妈心情舒畅，胎儿在心理发展的情感、个性、智慧和能力等方面就是良好的，出生后宝宝的直觉力、想象力、空间感、创造力都比较好。千万不要小看肚子里的胎儿，他们完全能理解妈妈的感情。妈妈难过、悲伤、紧张的情绪都会通过神经系统分泌的激素随着血液进入胎儿体内，使胎儿产生与妈妈一样的情绪特征。

建议年轻的孕妈妈、准爸爸们，在繁忙的工作之余，尽量多地创造两人与腹中宝宝在一起的时间，多和宝宝说说话，告诉他你们有多爱他。你们一起讨论开心的话题时不妨也让宝宝加入进来。伴侣间尤其要有“忍一时风平浪静，退一步海阔天空”的相互体谅、相互谦让的精神，尽量给宝宝创造一个和谐的氛围。还有，工作忙碌的孕妈妈，要时常与宝宝对话，告诉他你现在工作的重要性和必要性，以得到宝宝的理解。这样的心理培养有助于宝宝情商的培养，有助于宝宝在未来竞争社会中的处世为人。

胎教的最大障碍是孕妈妈心烦意乱、惶恐不安，因为胎儿可以感受到孕妈妈的这种情绪，从而影响胎儿的接受能力。当情绪不够稳定的时候，可以调整一下呼吸方法。不仅在胎教前，而且要在每天早上起床时、中午休息前、晚上临睡时，各进行一次这样的呼吸。这样，妊娠期间动辄焦躁的精神状态可以得到改善。这种呼吸法对稳定情绪和集中注意力是行之有效的，能进一步提高胎教效果。

03 环境胎教使胎儿健康成长

美化居室环境

居室环境对于孕妈妈是非常重要的，最基本的要求是要使居室整洁、雅观。可以在居室的墙壁上悬挂一些活泼可爱的婴幼儿画片或照片，他们可爱的形象会使孕妈妈产生许多美好的遐想，形成良好的心理状态。悬挂一些景象壮观的油画也是有益的，它不仅能增加居室的自然色彩，而且能使人的视野开阔。可以在居室悬挂一些隽永的书法作品，时时欣赏，以陶冶性情。书法作品的内容常常是令人深思的名句，从中不仅能欣赏字体的美，更能感到有一种使人健康向上、给人以鼓舞和力量的作用在时时激励自己。可以对居室进行绿化装饰，而且应以轻松、温柔的格调为主，无论盆花、插花装饰，均以小型为佳，不宜大红大紫，花香也不宜太浓，孕妈妈处在被花朵装饰得温柔、雅致的房屋里，一定会有舒适轻松的感觉，这有利于消除孕妈妈的疲劳，增添情趣。在优美的居室里，孕妈妈可以培养自己更广泛的兴趣，如自己种一些花草、喂养一些漂亮的小鱼等，这些都能够陶冶孕妈妈的情操。

◎ 因为有强烈的妊娠反应，营养跟不上，脸色会失去以往的红润，所以化妆要尽量明亮，给人以爽朗、明快的感觉。

爱你就像爱生命

宝贝，7个月对你来说是个里程碑，因为你现在已经是个大孩子了，从生理角度讲，如果你现在出来都已经具备了独立生存的能力，当然希望你不要那么着急，妈妈肚子里面虽然挤了点，但还是很安全、很舒服的，你还是安心待够时间吧。

其实妈妈挺粗心的，说是给你写日记，但是把最关键的一件事情给忘了，就是第一次感觉到胎动的时候，大概是在16周。现在你的动作十分有力，晚上妈妈经常会被你弄醒。有时妈妈压到你了，你会马上飞起一脚，还好妈妈能及时心领神会，调整姿势，然后你就乖了。就连妈妈坐久了你都会不高兴，时不时提醒一下妈妈该运动一下了。今天妈妈特别想送你一首小诗，虽然不是妈妈自己创作的，但是依然能够表达妈妈爱你的心情哦。

亲爱的孩子，
亲爱的孩子，
我能给你什么呢？
除了一颗深爱你的心。
人生路上，
我只是你的引路人。
我给的不只是鲜花，
更多的是掌声。
亲爱的孩子，
路是要靠自己走啊！
不怕跌倒不怕受伤，
要果敢、坚韧、自强。
亲爱的孩子，

妈妈希望你能，
健康、快乐、幸福地成长。
妈妈希望你能有
一个无憾的人生！

孩子，妈妈能为你做的事情有很多很多，很多东西是我能给予你的，许多东西又是需要你自己去努力获得的：我能给予你生命，但不能够替你生活；我能教你许多东西，但不能强迫你学习；我能指导你如何做人，但不能为你选择你人生的道路；我能告诉你如何分辨是非，但不能替代你的判断；我能告诉你真挚的友谊是什么，但不能替你选择朋友；我能与你畅谈人生的真谛，但不能替你赢得声誉；我能告诉你如何生活得更有意义，但不能给你永恒的生命；我能尽自己最大的努力给予你最好的东西，但不能给予你前程和事业。孩子，我能为你做很多，因为妈妈爱你，但是，你要明白，即使我愿意永远和你在一起，还是要由你自己作出那些重要的决定。为此，妈妈只求灿烂的阳光永远照亮你的人生之路。

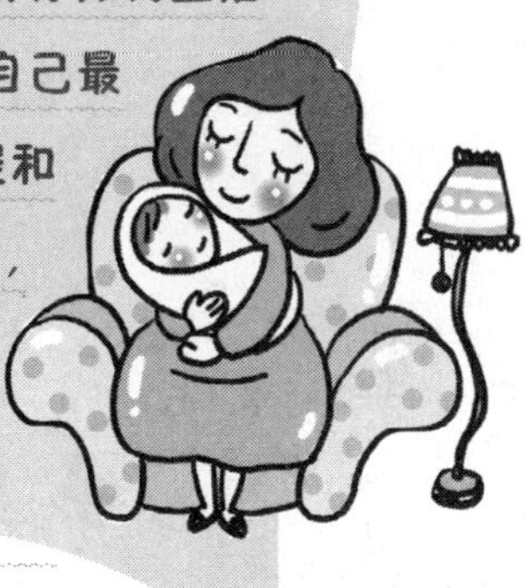

编者按语

孕晚期的到来，使得孕妈妈的情绪起伏比较大，一方面为整个孕程的即将结束而欣慰，另一方面又为即将面临的分娩而不安和焦虑，缓解这种矛盾心情的最好办法就是尽早使自己进入分娩的状态，提前学习有关分娩的知识，不打无准备之战。

★ 第八章 ★ Chapter 8

怀孕第八个月

恭喜你！从现在开始，你已步入孕晚期了。还有两个多月就有一名新成员加入你的家庭了，是不是感到非常兴奋和期待呢？经历了前7个月的种种身体上的不适，孕妈妈终于顺利步入了孕晚期，已经到了最后的阶段，孕妈妈们要继续努力，使自己的身体状态保持在最佳状态，以迎接宝贝的到来！本章会继续为孕妈妈们指导孕程，使孕妈妈在心理、生理上都能达到一个良好的状态。

第一节 孕8月胎儿发育状况

01 第二十九周胎儿发育状况

怀孕第二十九周时，胎儿的发育继续进行，对外界的刺激反应也更为明显，胎儿的头部随着大脑的发育而增大。29周的胎儿现在坐高为26～27厘米，体重约1300克，这时的胎儿，如果是男孩，他的睾丸已经从腹中降下来；如果是女孩，可以看到胎儿突起的小阴唇。胎儿这时大脑发育迅速，头也在增大，听觉系统也发育完成，胎儿此时对外界刺激反应也更为明显。每度过1周，胎儿出生时健康、强壮的可能性就越大。他的脑部能指引有规律地呼吸和控制体温，即使这时早产，

胎教圣经

◎ 晚上的皮肤护理也不能忽视，用一种不含去垢剂的中性乳液洗脸。然后，用凉水将皮肤洗净。用冷霜敷在脸上，轻轻按摩，最后用热毛巾擦掉，用乳液滋润。这样，可以使你不经化妆，便得到娇艳的脸庞。

宝宝也不太需要呼吸协助。现在，由于脑波运动，胎儿甚至能够做梦了。

02 第三十周胎儿发育状况

30周的胎儿现在身高约44厘米，体重约1500克。胎儿的头部在继续增大，大脑的发育也非常迅速。大脑和神经系统已经发达到一定的程度，皮下脂肪继续增长。

这周胎儿的眼睛可以开闭自由，大概能够看到子宫中的景象，胎儿还能辨认和跟踪光源。但是可不能期待出生后的宝宝一开始就是个“火眼金睛”，通常宝宝在刚出生的时候只能看到很近距离的东西，逐渐才能看到远处的物体和人。胎儿在子宫中被羊水所包围，随着胎儿的增长，胎动逐渐地减少。

03 第三十一周胎儿发育状况

31周的胎儿身体和四肢继续长大，直到和头部的比例相当，胎儿现在的体重为2000克左右。胎儿的皮下脂肪更加丰富了，皱纹减少，看起来更像一个婴儿了。胎儿这时候各个器官继续发育完善，肺和胃肠接近成熟，可以有呼吸能力和分泌消化液的能力。胎儿喝进去的羊水，经过膀胱排泄在羊水中，这是在为出生后的小便功能进行锻炼。

04 第三十二周胎儿发育状况

现在，是不是见到小宝宝的心情越来越迫切了？其实，你的小宝宝也在为出生做着最后的准备，他在努力地成长哦！32周的胎儿身长约45厘米，体重约2000克。他可能已经长出了满头的头发或者说绒毛，脚指甲也全部长出来了。通过B超可以看到胎儿的皮肤变得比以前透明和粉红，因为脂肪层在皮肤下面沉积了。胎儿的肺和胃肠功能接近成熟，已具备呼吸能力，能分泌消化液。他喝进的羊水，经过膀胱再排回羊水中。

此时胎儿的各个器官继续发育完善，肺和胃肠功能已接近成熟，已具备呼吸能力，能分泌消化液。胎儿的“呼吸课程”继续促进肺的进一步发育成熟。胎儿的生殖器发育接近成熟。除此之外，胎儿已经长出一头的胎发，但头发稀少，不过宝宝出生后头发的浓密稀疏并不取决于这时候胎儿头发的疏密。

胎儿的五种感觉全部开始工作，他能炫耀一项新本领了——将头从一边转向另一边。他的内脏器官正在发育成熟，脚指甲全部长出，头发仍在生长。虽然他继续坚持练习睁眼、闭眼，但每天有90%～95%的时间是在睡眠中度过的。

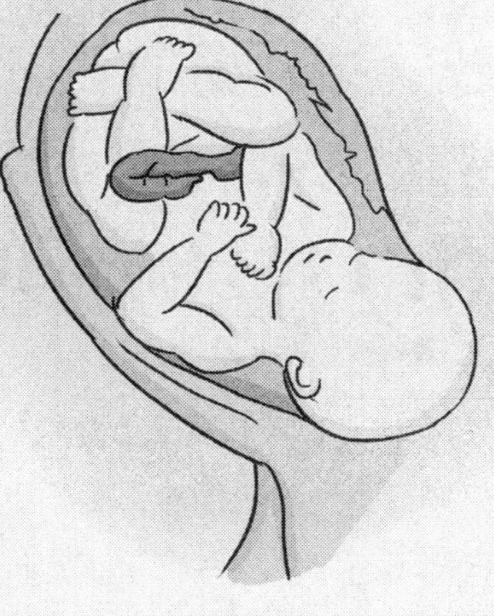

◎ 怀孕初期，皮下脂肪日益丰腴，汗和皮脂也比以前增多，一定要经常清洗，否则皮肤发痒，很容易得皮肤病。

第二节 孕8月孕妈妈身体变化

01 第二十九周孕妈妈身体变化

本周孕妈妈的体重增加了8.5~11.5千克，子宫的顶部比肚脐高7.6~10厘米。躺久了，你可能会出现头晕、心慌、出汗等症状，这就是仰卧综合征，出现这个症状的时候改换左侧卧位就可缓解了。便秘、背部不适、腿肿及呼吸的状况可能会恶化。正确的姿势、良好的营养及适当的锻炼和休息将会改善这些问题。

最后3个孕月，大约有20%的孕妈妈会发生鼻子通气不畅或鼻出血的情况。这种情况不一定是得了感冒，大多是内分泌系统分泌的多种激素刺激鼻黏膜，使鼻黏膜血管充血、肿胀引起的。一旦分娩，鼻塞和鼻出血随之消失，不会留下后遗症。

02 第三十周孕妈妈身体变化

30周的时候子宫已上升到横膈膜，因此孕妈妈会感到呼吸困难，喘不上气来，吃饭后胃部不适等。这些都是正常现象，不必担心。另外，随着胎儿头部开始下降，进入骨盆，不舒适的感觉也会逐渐减轻。

孕妈妈这时会感到身体越发沉重，肚子大得看不到脚下，行动越来越吃力。呼吸困难，胃部不适。有些孕妈妈还会出现妊娠高血压综合征、贫血、静脉曲张等症状，如有症状

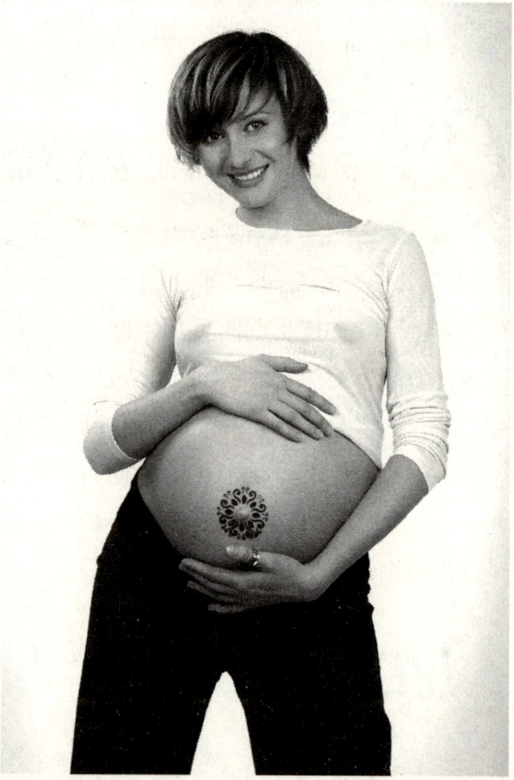

胎教圣经

◎ 夏天因为出汗较多，最好每天都洗澡。沐浴时，水不要太热，太热易使人疲劳；水也不要太凉，太凉会引起子宫收缩和出现蛋白尿。

应及时就医。这时一旦发生不规律宫缩应立刻停下来休息。

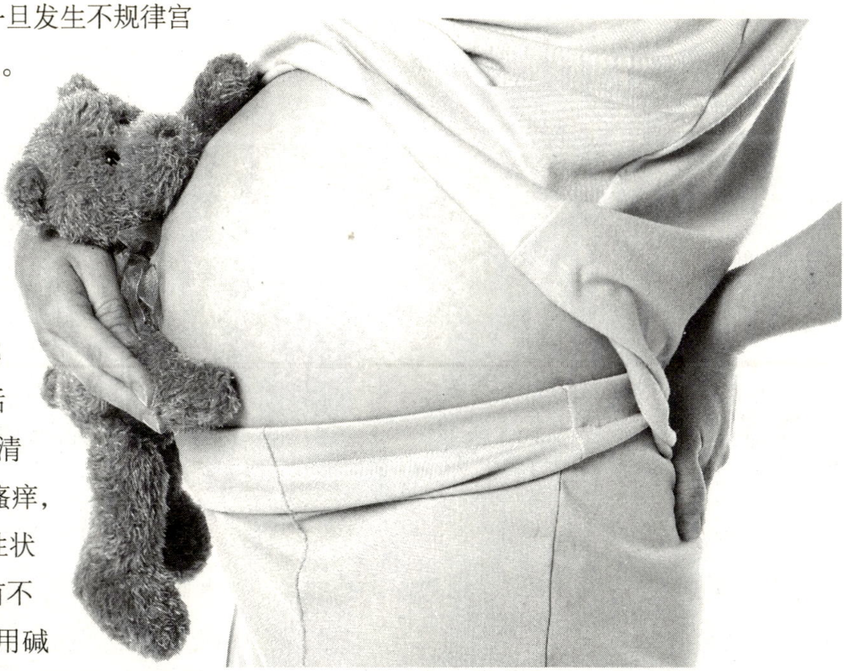

到了孕晚期，白带会越来越多，护理不恰当就可能引起外阴炎和阴道炎，导致胎儿在出生经过阴道时被感染。因此，日常生活中要注意保持外阴清洁卫生。外阴出现瘙痒，白带增多，颜色及性状也发生了变化，并有不好的味道，不要使用碱性大的肥皂清洗外阴，要赶快去看医生，按医生指导护理。

03 第三十一周孕妈妈身体变化

随着胎儿的增大，他在子宫内的活动空间越来越小了，胎动也有所减少。这时孕妈妈会感到呼吸越发的困难，喘不上气来；乳头周围、下腹及外阴部的颜色越来越深，有些孕妈妈身上的妊娠纹和脸上的妊娠斑也更为明显了。

由于子宫对胃部的压迫，使孕妈妈很容易有饱胀感，因此这时最好少食多餐，以减轻胃部的不适。很多孕妈妈觉得睡眠更加不好了，起、卧、翻身都有些困难，好像怎么躺都不舒服。专家建议这时最好采用左侧卧的姿势。

04 第三十二周孕妈妈身体变化

32 周的时候孕妈妈会发现胎儿的胎动越来越少了，因为胎儿越来越大了，他活动的空间在减少，他的手脚不能自由地伸展了。

孕妈妈体重增加了 1.3～1.8 公斤，最后这个时期，体重增加 0.5 公斤是很正常的，因为现在胎儿的生长发育相当快，他正在为出生作最后的冲刺。

孕妈妈们现在每天中午最好保证有 1 小时的午睡时间，但午睡要有个限度，最多不能超过 2 小时。有工作的孕妈妈睡不了午觉，在晚上就更需要多一些时间睡觉或在工作岗位上注意休息。千万别为了工作就不顾睡眠，这样会严重影响胎儿的生长发育。

◎ 洗澡的时间不要过长。洗的时间太长，会引起头晕，更易着凉感冒，还会使纤维组织变软。

第三节 孕8月孕妈妈生活指南

01 孕妈妈孕8月生活细节

◆ 从现在起，每2周作一次产前检查。

◆ 最好测查血型，以防意外时可立即配血、输血。

◆ 凡O型血孕妈妈都应在分娩前测定血清血型抗体浓度，如果浓度高需服用减少或中和抗体的药物，避免胎儿出生后发生溶血或减轻溶血。

◆ 每天早晨起床后，先喝一杯凉开水再吃早餐，这样有助于预防便秘。

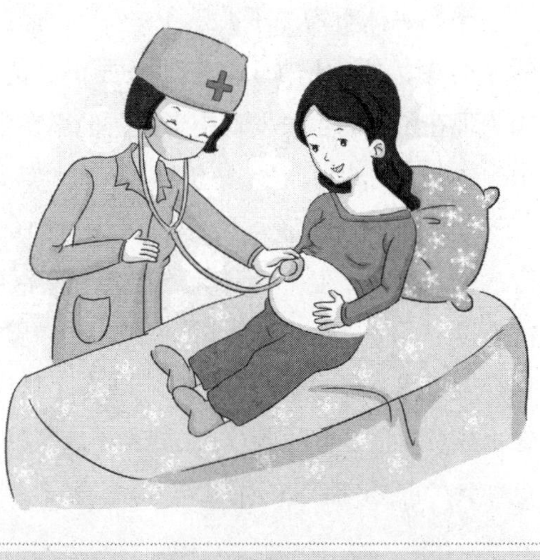

◆ 每天晚上入睡前先作5分钟的乳房按摩，疏通乳腺管为哺乳作准备。

◆ 枕头不宜太高，这样易使颈胸处弯曲过大，不仅不利于呼吸，还压迫胎儿。

◆ 外出时尽可能避开强烈日光直晒，最好戴上遮阳帽或撑上遮阳伞，以防色素斑加重。

◆ 为减轻胃部胀满感，每次不要进食太多，进餐次数可增加到5次以上。

◆ 只要天气允许，每天出去散散步。

◆ 准备一个人体秤经常测查体重。如果腿部水肿在早晨起床后还未消失，应马上去告诉医生。

02 合理调节营养和饮食

进入第八个月，孕妈妈会因身体笨重而行动不便。子宫此时已占据了大半个腹部，孕妈妈的胃被挤压，饭量受到影响，因而常常有吃不饱的感觉。这个月，孕妈妈的营养饮食和保健依然要有所偏重，做到有的放矢。

在这个时期，母体基础代谢率增到最高峰。应尽量补充营养，实行一日多餐，均衡

胎教圣经

◎ 洗澡时动作要轻缓，注意身体平衡，千万不要摔跤。

摄取各种营养素，防止肥胖和发育迟缓。在本月中，胎儿开始在肝脏和皮下储存脂肪。此时如果糖类摄入不足，将导致母体内的蛋白质和脂肪分解，易造成蛋白质缺乏和酮症酸中毒。各种鱼、虾、鸡肉、鸡蛋、奶和豆制品都可以提供优质的蛋白质。

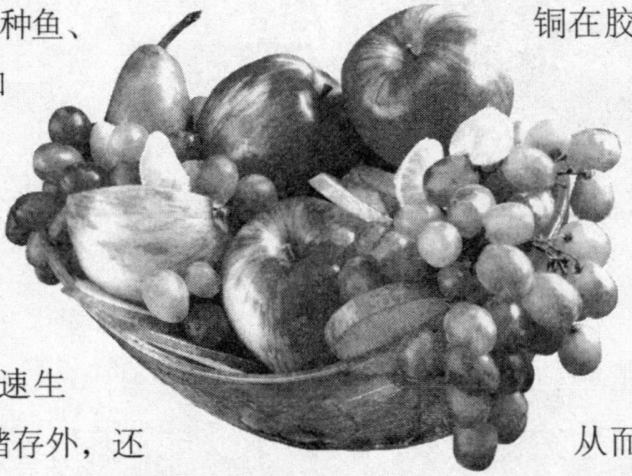

孕8月应保证热量的供给，除需大量葡萄糖供给胎儿迅速生长和体内糖原、脂肪储存外，还需要一定量的脂肪酸，尤其是亚油酸。此时也是胎儿大脑增殖高峰期，大脑皮质增殖迅速，丰富的亚油酸可满足大脑发育所需。孕妈妈可通过植物油进行补充，玉米、花生、芝麻等果实也含亚油酸。

孕晚期胎儿的营养需求达到了最高峰，你需要摄入大量的蛋白质、维生素C、叶酸、B族维生素、铁和钙，每天大约需要200毫克的钙用于胎儿的骨骼发育。这时胎儿的骨骼、肌肉和肺部发育正日趋成熟。

孕妈妈所吃的食物品种应多样化、荤素搭配、粗细粮搭配、主副食搭配，且这种搭配要恰当。副食品可以选择：牛奶、鸡蛋、豆类制品、禽肉类、瘦肉类、鱼虾类和蔬果类。总而言之，孕妈妈不能挑食；还要适当补充铁，防止贫血；补充钙、磷等有助于胎儿骨骼及脑组织发育；补充钙质可经常吃些牛奶、豆制品、骨头汤和小虾皮等。

在本月，为了减少胎膜早破的危害，还应增加铜的摄入量。近年来随着对微量元素的重视和检测方法的改进，发现胎膜早破产妇的血清铜值均低于正常破膜的产妇。这说明胎膜早破可能与血清铜缺乏有关。铜在胶原纤维的胶原和弹性蛋白的成熟过程中起关键作用，而胶原和弹性蛋白又为胎膜提供了特殊的弹性与可塑性。如果铜元素水平低就极易导致胎膜变薄，脆性增加，弹性和韧性降低，从而发生胎膜早破。人体内的铜通常以食物摄入为主。含铜量高的食物有肝、豆类、海产类、贝壳类水产品、蔬菜、水果等。如孕妈妈不偏食，多吃上述食物是不会发生铜缺乏症的，也就可以减少发生胎膜早破的机会。

为了维持身体热量需求和减少胎膜早破的危害，孕8月的主打营养是糖类和铜。

03 宝宝大脑发育必需的营养素

这个月是胎儿大脑增殖高峰期。

胎儿大脑发育必需的营养素：

◆ 脂肪。来源主要是日常生活中食用的豆油、菜油、花生油、芝麻油等植物油和猪油、牛油、羊油等动物油。还有核桃仁、鱼、虾、动物内脏等。

◆ 蛋白质有动物蛋白，如肉、鱼、蛋等，植物蛋白主要是豆制品。另外还有维生素C、钙、糖、B族维生素、维生素A、维生素E、碘。

◎ 每天早上要用温水清洗乳头，以保持乳房的清洁。

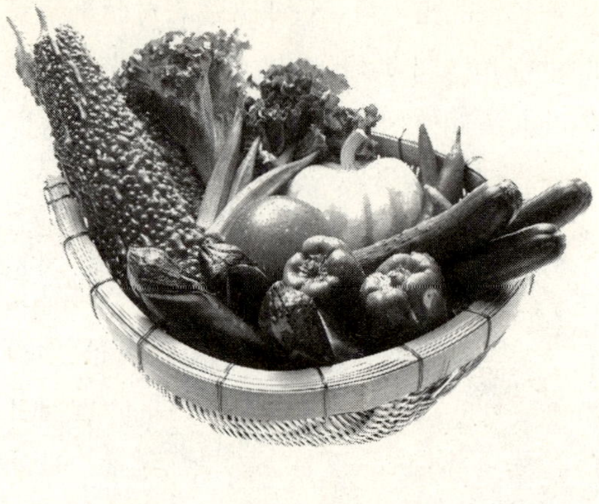

妊娠晚期应适当补充铁元素。

孕晚期，胎儿的体重增加很快，如果营养跟不上，孕妈妈往往会出现贫血、水肿、高血压等并发症。这一时期孕妈妈需要补气、养血、滋阴，营养增加总量为孕前的20%～40%。

04 孕8月孕妈妈的营养食谱

三文鱼千层饭

三文鱼中含有丰富的不饱和脂肪酸，能够有效降低血脂和血胆固醇。所含的Ω-3脂肪酸更是脑部、视网膜及神经系统必需的营养物质，能补充脑力开发必需的脂肪酸及氨基酸，鱼肝油中还富含维生素D，能促进机体对钙的吸收利用，有助于生长发育。

◆ 材料：熟三文鱼3片，鱼卵1汤匙，黄瓜1/2根，米饭3两。

◆ 做法：事先准备好一个形状漂亮的空容器，以便将原料放入其中；黄瓜洗净切片，熟三文鱼切小片；按照黄瓜片、熟鱼片、米饭、熟鱼片、黄瓜片、米饭的顺序，将各原料依次层层叠放入容器中；将容器紧压快速倒扣入盘中，撤走容器，在最上方的黄瓜片上略撒鱼卵即可。

莴苣肉片

莴苣含钾量较高，有利于促进排尿，它还含有碘元素，经常食用有助于消除紧张。莴苣中丰富的氟元素可促进牙齿和骨骼的生长；猪肉为人体提供优质蛋白质和必需的脂肪酸、血红素，具有补中益气、生津液、润肠胃、泽皮肤等作用。在孕晚期，孕妈妈临近分娩，会出现紧张、睡不着觉的情况，莴苣和猪瘦肉同食，有利于消除紧张，帮助睡眠，还能补中益气、养血补血。

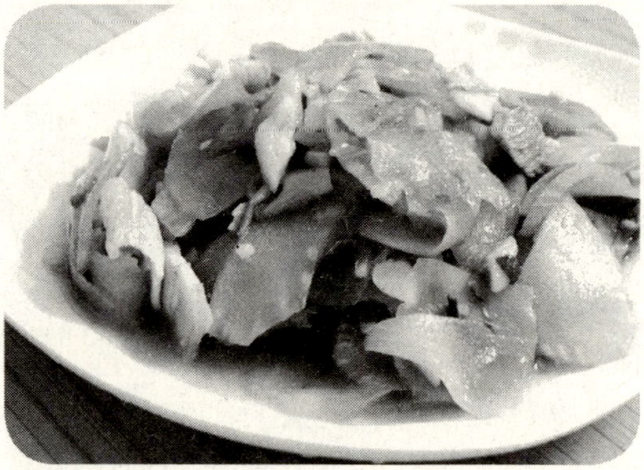

◆ 材料：莴苣300克，瘦猪肉150克。

◆ 调料：酱油、料酒各少许，精盐、醋、蛋清、淀粉、淀粉水、鸡精、葱段、姜片各适量。

◆ 做法：将莴苣去皮，择洗干净，切成薄片；瘦猪肉洗净，切片，盛放在碗内，加入精盐、酱油、料酒和蛋清一起搅拌，然后加适量淀粉抓匀上浆；锅中油烧至八成热，爆香葱段和姜片，再加入瘦猪肉片翻炒；然后放入莴苣、料酒、酱油、醋、精盐和鸡精一起翻炒，快熟时，加少许水淀粉勾芡，翻炒均匀即可起锅。

口蘑鸡片

◆ 材料：鸡肉150克，水发口蘑50克，鸡蛋1个（取蛋清），油菜心、芦笋段各15克。

◆ 调料：料酒、干淀粉、精盐、水淀粉、芝麻油、植物油、鸡汤各适量。

◆ 做法：将鸡肉洗净，切薄片，加入鸡蛋清、干淀粉调匀；油菜心洗净，切片，焯水；水发口蘑洗净，切片，备用；锅置火上，倒油烧热，放入鸡肉片滑熟，捞出，备用；锅留底油，加入鸡汤、芦笋段、精盐、料酒煮沸，加入口蘑片、鸡肉片、菜心片烧至入味，用水淀粉勾芡，淋入芝麻油即可。

木耳鸭肝烩

◆ 材料：鲜鸭肝300克，红甜椒20克，木耳20克。

◆ 调料：植物油、精盐、味精、胡椒粉、料酒、水淀粉、葱段、姜片、芝麻油各适量。

◆ 做法：鸭肝切厚片；木耳用温水泡发后洗净切小朵；红甜椒切成红甜椒圈；锅内加水，待水开后下入鸭肝，用中火稍煮一会儿，倒出冲洗干净；另起锅倒入油烧热，爆香葱段、姜片，下鸭肝、木耳、红甜椒圈，加入少许料酒翻炒一下，加入少许清水用中火焖5分钟，再放入精盐、味精、胡椒粉焖2分钟至入味，用水淀粉勾芡，淋上芝麻油即可。

香菇豆腐汤

香菇益肠胃，理气，又含有脂肪、蛋白质、钙、磷等较多的营养物质，是不可多得的保健食品，孕晚期可多食一些。

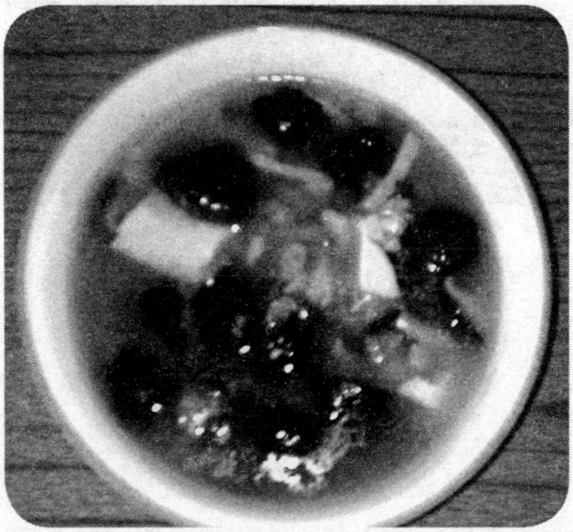

◆ 材料：鲜香菇100克，豆腐1块，青蒜段10克，海米5克。

◆ 调料：精盐、鸡精、芝麻油、姜末、醋、清汤各适量。

◆ 做法：把香菇和豆腐分别洗净，切成小片；锅置火上倒入清汤，放入豆腐、香菇、泡洗好的海米、精盐和姜末烧沸，撇去浮沫，撒上青蒜段，加入醋，淋入芝麻油，撒入鸡精，熟后即可出锅。

冬瓜羊肉汤

羊肉大补，可以生气、血，冬季吃羊肉可益气补虚，促进血液循环，增强御寒能力。冬瓜羊肉汤健脾益气，利水安胎，是孕期一款很好的美味汤。

◎ 到了怀孕后期，鞋子应宽大一些。因为在这期间，双脚会有轻微肿胀的趋势。

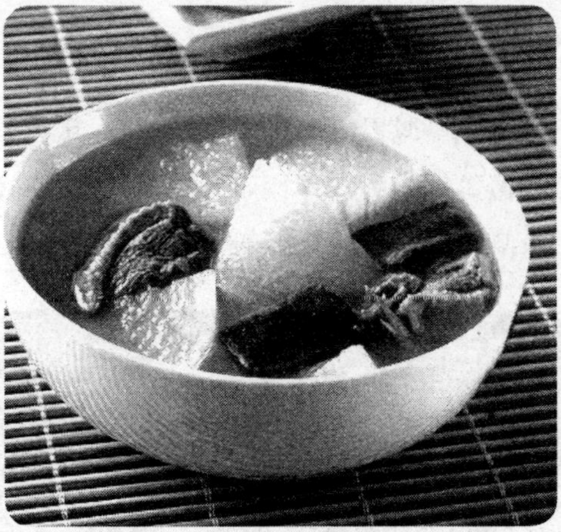

◆ 材料：冬瓜100克，瘦羊肉80克，枸杞3克，生姜10克，葱10克。

◆ 调料：花生油10克，精盐8克，绍酒3克，胡椒粉、清汤少许。

◆ 做法：将冬瓜去皮、去子切成厚片，羊肉切片后加入绍酒、胡椒粉腌好，生姜去皮切片，葱切成花；烧锅下油，放入姜片炝香锅，注入适量清汤，加入冬瓜，用中火煮至冬瓜六成熟；再下入羊肉片、枸杞，调入精盐，煮透，撒入葱花即可。

芦笋虾仁卷

芦笋含有丰富的铁、维生素C、维生素E、维生素A及叶酸，所含的β-胡萝卜素比菠菜多，是很好的抗氧化食物。

◆ 材料：芦笋、糯米粉、豆芽、虾、火腿肠、粉皮、葱段、海鲜汁各适量。

◆ 做法：在糯米粉中加入少量水和几滴油调匀成糊状，但不要太稠；蒸锅中加少量水烧开，用勺子将米糊均匀浇在蒸锅的布上，用手抹匀；用手将制作好的粉皮揭起（屉布一定要先用温水浸湿，以免粘锅）；将芦笋、豆芽、虾用水焯一下，再与火腿肠（切丝）下油锅略炒；用粉皮将炒好的芦笋、豆芽、虾和火腿丝包裹好，用葱段系紧；最后浇上海鲜汁。

凉拌芹菜叶

芹菜叶含有挥发性物质，能增加孕妈妈的食欲；芹菜叶中含有胡萝卜素，孕妈妈食用后可以安然入睡。

◆ 材料：芹菜叶200克，豆腐干40克。

◆ 调料：精盐、白糖、芝麻油、酱油各适量。

◆ 做法：将芹菜叶洗净，焯水，过凉，沥水，剁细末，撒上精盐拌匀；豆腐干焯水，捞出，切小丁，备用；将芹菜叶末放入盘中，撒上豆腐干丁，加入白糖、芝麻油、酱油，拌匀即可。

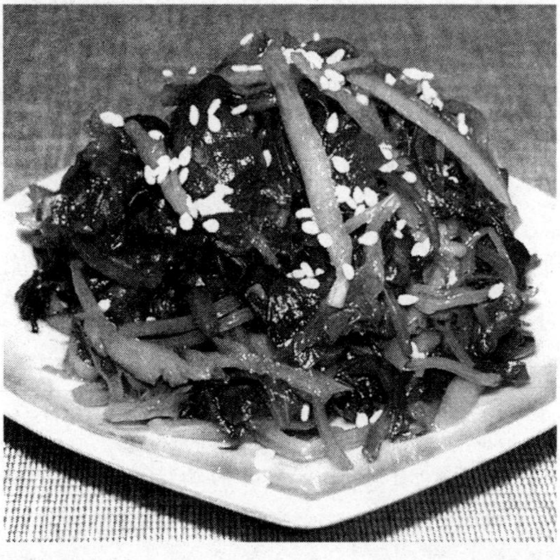

胎教圣经

◎ 穿袜子时，要穿与裙子的颜色协调一致的，这样会显得身材修长。裙子的长短可以通过照镜子，看看怎样的长度最合适。

第四节 孕妈妈生活保健

01 孕晚期必不可少的八次检查

越到临产，检查越频繁，大约一周一次。这时孕妈妈的心要细致再细致，密切观察，随时注意自己的身体有什么“风吹草动”。

次数	检查时间	检查内容	备注
第一次	孕 30 周检查	血压；体重；宫高；腹围；测胎心；尿常规	无
第二次	孕 32 周检查	体重；宫高；腹围；胎心监护；血常规；尿常规；B 超骨盆测量（建议生产方式）；白带检查	一般从 32 周开始，加入胎心监护，每次约 20 分钟
第三次	孕 34 周检查	血压；体重；宫高腹围；胎心监护；尿常规	无
第四次	孕 36 周检查	血压；体重；宫高腹围；胎心监护；血常规；尿常规；肝功能（建档时查 1 次，36 周时再查 1 次）	在提供了静脉血、指血之后，孕妈妈还得贡献出一点耳血，以检测其体内激素水平是否在正常范围内，从中可以间接地了解胎盘功能是否正常
第五次	孕 37 周检查	血压；体重；宫高腹围；胎心监护；尿常规	无
第六次	孕 38 周检查	血压；体重；宫高腹围；胎心监护；尿常规；B 超	这是孕期做的最后一次 B 超，确定胎位、羊水、胎盘位置与功能，为确定生产的方式提供可靠的依据
第七次	孕 39 周检查	血压；体重；宫高腹围；胎心监护；尿常规	无
第八次	孕 40 周检查	血压；体重；宫高腹围；胎心监护；血常规；尿常规	无

◎ 胸肌没有办法支撑日渐丰满的乳房，必须要选择合适的胸罩托住乳房，使其保持在原来的位置上。乳房下垂的原因是孕期没有佩戴合适的胸罩。胸肌不发达者更应注意胸罩的佩戴。晚上，为了使胸部肌肉不太紧张，依旧要戴上胸罩。最好买前开的胸罩，这样产后哺乳就方便了。

02 孕妈妈自我矫正胎位异常

什么是胎位不正

胎位是指胎儿先露的指定部位与母体骨盆前、后、左、右的关系，正常胎位多为枕前位。妊娠30周后经产前检查，可以发现臀位、横位、枕后位、颜面位等胎位不正，其中以臀位为常见。胎位不正如果不纠正，分娩时可造成难产。

因为胎儿出生前在子宫里的姿势非常重要，它关系到孕妈妈是顺产还是难产。所以胎儿在子宫内的正常姿势应该是头位，即头部朝下，臀部朝上，分娩时头应先娩出；如果相反则为臀位，分娩时臀部先露出。由于胎儿的头部比臀部要大，如果头部不能先娩出，分娩就会很困难了，可能造成难产。所以胎位正常与否十分重要，它关系到分娩能否顺利进行。在28周前，胎儿尚小，而羊水相对较多，即使此时胎位不正，大多也能自行转正，但若是在30周后仍胎位不正，就要在医生的指导下进行自我矫正。

胎位矫正法

◆ 胸膝卧位法。此法适用于妊娠30周后，胎位仍为臀位或横位。具体操作为孕妈妈于饭前、进食后2小时或早晨起床及晚上睡前，先去排空尿液，然后放开腰带，双膝稍分开（与肩同宽），胸肩贴在床上，头歪向一侧，大腿与小腿成90°直角，双手下垂于床两旁或者放在头两侧，形成臀高头低位，以使胎头顶到母体的横膈处，借重心的改变来使胎儿由臀位或横位转变为头位。每天做2～3次，每次10～15分钟，一周进行胎位复查。

温馨小贴士

如果经过以上方法矫正仍不能转为头位，需由医生采取外倒转术；若至临产前还不能正常，就难以自然分娩，要提前住院，再由医生选择适当的分娩方式。

◆ 侧卧位。对于横位和枕后位可采取此法。做法为侧卧时，可同时向侧卧方向轻轻抚摩腹壁，每天做2次，每次10～15分钟。

◆ 艾灸穴位法。孕妈妈采取坐位，脚踩

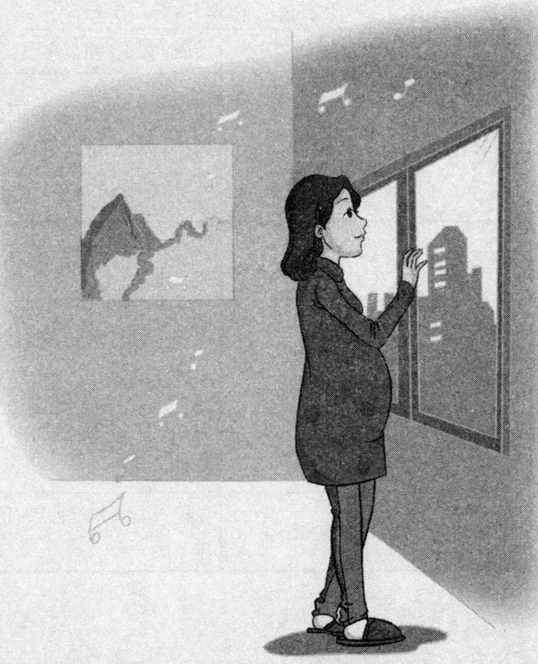

胎教圣经

◎ 找个亲近的姐妹聊天，说说私密话能很好地放松心情。

在小凳上，松开腰带，用点燃的艾卷熏至阴穴（双侧脚小趾外缘），这样做能兴奋大脑的内分泌系统，使雌激素和前列腺素分泌增多，促进子宫的活动，从而使胎儿转位。每天1次，每次15～20分钟，一周后进行复查。

03 三大对策预防早产

早产有哪些征象

虽还未到达预产日期，孕妈妈却感到腹部有类似阵发性的疼痛，紧接着下体会有少量出血，而后出现破水，胎儿和胎盘滑出。出血和腹痛的程度因人而异，一般来讲，疼痛越重，出血量越多，保胎的成功机会越小，反之，疼痛轻微，出血量也少，或者仅是“见红”，则保胎的希望就大。

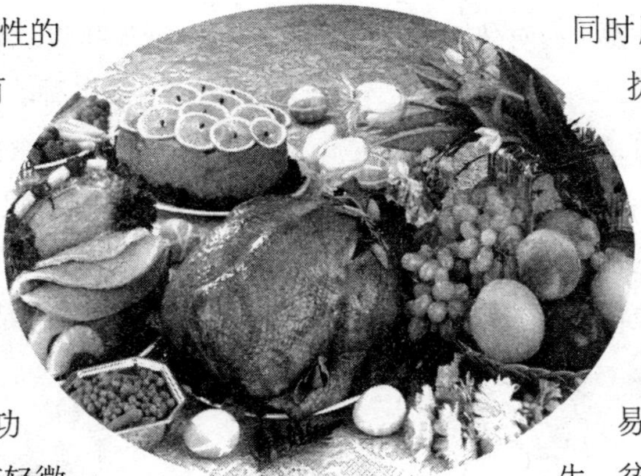

孕妈妈怎样预防早产

首先在怀孕期间控制饮食中盐分的摄入，以免体内水分过多而引发妊娠高血压综合征；预防便秘和腹泻，因为持续性的排便会刺激子宫收缩而引起早产；注意按时起居，改正不良的生活习惯，节制性生活，不要让身体过于疲劳，不做过于剧烈的活动，尤其是既往有流产或早产史的孕妈妈。

04 孕妈妈孕期贫血的预防办法

贫血是妊娠常见的并发症，其中主要是营养性缺铁性贫血，妊娠后期贫血患病率可高达40%。贫血对孕妈妈以及胎儿均有不良影响。

膳食中铁的吸收率较低也是孕妈妈和乳母易发生贫血的主要原因之一。我国的膳食特点是以谷类及根茎类食物为主，铁吸收率仅为5%左右，即使是含铁丰富的动物性食品中铁的吸收率也不过15%左右；同时膳食中还存在很多干扰铁吸收的因素，如磷酸盐、植酸等。再加上怀孕和哺乳本来对铁的需求就增多，如果再有挑食和偏食等不良习惯，则更易导致缺铁性贫血的发生。贫血一般表现为面色萎黄，口唇黏膜和眼结膜苍白、发枯，肤涩、头晕、无力、心悸、气急、疲倦等血虚症状。孕期严重贫血会使体质虚弱，引起临产时子宫收缩无力、滞产等，并且还会引起虚脱，甚至休克。

由于以上原因，孕妈妈的饮食调养就显得十分重要。可多吃一些含铁丰富的食物，如动物肝脏、全血、瘦肉、豆类等，以及一些富含水溶性维生素的绿叶蔬菜和水果，如番茄、柑橘、萝卜、芹菜、桃等。叶酸与维生素B_{12}配合能增强治疗贫血的效果，可预防恶性贫血。维生素C则能促进铁的吸收。

妊娠期，由于母体一系列生理变化以及胎儿、胎盘、脐带的生长发育，孕妈妈对铁、叶酸和维生素B_{12}需要量的急剧增加，使孕妈妈成为营养性贫血的高发人群之一。

每日膳食中铁的摄入量：妊娠初期为15毫克、妊娠中期为25毫克、妊娠晚期为35毫克、乳母为25毫克。实践证明，通过调整和改善孕妈妈的不合理的膳食结构，保证供给充足的热能和蛋白质，提供充分的铁、维生素C，能有效地预防和纠正孕妈妈的贫血，其效果优于药物治疗。那么应对孕期贫血的办法有哪些呢？

◆ 增加血色素铁的摄入量：血色素铁主要存在于畜禽的肝脏、瘦肉、血液和蛤贝类，所以增加动物性食品的摄入量，即可增加血色素铁的供给，而且血色素铁不受植物性食物中植酸和草酸的影响。因此，孕妈妈应增加肉类、动物血液和动物肝脏的摄入量。另外，动物性食品中含有丰富的蛋白质，也有利于铁的吸收，而动物肝脏还含有较多的核黄素，对铁的吸收也有促进作用。

◆ 增加维生素C的摄入量：由于维生素C可促进体内铁的吸收，增加维生素C的摄入量也有助于预防和治疗贫血，孕妈妈应多吃新鲜蔬菜和水果。因为新鲜蔬菜和水果中的维生素C可与铁形成可溶性螯合物，使铁在碱性条件下，仍能呈溶解状态，有利于铁的吸收。

◆ 增加叶酸、维生素B_{12}的摄入量：叶酸广泛存在于各种动、植物性食品中，其中肝、肾、蛋类及酵母中含量尤为丰富。维生素B_{12}主要存在于肉类、贝壳类、鱼类、蛋类及动物肝脏中，因此，应保证孕妈妈每日膳食中有一定量的动物性食品，特别是动物内脏。

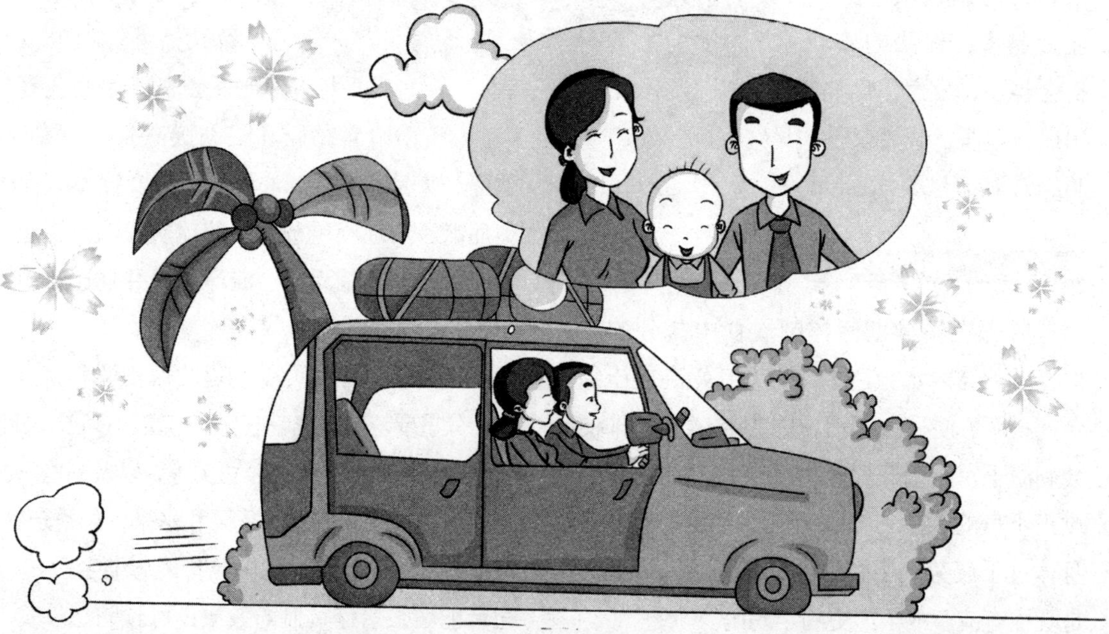

胎教圣经

◎ 孕妈妈可以选择画画、剪报、打毛衣等方式来度过漫长的孕期，只要是自己喜爱的工作就一定能给自己带来快乐。

第五节 孕妈妈胎教必读

01 孕8月胎教方案细节

到了这个阶段，胎儿大脑连接的回路更加发达，母体腹壁与子宫壁变得更薄，胎儿更容易听到外界的声音，对许多声音开始有所反应，也开始有意识存在。胎儿能记忆他每天听到的声音——母体的血液声、肠鸣音、妈妈说话的声音。这一个月的胎教功课主要有：

◆ 游戏胎教：孕妈妈继续与胎儿玩踢肚游戏，当孕妈妈轻拍肚皮两下，胎儿就会在拍的地方回踢两下。这样的互动，实在有趣！

◆ 音乐胎教：除了可以选择悦耳、舒缓的音乐之外，有些专业医师认为莫扎特的曲子因为比较类似母亲的心跳声，可以给胎儿安全感，是对胎教有帮助的音乐。比如说我们熟悉的《小星星》，就是莫扎特大师的作品呢。只要是能让孕妈妈感到舒服、愉快的音乐，就是适合孕妈妈的胎教音乐，可以在每天起床后，开启轻柔的音乐，以愉悦的心情迎接新的一天。

◆ 阅读胎教：孕妈妈可以选择简单、有韵律的童话故事书，甚至是自己编的故事内容讲给胎儿听。讲故事时，口气与音调应不紧不慢，也可以与准爸爸分角色朗读。多看些令人轻松、愉悦的图文书，给孕妈妈自身视觉以好的享受，对胎儿也是很好的陶冶。

◆ 芳香胎教：孕妈妈也可以尝试一下芳香精油，稀释后涂抹于身上，搭配轻柔音乐，以达到全身舒畅的目的。值得孕妈妈注意的是，精油的选择应以茶树、洋甘菊等清淡香气的为主，尽量不要使用薄荷、茴香等呛鼻、刺激的精油，以免胎儿有抵触情绪。

02 孕8月胎教重点

性格胎教

这时期的胎儿是个真正的小人儿了，孕妈妈的修养、兴趣、爱好、职业，以及与准爸爸的融洽关系，都能影响胎儿的性格。高尚的情趣、豁达的心胸、丰富的生活、真挚热烈的爱情，会使胎儿的外环境稳定，让宝宝感受到幸福。胎儿在子宫内如果感到温暖、和谐、慈爱的气氛，其幼小的心灵将感到生

胎教圣经

◎ 怀孕中期，孕妈妈的脸上会出现黄棕色斑点，一般来说，这些斑点在分娩后会渐渐消失的。但有些孕妈妈脸上的斑点不再褪去。防止出现这种斑点的最好办法是不要让脸在阳光下暴晒，外出活动时，一定要在脸上涂一些防晒霜，或戴上一顶大檐帽子遮光。

活的美好和欢乐，可逐渐形成热爱生活、活泼外向等优良性格的基础；如果家庭人际关系紧张，甚至充满敌意和怨恨，或者孕妈妈的心里不喜欢这个孩子，时时感到厌烦，胎儿会感受到痛苦，以致影响将来性格的发育。

美育胎教

到这个月份，胎儿初步的意识萌动已经建立，所以，对胎儿心智发展的训练可以以较抽象、较立体的美育胎教法为主。美育胎教要求孕妈妈通过看、听体会生活中一切的美，将自己的美的感受通过神经传导输送给胎儿。

看，主要是指阅读一些优秀的作品和欣赏优美的图画。孕妈妈要选择那些立意高、风格雅、个性鲜明的作品阅读，尤其可以多选择一些中外名著。孕妈妈在阅读这些文学作品时一定要边看、边思、边体会，强化自己对美的感受，这样胎儿才能受益。有条件的话，孕妈妈还可以看一些著名的美术作品，比如中国的山水画、西方的油画，在欣赏美术作品时，调动自己的理解力和鉴赏力，把生活中美的体验传导给胎儿。

听，主要是指听音乐。这时孕妈妈在欣赏音乐时，可选择一些主题鲜明、意境饱满的作品，它们能促使人们美好情怀的涌动，也有利于胎儿的心智成长。

体会，指贯穿看、听活动中的一切感受和领悟，包括孕妈妈在大自然中对自然美的体会。孕妈妈在这个阶段也要适度走动，可到环境优美、空气质量较好的大自然中去欣赏大自然的美，这个欣赏的过程也就是孕妈妈对自然美的体会过程，孕妈妈通过欣赏美丽的景色从而产生出美好的情怀，这样也是一种不错的胎教。

孕妈妈每天把生活中愉快的事情讲给胎儿听，让他意识到等待他的世界是美好的，通过和胎儿共同生活、共同感受，培养他热爱生活、果断自信、活泼外向等优良性格，使母子、父子间的纽带更牢固。

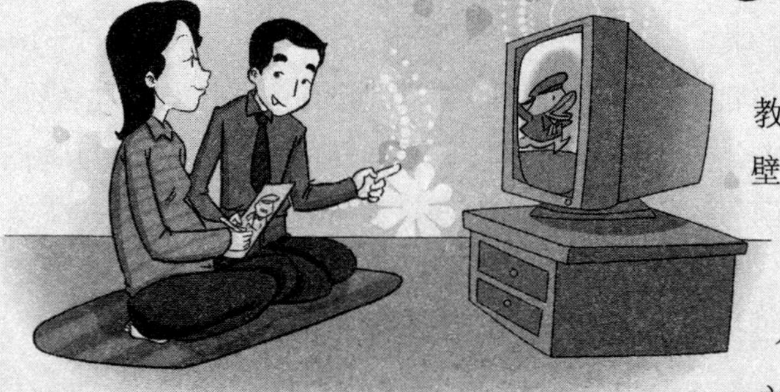

03 让胎儿感受孕妈妈的爱抚

抚摸胎儿是胎教的一种形式。抚摸胎教是孕妈妈本人或丈夫用手在孕妈妈的腹壁上轻轻地抚摸胎儿，胎儿可以感受抚摸的刺激，以促进胎儿感觉系统、神经系统及大脑的发育。抚摸胎教一般在5个月左右开始进行，孕8月的抚摸胎教主要为了培养胎儿的性格和学习算术和图形记忆的能力。

胎教圣经

◎ 为了使皮肤保持柔软和良好的弹性，应经常涂上一层优质的护肤香脂以润滑皮肤。油性皮肤要用蜜类化妆品，干性皮肤要用油脂和冷霜。

◆ 性格培养：性格是儿童心理发展的一个重要组成部分，它在人生的发展中起到了举足轻重的作用。人的性格早在胎儿期已经基本形成。因此，在怀孕期注意胎儿性格方面的培养就显得非常必要。胎儿性格的形成离不开生活环境的影响，母亲的子宫是胎儿的第一个环境，小生命在这个环境里的感受将直接影响到胎儿性格的形成和发展。未来的父母为了让未来的宝宝具有一种良好的性格，应切切实实地做到：尽力为腹内的小生命创造一个充满温暖、慈爱、优美的生活环境，使胎儿拥有一个健康美好的精神世界，促进其良好性格的发展。

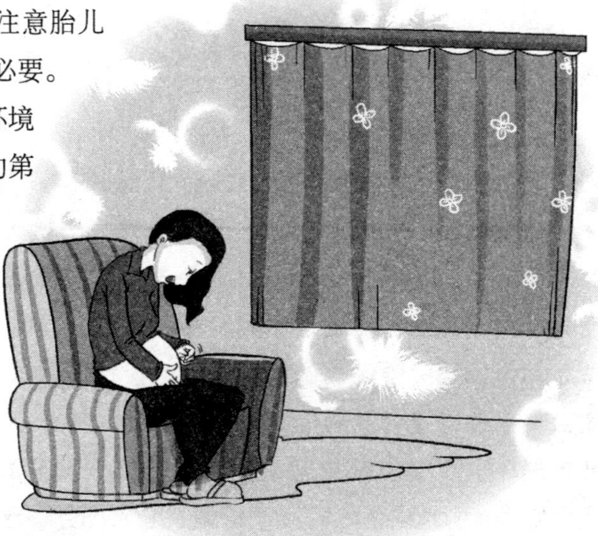

温馨小贴士

胎儿的绝大部分时间都是在睡眠中度过的，有些准父母在胎儿睡得正香的时候就给其强烈的胎教是不正确的。胎儿在持续的运动时才表明他处在清醒状态，因此，孕妈妈要了解胎儿的活动规律，再选择时机对他进行“教育”，且每次最长不超过 20 分钟。

◆ 学算术和图形：在与胎儿对话、讲故事、教文字的基础上，再深一步进行“教胎儿学算术和图形”的胎教法。

抚摸胎教的方法与前面所讲的大体一样，孕妈妈只需对胎儿进行亲切的抚摸、触动即可。这样可以激发胎儿在母体中运动的积极性，感受到母亲的爱抚。

抚摸法。自胎动起，孕妈妈在休息、睡觉前，将身体平躺、放松，双手捧住胎儿，做来回抚摸状（一般 10 分钟左右）。

轻压、慢推法。可用手指做轻压胎儿随后放松的动作，到妊娠后期，还可采用轻缓推动胎儿的动作。一开始或许胎儿因受压、受推不太习惯，一旦胎儿熟悉了母亲的手法后，也就会接受这种爱抚，主动地配合运动。这时，如果再伴之以母亲轻柔的说话声，效果会更好（动作要轻缓、适度，时间不能过长，一般不超过 10 分钟）。

◎ 孕妈妈在夏天非常容易长湿疹和痱子，因此要讲究卫生，出汗后要马上擦干。应该多换内衣，内衣的料子要选吸汗性良好的。最好每天洗澡，以保持身体的清洁。如果你已经长了湿疹和痱子，要悉心调养，注意不要让疙瘩破溃和感染。

生命因你而精彩

到今天为止你在妈妈肚子里已经待了32周了，整整8个月的时间。还有8周的时间妈妈就能见到你了，现在妈妈又感觉时间过得好漫长啊！妈妈可期待见到宝宝了，不止一次地猜测着你的长相、性格、个头、脾气等，想象着你长得是像爸爸呢还是像妈妈呢。嘿嘿，妈妈希望你长得要像妈妈一些，因为妈妈的眼睛比爸爸的眼睛大，还是双眼皮，鼻梁也比爸爸的鼻梁高，不过你最好能吸取爸爸妈妈的精华部分！尽管妈妈很着急想看看宝宝的样子，可宝宝不要着急啊！一定要在剩下不到60天的时间里，好好地长大哦，因为你在妈妈肚子里多长一天就会多一点健康啊！宝贝，你至少要坚持到满37周才可以出来哦！

妈妈上周去医院检查了，你真的好乖啊！透过B超，妈妈看见了你，看见你在妈妈的肚子里呼吸、踢腿，真想摸摸你的小脸。有时候妈妈只是静静地听着你强而有力的心跳声，就会产生巨大的幸福感，我想，作为一个女人，此生最大的幸福也不过如此了。每个人一生都会遇见不止一次的幸福，就看你能不能抓住它。其实，享受眼前的一切就是一种很现实的幸福。瞻前顾后得多了，幸福也就溜走了。

今天的我依旧像往日一样喜欢坐在书桌前看着窗外，最近总是下雨，天气非常凉爽，坐在书桌前，有风吹进来的感觉，让我觉得神清气爽。“水”真是一种好东西，也正因为这样我们才会把“善”比喻成“水”，就如上善若水，善的最高境界如水一样滋润大地，无怨无悔地付出，一直默默地守候在万物生灵的周围，不离不弃。可是，此时没有风和日丽的天空似乎显得有些苍白和忧郁。有时候想想，人生真的很奇妙，没有结婚前，我从来没有想过有一天自己也会做母亲，我总觉得我连自己都照顾不好，那么粗心大意，怎么可能去拥有一个孩子呢？可是真到了那个时候，许多事情就变得自然而然起来，仿佛之前那个粗心大意、脾气不好的我根本就不曾存在过。怀孕之后，听到的褒奖之词诸如："像你脾气这么温柔的妈妈，以后的宝宝性格也一定温和；你真是细心，对你的孩子照顾得好体贴啊，等他出生，你不是会很累吗？"……所有的这些，让我觉得根本就是另一个人嘛，每当听到这些话，我总是微微一笑，当做回应，内心里却在想："哇，我真的是这样吗？这是我吗？"后来，我终于想明白了，从怀孕的第一天开始，不，应该是从我在期待这个生命开始，我就已经开始在默默改变了，骨子里原来被我当做是个性的东西随着时间都在慢慢地消失，我的身心都因为肚子里的宝宝而变化，潜意识里的我在提醒着现实中的我：你是妈妈，要做一个好妈妈！于是，我就变成现在的我了。怀孕的女人总是美丽而温柔的，我的整个生命都因为有了宝宝而变得更加丰富和多彩，我想此生能有这样一回特别的经历，人生真是没有什么遗憾了。

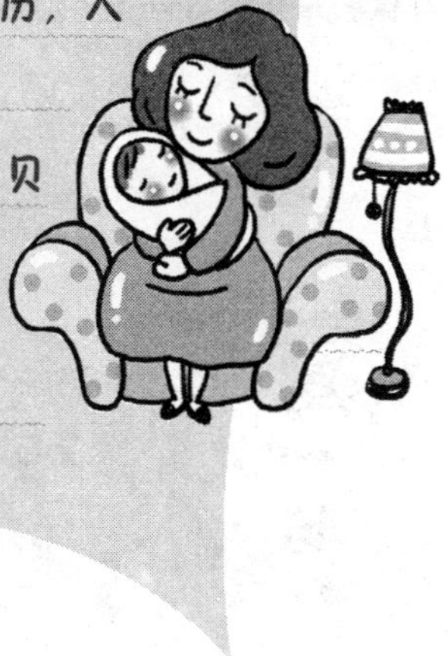

剩下的，就只有耐心地等待，等待我的小宝贝真实地来到我们的身边，偎在我的臂弯里，让我轻轻地拍着，美美地亲着，紧紧地搂着，搂属于我们一生一世的幸福……

编者按语

宝宝和你已经相处8个月的时间了，这其中的酸甜苦辣只有妈妈最能体会。为了生下一个健康聪明的宝宝，从现在起，每2周作一次产前检查，保证自己处在最佳的身体状态。只要天气允许，每天出去散散步，缓解因即将分娩而产生的紧张情绪。

★ 第九章 ★ Chapter 9

怀孕第九个月

还有一个月就要生产了，孕妈妈在本月最主要的任务是要多多学习和准备分娩时所需要的知识，此外，还需要调节好因即将分娩而产生的心理焦虑，注意分娩前的营养补充。特别要注意身体的一些特殊情况：如羊水早破、出现宫缩等，一旦出现此类情况，要尽快前往医院进行检查。

第一节 孕9月胎儿发育状况

01 第三十三周胎儿发育状况

本周胎儿的皮下脂肪已较前大为增加，皱纹减少了，身体圆润，现在的样子已经和出生时很接近了。现在胎儿体重大约有2千克，身长约为48厘米。胎儿已经为分娩作好了准备。大多数胎儿的胎位应该已经是头位了，即头在下，臀部在上。并且宝宝的头可能在今后的6周里下沉至骨盆并开始压入子宫颈。这个姿势不仅为出生作了准备，还可以使血液流至他正在发育的脑部。另外，他的头骨还相当软，没有完全闭合，每块头骨之间有空隙，这种可松动结构可以使胎儿的头在经过相对狭窄的产道时有伸缩性。

胎教圣经

◎ 怀孕后期，阴道分泌物增多，外阴部容易污染，所以，要每天清洗以保持清洁。由于局部充血，皮肤黏膜特别容易受伤，所以，洗澡时动作千万要轻缓，浴毕可使用爽身粉，保持身体舒适与清爽。在住院待产前，就要事先洗好头，保持全身的清洁。

胎儿的呼吸系统和消化系统发育已经接近成熟。

02 第三十四周胎儿发育状况

进入了34周，孕妈妈可以长舒一口气了，因为你不用再为胎儿早产而担心了。即使出现了早产，在这个阶段出生的宝宝99%都能够在子宫外成活，而且大多数不会出现与早产相关的长期的严重问题。胎儿现在有2.3千克，坐高约30厘米。此时大多数胎儿已为分娩作好准备，转为头位，即头朝下的姿势，头部已进入骨盆。他在本阶段会经常睡觉，这是因为他的脑部正在飞速地发育。现在胎儿的脑部已经包含了上亿的神经细胞，完成了更复杂的将神经细胞和神经细胞的突触连在一起的任务。

胎儿现在圆圆的，开始变胖。胎儿的皮下脂肪形成后，将会在胎儿出生后调节体温。如果胎儿是臀位（即臀部向下）或是有其他姿势的胎位不正，医生都会采取措施进行纠正。

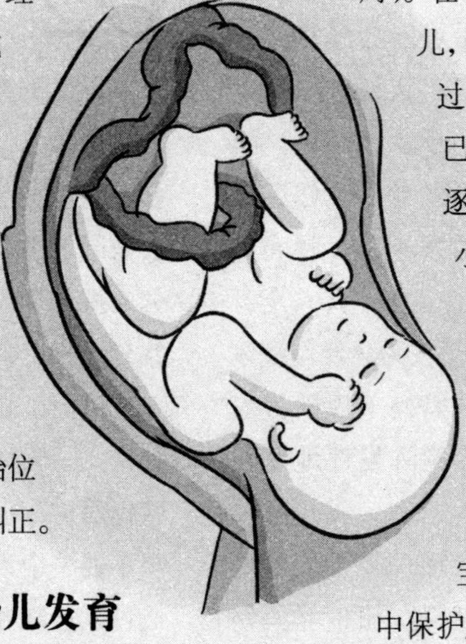

03 第三十五周胎儿发育状况

离预产期还有一个月的时间了。现在每过1小时，你的宝宝就为出生作了更充足的准备。35周的胎儿身长约50厘米，体重约2500克。本周末，胎儿内脏及性器官发育齐全，已具备呼吸和吸吮的能力，且听力也已经充分发育。孕妈妈应多和胎儿说说话，放些令人轻松愉快的音乐。

胎儿的皮下脂肪形成后将会在胎儿出生后调节体温。除此之外，胎儿的两个肾脏已经发育完全，肝脏也可以自行代谢一些东西了。

04 第三十六周胎儿发育状况

告诉你一个好消息！你的宝宝从本周末起就已经可以称做是足月儿了（37～42周）。在37周前出生的宝宝为早产儿，在42周后出生的宝宝为过期产儿。36周的胎儿大约已有2.8千克重。随着胎儿逐渐长大，活动空间越来越小，胎动也会变缓。即使这样，你每天仍能感到10次以上的胎动。胎儿现在的肺已经完全成熟，但仅靠自身的力量还不能呼吸。覆盖宝宝全身的绒毛和在羊水中保护胎儿皮肤的胎脂正在开始脱落，皮肤变得细腻、柔软。

◎ 孕妈妈每天都要梳理好头发，注意：梳要梳得适度，不要过分用力，头发要梳理得整齐，要用不易折断、拔掉头发的骨梳子或铁梳子。烫发、染发也要慎重。

第二节 孕9月孕妈妈身体变化

01 第三十三周孕妈妈身体变化

你这时体重大约以每周 0.5 千克的速度增长，增加的重量几乎有一半是长在了胎儿身上。通过 B 超，妈妈已能分辨出宝宝的小膝盖、小脚和胳膊肘了。

你的手指、手腕和手可能会感觉到有些疼痛，甚至麻木，这些症状通常出现在夜晚或早晨刚醒来时。由于胎头下降，压迫膀胱，你现在会感到尿意频繁。你还会感到骨盆和耻骨联合处酸疼不适，腰痛加重。这些现象标志着胎儿在逐渐下降，全身的关节和韧带逐渐松弛，是在为分娩作身体上的准备。这一时期，孕妈妈不规则宫缩的次数开始增多，腹部经常阵发性地变硬变紧。

同时孕妈妈也会注意到一些有节奏的轻微的碰撞，那是宝宝在打嗝呢。此时孕妈妈可能会有胎膜早破的情况发生，尤其是睡觉时。不过也有可能是尿液。孕妈妈要仔细分辨，一旦认为是胎膜破裂请立即与医生联系。

如果你是初产妇，这时候宝宝的头部已经降入骨盆，紧紧地压在子宫颈上。而对于经产妇，胎儿入盆的时间会较晚些。产妇此时手脚、腿等都会出现水肿，因此要注意水的摄入量。对于水肿情况严重的孕妈妈，要及时到医院看医生。

02 第三十四周孕妈妈身体变化

此时的你可能会发现你的脚、脸、手肿得更厉害了，脚踝部更是肿得老高，特别是在温暖的季节或是在每天的傍晚，肿胀程度会有所加重。即使如此，这时也不要限制水分的摄入量，因为母体和胎儿都需要大量的水分。相反，令人惊奇的是，摄入的水分越多，反而越能帮助你排出体内的水分。但是如果某一天你发现自己的手或脸突然肿胀得特别厉害，那就一定要去看医生了。这时你可不要一个人再走太远的路，如果你需要什么可以让你的丈夫陪你一起去，或是帮你去买。如果你是初产妇，那么这时胎儿大多已降临骨盆，紧压在子宫的颈口。而经产妇的胎儿入盆时间会较晚一些，有的产妇在分娩前胎儿才会入盆。你最近可能会感觉有一点

胎教圣经

◎ 头发要短一些，服帖一些，这样你那略显沉重的体形就会显得轻快了许多。你可以把头发梳成一种使脑袋显得小巧玲珑、完全露出脖子的发型。怀孕后期，最好不要烫发。

儿累，这很正常。不妨让自己放慢节奏，为生产的那一天保存些体力吧。

34 周的时候医生会对胎位特别的关注，因为胎位正确与否关系到孕妈妈能否正常分娩。胎位如果是臀位，即胎儿的臀部朝下，即是胎位不正，要在医生的帮助下进行纠正，以便顺利生产。

03 第三十五周孕妈妈身体变化

35 周的时候，孕妈妈可以在胎儿活动时看到胎儿手脚、肘部在腹部突显的样子，这是因为子宫壁和腹壁已经变得很薄的缘故。由于胎儿逐渐长大，你可能会出现腰背疼痛和腿部肌肉痉挛的症状，行动变得更为艰难。有时，你还会感到身体沉重、轻微的子宫收缩，阴道分泌物增多，小便次数变多，甚至出现便秘。

由于胎动开始减少了，你要向医生学习如何测胎心和胎动。医生可以通过 B 超测量出胎儿的体重，不过在未来的几周中胎儿的体重还会发生变化的。同时孕妈妈在这几周中身体会越来越感到沉重，因此要注意小心活动，避免长期站立等。

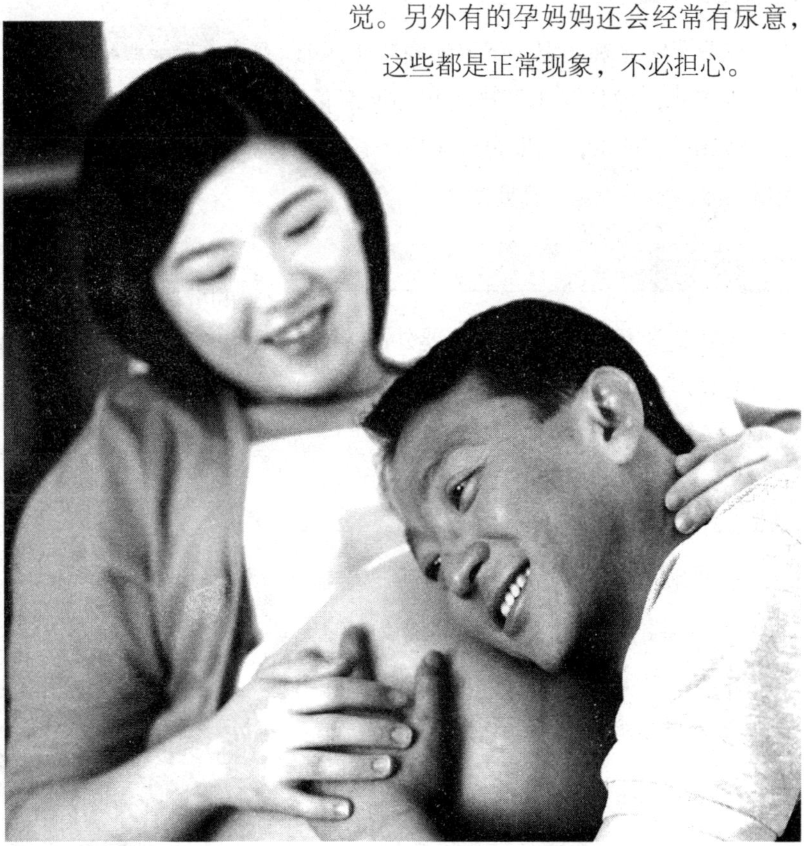

04 第三十六周孕妈妈身体变化

36 周的时候，孕妈妈会感到下腹部坠胀，这主要是由于胎儿在妈妈腹部的位置在逐渐下降。孕妈妈前一阵子的呼吸困难和胃部不适等症状在本阶段开始缓解，但是随着体重的增加，孕妈妈的行动越来越不方便，有的孕妈妈甚至会时时有宝宝要出来的感觉。另外有的孕妈妈还会经常有尿意，这些都是正常现象，不必担心。

胎教圣经

◎ 孕妈妈要注意鞋子的式样，高跟鞋、拖鞋式的凉鞋、胶底鞋容易摔跤，对孕妇都不合适。最好买专为孕妈妈设计的后跟低、底部有凹凸纹路、穿着平稳的鞋子。

第三节 孕9月孕妈妈生活指南

01 孕9月孕妈妈生活细节

学习分娩知识

充分了解分娩知识，牢记分娩征兆，选择分娩方式，为分娩作好物质和心理准备。注意观察早产征象，如果腹部疼痛伴有阴道大量出血，多半就是早产要发生了。

避免单独外出

尽量避免单独外出，也不要外出太久、过度劳累。出门时穿轻、软、舒适、跟脚的鞋子，不要提重物。

再次强调节欲

日益增大的腹部，会压迫得腰部疼痛，性欲当然也随之减退。丈夫应体谅妻子的不适，从这个月起就要避免性生活了，以免强烈刺激造成宫缩。

孕检需频繁

为时刻关注胎儿的健康状况，应缩短定期检查的间隔，这个月每2周去医院检查一次。

02 合理调节营养与饮食

全程补铁、补钙

这个月仍需补充铁和钙。孕期全过程都需补钙，但胎儿体内的钙有一半是在最后两个月储存的，如果孕妈妈钙摄取不足，胎儿就会动用母体骨骼中的钙，从而影响孕妈妈的健康。这时候胎儿的肝脏以每天5毫克的速度储存铁，直到储存量达到240毫克。如果此时铁摄入不足，就会影响胎儿体内铁的存储，导致出生时患缺铁性贫血。

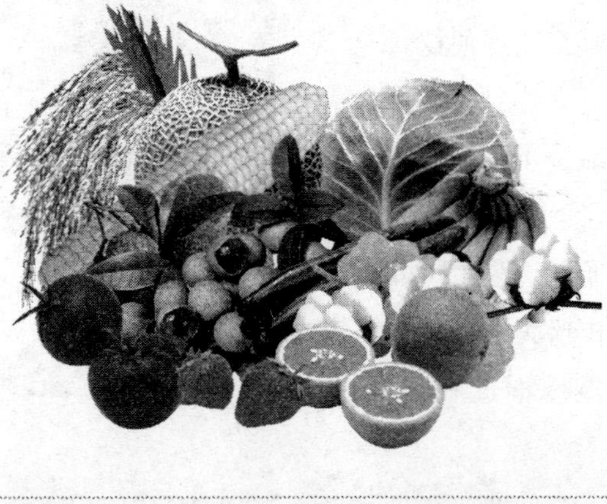

胎教圣经

◎ 粉底类的化妆品对皮肤是有伤害的，最好不要使用。

豆制品、奶制品等含钙丰富，动物肝脏、绿叶蔬菜是最佳的铁来源。

● 粗纤维防便秘

预防便秘是孕晚期持之以恒的工作，由于胎儿增大压迫肠胃，造成肠蠕动减慢，加上孕妈妈因腹部增大缺乏运动，所以更容易发生便秘。多吃富含粗纤维的食物，如芹菜、苹果、燕麦、玉米、糙米、全麦面包等；养成每天固定时间上厕所的好习惯；摄取足够的水分；多吃含水分多的蔬菜、水果。

特别值得注意的是，如果便秘情况严重，需要服用泻药时，在药品的选择上一定要谨慎。膨胀性泻药含大量纤维，能吸收水分，软化粪便，轻度刺激肠蠕动，缩短排便时间，可酌情在医生的指导下选取。

此外，保持良好的精神状态和乐观的生活态度也很重要。

孕晚期胎儿的营养需求达到了最高峰，你需要摄入大量的蛋白质、维生素C、叶酸、B族维生素、铁和钙，每天大约需要200毫克的钙用于胎儿的骨骼发育。这时胎儿的骨骼、肌肉和肺部发育正日趋成熟，应合理饮食，适当运动。选择含纤维丰富的食物，预防便秘。

● 孕妈妈每天需要摄入的营养包括

◆ 每天食用多种蔬菜和适量的水果以满足维生素和无机盐的需要；食用谷物类食品来提供能量，谷物食品包括：馒头、米饭、面条、面包等；食用低脂或脱脂的奶制品，如牛奶、酸奶、奶酪或其他奶制品。

◆ 奶制品能够提供给你和宝宝骨骼和牙齿强壮所需的钙，同时也是维生素A、维生素D、B族维生素和蛋白质的重要来源。

◆ 孕妈妈比未孕女性每天要多10克蛋白质的需要。因此每日需要食入60克蛋白质。

◆ 每天至少需要400毫克叶酸，孕早期可以预防胎儿神经管畸形，孕晚期可以预防孕妈妈贫血。

◆ 每天需要30毫克的铁，是一般女性正常的2倍。

◆ 每天需要至少1000毫克的钙。

◆ 每天至少要喝约2升的水。如果运动，每一小时要额外再补充一杯水。

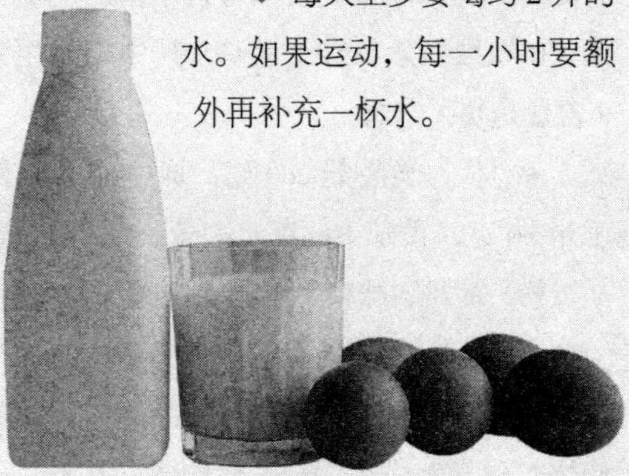

03 孕9月孕妈妈营养食谱

● 生滚花蟹粥

螃蟹有清热解毒、养筋活血、通经络、滋肝阴的功效，所以选用肥美的红蟹煲粥最滋补了。

◆ 材料：花蟹2只，大米40克，姜丝、葱花、盐、鸡精、芝麻油各适量。

◎ 体检时就不要化妆了，不要涂胭脂、眼影、口红、指甲油，因为孕妈妈的脸色与指甲的颜色往往是医生判断孕妈妈身体情况的指标。如果它们被化妆品掩盖住，就很难作出正确的诊断了。

◆ 做法：花蟹洗净，剥壳剁块；大米洗净备用；沙锅置火中，以2∶8的比例放入大米和清水，大火煮开后转用小火继续熬煲；煲至米粒软烂时，放入备好的花蟹、姜丝继续煲，煲至成米粥时，加入盐、鸡精拌匀，淋上少许芝麻油，撒上葱花即可。

三鲜香菇

香菇中含有人体难以消化的粗纤维、半粗纤维和木质素，可保持肠内水分平衡，还可吸收余下的胆固醇、糖分，将其排出体外。豌豆中富含优质蛋白质、胡萝卜素。玉米具有健脾开胃的功效。番茄富含丰富的胡萝卜素、B族维生素和维生素C，其中的维生素P含量是蔬菜之冠。

◆ 材料：鲜香菇200克，豌豆50克，鲜玉米50克，番茄100克，大葱、姜、精盐、胡椒粉、淀粉、味精、植物油、肉汤各适量。

◆ 做法：将鲜香菇去蒂洗净，切丁；番茄切丁；鲜嫩玉米、豌豆煮熟后备用；锅内放油烧热到五六成热后，先翻炒香菇几下，放豌豆、玉米合炒，下肉汤；水烧开，放番茄、姜、葱、精盐、胡椒粉、味精，烧至入味，勾芡，起锅即可。

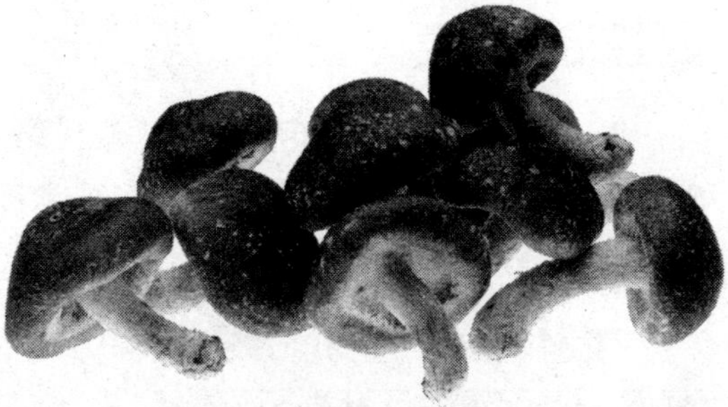

鲜果什锦

◆ 材料：草莓5个，香蕉1根，苹果半个，梨1/2个，木瓜1/4个。

◆ 调料：白糖、酸奶、沙拉酱各适量。

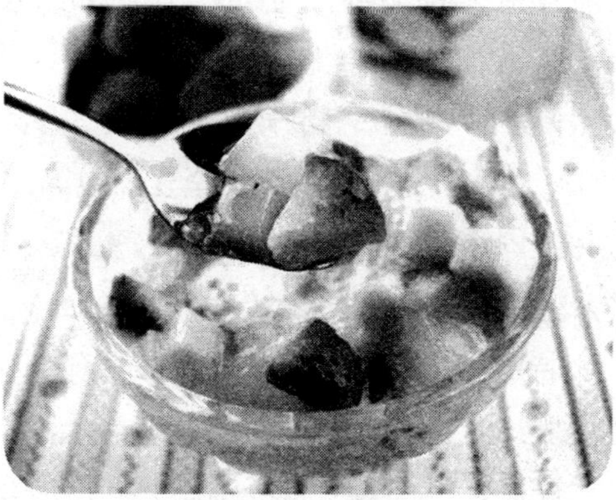

◆ 做法：将草莓、香蕉洗净；苹果、梨洗净，去皮、子、蒂；木瓜去子取果肉；将草莓斜切成两半；香蕉切圆形片；苹果、梨切1/4片；木瓜肉切丁；将切好的水果放入容器中拌匀；将白糖、酸奶、沙拉酱拌匀后淋于水果上即可。

糖醋带鱼

◆ 材料：鲜带鱼250克。

◆ 调料：醋、酱油、葱花、料酒、白糖、植物油、味精、食盐各适量。

◆ 做法：先把葱洗净，切成葱花待用；将带鱼先处理完毕，用刀划斜纹，切成段块；先取一部分料酒、酱油浸泡已切成段块的鱼，半小时左右捞出，放入热油锅内炸至呈金黄色，再捞出，滤去油；再用少许油在锅里煸葱花，快速倒入炸好的鱼块，再倒进余下的

胎教圣经

◎ 一般孩子的房间通常从窗帘、墙壁到桌子、地板都采用鲜艳、活泼、热闹的装饰，而在怀孕期，理想的孩子房间应是朴素和平静的浅色调，可能的话，最好是自然色，因为这样做能使人的注意力不至于分散，有利于胎教的顺利进行。

作料，盖严，稍焖几分钟；最后加入白糖，上微火煨几分钟即可。

柏子仁煮猪心

◆ 材料：猪心 500 克，柏子仁 20 克。

◆ 调料：酱油、料酒、精盐、葱段、姜片、花椒、大料各适量。

◆ 做法：将猪心洗净，划开表皮，用水将里面的血水冲掉，焯水，捞出；锅置火上，放入适量清水，加入猪心、酱油、料酒、精盐、葱段、姜片、花椒、大料、柏子仁煮沸，撇去浮沫，小火煮至熟烂，捞出猪心，凉透后切片即可。

酥香鹌鹑

色泽红亮，味咸、微辣，香酥鲜嫩；富含优质蛋白质、钙、铁等多种营养素。李时珍《本草纲目》记述鹌鹑有“补五脏，实筋骨，耐寒暑，清结热”之功效，所以特别适宜于孕妈妈食用。

材料：净鹌鹑 4 只，生姜、葱、绍酒、精盐、酱油、白糖、香料、植物油各适量。

做法：鹌鹑放碗内，加酱油、精盐、绍酒、白糖、香料、生姜、葱腌渍 1 小时，上笼蒸熟，取出凉凉；锅置火上，下油烧至八成热，放入鹌鹑炸至皮脆肉酥，捞出，切片装盘。

清炖牛肉

◆ 材料：牛肉 500 克。

◆ 调料：植物油、精盐、青蒜丝、料酒、葱段、姜块、胡椒粉各适量。

◆ 做法：将牛肉洗净，切小方块，焯水，冲去血沫，沥干，备用；锅置火上，倒油烧热，放入牛肉块、葱段、姜块煸炒，备用；锅置火上，倒入适量清水，放入牛肉块，加料酒后盖上盖子，煮沸后用小火炖至牛肉熟烂，加入精盐、胡椒粉，撒入青蒜丝即可。

拔丝土豆

◆ 材料：土豆 500 克。

◆调料：白糖、植物油、芝麻、青红丝各适量。

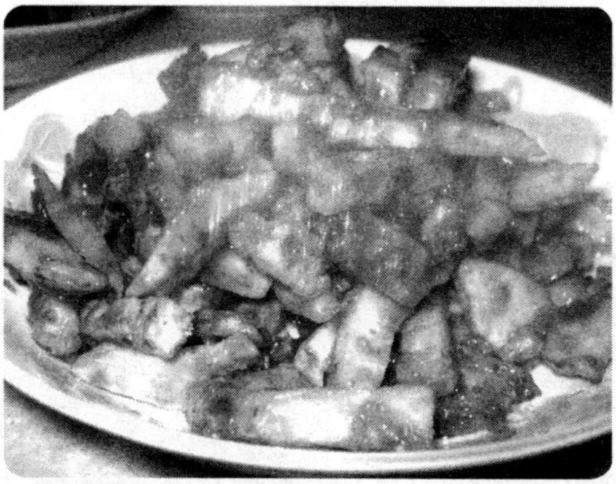

◆ 做法：把土豆洗净去皮，切成滚刀块；锅内放油烧热，把土豆炸成金黄色捞出，把余油倒出，锅内放点水，再放白糖，炒成深黄色能拔出丝时，放入土豆，边翻动边撒芝麻、青红丝，挂匀糖浆。将其倒在抹过油的盘内即可。

三丝汤

材料：猪肉、生笋各 25 克，鸡肉、冬菇丝各 15 克，熟火腿丝 10 克，白汤 500 克。

◎ 有时候，从播放的电视节目中传来的不够高雅的对话、笑语，或从收音机里传出的震耳的响声，都可能直接影响胎儿领会母亲的声音。

调料：料酒、精盐、味精各适量。

做法：将猪肉、鸡肉、笋切成细丝，切得越细越好；肉丝放入碗中，加入冷水搅散，浸出血水待用；炒锅洗净，置旺火上，加入白汤，倒入肉丝，放入笋丝、冬菇丝，烧至将滚，用漏勺把浮上来的各种丝捞起。汤内洒上冷水少许，待浮沫升至汤面，立即撇净，然后加入料酒、精盐、味精略滚；把捞出的肉丝、笋丝、冬菇丝装入碗中，然后把汤浇在碗中，撒上火腿丝即成。

清香红枣粥

红枣具有滋补养颜、润肤保胃、养血宁神的功效。红枣粥对于贫血的孕妈妈很有帮助，可改善怕冷、苍白和手脚冰冷的现象。

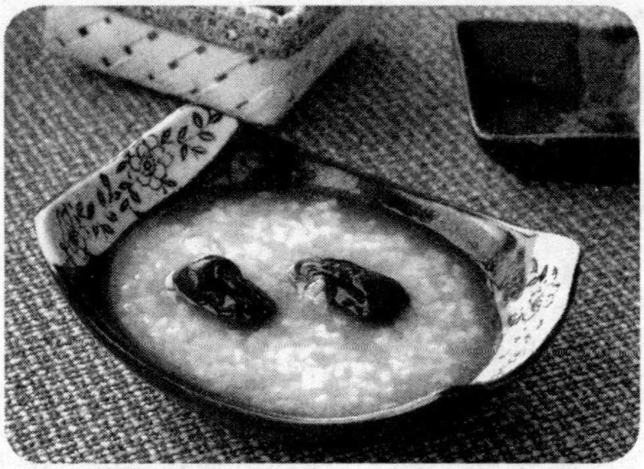

材料：大米 1 杯，去核红枣 30 颗。

做法：大米、红枣洗干净，分别用水泡上几个小时；搅拌器加点水，分别把泡好的大米和红枣打碎；打好的大米碎倒入锅中，像平时煮浓粥一样加适量的水，开火，边烧边时不时搅动以防煳底，等米快要熟了的时候，倒入红枣碎，煮熟后，出锅。

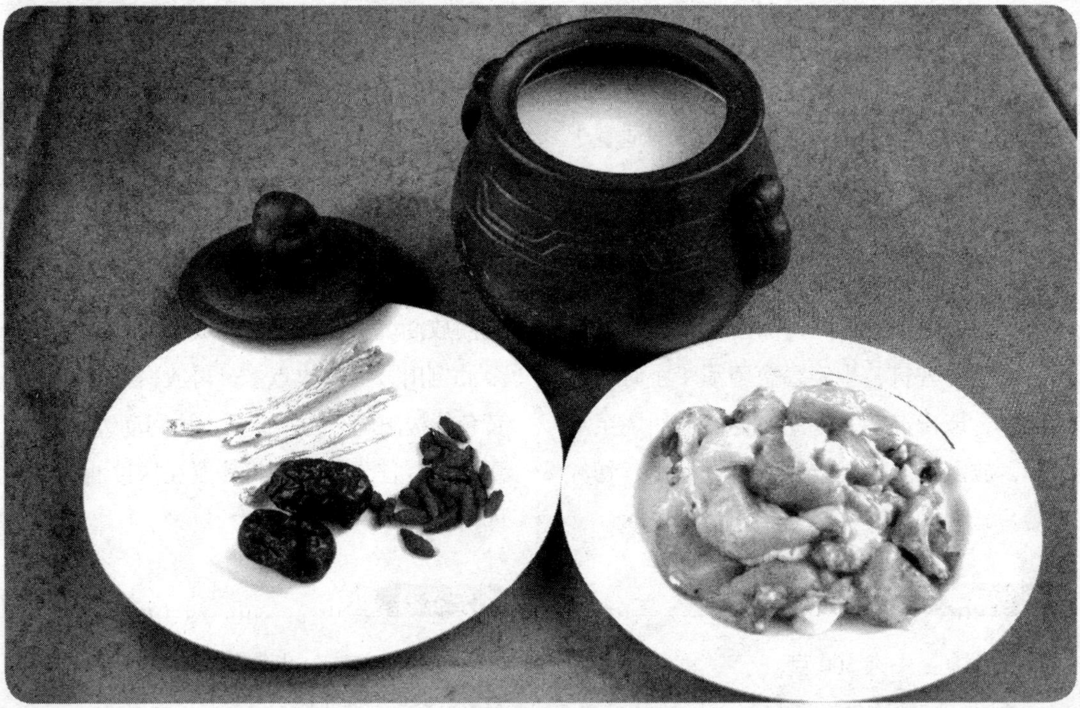

第四节 孕妈妈生活保健

01 孕9月孕妈妈生活保健

◆ 由于还是有早产可能，所以应作好一切准备，包括去医院要带的物品：保暖厚袜子、睡衣、外衣、喂奶大罩衫、内衣内裤、授乳胸罩、卫生巾、拖鞋、洗漱用具、润口糖、小食品等。

◆ 手边要有去分娩医院的联系电话、乘车路线以及孕期所有检查记录，住院分娩要事先预约好。

◆ 缩短定期检查的间隔，从这时起每2周去检查一次。

◆ 平时最好穿后跟低而平稳的鞋，防止笨拙的身体不稳损伤腰部。

◆ 每星期或每次检查时，注意观察体重增长情况，如果每周增长500克以上，应及早告之医生。

◆ 注意观察早产征象，如伴随着腹部阵痛有无阴道流血。早产时阴道流出血的颜色大多像月经血，但只要腹部发硬就应提高警惕。

02 羊水过多或过少怎么办

孕妈妈羊水过多怎么办 >>>>

正常妊娠时的羊水量随孕周增加而增多，最后2～4周开始逐渐减少，妊娠足月时羊水量约为1000毫升（800～1200毫升），凡在妊娠任何时期内羊水量超过2000毫升者，称为羊水过多。最高可达20000毫升。多数孕妈妈羊水增多较慢，在较长时期内形成，称为慢性羊水过多；少数孕妈妈在数日内羊水急剧增加，称为急性羊水过多。

对羊水过多的处理，主要取决于胎儿有无畸形和孕妈妈症状的严重程度。

羊水过多合并胎儿畸形，处理原则为及时终止妊娠。

羊水过多合并正常胎儿，应根据羊水过多的程度与胎龄而决定处理方法。

羊水过多合并正常胎儿有以下处理方法 >>>>

症状严重致孕妈妈无法忍受（胎龄不足37周），应穿刺放羊水，用15～18号腰椎穿

◎ 为了保持良好的情绪以利于胎教，孕妈妈在怀孕期间常常看伴有优美音乐的电视片，看那些表现美丽自然和动植物生态的节目，以及介绍世界各地优美风景的旅游纪录片是很有好处的。

刺针行羊膜腔穿刺，以每小时500毫升的速度放出羊水，一次放羊水量不超过1500毫升，以孕妈妈症状缓解为度。放出羊水过多可引起早产。放羊水应在B型超声监测下进行，防止损伤胎盘及胎儿。严格消毒，防止感染，酌情用镇静保胎药以防早产。3～4周后可重复以降低宫腔内压力。

前列腺素抑制剂——吲哚美辛（消炎痛）治疗：吲哚美辛有抑制排尿的作用，用吲哚美辛抑制胎儿排尿来治疗羊水过多。具体用量为2.0～2.2毫升，用药时间1～4周，羊水再次增加可重复应用。用药期间，每周做一次B超进行监测。妊娠晚期羊水主要由胎尿形成，孕妈妈服用吲哚美辛后15分钟即可在胎血中检出。鉴于吲哚美辛有使动脉导管闭合的不良反应，故不宜广泛应用。

妊娠已近37周，在确定胎儿已成熟的情况下，进行人工破膜，终止妊娠。

症状较轻可以继续妊娠，注意休息，低盐饮食，酌情用镇静药，严密观察羊水量的变化。

无论选用何种方式放羊水，均应从腹部固定胎儿为纵产式，严密观察宫缩，注意胎盘早剥症状与脐带脱垂的发生，并预防产后出血。

孕妈妈羊水过少怎么办

妊娠晚期羊水量少于300毫升者，称为羊水过少。妊娠早、中期的羊水过少，多以流产告终。羊水过少时，羊水呈黏稠、混浊、暗绿色。过去认为羊水过少的发生率约为0.1%，但近年由于B超的广泛应用，羊水过少的检出率为0.5%～4%，发生率有所增加。羊水过少因严重影响围生儿的预后而受到重视。

羊水过少是胎儿危险的极其重要的信号。若妊娠已足月，应尽快破膜引产，破膜后若羊水少且黏稠，有严重胎粪污染，同时出现胎儿窘迫，估计短时间内不能结束分娩者，在除外胎儿畸形后，应选择剖宫产以结束分娩。剖宫产比阴道分娩可明显降低围生儿死亡率。

近年来，应用羊膜腔输液防治妊娠中、晚期羊水过少，取得了良好效果。方法之一是产时在羊膜腔安放测压导管及头皮电极监护胎儿，将37℃的0.85%盐水，以每分钟

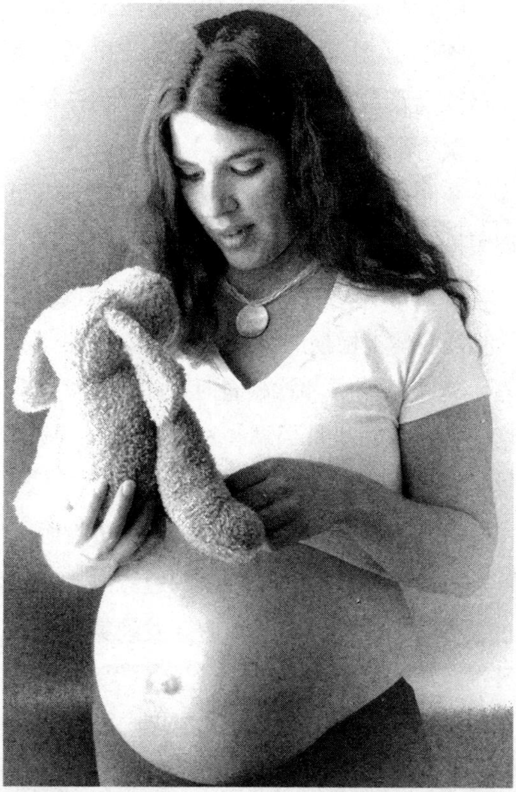

胎教圣经

◎ 为了保证孕妈妈良好的心情，准爸爸必须按时回家，否则会引起孕妈妈的焦躁与不安。

15～20 毫升的速度灌入羊膜腔，一直滴至胎心变异减速消失。通常解除胎心变异减速约需输注生理盐水 250 毫升（100～700 毫升）。若输注 800 毫升胎心变异减速仍不消失为失败。通过羊膜腔输液可解除脐带受压，使胎心变异减速率、胎粪排出率以及剖宫产率降低，从而提高新生儿成活率，是一种安全、经济、有效的方法，但多次羊膜腔输液有绒毛膜羊膜炎等并发症。

03 轻松应对孕 9 月身体不适

阴道分泌物增多

随着临产的到来，阴道分泌物可能会增多，要注意局部清洁，每天用清水冲洗外阴。如果用洗液，最好有医生的推荐，有些洗液会改变局部环境的酸碱度，反而增加局部感染的机会。孕期易患霉菌性阴道炎，霉菌是机会菌，如果长期使用具有杀灭细菌的洗液，霉菌就会乘机感染，成为致病菌。所以，用中性的清水或洗液洗是比较安全的。

疲劳感

到了这个月，孕妈妈可能会时常有疲劳的感觉，要注意休息，不要等到异常疲劳时才休息。

有规律地生活

保证足够的睡眠，尤其不要熬夜，熬夜是最不利于胎儿生长发育的。如果孕妈妈在孕期没有养成良好的生活习惯，会影响到胎儿，甚至影响到出生后新生儿的睡眠习惯。

腰背酸痛

孕后期，随着子宫增大，孕妈妈可能会出现腰背部酸痛。这是由于肚子向前膨隆，为了保持稳定的直立位，不得不拉紧腰背部肌肉，以保持重心平衡，腰背部肌肉长期处于紧张状态，势必导致腰背肌疲劳，腰背出现疼痛。

另外，胎儿头部开始进入骨盆，压迫腰骶脊椎骨，这也是引起腰背痛的原因之一。有的孕妈妈腰背痛很显著，不排除有疾病的可能，如腰椎间盘突出、腰肌损伤、孕前经常穿很高的高跟鞋等，腰背肌已经处于疼痛的临界点，怀孕后就显现了。有的孕妈妈从始至终都没有很明显的腰背痛，有的孕妈妈很早就感觉到腰酸背痛，这与孕妈妈的身体状况、子宫在腹中的位置、胎儿的大小等有关。

减轻腰背痛的方法：减少站立时间；站立时最好把一只脚放在凳子上或任何稳固的高处，如台阶；不要睡过软的床垫，如果睡的床垫过软，躺下就深深地陷进去。如果不能通过一般方法缓解，要寻求医生帮助，或找理疗师及运动专家，制订适合本人的护理和锻炼腰背肌的方法。在水中慢慢地游动或在热水中泡上 10 分钟，对缓解腰背痛有一定的帮助。

不要忘记了，一阵阵腰痛可能是子宫收缩造成的，如果感觉与平时的疼痛不一样或忽然加重，要去看医生，确定是否有临产的可能。

◎ 准爸爸要时时体谅孕妈妈，在外出前要把孕妈妈不适宜做的重活都做好。

第五节 孕妈妈胎教必读

01 孕9月胎教重点

音乐胎教

对于肚子里的小小人儿，运用音乐可以达到很好的胎教效果。音乐是给胎儿的另一种语言，让胎儿在孕妈妈体内就接受音乐的熏陶，不但可以促进胎儿的大脑发育，还可以尽早开发他的音乐潜能，对其性格培养也有重要作用。实践证明，受过音乐胎教的宝宝，出生后喜欢音乐，反应灵敏，性格开朗，智商较高。

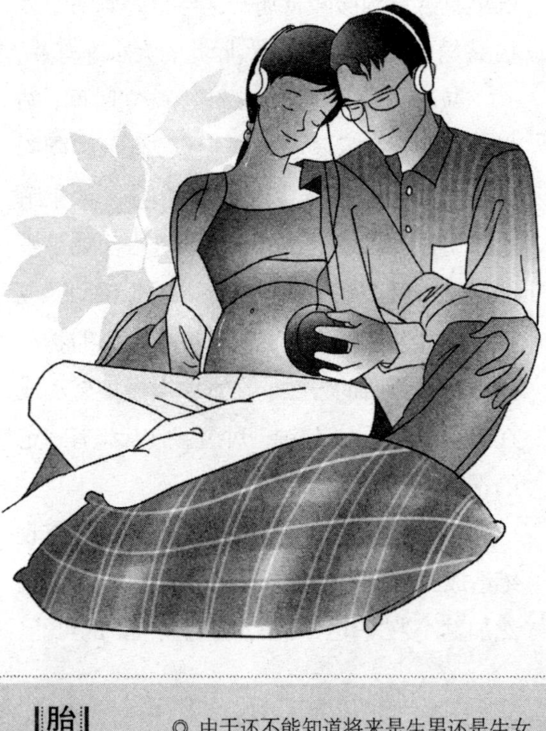

无论是休息还是做家务时，孕妈妈都可以打开音乐，每天多次欣赏音乐名曲，如《春江花月夜》《平沙落雁》《雨打芭蕉》等，使自己处于优雅的音乐环境中。在听的过程中，可随着音乐的起伏时而浮想翩翩，时而沉浸在一江春水的妙境，时而徜徉在芭蕉绿雨的幽谷，如醉如痴，遐想悠悠。

孕妈妈还可以每天哼唱几首曲子，最好选择抒情歌曲或轻歌，也可唱些“小宝宝，快睡觉”之类的摇篮曲，唱的时候要保持心情舒畅，富于感情，如同宝宝就在面前，可以充分把心底的愉悦传递给胎儿。经常聆听父母的歌声，会使胎儿精神安定，母与子心音谐振，为出生后形成豁达、开朗的性格打下良好的心理基础。

孕9月胎教方案

孕妈妈在保证充足营养与休息的条件下，对胎儿实施定期、定时的声音刺激，可

胎教圣经

◎ 由于还不能知道将来是生男还是生女，所以就用中间色的布和线来为未来的婴儿缝制和编织些小衣服、小袜子等。做这些事情，能使你获得一种即将成为母亲的真情实感，“啊，我的孩子就要出世了。”你会感到对孩子的爱是那样的深沉，从而使母子之间的纽带连接得更加紧密。

促进胎儿的感觉神经和大脑皮质中枢更快地发育，但是不适当的音乐会带来负面影响。

胎儿内耳一部分的耳蜗从孕妈妈怀孕第20周起开始发育，其成熟过程在婴儿出生后30多天内仍在继续进行。由于胎儿的耳蜗正处于发育阶段，极易遭受噪声损害，对2000赫兹以上的高音尤为敏感，所以胎教磁带中若出现2000赫兹以上高音时，必将损害胎儿的听力。而且一些悲壮、激烈、亢奋的乐段会影响胎儿的正常发育。因此选择胎教音乐时一定要注意频响范围，不要让乐音变成噪声。

02 孕9月胎儿的美育课

美育能陶冶性情，净化环境，开拓眼界，具有奇妙的魅力。生活中处处充满了美，把美的信息传递的过程就叫做美育。美育是母亲与胎儿交流的重要内容，也是净化胎教氛围的必要手段。所以，到了这个时候，孕妈妈不妨从美育的角度入手，来为宝宝开创一种新的胎教形式，这样也能给腹内的宝宝带来一点点新鲜的变化，让他在今后成长的路上能够更加容易接受和吸收新鲜事物。

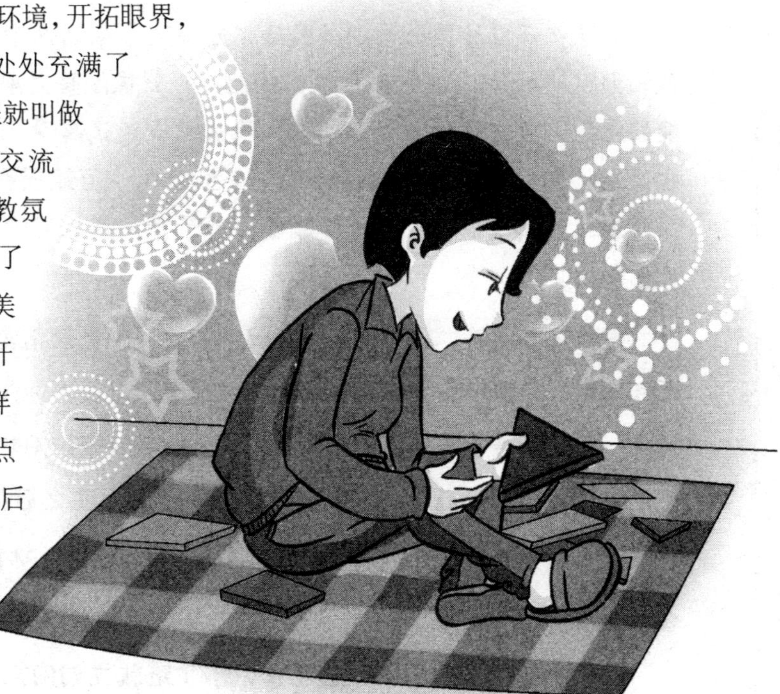

对胎儿的美育就是音美、色美和形美的信号输入。轻快、柔美的抒情音乐能转化为胎儿的身心感受，促进脑细胞的发育。大自然对促进胎儿细胞和神经的发育也是十分重要的。另外，孕妈妈可欣赏一些绘画、书法、雕塑以及戏曲、影视等文艺作品，接受美的艺术熏陶，孕妈妈可把内心的感受描述给腹中的胎儿。如果孕妈妈有兴趣，也可以自己动手制作一些手工布艺品，这样既能放松自己即将分娩的紧张心情，同时也为宝宝上了一堂生动、有趣的美工课，一举两得。

在这个时候，还可以收听一些经典的读书节目，内容可以选择一些叙事或者散文类的读书节目，既可以舒缓心情，又能和宝宝一起享受灵魂得到净化的乐趣。.

对话胎教

◎ 孕20周，胎儿的听觉功能已经完全建立。母亲的说话声不但可以传递给胎儿，而且胸腔的振动对胎儿也有一定影响。因此，孕妈妈要特别注意自己说话的音调、语气和用词，以便给胎儿一个良好的刺激印记。

作好一切准备！

都说从这时开始就是孕妈妈到了怀孕过程中最为烦恼的时候。前些天我还觉得自己蛮轻松的，可是这几天天气越来越热了，沉重的腹部也让我感到非常不舒服，倒也希望能够快点解脱！还有一个月的时间，就要跟宝宝见面了，真是百味交集——兴奋、期待、紧张、害怕……

生宝宝的场面我已经在心里想象过很多次，越是想让自己轻松，却越紧张、害怕。自己明白真正到了那一刻的时候，终是要一个人去面对、去承受的，谁也帮不了我。

小家伙在肚子里每天也闹腾着，好像对于来到这个世上也充满了兴奋和期待。不过，进入36周以来的胎动，好像没有之前那么频繁了。我能感觉到，宝宝在一天天地长大，我的肚皮越来越硬，小家伙的拳打脚踢经常让我的右边肚皮出现一个个小鼓包儿，可能里面的空间太小了，不够他玩、折腾的！！每天早晚各打一套拳，我也习惯了小宝宝这样的作息周期。

每天在家待着，静养待产，爸妈守着我，感觉很踏实，没有一丝的担心和害怕。心情平和，每天平淡而安静地度过，适当地外出散步，已经开始在一点点地准备着产前和产后的东西。天气越来越闷热，爸妈把电扇和空调都清洗出来，准备好了。除此之外，宝贝出生之后的小衣服、尿布、婴儿床、玩具等产后所需要的东西，我们也都准备好了，现在就是万事俱备，只欠东风了！

亲爱的他依旧正常地辛苦工作，下了班就立刻回家，生怕错过我生产的时刻，他说他保证会在我最需要他的时候都在我身边，有他这句话，我安心了很多，这辈子有他这么个依靠，真是幸福死了。

最近，我一直在看有关新妈妈产后和新生宝宝的书。本以为怀孕是最辛苦的阶段，其实产后还有更重要的“哺乳期”和“月子期”要面对。而且新生宝宝有可能在很多方面有不同程度的疾病和麻烦，看了书上的介绍后，让我觉得未来的压力很大！好像更大的挑战，是在宝宝出生以后。不过，不管怎么说，先把眼前的这关过了，之后的事，也会水到渠成的！

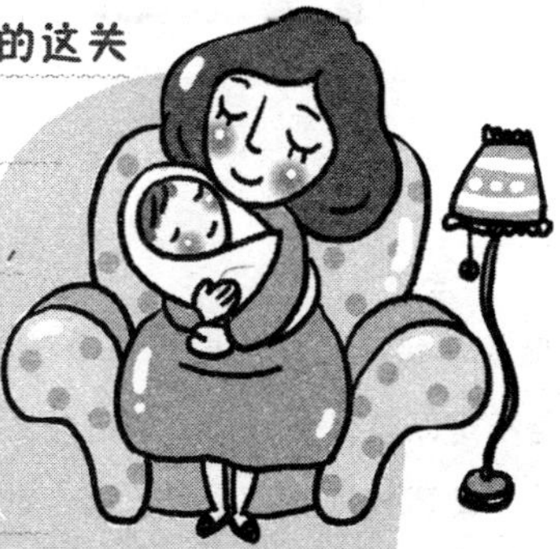

真希望我的宝宝能够健康、顺利地出生，未来也会健康、茁壮地成长！这是我的最大心愿！我坚信，我能当个好妈妈，为了孩子的健康和成长，作好一切准备。

编者按语

现在你开始期待早日见到你的宝宝了，不要着急，为了宝宝的安全，还需要耐心等待。本月要特别注意观察早产征象，如伴随着腹部阵痛有无阴道流血。早产时阴道流出血的颜色大多像月经血，但只要腹部发硬就应提高警惕。

★ 第十章 ★ Chapter 10

怀孕第十个月

恭喜孕妈妈，从现在开始你的宝宝已经是足月儿了，他随时都可能出来和你见面哦！你现在是不是既紧张又焦急，既盼望宝宝早日降生，又对分娩的痛苦有些恐惧？放松心情，你需要做的，是充分休息，适当活动，密切注意自己身体的变化。你会很顺利的，愿你的宝宝是个健康、可爱、聪明的乖宝宝！加油！

第一节 孕10月胎儿发育状况

01 第三十七周胎儿发育状况

37周的胎儿仍然在生长，本周胎儿身长51厘米左右，体重3000克左右。胎儿的头现在已经完全入盆，如果此时胎位不正常的话，那么胎儿自行转动胎位的机会就已经很小了。如果医生发现这样的情况，通常会建议你采取剖宫产。胎儿这时候的头发已经长得又长又密了，但是不必对胎儿头发的颜色或疏密过多地担心，宝宝在出生后随着营养的补充，头发会自然变得浓密、光亮。

胎教圣经

◎ 对话胎教要求父母双方共同参与，因为男性的低音是比较容易传入子宫内的，久而久之，也不失为一种良性的音波刺激。

02 第三十八周胎儿发育状况

38 周的胎儿身长 52 厘米左右，体重 3.2 千克左右。到本周，胎儿已经完全发育好了，具备了在母体外独立生存的能力，胎儿随时都会健康出生。胎儿的头现在已经完全入盆，胎儿的头部在盆内摇摆，别担心，周围有骨盆的骨架在保护，这样会很安全。

新生儿并不是一张白纸哦，他从一出生就具备了几十种原始反射。现在，胎儿的指甲已经长到了手指和脚趾的末端，头发长到了 2 厘米左右。胎儿身上原来的一层细细的绒毛和大部分白色的胎脂逐渐脱落，这些物质及其他分泌物也被胎儿随着羊水一起吞进肚子，变成胎便。

03 第三十九周胎儿发育状况

孕 39 周的胎儿已经准备好与你们见面了！他的所有器官已发育成熟，胎儿现在还在继续长肉，现在胎儿体重有 3.3～3.4 千克，随着生活水平提高，现在体重在 4 千克以上的新生儿也很常见。胎儿身上的脂肪储备将会有助于宝宝出生后的体温调节。现在胎儿身上原来覆盖着的一层细细的绒毛和大部分白色的胎脂逐渐脱落、消失，胎儿的皮肤变得光滑。这些物质及其他分泌物也被胎儿随着羊水一起吞进肚子里，贮存在他的肠道中，变成黑色的胎便，在他出生后的一两天内排出体外。

04 第四十周胎儿发育状况

经过了漫长的 260 多天，现在，你很快就能见到宝宝了，把他抱在怀里，亲亲他的小脸蛋，那时，你就会感到，为了这个小天使，你所有的付出、艰辛都是那么的值得。40 周的宝宝即使还没有出生的迹象，也不用担心。比预产期推迟两周出生都是正常的。现在，胎儿所处的羊水环境也有所变化，原来的羊水是清澈、透明的，现在由于胎儿身体表面绒毛和胎脂的脱落及其他分泌物的产生，羊水变得有些浑浊，呈乳白色，40 周出生的宝宝平均体重在 3.3～4 千克，身长大概有 52 厘米。别指望刚生出来的宝宝像洋娃娃那么可爱，新生儿头部通常都是暂时的畸形（通过产道时挤压所致），浑身覆盖着胎脂和血液，还可能肤色不匀，有胎记或皮疹，这些都是正常的。胎盘的功能也逐渐退化，直到胎儿娩出即完成使命。

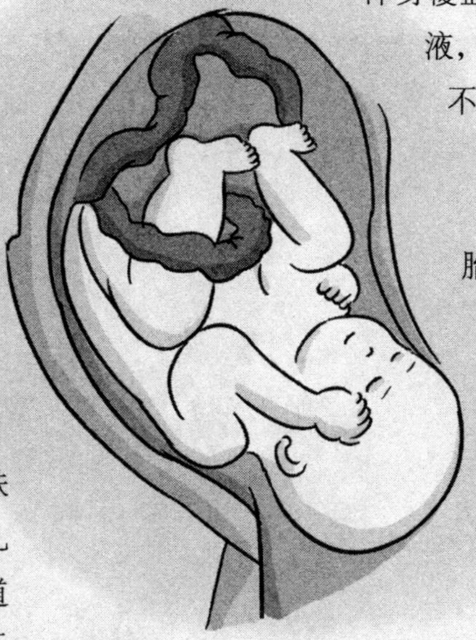

◎ 父母可以给胎儿起一个中性的乳名，如“平平”、“乐乐”等，经常呼唤之，使胎儿牢牢记住。如此，在婴儿出生后哭闹时再呼之乳名，他便会感到来到子宫外的崭新环境并不陌生，而有一种安全感，于是很快地安静下来。

第二节 孕10月孕妈妈身体变化

01 第三十七周孕妈妈身体变化

孕妈妈的体重增加了约有11.5～15千克。本周你可以试着用手轻轻地抚摸腹部，看是否能摸到胎儿的头部、臀部和背部，这种体验是非常有趣的。

不规则宫缩频率增加，不管怎样，入盆意味着分娩的临近。当你感到不规律宫缩带来不适时，最好多做呼吸练习以保持心态放松。

本周过后，孕妈妈可能会有“现血”的现象，即子宫颈变软及变薄后，黏液栓塞会和血液混合流出阴道，谓之现血，此种出血是一种正常的现象，是子宫颈为分娩作准备而扩大的，表示接近分娩的开始，不须太过担心。羊水体积有所减少，宫缩频率继续增加。

02 第三十八周孕妈妈身体变化

恭喜孕妈妈，从现在开始你的宝宝已经是足月儿了，随时可能出来和你见面哦！你现在是不是既紧张又焦急，既盼望宝宝早日降生，又对分娩的痛苦有些恐惧？放松心情，适当活动，你会很顺利的，加油！

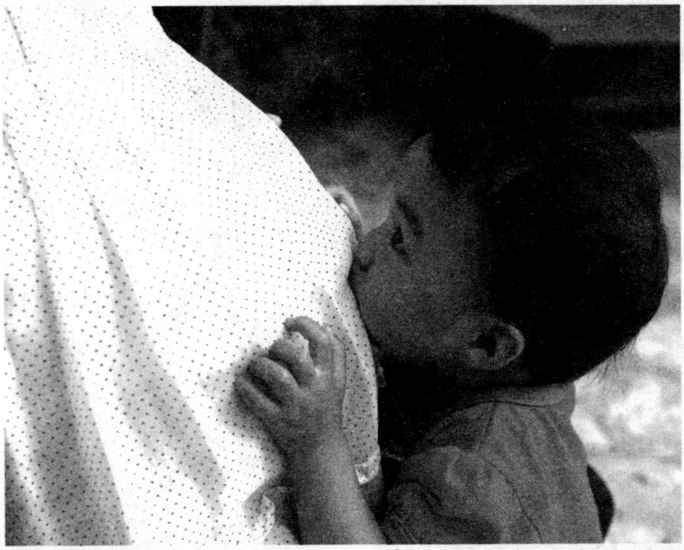

孕妈妈可能又开始经历腿部水肿，这是怀孕必经之路，尤其是在末期。如果出现手、脸水肿或是突发的严重的脚部、脚踝水肿，这很可能是患上妊娠高血压综合征——血毒症，要尽快咨询健康管理师。另外，由于胎儿进入骨盆，膀胱受到挤压，孕妈妈不得不增加去卫生间的次数。

胎教圣经

◎ 对话的内容不宜太复杂，最好在一段时间内反复重复一两句话，以便使胎儿大脑皮质产生深刻的记忆。

03 第三十九周孕妈妈身体变化

从本周开始，子宫已经充满了骨盆和腹部大部分空间，在这几周中身体会越来越感到沉重，因此要注意小心活动，避免长期站立，洗澡的时候避免滑倒等。好好休息，密切注意自己身体的变化，随时作好临产的准备。孕妈妈在这几周中会感觉很紧张、心情烦躁、焦急等，这都是正常现象，但要注意调节。

04 第四十周孕妈妈身体变化

最后一周孕妈妈的宫高增加到30～34厘米，胎儿位置向下降，腹部凸出部分有稍减的感觉，同时胃及心脏的压迫感减轻。此时胎儿所处的羊水环境也有所变化，由于胎儿身体表面绒毛和胎脂的脱落及其他分泌物的产生，原来清澈透明的羊水变得有些混浊，呈乳白色。胎盘的功能也逐渐退化，直到胎儿娩出即完成使命。

分娩时宝宝的脑袋先出来，当孕妈妈感到宝宝的头正在使劲撑开产道时，千万不要冲动，停止用力产出胎儿，以免增加撕开的痛苦，甚至需要做外阴切开手术。其实这种激烈的疼痛只会持续很短的时间，由于宝宝的头撑开了阴道组织，以至于神经受到“封锁”——也就是天然的麻醉！

胎儿下降后，膀胱及直肠的压迫感却增强，腰疼、脚跟疼等不适症状会比较明显；有的孕妈妈会出现下腹部轻微胀痛，常在夜间出现，清晨消失。

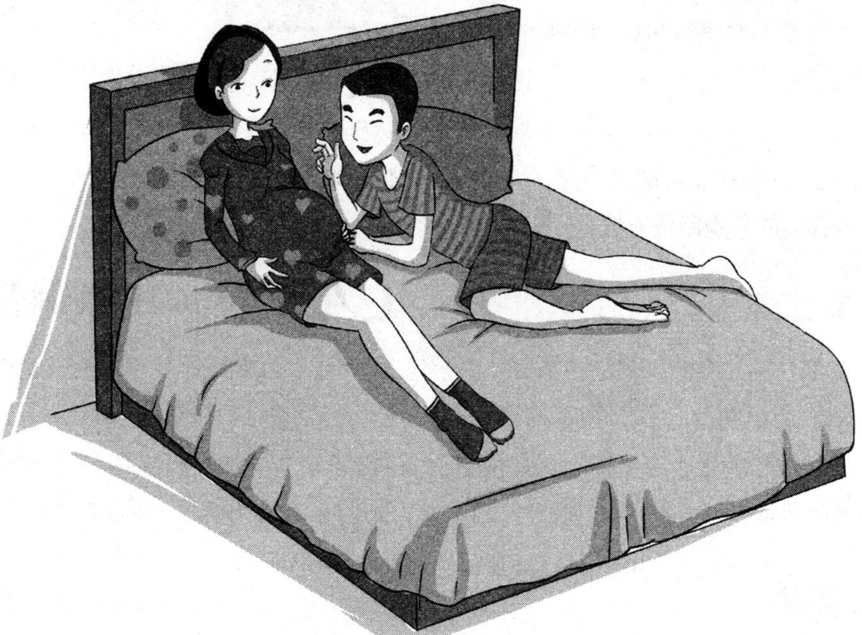

◎ 对话可随时进行，每次时间不宜过长，一般以3～5分钟为宜。对话内容可灵活掌握。例如早上醒来以后，先抚摸一下胎儿，问声：“早上好，宝宝！”

第三节 孕10月孕妈妈生活指南

01 孕10月孕妈妈生活细节

每周孕检

最后1个月应每周去医院检查一次，以便随时掌握胎儿的变化，保证胎儿安全。

休息充分

随着身体负担越来越重，孕妈妈的体力大减，身体更加容易疲倦。这时，一定要注意充分休息和保证足够睡眠。只要感到累就要休息一下，不要勉强，避免引起高血压，也为越来越临近的分娩储备力量。

勿贪食

这个时期，胎儿会向下滑动，减轻了对胃部的压迫，食欲随之增加，很容易暴食。分娩之前不要放松警惕，应坚持有规律地生活，注意控制体重。

物品需备齐

再清点一次准备住院的物品，装在一个大袋子里，并放在随手能拿到的地方。有些医院会准备新生宝宝及妈妈的衣物及用品等，所以事先你要咨询好，以免浪费。

温馨小贴士

火气大的孕妈妈可适当吃点黄连，但不宜吃苦瓜。

帮手应到位

小宝宝马上就要出生了，照顾这个小家伙可不是件容易的事，因此，不论是请老人帮忙照顾还是雇请月嫂，这个月初就要到位了。

02 孕10月孕妈妈营养关注

这个月孕妈妈主要是为分娩作准备，为自身提供充足的能量。另外还要保证胎儿的营养需求，保证胎儿的体重适宜，出生体重过高或过低，均会影响宝宝的生存质量和免疫功能。

最后1个月，孕妈妈胃部不适感会有所减轻，食欲也会随着增加，因此各种营养的摄取应该不成问题。为了储备分娩时消耗的

胎教圣经

◎ 当孕妈妈在洗脸、刷牙过程中，闻见丈夫所做早饭的香味，可深吸几口气让胎儿也闻一闻，并问胎儿："你爸爸做的早饭香不香？"

维生素B1对孕妇的作用

WEISHENGSUB1DUIYUNFUDEZUOYONG

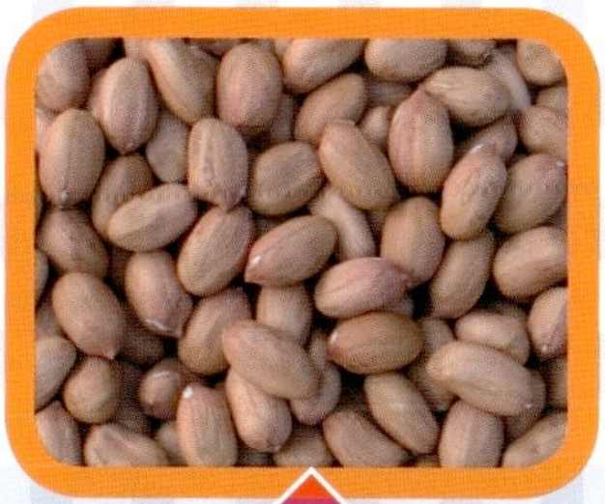

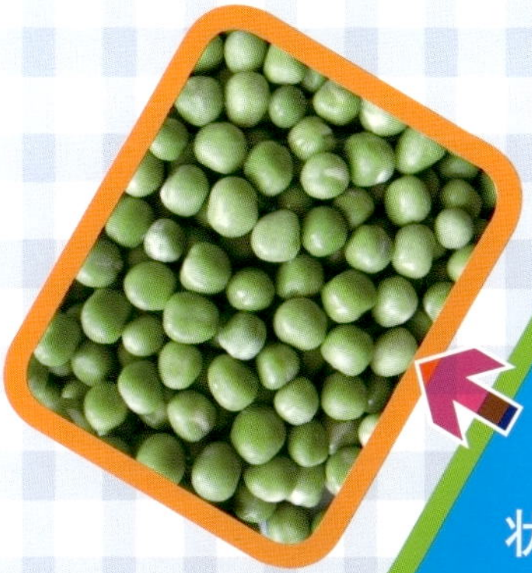

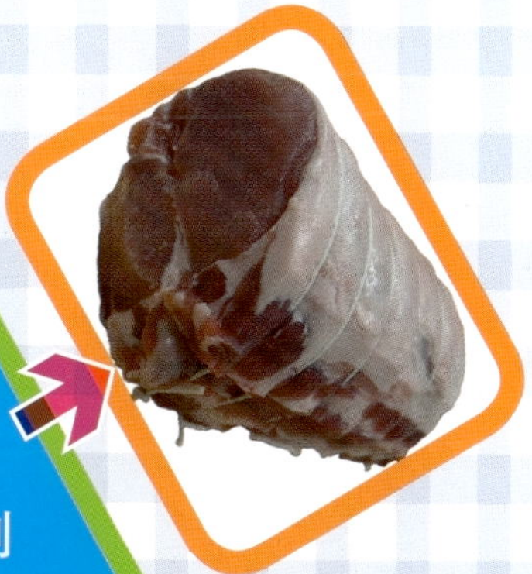

孕妇缺乏维生素B_1会出现疲乏、头晕、乏力等症状。如果是长期缺乏，则孕妇在分娩后可能引起突发性心力衰竭等症状，所以孕妇一定要摄入足够的维生素B_1。

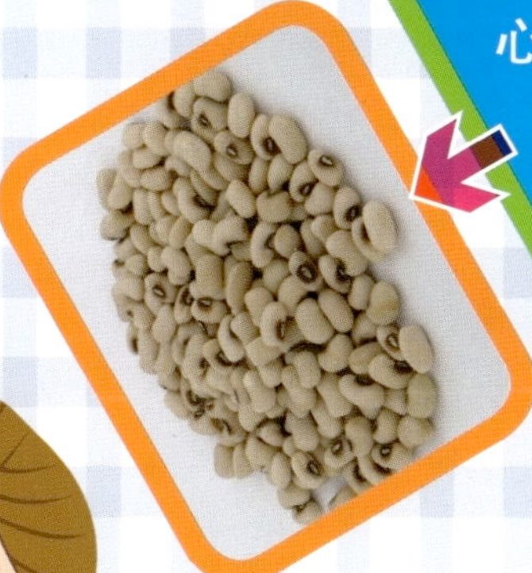

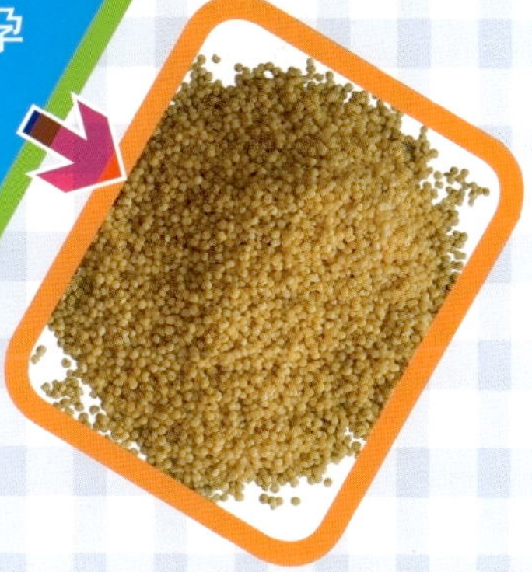

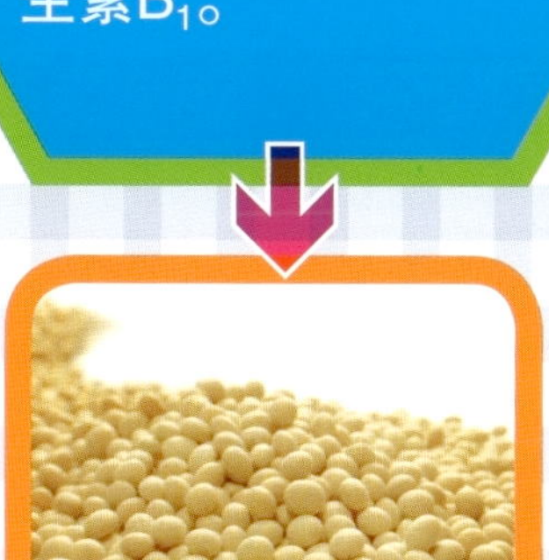

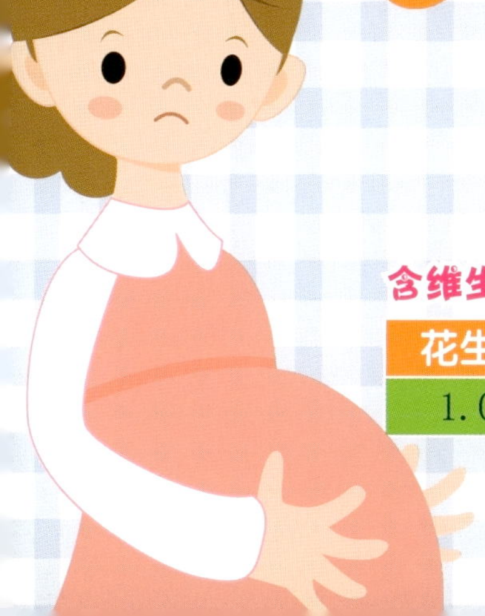

含维生素B_1比较丰富的食物表（毫克/100克含量）

花生仁	豌豆	豇豆	黄豆	小米	猪肉
1.03	1.02	0.07	0.79	0.57	0.53

中国营养学会推荐量：1.8毫克（每日）

叶酸对孕妇的作用

YESUANDUIYUNFUDEZUOYONG

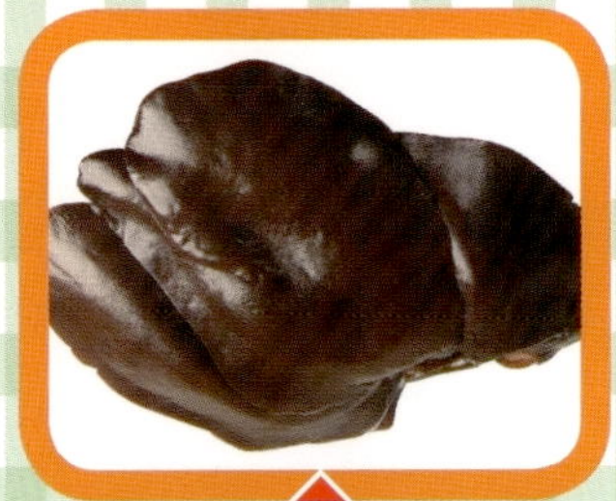

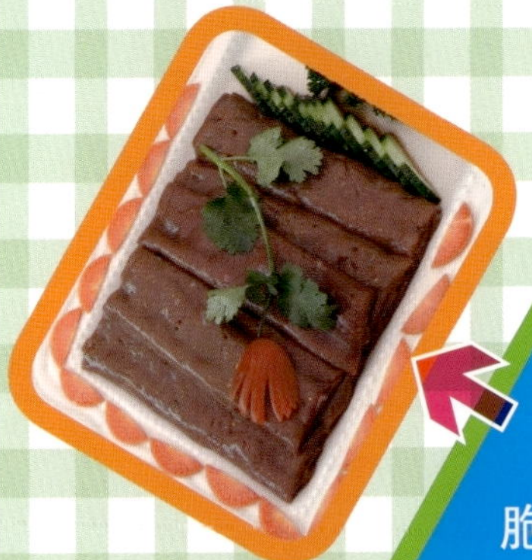

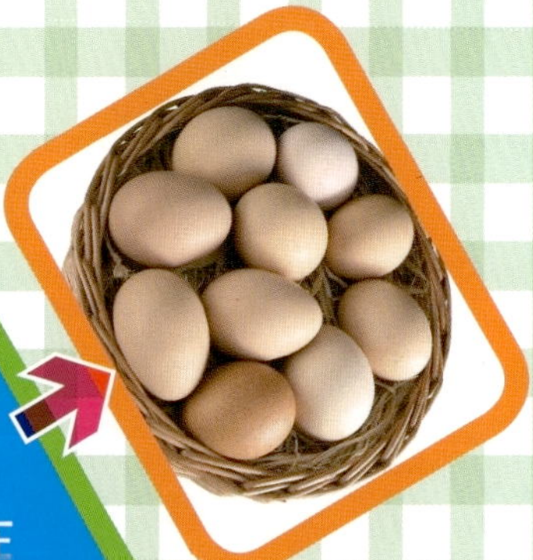

叶酸具有促进红细胞再生，治疗恶性贫血、巨幼细胞性贫血等功用。孕妇在妊娠期间由于雌激素的分泌增加，从而影响叶酸的代谢，造成孕妇妊娠期间产生巨幼细胞性贫血等症状。

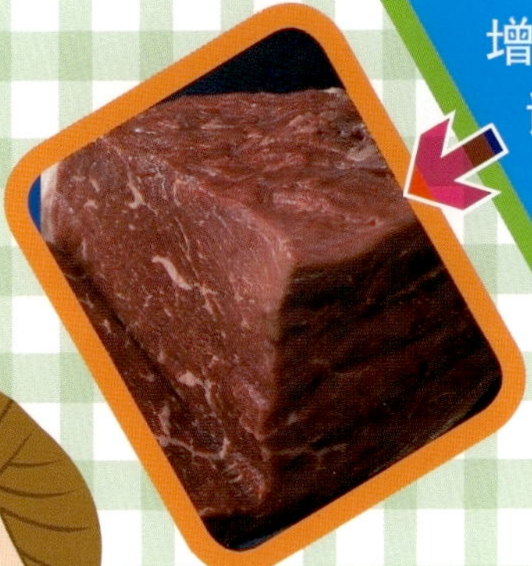

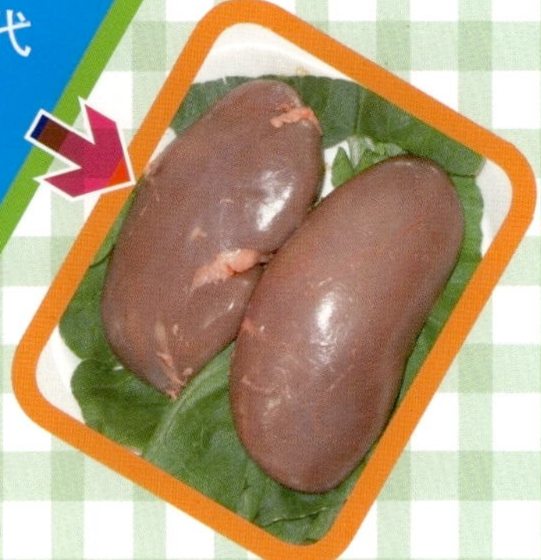

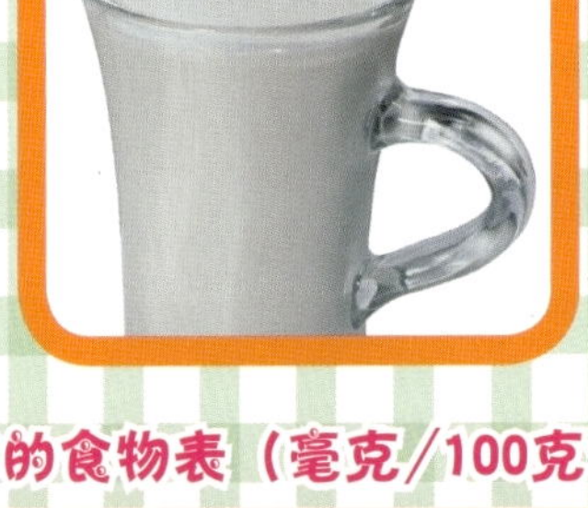

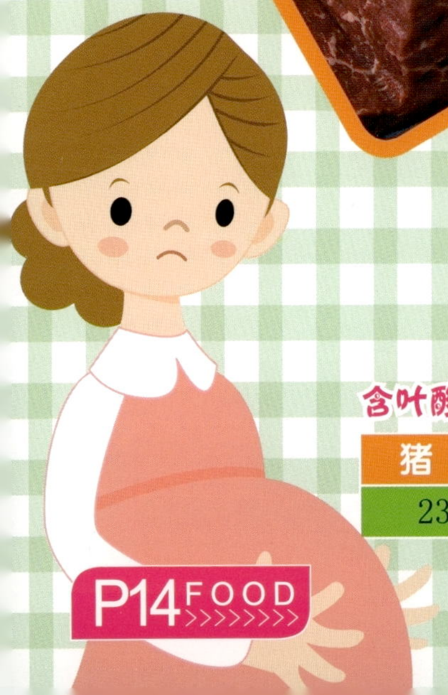

含叶酸比较丰富的食物表（毫克/100克含量）

猪肝	牛肝	牛肉	牛奶	猪肾	鸡蛋
236	300	100	8.5	6—50	30

中国营养学会推荐量：800毫克（每日）

叶酸对胎儿的作用

YESUANDUITAIERDEZUOYONG

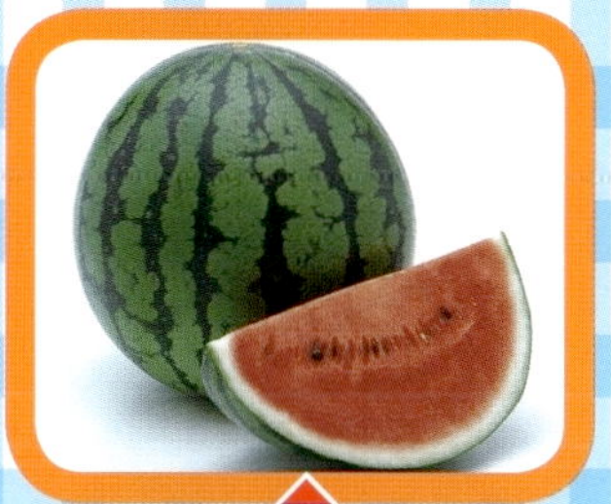

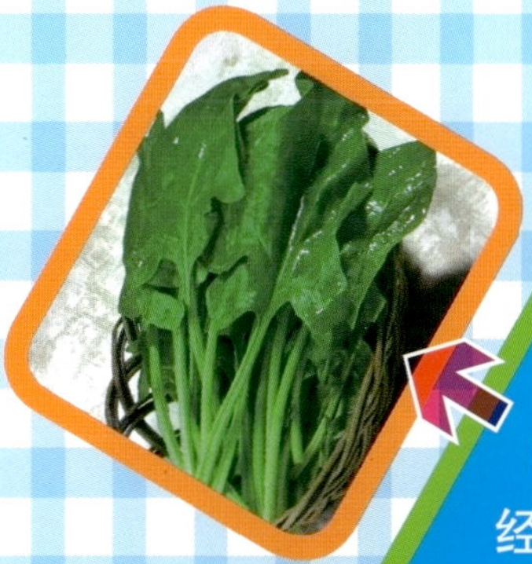

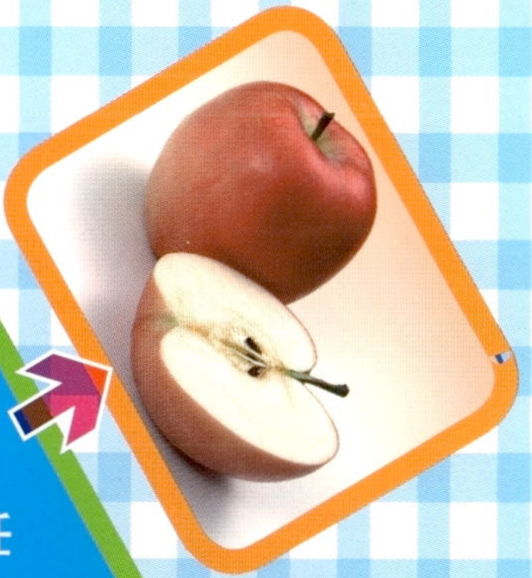

研究还显示，孕妇缺乏叶酸，容易引起胎儿神经系统缺陷，因此孕妇妊娠期间应该摄入足够的叶酸，这样既能满足孕妇的需要也能为胎儿的正常发育提供保障。

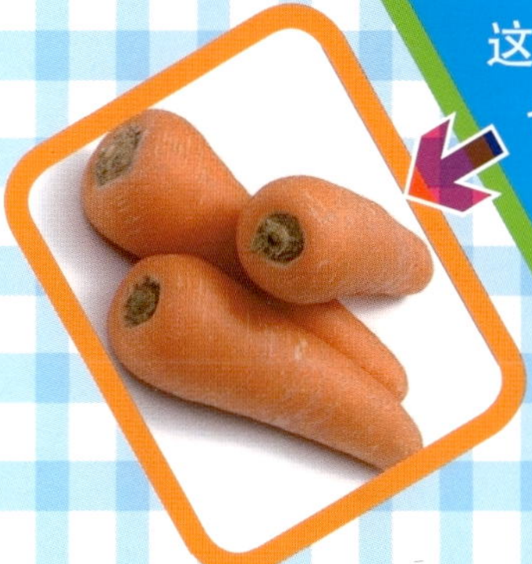

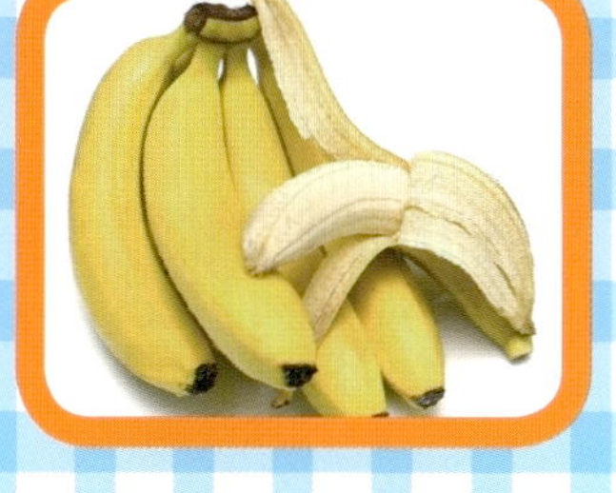

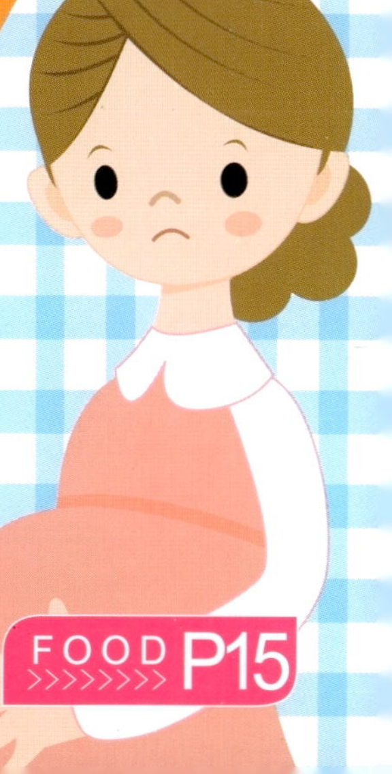

含叶酸比较丰富的食物表（毫克/100克含量）

西瓜	苹果	橘子	香蕉	胡萝卜	菠菜
150	8	45	27	100	29

中国营养学会推荐量：800毫克（每日）

维生素C对孕妇的作用

WEISHENGSUCDUIYUNFUDEZUOYONG

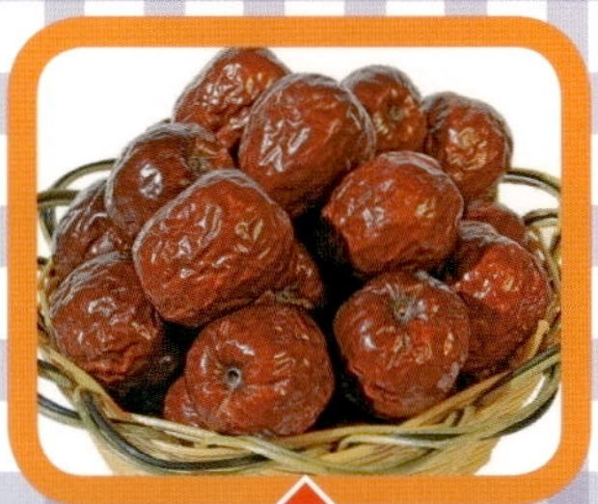

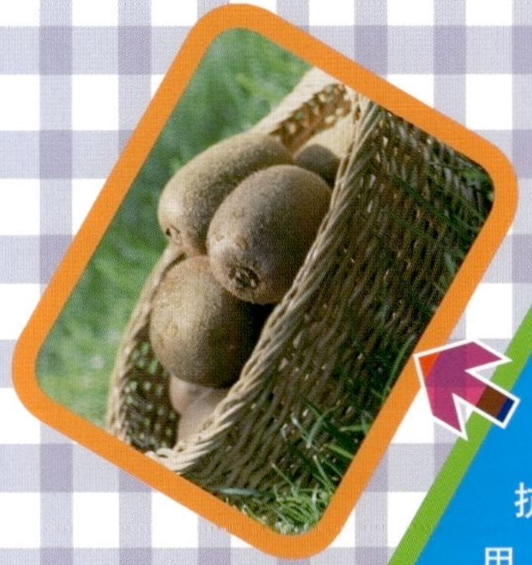

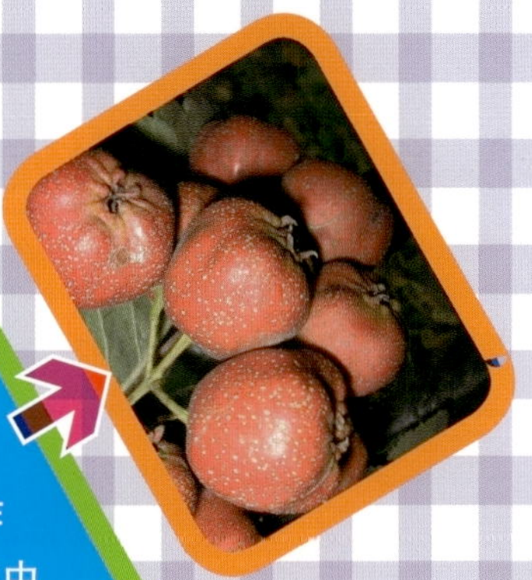

维生素C又叫抗坏血酸,是一种水溶性维生素。维生素C有增强身体抵抗传染病、促进伤口愈合的作用。此外维生素C还具有促进组织中的胶原蛋白形成的重要作用。孕妇缺乏维生素C会影响胶原蛋白的形成以至出现毛细血管出血的现象，严重时可导致孕妇产生维生素C缺乏症。

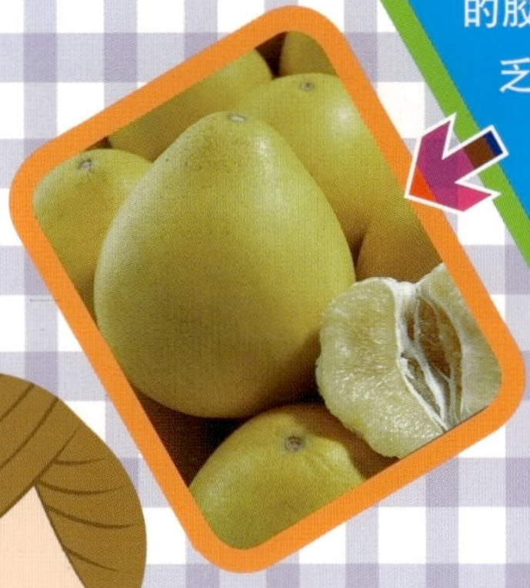

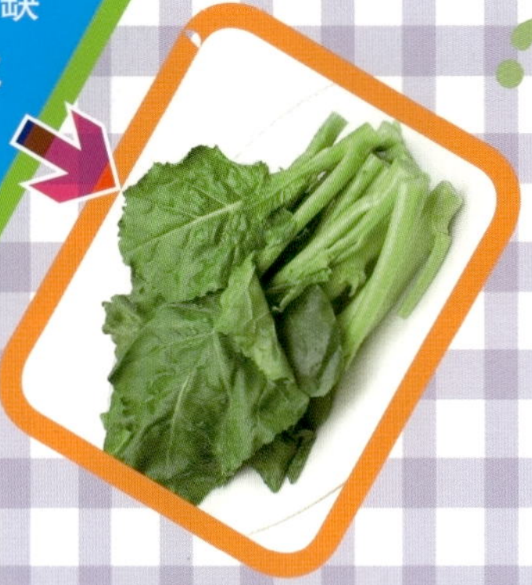

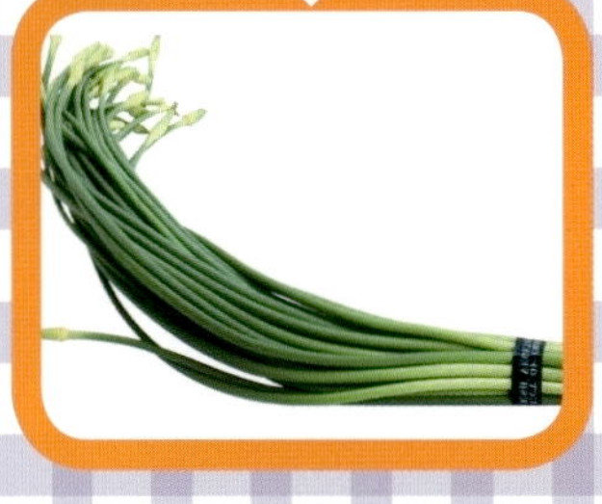

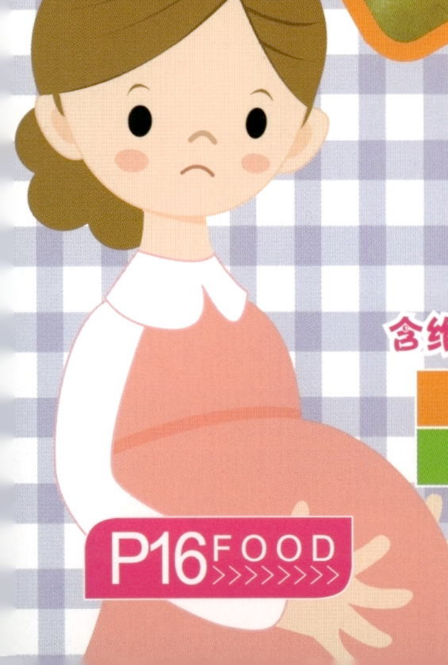

含维生素C比较丰富的食物表（毫克/100克含量）

枣	猕猴桃	沙田柚	蒜苗	芥兰	山楂
540	150~400	100~150	35	90	89

中国营养学会推荐量：80毫克（每日）

能量，这个阶段应该多吃一些富含蛋白质、糖类的能量较高的食品，如鱼、蛋、瘦肉、水果等。保证足够的营养，不仅可以供应胎儿生长发育的需要，还可以满足自身子宫和乳房增大、血容量增多以及其他内脏器官变化所需求的额外负担。同时，这个阶段还要吃一些制作精细、易于消化、营养丰富、有补益作用的菜肴，为你的临产积聚能量。注意便秘和水肿。

同时也要注意，这个月的饮食更应该重视质量，而不是数量，孕妈妈应坚持少吃多餐的饮食原则。越是快临产了，就越应该多吃些含铁质的蔬菜（如菠菜、紫菜、芹菜、海带、黑木耳等）和新鲜的水果。这样可以补充各种丰富的微量元素和对身体有益的物质。孕期增重过多的孕妈妈还应该适当限制脂肪和糖类的摄入，以免胎儿过大，给顺利分娩造成麻烦。

03 孕10月孕妈妈的营养食谱

蔬菜鱼卷

◆ 材料：黄鱼肉100克，肥猪肉25克，鸡蛋清30克，荸荠25克，荠菜25克，油皮50克，小苏打、味精、葱末、姜末、面粉、料酒、干团粉、植物油、精盐、芝麻油各适量。

◆ 做法：将加工后的肥肉、黄鱼肉、荸荠、荠菜都切成细丝，加入葱末、姜末、鸡蛋清、料酒、精盐、芝麻油、味精调成肉馅；把油皮一张切成两半，各铺平撒上混合的肉馅，再卷成长卷，外面抹上细糊后，再切成3厘米长的小段，蘸上用面粉、小苏打和清水调成的面糊，放在油锅中炸成金黄色，起锅食用。

芡实炖鸭

本菜含蛋白质、脂肪、糖类等成分，营养丰富，可益脾养胃、健脾利水、固肾收涩。在怀孕晚期出现脾虚水肿、脾胃虚弱时适宜食用。

◆ 原料：芡实200克，老鸭1只，葱、姜、精盐、料酒、味精各适量。

◆ 做法：将芡实洗净；将老鸭宰杀后，去毛和内脏，洗净血水，将芡实放入鸭腹内；将鸭放入瓦锅(或沙锅)内，加水适量及葱、姜、精盐、料酒、味精；将锅置武火上烧沸，改用文火炖熬约2小时，至鸭肉酥烂。

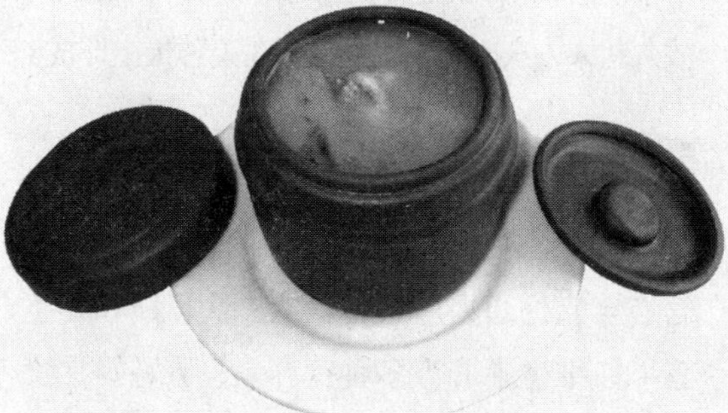

虾仁芙蓉蛋

养血益气，鸡蛋清含蛋白质丰富，虾含钙、磷、铁等无机盐丰富。蛋白质含量丰富有利于虚弱之体恢复，钙、磷含量高则有利骨质强壮，铁含量高则有利于生血，对于乳母体质恢复及婴儿生长发育，预防佝偻病效果很好。

◆ 材料：鸡蛋清6个，虾仁50克，葱末、

◎ 吃过早点，在车水马龙的上班途中，孕妈妈不妨将自己小心行驶的心意也告诉胎儿：“哦，宝宝，不要怕，我们靠右边慢慢走。”

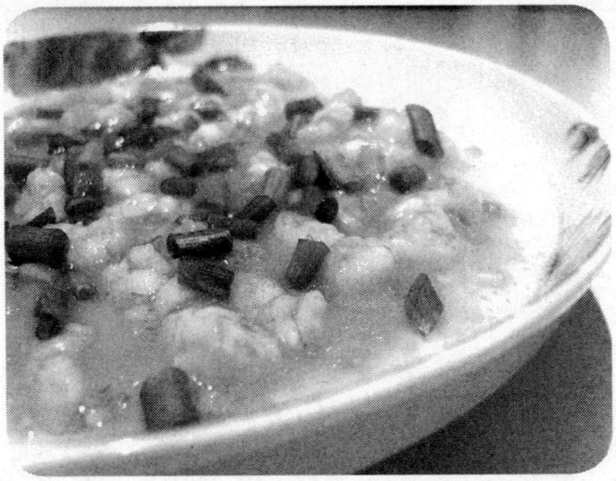

黄酒、精盐、太白粉、味精各适量，熟猪油25克。

◆ 做法：将虾仁放碗内，加精盐（1克）、太白粉、鸡蛋清少许拌匀；碗中蛋清加精盐（2克）搅散，放入清水（100克）、味精搅匀，倒入汤盆内，上笼蒸六七分钟取出，即为芙蓉蛋；锅放炉火上，放入熟猪油烧热，放入虾仁，用筛子滑散，见虾仁挺身，粒粒成形后，除去余油，放入葱末，烹入黄酒起锅，撒在芙蓉蛋上即成。

海带炖鸡

此菜鸡肉软烂，汤鲜味浓，爽口不腻，含有丰富的蛋白质、钙、磷、铁、锌和维生素C、维生素E等多种营养素；孕妈妈常食此菜，可有效防治营养缺乏，有利于分娩。

◆ 材料：净鸡1只，水发海带400克，料酒、葱花、姜片、精盐、味精、花椒、胡椒面各适量。

◆ 做法：将鸡洗净，剁块；海带洗净，切菱形块；锅内放入凉水，将鸡块下锅，用大火烧沸，撇去浮沫，加入葱花、姜片、花椒、胡椒面、料酒和海带，用中火炖到鸡肉烂时，加入精盐、味精，拌匀即可出锅。

枸杞松子爆鸡丁

◆ 材料：鸡肉250克，松子、核桃仁各20克，鸡蛋1个（取蛋清）。

◆ 调料：姜末、葱末、枸杞、精盐、酱油、料酒、胡椒粉、淀粉、鸡汤、植物油各适量。

◆ 做法：将鸡肉洗净，切丁，用鸡蛋清、淀粉抓匀，用油滑炒，沥油；核桃仁、松子分别炒熟；葱末、姜末、精盐、酱油、料酒、胡椒粉、淀粉、鸡汤对成汁，备用；锅置火上，放调料汁，倒入鸡丁、核桃仁、松子、枸杞翻炒均匀即可。

黄豆排骨蔬菜汤

◆ 材料：黄豆50克，排骨200克，西蓝花50克，香菇4朵。

◆ 调料：精盐、味精适量。

◆ 做法：将黄豆洗净，与排骨一同放入热水中烫；香菇去蒂、洗净切半，西蓝花剁朵、洗净；将黄豆、排骨加水煮，大火开后转小火，约煮40分钟，再放入香菇、西蓝花、精盐，煮到滚后即可；食用时，加少许味精。

鲫鱼豆腐汤

鲫鱼又称喜头鱼，即生子有喜时食用。鲫鱼营养丰富，有良好的催乳作用，对母体身体恢复有很好的补益作用。配用豆腐，益气养血，豆腐含蛋白质较高，对于产后康复及乳汁分泌有很好的促进作用。

◆ 材料：鲫鱼1条（约250克），豆腐400克，黄酒、葱、姜片、精盐、味精、食油各适量。

◆ 做法：豆腐切5厘米厚的薄片，用盐

胎教圣经

◎ 下班时间快到时，丈夫来接了，当孕妈妈见到已在单位门口等候的丈夫，则可以告诉胎儿："宝宝，你爸爸真好，又来接我们了。"

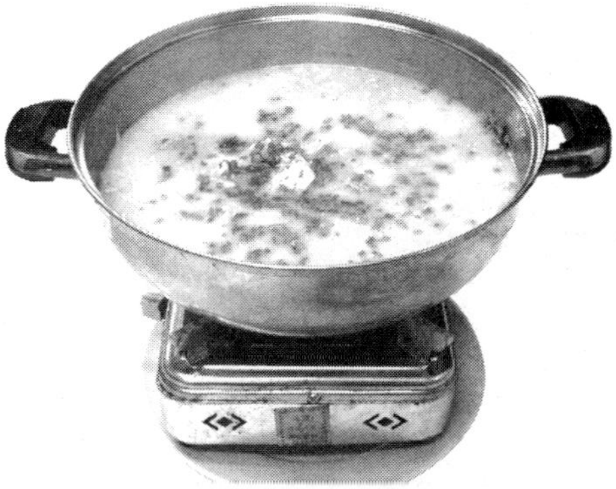

沸水烫5分钟后沥干待用；鲫鱼去鳞、肠杂，抹上酒，腌渍10分钟；锅放炉火上，放入食油，烧至五分热，爆香姜片，将鱼两面煎黄，加水适量，用小火煮沸30分钟，放入豆腐片，调味后勾芡，并撒上葱花。

竹笋香菇汤 >>>>

◆ 材料：竹笋30克，香菇30克，金针菇30克，生姜8克，葱10克。

◆ 调料：花生油10克，精盐6克，熟鸡油1克。

◆ 做法：将竹笋切成斜片，香菇去蒂洗净，金针菇洗净去根，生姜切丝，葱切段；锅内烧水，待水开后，投入竹笋，用中火煮尽青味，捞起待用；另烧锅下油，放入姜丝炝香锅，注入适量清汤烧开，投入竹笋、香菇、金针菇、葱段，边煮边调入精盐，至煮透入味时，淋入熟鸡油，出锅即成。

羊肉红枣汤 >>>>

在临产的前几天，每天煮好后盛出分成2份，每天早晚各喝1次，可以增强孕妈妈的体力，还可镇静安神，补铁益血。

◆ 材料：新鲜羊肉250克，大红枣80克。

◆ 做法：先将羊肉、大红枣洗净，然后在锅里加入1000毫升清水，把羊肉和大红枣一同放入锅里煮汤，直至锅里剩500毫升水。

银耳乌龙汤 >>>>

滋养肺胃、养血润燥，其中银耳偏于滋补肺胃之阴，润燥养血，而海参则养血润燥之效尤强，两相配合，则补益之功增强，产后食之，有如海中人参之效，为补益佳品。

◆ 材料：银耳5克，水发海参50克，清汤300克，料酒、精盐、味精各适量。

◆ 做法：银耳温水泡开，去根蒂，清水洗净；海参洗净，切成小片；将银耳、海参片一起放入开水锅中汆透，捞出滤去水分；锅中放入清汤100克、精盐0.5克、味精及料酒，把银耳、海参片放入汤内，小火煨5分钟，盛入碗中；起锅，放入清汤200克、精盐1克、味精及料酒3克，汤烧开，撇去浮沫，倒入盛银耳与海参片的汤碗中即可。

蒸鳗鱼 >>>>

这道菜清香软嫩，富含蛋白质、脂肪、钙、磷等营养素，是临产妇的保健佳肴。

◆ 材料：鳗鱼600克，姜片、葱段、精盐、生抽、淀粉各适量。

◆ 做法：鳗鱼剖净，用热水去黏液，洗净后顺鱼身剞花刀；将剞好的鳗鱼放入精盐、生抽、淀粉等腌料中蘸匀，放入盘中后上笼隔水蒸熟；将葱段、姜片一同切成细丝，淋少许熟油于鳗鱼表面即可食用。

◎ 日暮后由丈夫陪伴着妻子散步于路边街头、公园田间，可以把所见的景色悉心地讲述给胎儿，让胎儿也领略一下大自然的美好。

第四节 孕妈妈生活保健

01 孕妈妈要关注分娩前宫缩

什么是宫缩

宫缩，医学上对这个术语的解释是：临产时子宫有规律的收缩。

子宫收缩（即宫缩），开始是不规则的，强度较弱，逐渐变得有规律，强度越来越强，持续时间延长，间隔时间缩短。宫缩初期的疼痛间隔大约是 10 分钟 / 次，开始的时候孕妈妈会感到腹部阵痛，随后阵痛将会持续，疼痛时间会逐渐延长至约 40～60 秒；程度也随之加重，间隔时间缩至约 5 分钟 / 次～3 分钟 / 次，直至宝宝娩出。

宫缩频繁应该注意些什么

大约在分娩前一个月，宫缩就已经开始了。有些人刚开始时还没感觉，只有用手去摸肚子时，才会感觉到宫缩，而且孕妈妈会感觉宫缩频率越来越高。

一般计算宫缩时，如果每小时宫缩次数在 10 次左右就属于比较频繁的，应及时去医院，在医生指导下服用一些抑制宫缩的药物，以预防早产的发生。

如果宫缩次数不是很频繁，没有腹痛，注意休息就可以了。需要注意的是，不要自行用药，而且服用药物一般也不能缓解，这时，孕妈妈要注意休息，尤其不能刺激腹部。假如宫缩伴有较强烈的腹痛，比如，痛到坐立不安、工作和生活受到影响，就需要去医院就诊。

宫缩可能和孕妈妈的活动量有关

宫缩和孕妈妈的活动量有很直接的关系，随着妊娠的进展与胎儿的变大，孕妈妈身体负担也越来越重，子宫变得比平时敏感，微弱的刺激就会引起腹部发硬。

宫缩大多数为生理现象，如果频率在正常范围就没有问题，但次数太多，一个小时以上也不见缓解，就要从日常生活着手，为防止宫缩的出现，注意以下各项：

①不要走太多的路和搬重物。走路过多光胎儿的体重就是对母体很大的负担；另外，持重物会导致腹部用力，很容易引起宫缩。

②疲倦时躺下休息，保持安静，会很有效。

胎教圣经

◎ 在就寝以前可以由丈夫通过孕妈妈的腹部轻轻地爱抚胎儿，同时告诉他：“宝宝，爸爸在叫你了，你听见了吗？”

③不要积存压力。精神疲劳和身体疲劳一样会导致各种问题的发生，压力积攒后也容易出现腹部变硬，最好能做到身心放松。

④防止着凉。空调使下肢和腰部过于寒冷，也容易引起宫缩。可以穿上袜子，盖上毯子，防止着凉也很重要。

宫缩时，可尝试用呼吸法应对

第一，平卧，闭目，以鼻深呼吸；

第二，以口深呼吸放松腹部；

第三，以鼻吸气后，屏气，然后长呼气。

02 孕晚期孕妈妈要作好心理保健

了解分娩原理及有关知识

克服分娩恐惧，最好的办法是让孕妈妈自己了解分娩的全过程以及可能出现的情况，对孕妈妈进行分娩前的有关训练，许多地方的医院或有关机构均举办了“孕妈妈学校”，在怀孕的早、中、晚期对孕妈妈及其丈夫进行教育，专门讲解有关的医学知识以及孕妈妈在分娩时的配合方法。这对有效地减轻心理压力，解除思想负担以及作好孕期保健，及时发现并诊治各类异常情况等均大有帮助。

作好分娩准备

分娩的准备包括孕晚期的健康检查、心理上的准备和物质上的准备。一切准备的目的都是希望母婴平安，所以，准备的过程也是对孕妈妈的安慰。如果孕妈妈了解到家人及医生

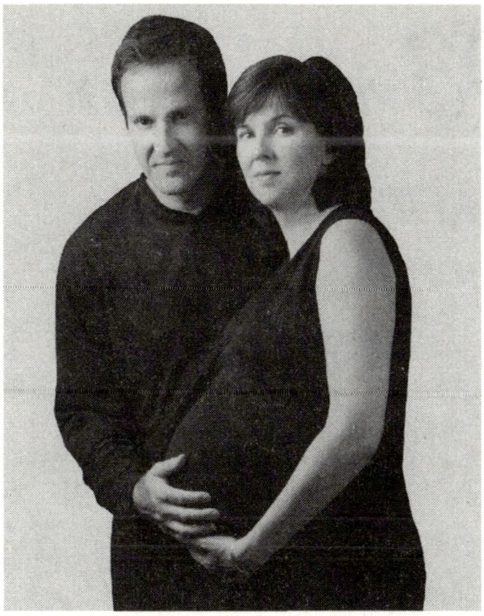

为自己做了大量的工作，并且对意外情况也有所考虑，那么，她的心中就应该有底了。

孕晚期以后，特别是临近预产期时，作为丈夫的你应留在家中，使妻子心中有所依托。

没有意外情况，不宜提早入院

毫无疑问，临产时身在医院，是最保险的办法。可是，提早入院等待时间太长也不一定就好。首先，医疗设置的配备是有限的，如果每个孕妈妈都提前入院，医院不可能像家中那样舒适、安静和方便；其次，孕妈妈入院后较长时间不临产，会有一种紧迫感，尤其看到后入院者已经分娩，对她也是一种刺激。另外，产科病房内的每一件事都可能影响住院者的情绪，这种影响有时候并不十分有利。

所以，孕妈妈应稳定情绪，保持心绪的平和，安心等待分娩时刻的到来。不是医生建议提前住院的孕妈妈，不要提前入院等待。

◎ 当听到警车的声音和飞机的声音时，告诉宝宝那是什么声音，也可以把妈妈正在做的事、看到的东西告诉宝宝。或者，孕妈妈可以把自己一天的生活告诉宝宝，告诉他即将诞生的环境。

03 孕妈妈的临产准备

释忧惧——让恐惧远离孕妈妈

快足月的时候，一定要多跟孕妈妈讲，生孩子这点事，真的就是人生命中的一次必经的过程，特别正常，就像飞禽抱卵、走兽怀胎一样自然，没有必要恐惧和忧虑。

孩子是爱的结晶，做老公的有责任多开导孕妈妈，多关爱她，夫妇一起迎接这生命中最灿烂的一刻。

孕妈妈也可多跟母亲、婆婆或生过孩子的女性朋友交流，都是这么走过来的，没啥好担心的。

慎医药——别让药物毁了爱的结晶

临产前务必不要乱服药。是药三分毒，药有毒性，中药、西药都要慎服。

慎服药的道理有三：一是怀孕时，孕妈妈体内物质会发生很大的变化，对药物的代谢过程也有影响，也就是说吃了也不见得会达到预期的效果；二是这时药物在母体中积蓄到一定量时，对孕妈妈和胎儿都不好；三是胎儿要用10个月的时间完成人类几亿年的进化，这期间所有的过程都是惊心动魄的，药物属于外界干扰，多数都有害无益。比如阿司匹林会导致胎儿肺动脉血压过高，增加心脏负担，最后引发心脏问题。感冒药多是对症药物，治标不治本，抗病毒药更对胎儿不好。

那孕妈妈得病了到底该怎么办呢？一般来讲，孕妈妈在怀孕期，自己的五脏六腑功能也在加强，好应付“小家伙”对气血的饕餮。如果健康的孕妈妈精神放松，又比较注意的话，一般不会有什么大病，小感冒什么的注意多喝水，多休息，挺挺就过去了。即使必须要吃药，也一定是在医生的指导下服药，不要自己随便找了药就吃。

一旦孕妈妈服药，就意味着会将其部分药性转移给胎儿，这对胎儿脆弱的脏器来说，无疑是种伤害。所以，切勿乱服药。

选“稳婆”——把心放到肚子里

“稳婆”是以前人们对有经验的接生婆的称呼，现在当然是指有经验的接生大夫，她对于即将生产的孕妇非常重要。“稳婆”说到底是种心理作用。有个有经验的人在身边，就可把心放到肚子里了，老百姓讲话叫踏实。二是“稳婆”的经验，世上的事多靠经验，有经验的人办事就稳妥，遇到危难时刻，也能处理得游刃有余，因为她见识广，积累得多，什么都听过、见过，自然可以及时应对与处理。找个临床经验丰富的产科医生，而不是找学历高的博士。

胎教圣经

◎ 孕妈妈还可以把自己的希望告诉给宝宝，如希望在几月几日出生，希望宝宝要靠自己的力量生下来，希望宝宝出生以后，每天都要快快乐乐的，晚上不能吵闹，一定要乖乖睡觉等。

第五节 孕妈妈胎教必读

01 孕10月胎教方案细节

情绪胎教

越接近最后时刻，孕妈妈越是紧张，所以建议孕妈妈多与过来人分享、交流，再清点一下宝宝的物品，分散一下自己的注意力。写字、画画都是让自己心神安宁的方法。

准爸爸在最后一个月也要多抚摸胎儿，让母子二人都感受到准爸爸不间断的、浓厚的爱意。

美育胎教

仍可以用我们前文提到的发光卡片或彩色卡片学习语言、文字、算术和图形。

音乐胎教和对话胎教

到现在，给宝宝听音乐仍是每天进行的胎教内容，每天5分钟；仍是在感觉胎儿蠕动时与他亲切地聊聊天，这不仅对胎儿有益，更能有效缓解孕妈妈的担心与焦虑。

抚摸胎教

准爸爸和孕妈妈在胎儿活跃时用手轻轻抚摸胎儿或轻轻拍打胎儿，还可以边触摸，边说话，加深胎儿和准爸爸孕妈妈的感情，通过孕妈妈肚皮传达给胎儿，形成触觉上的刺激，促进胎儿感觉神经和大脑的发育。

02 孕10月孕妈妈情绪调整

生育过程几乎是每位女性的本能，是一种十分正常的自然生理过程，是每位孕妈妈终生难忘的幸福时刻。胎儿在孕妈妈肚子里已9个多月了，由一个微小的细胞发育成3000多克左右的成熟胎儿，他不可能永远生活在孕妈妈的子宫内，他要勇敢地穿过产道投奔到外面精彩的世界里。所谓“瓜熟蒂落”就是这个道理。在分娩过程中，子宫是一阵阵收缩，产道才能一点点地张开，孩子才能由此生下来。在这个过程中，母体产道产生的阻力和子宫收缩帮助胎儿前进的动力相互作用，会给产妇带来一些不适，这是十分自然的现象，不用害怕、紧张。母亲的承受能力、勇敢心理，也会传递给婴儿，是婴儿性格形成的最早期的教育。如果孕妈妈感到紧张，可通过与腹中的胎儿对话来进行缓解。

胎教圣经

◎ 在宝宝即将出生时，妈妈应告诉宝宝，大家都期待他的诞生，告诉他诞生后，有许多快乐的事情，已经为他准备好了睡觉的地方、衣服和玩具，告诉他不需要为即将来到这个世界感到任何不安。

宝贝，我在未来等你

亲爱的宝宝：

可能再过几天你就要出生了，说真的，为了等这天，妈妈、爸爸、外公、外婆、爷爷、奶奶等了很久很久，大家都迫切地想见到你。

你长得什么样，像谁呢？你在妈妈的子宫里过得怎么样，舒不舒服？快不快乐呢？

可是当这一天真正要来到的时候，妈妈突然舍不得了，舍不得你离开妈妈的身体。将近 10 个月了，270 多天，妈妈和你分秒不离，无论做什么都带着你，带着你一起上街，带着你睡觉，带着你回家，带着你做一切的一切，当知道你已经在不知不觉中偷偷地在妈妈的子宫里安家，那份惊喜与幸福就一直陪伴着妈妈。第四个月的时候，妈妈第一次感觉到了你在妈妈的肚子里轻轻地动，像用你小小的手指在轻轻地挠妈妈的肚皮，似乎在轻柔地呼唤妈妈。每一天，妈妈都能够感觉到你在长大，胎动也越来越有力量了。慢慢地，你可以转动你小小的身体，虽然妈妈一直不知道哪里是你的小脑袋，哪里是小屁股，哪里是小胳膊，哪里是小腿，但是，你真的很活泼，总是喜欢在妈妈肚子里不停地动，尤其是晚上妈妈想要睡觉的时候，你就开始在妈妈的肚子里“大闹天宫”了，小胳膊、小腿一个劲儿地踢，有的时候踢得妈妈龇牙咧嘴的，外婆说宝宝一定是个小调皮。唉，妈妈都已经习惯了宝宝在妈妈肚子里和妈妈玩了，真舍不得宝宝离开妈妈的身体。

当宝宝和妈妈两个人的时候，妈妈就会跟宝宝说话，这个时候，宝宝总是安安静静地听，仿佛能够理解妈妈一样。

宝宝，亲爱的宝宝，妈妈最大的心愿就是希望你身心健康，品行端庄，心地善良，能辨别是非善恶，懂得感恩。在你成长的路上，妈妈爸爸会一直陪着你，教你做人，我们从来没有想过要让你成为如何有出息的人，但妈妈爸爸一定要让你成为正直、善良的人，懂得孝敬长辈，懂得感恩，懂得付出之后才有收获。妈妈希望你能知道敢于承担责任是一种美德，很多事情不能随性而为，应当自律、自重、自尊、自爱。

宝宝啊，你一定要懂得感恩。自从有了你，你的爸爸、爷爷和奶奶就全身心地来照顾妈妈。他们每天都很辛苦，要给妈妈做营养丰富的三餐；要陪妈妈一次又一次地去作产检；外婆还给你织了很多漂亮的小毛衣，外婆的视力不好，可每天晚上都在一针一针地给宝宝织，妈妈看着都心疼。还有奶奶，奶奶也是老花眼，可仍然亲手为你缝制了很多很多尿布。

孩子，你要记住，这一件件毛衣、一块块尿布，都融入了外婆和奶奶对你的爱，一针一线都是满满的恩情哪，你长大以后要一辈子铭记，要善待长辈，要孝敬父母。

再过几天，你就要出生了，现在妈妈的心情很激动，妈妈想在以后的日子里，用心和爱来记录你成长的点点滴滴。你的未来人生路，会有很多人一起陪着你慢慢地走！

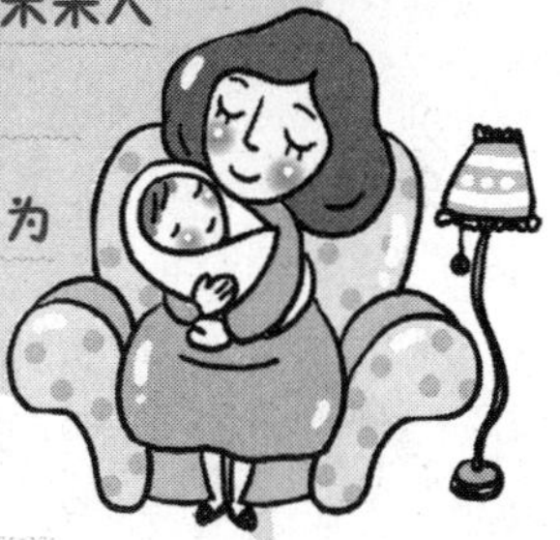

我们大家都等着你平平安安地来到我们中间。为了你，妈妈受多少苦都无所谓，只要你好好的。期待你的到来就像盼望初升的太阳一样急切！希望你是个健康、聪明、漂亮的宝宝！亲亲！

编者按语

从现在开始你的宝宝已经是足月儿了，他随时可能出来和你见面哦！放松心情，是你最需要做的。此外，要充分休息，适当活动，密切注意自己身体的变化。你会很顺利的，愿你的宝宝是个健康、可爱、聪明的乖宝宝！加油！

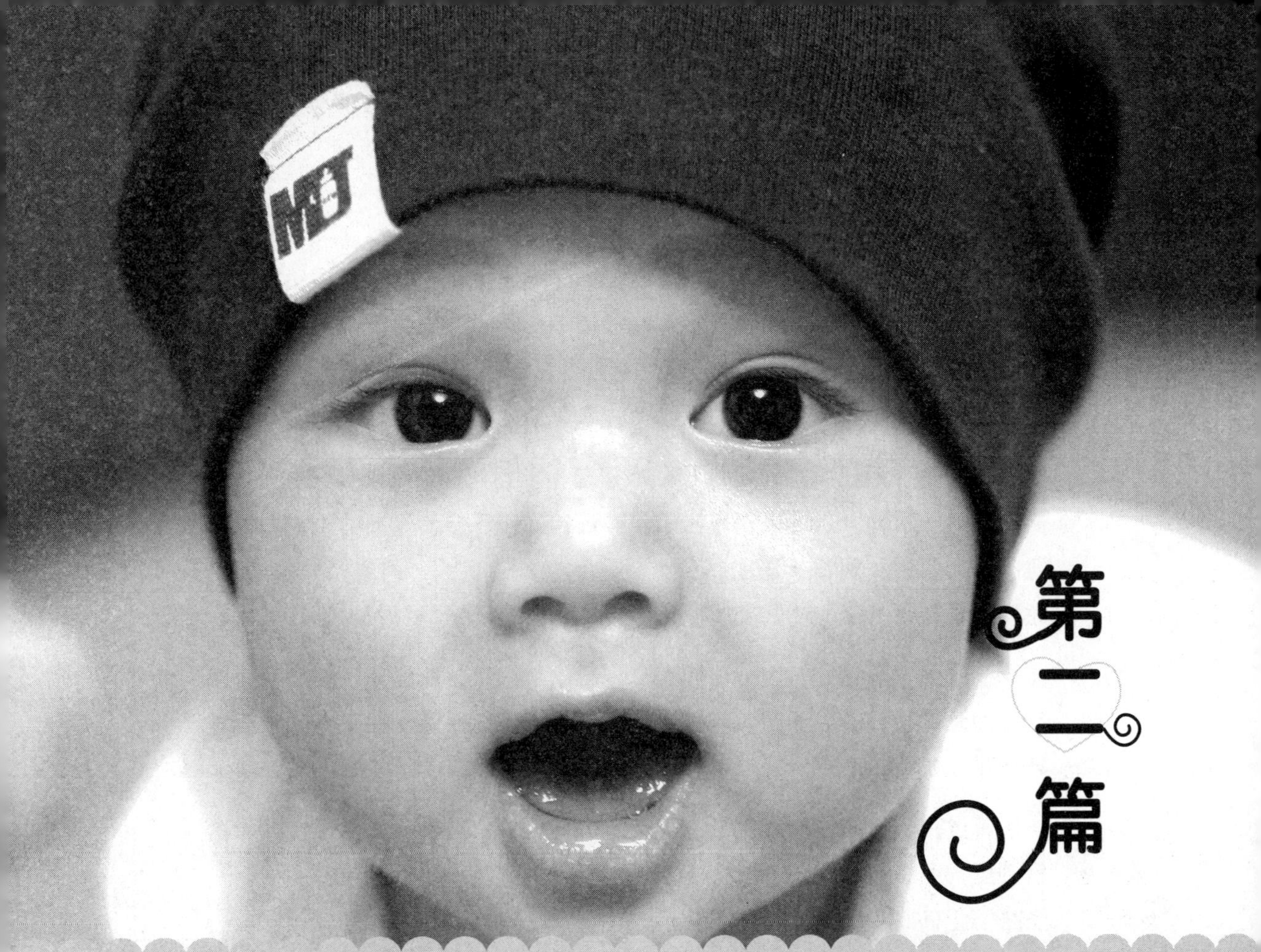

第二篇

分娩及产后须知

经过了10个月身体和心理的“煎熬”，现在，宝宝终于要来到身边了，这是多让人感慨和期待的事情啊！在这10个月中，妈妈和宝宝可以说是同呼吸、共命运，一起度过了270多天的日日夜夜。此刻，妈妈的心情既兴奋又紧张，还有些许的顾虑，不要担心，本篇会对你的这些问题一一作出解答。愿你有一个健康、聪明、漂亮的乖宝宝！

★第十一章★ Chapter 11

分娩及产后护理

怀胎10个月孕育出一个鲜活的小生命，妈妈为此身心都经历了一场巨大的考验，因此在产后无论从生理上还是心理上都必须得到精心的呵护才能使身心得到恢复。新妈妈分娩后，会经历为期6周的产褥期，也叫“坐月子”。这是新妈妈产后恢复的重要时期，如果护理得不好，就容易得“月子病”。女性在生产后，因筋骨腠理大开，身体虚弱，内外空疏，如果此时不慎使风寒侵入体内，或大怒大悲，或过多房事，都能引起月子病。应该如何照料产后的新妈妈？这是本章将着重为你介绍的内容。希望你在看过之后早日步入生活的正轨，尽享其乐融融的家庭生活！

第一节 孕妈妈生产前的准备

01 产前要做好的5件事

准备赢得一切！马上就要生产了，孕妈妈要从物质、心理乃至生理上作好充足的准备，唯有如此，孕妈妈才不至于在生产前过分担心和焦虑，也才能保证分娩的顺利进行！

◆ 由医生和孕妈妈及家属共同评估初步

◎ 准爸爸在早晨起床后应说“早上好”，出门时应说“我走了”，回家时应说“我回来了”，睡觉前应说“晚安，祝你做个好梦”等，至少一天要向胎儿打四五次招呼。

决定的分娩方式。

◆ 孕妈妈学习掌握分娩的先兆、紧急情况的处理、母乳喂养的准备。

◆ 作好去医院分娩的准备：如妈妈的生活洗漱用品、宝宝的必需用品、住院押金等，以便在任何时候都能尽快赶到医院。

◆ 别忘了给你的宝宝取好名字（男、女各一个）。

◆ 熟悉产房环境，有利于缓解产前紧张。孕妈妈如果能在分娩前对自己所选择医院的产房环境有所了解，就能够缓解孕妈妈分娩前心理上的紧张和焦虑。

02 准爸爸的产前准备

随着生产日期的接近，孕妈妈的心情变得越来越复杂，既有快要看见自己的宝贝的兴奋，又因为不知何时会发生阵痛而感到焦虑。此时大多数的孕妈妈都希望丈夫陪伴在身旁，让她们有安全感。身为丈夫的你应该了解和体谅她这种不安的心理，做好后勤工作。

因此，在去医院前你应该做好下列几点准备：

◆ 早一点回家，多陪陪孕妈妈，以减轻她不安无助的情绪。

◆ 随时和孕妈妈保持联络。不管是在加班，或是和朋友一起去喝酒，都要告知对方自己身在何处，以便对方随时将可能出现的情况告知你，同时你应随身携带预定生产的医院、娘家和邻居的电话号码。

◆ 尽可能减少假日的应酬，陪孕妈妈去买东西，为她提东西，为宝宝的出生准备物品。

◆ 不要在意她的任性。不安、担心、害怕、焦虑等往往会使她变得有点任性，这时不妨睁只眼闭只眼，相信不久后她就会抱着宝宝展露美好笑容。

◆ 安排好工作日程，不作远途出差，以免孕妈妈突然临产而措手不及。

◆ 最好能陪孕妈妈一起参加呼吸运动和按摩减痛的训练。

◆ 要提前准备办理入院手续时所需的证件（身份证、准生证、医保卡等）、孕产妇保健手册及入院押金等。

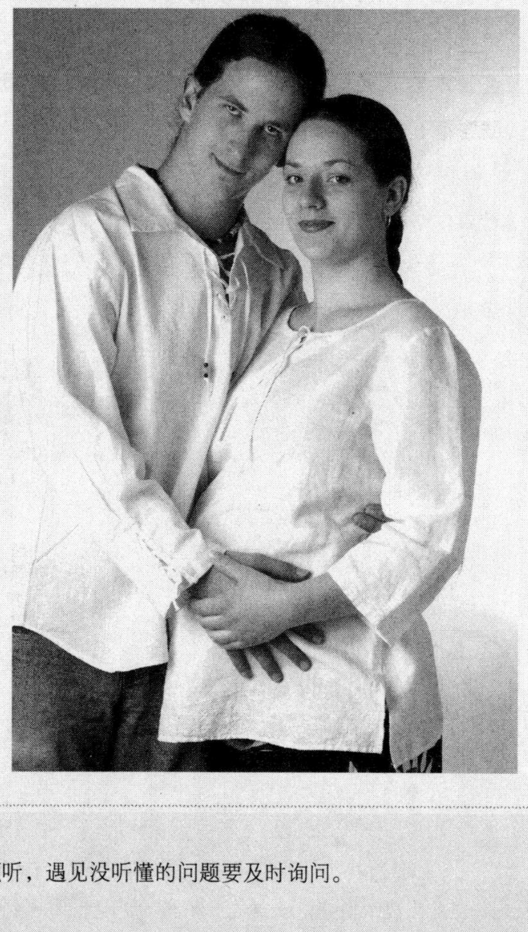

◎ 当准爸爸进行胎教时，孕妈妈应用心倾听，遇见没听懂的问题要及时询问。

03 产前待产包的准备

妈妈用品

◆ 开襟外套 1 件：天气较凉的季节或早晚时分，穿在病服外面，在病房或医院走动就不怕着凉了。

◆ 出院衣服 1 套：出院的时候可不是大肚子啦，所以应该准备一套适合出院当天穿的服装。

◆ 哺乳式文胸 2～3 个：哺乳式文胸方便给新生宝宝喂奶，准备 2～3 个能替换就可以了。

◆ 束腹内裤 2～3 条：束腹内裤和束腹带的效果是一样的，两者结合起来穿效果更好。

◆ 束腹带 1 个：分娩后肚子的皮肤会松弛下垂，脂肪也容易堆积。用束腹带帮助肚子紧绷是很重要的。

◆ 防溢奶垫 1 盒：把防溢奶垫垫在内衣里吸收溢出的乳汁，保持乳房干爽、清洁，非常实用。

◆ 产妇卫生巾 1 包：分娩后恶露一下子排不尽，需要垫产妇卫生巾。

◆ 毛巾 2 条：一条擦手、一条擦脚。

◆ 水盆 2 个：一个洗脸、一个洗脚。

◆ 牙刷、牙膏、漱口水：牙刷要选软毛的，漱口水可在分娩后无法起身刷牙时使用。

◆ 护肤品 1 套：最好是旅行装，妊娠油在分娩前后都应坚持使用。

◆ 小镜子 1 面：就算是入院去生产也要注意自己的形象。

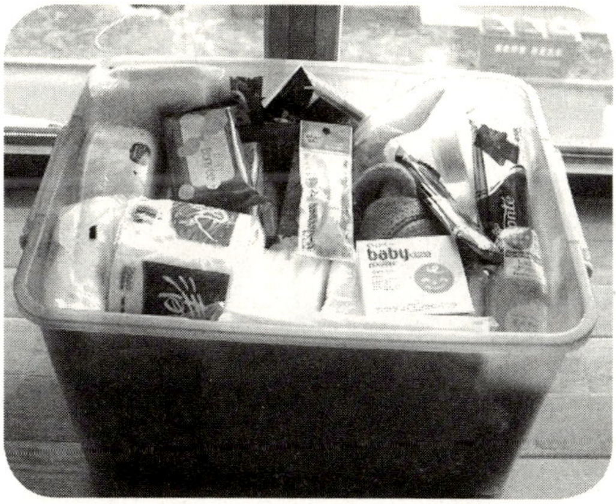

◆ 卫生纸、餐巾纸、湿纸巾各若干：入院时不用带很多，这些东西随时都可以买到。

◆ 带吸管的杯子 1 个：产后不方便起身时非常实用。

◆ 一次性杯子若干：用来招待探望的亲戚朋友，用量视具体情况而定。

◆ 可加热的饭盒、筷子、调羹：盛饭盛菜盛点心都可，医院一般有微波炉，随时可以加热食用。

◆ 吸奶器 1 个：刚生完的一两天，通常需要吸奶器帮助开奶。

◆ 营养品：可以适当地准备一些人参、巧克力为生产加油；血燕对于产后补身体非常理想。

宝宝用品

◆ 婴儿包巾 1 条：这是宝宝出院时用的，在医院时一般有专用的提供。

◆ 婴儿衣服 1 套：也是出院时穿的，根据季节选择合适的厚度。

◎ 准爸爸进行胎教时，要让孕妈妈看到自己的面部表情，不要离孕妈妈的腹部太近，最好是 50 厘米左右的距离。

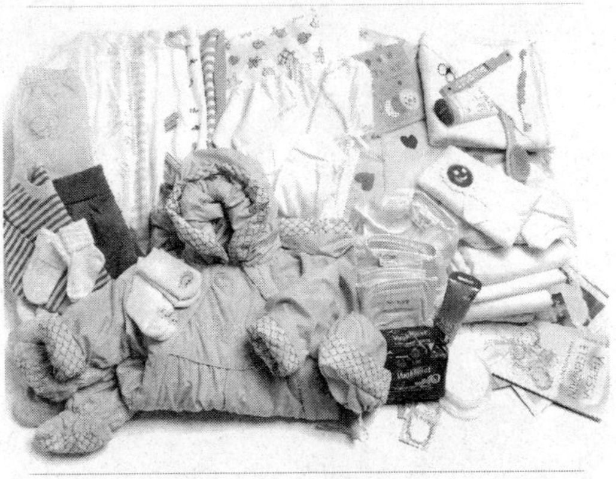

◆ 围兜或手口巾 2 个：喝奶时弄脏了可以用。

◆ 手套、脚套各 1 副：手套是为了防止宝宝抓伤自己，脚套是为了保暖，这些都不是必须用品。

◆ 奶瓶 1 个：在妈妈没有奶的时候可以用。注意奶嘴的尺寸，应选适合新生儿的。

◆ 小勺 1 把：如果希望母乳喂养，最好不要使用奶瓶，此时可以用小勺喂。

◆ 婴儿奶粉 1 罐：不准备母乳喂养的妈妈肯定得带上，准备母乳喂养的也需要带上，以备不时之需。

◆ 消毒器 1 套：保证奶瓶的卫生。

◆ 纸尿裤 1 包：不用带太多，根据住院的时间来定，就算到时候不够，也可以让家人再买。

◆ 湿纸巾 1 包：给宝宝换尿布时的必备品。

◆ 小纱巾 2 条：选择材质柔软的小纱巾 2 条，可以给宝宝洗脸、洗 PP。

◆ 护臀霜 1 支：宝宝要经常换尿不湿，防止出现红臀。

其他用品

◆ 入院证件：医院就医卡、母子健康手册一定要记得带好。

◆ 照相机、摄像机：给宝宝、妈妈拍照、摄像留念，注意要确保电量够用。

◆ 手机：妈妈一定要带好手机，有情况可以随时和家人联系。另外也需要看时间来记录阵痛、宫缩时间。

◆ MP3：住院无聊时、产后痛苦时都可以用音乐来缓解。

◆ 银行卡和现金：两者都需要准备，一定要带好现金，买点小东西的时候也方便。如果医院不能用卡支付费用时就更需要现金了，应事先向医院了解清楚支付方式。

◆ 笔记本、笔：不但可以用来记录阵痛、宫缩时间，还可以写宝宝日记。

04 让分娩恐惧远离孕妈妈

孕妈妈在临产前一般都会有一些心理的变化，一方面，她们充满憧憬和喜悦，企盼一个健康婴儿的来临；另一方面，她们又会有很大的精神负担，担心婴儿的健康情况，也担心分娩是否顺利及分娩时的痛苦是否可以忍受，这种担心让她们焦虑不安、情绪低落。

人感受到痛是大脑皮质中枢神经的作用。如果自我感觉不安，中枢神经会有非常敏感的反应，痛就会更厉害。很多孕妈妈每每想到自己即将临产时，心中就忐忑不安，充满恐惧心理。所以必须从思想上消除对分

胎教圣经

◎ 和胎儿对话时一下子发出很大的声音是不行的，这样会使胎儿受到惊吓，所以应以平静的、亲切的、柔和的语调开始，随着对话内容的展开再逐渐提高声调，尽量使胎儿对这声音产生安全和信赖感。

娩的恐惧不安的心理障碍，保持平静的心情，分娩时也就不会感觉太疼痛了。精神越紧张，就会觉得越痛。

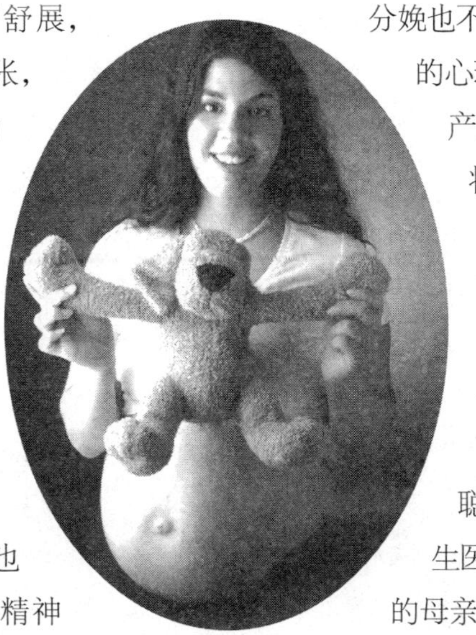

对于人体来说，心情舒展，肌肉也会放松，心情越紧张，肌肉就会绷得越紧。作为一名女性，结婚生孩子终归要经过这一次，这是必须正视的现实。分娩时，婴儿是从狭窄的产道出来的，如果孕妈妈这时心理没有负担，强自镇静，让肌肉和骨盆放松，婴儿才能顺利通过，生得也就快了。如果孕妈妈这时精神极度紧张，心理负担很重，则肌肉也会绷得很紧，产道不容易撑开，婴儿不能顺利出来，不但疼痛会更厉害，而且还会造成难产、滞产，更严重的还会发生产后大出血的现象。甚至使本来可以顺产下来的正常发育的婴儿，由于孕妈妈紧张的心理，产道不能撑开，致使婴儿突然窒息死亡，酿成了更大的痛苦。

孕妈妈产前的精神状况和产痛有很大的关系，感到剧痛可以说是自身造成的。所以孕妈妈要对分娩的过程进行详细的了解，才会有效地克服对分娩恐惧的心理。

恐惧分娩的心理不仅危害母婴的生命安全，而且对产后母亲的身体也会产生不利的影响。近年来有一种产后神经官能症，就是产前心理恐惧造成的后遗症。另外，当神经极度紧张造成难产后，孕妈妈的子宫会大出血，产后恢复也比较慢，还会引起各种炎症。

其实，孕妈妈早就知道怀孕不是生病，分娩也不是极度痛苦的事，只要有良好的心理准备，大都能平安度过分娩、产后抑郁这一关。孕妈妈的精神状态固然受到外界各种因素的影响，但也是完全可以控制，并且可以不断进行自我调整的。其实，这个痛苦不过是宫缩造成的不适而已。

如果拥有要想生一个健康、聪明的孩子的愿望，有时竟能产生医学上的奇迹。许多本身有残疾的母亲（不是遗传因素造成的）也能克服自身的不利因素，平安地生出一个正常婴儿。人的心理作用产生的力量，有时确实是非常巨大和难以预料的。

05 分娩的方式有几种

剖宫产

剖宫产是指经腹部切开子宫取出胎儿的手术。手术如果应用得当，能起到挽救母婴的作用，否则不仅不能收到预期效果，而且可造成远期的不良影响，故施术前必须慎重考虑、加以重视。有很多孕妈妈对这种手术有一些误解，以为只要能尽快把孩子取出来就是好的。

◆ 剖宫产的优点：

由于某种原因，绝对不可能从阴道分娩

◎ 准爸爸与胎儿对话的关键不是传递知识，而是让胎儿熟悉他的声音，从而使胎儿产生一种安全感，这是因为胎儿一天 24 小时接触的都是孕妈妈的声音，对低沉的男性声音是很不熟悉的。

时，施行剖宫产可以挽救母婴的生命。剖宫产的手术指征明确，麻醉和手术一般都很顺利。如果施行选择性剖宫产，于宫缩尚未开始前就已施行手术，可以免去孕妈妈遭受阵痛之苦。腹腔内如有其他疾病时也可一并处理，如合并卵巢肿瘤或浆膜下子宫肌瘤均可同时切除，做结扎手术也很方便。对已有不宜保留子宫的情况，如严重感染，不全子宫破裂，多发性子宫肌瘤等亦可同时切除子宫。由于近年剖宫产术安全性的提高，许多妊娠并发症的中止妊娠，临床医生都选择了剖宫产术，减少了并发症对母婴的影响。

◆ 剖宫产的缺点：

剖宫手术对孕妈妈在精神上和肉体上都是个创伤；手术时麻醉意外虽然极少发生，但有可能发生；手术时可能发生大出血及副损伤，损伤腹内其他器官，术后也可能发生泌尿、心血管、呼吸等系统的并发症；手术中即使平安无事，但术后有可能发生子宫切口愈合不良，晚期产后流血，腹壁窦道形成，切口长期不愈合，肠粘连或子宫内膜异位症等；术后子宫及全身的恢复都比自然分娩慢；再次妊娠和分娩时有可能从原子宫切口处裂开而发生子宫破裂，如果原切口愈合不良，分娩时亦需再次剖腹，故造成远期不良影响；剖宫产的新生儿有可能发生呼吸窘迫综合征。

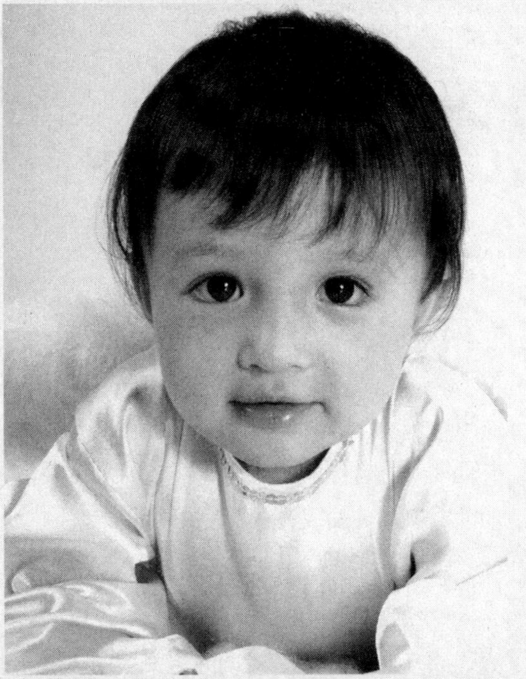

温馨小贴士

剖宫产既有优点又有缺点，并非绝对安全。除了因挽救母婴必须做剖宫产外，如果没有手术指征应尽量不做，争取自然分娩。

◆ 剖宫产过程：

术前检查：术前要作一系列检查，包括体温、脉搏、呼吸、血压、既往病史、现在体检结果、血型、肝功能、HIV病毒、丙肝、梅毒，以确定孕妈妈和胎儿的健康状况。

剖宫产手术准备：住院时间由医生根据胎儿情况决定，按约定时间在手术前一天住院，以接受手术前的准备。手术前夜晚餐要清淡，午夜12点以后不要再吃东西，以保证肠道清洁，减少术中感染。术前测生命体征，听胎心，胎心在120～160次/分为正常。确认身上没有饰品后进行备皮、取血、插尿管，送进手术室。

消毒麻醉：消毒范围从胸骨以下到大腿

上 1/3 处。选择硬膜外麻醉，麻醉师通常都会在腰椎第 3～4 节之间轻轻插入一根硬膜外管。药物经过管子缓慢释放，孕妈妈依然保持清醒状态，但痛觉消失。

手术开始：医生会在下腹壁下垂的皱褶处做一个 15～20 厘米的横切口。第二个切口会在子宫下段，可以减少对子宫体的损害，减少再妊娠的危险。纵切口只在紧急时使用。羊膜打开后，胎儿和胎盘就可以被取出来了。有时医生为了帮助孩子娩出，会用手掌压迫宫底。

自然分娩

“十月怀胎，一朝分娩。”了解自然分娩的过程，一定会对孕妈妈减轻心理负担有所帮助。

自然分娩即顺产，是指在有安全保障的前提下，通常不加以人工干预手段，让胎儿经阴道娩出的分娩方式。自然分娩最基本的条件是决定分娩的三因素：产力、产道及胎儿均正常且三者相适应。孕妈妈在决定自然分娩时，应先向有过自然分娩经验的妈妈了解何时预产及生产的全过程。

自然分娩是人类繁衍后代的正常生理过程，也是女性的一种本能。原本身体健康、年龄适宜、正常足月妊娠的妇女，其自然分娩是瓜熟蒂落、水到渠成的事。当然，在分娩过程中，由于子宫阵阵收缩，产妇会有腹痛而且相当剧烈，由此带来肉体上的痛苦和精神上的紧张。但是这些都是暂时的，也都是可以承受的。所以，对于绝大多数健康的孕妈妈来说，自然分娩并非是什么难题。

◆ 自然分娩的优点：

对于胎儿，分娩过程中子宫有规律的收缩能使胎儿的肺得到锻炼，有利于新生儿呼吸的建立，促进肺成熟，出生后很少发生肺透明膜病；分娩时宫缩和产道的挤压作用，可将胎儿呼吸道内的羊水和黏液排挤出来，使新生儿湿肺和吸入性肺炎的发生率大大减少；免疫球蛋白在自然分娩过程中，可由母体传给胎儿，而剖宫产儿缺乏这一获得抗体的过程，因此自然分娩的新生儿具有更强的抵抗力。

对新生儿来说，自然分娩的小儿出生后很少出现肺透明膜病。小儿头部充血可提高脑部呼吸中枢的紧张性，易激发出生后胎儿的呼吸和啼哭，有益于新生儿出生后建立正常呼吸；由于大脑遭受阴道挤压而对小儿以后的智力发育有益处。

对于孕妈妈来说，自然分娩有利泌乳，在胎儿娩出前，孕妈妈体内的分泌状态会发生变化，为泌乳作好准备。

对产妇来说，分娩阵痛时子宫下段变薄，上段变厚，宫口扩张。这种变化使产妇产后子宫收缩力增强，有利于产后恶露排出、子宫复原，减少产后出血。且免受麻醉和手术的影响，产后恢复快。

由此可见，自然分娩才是正常的分娩途径。孕妈妈在妊娠后应作好充分的思想及心理准备，如果没有异常情况，为了自己和婴儿的健康，应尽量争取自然分娩。

◎ 适合准爸爸进行胎教的内容，首先是关于科学、机械等方面的知识，这并不是说孕妈妈在这些方面不行，而是说，通常男性比女性接触此类事物更多一些。如果孕妈妈比准爸爸在这方面更精通的话，那么，孕妈妈来教也是完全可以的。

◆ 自然分娩的缺点：

产前阵痛，但可以通过无痛分娩来避免；阴道松弛，但可以通过产后运动来避免；骨盆腔子宫膀胱脱垂的后遗症；阴道产后会伤害会阴组织，甚至会造成感染，或外阴部血肿等；产后会因子宫收缩不好而出血，若产后出血无法控制，需紧急剖宫处理，严重者需切除子宫，甚至危及生命；发生产褥感染，尤其是早期破水，产程延长者；会发生急产（产程不到两小时），尤其是子宫颈松弛的患者；胎儿难产或母体精力耗尽，需以产钳或真空吸引协助生产时，会引起胎儿头部肿大；胎儿过重，易造成肩难产，会导致新生儿锁骨骨折，或臂神经丛损伤；羊水中产生胎便，导致新生儿胎便吸入症候群；羊水栓塞，毫无预警地发生，即使是剖宫产也无法避免。

无痛分娩

我们通常所说的无痛分娩，在医学上其实叫做“分娩镇痛”。是用各种方法使分娩时的疼痛减轻甚至使之消失。分娩时，子宫收缩，子宫血管就会受到压迫，这样就造成了子宫缺血。子宫颈口开大的时候，肌肉会变薄、韧带会拉伸，肌肉韧带的神经末梢理所当然会发生变化。而且，生产时胎儿对母亲产道也会产生压迫，这些都会使产妇感到分娩时剧烈疼痛。

无痛分娩就是消除了自然分娩疼痛。无痛分娩为害怕生产疼痛的产妇提供了自然分娩的机会。但无痛分娩并不意味着完全不痛，

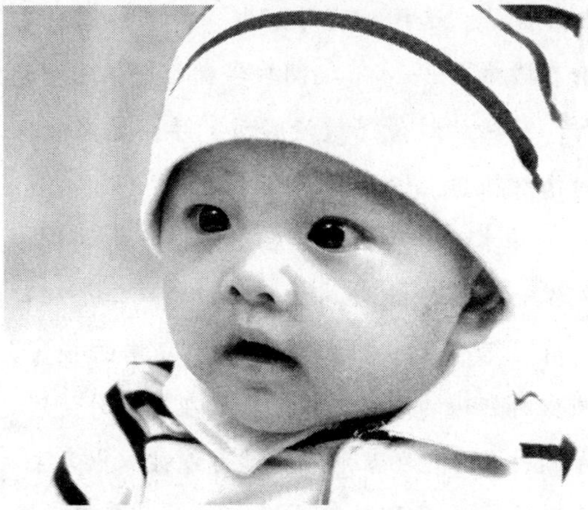

不管用什么方法都很难做到绝对不痛。无痛分娩的无痛只是相对的，因为分娩时用的麻醉剂用量很小，所以产妇仍然能感觉到宫缩的存在。无痛分娩只是设法让疼痛变得可以忍受一些而已。其实，产妇的精神状态若处于紧张、恐惧、焦虑、信心不足之中，也会增加对疼痛的敏感度，因此，孕妈妈作好精神上的准备，也是减轻疼痛感的一个好方法。

◆ 无痛分娩的优点：

无痛分娩在国外已经是常规分娩的形式，它让孕妈妈们不再经历疼痛的折磨，它能减少分娩时的恐惧和产后的疲倦。它让产妇在时间最长的第一产程得到休息，当宫口开全且该用力时，因积攒了体力而有足够力量完成分娩。

无痛分娩的经过是医生和产妇一起参与并共同制订计划的，有利于医生和产妇的沟通。还能够使医生及护理人员更多关注产妇的变化，如果母体或胎儿一旦发生异常，就可以及早被发现而得到及时治疗。熟练的麻

胎教圣经

◎ 有关政治、历史等话题，也适合由准爸爸来教。准爸爸的话题越是能唤起孕妈妈的好奇心，胎教的效果就会越大。

醉科医生只要5～10分钟即可完成麻醉操作过程。整个过程产妇一直处于清醒的状态，有条件的甚至能够下床走动，产妇可以比较舒适、清晰地感受新生命到来的喜悦。

◆ 无痛分娩的缺点：

后遗症是因人而异，绝大部分人都不会发生任何后遗症。无痛分娩一般采用的是硬膜外麻醉，这种麻醉总体来说是安全的。有极少数人可能会感觉腰疼、头疼或下肢感觉异常等，但发生率很低，而且这些不适都不会很严重，短时间内就可以自然消失，并不会对身体造成太大的影响。理论上讲，发生更严重并发症的可能性是存在的，比方说低血压等，但发生几率都非常低，而且医生一定会在你选择无痛分娩的时候就开始采取有效的措施来预防。所以，你大可放心。

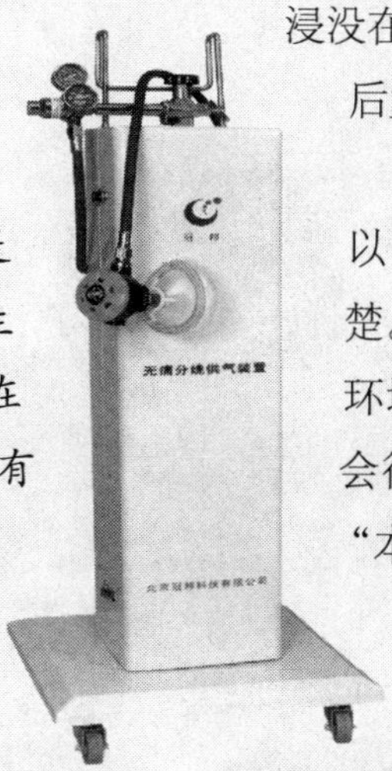

◆ 哪些人可以无痛分娩？

无痛分娩并不是所有孕妈妈都能适用的。无痛分娩的适应人群虽然很广，不过还是须在妇产科和麻醉科医生认真检查后才能知道是否可以采取这种分娩方式。

如有妊娠并发心脏病、药物过敏、腰部有外伤史的产妇应向医生咨询，由医生来决定是否可以进行无痛分娩。

而如产妇血压增高的情形特别重，或是根本没有办法耐受自然分娩，肯定就不能做无痛分娩。另外，在做无痛分娩之前还要客观评估胎儿在宫内的状况，如果胎儿有缺氧的情形，肯定不适合进行无痛分娩，或者是宫腔内有感染，胎儿处于一个感染的环境，也不能做无痛分娩。因此在做无痛分娩之前需要作一些胎儿的监护，了解一下是不是能够耐受产程，然后再决定是不是做无痛分娩。

水中分娩

水中分娩是指新生儿娩出时完全浸没在水中。在此过程中新生儿的头部必须是完全浸没在水中直到身体全部在水下娩出，随后立即将新生儿抱出水面。

在充满温水的分娩池中分娩，可以减少产妇在整个分娩过程中的痛楚。由于分娩池与母亲子宫内的羊水环境类似，因此胎儿在离开母体以后会很适应这一新的外部环境。胎儿的“本能”会使他们在出水之前屏住呼吸，不会呛水，在水中分娩适宜的水温能使产妇感到镇静，促使腿部肌肉放松，宫颈扩张。而水的浮力则有助于身体发挥自然节律，便于产妇翻身和休息。

水中分娩只是顺产的一种方式，给产妇多了一种自然分娩方式的选择。分娩，是人类繁衍过程中的一个必经过程，生育方式多元化，让人类分娩回归自然，以减少医疗干预，已是一种共识。客观上水中分娩也起到了降低剖宫产率的作用。

◆ 水中分娩的优势：

该种分娩方式不仅分娩时出血量少，会

◎ 准爸爸要以孕妈妈接触少的事物，或是对孕妈妈来说陌生的新知识为内容来进行对话，这样，可以通过引发孕妈妈的兴趣来唤起胎儿对知识的好奇心。

阴也很少有破损；而且由于产妇在水中的体位能自主调节，使得分娩时的用力更为自然，胎心也不会出现异常变化。由于分娩时间相对较短，产妇体力消耗甚小，产后恢复也明显优于其他分娩形式。而且水下诞生的婴儿比普通方式诞生的婴儿受到伤害的概率要小。

◆ 水中分娩的缺点：

水中分娩过程如果操作不规范，就有可能出现意外。例如在胎儿娩出的时候，如新生儿身体的一部分先露出水面，冷空气（一般比体温低10℃左右）就会刺激新生儿产生自主呼吸，胸腔的呼吸系统就开始工作，如果这个时候新生儿还在水中，可能将会带来严重后果。一般来说新生儿出生后在水中的停留时间不要超过一分钟。另外，从产妇身体里流出的血液和分泌物可能导致细菌感染，这就要求分娩缸能在分娩的过程中进行水的置换，以达到排放、稀释的目的，减少感染的机会。

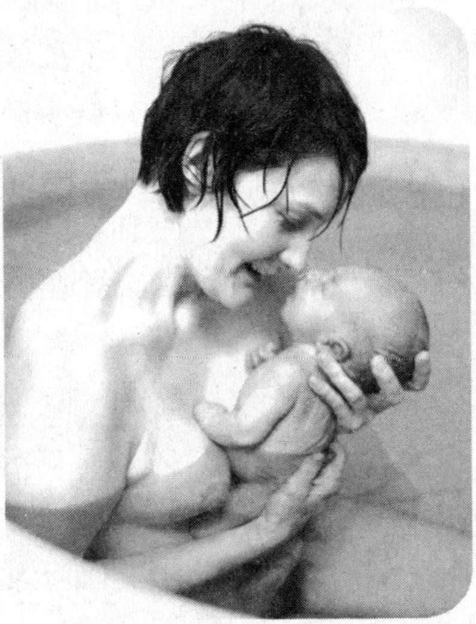

◆ 进行水中分娩的条件：

怀孕已达38周；没有其他任何的危险因素存在；胎心音正常；没有胎便染色的状况；胎儿的大小正常；事先作好筛查，感染性疾病必须全部排除。“因为分娩缸不是采用高温消毒，所以我们不能冒这个险。”胎儿中等大小，理论上说，一般不超过3.5千克。孕妈妈骨盆要够大，年龄最好在30岁以下；身患疾病的孕妈妈，如患心脏病的孕妈妈是不能水中分娩的。如果事先检查发现胎儿不健康或胎位不正就不能在水中分娩。

06 产前锻炼有助顺产

产前运动推荐

◆ 松弛身心的姿势。仰卧，全身伸直，双手平放身旁；头及双膝下都放一个枕头，使双膝屈曲；侧卧，单膝屈曲，中间放一个枕头。此两种方法宜在午睡或晚间睡觉前做，同时保持全身松弛，可使孕妈妈减低精神压力及肌肉的紧张。

◆ 会阴肌肉运动。仰卧，双手放在身旁双膝屈起，双脚微微分开；用腹部吸气，然后慢慢呼气，并同时收紧腹部、臀部及大腿的肌肉（像忍大、小便）；数五下，然后放松。

重复动作5～10次，每天可作多次练习。此动作可增强骨盆底肌肉力、控制力、承托力，减少产前的抗拒力，使生产能在轻松的情况下完成。

◆ 腰腹运动。仰卧，双手按腹部，双膝紧并合，双足分开；用腹部吸气，然后呼气，

胎教圣经

◎ 准爸爸胎教的内容，主题不需要特别规定，既可以讲当天的工作，也可以根据自己的爱好、兴趣或知识范围随意制订每天的课程。

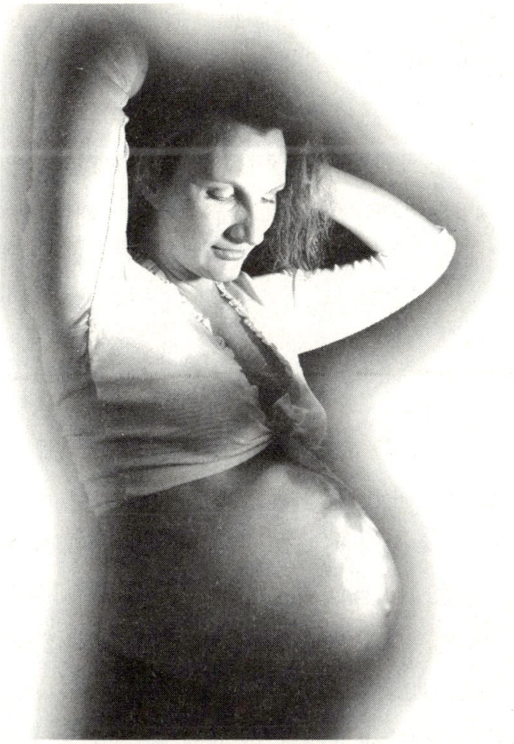

并收紧腹部使腰部凹陷处向下压；数5下，然后放松。

重复动作10次。此动作可增强腹部肌肉及矫正骨盆向前倾的姿势。

◆ 腰背运动。双手及双膝贴在地上；头微向上仰，背向下压，呼气；重复动作3～5次。

此动作可松弛背部，防止酸痛，增强小腹、骨盆及背部的肌肉，可于怀孕5个月后开始练习。

◆ 腿部运动。仰卧，双脚用两个枕头垫起；脚趾及脚踝上下摆动，然后向左右打圈摆动；重复动作10次。此动作可促进腿部血液循环，减少水肿及抽筋等情况发生。如有抽筋情况发生时，丈夫可替妻子伸展脚踝约10秒，有治疗抽筋之效；按摩小腿也会令小腿肌肉松弛。

◆ 腿内侧肌肉运动。盘坐地上，脚底相对，吸气；双手放在双膝上，然后慢慢将双膝向下按至大腿内侧将肌肉拉紧，并同时呼气；注意会阴肌肉要放松，重复动作3次；此动作可舒缓腿内侧肌肉以适应生产时姿势的所需，使产程顺利。可于怀孕4个月后开始练习。

◆ 屈膝动作。站立，两脚分开，手握稳妥的扶手，吸气；慢慢呼气并屈膝至臀部贴到脚跟；用脚力站起，重复动作5～10次。此动作能活动膝髋关节，以适应生产时的姿势。

◆ 胸肌练习。坐起，双手互扣在胸前，吸气；双手用力互压并同时呼气；数10下，然后放松；重复动作5～10次。

此动作可锻炼胸肌，增强对乳房的承托力。

有助顺产的6大锻炼

其实，即使阵痛开始了，我们也不需要一直躺在产床上默默忍受疼痛，或是没完没了地走动。这里有6个可以帮助你减轻疼痛、加速产程的动作，不妨提前学习一下，让你的分娩变得更轻松。快来跟我们一起试试吧！

◆ 压腿。将一只脚放在比较稳固的椅子、床或者楼梯上，使身体前倾形成压腿的姿势，在宫缩到来时摇晃臀部。因为当一条腿抬高时，骨盆也会相应地打开，胎儿下降的空间也会变得宽敞些。

◆ 深蹲。两脚分开，用手扶住床或者椅子作为支撑，然后屈膝下蹲，半蹲或者完全蹲下都可以。宫缩时下蹲会有助于转移压力，可以有效地减轻疼痛。不过这个动作会让腿部

◎ 准爸爸还可以学狗、猫、牛、羊及其他动物的叫声，模仿的各种声音和表情会逗得母子欢笑。

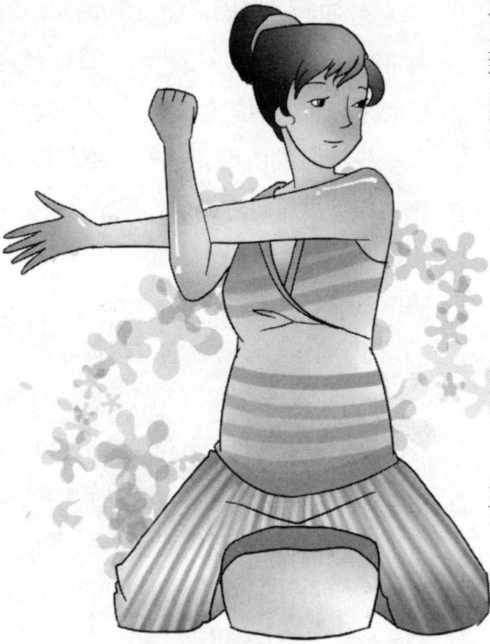

承受一定的压力，因此最好在预产期前几周或者几个月就开始练习下蹲的动作。特别提醒，在下蹲的同时千万不要尝试用力娩出胎儿，因为这时宫颈还没有完全打开，盲目地用力不仅会让自己痛苦，也会消耗大量的体力，影响产程的进展。

◆ 身体前倾。在桌子或者病床（如果能升降，就把高度调到最高）上放置一枕头，身体前倾，随意地趴靠在枕头上，当宫缩来的时候就摇晃你的臀部。因为是跪立的姿势，所以重力会起到一定的加速产程的作用，而且在疼痛难忍的宫缩到来时靠在柔软的物体上会感觉非常舒适，更容易使自己放松。

◆ 左侧卧。阵痛的间隙，当你想休息的时候，可以身体向左侧躺在床上，双腿间放一个枕头。因为无论是平躺还是右侧卧位，你的体重都有可能会压迫到大动脉，从而导致血液循环不畅，影响胎儿的氧气供应，所以最佳的休息姿势应该是左侧卧。

◆ 伸懒腰。跪在地板上或者床上，双手和膝盖撑地，把腰向上拱起然后再放平，然后再拱起、放平，交替进行，宫缩时摇晃臀部。

当孕妈妈在做这个动作时，胎儿受到的压力是最小的，动脉和脐带也不会受到任何压力，要比一直躺在床上感觉好得多。

◆ 床上前倾身体。把病床后半部升高至直立状态，然后跪在床上，面对直立的床面，身体慢慢地前倾，趴靠在升起的床头上。如果病床没有升降的功能，也可以让丈夫坐在病床上代替升起的床头。

当医生要求你必须待在床上不能随意下床走动时，或者你正背着胎心监测仪没办法下床时，这个姿势就成了最适合你的动作了。

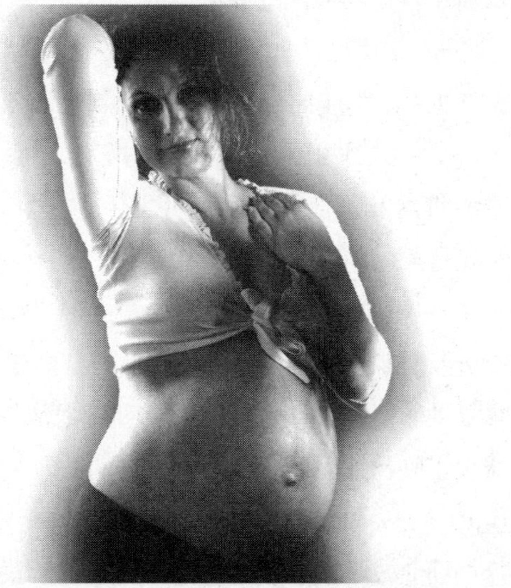

胎教圣经

◎ 凡是准爸爸能用自己的语言说明其形状、性质的事物都可以作为题材。胎教的事物和内容只有准爸爸自己首先掌握了以后，然后再用简单的语言传授给胎儿才能够奏效。

第二节 产前须知

01 孕妈妈分娩前的征兆

规律性宫缩

子宫收缩（简称为宫缩），开始时是钝性背痛，或者刺痛，向下放射到大腿。随着时间的进展，宫缩可能发生在腹部，更像剧烈的周期性疼痛。

◆ 阵痛特征：时间间隔有规律；阵痛发生的时间间隔逐渐变短；腹痛，少数人觉得腰酸。

◆ 安全提示：当宫缩好像已经规律时就记录其时间，如果你认为自己已临产，可打电话给医院。除非宫缩发生得极为频繁（每5分钟1次），或者十分疼痛，否则不需要即刻去医院。第一胎产程常常持续12～14小时，在家中先等几小时会好些。在家休息不一定卧床，可以走动，只要注意不要做剧烈或使用腹肌的运动即可，最好有家人陪伴以防止突发情况。在周围慢慢活动一下，若需要休息就休息一下。如果羊水未破，可以洗个温水浴松弛一下，或吃一点点心。医生可能建议你一直等到宫缩十分强烈且每5分钟左右就出现一次时再去医院。

破羊水

羊膜是环绕在胎儿周围充满液体的囊袋，在分娩期间的任何时候囊膜都会破裂，于是囊内液体可能突然大量涌出，但因为胎儿的头部已经进入骨盆腔，阻塞了它的涌出，所以更多见的是液体一滴滴地流出来。

◆ 破水：破水就是包裹着胎儿的羊膜腔自然破裂，羊水流出，一般会感觉到一股热流从阴道流出，或是有湿润的感觉。在生产

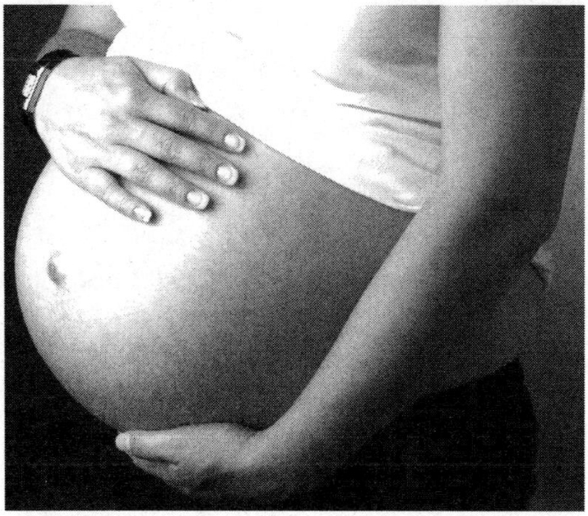

◎ 不要用书本上那种机械式的语言，要抓住本质，用通俗易懂的话对胎儿讲。

阵痛前的破水是早期破水，早期破水可能会引起细菌感染或是脐带脱垂。

◆ 破水特征：无色透明，可能含有胎脂等漂浮物；感觉到热的液体从阴道流出；无意识，不能控制，持续性。

温馨小贴士

破水之后，为防止影响胎儿的情况发生，不管在什么场合，都应立即平躺，防止羊水流出。平躺后打电话叫救护车，在去医院的途中，必须始终保持平卧。如果阴道排出棕色或绿色柏油样物质（胎粪），要告诉医生，因为这是胎儿肠腔被挤压造成的结果，常常意味着胎儿受压或发生危险。

见红

在分娩前24～48小时内，子宫颈口开始活动，使子宫颈口附近的胎膜与该处的子宫壁分离，毛细血管破裂而经阴道排出少量血，并与宫颈管内的黏液相混而排出，这种阴道流出的血性黏液便是我们俗称的“见红”。

见红是分娩即将开始的一个可靠征象，通常是粉红色或褐色的黏稠液体，或只是分泌物中有血丝。如果是淡淡的血丝，量不多，可留在家里观察，注意不要太过操劳，避免剧烈运动即可。如果流出鲜血超过生理期的出血量，或者伴有腹痛的感觉，则需要马上入院就诊。见红之后一般在24小时内会开始阵痛，进入分娩阶段。但实际情况是很多人见红后几天甚至1周后才分娩。个体差异很大，所以关键在于见红后要观察它的形状、颜色、量等再作判断。

◆ 见红特征：茶褐色、粉红色、红色都是可能出现的颜色；出血量明显比生理期的出血量多；一般在阵痛前24小时出现，也有在1周前就反复出现见红的情况；混合黏液流出，质地黏稠。妊娠期内，黏稠的、带有血迹的黏液栓子会堵塞子宫颈，在分娩开始前或进入分娩早期阶段时，栓子会从阴道清除出来。

辨别假象——假性宫缩

妊娠最后3个月，子宫出现间歇性收缩，医学上给它一个名称，假阵缩。这种宫缩有时变得较强烈，所以你可能误认为已进入临产。但是，真正的分娩宫缩发生得很规律，并且逐渐增强，也更加频繁，所以你应该能够加以辨别。

假宫缩为偶然地发生几次宫缩，之后又消失，可以照常活动，宫缩到时会再出现。

02 孕妈妈临产前的8大禁忌

害怕

不少孕妈妈由于缺乏常识而对分娩有程度不同的恐惧心理。这种不良心理不仅会影响孕妈妈临产前的饮食和睡眠，而且还会妨碍全身的应激能力，使身体不能尽快地进入待产的最佳状态，因而影响正常分娩。事实上，在现代医学条件下，只要认真进行产前

胎教圣经

◎ 胎教时不要认为只有用“孩子语言”才好，成人标准的发音、正确的遣词用句对幼儿的情绪发育，以及正确的语言感觉、发音都是至关重要的。对胎儿也是同样，绝不能看不起胎儿，要推敲自己的语言，要像对待一个完整的人那样对胎儿讲话。

检查，分娩的安全性几乎接近百分之百。

急躁

有些孕妈妈在分娩上也是一个“急性子”，没到预产期就焦急地盼望能早日分娩，到了预产期，更是终日寝食不安。她们不懂得预产期有一个活动范围，提前 10 天或错后 10 天左右都是正常现象。俗话说“瓜熟蒂落”，因此不必着急。

粗心

一些孕妈妈大大咧咧，到了妊娠末期仍不以为然。结果临产时常常由于准备不充分而弄得手忙脚乱，这种情况很容易出差错。

懒惰

有些孕妈妈在怀孕早期担心流产，怀孕晚期害怕早产，因而整个孕期都不敢活动。有些孕妈妈是因为懒惰而不愿多活动。实际上，孕期活动量过少的产妇，更容易出现分娩困难。所以，孕妈妈在妊娠末期不宜生活得过于懒散，也不宜长时间地卧床休息。

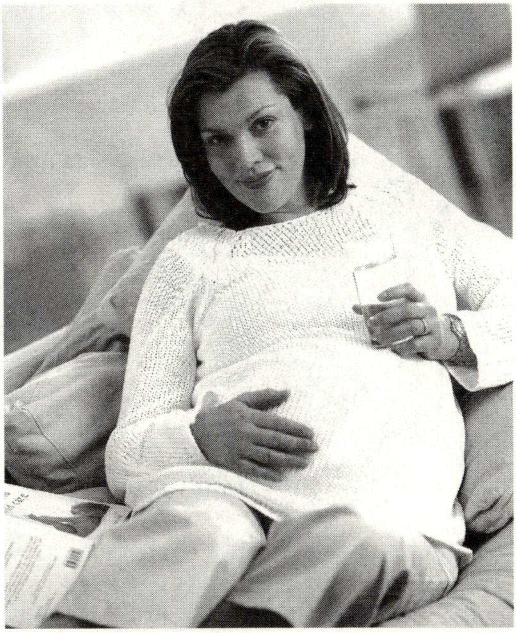

饥饿

孕妈妈分娩时会消耗很大的体力，因此在临产前一定要吃饱、吃好。此时家属应想办法让孕妈妈多吃些营养丰富又易于消化的食物，切忌什么东西都不吃就进产房。

忧虑

有些丈夫或公婆强烈盼望生育男孩，这在孕妈妈的心理上造成了无形的压力，也是出现难产的重要诱因之一。

远行

一般在接近预产期的前半个月后就不宜远行了，尤其不宜乘车、船远行。因为旅途中各种条件都受到限制，一旦分娩出现难产是很危险的事情，它有可能威胁到母子安全。

滥用药物

分娩是正常的生理活动，一般不需要用药。因此，孕妈妈及亲属万不可自行其是，滥用药物，更不可随便注射催产剂，以免造成严重后果。

◎ 在对话开始的时候，准爸爸可以用安慰的语言和促使胎儿形成自我意识的语言对胎儿讲话。例如“在妈妈肚子里舒服吗？你没有朋友一定寂寞吧。从今以后，我就是你说话的伙伴，我会告诉你外界一切美好的事物的”等。

03 孕妈妈临产前的10个疑问解答

即将生产，很多孕妈妈对此既翘首期盼又有些不知所措，很多人还会有这样那样的忧虑。为了避免自己到时不知所措，让我们一边模仿即将分娩的状态回答下面的问题，一边来掌握相关的正确知识吧。

◆ 到临产月后，担心会破水，是否有必要时刻垫着卫生巾呢？

答：这样做是没有必要的。但是为了防止突然发生破水，身边应常备为好。也就是说，外出时最好也要将卫生巾带在身边，才会处变不慌。其实不仅是妊娠期间，作为女性，平时随身携带些不测状况时会用到的生理用品是一种很好的习惯。

◆ 快到预产期时，是不是应该服用些泻药提前把肠道清空比较好呢？

答：随意服用泻药的做法是不对的。因为拉肚子不仅会诱发子宫收缩，还会使你无法判断疼痛的原因。如果你很担心便秘的话，可以在体检时与妇产科的医生商量，开一些可以软化粪便的药剂处方。总之，在这方面是根本没有必要过于神经质的。

◆ 过了预产期还没生，有人说做爱有利于早些分娩，这样做对吗？

答：过去确实有这样的说法。这是因为精子中含有诱发子宫收缩的物质，通过做爱的刺激有可能会促使早些分娩。但是，首先应该考虑是否已经发生了破水，因为盲目的性行为会导致细菌感染。因此，对于进入预产月的孕妈妈来说，无论是否过了预产期，我们都不赞成用这种方法催产。

◆ 破水后应该马上去医院吗？是否可以上厕所？

答：破水后随时都有可能分娩，因此应该去医院。但也没必要急得什么都不顾，可以换换干净的衣服，如果是稍微一动就会有液体流出的话，可以用卫生巾或干净的毛巾垫上。一般来说，小便是没有问题的。但是，想要大便的感觉有可能是分娩的一种前兆，所以要有所注意，应该马上去医院。

◆ 在洗澡时发生了破水，该怎么办？

答：如果你已经在洗头发或身体了，可以先用淋浴快速简单地冲洗完，收拾好之后让家人带你去医院。但是如果是在泡澡，就

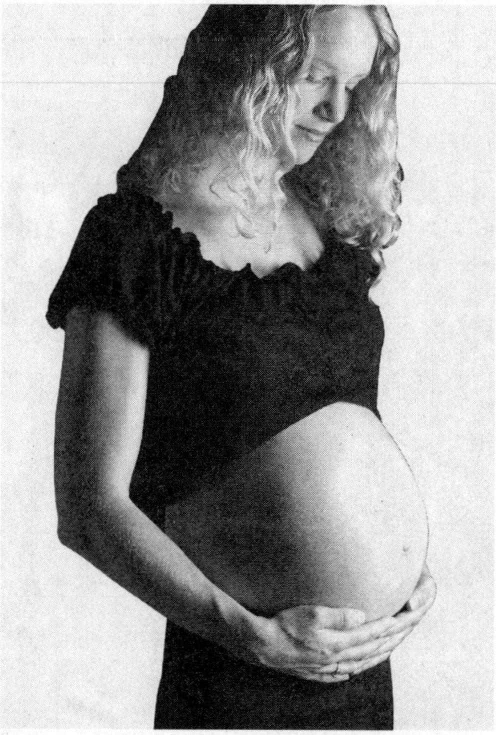

胎教圣经

◎ 在对话结束时，准爸爸可以对宝宝说“你说得很好。你是一个很聪明的孩子，但愿我对你讲的一切都能对你将来的人生有用”等。

不能再继续了。

◆ 应该什么时候去医院？是到不能再忍受的时候吗？

答：有些孕妈妈因为怕医生说来得太早了，还得回家观察等待之类的话，所以一直坚持到上气不接下气无法忍耐的时候才去医院，这样是不对的。其实即便是去早了，又有什么难为情的呢？而且还可以让医生检查一下，这样你不就可以更加放心了吗？更何况还有分娩比预想来得早的可能性。因此，只要有什么担心的，不要犹豫，马上去医院。

◆ 担心自己的脸色太难看，去医院之前能不能化点淡妆？

答：分娩是伴有出血的消耗体力的大事情，如果擦粉底或涂口红，本来的脸色便无法判断了，很可能会妨碍医生诊断。因此，去医院时最好不要化妆了。指甲的血色也是医生观察的内容之一，所以原则上也不要涂指甲。另外，耳环在待产室里是被要求摘掉的，所以也没必要佩戴。

◆ 见红了，要马上去医院，可是家里没有别人可以陪伴，怎么办？

答：这时候即使你一个人最好也要马上去。如果勉强忍耐地等丈夫或家人的话，一旦开始分娩就非常危险了。因此，在进入预产期后，应该作好一个人应对突然开始阵痛的准备，比如将出租车公司或邻居的电话贴在电话机旁边等。这时千万不要自己驾车去医院，一边忍受阵痛的痛苦一边驾车是非常危险的。

◆ 阵痛的时候，是不是不可以大量饮水呢？

答：阵痛的时候会比平时容易出汗，呼吸方式也会导致口容易干。如果你口渴了，没必要忍着，可以边补充些水，边等待分娩时刻的到来。

◆ 阵痛开始了，突然想上卫生间，怎么办？

答：阵痛中想要如厕的时候，必须先跟医生打招呼。因为想要用力分娩的感觉与想要大便的感觉是非常相似的。不和任何人打招呼，独自去卫生间，结果子宫口大开，胎儿的头部都露出来，甚至一下将孩子生出来的情况是发生过的。如果医生检查后发现你的子宫口已经开始张开了，就不会让你去卫生间了。

04 孕妈妈如何避免难产

如何避免难产

◆ 平稳心态，注意休息：临产入院后，产妇要注意休息和饮食，心理上不要过分紧张和恐惧；医护人员要仔细观察产程时的情况，正确判断，及时处理。另外，正确处理难产有赖于医护人员的经验，决不能在产程过程中轻易用催生针，特别是肌内注射催产素一类的催生针，在胎儿娩出前是要绝对禁止使用的。

◆ 定期作产前检查：一旦确诊妊娠就应在3个月内进行产前检查，以后根据医生嘱咐定期去医院检查。医务人员在作产前检查时，不仅要查胎位，还要注意检查产道是否异常，如发现骨盆狭窄，应该及早确定分娩方式（经

◎ 当准爸爸进行胎教时，孕妈妈一定要积极响应，可以把自己当成宝宝的角色与丈夫进行对话。

阴道分娩还是剖宫产）。胎位不正时，还得根据具体情况看是否要由医务人员帮助复位。

◆ 合理膳食：胎儿的平均体重为3.3～3.4千克，太大的胎儿易造成产道的破裂增加难产的机会。因此，孕妈妈千万不要以提供胎儿营养为理由而对饮食毫无节制！怀孕期间，孕妈妈的体重增加宜控制在10～14千克的合理范围内。

◆ 注重锻炼，助力分娩：有些孕妈妈本身不爱运动，或者在孕期为了胎儿安全尽量不运动，这样是非常不可取的。专家提醒广大的孕妈妈们，如果身体条件允许，在孕期应该进行适当的运动。分娩是一项相当耗费精力和体力的运动，孕妈妈们应该为了顺利分娩积蓄能量。有些产妇在分娩过程中没有足够好的体力来维持，导致分娩时间过长，从而造成胎儿缺氧。所以，在孕期孕妈妈们还是多运动运动，加强自己的心肺功能及各方面的身体状况，为顺利生产打好基础。

遭遇难产怎么办

若不幸真的遭遇过难产的孕妈妈，首先，应该要有正确的认知，务必了解每一次难产都是个案，并不代表曾经难产即会再度难产。

其次，定期产检有助于降低或消弭难产的情形，是最有效且最积极的做法。而家人如丈夫、公婆或爸妈等，也应当负起协助的责任，与医师帮忙联系曾经有难产经验的妈妈来帮助产妇重建自信心。

最后，历经过难产痛苦的孕妈妈，可多给自己一些时间平抚身心，然后再以一个健康及平和的心态来面对怀孕、生产这自然且宝贵的人生经验，如此一来，怀孕与生产将不再是一件害怕的事了。

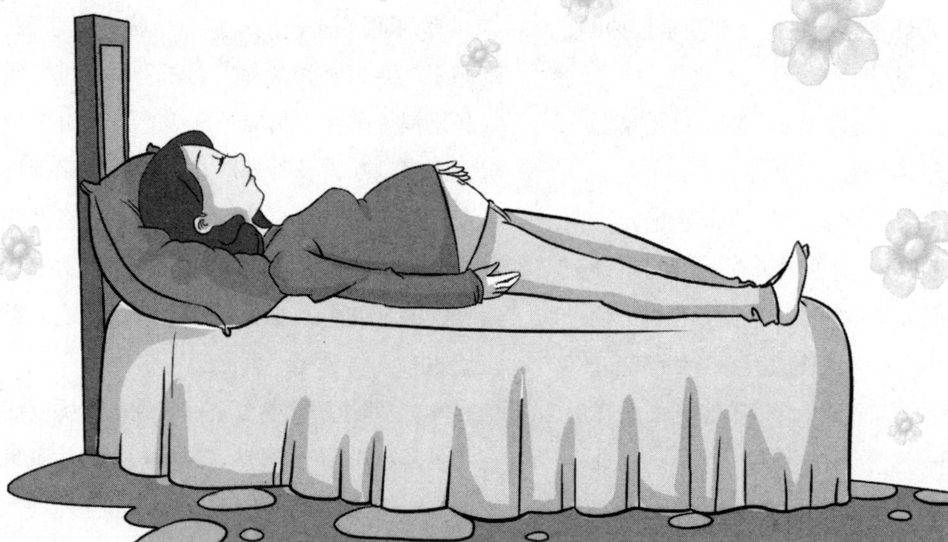

胎教圣经

爱抚胎教

◎ 婴幼儿的天性是需要爱抚。胎儿受到母亲双手轻轻的抚摩之后，亦会引起一定的条件反射，从而激发胎儿活动的积极性，形成良好的触觉刺激，通过反射性躯体蠕动，以促进大脑功能的协调发育。

第三节 新妈妈产后须知

01 分娩后新妈妈是否能够尽快出院

分娩后新妈妈要在医院待多久？过去，医生们认为产妇必须在医院里待很久，但现在人们认识到，顺产妇无须待太久。如果是顺产，且母婴都平安健康，一般情况下，在产后24小时后就可以出院了。

如果新妈妈在分娩时会阴破裂或进行会阴侧切，需等到产后4～5天拆线后，视伤口愈合程度而定是否出院，大多数新妈妈经过四五天的休息都能使会阴愈合，所以产后5天你多半可以抱着宝宝回家了。如果新妈妈采用的是剖宫产，那拆线的时候多为6～8天，拆线后就可以出院。

如果新妈妈分娩时出现了异常情况，或是产后恢复得不好，需要再观察一段时间，等病情稳定后方可出院。

02 产后新妈妈需要注意的几个问题

分娩后的身体状况

◆ 体温略高：在刚分娩后的24小时，新妈妈的体温会略有升高，一般不超过38℃。在这之后，新妈妈的体温大多会恢复到正常范围内。

◆ 脉搏略缓慢：由于子宫胎盘循环的停止和卧床休息，新妈妈脉搏略为缓慢，每分钟60～70次；呼吸每分钟14～16次；血压平稳，变化不大，如果是妊娠高血压综合征患者血压会明显下降。

◆ 子宫位移：分娩第一天，子宫底在平脐或脐下一指左右，大约在产后10天降入骨盆腔内。

◆ 下腹阵发疼痛：刚分娩后，新妈妈会因为宫缩而引起下腹部阵发性疼痛，这叫做“产后宫缩痛”，一般在2～3天后会自然消失。

分娩后好好休息

分娩过程耗尽了新妈妈的体力，因此分娩后最重要的是休息，以确保体力的恢复。现在很多都是母婴同室，宝宝与妈妈在一起，每隔3～4小时就要哺乳了，又要给宝宝换尿布，尤其宝宝一哭闹，妈妈就更没时间睡觉了，所以妈妈应争取时间休息。

◎ 通常在怀孕第四个月时，就能明显感觉到胎动，而到了怀孕的第六个月，胎儿踢脚、翻跟头、扭转身体的动作要明显频繁得多，这个时候，是实施爱抚肚皮胎教法的最佳时机。

给宝宝喂奶

宝宝出生后半小时内就要给宝宝喂第一次奶，跟宝宝进行皮肤接触。当大脑发出信号促进乳汁的分泌时，必须要尽早哺乳，以便形成神经反射，增加乳汁的分泌。尤其是新妈妈产后分泌的少量黏稠、略带黄色的乳汁，也称为初乳。初乳含有大量的抗体，从而保护宝宝免受细菌的侵害，所以应尽可能地给宝宝喂初乳，减少新生儿疾病的发生，这是所有奶粉都无法替代的。这样做还有利于新妈妈自身的子宫收缩。

哺乳时间以 5～10 分钟为宜。哺乳的时间和频率与宝宝的需求以及妈妈感到奶胀的情况有关。刚分娩的妈妈身体虚弱、伤口疼痛，可选用侧卧位喂奶。每次哺乳后应将宝宝抱起轻拍几下，以防溢奶。

吃些有营养的食物

产后新妈妈身体比较虚弱，应补充一些有营养的食物。新妈妈产后应该吃些清淡的流食，但要营养丰富，如粥、蔬菜汤、豆腐

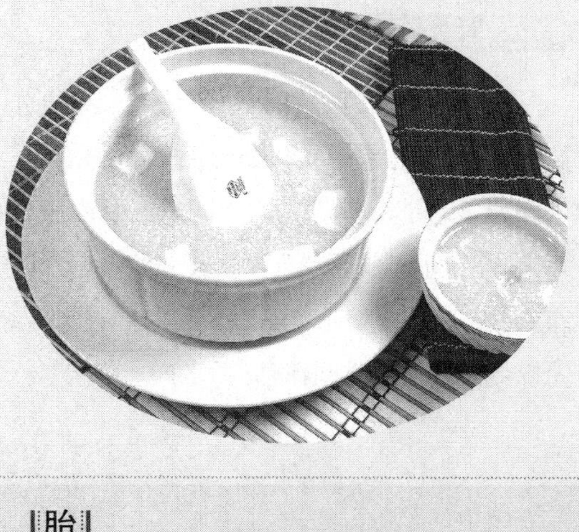

汤等，有利于下奶。还要多吃新鲜蔬菜和水果，不仅增加维生素的摄入，而且对防止便秘也有帮助。剖宫产新妈妈的进食时间定在术后 6～8 小时，目的是避免产妇在麻醉期内，正常的生理反射恢复之前，发生呕吐或吸入性肺炎等。

观察产后出血量

产后出血是新妈妈第一天最需要注意的问题。新妈妈在分娩后 2 小时内最容易发生产后出血，所以分娩后仍需在产房内观察。出血过多可导致休克、弥漫性血管内凝血，甚至死亡。经过产房观察 2 小时后，新妈妈回到病房，自己也要继续观察。一旦阴道有较多出血，应通知医生，查明原因，及时处理。

胎儿娩出后，在 24 小时内阴道出血量达到或超过 500 毫升，称为产后出血。比较常见的有几个原因：子宫收缩乏力、胎盘滞留或残留、产道损伤等。

一般来讲，胎盘应在分娩后 30 分钟娩出，由于人流次数过多、双胎等原因使得胎盘附着在子宫下段，也可导致胎盘滞留、凝血机制障碍，或新妈妈合并有血液系统的疾病，无法止血。

尽快排气

剖宫产的新妈妈应尽快排气。手术容易使肠道受刺激而使得肠道功能受到抑制，肠蠕动减慢，肠腔内有积气，因此，术后会有胀腹感。

剖宫产妈妈 6 小时后可以饮用一些排气

胎教圣经

◎“爱抚肚皮胎教法”，是让你和丈夫通过轻轻拍抚肚皮或聆听肚皮里的声音等亲密动作，达到你与丈夫、胎儿三方的互动与情感交流。

类的汤，如萝卜汤等，以增强肠蠕动，促进排气，减少肚胀，同时也可以补充体内的水分。

适当地活动身体

自然分娩的新妈妈 6～12 小时就能试着慢慢下床走动。这样可以增强腹肌收缩，促进子宫复原、恶露排出、增进食欲，防止尿潴留和便秘发生。切记要做适度活动。剖宫产新妈妈在醒后也可以做些简单活动。

病床上的保健操：

◆ 深呼吸：用鼻子缓缓地深吸一口气，再从口中慢慢地吐出来。

◆ 颈部运动：仰卧，两手放于脑后，肩着床，只是颈部向前弯曲。复原，颈部向右转（肩着床），犹如向旁边看，然后向左转。

◆ 转肩运动：臂屈，手指触肩，肘部向外侧翻转。返回后，再向相反方向转动。

◆ 手指屈伸运动：从大拇指开始，依次握起，再从小拇指依次展开。两手展开、握起，反复进行。

◆ 腕部运动：两手在前相握，手掌心朝外，向前伸展，握拳。坚持 5 秒，放松。

良好的休养环境

注意卫生，室内温度适宜。从产房转至病房后，室内温度一般控制在 18℃～20℃，空气新鲜，通风良好，但要注意避免直接吹风。在房间内不要吸烟，居室内要清洁舒适。亲友应减少此时来探望的次数。由于刚分娩后的新妈妈需要静养以恢复体力，尤其有慢性病或感冒的亲友更是最好不要来探视新妈

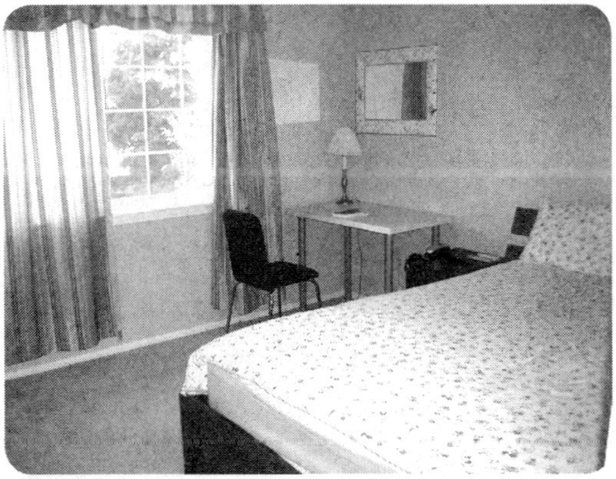

妈及新生儿，以免引起交叉感染。

私处清洁

注意会阴部卫生。医院里的护士每天会定时用专用的清洗液护理会阴部，给会阴部消毒。

注意私密病症。产后会有护士来查看情况，并会按压新妈妈子宫底部，帮助促进宫内淤血排出，新妈妈的下腹部会在随后的几天内感到不适。产后 24 小时内若感到会阴部或肛门有下坠不适感、疼痛感，应请医生诊治，以防感染和血肿发生。

个人卫生

产后出汗量多，睡眠和初醒时更多，有时可浸湿内衣，常在数日内自行好转。产后医院会定时更换产妇的床单被罩及睡衣。居室要通风，让新鲜空气进入室内。

新妈妈产后衣着舒适，冷暖适宜，千万不要过分“捂”，使汗液不能蒸发，影响体内散热。尤其在炎热的夏天，容易造成产后中暑。注意个人卫生，应该像平时一样刷牙、洗脸、

◎ 根据国外的研究，婴儿如果很少被触摸、爱抚，很容易出现心理疾患，并且生长、发育迟缓。所以，如果从胎儿期便经常充满爱意地触摸、按摩胎儿，将能有效促进婴儿养成良好的性格和迅捷的反应能力。

胎教圣经

洗脚、梳头，饭前便后洗手，喂奶前洗手。

产后尽快排小便

自然分娩的产妇，在分娩后 4 小时即可排尿。少数产妇排尿困难，发生尿潴留，其原因可能与膀胱长期受压及会阴部疼痛反射有关，应鼓励产妇尽量起床解小便。如仍不能排尿，应进行导尿。

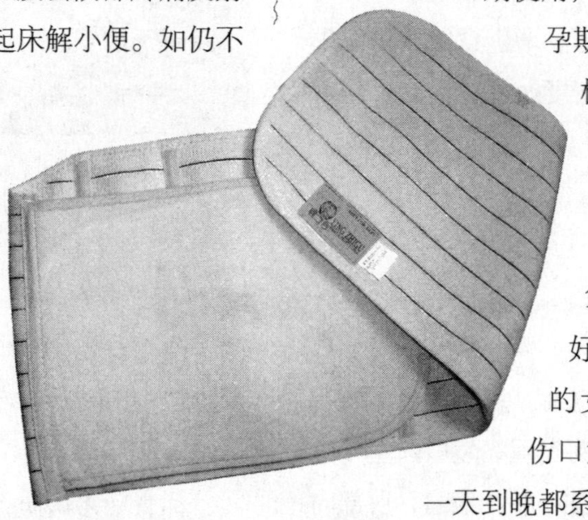

因为在生产过程中，胎头下降会压迫膀胱、尿道，如果不尽快帮助膀胱功能的恢复，憋尿时间太长，膀胱过度充盈会影响子宫收缩，导致产后出血。

少数妈妈排尿困难，发生尿潴留，其原因可能与膀胱长期受压及会阴部疼痛反射有关，可请医生针刺，或药物治疗，如仍不能排尿，应进行导尿。

03 产后长时间“紧腹束腰”不利健康

产后不少产妇为自己凸起的腹部而忧心忡忡，于是有人用紧身腹带把腰腹部勒得紧紧的。其实，在正常情况下，女性分娩后，子宫会逐渐复位，而产后形成的松弛腹壁，大多也会在产后 6~28 周自然恢复。新妈妈可在产后 1 周用收腹带，但长时间紧束腰腹非但无助于瘦身减肥，还可能对身体造成诸多伤害。

新妈妈可在产后 1 周用收腹带

产后身材走形几乎是所有新妈妈的“痛”。为了尽快重现往日的窈窕，专家建议产后 7 天内，新妈妈可以用收腹带，但是长期使用，就会有不良影响。怀孕期间，子宫变大、腹壁松弛，再加上生产时用劲儿，都会导致产后肚子变大、腹肌变松。因此，在生产后 1 周内用收腹带是有好处的，尤其是剖宫产的女性，还有助于加速伤口愈合。但收腹带不能一天到晚都系着，躺在床上或坐着休息时应该解开，等下床活动时再系。因为长期使用收腹带会影响血液循环，限制腰肌、腹背的活动，令恢复时间延长。

7 天后，如果新妈妈需要进行较剧烈的活动或早早恢复上班，也可以短时间使用收腹带。关键是穿上一两个小时后，就应该解开，让腰腹放松一会儿。

如何选择收腹带

购买收腹带时，要注意挑选材质柔软、透气性强的产品。尤其在炎炎夏日时，一定要注意经常松开，让皮肤自然透气。

产后靠“紧腹束腰”瘦身的后果

腰腹紧束会使腹内压升高，也很容易导

胎教圣经

◎ 孕妈妈对胎儿的抚触，不仅能传达她对胎儿的关爱，还能使孕妈妈本身处在一种身心放松的状态，达到安抚胎儿与舒缓母亲情绪的双重功效。

致子宫下垂、严重后倾后屈、阴道前后壁膨出等生殖器官异常症状；使盆腔血液运行不畅，抵抗力下降，易引起各种妇科炎症，导致附件炎、盆腔炎、尿路感染、盆腔淤血综合征等妇科疾病发生；肛门周围有数组静脉，称为痔静脉。持续性束腰，痔静脉就会迂曲成团，局部血流将严重受阻，久而久之，容易引发痔疮和便秘；过紧的腹带会使人腹式呼吸受阻，膈肌上下移动受限，这样会影响到肺部呼吸，导致头晕、胸闷等慢性缺氧症状发生；束腰会直接压迫胃腔肠管，影响消化吸收功能，时间稍久会导致产妇营养失调或不足，引起乳汁减少或奶水质量降低，对母乳哺育极为不利。

因此，产后瘦身不能靠紧腹束腰，而应积极地加强锻炼，如常练抬腿、做仰卧起坐等。另外，配以科学膳食，最重要的是要坚持哺乳，哺乳既能促进子宫复原，又有助于体形的健美。

04 新妈妈产后为什么会全身水肿

产后水肿，是指产后女性面目或四肢水肿。产后水肿是由两方面引起的，一方面是因为子宫变大，影响血液循环而引起水肿；另一方面是受到黄体酮的影响，身体代谢水分的状况变差，因此身体会出现水肿。

在我们的身体内，处处布满着血管和淋巴管。其中血液有着将营养和废物在身体内输送的任务。而在血液中进行着营养交换的物质，就是被叫做血浆的水分。通常，血浆可以保证动脉畅通无阻，把营养和养分送到身体的各个角落，再将身体新陈代谢之后的废物进行回收，通过静脉和淋巴管送回心脏。然而，如果由于某种原因淋巴管和静脉的活动变得迟钝了的话血浆将会凝滞，水分和身体积存的废物就不能顺利地在身体内输送流动而就这样滞留在细胞与细胞之间了。这种状态我们就把它叫做水肿。尤其是脚，因为它远离心脏，所以把脚部的血液送回心脏的静脉和淋巴管的负担特别大，类似具有抽水机作用的肌肉，量少的女性和男性相比就更容易水肿了。对于产后新妈妈来说，因为需要供给孩子足量的母乳，补充大量的水分是非常必要的，因为母乳中的水分都是来自于母亲体内，所以在哺乳期间身体内的水分将出现急速下降从而缺水的情况。新妈妈们要想解决这个问题，为了让身

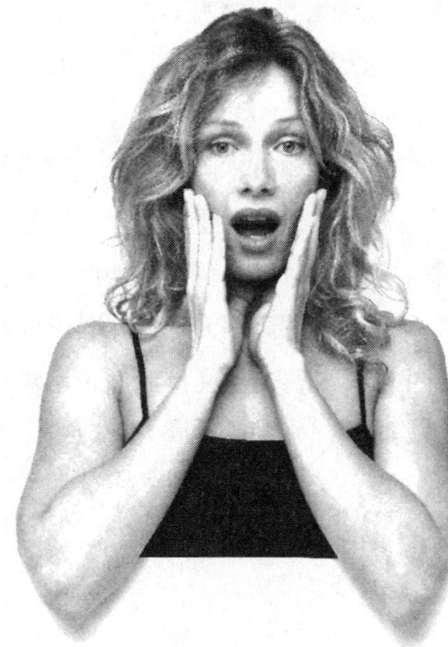

体不至于被夺走更多的水分，在此期间新妈妈们都要尽可能地给身体存储充裕的水分。也正是因为这个原因，生育之后在一个短暂的时间段内身体出现了水肿的正常生理现象。

产后水肿可分为5种：

◆ 湿热下注产后水肿。产妇下肢水肿，身重困倦，胸闷脘胀，小便黄赤，尿频涩痛，纳呆，腰部酸胀。

◆ 气滞血淤产后水肿。产妇肿胀首先起于足部，渐至腿腹，胸脘胀闷，神情抑郁，小腹疼痛拒按，恶露量少，颜色黯红。

◆ 肾虚产后水肿。产妇全身水肿，腰以下为甚，按之凹陷，面色晦暗，心悸气短，四肢逆冷，腰痛腿软。

◆ 脾虚产后水肿。产妇面目四肢水肿，肤色淡黄，神疲乏力，四肢不温，口淡无味，食欲不振，腹胀便溏。

◆ 气虚血亏产后水肿。产妇表现为全身水肿，面色萎黄，口唇色淡，指甲苍白，头晕眼花，心悸气短，神疲乏力。

如果已经开始有水肿迹象，一旦不补充水分，血液的流通将会受到不好的影响，同时加重了膀胱和肾脏的负担，如此一来反而会使身体更加水肿。因为身体此时已经适应了自身生成母乳，一旦乳汁已经正常稳定生成自然就会引起水肿，所以大可放心。如没有病状，还是请适当地补充些水分和吃些控制盐分的食物比较好。

05 新妈妈产后需要应对的小麻烦

乳房胀痛

大部分新妈妈都经历过胀奶的痛苦：双乳胀满，出现硬结，感觉有些疼，甚至胀痛感会延至腋窝部位。这是因为乳腺由脂肪、乳腺腺泡和导管组成。妊娠期在雌激素的作用下，乳腺开始增生，胎盘泌乳素水平也不断增长，为产后泌乳作好准备。产后，大多数妈妈就会有初乳分泌，而大量的乳汁分泌一般是在产后2～3天。这时，新妈妈会有明显的乳腺胀痛，乳腺表面温度升高，有时还会看见充盈的静脉，这就是开始泌乳的征兆。一般至产后7天乳汁通畅后，疼痛感就会得到一定缓解。

应对策略：早开奶、勤哺乳，使乳腺管尽早疏通，使乳汁尽早排出；积极排空乳房，尽量让宝宝将奶吸空，如果宝宝的吃奶量太少，可以用手或者吸奶器把奶挤出来；哺乳前，用毛巾热敷乳房，也可以用手由四周向乳头方向轻轻按摩乳房，以促进乳汁通畅；佩戴合适的乳罩将乳房托起，以利于乳房的血液循环，从而减轻疼痛；如果乳房胀痛严重或出现红、肿、热、痛等情况，需要及时到医院就诊。

大量排汗

分娩后新妈妈会大量出汗，这样的情况要持续2周左右。一方面这与分娩时新妈妈

◎ 抚摩胎儿之前，孕妈妈应排空小便。

消耗大量体力有关，另一方面与孕期血容量增加有关。孕妈妈妊娠后血容量即开始增加，在妊娠 32 ～ 34 周血容量达到高峰，又因为妊娠期雌激素水平明显增加，使孕妈妈身体内潴留一些水分，这些多余的体液在产后就要通过尿液和汗液排出，因此在产后 2 周内，新妈妈会经常出汗。

应对策略：要适当饮水，补充体液，还要注意皮肤清洁，经常洗澡。穿衣服要适当。穿得太厚会妨碍汗液排出，穿得太少又容易感冒，应该与平时相似，不感觉寒冷即可。房间里的温度也不要太高，以 20℃～25℃为宜。

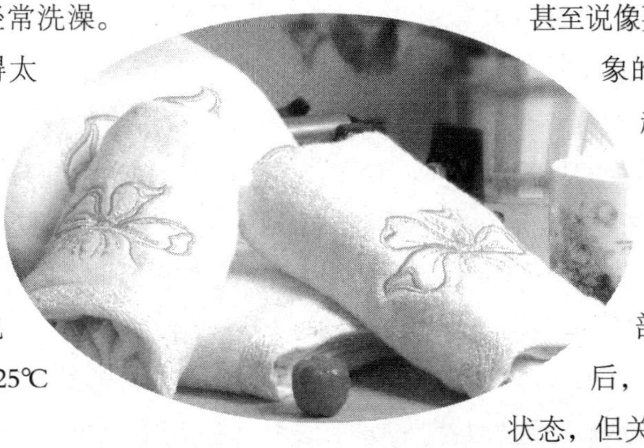

手脚关节胀痛

有些新妈妈在顺利分娩后会感觉关节不适，手脚的小关节肿胀，或是腕关节疼痛。其实，这是妊娠期或哺乳期的常见现象。主要原因还是妊娠期胎盘分泌大量雌激素和孕激素的关系，尤其是雌激素会导致体内积聚一些水分，关节囊内的水分也会增加，因此孕妈妈会有关节肿胀的感觉，严重时还会有疼痛的感觉。产后，胎盘已经娩出体外，激素水平也会迅速下降，但水分的排出还需要一段时间，加上孕期体内会分泌松弛素，分娩后，关节的韧带仍然处于松弛状态，新妈妈就会出现关节不适的情况。

应对策略：不必过于担心，在每日起床后有意识地活动一下关节，哺乳期内继续摄入适量的钙元素，不要让关节过于疲劳，大约 2 周就会自然痊愈。如果症状明显，还可适量补充 B 族维生素。

腰疼

经常听到一些新妈妈说产后感觉腰疼，甚至说像要断了似的。这种现象的产生，要从孕期说起。妊娠后，随着胎儿长大，孕妈妈的腹部逐渐向前突出，重心前移，腰部肌肉张力增加。产后，重心又恢复到孕前状态，但关节、韧带却还在一段时间里处于松弛状态。如果新妈妈在哺乳时姿势不够正确，或者长时间抱小宝宝，都会使腰部肌肉紧张，增加腰部肌肉的疲劳。此外，新妈妈在孕期和产后的运动都会相对减少，腰部肌肉疲劳后产生的乳酸会在局部堆积，从而产生疼痛的感觉。

应对策略：休息时可在腰部垫一个舒适的枕头，哺乳时避免长时间维持一个固定姿势，抱宝宝的时间也不能太长。另外，还要注意适当活动腰关节，帮助局部的乳酸排出。为了帮助韧带恢复正常的紧张度，减少哺乳期骨骼中钙的流失，还要保证钙的摄入要充足。这样腰痛的感觉就会减轻，或者疼痛时间会大大缩短。

◎ 抚摩胎儿时，孕妈妈应避免情绪不佳，保持稳定、轻松、愉快、平和的心态。

06 剖宫产后6小时应注意什么

躺着的姿势

术后回到病房的新妈妈需要头偏向一侧，去枕平卧。去枕平卧的原因是大多数剖宫产选用硬脊膜外腔麻醉方式，术后去枕平卧可以预防头痛；同时，平卧位头偏向一侧，还可以预防呕吐物的误吸。护士会将尿管引流袋及输液管妥善固定放置在合适的位置，并在新妈妈臀下垫好卫生巾，还会定时为新妈妈按摩子宫，观察子宫收缩和阴道流血情况。

腹部放置沙袋

有时护士会在新妈妈的腹部放置一个沙袋，这样做是为了减少腹部伤口的渗血。护士们会按规定每隔一段时间为新妈妈测量血压，查看面色，测量脉搏和体温，每隔一段时间观察小便的颜色、尿量的多少、尿管是不是通畅等，并将这些情况记录下来。

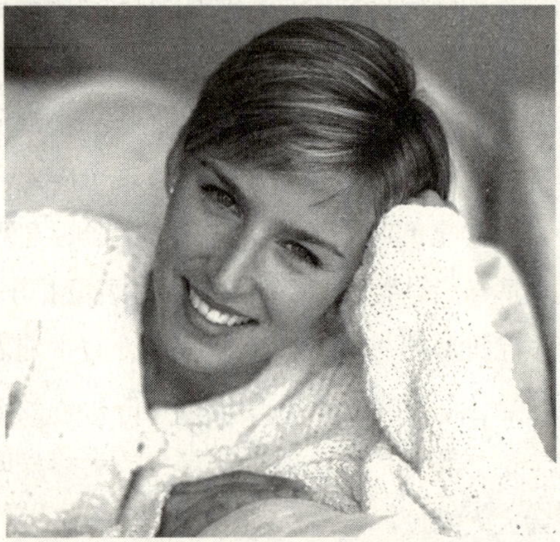

坚持补液

防止血液浓缩、血栓形成：孕妈妈在产程内消耗多、进食少、血液浓缩，加之孕期血液呈高凝状，故易形成血栓，诱发肺栓塞，导致猝死。故术后3天内常输液，补足水分。

及时哺乳

宝宝饿了，护士会把他抱给新妈妈，新妈妈一定要将这最珍贵的初乳喂给宝宝。这是值得回味的经历，留给宝宝也留给自己。宝宝的吸吮还可以促进子宫收缩，减少子宫出血，使伤口尽快复原。

禁食

在术后6小时内应当禁食。这是因为手术容易使肠子受刺激而使肠道功能受到抑制，肠蠕动减慢，肠腔内有积气，因此术后会有腹胀感。为了减轻肠内胀气，暂时不要进食。

注意阴道出血

剖宫产子宫出血较多，家属应经常看一下阴道出血量，如远超过月经量，应通知医生，及时采取止血措施。

感觉恶心

手术后，你可能会觉得头重脚轻，可能还会感到恶心。恶心有时会持续48小时，不过，医生会给你用一些药物来减轻不适。很多新妈妈还会觉得全身瘙痒，特别是那些通

胎教圣经

◎ 进行抚摩胎教时，室内环境要舒适，空气新鲜，温度适宜。

过硬膜外或腰麻用过麻醉剂的新妈妈们。如果你也出现这种情况，要告诉医生，医生可以给你用一些药缓解不适。

产后进食

剖宫产6小时后可以饮用一些排气类的汤，如萝卜汤等，以增强肠蠕动，促进排气，减少肚胀，同时也可以补充体内的水分。但是，一些容易发酵产气多的食物，如糖类、黄豆、豆浆、淀粉类食物，应该少吃或不吃，以防腹胀更加严重。术后6小时可进食些炖蛋、蛋花汤、藕粉等流质食物。术后第二天可以正常地吃粥、鲫鱼汤等半流质食物。

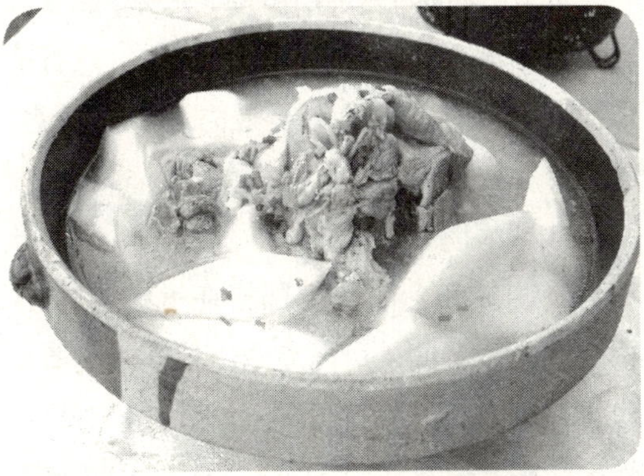

伤口疼痛

你也许会觉得切口部位麻木和酸痛，而且伤口会轻微鼓起、肿胀，颜色也比正常的肤色深。医生会每天来看你，了解你的恢复情况，检查伤口是否在正常地愈合。最初，在打喷嚏、咳嗽，或者做其他会对腹部造成一定压力的动作时，你都会感到疼痛，但你会感觉一天比一天好的。

防腹部伤口裂开

咳嗽、恶心呕吐时应压住伤口两侧，防止缝线断裂。注意体温：停用抗生素后可能出现低热，这常是生殖道炎症的早期表现。如超过38℃，则不宜强行出院。

止痛的办法

麻药劲过了以后，大多数新妈妈会感觉腹部伤口疼痛，这时可以请医生开些处方药，或者可以使用镇痛泵缓解痛苦。

尽早活动

这是防止肠粘连、防止血栓形成、防止猝死的重要措施。麻醉消失后，上下肢肌肉可做些收放动作，术后6小时就可起床活动。这样可促进血液流动和肠胃活动，可防止血栓形成，还可防止肠粘连。此时还特别需要注意保暖以及各种管道的畅通情况；勤换卫生巾，保持清洁；腹部的沙袋需放置8小时；12小时后，新妈妈在家人或护士的帮助下可以改变体位，翻翻身、动动腿。术后知觉恢复后，就应该进行肢体活动，24小时后应该练习翻身、坐起，并下床慢慢活动，条件允许时还应该下地走一走。运动能够促进血液循环，使伤口愈合得更加迅速，并能增强胃肠蠕动，尽早排气，还可预防肠粘连及血栓形成而引起其他部位的栓塞。

剖宫产与自然产的生理变化大致相同，但是因为有伤口的缘故，会有更多的不便，新妈妈除了排尿、排气与伤口等需要特别的照顾，其他生理的护理都与自然产相同。

◎ 孕妈妈仰卧在床上，头不要垫得太高，全身放松，呼吸匀称，心平气和，面部呈微笑状，双手轻放在腹部，也可将上半身垫高，采取半仰姿势。不论采取什么姿势，但一定要感到舒适。

第四节 产后新妈妈的护理

01 新妈妈产后伤口的护理

自然生产多少会对子宫颈口及阴道组织造成一些改变或破坏，但是这样的伤口通常会在产后自行愈合；反而若是因为产程进展太快，或者在待产期间不当的用力所导致的阴道撕裂伤，则往往必须借助外科修补术加以缝合，才不致延缓复原的时间。

有时候为了避免产妇发生较大范围且不易处理的会阴撕裂伤，产科医师或助产士通常会以会阴切开的方式来帮助胎儿顺利生出来；因为会阴及阴道的血管丰富，所以切开处的伤口在3~4周即可完全愈合。

产后会阴护理

◆ 清洗伤口：每天坚持用温水清洗伤口至少2次，大、小便后也要清洗干净，避免排泄物污染伤口。

◆ 保持伤口干燥：如厕、洗完澡后，用面纸轻拍会阴部，保持伤口的干燥与清洁。

◆ 切忌用力：要避免便秘的发生，不要用力解大便，以避免缝合的伤口再裂开。

◆ 水肿痛可用理疗：裂伤较严重且伤口肿痛者，可以在水中加入碘伏进行坐浴，或产后24小时用烤灯照、硫酸镁湿热敷加快复原速度。（碘伏可以杀菌，温水和烤灯则以高温促进血液循环，加快水肿消退。）

此外，如果在初期伤口有持续疼痛并出现伤口血肿、热、痛、硬结的现象，或者挤压时有脓性分泌物，就要及时找医生检查，看是否有细菌感染等问题发生。

实践表明，正常情况下，产妇会阴切开后，其阴道和会阴部位都能在1周内愈合，再经过一段时间，可以完全恢复正常的解剖位置，阴道仍然保持了良好的弹性，对日后性生活毫无影响。

产后子宫恢复

产后收缩痛是产后不连续的子宫收缩所引起的，通常较多发生在经产妇，较少发生在初产妇的身上。初次生产的母亲，产后子宫会呈现持续的收缩，但多次生产者，则因子宫肌肉张力减少，而致使产后子宫会断续地收缩、放松，尤其当子宫过度伸张、羊水过多、多次生产，或子宫内尚有血块或胎盘

胎教圣经

◎ 孕妈妈双手从上至下、从左至右，轻柔缓慢地抚摩胎儿。反复10次后，用食指或中指轻轻抚压胎儿，然后放松。

残块，则较容易发生这种现象。

子宫收缩疼痛，会使新妈妈在产后2~3天内非常不舒服，若曾给予催产性药物，则因刺激子宫收缩会更不适。另外，哺喂母乳时，会刺激催产激素分泌，虽然会产生更多乳汁，但是亦会增加子宫收缩痛。

02 应对产后便秘的策略

轻松应对产后便秘

◆ 调整自己。产褥期作为一个特殊时期，体内孕激素急剧下降，再加上新生命的到来，这些给新妈妈带来种种不适应。新妈妈应学会尽快转变角色，比如过去不爱吃蔬菜、喝汤，那么现在就需要改变。

◆ 学会休息。充分的睡眠是一切之根本，比如奶水充沛、防止产后抑郁和便秘都和充分的睡眠有关。所以作为母亲，要渐渐将其他工作转交给家庭其余成员，并将自己的生物钟调至和宝宝一致。他睡你就赶紧养神，他醒你就开始“工作”。

◆ 不赖床，勤活动。一般自然分娩后6~8小时新妈妈就可坐起，进行一些翻身活动，采取多种睡姿或坐姿，也可自己轻轻按摩下腹部。第二天下地，在室内来回走动，以不疲劳为宜，但避免长时间下蹲、站立。对于剖宫产无并发症者，于产后第二天试着在室内走动，如有并发症则要遵循医生要求，不可过早下床活动。

◆ 早下地、早活动，既有利于恶露的排出，也有助于肠道恢复蠕动，防止尿潴留和

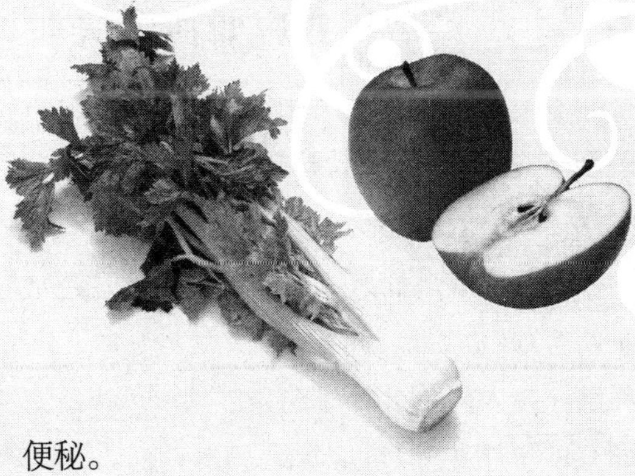

便秘。

◆ 充分利用天然植物通便剂。

◆ 饮食建议：多吃纤维多的食品如粗粮、各种绿叶蔬菜等；多吃水分多的食品如雪梨等富含水分的水果；多吃能够促进肠蠕动的食品如蜂蜜、香蕉、芋头、苹果；多吃富含有机酸的食品如酸奶，增加消化与通便功能，可常饮用；多吃含脂肪酸的食品如花生米、松子仁、黑芝麻、瓜子仁。

解决便秘的“小处方”

◆ 蜂蜜芝麻糊

准备蜂蜜180克，黑芝麻30克，研碎、调和蒸熟，每天食用2次。

◆ 红薯粥

将红薯500克，洗净削去外皮，切成块放在锅内，加水适量，煎至熟烂，再加少量白糖调味，临睡前食用。

◆ 牛奶加蜂蜜

牛奶加少量蜂蜜，煮沸，加葱汁数滴，每日早晚空腹服。

◎ 孕妈妈可以在腹部松弛的情况下，用一个手指轻轻按一下胎儿再抬起，来帮助胎儿做体操。

03 产后积乳应如何解决

积乳常发生在乳汁过多或授乳方法不当的初产妇。其最初症状是产妇感到乳房肿胀、疼痛，乳房内能触及一个硬块，乳房皮肤表面色泽正常或微红。新妈妈发生积乳时还常常伴有发热症状，此时新妈妈若不能及时将乳汁排出，即有可能导致急性乳腺炎的发生。

积乳的主要处理方法是：排出乳腺内的乳汁，如用手挤压、用吸奶器抽吸等。按摩也不失为一种简捷有效的手段，新妈妈本人就可以操作。方法为：乳汁不畅时，先热敷乳头，然后搓捻乳头数十次，再向外轻轻牵拉乳头数十次，继而按摩乳房，同时挤压乳房使乳汁排出。操作时应注意保护乳房皮肤。

另外，新妈妈还应注意掌握正确的哺乳方法。一般情况下，新妈妈习惯先让婴儿吸空一侧乳房后再让婴儿吸另一侧乳房。由于多数新妈妈母乳多，婴儿小，吸空一侧乳房后婴儿基本上已吃饱，再吸另一侧乳房就不能将乳汁吸空。乳房内则剩有不少乳汁，又未能及时将其吸出。在第二次哺乳时，又没有换过来先哺上次未吸净奶的乳房。这样反复几次，使未吸净乳汁侧的乳房内乳汁越积越多，结果造成未吸净乳房积乳。此外，乳头发育不良，乳头过小，乳头内陷，妨碍婴儿吸乳，致使乳汁不能完全排空也可造成积乳。

积乳的处理方法除了用手挤压、吸奶器吸外，用中药牙皂粉鼻闻，效果也良好。

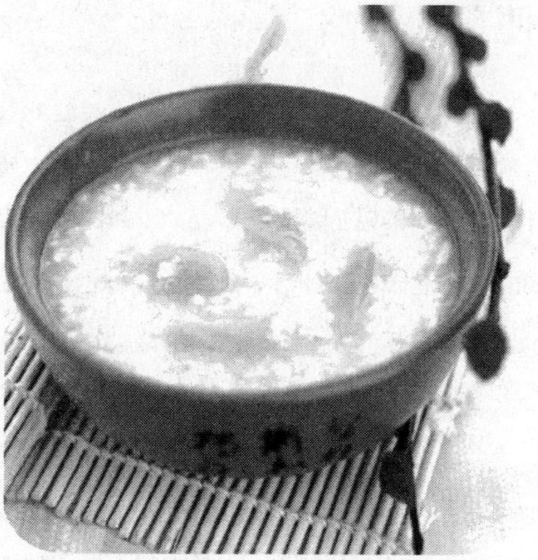

具体方法如下：将牙皂（眉皂或称猪牙皂）研成细粉。用一层纱布将牙皂粉包成一个与新妈妈鼻孔相等大小，如花生样的一小包；将这小药包先在75%酒精或白酒内蘸湿，不要浸泡，只将药包放入酒精内蘸一下后立即取出，使药包外湿里干；将蘸过酒精的药包塞在新妈妈积乳乳房同侧的鼻孔内12小时。一般1~2天内的积乳，塞1次乳汁就会排出。若有必要，如积乳未排净，乳房内仍有硬块，过8~12小时后可再塞1次。通常3天以内的积乳，用这方法治疗，效果非常好，几乎都能使积乳排出。3天以后的积乳效果差一点，但它也能使其他部位的乳腺管疏通，使积乳范围不致扩大；在积乳期间，新妈妈若有发热，可用麻黄10克煎服，即可退热，一般无须使用抗生素等消炎药。若一时未找到牙皂粉，可取葱白（小葱根部发白的部位，不是大葱）鼻闻，即取葱白捣烂，似包牙皂粉一样用一层纱布包葱白，塞在积乳侧的鼻孔内12小时，也可达到排乳效果。

胎教圣经

◎ 孕妈妈抚摸胎儿帮其做体操时，有时胎儿会立即有轻微胎动以示反应；有时则要过一阵子，甚至做了几天后才会有反应，这时孕妈妈一定要有耐心，一定要坚持。

04 产后新妈妈的心理调整

产后新妈妈的心理变化

孕妈妈在结束了10个月的孕程，顺利生下宝宝之后，家人除了要对新妈妈身体的恢复关爱有加，更要对刚刚成为新妈妈的产妇的心理健康呵护备至。大多数新妈妈都是初为人母，需要面对很多人生中的第一次，而这就会使得新妈妈难免出现一些心理上的问题，如焦虑、不安、健忘等，但是也不必担心，只要能够及时地调整，新妈妈们都会很快从消极的情绪中恢复过来，开始享受当妈妈的快乐啦！

新妈妈产后的心理反应有3种形式：

◆ 接受现实：多半出现在产后的头几天。此时，新妈妈所有的精神都集中在自己身上及生产的过程。新妈妈在此期间会非常喜欢讲话，借由不断重述生产过程中的细节来确认怀孕和生产都已结束，宝宝与她是分离的个体，不再是共生的关系了。这个时期的新

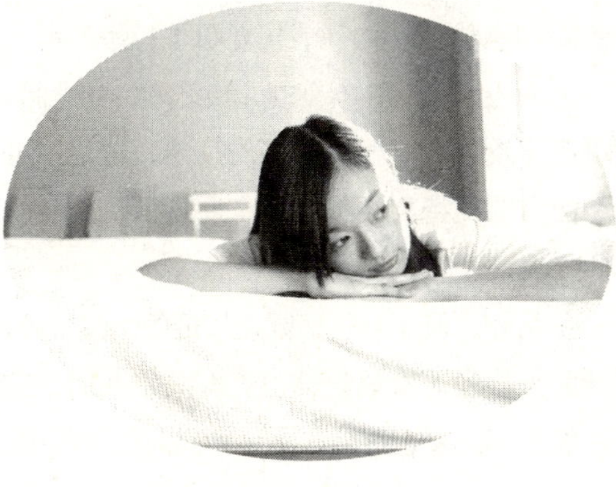

妈妈，以睡眠为最强烈的需求。经历了待产的煎熬和生产消耗体力后，新妈妈都会比较嗜睡。所以家人应维持环境的安宁，控制访客的时间，一天不要超过2小时，好减少新妈妈休息时的干扰。

◆ 承担责任：从产后第三天开始，大约持续10天。这时期的新妈妈开始独立自主，并由被动的情况渐渐改为自己处理，如自我照顾和满足宝宝的需求。由于新妈妈开始学习照顾宝宝，所以会积极地寻求别人的意见和有关资料。因此不论多小的挫折感都会使她非常焦虑。比如新妈妈哺喂母乳，就会担心母乳产生的量是否足够，甚至一再询问医护人员："你认为我的乳汁够吗？"另外，像不能顺利地使宝宝排出吸入的空气、帮宝宝洗澡时不够利落等，都会让新妈妈十分沮丧。

◆ 迎接新的生活。当新妈妈各方面的功能建立得更好时，就进入了放手期。这时期的新妈妈必须完成两种分离：一是了解和接受自己与宝宝身体上的分离，二是放弃她以前没有宝宝时的角色。现在的她必须暂时调整自己的生活，以适应宝宝相对的依赖。但是大部分的新妈妈都会觉得有点适应困难，有时新妈妈会变得易怒、不安及爱哭，而此时作为家人，应当更加体贴和照顾新妈妈，帮助她早日度过这段心理期。

产后抑郁症的预防和治疗

产后抑郁也叫产后忧郁症，是女性在生产孩子之后由于生理和心理因素造成的抑郁症，症状有紧张、疑虑、内疚、恐惧等，极

◎ 孕妈妈帮胎儿做抚摩体操适宜早晨和晚上做，每次时间不要太长，5～10分钟即可。

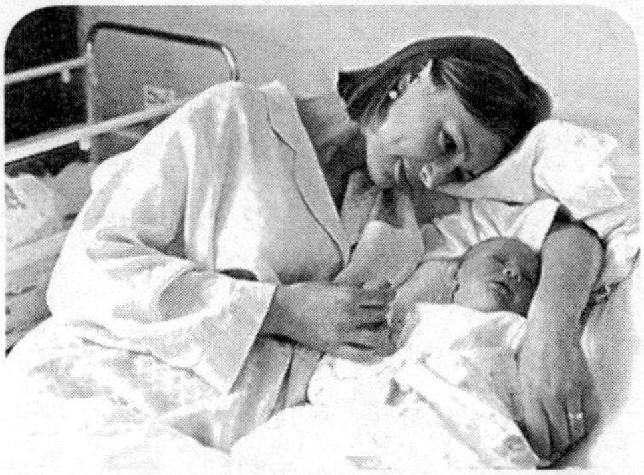

少数严重的会有绝望、离家出走、伤害孩子或自杀的想法和行动。研究显示，50%～75%的女性都将随着孩子的出生经历一段“Baby blues”，多数女性征兆不明显或转瞬即逝，性格上会出现一段不稳定的情绪，比如莫名的哭泣或心绪欠佳。10%～15%的新妈妈这种情况很强烈，其归因是一种疾病，这是最新被医学界认识到的，并被专门术语称为“产后抑郁症”的疾病。

产后抑郁症多在产后第二周发病，产后4～6周症状明显。临床症状表现与一般抑郁症相同，其显著特征是情绪低落，持续时间较长，呈心理功能下降或社会功能受损的消极情绪状态，常感到心情压抑，情感淡漠，对身边的人充满敌意，与家人及丈夫关系不协调，睡眠障碍。重者甚至绝望，出现自杀或杀婴倾向。母亲角色的适应不良将会影响乳汁的分泌，影响新妈妈的产后恢复，甚至影响家庭生活和夫妻关系，如不及时发现并予以纠正，后果不堪设想。

产后抑郁症的症状

◆ 感到不安、伤感、无望；

◆ 经常哭泣；

◆ 没有精力或没有动力；

◆ 食欲不振，出现各种躯体症状，例如头痛、胸痛、心率过速、浅而快的呼吸；

◆ 睡眠质量降低，担心自己伤害孩子或者伤害自己；

◆ 集中注意力困难，难以作决定，记忆能力下降；

◆ 感到没有价值或罪恶感，对孩子没有任何兴趣；

◆ 对各种活动都没有兴趣或者无法感到快乐，不愿和家人、朋友接触。

产后抑郁产生的原因

◆ 生理因素：从怀孕到分娩，体内激素水平发生了巨大变化，是产后抑郁症发生的生物学基础，另外家庭遗传可能影响到某一妇女对抑郁症的易感性和她的个性。

◆ 心理因素：产妇对分娩时的疼痛、是否能顺利分娩、分娩中母子能否安全、婴儿是否健康、婴儿性别是否理想等担忧，承受着一系列复杂的心理压力。另外，一些家庭在产前对孕妈妈百般呵护，而分娩后则是以孩子为中心，使新妈妈感觉受到冷落，出现心理失衡现象。

◆ 社会因素：不良的分娩结局，如死胎、畸形儿及家庭对婴儿性别的反感，缺乏家庭和社会的支持与帮助，是产后抑郁症发生的危险因素。

另外，现在有些家庭尤其是条件富裕者，产后过分强调新妈妈休息，有关婴儿的日常护理全部由家人负责，不让新妈妈参与其中，

胎教圣经

◎ 孕妈妈可以在一个安静的场所，采取一种最舒服的姿势，每天花10分钟，不听音乐，不说话，集中精力用手的抚摸和宝宝进行独特的情感交流。

使其未能真正进入母亲角色，亦是产后抑郁症发生的诱发因素。

产后抑郁对宝宝的影响

产后抑郁症可造成母婴连接障碍。母婴连接是指母亲和婴儿间的情绪纽带，它取决于一些因素，包括母婴间躯体接触、婴儿的行为和母亲的情绪反应性。这种情感障碍往往会对宝宝造成不良影响。研究表明，母婴连接不良时母亲可能拒绝照管婴儿，令婴儿发生损伤，并妨碍婴儿的正常发育生长。据报道，孩子多动症即与婴儿时期的母婴连接不良有关。

患产后抑郁症的母亲不愿抱婴儿或不能给婴儿有效的喂食及观察婴儿温暖与否；不注意婴儿的反应，婴儿的啼哭或难喂不能唤起母亲注意；由于母亲的不正常抚摸，婴儿有时变得难以管理；母亲与婴儿相处不融洽，母亲往往手臂伸直抱孩子，不目击婴儿，忽视婴儿的交往信号，把婴儿的微笑或咯咯笑视为换气而不认为是社会交往的表示；厌恶孩子或害怕接触孩子，甚至出现一些妄想，如认为婴儿是新的救世主（夸大妄想）、孩子生病或死亡（疾病妄想）、孩子的形状、大小、色泽改变（体象改变）或孩子变为野兽或邪恶（变兽妄想）等。

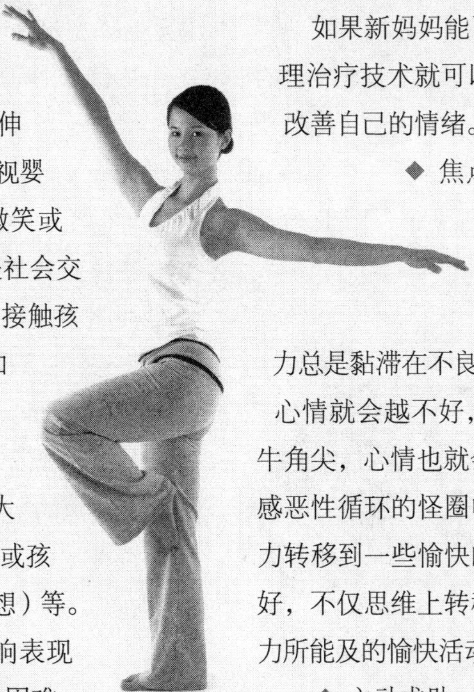

对早期婴儿的不良影响表现为出生后头3个月出现行为困难，婴儿较为紧张，较少满足，易疲惫，而且动作发展不良。

对后期婴儿（12～19个月）的影响研究表明，母亲的产后抑郁症与婴儿的认识能力和婴儿的性格发展相关。母亲产后抑郁症的严重程度与婴儿的不良精神和运动发展呈正比。

对儿童早期（4～5岁）的影响在产后第一年有抑郁症的母亲，她的孩子的能力和认知指数均显著低于健康妇女的孩子。

基于产后抑郁症对母亲和孩子的不良影响，此症一旦诊断成立就应开始治疗。这不仅仅可避免母亲病情加重甚至向产后精神病发展，也可使婴儿尽早地感受到妈妈的慈爱和温暖，健康快乐地成长。

产后抑郁的自我调节

如果新妈妈能了解一些心理学知识和心理治疗技术就可以学以致用，及时调整和改善自己的情绪。

◆ 焦点转移：如果产后的确面临严重的不愉快的生活事件，甚至问题棘手难以解决，不要让精力总是黏滞在不良事件上。越想不愉快的事心情就会越不好，心情越不好就越容易钻牛角尖，心情也就会越发低落，进而陷入情感恶性循环的怪圈中。所以要适当地将注意力转移到一些愉快的事情上，关注自己的喜好，不仅思维上转移，还可以身体力行参与力所能及的愉快活动。

◆ 主动求助：产后抑郁的新妈妈内心会

◎ 孕妈妈躺在床上，准爸爸对胎儿的抚触，可以让胎儿充分感受到家的温暖。

有一种无助，心理专家分析，这种无助感可能是幼年被忽略的阴影的重现。这其实是一种希望获得他人关注的信号，所以主动寻求和接受别人的关注是一种很有效的自我保护方式。

◆ 放松充电法：适当调节变动生活内容，不要时时刻刻关注孩子而忽略了自己，将孩子暂时交给其他人照料，让自己放个短假，哪怕是 2 小时、半天，也能达到放松自己和精神充电的作用。避免心理和情绪的透支。

◆ 行为调整法：虽然新妈妈生产后不适于做剧烈的运动，但是进行一些适当放松的活动是非常必要的，例如深呼吸、散步、打坐、冥想平静的画面、听舒缓优美的音乐，等等。

◆ 角色交替法：别忘了虽然已为人母，但仍是老公的娇妻、父母的爱女，谁也不可能做 24 小时全职妈妈，所以要给自己换个角色，享受做娇妻爱女的权利。

◆ 自我鼓励法：自我欣赏，多看自己的优点，多看事物的好处，多想事情可能成功的一面。

◆ 自我实现法：生儿育女只是女性自我实现的一种方式，但决不是唯一的方式，所以不要忘了还有其他自我实现的潜力和需要。也许趁着休产假的时间还能关注一下自己擅长的事业，等产假结束会有改头换面的新形象出现。

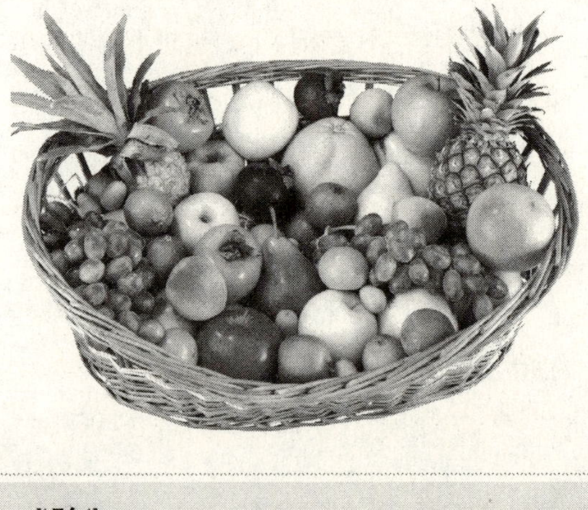

◆ 食物治疗法：产妇在“月子”里通常都会吃大量补品，殊不知这些食物很容易令人心烦气躁、失眠焦虑，严重的还会出现种种上火迹象。所以要多搭配吃一些清淡食物，多吃新鲜的蔬菜、水果，多喝温开水，自内而外地调整身心状态。

05 产后工作，你调整好心理了吗

很多女性在生产之后，会选择做两三年全职主妇，然后再重新工作。殊不知，这种情况往往会使新妈妈出现一定程度的社会功能退缩，引起心理问题。

案例：生完孩子不想工作。

吴女士是某企业职员，3 年前 32 岁的她终于迎来了自己的宝宝。为了让孩子有个安全稳定的生长环境，吴女士决定暂时停止工作，在家养育孩子。3 年后，孩子终于可以上幼儿园了，吴女士也重新开始了工作。可是她发现，回到熟悉的工作岗位居然找不到以前游刃有余的感觉了：不能适应紧张的工作节奏，与同事沟通起来也有困难，同事们挂在嘴边的新名词自己一无所知，新来的同事都不认识，工作之余别人有说有笑，自己却被晾在一边，反而成了不知所措的职场新人。

吴女士的情况在全职妈妈中是很常见

◎ 早晨醒来时，可以问腹中的宝宝：你醒了吗？如果你醒了，就踢一踢妈妈作为回答，并用手抚摩肚子，有些宝宝会回答。

的，有人把它称做“产假后休克”，通常指女性休完产假重返职场时，由于自身因素和工作环境发生变化，短时间内不能适应工作，从而丧失自我价值感的应激状态。

◆ 导致“产假后休克”的原因主要有 3 个：

社会偏见：社会普遍认为刚生完小孩的女性全部心思都在孩子身上，对工作不会那么尽责。在一项调查中，有 1/3 的母亲说自己休完产假后，不再像以前那样被老板看重了。

专业知识更新：休产假期间，妈妈们很难随时更新专业知识，工作思维和方式停留在休假前。休假的时间越久，与同事之间的差距越大。

自我角色转换和家庭因素：虽然已经上班了，但照顾孩子和干家务的责任大部分还在妈妈们身上。如果得不到家人的支持，自己又没作好角色转换的准备，就会严重影响工作效率。

◆ 解决方法：与同事保持联系。一旦出现“产假后休克”，可以采取以下办法尽早恢复。

首先，宽容对待岗位变化。妈妈们可以换一种角度来思考问题，比如长时间不工作后，自己原有的工作方式是否需要重新调整？企业是否正在进行新的任务，需要自己逐渐来熟悉？放下架子，把自己当做新人，更有利于观察学习、尽快适应新环境。

其次，懂得“求助”。请丈夫或者其他一切可利用的资源帮助自己，比如请小时工或者保姆照料孩子、做家务等，通过分担角色，减轻自己的压力。

最后，多和同事沟通。沟通一来可帮助自己了解单位变化并且尽早融入工作团体，二来能提供情感支持。所以，留一点空间给自己和朋友，暂时摆脱母亲的角色，重新体会自由的感觉。

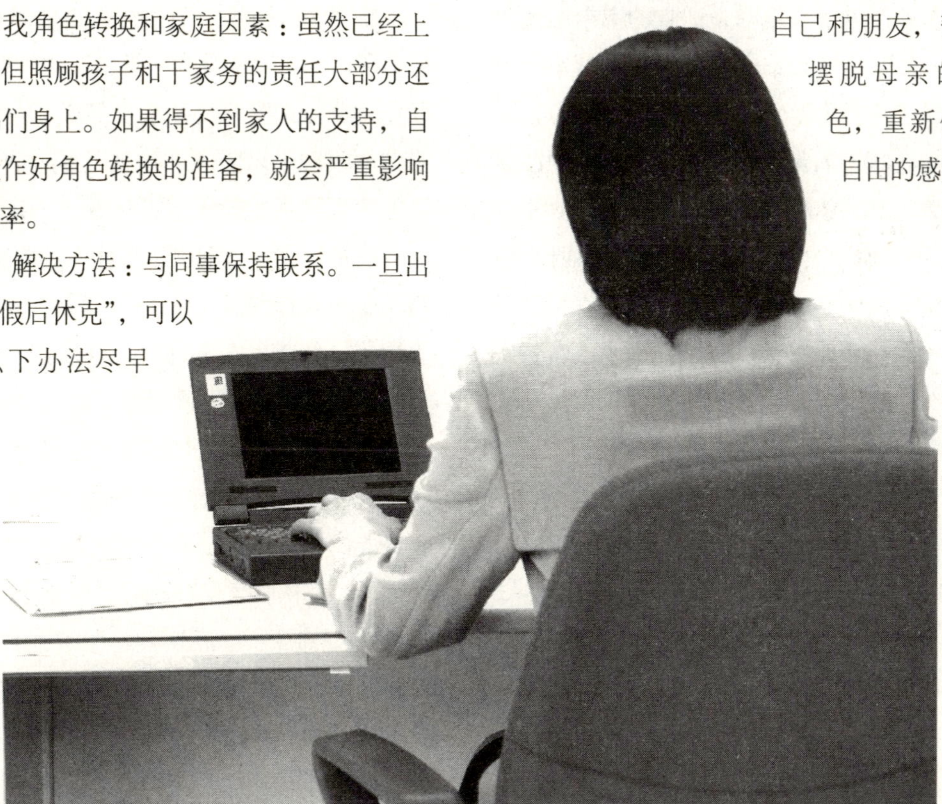

◎ 在实行爱抚肚皮胎教法的时候，一定要充满爱意，千万不要心不在焉，也不要用力拍打、按压肚子，以免造成腹部疼痛、子宫收缩，从而引发早产。

第五节 产后新妈妈的日常生活

01 给新妈妈一个良好的休养环境

在新妈妈未从产院回到家之前，准备居住的房间一定要进行清扫。如擦净灰尘、清洁床上用品等。在夏季，适宜的室内温度为20℃～25℃。夏天室内用空调时温度不要过低，以防新妈妈受凉感冒。如果使用电风扇，以安放在吹不着新妈妈的地方为宜。但温度也不宜过高，这样新妈妈容易中暑。夏季坐月子的新妈妈多喝些含盐饮料或西瓜汁，保持尿液呈淡黄色，每昼夜尿量在300毫升以上，如果感到不适，可服用十滴水或藿香正气水，但最好在给宝宝喂奶之后服用。

温馨小贴士

卫生间的马桶最好为坐式，尤其是产后有便秘和痔疮的新妈妈。无条件可去市场上购置移动性坐式马桶。

无论春夏秋冬室内均应开窗换新鲜空气，但同时也须注意勿让新妈妈被风直接吹着；新妈妈和宝宝的床应放在人们走动较少及安静的地方，这样能让他们安心睡眠。宝宝的床要靠着妈妈的床，以方便照料。

02 坐月子要怎样穿才舒服

因为新妈妈在产后通常要排出大量的汗，所以，衣着的款式应宽松、质地要吸汗，以免过紧压迫乳房而引起乳腺炎，腹部可适当使用收腹带以防腹部松弛下垂。而且，衣装的薄厚要适中，天气过热时不一定非穿着长衣长裤，头上包围巾；衣裤一定要勤换洗，特别是内衣和内裤，最好在产后的10天内每天更换。鞋子以布鞋为主，鞋底宜软，以防引起足跟、足底及下腹疼痛。

春季坐月子，妈妈衣着须注意6点：

◆ 为防止产生感染和过敏，应避免选用化纤类内衣。

◆“寒从脚底生”，而且肾经处于脚跟部，因此宜穿棉袜、厚底软鞋。在床边准备一件睡袍，半夜起来喂奶要及时穿上，以免受寒。

◆ 可穿着有收身效果的内裤和产后束身裤，以利于子宫位置复原和产后修身。穿一条加长的、高腰的长裤，可将整个腹部包裹，

胎教圣经

◎ 当胎儿踢肚子时，母亲轻轻拍打被踢的部位，然后等待第二次踢肚。一般在一两分钟后，胎儿会再踢，这时候再轻拍几下，接着停下来。如果你拍的地方改变了，胎儿会向你改变的地方再踢，此时要注意改拍的位置离原胎动的位置不要过远。这种游戏可每天进行2次，每次数分钟。

具有保护肚脐的作用。

◆ 应选择宽松、柔软舒适的全棉或毛布料的长衣长裤，为保持心情愉悦和对宝宝视觉发育的良好刺激，也可以选择一些色泽鲜艳、活泼的家居服。

◆ 产后乳腺管呈开放状，为了避免乳腺管堵塞，文胸应选择纯棉布料，同时最好配备开襟睡衣和毛衣以方便哺乳。

◆ 由于产后毛孔呈开放状，易出汗，每日应更换内衣裤。冬季早晚温差变化较大，要注意添减衣物，以防感冒，浸湿了的衣服要及时换洗。晾洗衣服时，最好能在阳光下暴晒，以达到除菌效果。

03 让夏天坐月子更轻松

轻装上阵

◆ 衣物材质应该选择棉制的，既保暖又吸汗。产后，最常见的身体现象就是出汗多，俗称是“褥汗”，尤其是以夜间睡眠和初醒时最为明显，这是一种正常的生理现象，是身体在以出汗的形式排出孕期体内增加的水分。因此，新妈妈的衣物一定要选择纯棉的、透气性好的，袜子也是一样。

◆ 应该穿长衣长裤，穿薄袜子。户外晒太阳时可以选择短袖上衣。平时应穿长衣长裤和袜子，尤其是淋浴后。如果天气好，可以到户外晒太阳，为了能更好地接受阳光照射，上衣可以选择半袖衫，不过一定要做好防晒。

◆ 睡衣要宽松，必要时可以穿着袜子睡

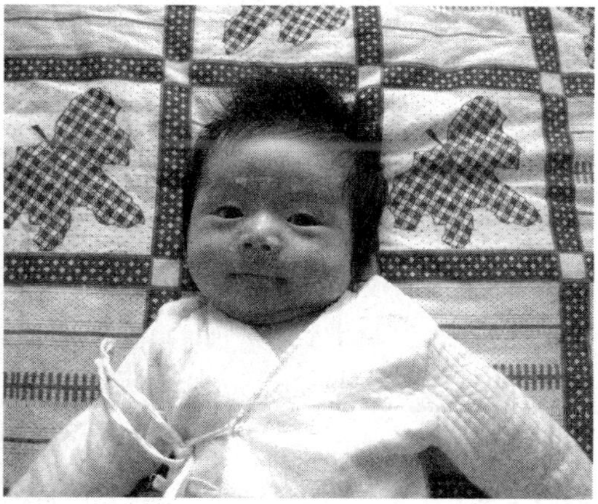

觉。有些新妈妈在清醒的时候会十分小心，可是一旦睡着了就会蹬被子，很容易着凉，最好的办法就是穿着睡衣和袜子入睡。

◆ 衣物一定要勤洗勤换。产后多汗，有时不到半天衣服裤子就已经湿透了，千万不要怕麻烦，要多准备一些内衣内裤和贴身的衣物，一旦感觉不舒服马上换下来，避免着凉。

◆ 根据天气适当增减衣物，必要时可以戴个头巾或帽子。遇到雷雨天气或温度不是很高的天气，如果想外出晒太阳，最好是能戴个头巾，以防着凉。

◆ 衣物洗净后最好放在太阳下暴晒消毒。换下来的衣物最好能尽快清洗，可以在洗衣的同时在水中加些专用的洗衣消毒水或是利用阳光的照射给衣物消毒。

◆ 遇到天气不好的时候或是生活在潮湿的环境里，最好能用熨斗把衣物熨干。这样可以防止衣物长时间不干，滋生细菌。

夏季健康饮食

◆ 要多喝一些温的白开水，避免冷饮。

◎ 孕妈妈每晚睡觉前先排空膀胱，平卧床上，放松腹部，用双手由上至下、从右向左，轻轻地抚摩胎儿，就像在抚摩出生后的婴儿那样，每次持续 5～10 分钟。

饮料和酒精类饮品不适合月子里的新妈妈饮用，应该多喝一些温热的白开水，补充大量出汗时体内丢失的水分。千万不要因为天气炎热或怕出汗而喝冰水或是大量食用冷饮。

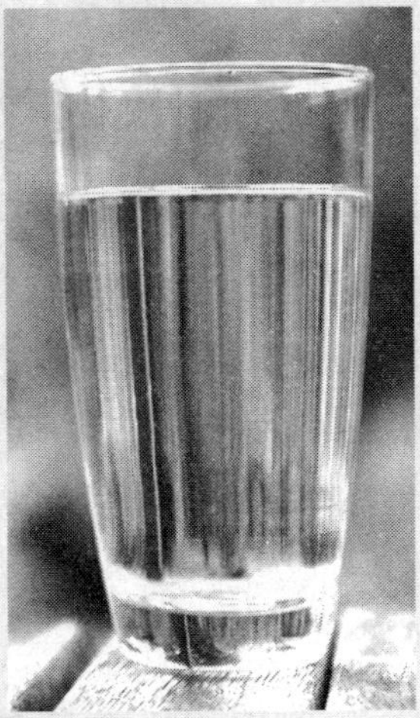

◆ 适当饮用红糖水，补铁、利尿。红糖的铁含量很高，还含有多种微量元素和无机盐，能够促进恶露排出，防治尿失禁。不过，饮用过多会导致新妈妈出汗更多，体内盐分流失。因此不宜饮用时间过长，最多不要超过10天。

◆ 从流食慢慢过渡到正常的饮食。产后，消化系统的功能需要一段时间才能恢复，因此产后几天可以选择一些比较容易消化的食物。可以从粥、面条过渡到稀饭，然后再吃米饭和面食。

◆ 少食多餐，不可贪吃。因为月子里面新妈妈大部分时间都躺在床上，因此每顿饭不宜吃太多，可以饿了再吃。

◆ 避免辛辣和容易产生胀气的食物。产后容易出现便秘的问题，饮食要丰富，多食用富含植物纤维的蔬菜和水果。

新妈妈的房间环境

◆ 室内的温度不能过高，要经常通风换气，要杜绝门窗紧闭的现象。经常开窗通风，保持室内空气清新。为了避免新妈妈在换气的时候着凉，可以不采用对流的形式，在房间换气的时候，让新妈妈待在另外一个房间里，或者趁她出外晒太阳的时候，把房间的窗户打开。

◆ 当空气中湿度过大时，可以使用空调的排湿功能。室内湿度保持在55%左右最合适。

◆ 天气炎热的时候，可以使用空调、风扇或手摇扇。室内温度应保持在25℃左右，以新妈妈感觉舒适为宜。必要的时候可以开空调，或者使用风扇，但一定要避免直接吹到新妈妈。空调的过滤网一定要经常冲洗，防止细菌滋生。

◆ 谢绝探望。产后新妈妈需要一定的时间适应新的生活，因此在月子期间最好谢绝亲戚朋友的探望，这样也可以避免人多使室内空气污浊或带来细菌和病毒，威胁新妈妈和宝宝的健康。可以通过电话或网络接受朋友们的祝福，别忘了把小宝宝的照片发给朋友们或放到网上，让大家也分享你的幸福哟！

健康运动早恢复

◆ 产后尽早下床活动，但不宜过于劳累。产后第二天就可以下地走走，做些简单的体操，这些活动能够加速对身体的恢复。

◆ 可以散步，但一定要避免提重物。提重物、咳嗽等能使腹压升高的行为都要尽量避免，因为这些都可能导致子宫脱垂。

◆ 天气好的时候可以外出晒太阳，半个小时就足够了。阳光明媚、气温较高、无风的午后，新妈妈可以到户外接受日光浴，这

胎教圣经

◎ 孕妈妈可以在腹部明显地触摸或轻拍胎儿的头、背和肢体，使胎儿在“子宫内散步”、做“宫内体操”。这样反复地锻炼，可以使胎儿建立起有效的条件反射，并增强肢体肌肉的力量。经过锻炼的胎儿出生后肢体的肌肉强健，抬头、翻身、坐、爬、行走等动作都学会得比较早。

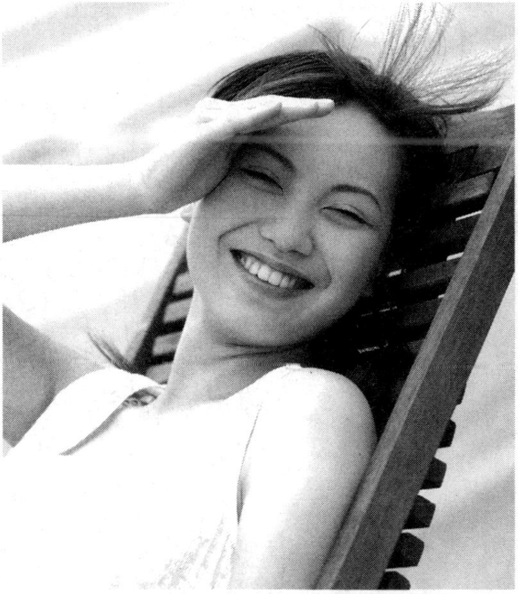

时可以选择半袖衫和长裤，适当地裸露一些肌肤，有助于接受紫外线照射，使体内产生维生素D,促进钙的吸收。也可以戴个遮阳帽，既可以防止晒伤，又能挡风。外出前要做好防晒工作，不要在外面站立时间过久，适当地散步后就应该回到床上休息。

04 新妈妈的护发妙招

生完孩子后，许多新妈妈会发现原来乌黑的秀发忽然变得没了光泽，更糟糕的是，每天都会发现有掉发的情况，这令新妈妈们烦恼不已。掉发是产后正常的生理状况。

◆ 科学家发现：怀孕时，由于激素或其他因素改变，孕妈妈的头发大部分会进入生长期，处于生长期头发在所有头发中所占比例达到90%以上，这比未怀孕时的80%高出许多。产后，由于激素状态改变或其他情况的发生，会造成先前进入生长期的头发大量进入休止期，并在一段时间之后就会掉落，因此，一般产后2~3个月，有些是在4~5个月，新妈妈就开始有了掉发的烦恼。

◆ 容易出现掉发的部位：前额或是颞部，即前面1/3头皮的部位不仅掉发最早，而且也掉得最厉害，最后可能整个头皮都会出现广泛性的掉发。但不用担心，脱发一般持续2~6个月，之后会长出新的生长期头发，过3个月到1年之后，大部分新妈妈都可以恢复到未怀孕之前的发量。

◆ 导致产后脱发的4个因素：

激素水平的变化。妊娠期间，孕妈妈分泌的雌激素较平时增加，脱发的速度也就变慢了，这样一来，头发的寿命就延长了；分娩之后，体内雌激素水平恢复正常，那些“超期服役”的头发便会纷纷“退役”，而新的秀发一时又生长不出来，致使头发呈现“青黄不接”的状况，表现出来就成了产后脱发。

精神因素的刺激。从心理方面分析，妇女妊娠后，特别是第一次怀孕，精神上会有较大的压力，生产后，新妈妈从兴奋状态转入疲倦，情绪从高亢转入比较低落，部分新妈妈就会出现感情脆弱、焦虑，使大脑皮质功能失调，自主神经功能紊乱，控制头发血管的神经亦失调，头皮供血减少，以致毛发营养不良而脱落。加之亲自哺乳、照顾小宝宝，使睡眠受到影响，这些都是造成脱发的因素。

营养供应失衡。有些女性在怀孕期间饮食单调，不能满足母体和胎儿的营养需求。产后哺乳期，如果新妈妈消化和吸收功能不

◎ 一旦胎儿出现踢蹬不安时，便应立即停止刺激，并轻轻抚摩之，以免发生意外。

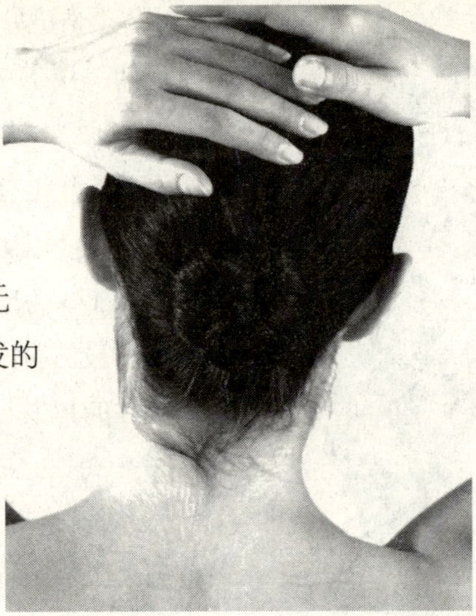

良，或饮食过于单调、偏食，甚至有的新妈妈为了产后保持窈窕身材而节食，就很容易出现营养缺乏或营养不均衡，导致体内蛋白质、维生素或无机盐供应不足，从而影响头发的生长和代谢。

对头发护理不当。受传统观念的影响，有些新妈妈在坐月子期间，不敢洗头、梳头，令头皮的皮脂分泌物和灰尘混合堆积，既影响了头部的血液供给，又容易引起毛囊炎或头皮感染，从而使脱发概率增加。

◆ 护发的 6 个妙方：

多补充蛋白质。头发最重要的营养来源就是蛋白质。从营养的角度来看，新妈妈除了注意营养的平衡外，应适当多摄入些诸如牛奶、蛋等富含蛋白质的食物。

保持心情舒畅。心情紧张会导致自主神经功能紊乱，头皮供血不畅，引起头发营养不良，这也是脱发的一个重要原因。

适度清洗。每天采用正确的方法洗头不仅可以清除油脂和污垢，还能防止头发干燥、开叉，减少头发受损和断发。

选用合适的洗发用品。新妈妈应针对自己的发质选用洗发用品。在清洗后，最好再使用一些含水解蛋白、毛鳞素的护发素，注意，不要直接涂在头皮上，因为这样做很容易造成毛囊堵塞而引发毛囊发炎，正确的方法是涂抹在头发的中部或尾部。

按摩头皮。新妈妈在洗头时最好能用指腹轻轻按摩头皮，有促进生发和脑部血液循环的功效。

梳头的正确方法。别小看梳头，它也是门学问，正确的方法是应先将发尾相互纠结的头发梳理顺畅，再由发根向发尾梳理，这样做的好处是可以防止头发因外伤而开叉、断裂。

05 坐月子也要注意保护牙齿

刷牙前要用温水将牙刷泡软

每天早上和临睡前各刷一次。用餐后要漱口，饭后漱口和晚上刷牙后就不要再吃东西，特别不要吃甜食。若有吃消夜的习惯，吃完消夜后再刷一次牙。新妈妈一定要养成天天刷牙的好习惯。

产后 3 天内最好用指刷法

指刷有活血通络，坚齿固牙，避免牙齿松动的作用。

具体操作方法：将右手食指洗净，或用干净纱布缠住食指，再将牙膏挤于指上，犹如使用牙刷样来回上下揩拭，然后用食指按摩牙龈数遍。

胎教圣经

音乐胎教

◎ 孕妈妈通过欣赏音乐，可调节情绪，产生宁静、舒适的感觉，使胎儿也很快安静下来，声波可以直接通过孕妈妈的腹壁传导给胎儿的听觉系统。

不能“横冲直撞”，也不要横刷，要用竖刷法，顺序应上牙从上往下刷，下牙从下往上刷，咬合面上下来回刷，而且里里外外都要刷到，这样才能保持牙齿的清洁。

药液含漱

用中草药水煎液或水浸泡以后，用药液漱口。如用陈皮6克、细辛1克，加沸水浸泡，待温后去渣含漱，能治口臭及牙龈肿痛。

06 健康洗澡，轻松月子

产后应当常洗澡，但新妈妈气血虚弱，抵抗力差，易受邪气侵害，所以产后洗澡应特别注意寒温得当，严防风、寒、暑、热乘虚侵入。产后洗澡应做到“冬防寒，夏防暑，春秋防风”。冬天沐浴，必须入室避风，遮蔽四壁，浴室宜暖，浴水须大热，洗澡时不使大汗淋漓即可，汗出太多伤阴耗气，易致头昏、晕闷、恶心欲吐等。夏天浴室要空气流通，浴水如体温，约37℃，不可贪凉用冷水，图一时之欢而后患无穷。产后触冷，将来易患月经不调、身痛等病。

沐浴后若头发未干，不可扎辫子结，不可立即就睡，否则湿邪寒邪侵袭而致头痛等。饥饿时、饱食后不可洗，洗后应吃点东西，以补充耗损的气血。洗浴必须淋浴，不宜坐浴。

洗澡时间，夏天产后3天便可洗浴，冬天宜在产后1周以后洗。洗澡的次数要比正常人少为宜。

也有产后用药水洗澡的，下面几种洗澡药水，可供选用。

桃皮柳枝方

功效：香身避秽，通利血脉，防风寒。

桃树白皮150克，柳枝250克，用水洗净，煎水去渣洗浴。

用法：先用清水洗净身上尘垢，再用药水遍体擦洗，若皮肤长疮疖者，宜先浸泡片刻再擦洗，洗毕，擦干即可，切忌用水清洗。

黄芪防风方

功效：实毛窍，固腠理，防风寒，止汗。产后汗多最宜。

黄芪100克，防风50克，用水洗净，煎水去渣洗浴。

用法：先用清水洗净身上尘垢，再用药水遍体擦洗，若皮肤长疮疖者，宜先浸泡片刻再擦洗，洗毕，擦干即可，切忌用水清洗。

竹叶桃白皮方

功效：香身除秽，通利血脉。治热疖疮毒，皮肤病患者宜用。

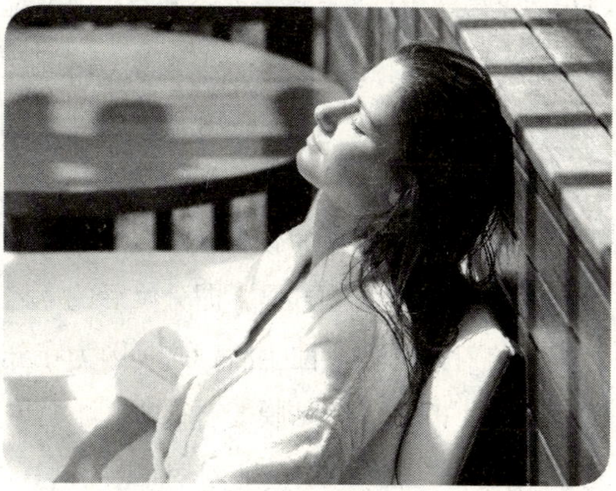

◎ 音乐胎教要考虑对胎儿的听神经和大脑有无损伤的频响范围，正确的音乐频响范围应为500～1500赫兹，音乐磁带必需经过医学检测。

竹叶250克，桃树白皮150克，用水洗净，煎水去渣洗浴。

用法：先用清水洗净身上尘垢，再用药水遍体擦洗，若皮肤长疮疖者，宜先浸泡片刻再擦洗，洗毕，擦干即可，切忌用水清洗。

防风生姜方

功效：通利血脉，防风寒，暖肌肤，祛风除湿。尤宜于素有风寒湿痹、肌肉关节疼痛者。

防风50克，生姜50克，捣碎，用水洗净，煎水去渣洗浴。

用法：先用清水洗净身上尘垢，再用药水遍体擦洗，若皮肤长疮疖者，宜先浸泡片刻再擦洗，洗毕，擦干即可，切忌用水清洗。

07 产后性生活的安排

产后何时恢复房事

女性从受孕到分娩，身体各器官都有很大变化，产后要经过一段时间才能恢复。尤其是生殖系统变化最大，而且在分娩过程中多有或轻或重的损伤，因而更需较长的恢复时间。

一般情况下，产后第6~8周后恢复性生活对健康没有大妨碍，是安全的。但有些新妈妈即使分娩顺利，子宫恢复较快，体质又好，性生活也不可以恢复过早，即分娩后的4周之内，绝对禁忌进行性生活，这是因为在分娩时撑大了的阴道壁黏膜变得很薄，子宫内也有裂伤，完全愈合需要3~4周时间，而且，

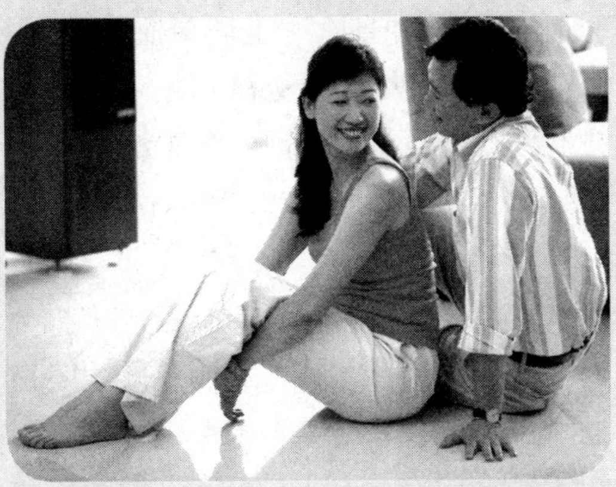

分娩时开放的子宫颈口短期内也不能完全闭合，关闭不严。因此，若在产后4周内进行性生活，不仅阴道壁黏膜容易受伤，病菌也会乘虚而入，引起子宫内感染、出血和发炎，发生产褥热等严重疾病。特别是少数人在产后2周内，恶露未绝的情况下就过性生活，很容易导致产褥热，危险性更大，必须杜绝。

而且，虽然产后4周之后可以恢复性生活，但由于要哺育、护理婴儿，比较容易疲劳，又因为哺乳期阴道壁较为脆弱，在产后哺乳期进行性生活有可能引起阴道壁裂伤而产生大出血。同时，卵巢激素的作用还不够充分，阴道黏膜的柔软度也稍差一些。所以，在刚恢复性生活时，忌动作过猛，节奏不宜太快，准备时间宜更长一些，否则会引起性器官的损伤。但如果本身条件较差，分娩时产道裂伤较大，或恶露未绝，都应该推迟开始性生活的时间。

产后新妈妈由于需要日夜照料婴儿，每天哺乳许多次，晚上也得不到好的休息和睡眠，十分劳累。另外身体尚未完全恢复，性器官也有失调感，这一时期的女性普遍性欲

低下，对性生活要求一般不如孕前那样强烈。所以，做丈夫的不要为了满足自己的欲望，而强求且不节制性生活。

另外，如果在分娩过程中做过剖宫产或侧切手术，一定要根据伤口愈合的情况来决定能否进行性生活，最好请大夫检查之后再决定。倘若产后阴道血性分泌物（恶露）持续时间较久，那么一定要等恶露彻底干净之后才能开始性生活。

剖宫分娩8周以后，如果身体恢复得很好，就可以开始过性生活。但开始时，为不至于过分疲劳，切忌避免激烈的动作。同时，性生活的次数应有所控制，每周1～2次为宜。

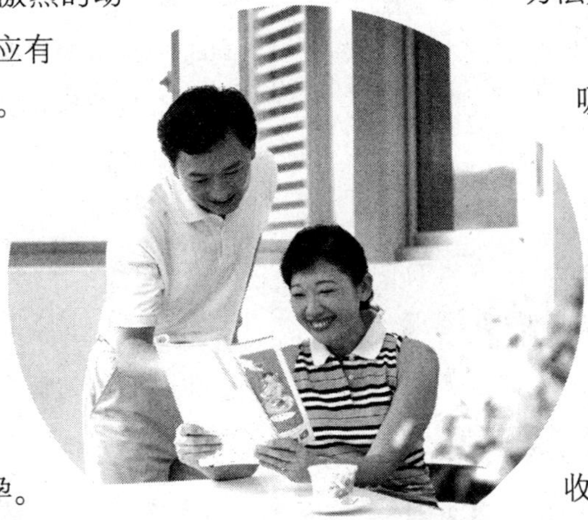

此外，人们往往因为哺乳期伴有闭经现象，因而忽视哺乳期避孕。其实，许多产妇在哺乳期虽然闭经，但还是照常排卵的，如性生活时不注意避孕，照样会造成受孕。所以哺乳期性生活时切忌侥幸心理，想碰好运气，而不采取避孕措施。

阴道松弛怎么办

在未生育时，两性交合很紧贴，阴茎进入阴道时有一种令人愉悦的感觉，但生育后就完全不同了，阴道显得很宽松，双方都会产生一种交合不够紧贴的感受。这种情形可能会影响性生活的和谐，造成丈夫的不满足及妻子的性压抑，甚至可能使夫妻关系破裂。

研究证实，产后阴道松弛的关键是耻骨尾骨肌功能的下降。耻骨尾骨肌是提肛肌群中作用范围最广的肌肉之一，它能托起盆腔内脏，保持盆尾阴部软组织张力。它和近端尿道壁括约肌相互交错，还伸延进阴道括约肌的1/3。因此，它能收缩直肠下端和阴道，完善排便动作及阴道“紧握”功能。当两性交合的时候，耻骨尾骨肌开始“工作”，阴道收缩，“紧握”阴茎，使两性结合更加完全、幸福。由此可见，防治产后阴道松弛，是要注意锻炼耻骨尾骨肌的功能。

方法如下：

◆ 常做“提肛功”。即吸气时用力使肛门收缩，呼气时放松，反复20～30次,隔1～2分钟再进行1次，每天清晨锻炼5～6次，日间锻炼2～3次。锻炼时间可采用慢速收缩、快速收缩或两者交叉进行。

◆ 可练国外的“益格尔操”。首先是“开关水龙头”，患者坐在马桶上，两腿分开，开始排尿，中途有意识地收缩阴部肌肉，使尿流中断，此时感到在收缩的肌肉就是耻尾肌；如此反复排尿，止尿，排尿，止尿，就像反复开关水龙头一样。其次是波浪状操练与收缩：即坐在椅子上，由后向前缓慢地收缩耻尾肌，在收缩状态下，从1数到10，然后，由前至后逐渐放松，此时，脑子

◎ 从妊娠24周开始，每天可进行1～2次音乐胎教，每次12分钟左右。

里可以想象海边的潮水，渐渐涨潮又渐渐退潮，反复操练，反复体验。最后是锻炼腰腹、臀腿肌肉，即仰卧床上，以头部和双脚为支点，抬高臀部，同时收缩耻尾肌，放下臀部，同时放松耻尾肌，这样做可使腰腹臀腿肌与耻尾肌都得到有效的锻炼，提高耻尾肌的活力。

温馨小贴士

夫妻在过性生活时，应特别注意：①处于产褥期的新妈妈必须经过仔细的产后检查，确认已恢复健康后，方能开始性生活。在还有恶露的情况下，要绝对禁止性生活。②每次过性生活的时间不宜太长，以免影响妻子休息和消耗过多精力，每次性生活以20～30分钟为宜，要多施爱抚行为。

08 新妈妈产后哺乳8大疑问

母乳喂养真会引起乳房下垂吗

理论上讲，无论是否进行母乳喂养，女性的乳房都会有所下垂。因为怀孕后女性乳房内的荷尔蒙、脂肪和乳腺组织都会增加，从而使乳房明显变大。但女性生产完后，体内荷尔蒙量降低，脂肪和乳腺组织都快速减少，已经被撑大的乳房表皮自然就松弛下垂了。所以，新妈妈们在产后用不着为了保持乳房的原有形态而逃避哺乳，因为哺乳能让孕激素分泌充足，可保护、修复乳腺，并使乳腺充分发育，这反倒对乳房保健更有利。

什么时候开始哺乳、断奶

母乳喂养提倡早哺乳。早吸吮有利于新妈妈早分泌乳汁、多分泌乳汁。并且通过婴儿的吸吮，刺激传至下丘脑可触发释放催产素，加强子宫收缩，从而防止产妇因子宫收缩乏力导致产后出血。断奶的时间因人而异，全母乳喂养至少要4个月以上。在考虑宝宝的食量和母亲乳汁的质量好坏与否的前提下，孩子满8个月到1年后即可断奶。产妇可在刚生完后就作乳房护理。用热敷的方法让乳腺管胀开后，再施行按摩，以利乳腺管通畅。同时多给宝宝吸吮，这样不但可以让母子之间的亲密感增加，更能刺激乳汁分泌，利于乳房保健。

哺乳时期选戴什么乳罩好

哺乳时期要选戴合身舒适的棉质胸罩，现在有专门为哺乳期的新妈妈们设计的开前片的乳罩。且应根据乳房的尺寸及重量的增

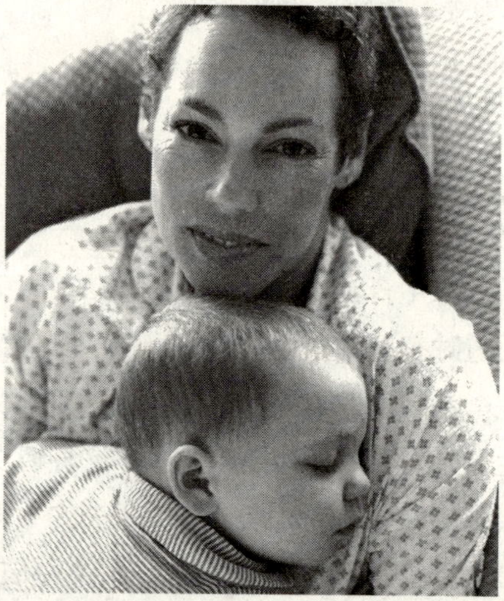

◎ 音乐胎教应选择在胎儿觉醒时期进行，一般固定在晚上临睡前比较合适。

加变换尺寸，切不可贪图美观，选购有塑胶边或钢丝支撑有提托效果的乳罩。新妈妈们每天应更换干净的内衣，及时更换胸垫来防止乳汁渗出沾湿衣服。

可通过运动来保健乳房吗 >>>>

新妈妈们不用特别做什么运动来保健乳房。因为新妈妈要分泌乳汁，哺育婴儿，所消耗的热能增加了，所以通过母乳喂养可消耗包括脂肪等的大量能量，这对减少新妈妈们的肥胖是起一定作用的，也可防止乳房下垂。只要在哺乳时期不暴饮暴食，新妈妈的体形在产后会逐渐恢复的。另外多做扩胸运动，可促使胸肌发达有力，增强对乳房的支撑作用。

喂奶的正确姿势是怎样的呢 >>>>

正确的喂奶姿势有利于防止乳头疾病的发生。可根据具体情况选择正确的喂奶方式，一般常用坐式、侧卧式、环抱式等。新妈妈在哺乳前用清洁毛巾和温开水擦净乳头周围的皮肤，然后开始喂奶。喂奶时新妈妈可用食指和中指轻轻地夹住乳头，将整个乳头包括乳晕都塞入宝宝口中，这样能防止乳房堵住宝宝的鼻子,影响呼吸。每次喂奶后应将婴儿抱起，头靠在新妈妈肩上，轻轻拍打其背部，以排出胃内空气，防止吐奶。可根据婴儿需要随时哺乳，注意每次喂奶后都应将乳汁排空。

哺乳时期如何清洁乳房呢 >>>>

不要用香皂或是其他洗液清洗乳房，这

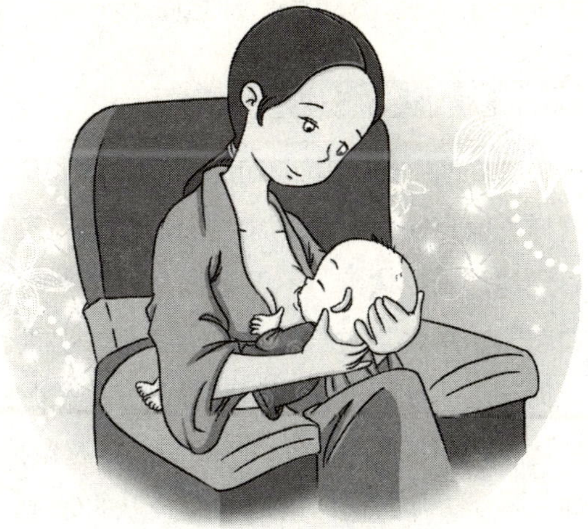

样反而容易使乳头皮肤因缺乏皮脂保护而裂开，进而造成感染。因此，要想充分保持乳房局部的卫生，选择清水清洗就可以了。乳头要始终保持清洁与畅通，每次喂奶前，新妈妈们要记得洗手以预防感染。可用干净的温湿毛巾把乳头擦干净，最好准备 1 块专门擦乳头用的小毛巾，不要与其他毛巾混用。另外，新妈妈们应经常洗澡，勤换内衣，保持乳房的清洁卫生。

乳房胀痛、乳管阻塞怎样处理 >>>>

缓解乳房胀痛的办法是用吸奶器人工吸奶或喂宝宝吃。此外，以热水浸泡、热敷乳房也可以。若发生乳管阻塞的情况，可能是因胀奶、胸罩太紧或干燥的乳汁堵住了乳头所致。如果乳房堵住了，由感觉堵塞的那一侧乳房开始哺乳，可缓解乳管阻塞。如果乳房还未通畅的话，此侧的乳房不应再哺乳，这可能因感染造成了内部化脓，需立即就医。如果乳房局部有红、肿、热、痛，伴有发热，

◎ 音乐胎教可以通过收录机直接播放，孕妈妈应距离音箱 1.5～2 米，音响的强度可在 65～70 分贝左右，不可将收录机直接放在孕妈妈的腹壁上，不要有低音炮和鼓的声音，悠扬一些的较好。

就可能得了乳腺炎，也应及时到医院诊治。

哺乳时期吃什么好

哺乳期的新妈妈们不用吃太多的营养品，这样不但会导致体重增加，而且不利于断奶后乳房形状的恢复。不要多食高热量食物，如糖果、甜饼之类。可以多吃蔬菜、水果、肉类，还可多喝一些低脂或脱脂奶来增加维生素D的摄取量。另外，吃炖猪蹄和鹿角粉冲黄酒有催奶作用，并利于乳房皮肤的保健。

合理膳食。少吃动物脂肪、内脏和甜食，多吃高蛋白、高维生素食物，少量多餐，粗细搭配。如果产后已经发胖，要注意减少热量较高的主食，满月后坚持有计划的体育锻炼，如散步、打球、跑步、游泳、骑车等。

09 做回漂亮妈妈更自信

树立正确的观念

专家指出，产后的6个月是新妈妈瘦身的黄金期，因为这段期间新妈妈的新陈代谢率高，而生活习惯也尚未定型，因此瘦身的效果会较好。但刚刚分娩不久的新妈妈不能盲目节食瘦身。因为刚生产完，身体还未完全恢复到孕前的程度，加之有些新妈妈还担负着繁重的哺育任务，此时正是需要补充营养的时候。产后强制节食，不仅会导致新妈妈身体恢复慢，严重的还有可能引发产后各种并发症。而服用减肥药更不可取，因为大多数的减肥药主要通过增加排泄量达到减肥目的，减肥药同时还会影响人体正常代谢。哺乳期的新妈妈服用减肥药，大部分药物会从乳汁里排出，这样就等于宝宝也跟着你吃了大量药物。新生婴儿的肝脏解毒功能差，大剂量药物易引起宝宝肝功能降低，造成肝功能异常。

有些新妈妈怕喂奶使乳房越来越松弛、下垂，影响体形美，而采用人工喂养。这种做法不仅不利于婴儿生长发育，也不利于恢复和保持自身体形。因为哺乳时，由于婴儿吮吸刺激乳头，可使母体的催乳素分泌增加，促使妊娠增大的子宫收缩，并使臃肿的腹壁迅速复原。催乳素通过作用于乳房的腺上皮质细胞和乳房悬韧带，可防止乳房过度下垂。

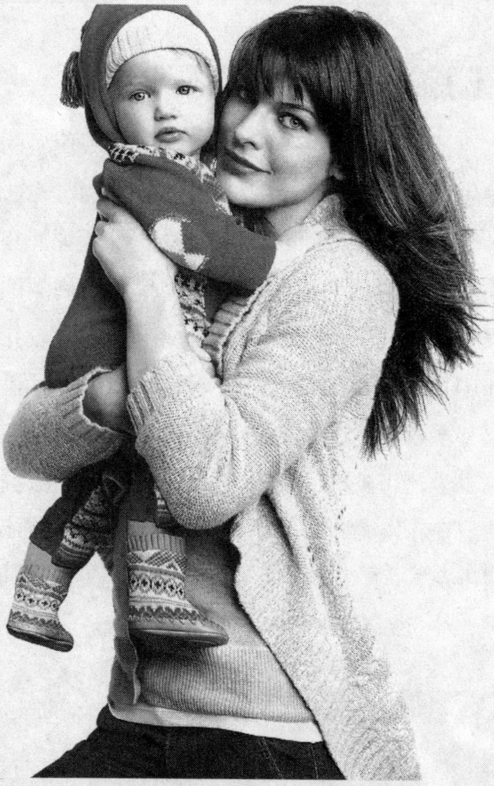

胎教圣经

◎ 胎教传声器直接放在孕妈妈的腹壁胎头相应的部位，音量的大小可根据成人隔着手掌听到的传声器中的音响强度，就相当于胎儿在腹内听到的音响强度。传声器应经过卫生部鉴定是保护胎儿的耳膜的品牌。

哺乳还可加速乳汁的分泌，促进母体的新陈代谢，消耗妊娠期内所积聚的脂肪，减少皮下脂肪贮存，从而有效地防止肥胖。

适当有氧运动

生产后的第二天，新妈妈就可以先下床走路，而失血较多、血压低以及剖宫产的新妈妈，第二天或第三天下床走动较佳。专家表示，走路可以帮助血液循环，若躺在床上过久容易有腰酸背痛的现象。等到坐完月子后，就可以进行更进一步的体能运动了。孕期及产后积极运动是预防生育性肥胖的重要措施。适当地运动可促进新陈代谢，避免体内热量蓄积。

合理调整饮食

专家提醒各位新妈妈，产后的饮食搭配对于塑身的顺利进行有着至关重要的作用。既要保证小宝宝和新妈妈营养摄入充分，又要避免在营养过剩的基础上，限制脂肪和糖的摄入。偏好甜食、油炸食品、动物油、肥肉、动物内脏等高脂类食物，当然容易导致产后发胖，爱美的新妈妈要少吃。饮食中必须含有丰富的蛋白质、维生素、无机盐，如鱼、瘦肉、蛋、奶、水果和蔬菜。

新妈妈每日最好做到少食多餐，这样不会给胃肠增加负担，食物中的能量也能很快地被身体利用。反之，如果一次吃完，血液长时间地集中在消化器官，使人昏昏欲睡，能量一时用不完便变成脂肪储存起来。下一餐来临时，由于过分饥饿又会吃得过多，从而形成恶性循环。

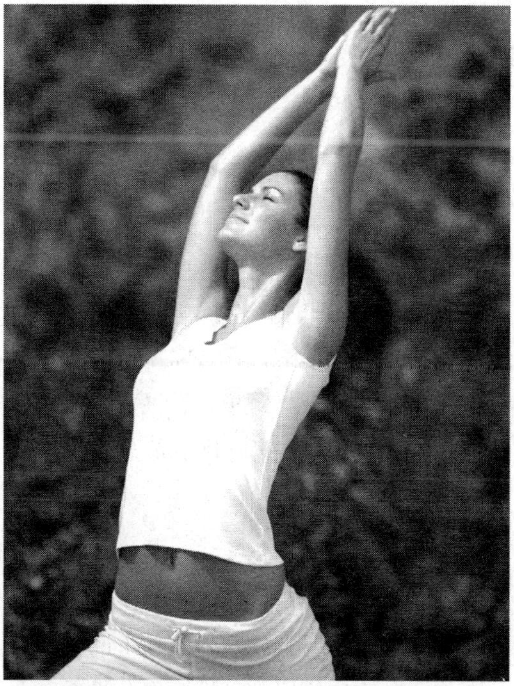

10 产后收腹操迅速平坦小腹

骨盆底肌练习

感觉阴道和肛门这两个区域，试着柔和地收缩并向上提升这两部分肌肉，像排尿过程中憋住小便一样。提拉、收缩骨盆底肌肉。收缩至最紧时控住 2 秒钟，然后慢慢放松。重复 100 次。

脚踩踏板运动

平躺在床上，两腿略微分开。踝部用力将两脚向上弯，再向下弯。可以充分利用在床上休息的时间随时练习。

◎ 胎儿对低音比较敏感，因此孕妈妈或准爸爸低唱时要把声音降低，日久天长，胎儿会对父母的声音产生记忆。

骨盆卷起练习

仰卧，屈膝踩住地面，双腿分开与髋关节同宽，双手放于体侧扶地，骨盆中立水平，双肩放松，下巴微收。呼气，收缩下腹部和臀部，使骨盆向上卷起，尾骨带动脊椎骨逐节按顺序依次匀速向上卷离运动垫，直至臀部卷离地面，此时用肩胛骨位置负担身体重量，避免压迫颈部及肩膀。吸气，匀速地按脊椎顺序逐节卷下，身体回到起始位置。重复完成6~12次。

收腹练习

仰卧屈膝，双脚分开与髋关节同宽，在头下放一个枕头使肩胛骨刚刚离开地面，双手交叉放于腹部两侧。缓慢呼气，收紧腹部，然后试着让枕头不再承受头和肩膀的所有重量；尾椎骨向上离开地面。双手向中间推挤腹部两边的肌肉，呼气，持续5秒钟，然后吸气放松，让身体回到初始状态。

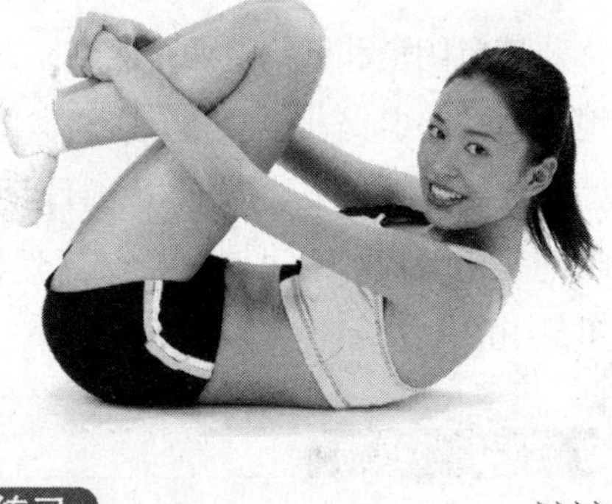

呼吸练习

斜靠在靠枕上，用鼻子缓缓地吸气，感觉腹部像充气的口袋一样膨胀起来。然后用嘴缓缓地将气呼出，腹部则将气体向外轻轻地挤压——感觉肚脐尽量向脊柱方向靠拢。

温馨小贴士

剖宫产的新妈妈需要等到腹部伤口愈合后才能开始腹部锻炼。

11 产后如何消除妊娠纹

什么时候容易出现妊娠纹

最容易出现妊娠纹的时间是在产前1个月。这可能是因为最后这1个月里胎儿的体重会增加1千克左右，肚子会急速增大而产生妊娠纹。短时间内体重突然增加，在怀孕中期也会出现妊娠纹，但大多数是在接近预产期的时候出现。即使前一天还没有看到，也许第二天就看到了，甚至有的可能到分娩当天的早晨才出现。所以不要因为“到现在还没有出现”就放松警惕，一定要注意把预防工作坚持到最后。

为什么妊娠纹会带有不同颜色

局部皮肤被拉伸而变薄的同时，真皮内的毛细血管和静脉壁也会扩张、变薄，使血液的颜色外露，皮肤条纹会呈紫红色或粉红色。分娩后，断裂的弹性纤维得以缓慢修复，真皮内的毛细血管和静脉壁会逐渐增厚，皮肤条纹的颜色亦渐消退成白色或银白色，但不能完全恢复到孕前没有产生裂纹时的皮肤

◎ 给孕妈妈与胎儿听的音乐以宁静为原则，选婉转柔美、轻松活泼、充满诗情画意的乐曲。

状态。

● 祛纹小秘方

◆ 控制体重：怀孕期间，避免体重增加太快，整个妊娠期一般勿超过 10～12 千克。

◆ 正确沐浴：沐浴时，坚持用冷水和热水交替冲洗相应部位，促进血液循环，沐浴后涂上去妊娠纹油，按摩 10 分钟左右（此法有预防作用，适用于妊娠纹长出之前）。

◆ 补充维生素：多吃富含维生素 C 的食物，如柑橘、草莓、蔬菜等，多吃富含维生素 B_6 的牛奶及奶制品。

◆ 坚持按摩：适当按摩，有助于增加皮肤弹性。以 18 毫升按摩精油为底油，配合以下配方，以顺时针打圈的方式按摩于妊娠纹处，每天按摩 5～10 分钟。

温馨小贴士

美容配方：

①橙花油 5 滴 + 薰衣草 4 滴。

②花梨木 4 滴 + 乳香 3 滴 + 薰衣草 2 滴。

③乳香 3 滴 + 薰衣草 2 滴 + 柠檬草 2 滴。

12 产后如何改善肌肤松弛

新妈妈生产后往往会出现皮肤松弛的现象，这是因为在怀孕期间，尤其是在怀孕后期受日益膨大的子宫压迫，迫使腹部皮肤组织拉大，而在身体循环系统中静脉回流受阻，形成程度不同的妊娠水肿，组织间隙水分增多，带来皮肤紧绷，待孕妈妈生完宝宝后，腹部皮肤组织会由于长时间拉大而一时失去弹性，另一方面静脉曲张，分娩以后尽管静脉回流情况得到改善，妊娠水肿消去也显得皮肤松弛，但已较难恢复到孕前水平，加之产后较长时间卧床缺乏运动，导致肌肉萎缩，逐渐为脂肪所填充，所以皮肤松弛就在所难免。这会使新妈妈身材不易恢复，皮肤的弹性和活力下降，也容易导致日后各种皮肤病出现。以下是新妈妈击退皮肤松弛的一些方法。

正确的喝水习惯会为新妈妈的恢复皮肤弹性计划提速。早上起床后，可先喝一大杯温矿泉水，它可以刺激肠胃蠕动，使内脏进入工作状态；如果新妈妈常被便秘所困，不妨在水中加些盐。

提示：新妈妈在产后第一周最好尽量少喝水，如果在关键性的第一周不能达到“利水消肿”的目的，反而没有顾忌地喝水，就会对新陈代谢产生负面影响。从产后第二周开始，可以对新妈妈腿部、手部等进行轻柔的按摩，以打圈形式，由下至上轻轻按摩约

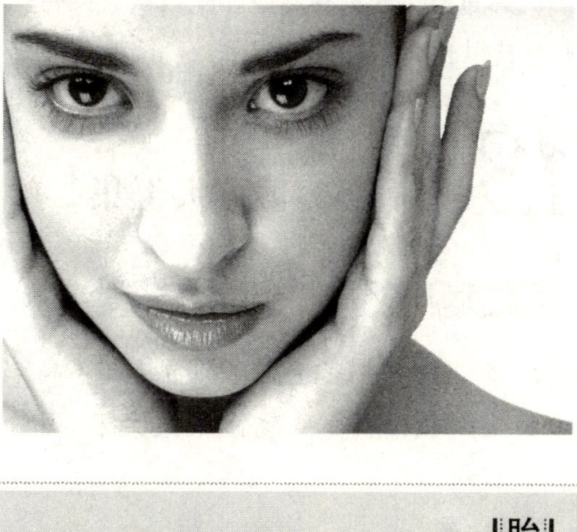

◎ 一般来说，一首曲子、一盘带子要反复听，待基本听熟后，再更换其他的比较好。

15分钟，有微热感最好。但此时切勿对腹部和腰部进行按摩。在平日，新妈妈可以有意识地深呼吸并收紧腹部，做一些简单的产后恢复操。

产后妈妈面部护理：

怀孕和产后由于机体状态和生活规律的改变，面目会出现一些黄褐斑或色素沉着。在日常生活中，新妈妈应注意以下几点，做到养护结合，消除黄褐斑。

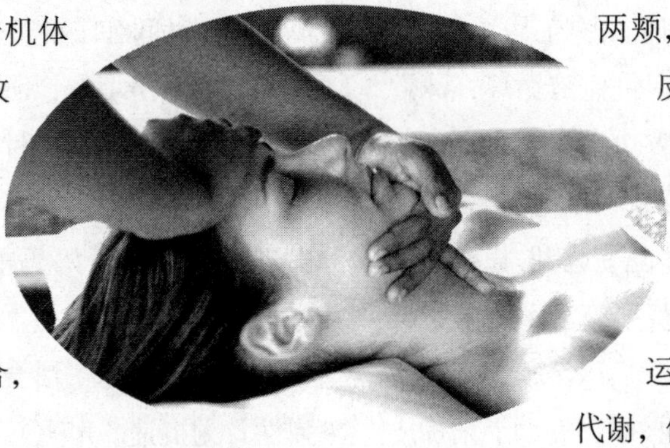

不急不躁不忧郁，保持平和的心态和情绪。

新妈妈要保持积极向上的生活态度，有利于身体内分泌的调节，保持平和愉快的心情，皮肤就会有所改善。睡眠是女人最好的美容。每天要保证8小时的睡眠时间，良好充足的睡眠，能保证你拥有一个好的气色和精神状态。及时补充身体及面目所需要的水分，加快体内毒素的排泄，如果一天不大便，肠道内的毒素就会被身体吸收，肤色就会变得灰暗，皮肤也会显得粗糙。

13 产后美容偏方大汇集

5招让皮肤重新靓起来

◆ 取一定量食盐跟水混合搅匀（高浓度），用化妆棉蘸盐水在面部轻柔涂抹，几分钟后，脸上水分蒸发剩下白粉状时，用清水冲净。这样不但能够彻底清洁隐藏在毛孔中的污垢，也能祛除老化的角质层，进而恢复脸部光泽。敏感性皮肤慎用。

◆ 洗完脸，用双手从内到外轻拍两颊，动作不要太大，造成皮肤轻微的颤动为准，而对于眼眶、鼻梁等无法拍打的地方就用无名指轻轻按摩，每次5分钟。这样让皮肤经常运动，能够增强自身新陈代谢，保持青春光彩。

◆ 蛋白具有溶解死皮的功效，把生鸡蛋的蛋白和蛋黄分开，把成糊状的蛋白均匀地涂抹在脸上，等几分钟蛋白完全干透以后，用温水洗掉，这样死皮也随着蛋白一起被除去。

◆ 用黄柏皮、木瓜根研末后加枣仁一起捣成泥浆，每天早上坚持敷脸，干后清洁干净，脸部肌肤会变得有色泽。

◆ 每次洗脸时，先用温水清洗面部，然后倒出适量蜂蜜于手掌心，双掌对搓，接着双手在面部向上向外打圈按摩，按摩完毕，用温水清洗干净，涂搽营养护肤品。坚持1周以上就能明显感觉到面部富有光泽。使用后肌肤无紧绷感，舒适自然，长期使用，效果尤其明显。同时，每天早晚内服蜂王浆，效果更好。

应对皮肤粗糙、毛孔粗大的偏方

◆ 每天洗脸时，用蛋白涂面部，再用面

胎教圣经

◎ 在决定更换曲目或磁带时，应注意不要过于频繁。这样才能在胎儿的头脑中留下印象，起到促进胎儿大脑和智力发育的作用。

巾擦净，坚持1个月，效果显著。

◆ 茉莉花清爽液：取未全开的花朵浸入冷开水中，密封静置数日后，兑入少许医用酒精即成。洗脸后拍在脸上，可收缩毛孔，清爽肌肤。

◆ 将醋与甘油以5：1的比例，混合涂抹面部，每日坚持，容颜就会变得细嫩。

◆ 使用柠檬面膜敷面。将一个鲜柠檬榨汁后加1倍水，再加入3大匙面粉调成糊状，随后敷在脸上。15～20分钟后取下；或将1个鲜柠檬切片直接贴于面部，15～20分钟后取下，洗净脸部。收紧毛孔的作用很明显。

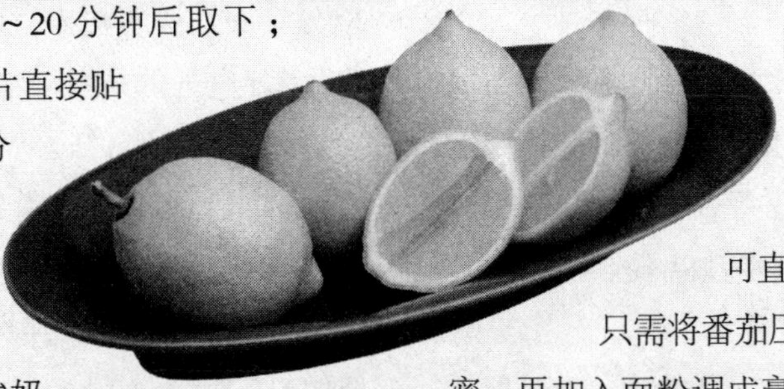

◆ 将同量的酸奶和蜂蜜混合在一起，薄薄地敷一层，15分钟后用清水洗净。

◆ 天冷的时候，用热水清洁完面部，应再用凉水泼脸，以收缩毛孔；天热的时候，还可适当加些冰块。不过如果你一直习惯用热水洗脸，就应循序渐进，逐渐降低水温，冰块也不宜加多，否则会对脆弱的毛细血管造成伤害，令脸上出现难看的“高原脸”。

◆ 取1只干净的小碗，倒入啤酒。将药用棉纱浸入啤酒约3分钟。取出棉纱，微拧，敷在脸上，让脸部肌肤得到彻底放松，敷大约半个小时。如果棉纱中的水分被吸干，可以按照前两步浸泡后再敷。取下棉纱后，你会惊喜地发现，皮肤变得紧致了，毛孔也缩小了。

皮肤暗黄多斑、色泽不均怎么办

◆ 菊花内含有丰富的香精油、菊色素，可有效抑制皮肤黑色素的产生，柔化表皮细胞。一可将菊花制成花粥内服；二可捣烂与蛋白拌匀敷面，能美白肌肤。或将百合花瓣装入瓶内，注入医用酒精后密封，1个月后，以2倍的冷开水稀释，对皮肤有美白作用，尤其对油性皮肤效果更佳。

◆ 将苹果切块捣泥，干性皮肤加些牛奶或植物油，油性皮肤加些蛋白，就可直接敷面；番茄汁面膜，只需将番茄压烂取汁，加入少量蜂蜜，再加入面粉调成膏状即可敷面。非常适用于干性皮肤的橄榄油面膜，将橄榄油加热至微温，加入少量蜂蜜，将1块柔软的纱布浸入油中取出后即可敷面。

◆ 将黄瓜放入榨汁机榨汁后倒入小碗，然后放入蛋白、珍珠粉、适量面粉调成糊，以不往下流淌为准。把脸洗干净，将调好的糊抹在脸上，干后洗净，拍上柔肤水、护肤品即可，每周1～2次。

◆ 用苦楝子树皮1块，配米汤1斤，加1个鸡蛋白煮开放冷，早上用药水洗黑斑，几天后斑就可除去。

◆ 在晚上睡觉前用芦荟汁敷面，或者在芦荟汁中加入适当的蜂蜜、面粉，做成面膜敷在脸上。一段时间后，会发现脸上的斑点淡了许多。

◎ 一般说，做到每天坚持听音乐，而且每次听都是在孕妈妈兴致最高、心情最好的时候，效果就会很好。孕妈妈可在休息时听，也可边做家务或边吃饭边欣赏。

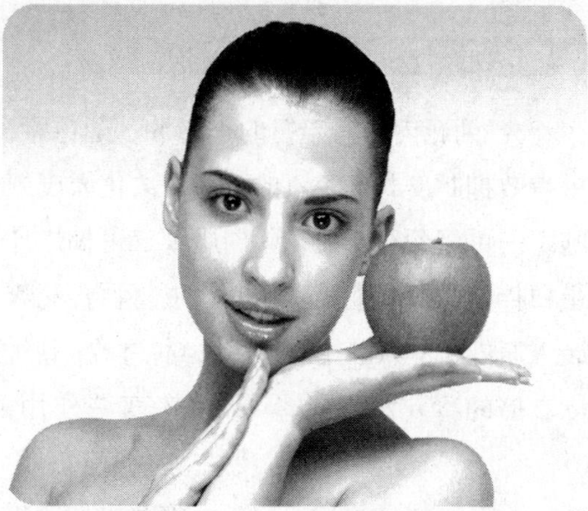

◆ 洗脸后，将茶水涂到脸上，并用手轻轻拍脸，或将蘸了茶水的脱脂棉敷在脸上2～3分钟，然后清水洗净，有除色斑、美白的效果。有时脸上的茶水颜色不能马上洗掉，但过一个晚上会自然消除。

◆ 土豆中含有丰富的维生素，可以促进皮肤细胞生长，保持皮肤光泽，漂白皮下黑色素，不仅可以美白嫩肤，而且可以减退夏日晒斑。土豆洗净并去皮切块，放进榨汁机中榨汁，在该容器中倒入1/3杯新鲜牛奶，并拌入面粉，制成糊状，即可作为面膜使用。敷于脸上，20分钟后洗净。

让皮肤水嫩润滑

◆ 维生素E加入2汤匙酸奶、半汤匙蜂蜜和柠檬汁，调和拌匀。接下来要将这个膏厚厚地涂抹在脸上，并设定好15分钟的疗程。时间一到，立马用温水洗净。

◆ 吃西瓜时，用瓜汁擦擦脸，或用西瓜外皮切薄片贴敷15分钟，整个夏天都可以使皮肤保持水润。

◆ 把1根鲜黄瓜切成薄片，先用热毛巾在脸部仔细擦拭，接着仰面将黄瓜逐一贴在脸上，鼻子等不好贴的部位，可以把黄瓜切成半片贴在上面。保持10分钟左右，最后再用热毛巾把面部擦拭干净。黄瓜美容法坚持每天做1次，能使皮肤柔润。

◆ 可将1只苹果去皮捣烂，加1茶匙蜂蜜，再加少许普通乳霜，敷于洗干净的脸上，或者用捣烂的香蕉敷脸，也能柔化干性皮肤。20分钟后用温水洗净，再用冷水冲洗一下，然后涂上一般的面霜，方便快捷。

◆ 选熟苦瓜1条。先将其冷冻，然后打磨成泥，直接取用敷面15分钟，以清水洗净即可。

◆ 豆腐1小块，蜜糖1茶匙，面粉适量。将豆腐置于小碗中，并将其捣成泥状；将蜜糖加入豆腐中，并加入少量面粉使其成糊状，敷于面上约15分钟后，用清水洗净便可。每周2～3次。

皮肤衰老、皱纹增加怎么办

◆ 将脸洗净，取鸡蛋1/4的蛋白和蛋黄均匀涂在脸上，动作要快，15分钟内不说笑，让皮肤收敛，然后用温水洗净并擦上润肤液。20～30岁每周2次，30岁以上每周3次，蛋白适用于皮肤中性、油性；蛋黄适用于皮肤干涩无光泽，这样有助于抵御细小皱纹。

◆ 将4只猪蹄从中切开洗干净，用锅烧开水后放入猪蹄，开锅后将第一遍水倒掉，重新加水，炖30分钟后将汤倒入瓶中沉淀。晚上用温水洗脸后，将瓶内沉淀的白色胶汁抹在脸上，干后再重复抹2遍。第二天早上洗

◎ 孕妈妈还可以随着音乐哼哼唱唱，让柔和美妙的音乐充满生活空间。

干净，再用护肤品护肤，坚持2周，可以去皱纹，尤其适用有深度皱纹或皮肤干燥的人。

◆ 桃花护肤。桃花液是最好的养颜妙品，内含丰富的山奈酚和香豆精。将新开的花朵浸入白醋中或低度纯粮酒内，静置，液色微红后即成。洗脸后，取少许甘油与之相揉擦脸。用之洗面亦可，内服尤佳，可延缓衰老。

◆ 把富含偏硅酸的矿泉水直接喷在脸上，用手轻轻拍打，在为皮肤补充水分的同时，使矿泉水中的偏硅酸被充分吸收，从而增加皮肤弹性，舒展面部的细小皱纹，延缓皮肤衰老。

◆ 米饭团去皱。当家中香喷喷的米饭做好之后，挑些比较软的、温热又不会太烫的米饭揉成团，放在面部轻揉，把皮肤毛孔内的油脂、污物吸出，直到米饭团变得油腻污黑，然后用清水洗掉，这样可使皮肤呼吸通畅，减少皱纹。

◆ 鸡骨去皱。皮肤真皮组织绝大部分是由具有弹力的纤维所构成，皮肤缺少了它就失去了弹性，皱纹也就聚拢起来。鸡皮及鸡的软骨中含大量的硫酸软骨素，它是弹性纤维中最重要的成分。把吃剩的鸡骨头洗净，和鸡皮放在一起煲汤，不仅营养丰富，常喝还能消除皱纹，使肌肤细腻。

◆ 干洗面方法。先将自己的左右手搓热，约莫搓半分钟到1分钟后，双手再搓脸部，从额头开始往下搓，然后以鼻子为分界线，朝脸部的两边搓，力道先轻后重，速度先慢后快。每天早晚各1次，每次5分钟。

以上的美容偏方中，一定有些是适合新妈妈你的，注意在选择使用的过程中，一定要结合自身的实际情况，根据自身的需要选择适合的方法会有事半功倍的效果。

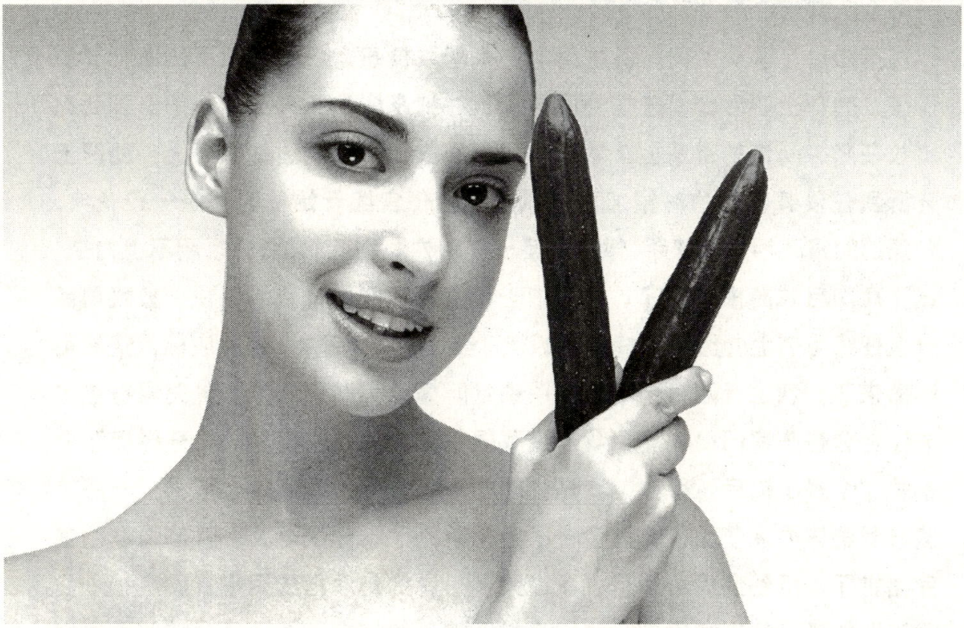

◎ 孕妈妈的歌唱不但能使胎儿获得感情上的满足，而且唱歌时有节奏的轻轻的物理振动可使宝宝产生一种感觉上的满足。

我已是妈妈了

我的分娩过程总的说来还是很顺利的。

产房里面有 2 张产床，空荡荡的让我看着忍不住打了个寒战。助产的护士把我搀扶到其中 1 张产床上，并对我说，你要作好思想准备，做妈妈不容易，如果说不痛那是骗人的，只是每个人对疼痛的感觉不同而已，所以你一定要下定决心，现在没人可以帮到你，你要靠自己了，并告诉丈夫他可以换上医院的助产服在产房陪我，在我休息的空间可以给我喂点巧克力补充能量，然后给我装上胎心监护仪后便离开了。

时间在一分一秒地过去，我的疼痛愈发强烈，我真的感觉自己快要撑不住了，我抓着丈夫的手，不停地说："我真的撑不了了，咱们剖宫产吧！"丈夫在边上也帮不上忙，只能一边不停地给我擦去额头上渗出来的汗珠，一边安慰我，要我坚持坚持再坚持。

不知过了多长时间，医生再次进来帮我检查宫口，我也不知道开了多少了，助产士要老公出去在外面等候，并把产床的床头摇高，护士要我把脚放在产床两边的架子上，然后叫我把手放在脚架两边的扶手上，助产士告诉我在没有宫缩的时候加紧吸氧，然后在宫缩开始的时候吸一口长气，在痛的时候两手抓着扶手，像拉大便一样用力。刚开始的时候，用不上力来，试了几次后就越来越顺了。助产护士开始表扬我，说我学得快（分娩前就一直在练习书上介绍的拉梅兹呼吸法，当然学得快了），宝宝应该很快就可以出来了。我也开始来劲了，似乎感觉阵痛也可以忍受了。这时候医生出去让老公在产房门口候着，我知道我很快就能见到宝宝了……在经历了漫长的 4 个多小时后，忽然，我感觉哗的一下，肚子瞬间瘪了下去，一股热流从我的体内冲了出来，过了一小会儿听见了婴儿的啼哭，我知道我的宝宝出世了。听到宝贝的声音，我也哭了，真的是幸福的泪水！助产护士要我先别休息还得继续用力，并用手按了按我的子宫，过了几分钟胎盘也出来了，护士为宝宝剪了脐带，把宝宝抱起来给我看，告诉我是个漂亮的小姑娘。我抬起头看了看宝宝，因为实在太累了也没有看得很清楚，当时望过去小家伙身体是肉红色的，小脚丫不停地踢打，估计是在那里发脾气呢。唉，亲爱的宝贝啊，你终于出来了，快累死妈妈了……2个小时后，助产士送我到了病室换了自己的衣服，然后休息。终于结束了这个让我提心吊胆的时刻，从此以后，就有个需要我照顾的小人儿啦！我想对于每一位妈妈来说，分娩经历都是刻骨铭心的。无论我们的性格是否柔弱，在即将为人母的那一刻，我们都会表现出超乎寻常的勇敢与坚强，可以承受住巨大的产痛，竭尽所能地将宝贝顺利带到这个世界上，所以，每一个母亲都应该为自己感到骄傲和自豪！

在经历了分娩的痛苦，我现在更加能体会到母亲生养我的不容易。可能是因为自己性格的缘故，我从未对妈妈说过“妈妈，我爱你”这句话，似乎所有的一切都是应该的。但是在出院后的第一天我打电话给妈妈，对妈妈说了：“妈妈，谢谢您生我养我，我爱您。”并在心里更加坚定了要好好孝顺她的决心。在这里，也祝愿全天下的父母健健康康，生活快乐！

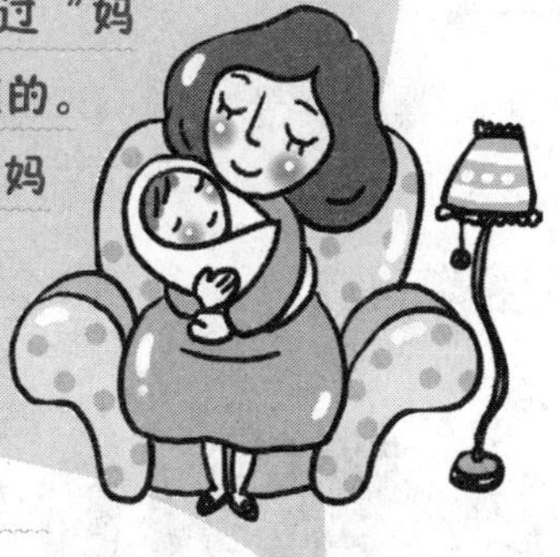

编者按语

在经历了一次奇妙的生命体验之后，孕妈妈的人生变得更加充实和丰富，对生命的感悟也更为深刻，对于生活也由此多了一份美好的期许。接下来还有更长的路要走，宝宝的健康成长离不开父母的悉心照料。在此，祝愿所有的宝宝平安、快乐地生活在这片大地上！

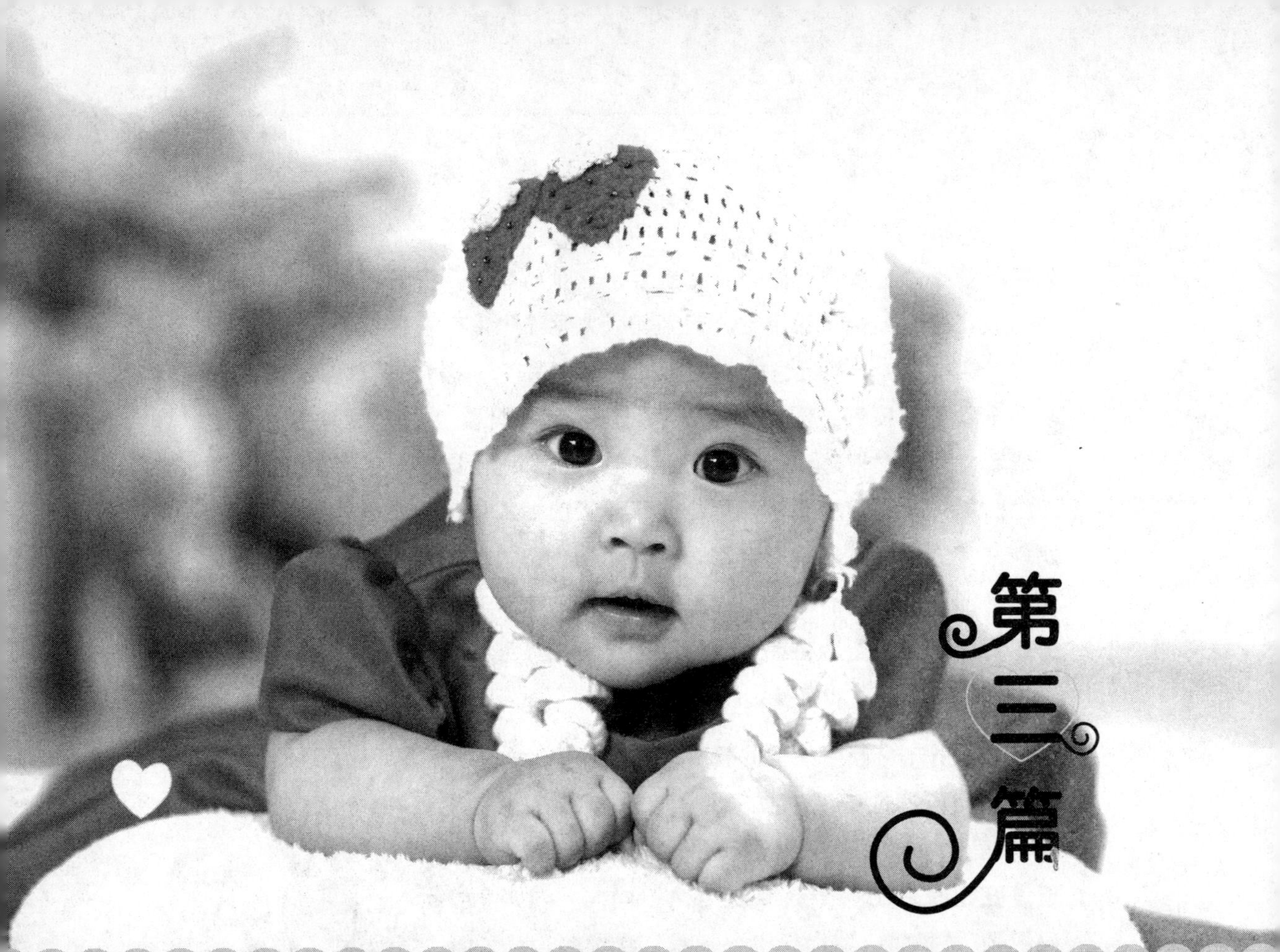

第三篇

育儿生活百科

十月怀胎，含辛茹苦，现在终于和朝思暮想的小宝宝见面了。小家伙的到来让家庭生活经历了翻天覆地的变化，伴随着宝宝诞生的喜悦，面对无助而又可爱的小宝宝，初为父母的你们是不是也会不知所措？对于宝宝出生后的48小时里会发生哪些事？怎样才能为宝宝创造健康成长的家庭环境？新妈妈不用担心，让我们来一起学习吧！

★第一章★ Chapter 1

0~28天的新生宝宝

刚出生的宝宝通常看起来有些不是很好看，脸部、眼睛都有些肿，紧紧地握着小拳头。虽然他看上去很柔弱，实际上宝宝有着令你惊奇的视、听、闻、味觉能力。出生后半小时内他就能吮吸和吞咽母乳，出生当天就开始排泄大小便。还有一系列的原始反射帮助他自己与外界沟通。这一时期的宝宝有时候警觉而主动，有时观察但被动，有时易被激怒。实际上宝宝一天要经过深睡眠、浅睡眠、嗜睡、平静而警觉、活动而警觉、哭泣6种循环的知觉状态。宝宝在生命的最早期就会有自己独特的个性特征，他是活跃和紧张还是性格相对沉稳，面对新环境胆怯还是喜欢，在宝宝做的每一件事中都包含有其性格特征，妈妈应该注意这些信号并作出相应的反应，从宝宝一出生就应该按照宝宝的不同性格采用不同的养育方式。

第一节 认识新生宝宝

01 宝宝诞生了

从娩出到诞生后28天的宝宝，称为新生宝宝。诞生至28天这段时间，称为新生宝宝期。新生宝宝期是胎儿由胎内转变为胎外的最初阶段，身体内发生一系列重大变化和特征，这是儿童发育的第一个重要阶段。了解

◎ 欣赏前，肌肉放松，保持精神愉快、心情舒畅，并告诉宝宝现在一起听音乐啦。

这些变化和特征，对于做好护理工作、防治新生宝宝疾病有着重要作用。

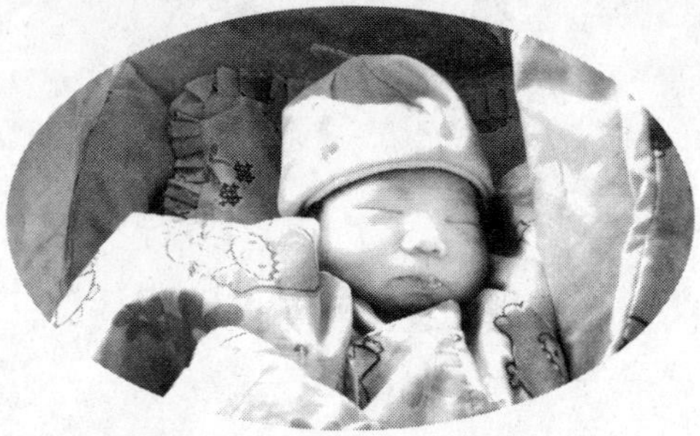

02 你的宝宝属于哪个生理范畴

分类	标准		外观特征及表现
按月龄分	足月儿	胎龄满 37 周～未满 42 周者	胎毛少，哭声响亮，皮肤红润，头发分条清楚，耳廓软骨发育好，耳舟清楚。男婴睾丸降入阴囊，女婴大阴唇完全遮盖小阴唇，足底纹多而交错。指甲达到或超过指尖
	早产儿	胎龄满 28～37 周者	体重一般在 2.5 千克以下，身长不足 47 厘米，胎毛、胎脂多，皮下脂肪少，指甲软，肌张力低下。头相对较大，耳廓软，缺乏软骨，耳舟不清楚。肋间肌无力，呼吸时胸壁不凹陷，腹壁薄弱，易发生脐疝。足底光滑，纹理少。男婴睾丸未降或未全降，女婴大阴唇不能遮盖小阴唇
	过期产儿	胎龄满 42 周以上者	神态老练，眼神灵活，皮肤干燥，有皱褶，皮下脂肪少，指（趾）甲过长
按体重分	正常体重儿	出生体重在 2.5～4.0 千克之间者	
	低体重儿	出生体重不足 2.5 千克者	
	巨大儿	出生体重大于 4.0 千克，包括正常和有疾病者	体态巨大，但身长、体重、头围比例合适
按体重与孕龄的关系	小于胎龄儿	出生体重在同胎龄儿平均体重 10% 以下者	胎龄已足月，但体重在 2.5 千克以下者称为足月小样儿
	适于胎龄儿	出生体重在同胎龄儿平均体重 10%～90% 者	
	大于胎龄儿	出生体重在同胎龄儿平均体重 90% 以上者	
按诞生后的时间	早期新生儿	出生后 1 周者（围产儿）	生理调节和适应能力不成熟，应特别重视护理
	晚期新生儿	出生后 2～4 周者	
按诞生后的健康状况	健康新生儿	无任何危险现象者	
	高危新生儿	出现危象或可能发生危重情况，需严密观察的新生宝宝	包括孕母原因、分娩因素，或出生后发生异常情况，如早产儿、过期产儿、小于胎龄儿、大于胎龄儿、低出生体重儿等

◎ 孕妈妈在欣赏音乐时，头脑中可以浮想联翩，在脑海里形成各种生动感人的具体形象。

03 新生宝宝的第一张成绩单

新生宝宝评分

新生宝宝出生后接受的第一项测试就是阿氏评分（APGAR），可根据宝宝皮肤颜色、心搏速率、呼吸、肌张力及运动、反射5项体征进行评分。满10分者为正常新生儿，评分7分以下的新生儿考虑患有轻度窒息，评分在4分以下考虑患有重度窒息。大部分新生儿的评分多在7~10分之间。

具体方法可参考下表：5项分值分别用0、1、2分来表示，5项总分最高为10分。

指标	成分	0分	1分	2分
皮肤颜色	外观	全身泛蓝	手足呈蓝、身干粉红	无发绀
脉搏	脉搏	无	< 100	> 100
反射	不快	对刺激无反应	刺激时会哭泣	刺激时会喷嚏 / 咳 / 拉开
肌肉张力	活动	无	关节部分收折	活动
呼吸	呼吸	无	弱小或不规则	强

出生后1分钟时的低分，显示新生儿立即需要医护，但不一定表示将有长远问题。特别是如果5分钟时分数有改善，通常对成长没有长久后果。但如果到10、15、30分钟时，分数仍低于3，宝宝脑部神经受损的机会增多。早产、剖宫生产、高危妊娠的宝宝通常评分会稍低。

新生宝宝三种气质类型

◆ 容易护理的宝宝：行为有规律性，容易适应，一般会对新的刺激产生积极的反应。

◆ 慢慢活跃起来的宝宝：缓慢地适应新情境，开始时有点“害羞”和冷淡，一旦活跃起来，就会适应得很好。

◆ 不易护理的宝宝：活动不规律，属于情绪型，对新事物往往有强烈的反应。

温馨小贴士

宝宝出生后1分钟和5分钟时分别要进行2次阿氏评分。如果持续低分，可能需要重复评分。

04 新生宝宝成长指标的测量方法

如何给宝宝称体重

体重是宝宝的健康标志，是判定宝宝体格发育和营养状况的一项重要指标。给宝宝称体重的方法有几种，也很简单，可在家中进行。

◆ 先用小被单将宝宝兜住，用秤称重，

◎ 欣赏音乐时孕妈妈应采取半卧姿态，最好坐在沙发或躺椅上，不要长时间躺下，以免增大的子宫压迫下腔静脉，导致胎儿缺氧。

然后减去小被单及包括尿布在内的一切衣物重量，即为宝宝体重。

◆ 妈妈抱着宝宝站在磅秤上称体重，减去大人的体重，即为宝宝体重。

测体重时应注意，在测量前最好空腹，排去大小便，尽量给宝宝脱去衣裤、鞋帽、尿布等，仅穿单衣裤；所测得的数据应减去宝宝所穿的衣物及尿布的重量。

妈妈应对每次宝宝测的体重都作记录，在注意宝宝体重是否达到参考标准的同时，还应注意体重增长的速度。有些宝宝虽然测得的体重尚符合参考数值，但增长速度比较慢，要认真寻找一下原因，注意宝宝是否有营养不良等原因。

如何给宝宝量身高（身长）

身高（身长）是宝宝骨骼发育的一个主要指标，3岁以下的宝宝应躺着测身长，在医院有特定的量板测量宝宝的身长。测量前先脱去宝宝的鞋、袜、帽、外衣裤及尿布。测量时，让宝宝仰卧于量床或量板的底板中线上，头接触头板，脸朝正上方。测量者位于宝宝的右侧，左手握住宝宝的两膝并将两膝按于量床或量板的底板上，使宝宝两下肢并拢、伸直并紧贴量床或量板的底板；右手移动足板，使其接触宝宝两脚的脚跟，再读取身长的刻度。

在家里，如果没有量板，可由两个人进行。一人用手固定好宝宝头部和膝关节、髋关节，另一人用皮尺测量，测出的数值即为宝宝身长。测量身长时需注意从宝宝头部的最高点至足跟部的最高点。

如何测量宝宝的头围

头围能够反映宝宝大脑的发育，是体格发育中的一项重要指标。测量头围可用1条软尺（弹性要小），从眉弓开始绕过两耳上缘与枕后，绕头1周所得的数据即是头围大小。量时软尺应紧贴皮肤，注意尺不要打折，长发者应先将头发在软尺经过处向上下分开。

头围的大小也像体重、身高一样有个正常范围，并非头大就表明宝宝大脑发达。如果一个宝宝出生时头围正常约为34厘米，到3个月时头围迅速长到42厘米时，这就要怀疑是否有脑积水、佝偻病或其他疾病。如果一个宝宝出生时头围就比正常小，生后头围的增长速度也很慢，甚至停止生长，那么要高度怀疑是否有脑发育不良，是否有头小畸形的可能。

如何测量宝宝的胸围

胸围是用来评价宝宝胸部的发育状况，包括肺的发育、胸廓的发育以及胸背肌肉和皮下脂肪的发育程度。3岁以下宝宝测量时取卧位，让宝宝平躺在床上，两手自然平放，软尺经过宝宝两乳头，平行绕1周，读取的数值即是胸围。胸围的大小与体格锻炼及衣着有关。小宝宝正处于迅速生长时期，日长夜大，妈妈应注意给宝宝穿宽松的衣裤。同时，经常给宝宝做被动操锻炼其肌肉和骨骼，如扩胸运动等，锻炼宝宝的胸肌，促使宝宝的胸肌发达，带动胸廓和肺部的发育。

胎教圣经

◎ 由于胎儿的听觉器官发育是在胎龄26周时才逐步接近完善的，胎儿26周后，可将听筒（专门给胎宝宝用的耳机）直接放在孕妈妈腹部，让声波传给胎儿。但要注意不能按压腹部。

第二节 新生宝宝的生长发育特点

01 第一周宝宝的发育情况

刚出生的宝宝皮肤红红的、凉凉的，头发湿润地贴在头皮上，四肢蜷曲着，小手握得紧紧的，哭声响亮。正常新生宝宝的体重一般在 2.5～4.0 千克之间，身长在 46～52 厘米，头围 34 厘米，胸围比头围略小 1～2 厘米。

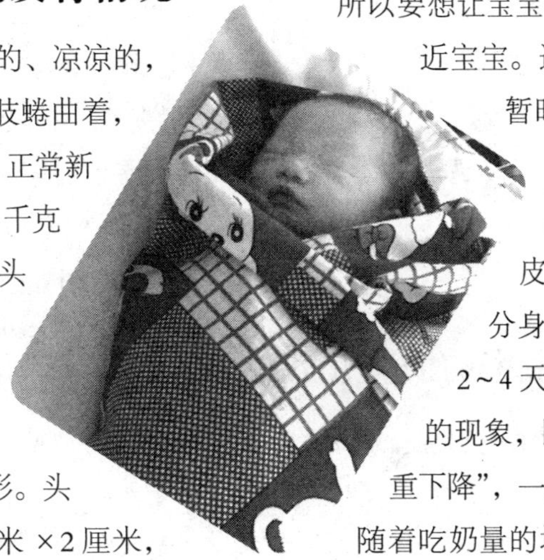

宝宝头部相对较大，由于受产道挤压可能会有些变形。头顶囟门呈菱形，大小约 2 厘米 ×2 厘米，可以看到皮下软组织明显地跳动，是头骨尚未完全封闭形成的，要防止被碰撞，可以用手摸。宝宝的小脸看上去有些肿，眼皮厚厚的，鼻梁扁扁的，每个宝宝都有些相像。这时的宝宝哭声不算大，呼吸每分钟 40～50 次，出生后 8 小时内体温为 36.8℃～37.2℃。

一半以上的宝宝出生后 2～3 天会出黄疸，大多在第七天消退，病理性黄疸则需医生诊治。脐带一般在 4～7 天脱落，要特别注意脐带护理，以免感染。如果出生 48 小时还未排出胎便，也要请医生检查。新生宝宝的视力范围很有限，只能看到 15 厘米左右的物体，所以要想让宝宝看到你，就必须把脸凑近宝宝。这周宝宝体重大多数会暂时下降，这是因为宝宝这时吃奶少，加上胎便和尿液的排出以及皮肤出汗和呼吸使一部分身体水分损失，在出生后 2～4 天会出现暂时性体重下降的现象，医学上称为“生理性体重下降”，一般下降不超过 0.3 千克。随着吃奶量的增加，宝宝的体重从第四五天开始回升。

02 第二周宝宝的发育情况

刚刚出生的宝宝眼睛是闭着的，本周宝宝已经可以睁开他们水肿的双眼，新奇地看着眼前的新事物。宝宝的视力能够清楚地看到 20～25 厘米范围内的物体，会通过移动目光和转头来回应你的声音。由于宝宝的眼睛很脆弱，年轻的爸爸妈妈要注意保护宝宝的眼

◎ 孕妈妈可以随着播放的胎教音乐哼哼，也可以自己给宝宝唱，如摇篮曲，每唱完一句，稍停顿，使胎儿有跟唱的时间，唱的声音不能太大。

睛，不要让宝宝的眼睛受到强光的刺激，屋子里要保持空气的清新和流通。新生宝宝的听力很敏锐，尤其对爸爸妈妈的声音更敏感。宝宝这一周即可恢复到出生时的体重，宝宝的四肢运动是不自主的、无意识的条件反射，比如受到较大声音的惊吓时，四肢会下意识地向胸前抱拢，这就是新生宝宝特有的拥抱反射。随着宝宝肌肉控制能力的发展，宝宝的动作逐渐变成有意识的行为。从出生到出生后56天，宝宝还具有一种神奇的本领——行走反射，从宝宝出生第八天开始，可以利用这一先天能力加以训练，不仅能使宝宝提前学会走路，还能促进大脑发育成熟和智力发展。

在这周，宝宝基本上仍是吃饱就睡，睡醒就吃，吃奶及大小便次数多且尚无规律。

03 第三周宝宝的发育情况

这周宝宝各种条件反射都已建立，且已经能够和你对视，但持续的时间还不长。当宝宝注视你的时候，你应该也很专注地看着他，给他一个充满爱意的笑脸。宝宝现在还不会有意识地去触摸物体，宝宝的身体还很柔软，抱宝宝的时候一定要注意托住宝宝的颈部和腰臀部。

大约有20%的宝宝在出生后2~4周的时候开始出现肠绞痛的症状，发作的时候，宝宝不仅会长时间地啼哭，而且看上去很难受，这种腹痛是功能性的，经常会发作，没有特别好的治疗方法，等宝宝长大些自然会好。每次发作时，应该让宝宝取俯卧位，轻轻按摩宝宝背部，以帮助他缓解疼痛。也可以根据医生建议，服用宝宝镇静药。

这时的宝宝已经初步出现不同的性格特点，有的好哭好动，不易照料，有的文静乖巧，较少哭闹，特别省心省事，这是由宝宝不同的神经类型和气质类型所决定的，你只能去适应宝宝，而不太可能轻易改变宝宝。

04 第四周宝宝的发育情况

宝宝的颈部力量已有所加强，可以趴在床上或大人的胸前，以腹部为支撑，把头稍稍抬起一会儿，而且还能左右转动小脑袋。如果你把宝宝抱起来，或靠坐在你的身上，宝宝的头已可以直立片刻，但时间不要长，以免宝宝疲劳。宝宝胳膊和腿的动作也协调了一些，说明宝宝控制肌肉的能力有所加强。

宝宝已初步形成了自己的睡眠、吃奶和排便规律及习惯，有的宝宝夜里已能睡4~6个小时的长觉，但宝宝之间的差异很大，有的宝宝夜里还需要妈妈喂两三次奶。特别是母乳喂养的宝宝吃奶间隔时间短，因为母乳比较好消化，所以吃母乳的宝宝大便次数也比吃牛奶的宝宝多，需要妈妈更多的照料。

这时的宝宝已能辨别妈妈的声音和气味，即使妈妈不在眼前，只要听到妈妈的声音，宝宝就会表现出兴奋的样子。宝宝已能判断50厘米以内声音的来源，听到不同方向传来的声音，宝宝的头就会转向这个方向。宝宝的眼睛现在已能看清近距离的人和物，目光也会跟随眼前的物体水平移动，特别喜欢看线条较粗、图案简单、颜色鲜明的图画，尤其是人脸的图案。

胎教圣经

◎ 胎儿长到6个月后，胎儿的听力就发育得接近成人了。孕妈妈可以选择半躺在躺椅上或者床上听音乐。

第三节 新生宝宝正常生理特征

01 宝宝各项体能达标

生长发育水平的各种正常值如下：

性别	体重（千克）	身长（厘米）	头围（厘米）	胸围（厘米）
男婴	3.12～3.21	49.6～50.2	34.40	32.65
女婴	比男婴略轻	比男婴略短	34.01	32.57

02 宝宝体温特点

新生宝宝体温调节中枢发育尚不完善，体温不易稳定。新生宝宝从母体到体外，体温一般要下降2℃左右，12～24小时逐渐回升，稳定在36℃～37℃。他们的体表面积较大、皮下脂肪层薄，更易失热，如温度较低，宝宝体内的生理状态就会发生紊乱，因此要特别注意新生宝宝的保暖。一般室温控制在21℃～25℃为宜，环境的湿度应保持在50%～60%之间。

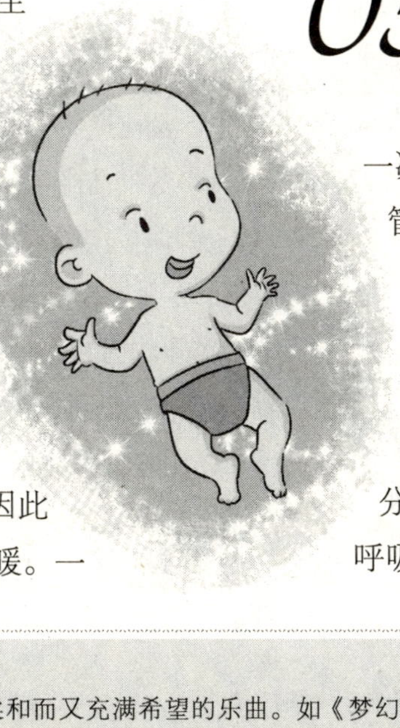

03 宝宝呼吸特点

新生宝宝在生后1分钟内就开始第一次呼吸。新生宝宝鼻狭小，鼻黏膜血管丰富，易发生鼻塞和呼吸困难，且肺活量小，吸入氧气少，远远不能满足其新陈代谢的需要，只能通过加快呼吸次数来弥补。正常新生宝宝每分钟呼吸35～45次，哭闹时可达每分钟60次。由于新生宝宝呼吸肌较弱，呼吸中枢尚不健全，刚出生的宝宝表现

◎ 在孕晚期应选择既柔和而又充满希望的乐曲。如《梦幻曲》《让世界充满爱》《我将来到人间》《水上音乐》等。

为呼吸浅快、呼吸节律不规则。如果新生宝宝的呼吸超过每分钟 80 次或每分钟不足 20 次，应及时咨询医师。

温馨小贴士

什么是新生儿筛检？

新生儿筛检是新生儿先天性代谢疾病筛检的简称。这些疾病在刚出生时大都不会有明显症状，需在宝宝出生后第三天或顺利喂奶满 24 小时之后采血检查，约 2 周便会有检验结果。

04 宝宝心血管系统特征

新生宝宝心率不但快而且波动较大，安静睡眠时可降至每分钟 90～100 次，而哭闹时可达每分钟 160～180 次。新生宝宝血流多集中于躯干和内脏，而四肢较少，因此，有时肢体易发冷，手指和脚趾末端的颜色会稍稍发紫。有的新生宝宝于生后最初几天内可听到心脏杂音，可能与动脉导管暂时未闭合有关，杂音一般在 1 周之内消失。如果心脏杂音持续存在，应该作进一步检查，以排除先天性心脏病。

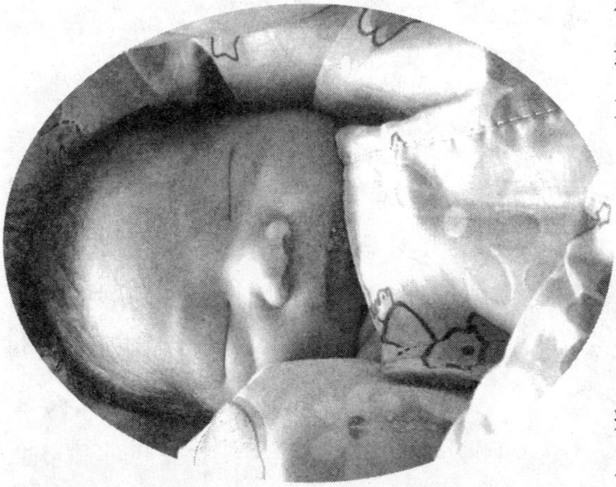

05 宝宝泌尿系统特征

新生宝宝尿次多，一般新生宝宝在生后 6 小时内排尿，最初数日内量少，每天 4～5 次，以后吃奶增加，排尿可达 20 多次。尿液正常颜色为浅黄色，尿酸盐属正常。由于新生宝宝的肾脏功能不成熟，喂养时乳汁不宜过浓，妈妈应吃清淡食物，减少自身盐的摄入量。

06 宝宝免疫系统特征

新生宝宝的免疫力主要是通过胎盘获得的，从初乳中也可获得一些抗体。新生宝宝由于从母体获得了抗体，对麻疹、风疹、猩红热、白喉等没有易感性，不易患这些传染病。但是新生宝宝自身免疫功能均不成熟，易发生呼吸道、消化道感染，细菌性脑膜炎，并且不能对大多数疫苗产生一种有效的免疫应答而无法起到保护作用。新生宝宝的皮肤表层薄嫩，很容易擦伤引发感染；宝宝的脐部也是一个开放性的伤口，细菌容易在此处繁殖并进入血液；血清内补体含量低，白细胞的吞噬作用差，因此新生宝宝容易患各种感染性疾病。所以父母在新生宝宝期要加倍细心地照顾小宝宝。

胎教圣经

◎ 早晨起床后，最安全有效的胎教音乐：柴可夫斯基的《睡美人》中的《波兰舞曲》《如歌的行板》《小进行曲》；莫扎特的圣乐曲《春的序曲》；舒伯特的《音乐瞬间》的第 3 首。

07 宝宝消化道特征

新生宝宝的胃最初只能容不足 30 毫升的流食，2 周内可逐渐增加到 50 毫升左右。新生宝宝胃容量小，所以每次吃奶量较小，每天需吃十几次或更多。新生宝宝对脂肪和蛋白质的消化能力较淀粉强，胃的位置呈水平位，故常见新生宝宝哺乳后溢奶或吐奶。出生后 12 小时开始排出粪便，呈深绿色或黑色黏稠糊状，称为“胎便”。它是胎儿在宫内吞入羊水中胎毛、胎脂、角化上皮和肠道分泌液、胆汁等混合物，以后随着哺乳，转为过渡性粪便，逐渐转为黄色，胎便于 2～3 日内排尽。若出生后 24 小时尚不见胎便排出，应检查宝宝肛门、腹部，有无肛门闭锁或其他异常。

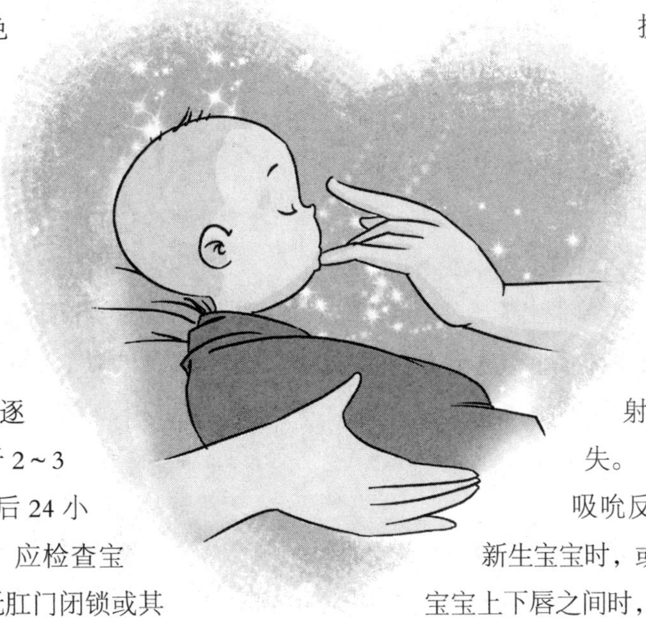

08 宝宝神经系统特征

新生宝宝大脑相对较大，其重量为出生体重的 10%～12%（成人仅占 2%）。大脑半球的表面比较平滑，脑沟和脑回未完全形成。大脑皮质兴奋点低，易疲劳，清醒时间一昼夜仅 2～3 小时，新生宝宝除吃奶、大小便外其余时间都处于睡眠状态。早期新生宝宝睡眠时间每天可达 20 小时左右，晚期新生宝宝每天达 16～18 小时。

09 新生宝宝有哪些生理反射

拥抱反射：用手托住宝宝颈肩部，使其呈半坐位，然后迅速使宝宝头向后倾 10° ～15° 角，此时，宝宝立刻上肢屈曲呈拥抱状。拥抱反射在 34 个月时消失。

握持反射：当把手指放入新生宝宝手掌时，他会紧抓不放。此反射在 2～3 个月时消失。

吸吮反射：当母亲抱起新生宝宝时，或把手指放在新生宝宝上下唇之间时，或用手轻轻触摸新生宝宝的嘴角时，他会立刻把头侧过来，张开嘴寻觅，出现吸吮动作。该反射在 1 岁后消失。

此外，正常的新生宝宝生下来就对光亮有反应，强光的照射会使他紧闭双眼。他的听觉反应也比较灵敏，周围较大的声响会让他受惊吓。这些反应都是一个正常新生宝宝应具备的。

◎ 早晨起床后，最安全有效的胎教音乐：贝多芬的第六号交响曲《田园》；小约翰 · 施特劳斯的《蓝色多瑙河》；格里格《培尔 · 金特》中的《早晨》《索尔维格之歌》《阿拉伯舞曲》《安妮特拉之舞》。

第四节 新生宝宝的11个特殊生理现象

01 新生宝宝体温偏低

新生宝宝的正常体温在36℃～37℃之间，当进奶不足、外界温度偏低或有疾病时，即可表现为体温不升。尤其是早产儿、低体重儿、合并窒息的新生宝宝，以及有其他异常的高危新生宝宝，更易出现体温不升，测体温常在35℃以下。如果出现这种情况，要注意对新生宝宝保暖，必要时要去咨询医生。随着新生宝宝月龄的增长，各个器官系统发育趋于完善，在出生1周后，这些现象渐渐消失。

但是保暖也不可过度，当天气干燥与炎热，或室温过高、保暖过度时，均可使新生宝宝体内水分丢失过多，如补充供给不足，即可致发热，即脱水热。

02 新生宝宝体重下降

由于年轻妈妈的乳汁在头几天还不是很充足，而且初乳虽然富含抵抗细菌感染的抗体，但比较稀少。且出生前体内储备的多余水分会通过排尿、吸吮等逐渐消耗掉，使体内水分一时失去平衡，造成暂时性体重减轻。一般情况下，新生宝宝的体重在10天内即可恢复，妈妈们不用着急。

03 新生宝宝生理性脱皮

新生宝宝出生2周左右，会出现脱皮现象。刚出生的宝宝因皮肤表面的角质层太薄，表皮和真皮之间连接得也不紧密，所以常常表现出脚踝、脚底及手腕部皮肤干而粗糙，好好的宝宝，一夜之间稚嫩的皮肤开始爆皮，紧接着就开始脱皮，漂亮的宝宝好像涂了一层糨糊，干裂开来。这是新生宝宝皮肤的新陈代谢，旧的上皮细胞脱落，新的上皮细胞生成。出生时附着在新生宝宝皮肤上的胎脂，随着上皮细胞的脱落而脱落，便形成了新生宝宝生理性脱皮的现象，不需要治疗。

04 新生宝宝的四肢屈曲

细心的家长都会发现自己的宝宝从一出生到满月，总是四肢屈曲，有的家长担心，

胎教圣经

◎ 休息的时候，最安全有效的胎教音乐：柴可夫斯基的芭蕾舞曲《天鹅湖》；维瓦尔第的《金翅雀协奏曲》；克莱斯勒的《伦敦德里小调》《天使小夜曲》《罗曼史》《爱的悲伤》《十四行诗》《幻想曲》。

宝宝日后会罗圈腿，于是干脆将宝宝的四肢捆绑起来。其实，这种做法是不对的，正常新生宝宝的姿势都是呈英文字母“W”和“M”状，即双上肢屈曲呈“W”状，双下肢屈曲呈“M”状，这是健康新生宝宝肌张力正常的表现。随着月龄的增长，四肢逐渐伸展。而罗圈腿即“O”型腿，是由于佝偻病所致的骨骼变形引起的，与新生宝宝四肢屈曲毫无关系。

温馨小贴士

大多数的新生宝宝都有“O”型腿和足内翻，这是因为宝宝在妈妈子宫内承受长时间挤压所致。随着宝宝开始享受到脚部的自由，开始翻身、学爬、学走，腿就会开始逐渐变直。

05 新生宝宝头颅血肿

由于在娩出产道过程中，颅骨骨膜下血管破裂出血，部分新生宝宝的一侧头部或双侧头顶有一个鼓包，其大小从枣子到苹果大小不等。摸上去有波动感，宝宝不痛，鼓包不跨过骨缝。淤血一般在40天左右钙化，形成硬壳，3～4个月才能渐渐吸收。但需注意的是：存在期间，要注意头部清洁，可以洗头洗澡，勿用手揉搓，更不能用空针穿刺抽血，以免引起细菌侵袭，形成脓肿。新生宝宝头颅血肿是其正常生理表现之一，但如果头颅血肿突然增大，或头部出现红肿，伴有宝宝发热现象，这可能是继发感染了，应立即请医生诊治，避免导致严重的后果。

06 新生宝宝乳房肿胀

正常新生宝宝，无论男女，在出生后1周左右会出现双侧乳腺肿胀，大的如半个核桃，小的如蚕豆，有的还分泌乳汁，这是因为在胎儿时期，胎儿体内存在着来自母体一定量的雌激素、孕激素和生乳素。宝宝出生后，来自母体的雌激素和孕激素被骤然切断，使生乳素作用释放，刺激乳腺增生，一般2～3周便自行消退，不需要处理。有的家长认为把乳汁挤出来就好了，这样做是很危险的。因为挤压会使乳头受伤，细菌侵入，引起乳腺炎，甚至导致败血症，危及新生宝宝的生命。如果是女婴，挤压造成乳腺发炎，使部分乳腺管堵塞，成年后会影响乳汁分泌。

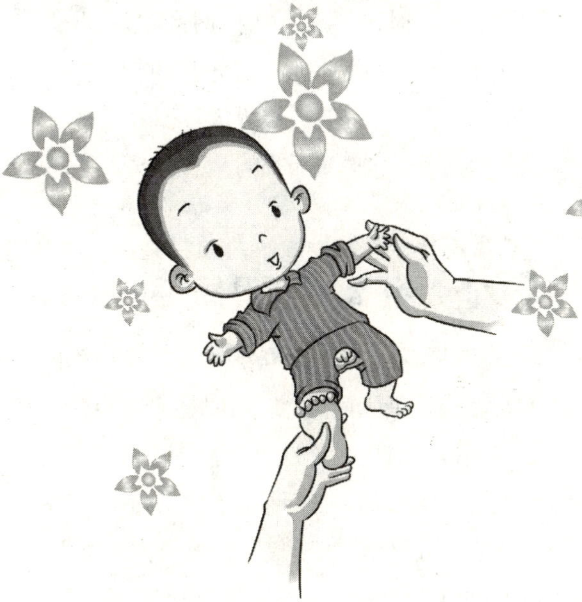

◎ 休息的时候，最安全有效的胎教音乐：莫扎特的《小夜曲》；托斯蒂的《小夜曲》；古诺的《小夜曲》；威尔第的《弄臣》中的《女人善变》《美女如云》；海顿的《小夜曲》。

07 新生宝宝为什么会溢奶

新生宝宝胃容量较小，胃体呈水平位，胃入口处贲门括约肌松弛，而出口处幽门肌肉却相对紧张，进入胃内的奶汁，不易从紧张的幽门进入肠道，却经常通过松弛的贲门，返流回食管，多表现为无压力地、非喷射性地从口边流出少量奶汁。另外，新生宝宝消化道神经调节功能尚未完善，这也是造成奶汁返流的原因。新生宝宝溢奶一般不需要治疗，随着宝宝成长，溢奶逐渐减少，在6～8个月时可完全消失。

08 什么是“先锋头”

胎儿在娩出过程中随着阵阵宫缩，头部受到产道的挤压，使颅骨发生顺应性变形而被挤长。同时，头皮也由于挤压而发生先露部头皮水肿，用手指压上去呈可凹陷性鼓包，临床称产瘤。一般宝宝出生后一两天自然消退。对新生宝宝健康无影响，不需要处理。

09 什么是“假月经”和“白带”

有些女婴的家长可能会发现，刚出生的女婴就出现了阴道流血，有时还有白色分泌物自阴道口流出。这是由于胎儿在母体内受到雌激素的影响，使新生宝宝的阴道上皮增生，阴道分泌物增多，还可使子宫内膜增生。胎儿娩出后，雌激素水平下降，子宫内膜脱落，阴道就会流出少量血性分泌物和白色分泌物，这一般发生在宝宝出生后3～7天，持续1周左右。无论是“假月经”还是“白带”，都属于正常生理现象。家长不必惊慌失措，也不需任何治疗。

10 什么是“马牙”和“螳螂嘴”

有些新生宝宝牙床的黏膜上有米粒大小或绿豆大小的白色凸起物，它就是人们常说的“马牙”，医学上称“上皮珠”。这是新生宝宝正常的生理现象，无论将其挑破还是擦去都是非常错误的做法，不但会引起黏膜损伤导致感染，严重时还会引起败血症。新生宝宝口腔内两颊部，会堆积一小堆脂肪垫，俗称“螳螂嘴”。它是口腔黏膜下的脂肪组织，可帮助增加口腔中的负压，有利于宝宝有力地吸吮乳汁。这两种现象都是正常的生理现象，随着吸吮期的结束就会慢慢消退，没必要作特殊处理。

11 什么是粟粒疹

新生宝宝出生后，在鼻尖及两个鼻翼上可以见到针尖大小、密密麻麻的黄白色小颗粒，略高于皮肤表面，医学上称“粟粒疹”。这主要是由于新生宝宝皮脂腺潴留所引起的。

几乎每个新生宝宝都可见到，一般在出生1周后就会消退，这属于正常的生理现象，不需任何处理。

胎教圣经

◎ 休息的时候，最安全有效的胎教音乐：史特拉汶斯基的《普钦奈拉》中的《小夜曲》；亨利·曼西尼的电影《蒂凡尼的早餐》中的插曲《月亮河》；贝多芬的《悲怆奏鸣曲》第二乐章《如歌的行板》。

第五节 母乳是爱的源泉

01 新生宝宝营养需求

新生宝宝出生后的2～4周内生长最快，按新生宝宝中等增长速度计算，每日增长体重在30克以上。宝宝所需营养素可分为产能营养素和非产能营养素，其中产能营养素包括蛋白质、脂肪和糖类等，非产能营养素包括维生素、微量元素、水和膳食纤维等。

◆ 蛋白质：足月儿每日每千克体重需2～3克。母乳为新生宝宝提供了高营养价值的蛋白质，如果按母乳喂养时，每日每公斤体重需要蛋白质2克，而以牛乳为蛋白质的来源时则需35克，而以大豆及谷类为蛋白质的来源时则需4克。

◆ 脂肪：新生宝宝需要各种脂肪酸和脂类，其中必需脂肪酸的摄入应占总热能的1%～3%，即新生宝宝每日摄入的脂肪应为15～18克。

◆ 糖类：足月儿每天需糖类17～34克。母乳中的糖全为乳糖，牛乳中的糖，乳糖约占一半。

◆ 热能：足月儿生后第一周，每日每千克体重需250～335千焦；第二周，每日每千克体重需335～420千焦；第三周以后，每日每千克体重需要420～500千焦。

◆ 维生素：新生宝宝是否缺乏维生素，需根据孕妈妈在孕期的身体状况来进行判断。一般健康孕妈妈分娩的新生宝宝很少缺乏维生素，因此不需要额外补充。如果孕妇妊娠期维生素摄入严重不足、胎盘功能低下或发生早产，新生宝宝就可能缺乏维生素D、维生素C、维生素E和叶酸，所以，需根据新生宝宝维生素的缺乏情况，及时给予补充。

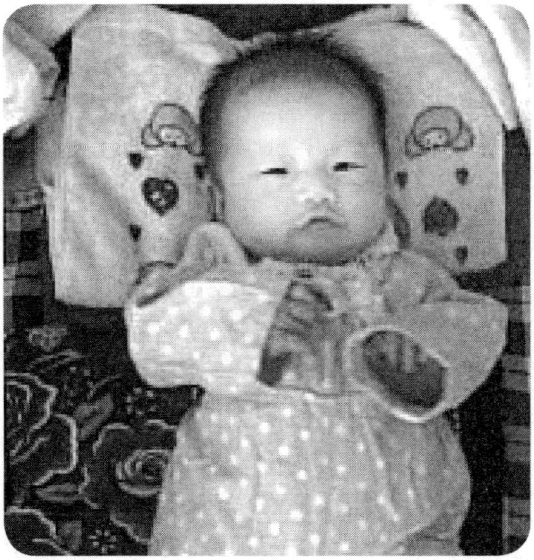

◎ 胎动明显时，最安全有效的胎教音乐：德沃夏克的《诙谐曲》；勃拉姆斯的《第五号匈牙利舞曲》《圆舞曲（作品39之15）》。

◆ 钠：氯化钠，也就是食盐，能提供人体必需的钠。新生宝宝期宝宝通过母乳吸收营养，包括盐。因此，妈妈喂奶期间饭食不宜吃得太咸，但也并不是越淡越好。哺乳母亲在月子中不吃一点盐的做法是不对的，新生宝宝也需要盐。

◆ 钾：乳品中钾能够满足新生宝宝的需要。

◆ 氯：氯随钠、钾吸收。

◆ 钙、磷：母乳中的钙，有 50%～70% 在新生宝宝肠道中被吸收；牛乳中的钙的吸收率仅为20%。因此母乳喂养不易缺钙，牛乳喂养容易缺钙。磷的吸收比较好，不易缺乏。

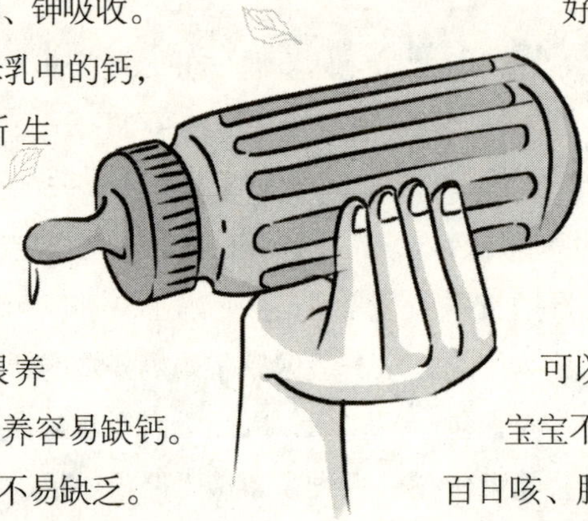

◆ 镁：镁缺乏时影响钙平衡。

◆ 铁：母乳和牛乳中铁含量都不高，牛乳中的铁不易吸收，因此牛乳喂养更容易缺乏铁。

◆ 锌：新生宝宝期很少缺锌，一般不需要额外补充。发锌不能代表当时的血锌情况。因此，不要以发锌衡量当时的血锌情况，发锌低不能代表血锌也低，应以血锌为准。

◆ 氨基酸：赖氨酸、精氨酸、亮氨酸、异亮氨酸、颉氨酸、甲硫氨酸、苯丙氨酸、苏氨酸、色氨酸，新生宝宝每天必须足够地摄入这 9 种氨基酸。

◆ 水：正常宝宝对水的每日绝对需要量为每千克体重 75～100 毫升。可是，由于宝宝从肾、肺和皮肤丢失水分较多，以及代谢率较高，与较大的儿童和成人相比，宝宝易发生脱水情况，脱水的后果也较成人严重。

02 母乳喂养有利于宝宝的成长

对于宝宝来说，母亲甘甜的乳汁就是最好的礼物，而你能做的最佳选择就是尽可能长地给予宝宝母乳喂养。母乳喂养对宝宝的好处在于：

◆ 营养齐全：母乳含有宝宝所需的全部营养，有助于宝宝发育，包括足够的氨基酸与乳糖等物质，对宝宝脑发育有促进作用。

◆ 增强免疫力：来自母体的抗体可以增强宝宝的抗病能力，吃母乳的宝宝不易感染耳病、腹泻、食物过敏反应、百日咳、肺炎引起的咳嗽以及其他呼吸系统疾病，更能降低宝宝的过敏体质。

◆ 有利于消化：母乳中的酶和其他物质既利于宝宝消化又利于营养物质的吸收，而配方奶尽管非常接近母乳成分，但母乳中的某些成分确实难以仿造，母乳与配方奶之间并非完全相同。

温馨小贴士

新生宝宝老放屁正常吗？

细心的妈妈会发现小宝宝不仅会放屁，而且放屁次数还很频繁、声音很大，爸妈又会开始担心。其实新生儿放屁是正常现象，等到消化系统成熟后，放屁的频率就会降低，声音也就不会那么大了。

胎教圣经

◎ 胎动明显时，最安全有效的胎教音乐：肖邦的《第七号圆舞曲》；约翰·施特劳斯的《春之声圆舞曲》；贝多芬的第一交响曲中的《小步舞曲》；莫扎特的《小步舞曲》；阿尔贝尼斯的《探戈》。

拔萝卜

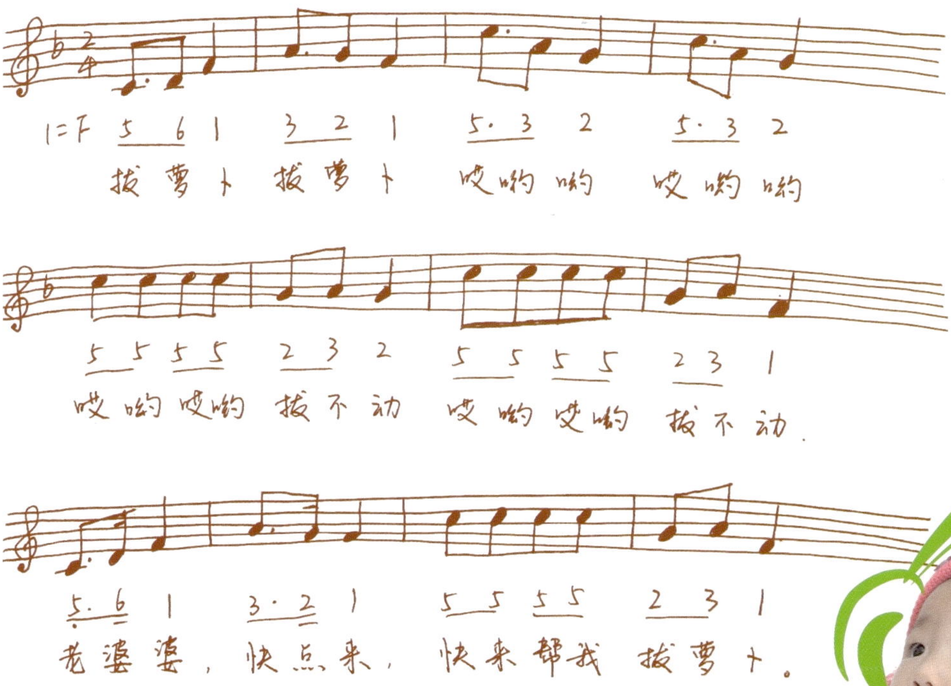
1=F 5 6 1 3 2 1 5·3 2 5·3 2
拔萝卜 拔萝卜 哎哟哟 哎哟哟
5 5 5 5 2 3 2 5 5 5 5 2 3 1
哎哟哎哟 拔不动 哎哟哎哟 拔不动.
5·6 1 3·2 1 5 5 5 5 2 3 1
老婆婆，快点来，快来帮我 拔萝卜。

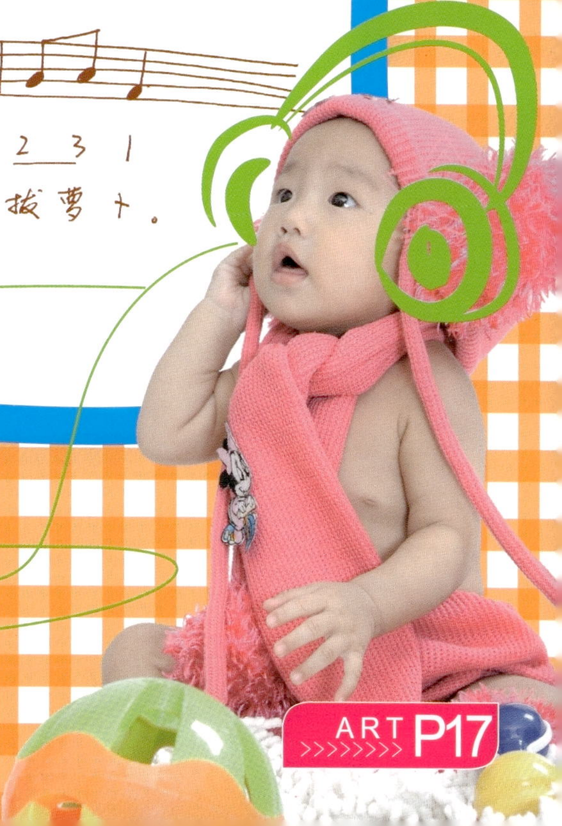

小星星

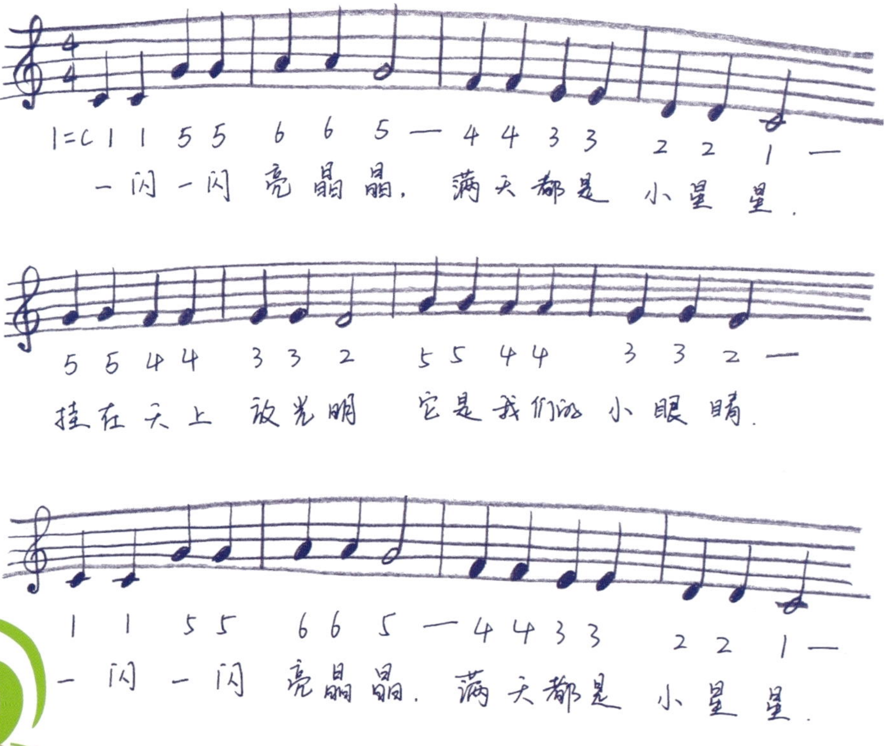
1=C 1 1 5 5 6 6 5 — 4 4 3 3 2 2 1 —
一闪一闪亮晶晶，满天都是小星星.
5 5 4 4 3 3 2 5 5 4 4 3 3 2 —
挂在天上放光明 它是我们的小眼睛.
1 1 5 5 6 6 5 — 4 4 3 3 2 2 1 —
一闪一闪亮晶晶，满天都是小星星.

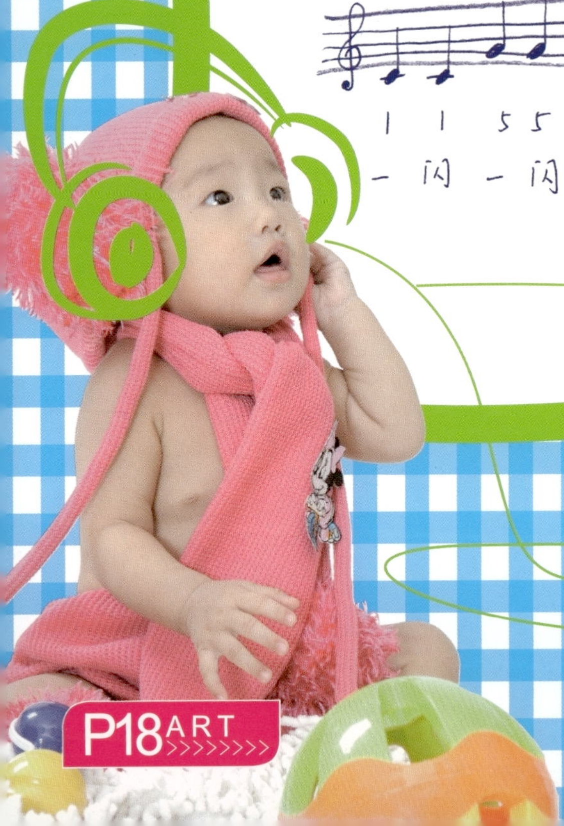

Ten Little Indian Boys

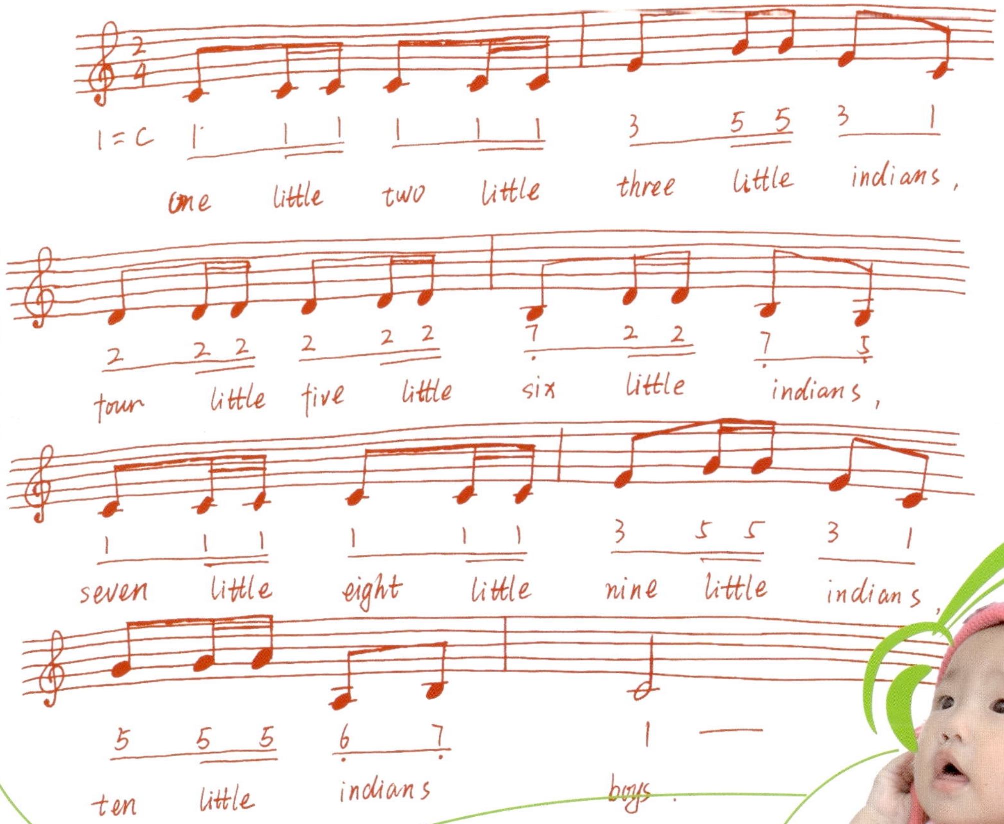
1=C
1 1 1 1 1 1 3 5 5 3 1
one little two little three little indians,
2 2 2 2 2 2 7 2 2 7 5
four little five little six little indians,
1 1 1 1 1 1 3 5 5 3 1
seven little eight little nine little indians,
5 5 5 6 7 1 —
ten little indians boys.

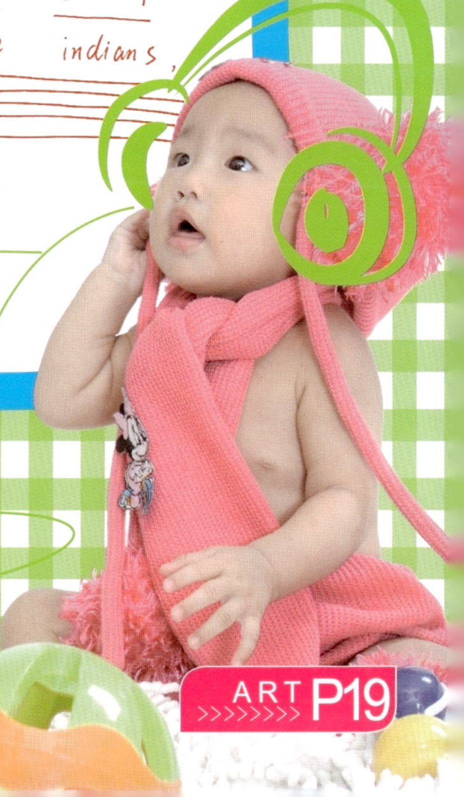

快乐的小精灵 *Kuailede Xiaojingling*

打电话

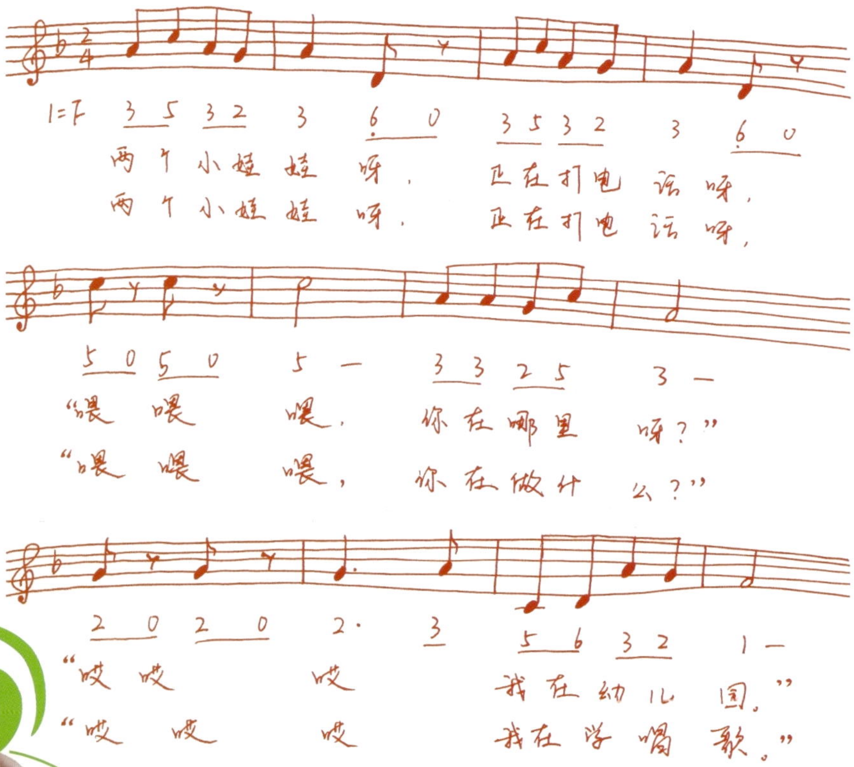

1=F 3 5 3 2 3 6 0 3 5 3 2 3 6 0
两个小娃娃呀，正在打电话呀，
两个小娃娃呀，正在打电话呀，
5 0 5 0 5 — 3 3 2 5 3 —
"喂喂喂，你在哪里呀？"
"喂喂喂，你在做什么？"
2 0 2 0 2· 3 5 6 3 2 1 —
"哎哎哎，我在幼儿园。"
"哎哎哎，我在学唱歌。"

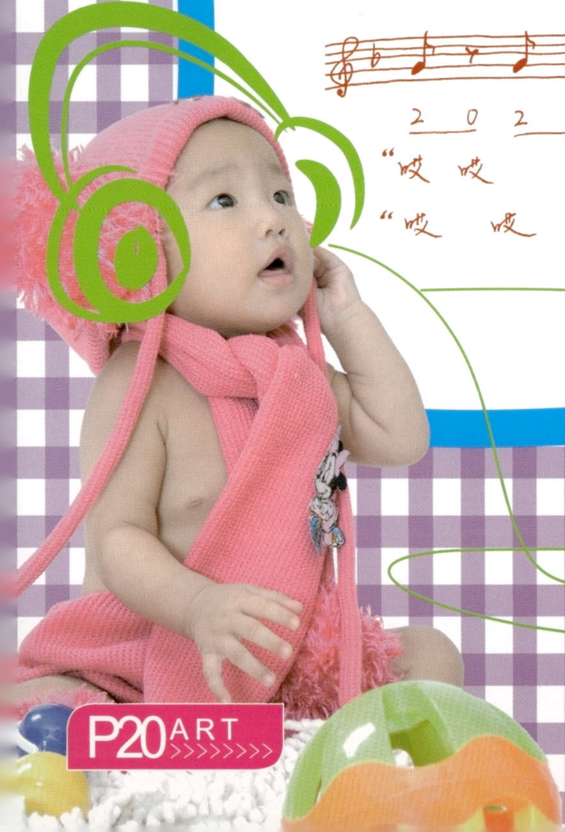

◆ 经济且安全：母乳是不用花钱买的，它只需要母亲每天多摄入 500 卡热量的食物。且不会含有有毒物质。

◆ 预防肥胖：母乳喂养可防止以后的儿童期肥胖。

◆ 无菌：母乳中没有细菌，且既不会太凉又不会太热，宝宝随时可以吸吮。

03 母乳喂养有利于妈妈的健康

◆ 自然避孕：哺乳期间，排卵会暂停，也可以达到自然避孕的效果，有助于阻止再一次妊娠。

◆ 有利于母亲健康：研究指出，哺育母乳可以减少患卵巢癌、乳腺癌的危险，哺育母乳还可以促进子宫的收缩，帮助子宫收缩到以前大小，减少阴道出血，预防贫血。

◆ 有利于妈妈身材的保持：可以消耗掉过多的热量，更有利于减掉孕期里增加的体重，帮助尽快恢复孕前的窈窕身材。哺乳期佩戴合适的纯棉胸罩可使乳房丰满，避免乳房下垂。

◆ 母乳喂养的母亲富有成就感，更自信，母亲享受到为人母的满足，宝宝感受到母亲的关心，有安全感，利于母婴间感情交流，尤其对子女的教育等事务更有信心。

04 怎样让母乳既营养又好喝

母乳是由母体营养转化而成的，所以喂奶的新妈妈应该食量充足，母乳才能营养丰富。妈妈营养要点：

◆ 热能：哺乳期妈妈热能需要量约增加25%，相当于多吃1碗米饭。主食不能单一，更不能只吃精白米、面，要粗细粮搭配。

◆ 蛋白质：动物性食品如鸡蛋、禽肉类、鱼类等可提供优质蛋白质，宜多食用。

◆ 脂类：脂类与宝宝脑发育有关，尤其类脂质对于中枢神经系统发育特别重要。

◆ 钙：防止宝宝缺钙，可多吃牛奶、蛋类、贝壳类、豆制品，喝炖骨汤。

◆ 铁：为了预防贫血，应多摄入含铁高的食物，如动物的肝脏、心、蛋黄、牛肉、鲤鱼、虾、绿色蔬菜、香菇、黑木耳等。

要想母乳更好喝更营养，妈妈应有均衡而营养的膳食、充足的睡眠、愉悦的心情。除此之外，妈妈应补充水分，多饮水，多喝汤、粥、豆浆、牛奶、果汁，注意补充无机盐和维生素，妈妈可改一日三餐为每日多餐。维

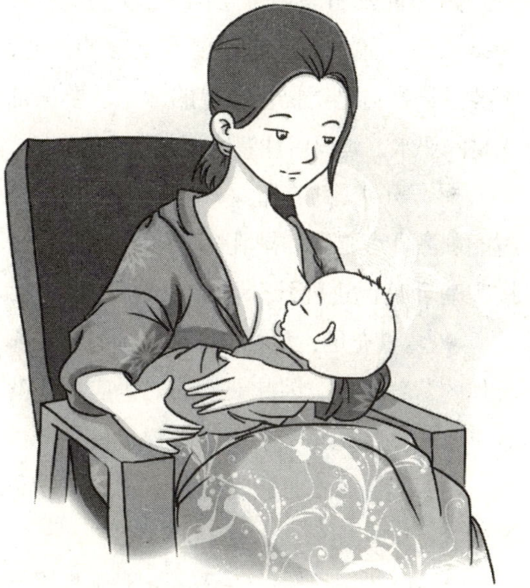

◎ 用餐时，最安全有效的胎教音乐：柴可夫斯基的《胡桃夹子》中的《花的圆舞曲》；亨德尔的《弥赛亚》中的《哈里路亚》。

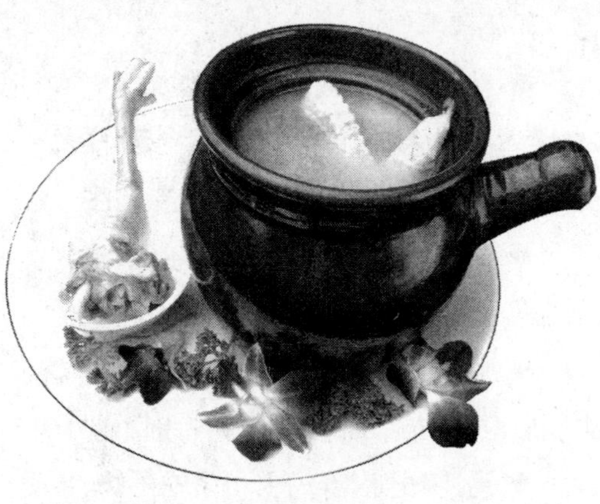

生素D有调节钙、磷代谢作用，锌是50多种酶的组成部分，可促进宝宝大脑神经系统的正常发育。维生素B_1在哺乳期应摄入5倍的需要量，才能保证乳汁内的含量。维生素B_2、B_{12}及维生素C、维生素E等，都应增大摄入量。

05 怎样保证妈妈充足的奶水

妈妈乳汁分泌在产后1~2天比较少，3~4天后开始增多。妈妈要有足够的信心，不要过早给自己下奶水不足的结论。要保证充足的奶水，妈妈应注意以下几点：

◆ 早开奶、勤哺乳。妈妈开奶时间越早，越能刺激乳房泌乳和排乳，早开奶、多吸吮、按需哺乳是促进乳汁分泌的有效措施。

◆ 食量充足、营养丰富。乳汁的来源靠母体的营养摄入。因此喂奶的妈妈应多吃营养丰富的食物和汤类，不仅需要足量的蛋白质、糖、脂肪和水，还需要丰富的无机盐和维生素。

◆ 不定时喂奶法。采取不定时地按需哺乳，新生宝宝期喂奶次数可以多些。频繁地吸吮有助于乳汁的分泌，吸吮得越勤、吸吮得时间越长，乳汁分泌得越旺盛。喂奶时应左右乳房轮换着喂，先吸空一侧乳房再换另一侧。有多余的奶水应用手挤出以利于乳房的排空、乳汁的再分泌。否则，乳房里常有剩余的乳汁，会使泌乳量越来越少，而且容易发生乳腺炎。

◆ 良好的精神状态，避免疲劳。泌乳和排乳受中枢神经系统和内分泌调节，不良刺激能干扰这种调节作用。疲劳过度，也会降低乳汁的分泌量。所以新妈妈们力求保持轻松、愉快的情绪。

◆ 谨慎用药。许多药物都能通过乳汁进入宝宝体内，所以哺乳母亲用药当慎之又慎，最好按医生指点用药。一般来说常用的消炎药青霉素、先锋霉素和一些止痛、退热、镇静的药在乳汁中浓度很低，哺乳母亲常用剂量不致对宝宝产生毒性作用。其他药物应在医生指导下谨慎使用。

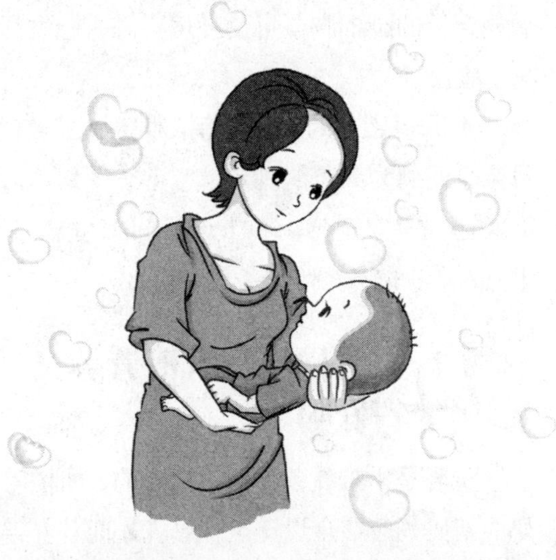

胎教圣经

◎ 用餐时，最安全有效的胎教音乐：巴赫的《d小调管风琴托卡他与赋格曲》、《法国组曲》的第六首《波兰舞曲》、《管弦乐组曲》；德沃夏克的《斯拉夫舞曲（作品e小调46之1、2）》。

第六节 母乳成功喂养的7大要点

01 保证宝宝早吸吮

早吸吮是指宝宝娩出后，及时让宝宝吸吮乳头。分娩后的宝宝是觅食反射最强的时候，早吸吮可强化宝宝的吸吮能力。不要过早给宝宝吸吮橡皮乳头，吸橡皮乳头的宝宝，舌头动作、吸吮和吞咽的动作都和母乳喂养不同，会出现“乳头错觉”，使宝宝拒奶、烦躁而导致母乳喂养失败。

宝宝吸到营养和免疫价值最高的初乳，可以增强宝宝抗病能力，促进胎粪排出，减轻黄疸。通过频繁的乳头刺激，既有利于反射性地引起子宫收缩，减少出血，又有利于泌乳系统分泌更多的泌乳素，增加乳汁，同时也可减少乳腺炎的发生，也有利于增进母子感情。

02 初乳是宝宝最好的“开口茶”

初乳是指在产后1周左右的时间内所分泌出来的带黄色的母乳。

所谓“开口茶”，是新生宝宝来到这个世界上进食的第一口东西。初乳富含宝宝必须的营养素，以及保护还没有抵抗力的宝宝的免疫物质。有些人受旧观念的影响，认为分娩后最初分泌的乳汁是“脏”的，或认为初乳没有营养价值，挤掉丢弃了，这很可惜。初乳不仅不脏，反而最富有营养物质。新妈妈应该尽量用母乳来哺育自己的宝宝，如果因为种种的原因不哺育母乳，也应该把宝贵的初乳哺育给宝宝。

03 喂奶姿势要正确

每次哺喂时先将乳头触及宝宝口唇，诱发觅食反射。

哺乳时宝宝和妈妈应紧密相贴，宝宝的身体与妈妈身体应相贴，头与双肩朝向乳房，嘴处于和乳头相同水平的位置，身体成一条直线。妈妈用手掌托住宝宝臀部，使宝宝整个面部向着妈妈胸部，右手拇指和四指呈“C”型张开，手托起整个乳房，送到宝宝口中。在奶流过急，宝宝有呛溢时，可采用“剪刀式”夹托乳房（即用手钳住乳头部分）。其他情况下则不提倡“剪刀式”，这样会阻碍宝宝将大

◎ 用餐时，最安全有效的胎教音乐：肖邦的《军队波兰舞曲》《离别曲》《雨点前奏曲》《即兴幻想曲》；莫扎特的《一首小夜曲》中的第四乐章回旋曲。

部分乳晕含入口内，宝宝易养成咬妈妈乳头的习惯，也不利于充分挤压乳窦内的乳汁。

妈妈还应该注意两个乳房轮流哺喂，以保证营养全面均衡。这样不仅利于宝宝的生长发育，也有利于乳汁的正常分泌与“休整”。

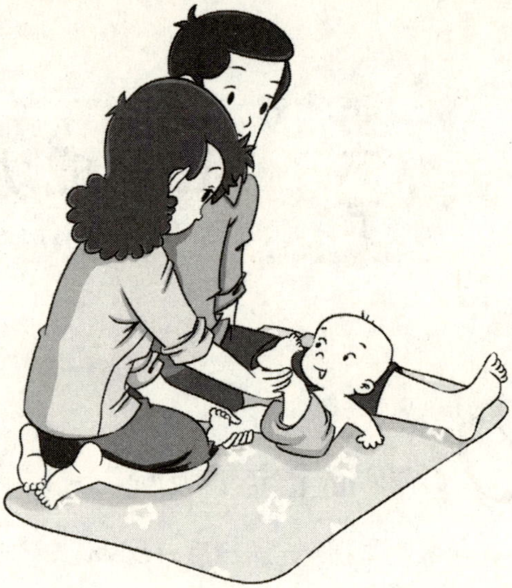

04 保持妈妈乳房健康

正确的喂奶姿势有利于防止乳头疾病的发生，哺乳期间要注意保持乳房（特别是乳头）卫生，防止乳房挤压、损伤，产后宜经常用温水清洗，切忌使用肥皂、酒精、洗涤剂等，以免造成乳头干燥皲裂。每次喂奶前，新妈妈们要记得洗手以预防感染。可准备1块专门擦乳头用的小毛巾把乳头擦干净。喂完奶后可挤少许奶水涂于乳头上保护乳头。对于乳汁分泌不足或乳房胀痛不适者，可轻轻按摩，以促进乳房血液循环和乳汁分泌。缓解乳房胀痛的办法是用吸奶器人工吸奶，再喂宝宝吃。此外，以热水浸泡、热敷乳房也可以。如是乳房局部有红、肿、热、痛，伴有发热现象，就可能得了乳腺炎，应及时到医院诊治。哺乳妈妈应该穿着软布料衣衫，不宜衣着化纤、粗糙之衣，谨防对乳头的不良刺激。

05 做到母婴同室

母婴同室是让妈妈与宝宝一天24小时在一起。母子之间不是靠语言的沟通，而是靠视、触、听、嗅，甚至味觉等方面的传递，以达到心灵上的沟通和感应。母婴同室是建立母婴关系、母婴感情的良好开端。年轻的妈妈对宝宝的生理现象不是很了解，母婴同室妈妈可以密切关注宝宝的行为，理解宝宝发出的信号，饿了、渴了就要哭，吃奶以后打个饱嗝等，妈妈应以最大的努力满足宝宝的各种需要。

此外宝宝的哭声和频繁的吸吮有助于乳汁的分泌。吸吮得越勤、吸吮的时间越长，乳汁分泌得越旺盛。妈妈和宝宝待在一起，可随时观察宝宝的需求，不宜刻板固定时间喂奶，可根据需要调节喂奶次数，按需喂养，喂奶的间隔时间是随着乳汁成分的变化以及奶量的增加，由宝宝自己决定。妈妈应注意宝宝吸奶时间不宜过久，否则会吸入过多空气，易引起呕吐，而且也会养成日后吸吮乳头的坏习惯。

胎教圣经

◎ 睡觉时，最安全有效的胎教音乐：舒伯特的《摇篮曲》《圣母颂》《野玫瑰》；勃拉姆斯的《摇篮曲》；贝多芬的《致爱丽丝》《月光奏鸣曲》。

06 正确区分宝宝漾奶和吐奶

怎样区分宝宝漾奶和吐奶

漾奶是指喂奶后随即有1～2口奶水返流入嘴里接着从嘴边漾出。也有少数情况是因为哺乳妈妈在喂奶后不久给宝宝换尿布而引起漾奶。随着月龄的增长，6个月内宝宝漾奶会自然消失。

吐奶是由于喂养和护理不当，或消化道和其他有关脏器受到某些异常刺激而引起的神经反射性动作，呕吐时奶水多是喷射性地从嘴里，甚至鼻子里涌出的。

减少宝宝吐奶的方法

◆ 采用合适的喂奶姿势：尽量抱起宝宝喂奶，让宝宝的身体处于45° 左右的倾斜状态，胃里的奶液自然流入小肠。

◆ 适量喂食，切勿过多。喂奶时不要太急、太快，中间应暂停片刻，以便宝宝的呼吸更顺畅。少食多餐可减少胃部所承受的压力。

◆ 喂奶完毕一定要让宝宝打个嗝，让宝宝竖直趴在大人肩上，轻拍宝宝背部，但不要随意摇动或晃动宝宝，这样可将吞入胃中的空气排出，以减少胃的压力。

◆ 宝宝吐奶后，如果马上给宝宝补充水分，可能会再次引起呕吐，最好在吐后30分钟左右用勺先一点点地试着给宝宝喂些白水。

温馨小贴士

新生宝宝在喂食完后，拍打嗝的动作相当重要，这样可以把宝宝吃奶时吃进去的空气拍出来，有效地降低新生宝宝吐奶与漾奶的发生率。

宝宝吐奶了怎么办

◆ 若宝宝在平躺时发生呕吐，可先迅速将宝宝的脸侧向一边，以免吐出物因重力而向后流入咽喉及气管。

◆ 用手帕或毛巾卷在手指上伸入宝宝口腔内，甚至咽喉处，将吐、溢出的奶水快速清理出来，以保持上呼吸道顺畅，免得阻碍呼吸。

◆ 如果发现宝宝难以呼吸或脸色不好时，那么吐出物可能已进入气管了，此时要马上使其俯卧在大人膝上或硬质床上，用力拍打其背部4～5次使宝宝将其咳出。

07 合理安排妈妈喂奶作息时间

母乳喂养是按需哺乳，没有严格的时间限制。但从生理角度看，新生宝宝的胃每3小时左右会排空一次，如果一次哺乳过后宝宝睡觉超过3小时，应该唤醒宝宝。

新生宝宝24小时内，平均需喂奶8～12次，或每隔2～3小时喂一次。宝宝出生后第1～2周内，喂奶次数比较多，一天可达十多次。到三四周后减少到七八次。妈妈每次喂

◎ 睡觉时，最安全有效的胎教音乐：戈达尔的《约瑟兰的摇篮曲》；克莱斯勒的《摇篮曲》；德彪西的《月光》；夏农的《爱尔兰摇篮曲》；格什温的《夏日时光》。

奶一定要喂饱，可每边各喂 10～15 分钟，有的宝宝吃到一半时就睡着了，应将其弄醒，使其一次吃饱。有些新生宝宝吃得次数多，有些次数少，只要宝宝看起来肤色健康，皮肤、肌肉有弹性，长胖了，长高了，机警有活力，就是喂养良好的宝宝。

有些宝宝过于安静，即使饿了也不啼哭。对这些不善于啼哭的宝宝，妈妈就应该注意他们的体重。如果宝宝体重不增加时，就应该考虑增加哺喂的次数。当然也不是宝宝一哭就得喂奶，宝宝哭还有别的原因。如果宝宝睡眠不好，总是十几分钟就醒，吃吃停停的，要注意是否有消化不良、乳量不够等原因。

08 妈妈怎样判断宝宝是否吃饱了

宝宝平均每吸吮 2～3 次可以听到咽下一大口的声音，如此连续约 15 分钟就可以说是宝宝吃饱了。如果光吸不咽或咽得少，说明奶量不足；如喂奶后宝宝不哭了，或马上安静入眠，说明他吃饱了。如吃奶后还哭，或者咬着乳头不放，都说明奶量不足。

◆ 看宝宝体重是否按月增加，并且达到了相应阶段的正常值。

◆ 看宝宝吃完奶后情绪好不好，是否能安静地睡两三个小时或玩耍一会儿。

◆ 看宝宝大便是否呈正常的黄色软膏状。

◆ 看宝宝吃奶时间是否在 15～20 分钟，过长就说明妈妈奶水不足。

宝宝没有吃饱的现象可能有：大便变稀、发绿、次数增加，吃完奶后情绪仍不好，很快又因饥饿而啼哭，体重不增或增长缓慢等。

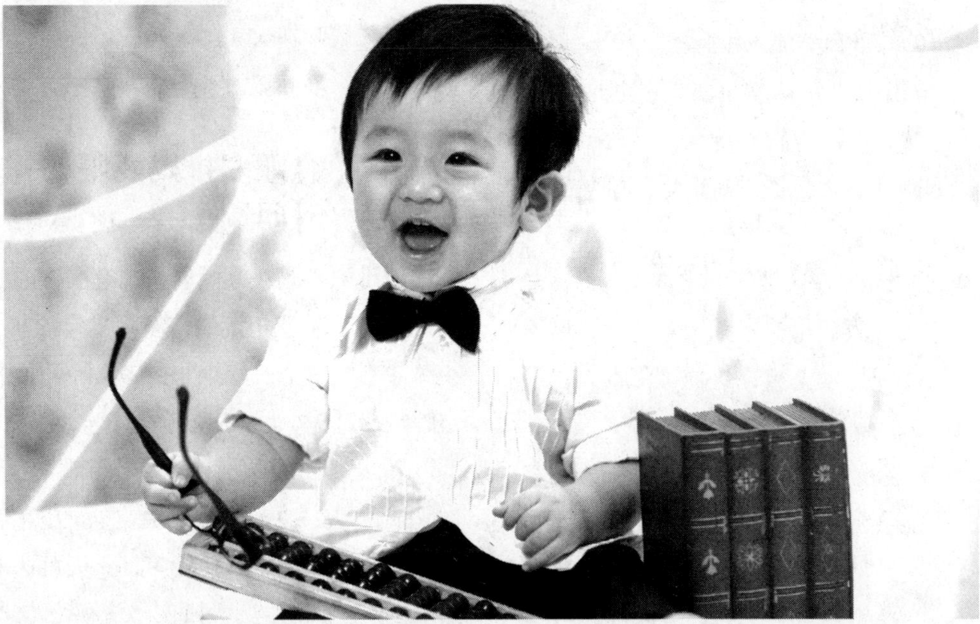

◎ 孕妈妈在烦躁的时候就听一听《自新大陆》来抚平心情。

第七节 影响母乳喂养的4种情况

01 乳头凹陷

乳头凹陷会使宝宝吃不到奶，影响妈妈正常哺乳。妈妈喂奶的时候，可先用食指和拇指在乳头旁将乳头提起，尽量将乳头及乳晕一起送入宝宝的口中，直到宝宝吸住乳头后再松手。也可用吸奶器将乳汁吸出，再用奶瓶喂给宝宝，每次1分钟，每天4次。或者用手指将乳头向外轻轻牵拉，并按、捏乳头、乳晕，每天1次，每次10～30下。每次哺乳前可用乳泵或吸奶器将乳头拉出，便于宝宝含衔。

最好的方法是让爱人帮着把凹陷的乳头吸出来，并把奶水挤空，挤出的奶水给宝宝吃，然后接着让爱人吸吮凹陷的乳头，每天做4次，每次3～5分钟。

温馨小贴士

爸爸是育儿过程中不可或缺的人，要成为亲密育儿的积极参与者，还应照顾妈妈，使其摆脱产后忧郁的情绪。

02 乳头皲裂

如果宝宝吸吮乳头的姿势未纠正，可以使乳头皮肤损坏，然后产生皲裂。防止乳头皲裂，最简便的办法就是让宝宝完全含住乳头。每次哺乳后在乳头上留有一滴后乳，有助于乳头皮肤的愈合。如果皲裂处有感染迹象，可先用温开水洗净乳头破裂部分，涂用红霉素等抗菌素软膏，也可涂龙胆紫，但宝宝吃奶前需把药物洗干净。

03 乳头湿疹

乳头湿疹是由于宝宝的吮吸、局部的过分潮湿、过多使用肥皂等局部刺激，诱发乳头及附近皮肤的过敏性反应，多见于中、青年女性哺乳期。妈妈漏奶时，因为垫在乳房上避免弄湿衣服的毛巾始终是潮湿的，里面温度又高，久而久之，乳头就发生了湿疹。

妈妈正确的预防方法是：漏奶时，不要制止，喂一侧奶时，另一侧奶也同时露出来，

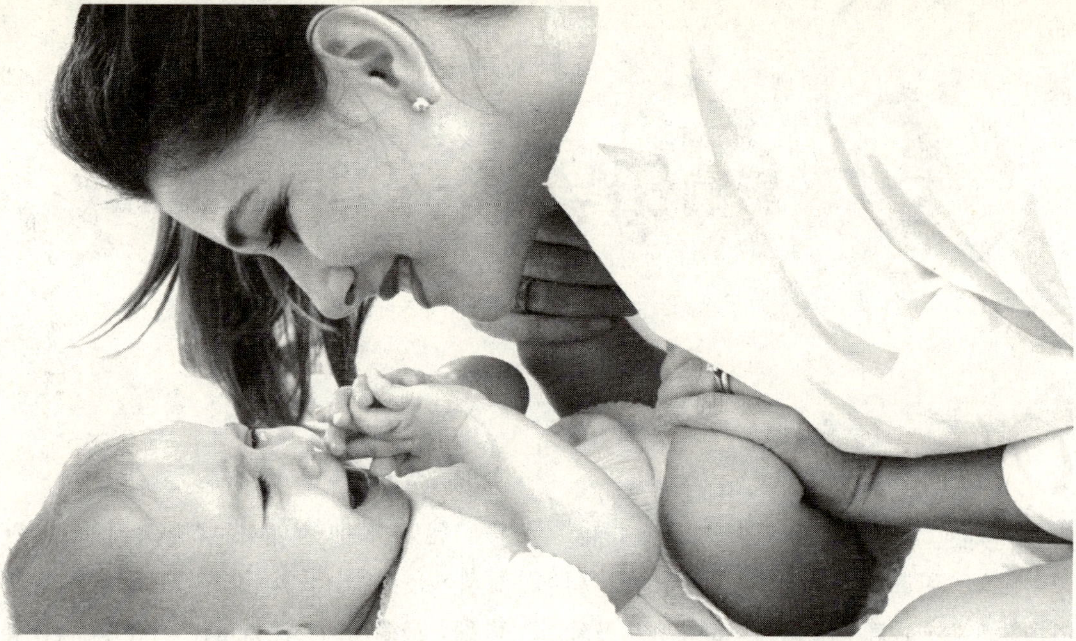

自行流出乳汁。胸罩下垫一块纱布，勤更换，并定时露出乳房，风干乳头。也可在乳头上涂抹鞣酸软膏或凡士林，使乳汁不易侵袭乳头，防止乳头湿疹。一旦患了乳头湿疹，要及时治疗，可使用皮炎平软膏或肤轻松软膏涂抹患处。

在患了乳头湿疹之后考虑暂时停止或减少哺乳，可使其得到有效改善。预防乳头湿疹应从注意乳房卫生做起，经常沐浴或用温水清洗乳头、乳晕，避免搔抓，忌用肥皂和洗热水澡。

04 乳腺炎

乳腺炎发病很快，预防最重要：

◆ 乳房卫生极为重要，避免乳头皲裂。

◆ 一定要保持乳汁通畅，乳汁淤积是引发乳腺炎的重要因素，绝不可忽视。乳汁吃不了，就要挤出，最好使宝宝每次将乳汁吸尽，如吸不尽，可用吸乳器或按摩挤出，以使乳汁尽量排空。可多饮用水，使乳汁变稀，减少淤滞，利于乳汁排出。

◆ 不要养成宝宝含乳头睡觉的习惯，注意哺乳姿势。不要长时间压迫乳房，妈妈睡觉时要仰卧。

◆ 妈妈保持良好情绪，负面情绪易引起内火，中医说的肝郁气滞，也能造成积奶。

◆ 乳头有感染趋势时，及时使用抗菌素。

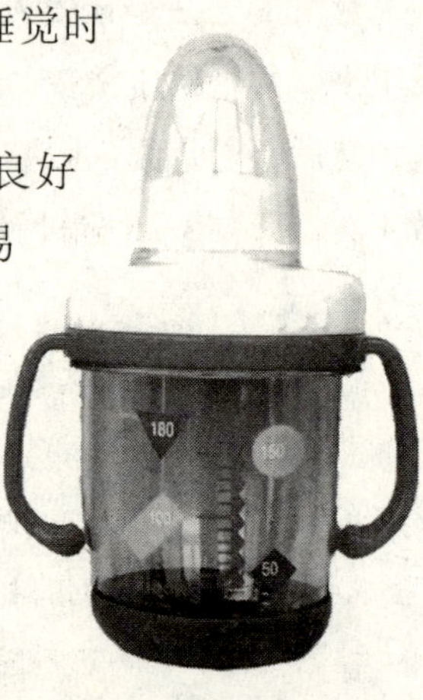

胎教圣经

◎ 孕妈妈在发脾气的时候听一听《田园》，在细腻的乐曲中享受宁静。

第八节 人工喂养需保证宝宝营养

01 哪些情况下不宜母乳喂养

母乳的好处固然很多，但并不是所有宝宝都能接受母乳喂养，有时常因妈妈或宝宝的原因而不利哺乳。

◆ 妈妈患有各种急、慢性传染病，哺乳可能使宝宝发生感染。当妈妈患有流感、细菌性痢疾、开放性结核、梅毒、艾滋病等，或正在接受化疗、服用抗癫痫药物等，不宜实施母乳喂养，因为疾病或药物成分会随乳汁传递给宝宝。

◆ 妈妈患有严重疾病时，哺乳可能使妈妈疾病恶化。如严重的心血管疾病、肾脏病、糖尿病、白血病、恶性肿瘤以及神经病等，这时候给宝宝进行母乳喂养会导致妈妈病情恶化，影响妈妈的康复。部分做过乳房手术或乳房被切除的妈妈由于奶量不足或输奶管被切断，难以供给母乳。

◆ 哺乳妈妈的乳房乳汁淤积、胀痛、触摸有硬结时，积滞的奶汁已变质，不利于宝宝健康，可用吸奶器定时将乳汁排空。发热时，乳汁浓缩，可使宝宝发生消化不良，应将奶汁挤出稀释再喂。若乳头因宝宝用力吸吮发生破裂，可将奶汁挤出喂养，待乳头破裂处痊愈后直接喂养。

◆ 妈妈长期服用异烟肼、甲硝唑、各种抗癌药物、免疫制剂或使用放射性同位素时，应停止哺乳。妈妈应尽量避免喝咖啡等饮料，其中的咖啡因成分对宝宝不利。

◆ 若出现新生宝宝皮肤和巩膜的黄染，可暂时停止母乳。母乳性黄疸一般不会影响宝宝的健康，轻者可以继续吃母乳，重者可暂停，待黄疸好转后可以继续用母乳喂养，

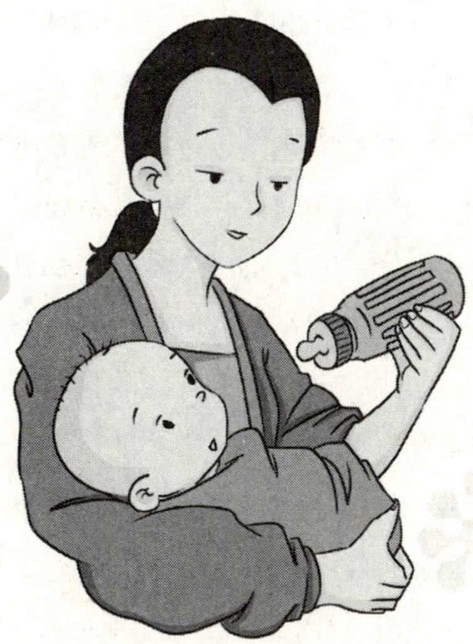

不需药物治疗。

温馨小贴士

妈妈挤奶小窍门

挤压储存乳汁的输乳管窦才能把乳汁挤出。输乳管窦一般在乳晕附近。哺乳时用手挤压乳晕，乳汁就可以流出。找到输乳管窦的位置后，不要按摩或挤压乳房，只需要挤压乳晕即可。

◆ 宝宝本身患有先天性代谢性疾病，如苯丙酮尿症、枫糖血症、半乳糖血症的宝宝不宜母乳喂养，即使母乳再好、再充沛，也只能忍痛割爱了，否则会诱发疾病、加重病情和脑损伤，喂养时只能选用特殊的乳品。

02 8天以内宝宝的人工喂养

新生宝宝慎用牛初乳

牛初乳是母牛产后2~3天内所分泌的乳汁，市场上一些牛初乳产品打出了“提高免疫力防流感”的旗号，宣称“牛初乳成分与人初乳相似，部分营养指标甚至超过人乳”，牛初乳再好，也好不过人乳，牛初乳对小牛有提高免疫力的作用，但对宝宝不一定能产生免疫作用，里面促性腺激素含量很高，这种激素补充过量，身体中不能自然代谢，就可能留在身体里促进性腺发育。母乳才是宝宝最理想的食物。

在牛初乳配方奶粉中，与人乳相同的营养成分含量很低，如果长时间单一喂养牛初乳奶粉，很可能导致宝宝营养摄入不足，还会引起过敏，影响其生长发育。并且牛初乳产量有限，市场上一些号称牛初乳的产品中的牛初乳含量值就不得而知了。

8天以内的宝宝没有母乳该吃什么

足月的新生宝宝，在妈妈没有母乳的情况下，出生后4~6小时开始试喂一些糖水，到8~12小时开始喂牛奶。一个体重3千克的宝宝，每日应提供鲜牛奶150~300毫升，这些牛奶中共加入食糖12~24克，可根据宝宝体重适当增减鲜奶量。7天以内的宝宝只能喂2 : 1的奶，即2份鲜牛奶加1份开水。我们将上述计算出的一天牛奶量，分成7~8次，每次约30毫升，每次加开水15毫升，就相当于每顿给宝宝喂2 : 1的牛奶50毫升左右。每次喂奶的间隔时间为3~4小时，2次牛奶之间要喂一些开水。

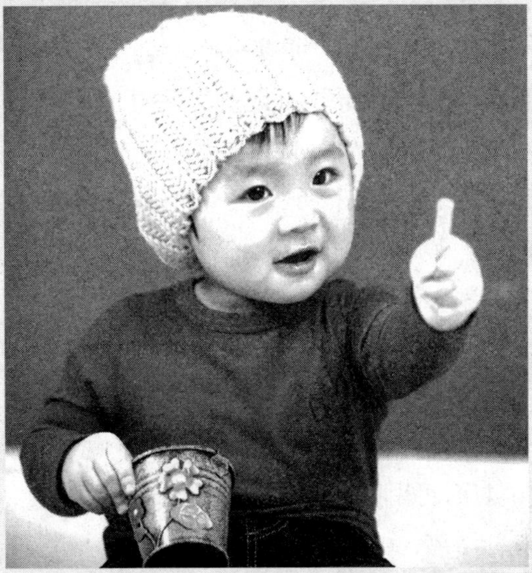

胎教圣经

◎ 孕妈妈在跟小宝宝讲话的时候听一听《摇篮曲》，在乐曲声中与小宝宝说说话，把妈妈无尽的爱带给小宝宝。

03 宝宝乳类品的选择和调制

哪些乳类品适合宝宝

母乳化奶粉也叫配方奶粉，是根据母乳的营养成分，重新调整搭配奶粉中酪蛋白与乳清蛋白、饱和脂肪酸与不饱和脂肪酸的比例，除去了部分矿物盐的含量，加入适量的营养素，包括各种必需的维生素、乳糖、精炼植物油等物质，适合喂养1岁以内的宝宝。

宝宝奶粉是以牛奶为主要原料，应用营养互补原理，从大豆中提取大豆蛋白和油脂，来弥补牛奶中酪蛋白含量高、不易消化的缺点，补充了滋养性单糖，增加了维生素D和铁剂，比较适合宝宝食用。

鲜牛奶中所含的蛋白质（每100毫升约有3.5克）虽比人奶多3倍，营养丰富，但其中的80%是酪蛋白，且牛奶中所含的多量的钙使酪蛋白沉淀而不易吸收，酪蛋白在胃中遇酸后又容易结成较大的凝块，不但较难消化又易引起宝宝溢奶。牛奶中含乳糖较少，喂哺时应加5%~8%的糖，无机盐成分较高，不仅使胃酸下降，而且加重肾脏负荷，不利于新生宝宝、早产儿、肾功能较差的新生宝宝。所以牛奶需要经过稀释、煮沸、加糖3个步骤来调整其缺点。

在没有母乳的情况下，配方奶粉是宝宝最好的选择。营养专家表示，妈妈们在挑选宝宝奶粉时应该注意4点，第一要看清营养成分是否均衡，是否接近母乳；第二要看清生产日期和保质期，在离产品保质期到期6个月内购买较好；第三要看清包装上提示的适用年龄段，选择适合宝宝的；第四要看清品牌厂家的质量保障。

如何为宝宝冲泡奶粉

◆ 先加水后加奶粉。将沸腾的开水冷却至40℃左右，将开水注入奶瓶中，水应占到总量的一半。沸水冲泡奶粉会破坏维生素等营养物质，也无须将已冲调好的奶粉再次煮沸，会使蛋白质、维生素等营养物质的结构发生变化。

◆ 正确地按比例调制奶粉，一定要浓淡适宜。奶粉过浓会造成宝宝消化不良、过敏等症状，奶粉太稀，长期食用后则易导致宝宝营养不良。

◆ 轻轻地摇晃奶瓶，使奶粉完全溶解。摇晃时易产生气泡，要多加注意。按容量调好后用手腕的内侧感觉奶瓶温度的高低，若过热可用流水冲凉。

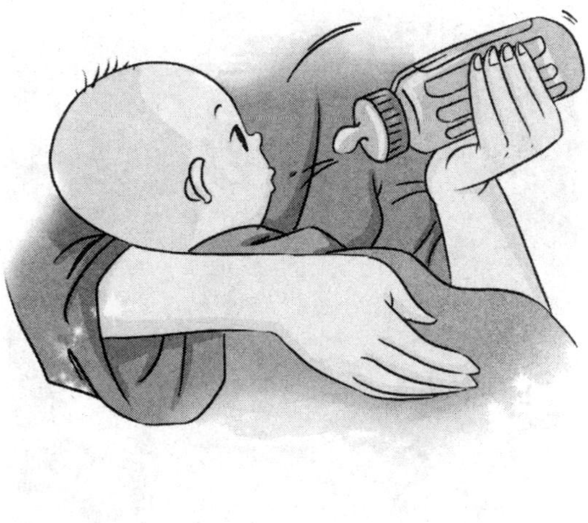

04 人工喂养的弊端该如何处理

怎么弥补奶粉与母乳差别的缺陷

虽然母乳化奶粉接近母乳，但并不完全等于母乳，母乳化奶粉中一些营养元素被破坏了。但只要科学喂养，宝宝同样健康，妈妈不要因为担心奶粉营养不全面而随意给新生宝宝补充其他物质，这样会导致宝宝肠胃消化不良，反而起了副作用。4个月后，可根据专家的建议，适当给宝宝添加辅食。

宝宝更易吐奶

人工喂养的宝宝吸的是橡皮奶嘴，奶嘴后部小而皮薄，宝宝嘴不易全部包住，吸奶时更容易同时吸入空气，产生吐奶。母乳喂养的宝宝因为吸奶时嘴唇含住妈妈饱满的乳晕部分，不易同时吸入太多空气。当奶嘴孔过小，宝宝会因用力吸吮导致空气与奶汁被一起吸了进去，易引起吐奶，但如果奶嘴孔过大，宝宝吸吮时就容易被呛着而引起剧烈的咳嗽。

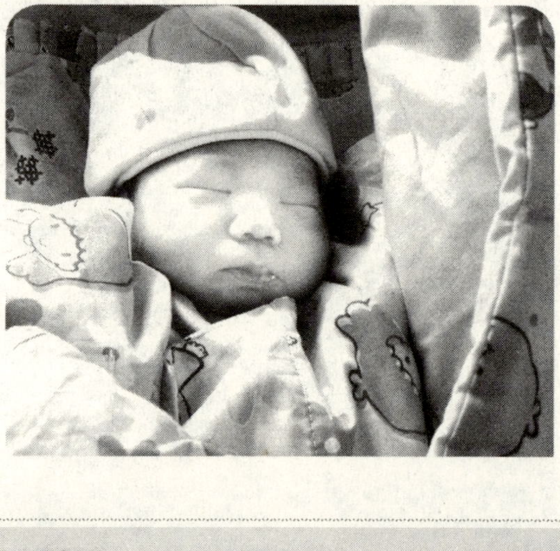

要避免人工喂养的宝宝吐奶，应该在宝宝吸奶前将牛奶充满奶嘴，不留空气存留的空隙。吸奶时奶瓶后部要略高于前部，不留空气的间隙。宝宝吸奶不要逗他笑或让他随意松开嘴，喂奶后把宝宝竖起抱一会儿，轻轻拍拍宝宝的背部，使吸入腹中的空气跑出来，腹中的奶液不会随空气往上溢出来。

宝宝更易腹泻了

母乳中含有可中和致病性大肠杆菌的分泌型gA，而牛奶和配方乳中因缺少分泌型的gA，因此人工喂养的宝宝更易腹泻。除此之外，腹泻与饮食卫生、食物污染、不耐受糖类及对牛奶过敏等因素也有密切关系。

预防人工喂养的宝宝发生腹泻的关键是注意饮食卫生。

◆ 喂养宝宝前应用开水烫洗奶瓶，最好每日煮沸消毒1次。

◆ 奶嘴不宜煮沸消毒，但每次使用之前最好用开水烫洗一遍，同时避免宝宝噙着奶嘴睡觉这一不良习惯，以免造成污染而增加宝宝腹泻的概率。

◆ 无论是牛奶还是配方奶都应在喂养前检查是否新鲜及是否经过煮沸，如果已放置时间过久或有异味，应坚决倒掉，不要再给宝宝食用。夏天尤其应该慎重。

◆ 当宝宝发热时，应当减少牛奶及其他食物的量，以水代替以减少腹泻的发生。

◆ 避免从一开始就添加富含脂肪的辅

胎教圣经

◎ 孕妈妈在春天来临的时候听一听《春》，体验春意盎然的感受。

食，含糖量过高的食品会因宝宝肠道不耐受而引起腹泻。

温馨小贴士

新生宝宝能喂米汤吗？

米汤的主要成分是糖类，如果用米汤喂养新生儿，仅满足了宝宝能量的需要，而其他方面的营养如蛋白质、脂肪供给不足，这将影响宝宝的正常生长、发育，最终导致营养不良等疾病。

宝宝更爱哭闹了

人工喂养的宝宝更多地与奶瓶接触，而得到的母爱相对较少。妈妈应多给予宝宝无限的关爱和爱抚，喂养时母子之间尽量多些皮肤接触、视觉接触，会促进宝宝的精神发育。妈妈应该保持良好的情绪，在喂养宝宝时妈妈的情绪以及整个家庭温馨、关爱的良好氛围也都会影响到宝宝。

05 混合喂养要注意的一些问题

妈妈在分娩后，经过尝试与努力仍然无法保证充足的母乳，或因妈妈的特殊情况不允许全部母乳喂养时，应选择一些适当的代乳品加以补充，如新鲜牛奶、宝宝奶粉等。这种仍然保留母乳喂养，同时附加一些代乳品的喂养方法，我们称为混合喂养。

混合喂养应注意：

◆ 每次哺乳时，先喂母乳，再添加其他乳品以补充不足部分，这样可以在一定程度上维持母乳分泌，让宝宝吃到尽可能多的母乳。

◆ 不要一顿既吃母乳又吃牛奶，一顿喂母乳就全部喂母乳，即使没吃饱，也不要马上喂牛奶，下一次喂奶时间可以提前。

◆ 严格按照奶粉包装上的说明为宝宝调制奶液，不要随意增减量、浓度。如果给1个月内的宝宝喂鲜牛奶的话，应根据浓度加适量水稀释，以大便正常、无奶瓣为正常。

◆ 混合喂养的宝宝，应该在两餐之间适当地补充水。

◆ 混合喂养需要充分利用有限的母乳，尽量多喂母乳。母乳喂养不单单对母婴身体有好处，还对宝宝心理健康有极大的益处，母乳喂养可以使宝宝获得极大的母爱。随着产后身体的恢复，妈妈乳量可能会不断增加，尽量多喂母乳。

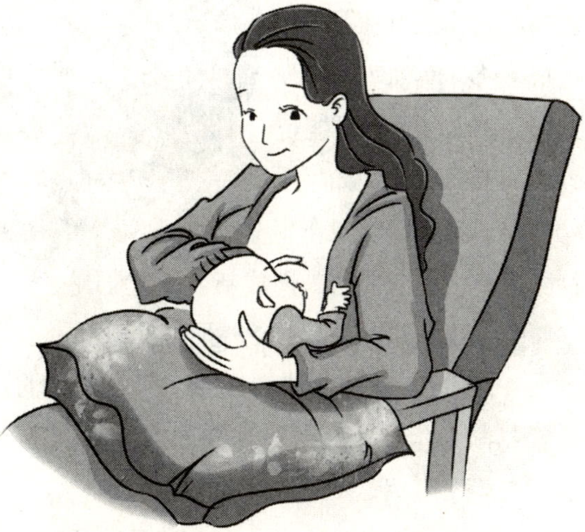

阅读胎教

◎ 选两三首唐诗每天念给他听，就两三首可以了，不要太多。这样可以增强宝宝的记忆，特别推荐的是《静夜思》《春晓》《鹅》这三首。

第九节 新生宝宝的五官护理

01 宝宝眼部护理

宝宝眼部分泌物较多，每天早晨要用专用毛巾或消毒棉签蘸温开水从眼内角向外轻轻擦拭，去除分泌物。如果宝宝眼屎较少，可用棉花棒清洁眼角。建议家长们购买棉棒时，选择分量较少的，如此不会存放很久，堆积灰尘。清洁时可蘸点消过毒的食盐水。

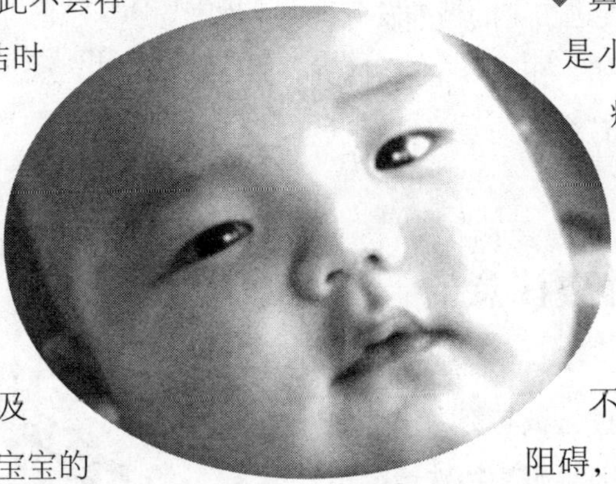

由于新生宝宝新陈代谢旺盛，因此眼屎会比成人多。但如果眼屎过多、黏稠，就有可能是眼部病变造成的，如果不及时治疗，将会影响到新生宝宝的视力发育。一般而言，造成新生宝宝眼屎多的原因大致可分为以下 4 个方面：

◆ 睫毛生长问题。这时期的宝宝，眼睫毛容易向内生长，眼球因为受到摩擦刺激，因而产生了眼屎。一直要到 1 岁左右，宝宝的睫毛会自然而然地向外生长，眼屎多的症状就会逐渐减少。

◆ 细菌感染。分娩时妈妈产道内的病菌侵入宝宝的眼中造成了感染。此外，新生宝宝眼屎多有时是结膜炎的表现之一，如果照顾者平时卫生习惯不好，用不清洁的手碰触或擦宝宝的眼睛，或是家中有人感染了结膜炎，因为混用脸盆、毛巾等盥洗用品，都会引起宝宝眼睛受感染，而造成眼屎过多。

◆ 鼻泪管不通。鼻泪管不通是小宝宝易发生的眼科疾病，如果宝宝一只或双眼泪水汪汪，而且伴随着许多的眼屎，以及眼睛充血等情形，可能为单侧或双侧鼻泪管不通。如果泪液排泄受到阻碍，无法顺利排出时，就会累积在泪囊里，进而引起泪囊炎，流泪、眼屎多、红眼睛等症状便都会出现。家长可将双手洗净，利用食指指腹以画圆的方式（建议剪短指甲以避免误伤宝宝眼睛），由上而下，自泪囊往鼻泪管方向按摩（即按摩鼻梁两侧），借助挤压可将泪囊内贮积的分泌物压出，泪囊管通畅了，就可以减少眼睛分泌物的产生

胎教圣经

◎ 每天听一小段英文材料，这可以令宝宝将来学习英语毫不费力！

及感染的机会。一天按摩3~4次，每次重复5~6下。大部分的鼻泪管阻塞，在使用按摩的方法后都可以获得缓解。症状严重者应及时咨询医生。

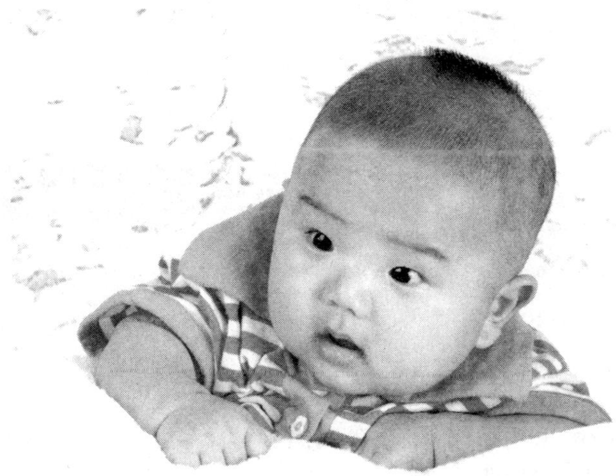

02 宝宝口腔护理

新生宝宝饮食较单纯，除了牛奶就是以水为主，因此无须刻意帮宝宝刷牙清洁。因为宝宝还没长牙，唾液起到天然的口腔清洗作用，最简单的方式是让宝宝喝完奶后喝水，以此替代漱口的方式。对于长牙的宝宝，家长可把手洗干净，用干净的纱布卷住手指，深入宝宝口腔，帮他清洁舌头及牙齿。

03 宝宝鼻腔护理

鼻子的黏膜非常纤细，如果棉棒插得太深，会伤到黏膜，家长需格外当心。可轻按鼻根部将分泌物挤压出鼻腔，还可用捻成细绳状的药棉或用柔软的面巾纸卷成2厘米长的细卷，伸进鼻腔转动几下再取出，常可把鼻屎带出。最好不要用棉签清洁鼻腔，以防造成鼻黏膜损伤。

另外让宝宝吸一点潮湿的水蒸气也可以使鼻内的分泌物易于清除，也能缓解鼻塞症状。可以在浴室放热水，使水蒸气弥漫，让宝宝吸3~5分钟后，再清除鼻屎。

如果鼻屎干燥并阻塞严重的话，可请医生使用特殊小器械来进行处理，切不可随意随便处理。

04 宝宝耳部护理

每次洗脸或洗澡后，用干纱布团或棉签轻轻擦拭外耳道及外耳。宝宝耳道外1/3处本身有正常排出耳垢的能力，因此平时不需要刻意帮宝宝挖耳屎，只要保持耳道干燥，耳屎自然会排出。

在帮宝宝清洗外部耳廓时，可以将小面巾纸用清水蘸湿后并挤干水分（注意一定要挤干水，以免污水进入耳道），然后由内而外、由前向后擦洗耳廓。一旦发生耳道炎症时，应及时去医院就诊，按时服药、滴药。

另外，由于新生宝宝的骨骼未发育完全，耳廓非常柔软，经常侧睡容易造成耳廓扁平，影响美观，所以要常常给新生宝宝变换睡眠姿势。

◎ 孕妈妈或准爸爸要充满感情地朗读，同时使故事内容在自己的头脑里形成一个个具体的形象，以便更加具体地传递给胎儿。

第十节 新生宝宝护理八大要点

01 如何观察宝宝是否有斜视

斜视，看起来好像斗鸡眼，这主要是因为两眼间距宽的缘故，需仔细观察。可拿颜色鲜艳、会发出声响的小玩具在宝宝眼前晃动，观察其视线是否会跟着转动，如真有斜视的情形，必须及早治疗。大部分新生宝宝眼运动不协调，常有生理性斜视，一般在2~4周时消失，建议不要在宝宝床上方挂固定的玩具，否则就会有内斜的可能。

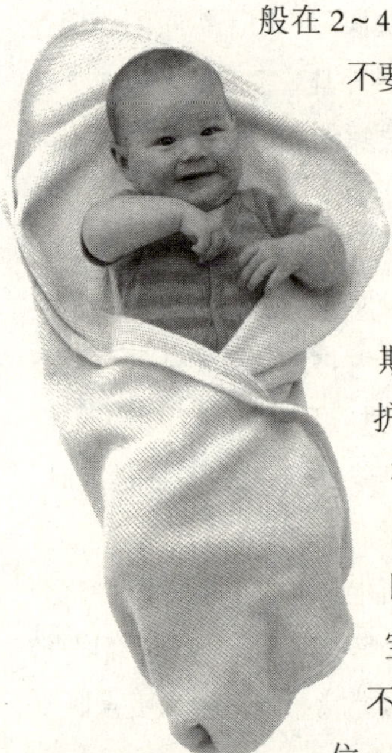

在这个时期，如果父母在护理上不尽心，就有可能诱发或加重宝宝斜视和对眼。如经常只让宝宝看一侧光线，不注意经常变换体位；或者把宝宝床上的玩具挂得太近，使宝宝两眼经常注视近物等。所以，父母要注意变换宝宝睡眠的体位，使光线投射方向经常改变，今天头睡左边，明天睡右边，隔日掉换，这样就能使宝宝的眼球不再经常只转向一侧；小床上彩色玩具不能挂得太近，至少距离1米以上，也可在各个角度多挂几个，以免宝宝只注意一点，这样就可避免宝宝发生斜视或对眼了。

02 宝宝哭了怎么办

宝宝的哭声代表什么

哭是宝宝表达情感和需要的唯一方式。当宝宝哭的时候，并不意味着你是不好的父母，只不过他是在说："我需要你的帮助，因为我太小了，自己做不来。"哭在新父母听来意义比较模糊，在最初的6~8周，宝宝哭得最厉害。年轻的妈妈们可能要花上几个星期的时间来理解它，不过你很快就能学会正确区分饥饿、无聊、疲劳和疼痛导致的不同哭声了。如果你还仔细观察了他的身体语言，那么你解读这些信号会越来越熟练。

胎教圣经

◎ 培养孩子的想象力、独创性以及进取精神，最好的教材莫过于幼儿画册。通过将画册每一页的幻想世界，用我们富于想象力的大脑放大后传递给胎儿，能够很好地促使胎儿的心灵健康成长。

宝宝哭了怎么办

宝宝哭泣时可以先尝试下面的安抚方法，要是其哭声仍停不了，就得考虑宝宝是否有身体不适的因素，应该进一步带宝宝就医。

◆ 使用包巾舒适地将宝宝包住，让宝宝如同回到妈妈子宫内具有安全感。包裹宝宝要有技巧，可以把手的部分裹得紧一些，但脚要放松，否则会影响宝宝髋部的发育。

◆ 把正在啼哭的宝宝抱起来，让他的头部贴着妈妈的左胸，这是为了让宝宝听到妈妈的心跳声。据说出生后一个月左右的宝宝听到这种声音后，马上就不哭了。

◆ 双手像按摩般轻摸宝宝的脸蛋、背部、腹部和脚，长时间轻抚的安慰效果其实大于短暂拍动的效果。

◆ 轻声和宝宝说话或唱首歌来与宝宝互动。

◆ 宝宝哭闹时，妈妈不要紧张生气，不良情绪的感染将会造成宝宝更难过。

温馨小贴士

切记宝宝哭时妈妈三不要：

①不要一哭就塞奶嘴给宝宝，宝宝需要的其实是轻抱安抚而非奶嘴；

②不要一哭就立刻喂奶；

③不要太快速变换安抚方式。

很多家长，特别是老一辈的观念，只要宝宝一哭就给他喂奶，虽然宝宝的哭声以饿了、尿布湿了、脏了最常见，但并不代表每一次的哭闹就一定是这几种原因，比如宝宝可能是单纯想让抱抱、穿得太多、尿布包得太紧、温度过冷与过热、肚子胀气等。宝宝一哭泣就喂奶，这不仅让宝宝无法养成良好的饮食习惯，也容易因为过度喂食，造成糖类摄取过多而引发宝宝胀气，造成哭泣的恶性循环。

03 让宝宝享受洗澡的乐趣

宝宝的脐带尚未完全脱落时，不宜给宝宝洗澡，在这段时间内，只需要偶尔擦拭就可以了，因为宝宝的身体并不脏。唯一需要不断清洁的地方是生殖器，每次排便后爸爸妈妈都要记得帮宝宝清洁该部位。

◆ 室温保持在26℃～28℃之间，水温在38℃～40℃之间。

给宝宝洗澡的时间应安排在喂奶前1～2小时，以免引起吐奶。新生宝宝的洗澡盆最好专用，洗澡前先将盆刷干净，可用热水把洗澡盆烫洗过以免留下细菌。

使室温保持在26℃～28℃，把洗澡水的温度调整到38℃～40℃之间，然后用手背试一下水温，以不觉得烫为宜。也可以使用专门的水温计测量水温，使测量结果更加准确。先把需要换洗的衣服、尿布和洗澡时要用的浴巾、毛巾、宝宝浴皂等放在身边。洗澡时应选用柔软的小毛巾。可备用两条毛巾，一条擦洗脸部，一条擦洗身体其他部位。

这一切准备好后，就可以给宝宝脱衣服

◎ 准爸妈外出时，最好顺便走进书店找一些色彩丰富、内容愉快、富于幻想、情节独特的，能唤起人幻想、幸福和希望的幼儿画册。《灰姑娘》《斑比小鹿》《唐伯大象》等就是很好的阅读教材。

洗澡了。

◆ 左右手协调托住宝宝身体，给宝宝洗澡先从头部开始，先洗脸再洗头，然后洗全身。洗澡的时候有规律地倒一满杯洗澡水在他身上，这样不至于让他感到太冷。

头垢的清洗。宝宝出生后头部皮肤时常覆盖一层灰白色胎脂，清洗时可在宝宝头上擦一点宝宝油或橄榄油，待其软化后再用香皂和清水清洗。

宝宝脸部清洗由内向外，用湿棉球或毛巾从宝宝眼角内侧向外侧轻轻擦洗。宝宝的眼皮非常嫩，所以动作一定要特别轻柔。接着由鼻梁向两边擦洗，从脸部中央向外侧洗涤。

洗完脸部、头部，再洗宝宝正面身体部位。之后将宝宝倒过来，使宝宝的头顶贴在妈妈的左胸前，用左手抓住宝宝的左大腿，右手用浸水的小毛巾先洗会阴、腹股沟及臀部（女婴一定要从前向后洗），最后洗下肢及双脚。

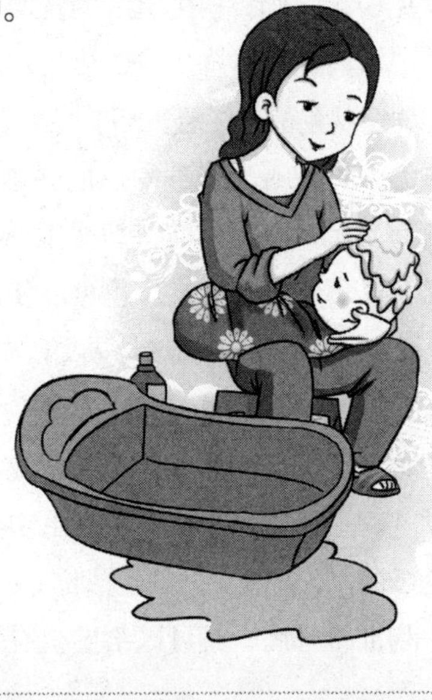

用毛巾清洗时，应一边擦洗一边折毛巾，用干净的毛巾角擦洗。也可以用棉花球蘸水湿润后清洗宝宝身体。

擦洗宝宝其他部位的时候，如果用沐浴液，应注意用手轻轻挡住宝宝眼睛、鼻子和嘴巴，避免沐浴液泡沫飞溅进这些部位。

洗完，立即将宝宝用大毛巾裹上，轻轻擦干。

◆ 洗完澡后不要急着给宝宝穿衣服，先用浴巾裹着，迅速把头擦干，等全身彻底干了再穿衣服，这样就不易受凉感冒了。

◆ 洗澡不要超过 5 分钟。

宝宝洗澡时间最好不要超过 5 分钟，避免感冒。洗澡时，父母应温柔地和宝宝讲话（虽然宝宝听不懂，但可以让宝宝放松）。

◆ 洗后按摩宝宝身体。

宝宝洗完澡后，擦干身体，然后用宝宝专用爽身粉涂抹宝宝身体，但也要注意用手挡住宝宝脸部不让爽身粉飞入宝宝鼻子、嘴巴里，而后可以对宝宝的身体进行抚触。

04 新生宝宝要注意保暖

新生宝宝不能妥善地调节体温，一出生便立即要采取保暖措施防止体温下降，尤以冬寒时为甚。如果宝宝手脚发凉，体温在36℃以下时表示保暖不足，应适当增加室温，添加衣被或将热水袋、装热水的密封瓶放在两被之间，不能直接贴于皮肤，以免烫伤宝宝。在换尿布时，注意先将尿布预暖。

如果宝宝体温过低，易引起感冒或其他

胎教圣经

◎ 反映自然、动植物生态、科学进步的附有彩色插图和照片的书，以及有关世界上各民族风情或风景、陆海空交通工具等内容的书，都可以作为阅读的教材。

疾病，严重时可发生硬肿症，威胁新生宝宝的生命，所以必须予以重视。然而过犹不及，如果宝宝体温在37.5℃以上，表示保暖过度，应减少衣被。若温度过高，新生宝宝体温也升高，易发生脱水热。

温馨小贴士

为何新生宝宝一直打喷嚏？

在妈妈已经很注意保暖的情况下，若宝宝不是因为生病而一直打喷嚏，可能是在他的呼吸道中还有一些羊水和多余的黏膜，而打喷嚏就是宝宝排出这些异物的好方法。打喷嚏和咳嗽都是人体对抗外在环境异物入侵的自然反应。

怎样预防脱水热

新生宝宝脱水热是由于新生宝宝机体内水分不足而引起的发热。当宝宝呼吸、皮肤及大小便失去的水分超过了喂哺新生宝宝所得的液体量时，如天气干燥与炎热，或室温过高、保暖过度时，均可使新生宝宝体内水分丢失过多，当补充供给不足时，便可导致脱水热的发生。

新生宝宝脱水热多发生于出生后2～4天。发热期间，宝宝一般情况良好，能吃奶，精神状态也好。有个别宝宝有轻度烦渴、不安、尿少等症状。但是，一般无须特殊治疗，多喂几次葡萄糖水或白开水即可。如仍不退烧者，可以用稀释一倍的75%的酒精擦腋、颈或大腿根部血管，热即可退。妈妈应合理地给新生宝宝穿衣，被褥不要盖得太厚。

什么是硬肿症

新生宝宝硬肿症是由于寒冷损伤、感染或早产引起的一种综合征，其中以寒冷损伤为最多见，称寒冷损伤综合征。以皮下脂肪硬化和水肿为特征。新生宝宝预防硬肿症，除了应作好围生期保健和宣教，加强产前检查，防止妊娠并发症外，还要避免宝宝窒息、感染等。冬季作好保暖，室温不应低于24℃，尽早母乳喂养，使新生宝宝体温稳定，特别对高危儿作好体温监护。保暖及预防感染是预防硬肿症最重要的措施。

05 抱新生宝宝有妙招

抱刚出生的宝宝对初为人父母的人来说有时是一件很困难的事情，原因是小宝宝太可爱但又太柔软了，生怕把小宝宝“弄坏了”。抱宝宝时，妈妈应尽量放松，让自己感觉舒适，要对他微笑，和他说话。其实最好的抱

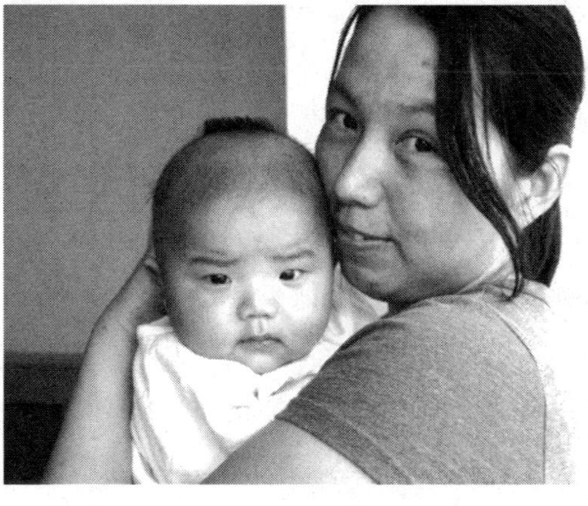

法就是自己感觉最自然的那种姿势，但无论怎么抱始终要有一手托住宝宝的头颈部，切忌将宝宝竖着抱。因为新生宝宝的颈部骨头还没发育成熟，他们还不能控制自己的头部。出生不到一个月的新生宝宝，颈部都很脆弱，不适合背。

下面提供几种抱法以供参考：

◆ 握头交叉环抱式。用左手掌握住宝宝的头枕部，宝宝面朝哺乳侧乳房，小嘴正对乳头。手腕放在宝宝两肩胛之间，大拇指和其余4指分别张开贴放在头部两侧的耳后。同时将右手拇指和其余4指分别张开呈“八”字形贴于右乳房外侧，使其呈圆锥样向前挺，大拇指放在乳头、乳晕外上方宝宝鼻尖接近乳房皮肤的部位，食指则放在乳头、乳晕内下方宝宝下巴接近乳房皮肤的区域。轻压乳房使其形态利于和宝宝嘴部紧密相贴。然后就准备让宝宝小嘴与乳头、乳晕正确地衔接。

◆ 橄榄球式（握头腋下挽抱式）。这个哺乳姿势特别适合于妈妈经历剖宫产（可以避免宝宝压迫腹部手术切口）以及乳房很大、宝宝太小或者早产儿、哺育双胎的母婴选择使用。妈妈根本不需要有橄榄球比赛经验，就像在腋下夹持一个橄榄球那样用上肢夹持宝宝双腿位于左侧腋下（若用右侧乳房哺乳则用右臂），宝宝上身呈半坐卧位姿势正对妈妈胸前。用枕头适当垫高宝宝达乳头水平。用右手掌托住宝宝头枕部负重，左手像握头交叉环抱式那样以拇指和其余4指张开呈“八”字形贴于右侧乳头乳晕的上、下方，使其呈圆锥样向前挺。

◆ 扶腰臀抱篮式。这是传统的哺乳姿势，让宝宝的头部依靠在妈妈搂抱侧上肢屈曲的肘窝内，同侧手指搂住宝宝的腰臀或大腿上部。宝宝侧卧侧肢体（如果以右侧乳房哺乳，就是宝宝的左侧肢体）夹在妈妈臂下大约平腰部。像交叉环抱式那样用妈妈的左手指（妈妈用右乳哺乳时）呈“八”字形扶托右侧乳房。

◆ 扶腰臀侧卧式。这种姿势是午夜或者需要休息（如果妈妈喜欢选择这种休息方式，就会经常采用）时哺乳的最佳选择。身体侧卧，用枕头垫在头下。宝宝侧身与妈妈正面相对，母婴腹部相贴。维持宝宝小嘴与妈妈乳头处在同一平面。像其他哺乳姿势一样用手指呈“八”字形扶托乳房。为了保证母婴紧密相贴，还要用一个小枕头垫在宝宝后背部。

温馨小贴士

在抱宝宝的时候，要让宝宝能看到妈妈的脸和眼睛。妈妈同样要用温柔的眼光看着宝宝，和他说话，这样能促进母子之间交流。

06 怎样照顾好宝宝的睡眠

新生宝宝的睡眠时间

宝宝年龄越小睡眠时间越长。新生宝宝每天睡眠时间为16～20小时，即除哺乳时间外，基本上处于睡眠状态。新生宝宝平均每

胎教圣经

◎ 在选择的阅读教材中，孕妈妈或准爸爸还要把感觉到的那些赏心悦目的色彩和独特的构思，用自己的语言讲给胎儿听。

次睡眠时间为2.5～4小时。

什么样的睡姿才舒服

正常情况下，大部分新生宝宝是采取仰卧睡觉姿势，仰卧睡姿可以使全身肌肉放松，内脏器官免受压迫，但是仰卧时因舌根部放松并向后下坠，会影响呼吸道通畅，阻塞呼吸道而发生呼吸困难。当宝宝吐奶时，有可能将乳汁呛入气管而引起窒息。长期仰卧，还会使枕骨平塌，睡成扁头，此时应密切观察新生宝宝的睡眠情况。对于侧卧睡的宝宝，家长应适时调整左右方向，以免造成偏脸现象。新生宝宝不提倡俯卧位睡姿，容易发生意外窒息。

宝宝在浅睡眠期有各种动作，如睁眼、吸吮、翻身、哭啼，有时还会抬头张望，但这些动作大多是无意义的。所以，父母不要因为有一点动静就给予过多的护理或关照，可静静地等待5分钟以上，再作出反应，有时过多的呵护反而会打扰宝宝的正常睡眠，不利于宝宝的正常生理发育。

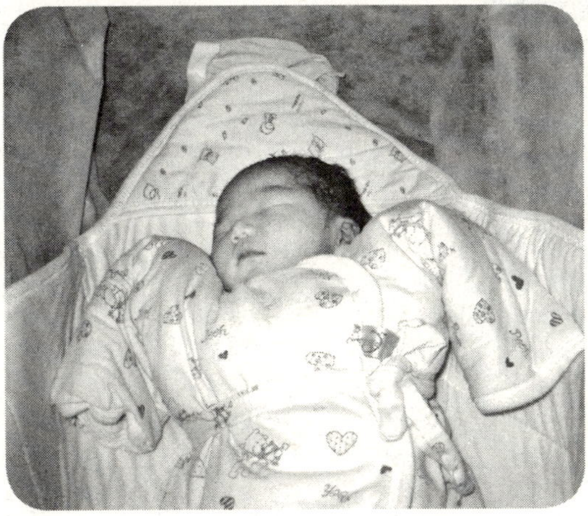

新生宝宝睡觉需要枕头吗

一般情况下，刚出生的宝宝是不需要枕头的，刚出生的宝宝，脊柱平直，平躺时背和后脑勺在同一个平面，颈、背部肌肉自然松弛，侧卧时头与身体也在同一平面，所以新生宝宝睡觉不需用枕头也不会因颈部肌肉紧绷而引起落枕。如果给新生宝宝垫上过高的枕头，反而容易造成脖颈弯曲，影响呼吸功能，造成呼吸障碍，影响正常生长发育。

07 如何呵护宝宝的肌肤

宝宝皮肤表皮各层发育不充分，角质层薄弱，基底层生长功能旺盛，纤维组织稀少，皮肤因此缺乏弹性，易被外物渗透，并容易因摩擦受损。

给宝宝清洗皮肤时，应选择品质纯正温和、符合婴幼儿皮肤的特性、安全性更高的洗护用品，这样便不易引起过敏反应。选用专为宝宝设计的无泪配方，100%不含皂质的洗发精或洗发沐浴露，以免伤害宝宝的眼睛，在彻底清洁宝宝肌肤的同时，也给宝宝肌肤留下天然保护膜，保持肌肤滋润柔滑，同时有效抵御细菌。

不要给宝宝穿戴得太多，尿布及贴身衣物应是棉质的，且柔软吸水，每次用后都应用弱碱性宝宝皂清洗；浴后为宝宝选择经高温消毒处理过的粉质细腻、不含杂质的宝宝爽身粉涂于全身，特别是皱褶处，能有效吸收剩余湿气，预防痱子及尿疹。避

◎ 在选择教材时，一定要注意画册中是否有暴力、战争和使人恐怖的内容，如《汉森兄妹的故事》《白雪公主》《小红帽》等故事是应该避免的。

免过度暴露在阳光下，尤其是强烈的阳光下。外出必要时，暴露的皮肤使用无刺激性、不含有机化学防晒剂的高品质宝宝防晒品。

温馨小贴士

新生宝宝为何会长粉刺？

新生宝宝长粉刺主要是因为妈妈的激素还残留在宝宝体内。别尝试去挤，也别用药膏涂抹，只要保持清洁干净，用清水一天洗两三次，粉刺自然就会消失，还给宝宝漂亮的肌肤。

08 宝宝穿衣注意事项

新生宝宝的衣物应以质地柔软、通透性能好、吸水性强的棉织品布料为最佳。设计简单、宽大的衣服能使宝宝四肢活动不受限

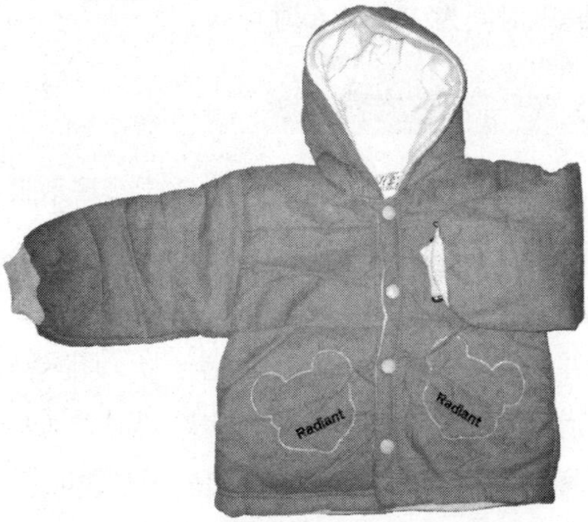

制，穿脱也很方便。衣服的颜色宜浅不宜深，深色染料褪色会刺激皮肤。和尚领的小衣服最适合新生宝宝穿，冬天外衣可选用加厚棉毛衫或者棉绒衫。在大小选择上，宜宽松，忌紧绷。

妈妈在给宝宝穿衣时，要先用手拉开领口，在经过宝宝的前额和鼻子的时候，用手把衣服平托起来，宝宝头套进去以后把袖口撑开，把宝宝的胳膊轻轻拉进袖子。

给宝宝脱衣服时，应先用拇指把衣服撑开，把手伸进衣服内撑着衣服，这样宝宝的脖子才能穿过，并且要用手护住他的头，以免衣服遮住了宝宝的前额和鼻子。在穿衣服和脱衣服的时候要和宝宝说话，这样可以分散他的注意力，同时也可增加母子间的互动。

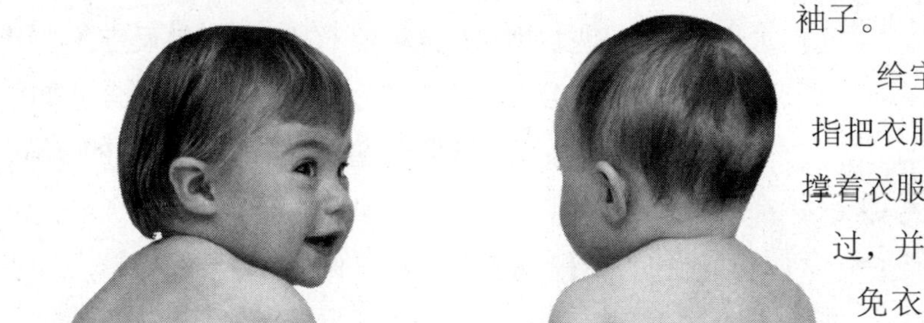

胎教圣经

◎ 即使同样一个故事，也会有不同的版本，孕妈妈们应选择那些将残酷和恐怖的场面删节掉的版本。恐怖的内容会使没有丝毫心理防备的胎儿感到不必要的恐惧，会给他的健康发育带来不好的影响。

第十一节 宝宝尿布的选择和使用

01 为宝宝选择什么样的尿布好

尿布是新生宝宝的第二层肌肤，是必备的日常用品。尿布在宝宝出生前就要准备好，使用前要清洗消毒，在阳光下晒干。旧棉布、床单、衣服都是很好的备选材料，可选用柔软、吸水性强、耐洗的棉织品，也可用新棉布制作，经充分揉搓后再用，颜色以白、浅黄、浅粉为宜，忌用深色。尿布不宜太厚或过长，以免长时间夹在腿间造成下肢变形。

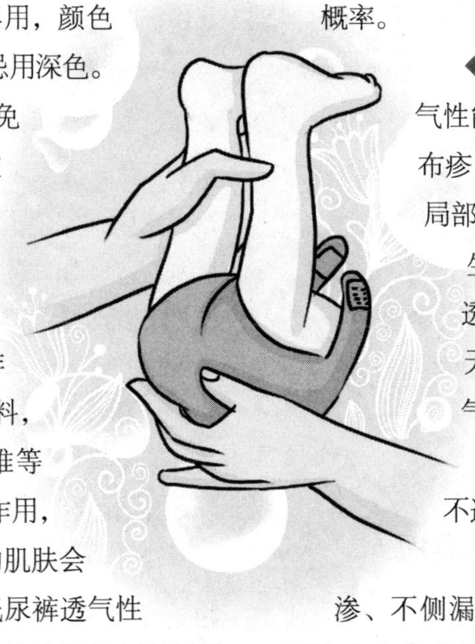

纸尿裤用起来方便，但纸尿裤还存在一定的负面影响。不少纸尿裤并非完全是纸质的，外层有塑料，内层有吸收剂、特种纤维等物质，有防漏和较强吸湿作用，长期使用，对宝宝娇嫩的肌肤会造成一定的伤害。由于纸尿裤透气性能差，易使男婴睾丸产生精子的能力降低甚至丧失。宝宝使用纸尿裤不当，确有疾病隐患，建议最好还是更多使用白色纯棉织布给宝宝做尿布。若是使用纸尿裤，应适时更换，夏季减少用量。

正确选择纸尿裤 5 点提示：

◆ 吸收尿液力强、速度快。纸尿裤的吸收力并不取决于其厚薄程度，甚至恰恰相反，越薄的吸收力越强。高吸水性纸尿裤可减少尿液与皮肤接触时间，减少尿布疹的发生概率。

◆ 透气性能好、不闷热。透气性能差的纸尿裤易使宝宝患尿布疹，而且还会使男宝宝的阴囊局部环境温度增高，导致睾丸产生精子的能力降低甚至丧失。透气性好的纸尿裤内层材质天然透气而且很薄，有层透气膜，即薄塑料膜上有一种肉眼看不见的微孔，透气但不透水。

◆ 表层干爽，尿液不回渗、不侧漏。尿裤表层干爽而不回渗，可防止宝宝患尿布疹，四层结构的纸尿裤多加了一层吸水纤维纸，更好减少渗漏。

◎ 孕妈妈应尽可能避免看描述神秘鬼怪、杀人推理、战争暴力的电视和电影片。孕妈妈看了此类作品后会产生吃惊、恐怖、憎恨的心理，那么胎儿也会害怕，从而拒绝孕妈妈传递的信息。

◆ 触感舒服，有护肤保护层。纸尿裤与宝宝皮肤接触的面积是很大的，选择内衣般超薄、合体、柔软、材质触感好的纸尿裤，可给宝宝提供舒适的触觉经验。大多纸尿裤已添加了护肤成分，可以直接借着体温在小屁屁上形成保护层，隔绝刺激，并减少皮肤摩擦，还可避免尿便中的刺激性物质直接接触皮肤，预防尿布疹。

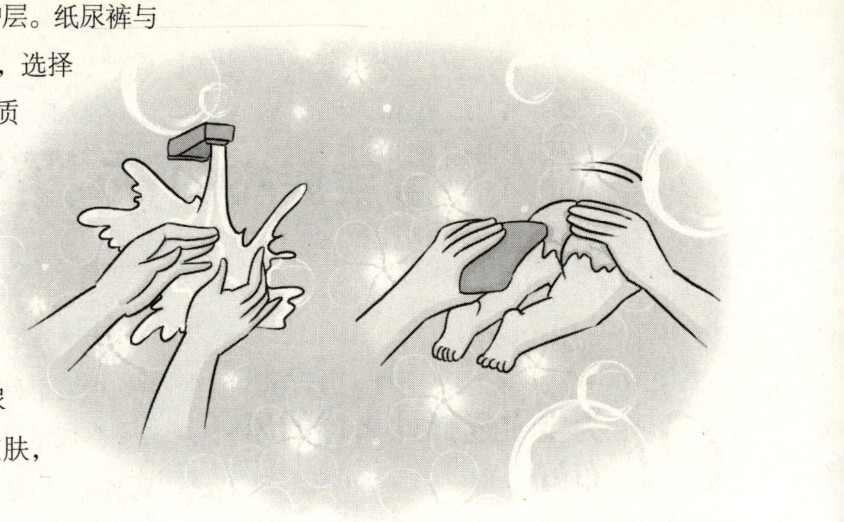

◆ 价格合适，尺码适中。国内生产的纸尿裤质量比较可靠。妈妈应到正规商场购买，一般品质越有保证的产品总是越贵，对于纸尿裤的选用不主张一味追求低价位。购买时注意产品包装的生产日期、有效期等标志是否齐全。纸尿裤的大小可参考包装上的标示购买。

温馨小贴士

宝宝最早的大便为胎便，是墨绿色，量不多。出生3~4天后，开始排出乳汁消化后的粪便（金黄色稠便），要留意观察，因为它能说明宝宝的肠道是通畅的。

02 如何给宝宝换尿布

宝宝1昼夜需20块左右的尿布，平常要及时给宝宝换尿布。在给宝宝换尿布前，先要在宝宝下身铺一块大的换尿布垫，防止在换尿布期间宝宝突然撒尿或拉屎，把床单弄脏。

◆ 换尿布的时间：给宝宝喂奶前后都应检查尿布湿了没有，妈妈可用手指从宝宝大腿根部伸入摸摸就知道了。

◆ 给女宝宝换尿布：一只手托起宝宝一条腿，另一只手拿湿布轻轻擦去宝宝身上残留的便便，注意应从宝宝阴道往肛门方向擦，这样可以保证阴道的清洁。宝宝大便后应用清水洗净。尿布的长度不要超过肚脐，可在屁股下面多垫几层尿布，以增加特殊部位的吸湿性。

◆ 给男宝宝换尿布：在擦拭完小屁股后应注意清洁宝宝睾丸、会阴和阴茎部分，方向是从前向后，生殖器上可多垫几层尿布。

尿布更换完毕之后要检查调整腰部的粘扣是否合身，松紧以妈妈的两个手指能放进去为宜。

◎ 如果没有合适的教材，身边的很多事物都可以作为阅读的范本。如果你对植物了如指掌，你可以讲植物；对美术造诣较深，可以介绍美术等。

03 如何给宝宝清洗尿布

在使用前，尿布不论新旧，定要经过清洗。清洗尿布要选用中性的肥皂或清洁剂，不要用柔软剂或漂白剂，可先用开水烫泡，水冷却后稍加搓洗，再用清水洗涤几次，以确保尿布上的清洁剂完全洗净，否则会降低尿布的吸水性，还会使宝宝生尿布疹。洗净之后尿布需晾晒干透即可使用。

04 尿布疹的预防

新生宝宝的皮肤极为娇嫩，若长期浸泡在尿液中或因尿布密不透风而潮湿的话，臀部常会出现红色的小疹子或皮肤变得比较粗糙，称做“尿布疹”或“红屁股”。

尿布疹的外观并不完全相同。但如果宝宝戴尿布的地方看上去发红、不舒服，甚至有些肿胀和发热，那表明他可能出尿布疹了。

预防尿布疹最好的办法就是使宝宝的屁股保持干爽，宝宝把尿布尿湿或弄脏后尽快更换，炎热或有皮肤炎时更要随时更换尿布。每次宝宝大便后要彻底清洗宝宝的生殖器区域和臀部，洗完后，要记得用软毛巾或纸巾搌干水分，千万别来回擦。不要用爽身粉涂宝宝的屁股，宝宝尿湿后，擦在屁股上的爽身粉易阻塞汗腺，使宝宝屁股产生湿疹，甚至造成宝宝皮肤皱褶处发生摩擦。不要把尿裤系得太紧，让宝宝的小屁股时刻保持“呼吸”。

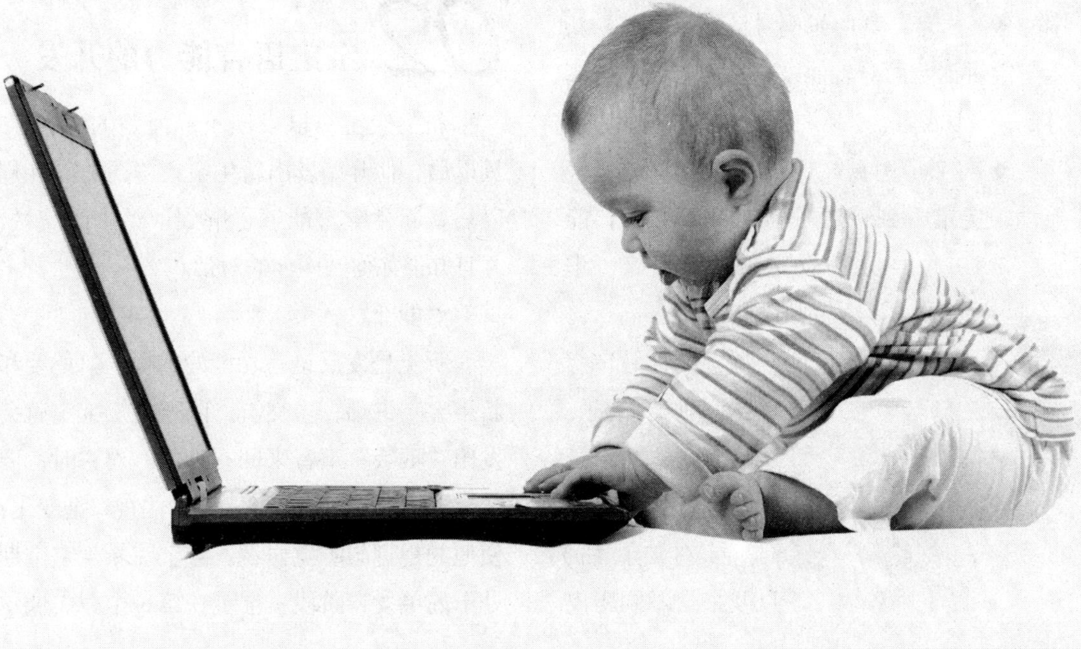

◎ 如果孕妈妈擅长绘画和写文章，可以把自己的创作讲给胎儿听。

第十一节 新生宝宝早期智能开发

01 宝宝听觉潜能的开发

新生宝宝对声音有定向力。听到声音后他的头和眼转向声音发出的方向，并用眼睛寻找声源。宝宝不爱听尖锐、过强的音响，当听到噪声时，头会向相反方向转动，或以哭表示拒绝这种干扰。

潜能开发：

◆ 话语：可通过听成人讲话和日常生活中的各种声音，其中妈妈讲话最重要。和新生宝宝讲话要面对着他，要有声有调、有高有低，亲切温和。

◆ 摇铃：用摇鼓或铃在宝宝耳边轻轻摇动，宝宝听到铃声可转向铃声方向，能帮助宝宝分辨声音、识别方向。

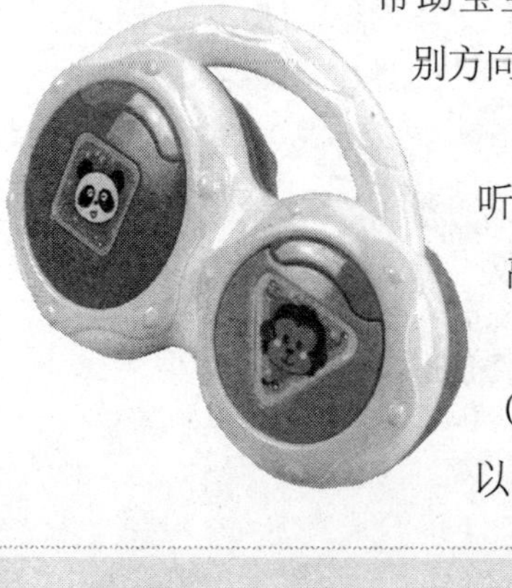

◆ 音乐：让宝宝听不同种类（音乐、敲击物体的声音等）、不同方位（左、右、前、后）以及来自不同距离（由远及近，由近至远）的声音，可以训练宝宝的听力及定向能力。

新生宝宝的音乐感受性尚处于朦胧阶段，音乐环境能起到潜移默化的作用。一是新生宝宝听音乐可以培养宝宝稳定愉快的情绪。可在睡前听几首催眠曲，在他啼哭时给他听一些轻快柔和的乐曲。二是进行听觉训练。新生宝宝有2/3的时间是睡眠，那么就可以从摇篮曲开始。

02 宝宝语言能力的开发

新生宝宝可以发出不算清楚的声音。3周以后，他开始发出新生宝宝“词汇”，4周以后，新生宝宝能够了解到谈话中的交替，并且知道如何回应你的对话。

潜能开发：

听觉是发展语言功能的前提。妈妈要和新生宝宝讲话，多交流，两三星期宝宝就会发出“哦哦”声音来回答你了。对讲时，要让宝宝注视着妈妈的脸，还要注视口型变化，使他的视觉与听觉协调。宝宝在新生宝宝期处于简单发音阶段。宝宝在第一个月内偶尔

胎教圣经

◎ 你还可以把杂志上的照片、插图剪下来，或者贴上有色彩的纸，拼成风景和人物图等，然后把它们串成故事讲给胎儿听。

会吐露“ci、ou”等音，宝宝的这种“咿呀”语，并不是在模仿大人，而是为了听到自己的声音，他们还用不同的声音表示不同的情绪。父母可以通过微笑和鼓励来增加宝宝“咿咿呀呀”的次数，把宝宝当成“谈伴”，耐心地与他交谈。

03 宝宝视觉潜能的开发

新生宝宝的视觉发育较弱，视物不清楚，但对光是有反应的，眼球的转动无目的。0～15天的新生宝宝的最佳视距是20厘米，看得最清楚。新生宝宝生下来第一天就喜欢看图案，不喜欢看单一的颜色。半个月以后，宝宝可以看到距离50厘米的光亮，眼球会追随转动。宝宝还喜欢看黑白分明的图谱，而且图案越复杂他越爱看，每次注视时间1～3分钟。

潜能开发：

◆ 注视：拿一组黑白分明的复杂图案在距离宝宝的眼睛20厘米处让他注视，当宝宝眼睛离开一张图后再换一张，每天安排2～3次看图时间，训练宝宝的注视能力，并记录他注视的时间。

◆ 追视：用移动带响声的色彩鲜艳的玩具让宝宝追视，方向从左到右、从上到下及环形移动；妈妈可带宝宝看会动和会发声的玩具，看户外风景，引起宝宝对景物的兴趣。记认图形，用延长注视时间的方法区别看过的和未看过的新图形，这样不仅可以开发宝宝的视觉潜能，还能锻炼颈部逐渐支撑头部重量。

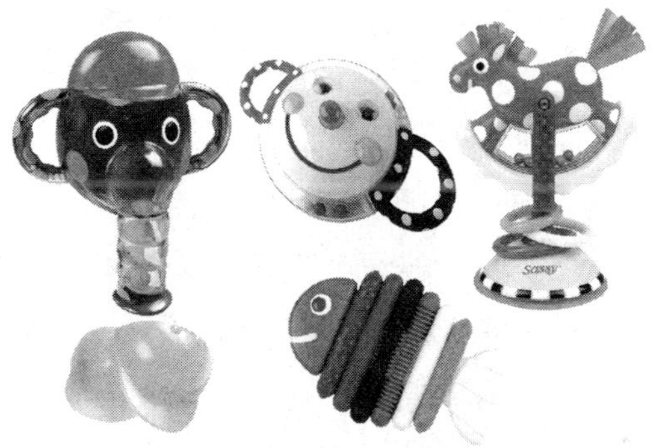

04 宝宝的触觉、味觉及嗅觉能力

触觉

新生宝宝对不同的温度、湿度、物体的质地和疼痛有触觉感受能力，他们有冷热、疼痛的感觉，喜欢接触质地柔软的物体。嘴唇和手是触觉最灵敏的部位，所以胎儿、新生宝宝喜欢吸吮手指。用超声显像方法可以看到，早在胎儿24周时就有吸吮拇指的动作。触觉是小宝宝安慰自己、认识世界以及和外界交往的主要方式。有的宝宝哭闹时，只要用手放在他们的腹部或同时限制宝宝的双臂就可使他们安静下来。

潜能开发：

当乳头触及宝宝的嘴边，宝宝会做吮吸的动作。抚摸宝宝的皮肤，宝宝会露出舒适的微笑。

味觉

新生宝宝有良好的味觉，从出生后就能精细地辨别溶液滋味。出生第一天，宝宝就

◎ 给胎儿进行胎教时一定要注意，要把感情倾注于故事情节中去。

表现为对浓度高的糖水有兴趣，吸吮强，吃得多；对于咸的、酸的或苦的液体有不愉快的表情。

● 嗅觉

新生宝宝还能认识和区别不同的气味，当他们开始闻到一种气味时，有心率加快、活动量改变的反应，并能转过头朝向气味发出的方向，这是对这种新的气味有兴趣的表现，一旦适应这种气味后，反应很快消失。出生后 6 天的新生宝宝能辨别自己妈妈的气味。与此同时，妈妈也能辨别自己宝宝的气味。因此，嗅觉也是母婴相互了解的一种方式。

潜能开发：

宝宝小的时候，可让他被动地嗅各种不同的气味，吃不同味道的食物，刺激宝宝的嗅觉和味觉器官。并在训练的过程中用一定的语言进行强化，比如问宝宝"酸不酸"等，让宝宝通过自身体验来发展嗅觉和味觉功能。

05 宝宝交往能力的开发

新生宝宝和父母或看护人交往的重要形式是哭。这些正常新生宝宝的哭有很多原因，如饥饿、口渴、尿布湿等，宝宝一般在哭后都会安静入睡或进入觉醒状态。年轻父母经过 2~3 周的摸索就能理解宝宝哭的原因，并给予适当处理。

新生宝宝还会用手势、声音以及脸部表情向大人表达感受和需要，面部表情开始生动活泼，如饥饿、疲劳、兴奋，宝宝先是前后晃动身体，咕咕叫和大笑，用微笑或皱眉使父母体会他们的意愿。

宝宝在第十四天能够从一群人里分辨出你的声音，第十八天他把头转向发出声音的方向，第二十八天他正在学习如何表达和控制情绪，并且能够根据你的声音调整自己的行为。例如，如果你的语气重或者声音高，宝宝就会觉得不安；如果你的语气是舒缓的，宝宝就会很平静。

潜能开发：

爸爸妈妈需要对宝宝的表情及时而积极地作出反应，慢慢地，宝宝就开始热衷于和大人"对话"，过去认为在父母和新生宝宝交往中，父母起主导作用，实际上是新生宝宝在支配父母的行为。宝宝天生是友好的，同时渴望有人陪伴，因此他从一出生就愿意回应你，所以你也要迎合宝宝，多与他交流。宝宝天生有说话的欲望，不断地和他说话，他会咿咿呀呀地回应你，不但可以提升宝宝的语言能力，也是培养宝宝友善性格的好途径。

06 宝宝运动能力的开发

胎儿在子宫内就有运动，即胎动。出生后新生宝宝已有一定活动能力，如新生宝宝会将手放到口边甚至伸进口内吸吮。四肢会做伸屈运动，当你和宝宝说话时，宝宝会随音节有节奏地运动，表现为转头、手上举、伸腿类似舞蹈动作，还会对谈话者皱眉、凝视、微笑。宝宝的动作多是些不规则、不协调的动作，

胎教圣经

◎ 无论给胎儿讲什么，都要把自己作为故事中的人物来讲，并尽可能地使用"自己的语言"，少借用别人的话或人云亦云。

不能改变自己身体的位置。仰卧时头转向一侧占优势，以颈直反射姿势为主。俯卧位时肩部高耸，两膝关节屈曲，两腿蜷缩在下方。头转向一侧，脸贴在床面上。有时面部刚好能离开床面，宝宝手臂放在胸下不动，两腿有时会做交替蠕动。

新生宝宝还有一些反射性运动能力，如：

◆ 爬行反射：将宝宝俯卧姿势放下，用手顶住他的双脚，他会有向前爬行的姿势。

◆ 行走反射：将手撑在新生宝宝的腋下，让他光脚站立在桌面上，宝宝会自动地向前呈直线迈步行走，就像在走猫步。

◆ 牵拉反射：成人将两手指放在宝宝掌心，能立即感到手指被宝宝攥紧（抓握反射），可借此突然将宝宝提升在空中停留几秒钟等。

◆ 游泳反射：宝宝在子宫中时就有了游泳的经验，在水下分娩的宝宝，可在水中游来游去。

潜能开发：

◆ 行走能力：每天 5 分钟，带宝宝在不同质地的平面上行走，不仅能巩固小家伙的

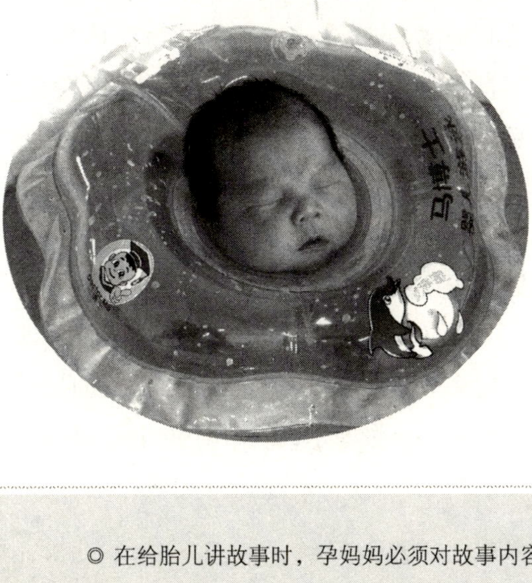

肢体能力，而且也是个刺激触觉的好机会；宝宝平躺的时候，可以进行腿部的被动运动，用双手轻轻握住小脚，呈走路的姿势前后摆动；把宝宝凌空抱起，锻炼他的蹬腿能力。

◆ 爬行能力：用左手环抱宝宝，右手支撑住他的双脚，轻轻推动，让宝宝自然而然地用力去抵抗，锻炼双脚的力量；宝宝的颈部肌肉还很娇弱，俯卧时间不易过长，尽可能让宝宝保持双手支撑在胸前的姿势，可以用玩具逗引，看宝宝的反应。

◆ 抓握能力：用东西去触摸宝宝的手，他会有生理反射性的抓握动作。准备一些适合宝宝抓握的东西，比如筷子、毛巾，也可以是妈妈的手指。不断接触宝宝的手，不断刺激抓握能力，有助于提升手指协调性，对触觉的提升也有好处。在亲子运动的过程中，可以多做些手指运动，促进小手的灵活性。

◆ 游泳能力：洗澡的时候，可以用手拖着宝宝，俯卧、仰卧都可以，在澡盆里前后游动，让宝宝温习下游泳的姿势。

07 宝宝模仿能力的开发

新生宝宝在安静觉醒状态，不但会注视你的脸，还有模仿你脸部表情的奇妙能力。当和宝宝对视时，你慢慢地伸出舌头，每 20 秒钟一次，重复 6～8 次。宝宝开始时将小嘴一张一合，慢慢地也会把小舌头吐出来。心理学把宝宝的这种行为称为“同步模仿”。宝宝还会模仿其他脸部动作和表情，如撅嘴、微笑和悲伤的表情。

© 在给胎儿讲故事时，孕妈妈必须对故事内容充分把握，理解了以后再讲给胎儿听。

第十三节 新生宝宝常见疾病与预防

01 谨慎预防宝宝“病从脐入”

脐带被切断后便形成了创面，这是细菌侵入新生宝宝体内的一个重要门户，轻者可造成脐炎，重者往往导致败血症和死亡，所以脐带的消毒护理十分重要。在脐带未脱落以前，需保持局部清洁干燥，特别是尿布不要盖到脐部，以免排尿后浸湿脐部创面。要经常检查包扎的纱布外面有无渗血，如果出现渗血，则需要重新结扎止血，若无渗血，只要每天用75％的酒精棉签轻拭脐带根部，即可等待其自然脱落。

新生宝宝脐部的护理主要是保持局部的干燥和清洁，避免排泄物污染。宝宝出生后，无论脐带是否已经脱落，应每天清洁肚脐部位，用毛巾或棉签蘸75%医用酒精，由肚脐中间从内往外打圈轻轻擦洗，重复3次，排除污物或血痂，保持肚脐部的干净清爽。同时还必须勤换尿布，避免尿便污染脐部。要避免衣服和纸尿裤对宝宝脐部的刺激。可以将尿布前面的上端往下翻一些，以减少纸尿裤对脐带残端的摩擦。

若是护理不当，脐轮红肿，有脓性分泌物，那就是脐炎，应及时去医院就诊。

02 新生宝宝发烧如何对症下药

新生宝宝比较容易发烧，宝宝一发烧，父母大多数都会急得像热锅上的蚂蚁，退烧也就成为父母最迫切解决的问题，如果此时随便服用退烧药，往往会适得其反。那么，宝宝发烧究竟该怎么办呢？

新生宝宝发烧大多是因为宝宝体温调节功能不完善，保暖、出汗、散热功能都较差。如天热时衣服穿得太多、水喝得太少、房间空气不流通，或由感冒、气管炎、喉咙发炎或其他感染性疾病引起发烧，预防接种，包括接种麻疹、白喉、百日咳、破伤风等疫苗后也有发烧症状。

父母在宝宝发烧时要分析可能导致发烧的原因，区别发烧是环境因素所致还是疾病因素所致，采取与之相对应的措施。

◆ 体温在38℃以下时，一般不需处理，只要多喂些水就可以。当室内温度高时，可以在地面上泼凉水，或启动空调机，加速室

胎教圣经

◎ 在给胎儿讲故事或阅读时，要尽量避免科学术语或生僻的词汇。如果只是照本宣科地读，那么，胎儿听到的都是些难理解的文字，就根本不明白说的是什么了。

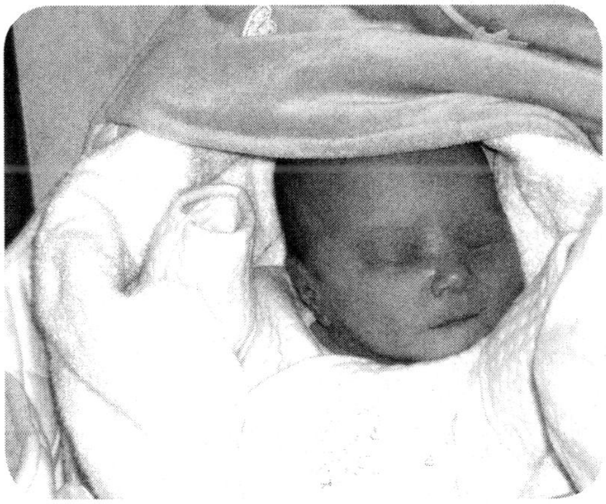

内通风，使室温下降，可利于新生宝宝散热。

◆ 如体温在38℃～39℃之间，可将包裹宝宝的被子掀开，或给宝宝换上较薄的衣被，以便于散热，或将冷毛巾敷于头部，待毛巾变热后更换，也可以冷水袋置于宝宝额头上或置于脑后。皮肤和冷水袋之间要用毛巾或手绢隔开，以免宝宝不舒服或局部组织冻伤。胸部和腹部不可放冷水袋，以防止心率减慢或腹泻。

◆ 对于39℃以上的高热患儿，可用75%的酒精加一半水，用纱布蘸着擦颈部、腋下、大腿根部及四肢等处降温。若直接用酒精擦拭，会让新生宝宝觉得很冷，很不舒服，甚至抽搐。在降温过程中要注意，宝宝体温一开始下降，就要马上停止降温措施，以免矫枉过正出现低体温。

若新生宝宝发热时伴随有反应转差、面色苍白、食欲减退、手足发凉，这就是疾病因素引起的发烧，此时应迅速带宝宝去医院，按照医生的指示进行药物降温。

小宝宝发烧并不可怕，只要体温在38.5℃以下，不必急着去医院，但是由于宝宝发烧的变化较成人更为迅速，热势剧增，常可引起喘促、昏迷、惊厥等，所以高于38.5℃时就应该迅速就医了。

温馨小贴士

宝宝最佳喂药时间宜在吃奶后1～2小时，可把药研成细粉溶于温水中喂服，病情严重者可用滴管或塑料软管吸满药液后慢慢滴入宝宝口中。喂药后不宜马上喂奶，以免宝宝发生反胃，引起呕吐。

03 新生宝宝败血症如何防范

正确护理宝宝小肚脐 >>>>

新生宝宝出生后要每天检查脐部，保持脐部清洁干燥，不要受尿便污染。若脐部皮肤红肿或去除脐窝痂皮后有脓性分泌物，脐部分泌物有臭味，要及时带宝宝看医生，因为除局部消毒、清洗外还需用抗生素治疗。脐带脱落后，脐凹可稍有分泌物或表现湿润，此时，仍可用酒精消毒。切勿撒消毒粉、未经消毒的草药、痱子粉等，以防感染。

细心护理宝宝皮肤 >>>>

作好宝宝皮肤、黏膜护理，应特别注意保持口腔、皮肤、黏膜的清洁，避免感染或损伤。宝宝新陈代谢快，易出汗，又加上臀部皮肤易受尿便的污染，因此，妈妈应经

◎ 如果是阅读一些介绍科学知识的图书，孕妈妈或准爸爸要先把这些语言转化成自己头脑中的形象，然后用易懂、柔和的声音讲给胎儿听，因为胎儿就是通过在你头脑中勾画的图像和充满爱的声音来学到知识的。

常给宝宝洗澡，便后及时清洗小屁屁，更换尿布；如果宝宝皮肤有红疹，要及时治疗，防止感染；给宝宝穿的小衣服要经常清洗晾晒。

04 新生宝宝如何预防鹅口疮

新生儿鹅口疮，是口腔黏膜受白色念珠菌（属霉菌）感染所致。黏膜上出现乳白色的小点或融合成片，颇似奶块，白膜覆盖在口腔黏膜上，不易擦去，初起时呈小片状，逐渐融合成大片，形似奶块，俗称“白口糊”，中医叫“雪口症”。本病是白色念珠菌感染所引起。这种霉菌有时也可在宝宝营养不良或身体衰弱时发病。新生宝宝多由产道感染，或因哺乳乳头不洁或喂养者手指的污染传播。

有了鹅口疮的宝宝常表现为宝宝嘴巴里有很多像奶斑一样的东西粘在口腔壁上，与新生宝宝吃奶留下的奶很难区别。不严重时新生宝宝无特殊不适，随着病情加重，新生宝宝会表现出烦躁不安，进食减少，且因进食时疼痛而拒食。严重的可扩散到咽喉，引起吞咽困难，若扩散到气管可引起霉菌性肠炎和霉菌性肺炎，甚至全身性念珠菌感染。为了宝宝的健康，该怎样预防和如何治疗鹅口疮呢？

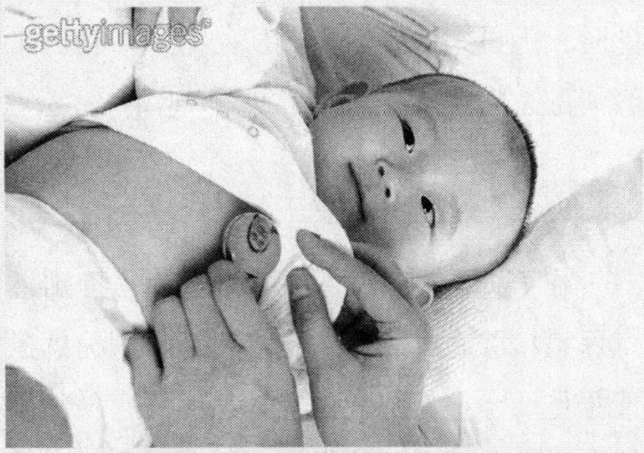

◆ 平时要注意口腔护理，每次给宝宝喂奶后再喂几口温开水，可冲去留在口腔内的奶汁，这样霉菌就不会生长了，此外，于每次喂奶前，先将乳头揩净，双手也要洗干净。医护人员每次接触宝宝以前也要把自己的手洗干净，每次用奶瓶前要经过沸水消毒。新生宝宝所用食具，应煮沸消毒后才可使用。

◆ 若新生宝宝口腔有鹅口疮，可用棉签蘸些制霉菌素溶液（每10毫升冷开水中含20万单位制霉菌素）涂在口腔患处，或用1%龙胆紫涂口腔，或用2%～3%碳酸氢钠（小苏打）溶液洗口腔，或涂些冰硼散或硼砂甘油。以上药物每天可涂3～4次。涂药时不要吃奶或喝水，最好在吃奶以后涂药，以免冲掉口腔中的药物。同时还应补充复合维生素B和维生素C，每日2次，每次各1片，压碎成粉，加水溶解后喂。在使用任何药物前都要到医生处咨询。

温馨小贴士

为什么新生宝宝的上唇有水疱？

这是因为新生宝宝吸吮所引起，只要宝宝吃奶仍然正常，没有不适的感觉，就不用太担心，水疱几个月后就会消失。

胎教圣经

◎ 在讲故事时可以通过适时的调节语音声调使胎儿了解故事是怎样展开的，因为单调和毫无生气的声音是不可能唤起胎儿的感受性的。

05 新生宝宝如何预防肺炎

定期作产前检查

羊水或胎粪吸入性肺炎，预防的关键是防止胎儿发生宫内缺氧。妈妈在怀孕期间定期作产前检查是非常必要的，尤其是在怀孕末期，可以及时发现胎儿宫内缺氧的问题，采取相应的监护和治疗措施。作好孕期保健，保持生活环境的清洁卫生，注意个人卫生，防止感染性疾病的发生。临产时严密消毒，避免接生时污染，尽可能在新生宝宝第一次呼吸前吸净口鼻腔分泌物。

预防感染是关键

◆ 要密切观察宝宝的体温变化、精神状态、呼吸情况。维持正常体温，体温过高时予以降温，体温过低时予以保暖。

◆ 接触新生宝宝的亲属应注意个人卫生，已患病者应少接触新生宝宝。父母患上呼吸道感染，在护理宝宝时应该注意洗手，并戴口罩。父母和护理人员应注意卫生，注意洗手。避免接触感冒患者，若妈妈感冒，应戴口罩喂奶。还应尽量谢绝探视。

◆ 室内空气要新鲜，生活空间要洁净舒适，衣被、尿布应柔软、干净，哺乳用具应消毒，每天将宝宝的房间通风1～2次，以保持室内空气新鲜。太闷太热对肺炎患儿都非常不利，可使咳嗽加重、痰液变稠、呼吸更为困难。室内的湿度也要适宜，火炉上应放

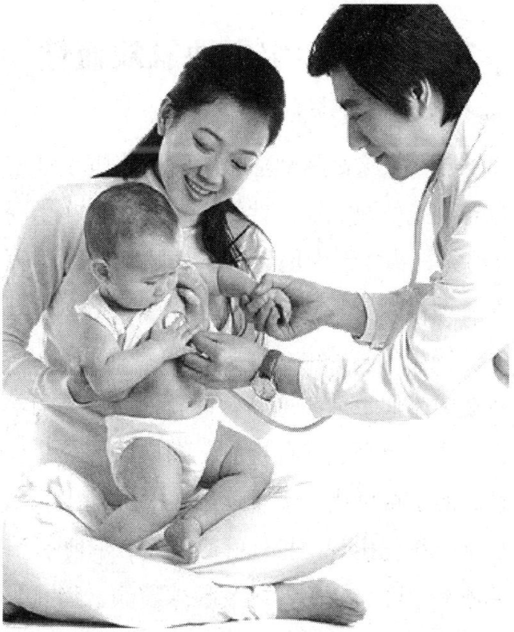

上水盆，地上应经常洒些水，使室内空气不要太干燥。

◆ 新生儿得了肺炎往往不愿吃奶，应注意补充足够的液体和热量，除注意喂奶外，可输葡萄糖液。宝宝因发热、出汗、呼吸快而失去的水分较多，要多喂水，这样也可以使咽喉部湿润，使稠痰变稀，呼吸道通畅。由于吃奶时可以加重气喘，所以不要用奶瓶喂奶，应改用小勺喂。

◆ 要注意宝宝鼻腔内有无干痂，如有可用棉签蘸水后轻轻取出，以解决因鼻腔阻塞而引起的呼吸不畅。

◆ 发现宝宝有脐炎或皮肤感染等情况时，立即治疗，防止病菌扩散。医院的新生儿病室应严格执行消毒隔离制度，不同病种应分室收治，尽量缩短病儿住院时间，合理应用抗生素。

◎ 当讲到欢乐的情景时就兴奋激动，用欢快明朗的声音；当讲到悲伤的场面时就难过，用低沉的声音；当讲到去冒险时，就用充满勇气的声调；当涉及科学知识内容时，就用严肃的语调，一字一句地读给胎儿听。

06 新生宝宝缺氧缺血性脑病

新生宝宝缺氧缺血性脑病是指围生期窒息导致脑的缺氧缺血性损害，患儿常在生后1周尤其头3天内出现一系列脑功能障碍表现，即出现异常神经症状并持续24小时以上。轻型仅有激惹或嗜睡，重型意识减退、昏迷或木僵；前囟饱满、骨缝分离、头围增大。中、重型会出现惊厥；拥抱反射过分活跃、减弱或消失，吸吮反射减弱或消失。重症病例可能出现中枢性呼吸衰竭，有呼吸节律不齐、呼吸暂停，以及眼球震颤、瞳孔改变等脑干损伤表现。重度患儿病死率高，存活者常留后遗症。后遗症常见的有发育迟缓、智力低下、痉挛性瘫痪、癫痫、耳聋、视力障碍等。

缺氧缺血性脑病的预防重于治疗。缺氧缺血性脑病多见于胎儿宫内缺氧，胎盘功能异常，脐带脱垂、受压及绕颈；异常分娩如急产、滞产、胎位异常；胎儿发育异常如早产、过期产及宫内发育迟缓；新生宝宝有严重肺部感染也可致此病。因此，预防新生宝宝缺氧缺血性脑病应做到：

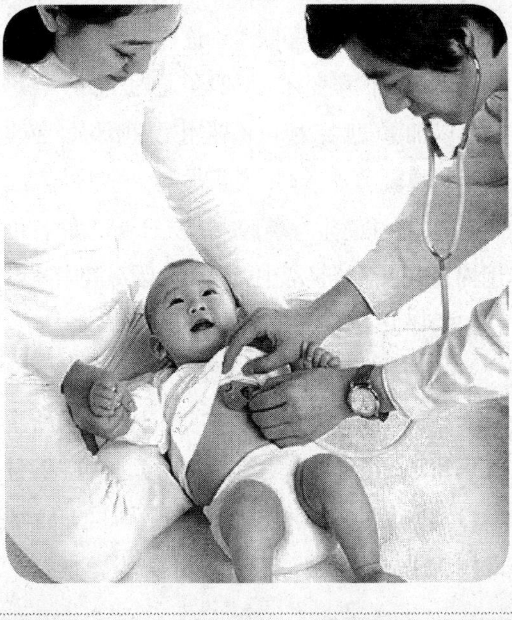

◆ 应在怀孕后定期到医院进行产前检查并在医院分娩，发现高危妊娠应及时处理，避免早产和手术产，对高危妊娠进行产时胎心监护，及早发现胎儿宫内窘迫并进行处理。

◆ 妈妈在生产时，当胎头娩出后，立即挤净口、鼻内黏液，生后再次挤出或吸出口、鼻、咽部分泌物，并做好一切新生儿复苏准备工作。

◆ 一旦发现胎儿宫内窘迫，立即为产妇供氧，并准备新生儿的复苏和供氧。新生儿出生后宜平卧，头部稍高，少扰动。

◆ 出生后窒息的新生宝宝，要力争在5分钟内建立有效呼吸和完善的循环功能，尽量减少生后缺氧对脑细胞的损伤。窒息复苏后的新生宝宝要密切观察神经症状和监护各项生命体征，若发现有异常神经症状，如意识障碍、肢体张力减弱，以及原始反射不易引出，便应及早给予治疗，以减少存活者中后遗症的发生率。

07 新生宝宝化脓性脑膜炎

新生儿化脓性脑膜炎是新生宝宝受细菌感染后，细菌先侵入血液，以后通过血液循环到达脑膜引起的脑膜炎症。新生儿化脓性

胎教圣经

◎ 孕妈妈要将语言和印象在自己的头脑中以鲜明的图画形式再现出来，这一工作只要每天坚持就必然会熟能生巧，并能提高向胎儿传授知识的能力。孕妈妈最初做这项工作时，最好选择自己喜爱并熟悉的事物作为对象，这样要简单易行得多。

脑膜炎大多由新生儿败血症引起，但有的患儿无败血症症状，而仅有暂时的菌血症。少数病例细菌从中耳、颅骨裂、脊柱裂、脑脊膜膨出，皮肤黏膜窦道直接进入脑膜引起炎症。有的新生宝宝可能是在妈妈体内或生产过程中，也可能是出生后经过呼吸道、脐部、口腔及皮肤破损处，中耳发炎等情况下，细菌从此侵入血液中，然后再通过血液循环到达脑膜引起化脓性脑膜炎。

新生儿脑膜炎的表现是很不典型的。早期症状与败血症相似，主要为体温不稳，其他症状有精神萎缩、不哭、拒乳、面色苍灰、黄疸加深。此时必须仔细观察病情发展，如发现烦躁不安、两眼凝视或闭眼嗜睡，提示发生脑膜炎的可能。主要表现为吃奶减少或不吃奶、精神极差、不哭、活动少、呕吐，有的烦躁不安、前囟门隆起、抽搐。细心的父母还会发现宝宝双眼呆直，眼珠上翻，前囟比平时略高，抚摸时有紧张的感觉，有时可见面部肌肉小抽动。比较特殊的表现有挤眉弄眼，口唇不断做吮乳动作，或口角向一边㖞斜。病情进一步加重时则出现四肢抽动、面色发白、口吐白沫等危症表现。发现上述任何症状，都要急送医院。化脓性脑膜炎属严重疾病，病死率高，足月儿为0.5‰～1‰；早产儿比足月儿高4倍，病死率可高达50%，存活者中50%可留有如脑积水、癫痫、智能低下和神经系统后遗症。预防新生宝宝化脓性脑膜炎，应做到：

◆ 每个孕妈妈均应作好产前保健，避免感冒等发热性疾病。生产过程中，接生人员的双手及接生用具应严格消毒。

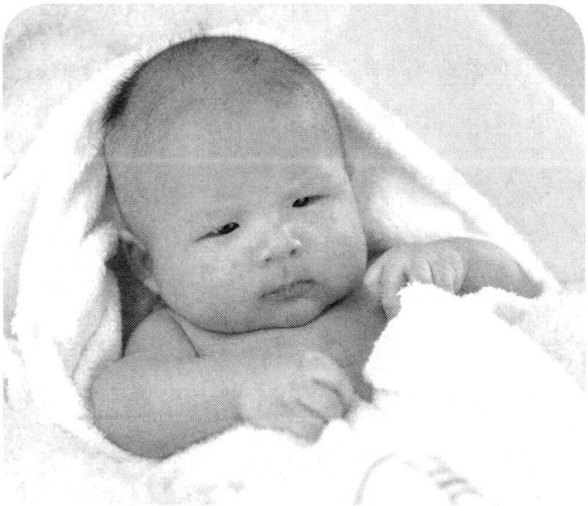

◆ 产后应注意新生宝宝的皮肤护理，防止脐部被水或尿液浸湿，浸湿后要及时消毒处理。宝宝啼哭时不要让泪水流入外耳道，如流入应及时处理。

◆ 另外，要注意宝宝与有感染的人员隔离，不要到公共场所，减少感染机会。如果已经发生感染，应及时到医院就诊，使用抗生素并处理局部感染部位。病情严重者应住院治疗，防止细菌侵入脑膜引起化脓性脑膜炎。

温馨小贴士

女宝宝乳头往内凹陷正常吗?

宝宝在出生时乳头凹陷属正常现象，长大一点就会恢复到正常凸出的状态，如果没有也不会造成任何功能上的问题。等到女宝宝长大成人，变成即将要哺乳的妈妈时，可以利用一些简单的辅助工具或手势将乳头拉出，以方便哺乳。

◎ 孕妈妈如果讲述的是山里野草莓熟了，就可以想象自己深深地嗅着那沁人心脾的香气，并摘一个酸甜可口的果实放在嘴里。

◆ 积极防治新生儿败血症，一旦发现有感染灶应迅速治疗，使用抗生素并处理局部感染部位，积极防治新生儿败血症，防止细菌侵入脑膜引起化脓性脑膜炎。

如果治疗用药正确，脑脊液变化已减轻，培养也阴转，但仍有不明原因的发热，或症状又反复，常由于合并脑室膜炎，少数可能因并发硬脑膜下积液。脑膜炎晚期如头围增大、眼球下转，表示已并发脑积水，应进一步治疗。

08 新生宝宝如何预防佝偻病

新生儿佝偻病是由于维生素 D 或钙、磷缺乏引发的钙、磷代谢失常，并造成生长中的骨骼骨基质钙盐沉着障碍或类骨组织过多聚积为组织学特征的一种营养性代谢性骨病。若在出生时已发生本病，则称为先天性佝偻病，又称胎儿佝偻病、胎生性佝偻病等。由于维生素 D 不足使体内钙、磷代谢失常，钙盐不能正常地沉着在骨骼的生长部分，以致骨骼发生病变，同时可影响神经、肌肉、造血、免疫等组织器官的功能，对宝宝的健康危害较大。本病的发生与季节、气候、喂养方式、出生情况、生活习惯、环境卫生等因素有关。新生儿佝偻病易合并低钙性痉挛，由于喉痉挛可危及生命或致缺氧性脑损伤，因此应积极防治。

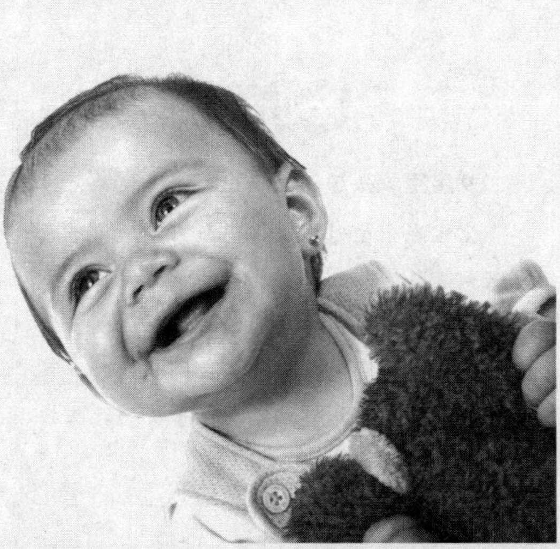

◆ 加强护理，提倡母乳喂养，并尽早开始晒太阳。

◆ 对早产儿、双胎儿、人工喂养儿或冬季出生的小儿可进行药物预防。于生后 1～2 周开始，每日口服维生素 D（俗称鱼肝油）500～1000 单位，连续服用。不能坚持口服者可给维生素 D 10 万～20 万单位 1 次肌注（可维持 1～2 个月）。

09 新生宝宝免疫接种

卡介苗疫苗

卡介苗是每一个健康的新生宝宝必须接种的疫苗，接种卡介苗可预防结核病。新生宝宝抵抗力较弱，如果受到了结核菌的感染，容易发生急性结核病，如结核性脑膜炎。一般新生宝宝在出生后 24 小时内在新生宝宝的左上臂三角肌中部皮内注射，进行卡介苗的接种。

接种注意事项：

◆ 接种后 2～3 天仅可见在接种部位有小红点，妈妈应避免将洗澡水弄湿注射部位的皮

胎教圣经

◎ 孕妈妈如果讲述的是去小河里打水的时候，就可以想象自己不自觉地把腿伸到河里，一下子感到水冷得刺骨，于是就叫喊着跑起来。

肤，洗澡时可用干净的手帕或消毒纱布将上臂包扎起来，也不要经常用手去触摸，以保持局部清洁，避免其他细菌感染。

◆ 接种 2～3 周，局部会呈现红色小结节，以后逐渐长大，微有痛痒。

◆ 接种 3～4 周后，才会在注射的局部出现反应，接种处皮肤会出现黄豆大小、暗红色突起，中间有硬块，随后，硬块中央部分软化，形成小脓包后自行破溃，此时局部形成溃疡，并结痂，还可能流脓，这样反复多次，最后经过 2～3 个月痂皮脱落，形成一个永久性的略凹陷的圆形疤痕。

◆ 如果新生宝宝出生体重不满 2.5 千克、先天性的免疫缺陷、早产儿、出生时有严重窒息、各种疾病的急性期、严重湿疹等均不应接种该疫苗。

◆ 在新生宝宝满 3 个月时，还要进行复查（作结核菌素试验或 PPD），了解卡介苗接种后是否有效。因此接种卡介苗后，接种疫苗的医护人员都会在新生宝宝的接种卡上作记录，如果接种证上没有记录，应及时向新生宝宝出生的医院进行询问，以便在可以接种时，及时进行补种。

乙型肝炎疫苗

乙型肝炎在我国的发病率很高，如果怀孕时妈妈患有乙型肝炎，那么宝贝出生后的患病可能性达到 90%，所以让下一代接种乙肝疫苗是非常必要的。新生宝宝出生后 24 小时内于上臂三角肌肌内注射接种第一针，满月后第二针，满 6 个月时第三针。

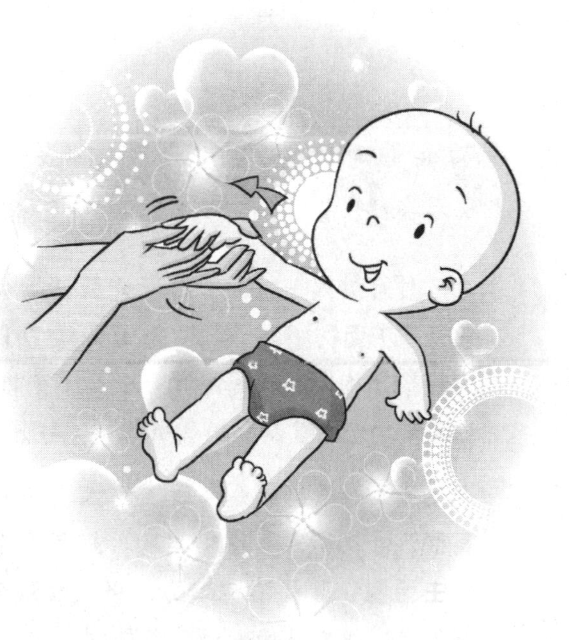

接种注意事项：

◆ 乙型肝炎疫苗接种后一般没有什么反应，少数新生宝宝可有轻微的反应，如注射部位出现红肿、疼痛、轻微发热，但均不需要处理，2～3 天后，即可恢复正常。但若反应程度严重，如高热持续不退、注射局部出现化脓感染、精神差且不思饮食，则应到医院诊治。有的宝宝接种后发烧，轻度为 37℃～37.5℃，中度为 37.6℃～38.5℃，39℃以上者为重度，如果重度发烧可服用退烧药。一般体温恢复正常后，其他症状也就自行消退。若有高热或其他异常反应，应及时到医院诊治。

◆ 出生体重不满 2.5 千克、处在疾病的急性期或过敏体质等的宝宝都不应接种。早产儿接种疫苗的起始月龄、程序、禁忌证与剂量等均与足月儿相同。

营养胎教

◎ 孕期的饮食应本着丰富多样、适量的原则，粗细搭配。每日食谱应包含：蛋白质、脂肪、糖类、维生素、无机盐、膳食纤维等。

宝宝写真

时间过得飞快，再过两天我就满月啦！昨天，我理了一个满月头，只留了前面的胎毛，嘿嘿，看起来像个小男孩哦，妈妈怕我用小手挠破脸，给我修了指甲。妈妈说我一个月下来模样变得可爱多了，皱巴巴的皮肤也渐渐地细腻了起来。爸爸妈妈，我是多么渴望快点长大呀！

今天爸爸妈妈带着我去作满月体检，天虽然很冷，但是阳光很好，我很开心。但是爸爸怕我冷，把我包裹了好几层才出门的。到了医院，医生给我作了几项常规的检查，我现在身高是56.7厘米，体重有15.9斤了。妈妈很吃惊，一个月的时间里我竟然胖了将近7斤！这可要得益于妈妈甘甜的乳汁哦。每次洗澡时看到自己身上的肌肉我都很自豪，但是医生说，呀，宝宝太胖了，要减肥了。我听了很不开心，哪有刚满月的宝宝就要减肥的。后来医生又给我打乙肝疫苗第二针，依稀还记得打第一针时的疼痛，又有针头扎到我那肉肉的小胳膊上，我忍不住疼哇的一声便哭了。

对了，妈妈前两天教我打啵，我居然真学会了，今天开心的时候还对着妈妈啵嘴嘴来着，妈妈看到之后也对我啵嘴嘴。我喜欢妈妈立着抱，喜欢她把我抛着玩，每次抛起来后，妈妈就亲我一下，我就笑得更开心了。现在妈妈给我把便便的时候，我都喜欢看着妈妈笑，还打啵啵。妈妈说我鬼精灵，嘿嘿，作为对我的奖励，妈妈给我拍了好多照片，还给我做了一个相册。

自打我出生后，妈妈每天就那个忙啊忙，每天给我喂奶、换尿布，又抱又哄，晚上从没睡过一个完整的觉，困得眼睛睁不开。这里面包含了妈妈在这30天里对我辛苦的付出。在这30天里，我经历了黄疸和现在还没退去的湿疹，虽然很令我烦恼，但是我还是取得了很大的进步。比如说，我现在能够独立用手支撑抬头几秒钟了；还能在大人的帮助下往前爬。我和妈妈建立起了亲密无间的默契，我小嘴一歪，妈妈就知道我饿了；我安安静静地躺在床上玩的时候一定是我已经吃饱了、喝足了，不想有人烦我。我最喜欢的事情是脱光光洗澡澡，最舒服的事情是吃完奶趴在妈妈怀里听妈妈的心跳；最不喜欢的事情是我醒了却没有人理我。

我就这样一天吃了就睡，睡了就吃，想哭就哭，想笑就笑，想吃就吃，想拉就拉，爸爸妈妈什么都依着我，我一眨眼、一张嘴，爸爸妈妈、爷爷奶奶，还有很多很多人都会密切关注我，我的每一点成长都是他们最高兴的事情。这种日子真幸福啊，满月了，庆祝一下，30 天时间里感谢辛苦哺育我的妈妈，我真想对妈妈说，妈妈辛苦了，但是我还不会说话，我想我以后要乖一点，不给妈妈添麻烦，宝宝长大了一定好好孝敬妈妈。还要感谢任劳任怨的奶奶、做好后勤的爷爷，还有那些关心我、给我买了好多可爱礼物的亲戚们。

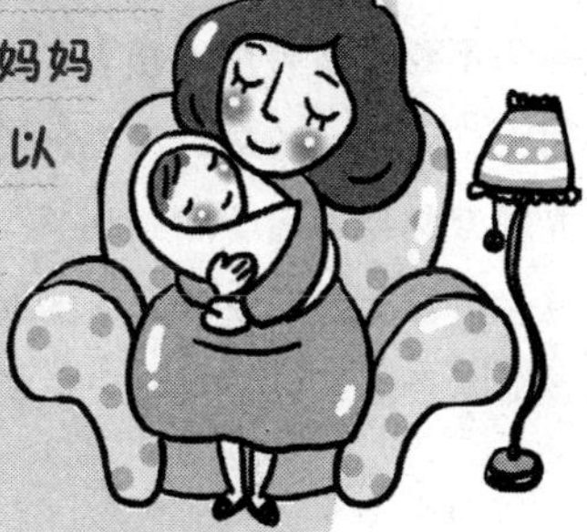

编者按语

宝宝的第一次理发应该在什么时候进行呢？如果是炎热的夏季，宝宝满月后就可以剃头，以防止宝宝出湿疹。剃过头发的宝宝出门一定要注意戴帽，并保持头皮的干燥。如果天气比较寒冷的话，可以在宝宝长到 3 个月的时候安排第一次理发。如果宝宝头发稀薄，还可以再等几个月，但要作好日常洗护，防止头发藏污纳垢，引起头皮发痒、长疱，甚至引发感染，危及宝宝的健康。

★ 第二章 ★ Chapter 2

2～3个月的宝宝

宝宝已经平安顺利地度过了新生儿期，迎来了婴儿期。宝宝在新生儿期特有的易惊跳、四肢动作不稳定等特点，在满月后的宝宝身上开始逐渐消失，手脚的动作越来越多，宝宝可爱的小脸上，天使一般的笑容越来越多了。这一时期的宝宝将以出生后第一周的生长速度继续生长，是宝宝体格发育最快的时候。宝宝由原来依赖妈妈寄生到独立生活，是非常艰巨的任务，由于这个阶段的宝宝机体非常脆弱，消化系统尚未完善，但生长发育却特别快，因此这个阶段的营养非常重要，爸爸妈妈应注意观察相关细节及其特点，让宝宝健康舒适地成长。

第一节 宝宝各项成长秘密解读

01 宝宝的外貌特征

满月后的宝宝已经完全脱离了新生宝宝的特点，进入了婴儿期，眼睛变得有神了，能够有目的地看东西；皮肤细腻、有光泽、弹性好，脸部皮肤变得干净，奶痂消退，湿疹减轻。也有宝宝湿疹反而加重了，但这不要紧。

胎教圣经

◎ 发现自己怀孕后，就要不断发挥母爱，绝对不能喝自来水，要喝经过过滤的优质水，要摄取天然盐，不吃精致盐。

02 宝宝体格生长达标

满月后的宝宝生长速度之快，实在是令人惊奇。体重平均每月增加0.75～1千克，身长平均每月增加2.5～3.0厘米。

男婴体格发育：

月龄	体重（千克）	身长（厘米）	头围（厘米）	胸围（厘米）
满月后	5.22	57.0	38.2	38.0
2个月	6.37	60.7	40.0	40.4
3个月	7.23	63.5	41.3	42.1

女婴体格发育：

月龄	体重（千克）	身长（厘米）	头围（厘米）	胸围（厘米）
满月后	4.91	56.3	37.5	37.3
2个月	5.82	59.3	39.0	39.2
3个月	6.55	61.9	40.3	40.7

03 宝宝囟门发育标准

2个月时宝宝颅骨缝囟门是开放的，由于受睡觉姿势的影响，头很容易变形。3个月的宝宝的后囟门开始闭合。爸爸妈妈要注意，在宝宝后囟门闭合前，一定要防止坚硬物体的碰撞，但可以用水轻轻地洗。

04 宝宝体能活动特点

满月的宝宝在俯卧时能稍抬头片刻，四肢能够部分伸展，但坐着的时候头还是会摇摆不定，手掌还会部分张开，有时无目标地挥动拳头，能够抓住拨浪鼓等玩具。吃奶时会用小手去触摸乳房，触摸妈妈的脸，偶尔也会吸吮手指。到3个月俯卧时能抬头45°，同时眼睛也能追随物体转头过中线，有时看到玩具会手舞足蹈，全身乱动。宝宝这时能在胸前玩耍自己的双手，碰到物体能随意抓握。双腿开始蹬踢有力，扶着宝宝的腋下，双腿已能支持部分体重。

05 宝宝的语言情感特点

此时宝宝每天将花费更多的时间观察他

◎ 当孕妈妈看着某种食物的时候，有些胎儿拼命活动，告诉孕妈妈自己想吃。当孕妈妈问：想吃吗？并轻轻抚摩肚子时，胎儿就拼命踢，表示想吃。然后，孕妈妈可以告诉胎儿：那和妈妈一起吃。之后一边吃下草莓，一边摸着肚子问：好吃吗？此时有的胎儿就会踢着回答妈妈。

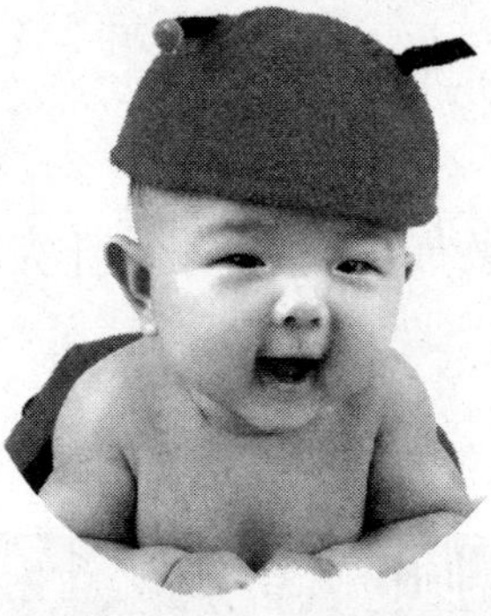

周围的人并聆听他们的谈话。愉快时会微笑，宝宝有时会发出“啊、哦、喔”的声音，与成人交流。见到妈妈会很着急，作出积极的响应，并且两上肢上伸，做出要妈妈抱的样子。对外界的反应更加强烈，吃奶粉的宝宝，见到奶瓶会表现出很兴奋的样子，喜欢到亮的地方，如果抱到室外，会非常高兴。妈妈爸爸和周围人逗他，会出声地笑，有时会发出一连串的笑声，对妈妈笑得最多。吃奶时手脚不闲着，把小脚高高地跷起来，小手会摸着妈妈的乳房，吃奶不再那么认真，可能会东张西望的。

06 宝宝的神经心理发育

触觉

宝宝全身皮肤都有灵敏的触觉。宝宝的触觉非常发达，当身体不同部位受到刺激时就会作出不同的反应。当你抱起宝宝时，他喜欢紧贴你的身体，依偎着你。当宝宝哭的时候，妈妈温暖的手轻轻抚摸他的面部、腹部或背部，大多能使宝宝逐渐安静下来，停止啼哭。爸爸妈妈们应多用皮肤接触来表达自己对宝宝的爱护和关怀，每天给宝宝作抚触训练有利于宝宝身心健康。

视觉

两个月时宝宝已能调节视焦距，并且分辨不同波长的颜色；到3个月时，调节范围扩大，头眼协调好，头部可灵活转动，转向有光亮、色彩鲜艳的地方盯着看。颜色视觉已接近成人，喜欢红色、黄色、橙色。

听觉

宝宝喜欢听和谐、轻柔的声音，妈妈的声音对宝宝来说是最动听的音乐。一般宝宝到3个月时能感受不同方位发出的声音，将头转向声源。

嗅觉和味觉

宝宝2～3个月时碰到难闻的气味会扭头避开，天生喜欢甜味，尝到甜味会露出愉快的表情，不喜欢苦、酸、咸味的食物。3个月左右的宝宝已能区分食物的细微变化，有的宝宝习惯了妈妈的奶香味后，便不喜欢吃其他奶粉。

温馨小贴士

此时宝宝已经进入了“口部认物”的时期，当宝宝专心地啃舔手里东西的时候，不要打搅宝宝，除非那是不安全或者不干净的东西。同时妈妈也要留心递给宝宝的东西既卫生又安全。

胎教圣经

◎ 能提高受孕概率的食物，红薯、土豆、柚子、李子、大枣、南瓜、花菜、芹菜和白菜则是最好的选择。

第二节 继续坚持母乳喂养

01 宝宝营养需求

这一时期宝宝以母乳或其他乳类喂养为主，从母乳或配方奶中获得充足的热量和营养。补充维生素D应从出生后第三周开始。母乳喂养宝宝每天添加浓鱼肝油滴剂2～3滴，3个月时增至4滴，每天分2次喂食。从第二个月开始，宝贝能够添加的辅助食品只是富含维生素C的新鲜果汁或果蔬汁，如纯鲜苹果汁、纯鲜橙汁、纯胡萝卜汁等，能更好地促进铁在肠道吸收，防止宝宝发生贫血。

这一时期的宝宝可先在果汁中兑水，每次喝1汤匙，逐渐增至2～3汤匙。每天上、下午各喂1次，6个月后可饮用纯果汁。果汁加热时间不宜过久，温度不宜过高，以免维生素C被破坏。尽量让宝贝多次、反复尝试不同口味的果汁。因为，均衡的营养来自不同的水果，这样可帮助宝宝建立多样化的良好饮食习惯。发现宝宝皮肤过敏或出现腹泻，应暂时停止喂食。

02 坚持按需喂养原则

这时期妈妈也掌握了宝宝吃喝拉撒睡的规律，能及时理解和满足宝宝的需要。对于2～3个月大的宝宝来说，最佳食物依然是母乳，仍应继续坚持母乳喂养。母乳充足时，2～3个月的宝宝体重天天均匀增长30克左右，身高每月增长2厘米左右。以往一过3个小时就饿得哭闹的宝宝，现在即使过4个

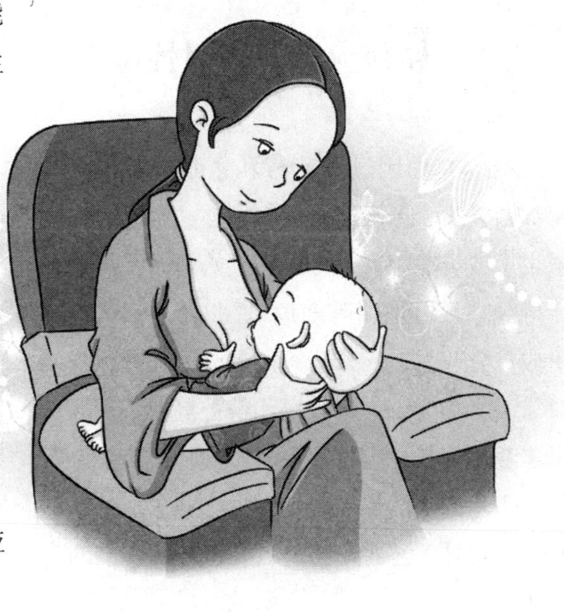

◎ 为了保证受精卵顺利着床，可以取20毫升生地的汁液，每天2～3次空腹服用。

小时甚至更久也不醒，说明宝宝的胃可以存食了，绝不要由于喂奶时间到了就叫醒宝宝，这样会影响宝宝的休息。每次哺乳的时间应控制在15～20分钟，不要因为宝宝的活动能力增加而使其养成吃吃停停的坏习惯。

此期间母乳仍需坚持按需喂养的原则。一般来讲，宝宝大多知道自己的需要，奶供过于求，宝宝会拒而不受；奶供不应求，宝宝则会提前醒来。爸爸妈妈应顺其自然，不必因宝宝推迟吃奶时间而操心。

温馨小贴士

此时妈妈不必担心母乳的质量，母乳中所含有的营养成分绝对能够满足宝宝的需要，除非极度营养不良。每一个成功喂母乳的妈妈，都或多或少经历过各种困难。妈妈应该将母乳喂养坚持到底。

03 如何应对“暂时性哺乳期危机”

有的妈妈因过于疲劳和紧张、每天喂奶次数较少、每次吸吮时间不够、宝宝需要量增多或母婴中有一方生病及妈妈月经恢复会导致“暂时性哺乳期危机”。为了保证这阶段母乳充足，应保证妈妈足够的睡眠，减少紧张和焦虑，保持放松和精神舒畅；适当增加哺乳次数，吸吮次数越多，乳汁分泌量就越多；每次两侧乳房均应吸吮并排空，这既利于泌乳，还可让宝宝吸到含较高脂肪的后奶。

如若宝宝生病暂时不能吸吮时，应将奶挤出，存放于杯中用汤匙喂宝宝，如果妈妈生病不能喂奶时，应按给宝宝哺乳的频率挤奶，保证病愈后继续哺乳。妈妈经期会导致乳汁减少，可每天多喂2次奶，经期过后乳汁将恢复如前。

04 宝宝的夜间喂养要点

1～3个月的宝宝正处于快速生长期，夜间都会醒来吃两三次奶，整晚睡觉的情况很少见，如果夜间喂奶不当，宝宝就会因饥饿而哭闹。乳汁中还含有天然的催眠成分，可以让宝宝睡得更加安稳，同时夜间喂奶还可刺激乳腺，有利于乳汁分泌。但夜间妈妈在半睡半醒间给宝宝喂奶很容易发生意外，需要特别注意。

别让宝宝含着乳头睡觉

夜间哺喂要注意的一个大问题是不要让宝宝含着乳头睡觉，因为这不仅不卫生，还会影响宝宝睡眠，也不易养成良好的吃奶习惯，而且容易造成窒息，妈妈容易出现乳头皲裂。宝宝吃完奶后，妈妈可将其竖直抱起，让宝宝趴在妈妈肩头，轻拍其背部，排出吞入的空气，这种方法可以防止宝宝仰睡时溢奶而导致窒息。

合理安排喂奶时间

晚上哺喂是件很辛苦的事，几天前刚经历生产的艰辛的妈妈会觉得精疲力竭。妈妈

◎ 为了保证受精卵顺利着床，可以将浸泡过生地汁液的米熬成粥，具有补血降火的良好效果。另外，将去掉外壳和莲子心的莲子与米饭熬成米粥也具有同样的作用。

可使晚上哺喂宝宝的时间间隔比白天延长一些，傍晚睡前，或者晚上喂宝宝时每次让宝宝吃饱些就可以延长间隔时间。对于3个月的宝宝来说，如果宝宝的体质很好，就可以设法引导宝宝断掉凌晨2点左右的那顿奶，应将喂奶时间作一下调整，将晚上临睡前9－10点钟这顿奶，顺延到晚上11－12点，宝宝起码在4－5点以后才会醒来再吃奶。这样，爸爸妈妈就可以争取更多的休息时间，不会因为给宝宝半夜喂奶而过于疲惫。

夜间喂养仍需按需供应

夜里是不需要准点喂奶的，如果宝宝熟睡未醒，可以延长喂奶的时间间隔。宝宝每次醒来哭闹可能有别的原因，应先判断是不是饿了，而不是马上将乳头塞进宝宝嘴里。如果宝宝不饿，可以通过抱、拍、唱催眠曲、换尿布或其他事情来分散宝宝的注意力，也可以让宝宝触摸妈妈的乳房，获取一些安全感。还可以试着让爸爸来安抚宝宝，这样也不会使宝宝养成醒了就要吃奶的习惯。

防止宝宝着凉

许多宝宝夜间喂奶时，很容易感冒。妈妈在给宝宝喂奶前，应关上窗户，准备好一条较厚的毛毯，将宝宝裹好，喂奶时不要让宝宝四肢过度伸出袖口；喂奶后，不要过早将宝宝抱入被窝，以免骤冷骤热增加感冒概率。

05 妈妈要注意保护乳头

在这个月里妈妈还要注意保护乳头，每次哺乳前妈妈都要用干净毛巾和温水擦洗乳房和乳头，哺乳后也要擦洗，再用一滴芝麻油、猪油或乳汁等油剂涂抹在乳头上加以保护，防止乳头皲裂。不要让宝宝在一侧乳头上连续吮吸20分钟以上，防止宝宝过分吮吸将乳头吸伤，细菌侵入导致乳腺炎。哺乳初期妈妈还要注意不要让宝宝养成含着乳头入睡的习惯，因为有的妈妈会因为乳汁或宝宝的口腔分泌物过敏，导致乳头癣或乳晕湿疹。

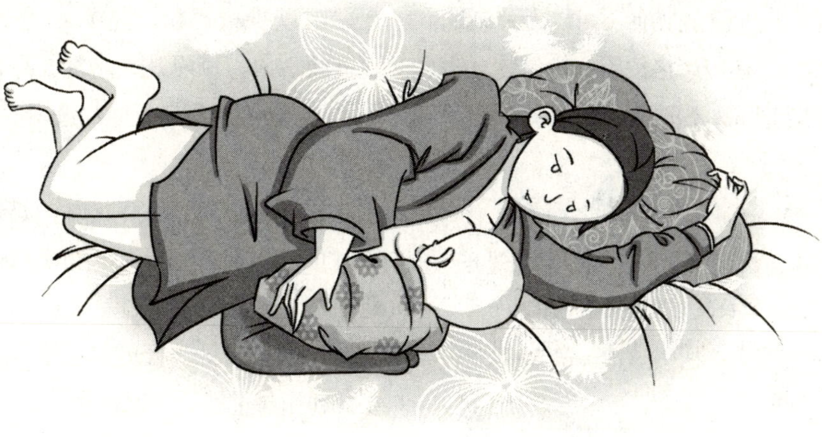

◎ 苦菜有利于受精卵着床，也有强化心脏机能并安定情绪的作用。

第三节 人工喂养的宝宝

01 奶粉宝宝“按需喂养”易肥胖

喂牛奶的宝宝此时食欲兴旺，假如按照宝宝的愿望不断加奶就有可能过量，连续加下去就会使宝宝过分肥胖。配方奶不像母乳那样易于消化，会使体内积存不必要的脂肪，加重心脏、肾脏和肝脏的负担。虽然吃母乳的宝宝也有肥胖的，但母乳不会加重肝肾负担。

为了不使宝宝过胖，妈妈应该掌握好宝宝一天的牛奶的需要量。一般在900～1000毫升。每日喂5～6次奶，食量小的每次喂140毫升左右，食量大的每次喂180毫升左右，再多一次也不应超过200毫升。如果宝宝仍然想吃，可适当喂些糖水或果汁，但无论如何不可以无节制地喂奶。除此之外，还应严格按照奶粉包装上的说明为宝宝调制奶液，不要随意增减量和浓度。

温馨小贴士

奶粉喂养的宝宝，这段时间一天的总食量达到约1000毫升。但要留意营养过剩，宝宝营养过剩的迹象包括吐奶、打嗝、腹胀、腹泻、大便过频等。

02 宝宝奶粉过敏应对措施

牛奶蛋白质过敏的症状可能在宝宝出生开始的几个月出现，其中的较轻微症状包括大便稀松带血丝、呕吐、不想吃东西、疝气和出现皮疹等；而快速反应的症状包括脾气变得暴躁、呕吐、喘息、水肿、湿疹或皮肤发痒起粒、腹泻并且带血丝等。如果过敏反应较为严重的话，还可能会影响宝宝的皮肤、腹部、呼吸和血压等。

遇到过敏时，妈妈可试着改用其他代乳食品如羊奶、代乳粉、奶糕或低乳糖的营养粉等来喂养宝宝，停服奶粉2～4周，然后开始喂以少量奶粉，先喂10毫升，如未出现过敏现象，每隔几天增加5毫升，逐渐增加，找出不发生过敏反应的适用量，就可继续喂养。

当宝宝出现过敏症状时，妈妈在选择奶粉时可倾向于大豆蛋白的奶粉和低抗原配方奶粉，大部分有牛奶过敏反应的宝宝都能够接受这两种奶粉，且更容易吸收，有助于减少奶粉引起过敏反应的机会。

胎教圣经

◎ 怀孕初期，母体的足厥阴经脉调控着胎儿的生长，并且与肝脏直接相关。所以孕妈妈应食用一些强化肝脏机能的食品，如荠菜、韭菜、紫李、山梅以及肉枣茶和木瓜茶等。

03 巧妙帮助宝宝转奶

宝宝的消化系统发育尚不充分，对于不同食物的消化需要一段时间来适应，因此宝宝是不适合频繁转奶的。

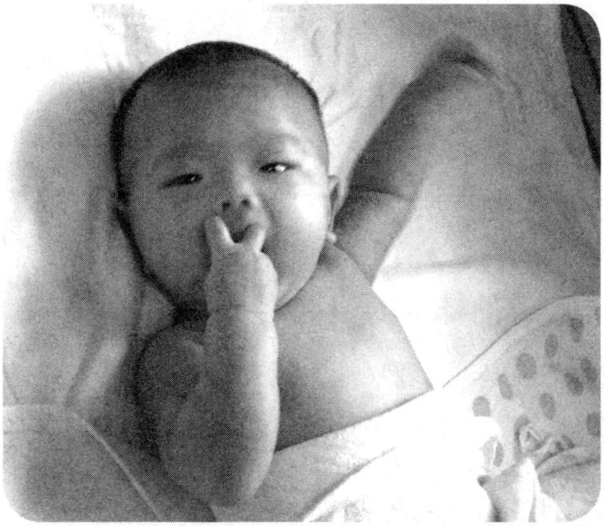

如果妈妈认为宝宝不适合喝之前牌子的奶粉，可以考虑转换品牌，但要明确给宝宝转奶需要一个循序渐进的过程。当宝宝转奶不适，通常会出现拉肚子、不爱吃奶、呕吐、便秘、哭闹、过敏等症状。过敏可表现为皮肤痒、出红疹。

为了避免宝宝出现不良症状，妈妈在帮助宝宝转奶时，可将预备替换的奶粉和宝宝先前饮用的奶粉在转奶时掺和食用，尽可能在原先使用的奶粉中适当添加新的奶粉，由少到多适当增加比例，直到完全用新的奶粉取代老的奶粉。

04 奶粉的保存也很重要

为了避免奶粉受污染和变质，在奶粉开封后的保存过程中，应避免暴露在与空气直接接触的环境中。开封后的奶粉，放在室温、避光、干燥、阴凉处储存即可，没有必要将奶粉存放于冰箱里，奶粉放在冰箱里，多次取放，冰箱内外的温差和湿度差别，很容易造成宝宝奶粉潮解、结块和变质。妈妈在每次取用后，罐装奶粉务必盖紧塑料盖，袋装奶粉要扎紧袋口。最好的方法是将之存放于洁净的奶粉罐内，奶粉罐使用前用清洁、干燥的棉巾擦拭，勿用水洗。大多数宝宝奶粉开封后应在一个月内用完。如超过一月，应丢弃不用。宝宝奶粉不要一连开好几罐，否则很容易造成奶粉潮解、变质。

05 宝宝辅食添加原则

人工喂养的宝宝从第二个月开始可以添加一些辅食了，可先从喂菜汁、果汁开始，先给 1 汤匙，以后逐渐增至 2 ~ 3 汤匙，上、下午各喂 1 次，按由少到多的顺序，一开始只是试吃，在喂奶之后试吃一点，然后逐渐增加。妈妈需注意辅食里不要加盐、味精等任何调味品。因为宝宝的肾功能不全，不能过早地加调味品，尤其是食盐会增加对肾的负担。

◎ 维生素 B_2 又被称做核黄素，缺乏这种营养成分，阴部和口部就容易发生溃烂。牛奶、蛋黄、鳗鱼、紫菜和扁桃都是含有大量维生素 B_2 的食物。紫李不仅仅在维生素 B_2 的含量上大大超过其他水果，就是硫胺、烟酰胺的含量也毫不逊色。服用紫李可以有效预防便秘和贫血等症状。

第四节 混合喂养的宝宝

01 宝宝混合喂养的添加时机

4个月以内的宝宝最好是纯母乳喂养。有些奶水偏少的妈妈总觉得自己的奶水不够，急着要给宝宝添加配方奶。若宝宝的体重增加正常，就证明奶水完全能够满足宝宝的需要。如果宝宝一周内体重增长低于200克，可考虑适当为宝宝添加牛奶或补充一些配方奶。时间最好安排在妈妈下奶量最少的时候（下午4－6点之间）单独加一次，每次加120毫升。但应注意每次喂奶先吃母乳再吃配方奶，把乳房吸空才能够促进奶水的分泌，但一次也不要喂太多，喂太多会使宝宝消化不良，且会影响下一次母乳喂养。

02 “代授法”好还是“补授法”好

在给宝宝补充配方奶时，有两种方法，一种叫做补授法，也就是在喂完母乳后再补充其他乳品。其好处是可以避免小宝宝在先吃了配方奶后没有饥饿感，不愿意吸吮母乳而导致母乳分泌进一步减少，同时也有利于刺激母乳分泌，保证母乳的供应。代授法就是以配方奶完全代替一次或几次母乳哺喂，但总次数不超过每天哺乳次数的一半为宜。一般我们不提倡经常采用这种喂养方法，因为这样会减少母乳的分泌。混合喂养不论采取哪种方法，每天一定要让宝宝定时吸吮母乳，补授或代授的奶量及食物量要足，并且要注意卫生。

03 宝宝“偏食”了怎么办

有的混合喂养的宝宝更喜欢吸吮妈妈柔软、舒服的乳头，拒绝吸吮橡皮乳头，不喜欢用奶瓶喂奶，一用奶瓶就不想吃。对于这样的宝宝，妈妈在用奶瓶喂奶时，先将奶嘴用温水冲一下，使其变软些，和妈妈乳头的温度相近。应将奶嘴放在嘴边，让宝宝自己找寻，主动含入嘴里，而非直接放入宝宝的嘴里。妈妈可试着用不同的姿势给宝宝喂食。用奶瓶喂奶时，让宝宝闻到妈妈的气味，会极大降低对奶瓶的陌生感。同时还可给宝宝试用不同形状、大小、材质的奶嘴，并调整奶嘴孔的大小，尽量迎合宝宝的喜好。如果宝宝仍拒食奶瓶，

胎教圣经

◎ 胎儿要形成自己的骨骼，母体正处于随时都可能缺钙的状况，要多选择含有丰富的钙质和维生素D的食品，如鸡蛋黄、鱼类和鱼肝油。

宝宝哺乳用品清单

BAOBAOBURUYONGPINQINGDAN

● 240毫升大奶瓶

4~6个，3~4小时喂奶一次，用完即清洗、消毒

● 奶瓶消毒锅

1个,可依需要选购水煮式或蒸气式两种

● 120毫升小奶瓶

2个，喝开水、果汁用

● 备用奶嘴、奶瓶

各6个，每3个月更新一次

● 奶瓶嘴清洁剂

1瓶，专为清洗奶瓶、奶嘴的洗涤剂

● 温奶器

1个，可作短暂保温之用

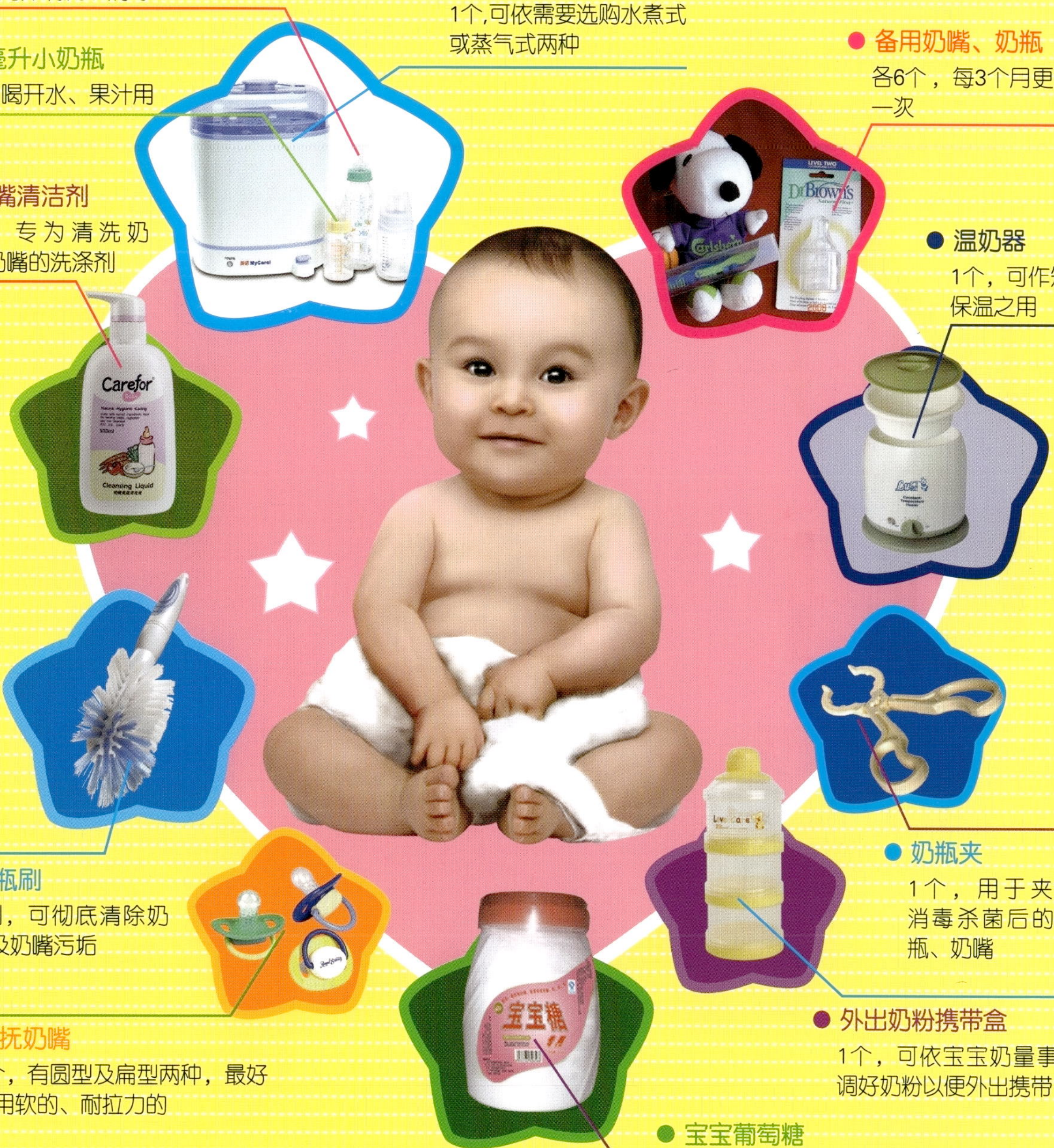

● 奶瓶刷

1副，可彻底清除奶瓶及奶嘴污垢

● 奶瓶夹

1个，用于夹起消毒杀菌后的奶瓶、奶嘴

● 安抚奶嘴

2个，有圆型及扁型两种，最好选用软的、耐拉力的

● 外出奶粉携带盒

1个，可依宝宝奶量事先调好奶粉以便外出携带

● 宝宝葡萄糖

1盒，补充血糖，增强抵抗力

宝宝洗澡

用\品\清\单

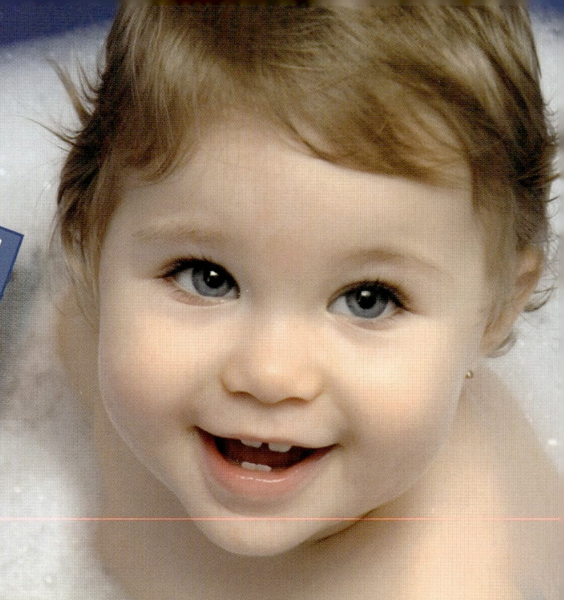

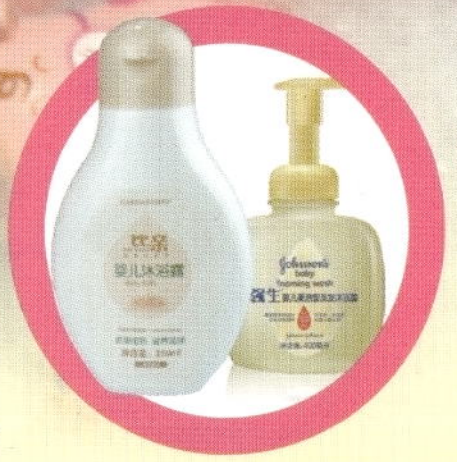

沐浴精

1瓶，应选温和无刺激性产品

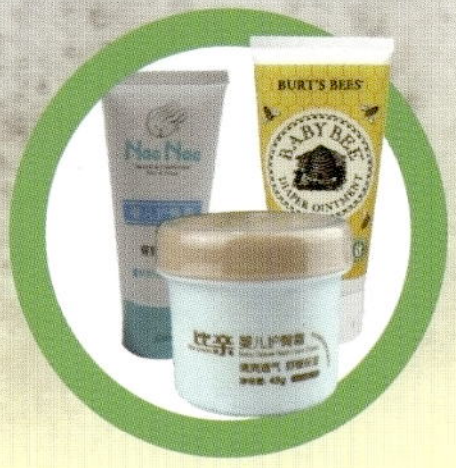

宝宝护肤膏

1瓶，宝宝有尿布疹或被虫叮咬时使用

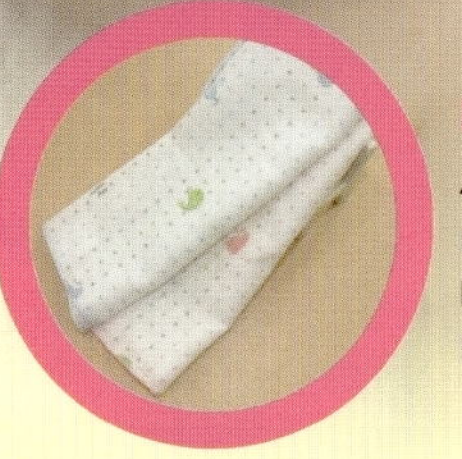

纱布澡巾

4条，采用纱布澡巾不易刮伤宝宝的肌肤，一般澡巾较粗糙

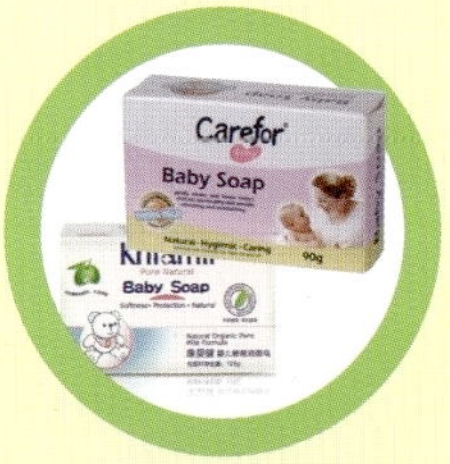

香皂

4块，宜用温和无刺激、品质优良的产品

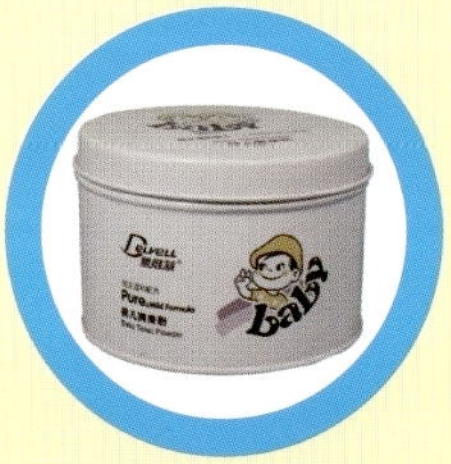

爽身粉

1罐，用于洗完澡换尿布后，可保持干爽舒适

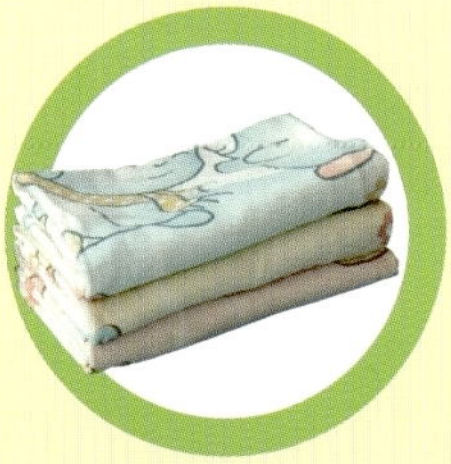

大浴巾

2条，纯棉质料，于宝宝浴后及时包裹保暖用

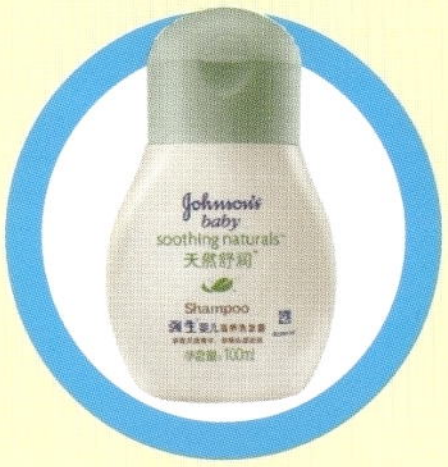

洗发精

1瓶，宜用无香料，温和不刺激产品

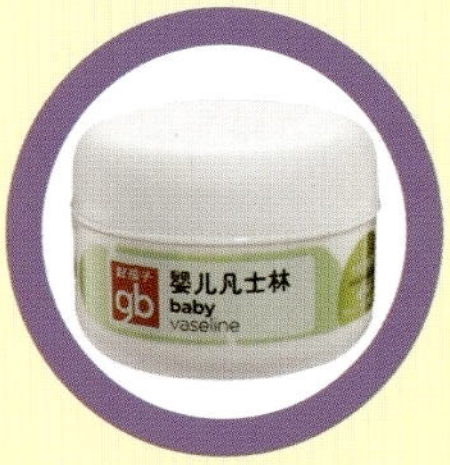

凡士林

1瓶，用于肛门润滑及臀部洁净

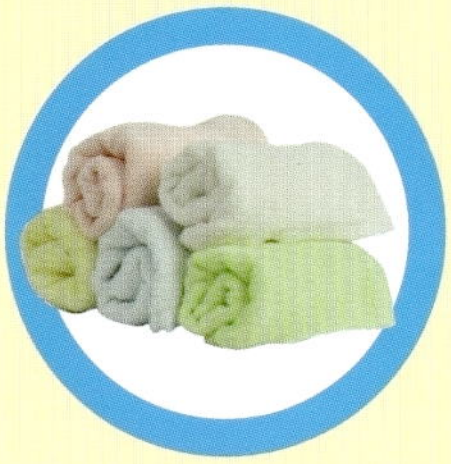

小毛巾

2条，洗脸或日常清洁擦拭用

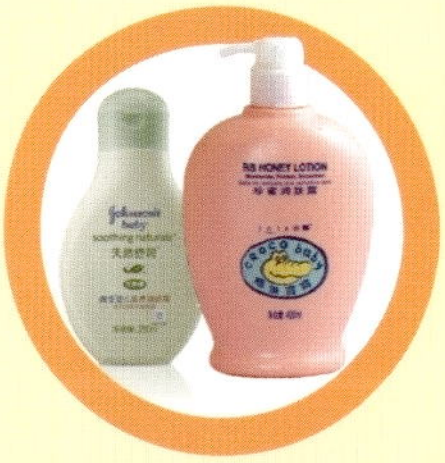

乳液

1瓶，可滋润皮肤，夏日洗完澡后使用

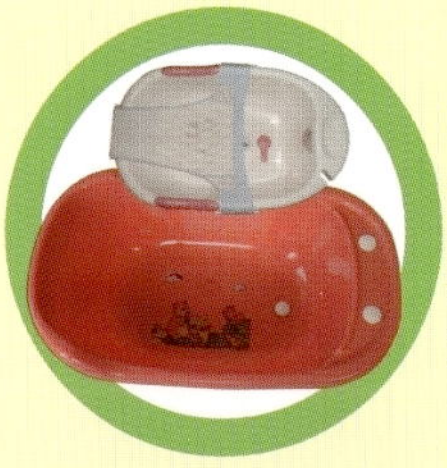

浴盆、小脸盆

各1个，最好采用宝宝专用澡盆，养成宝宝喜好洗澡的习惯

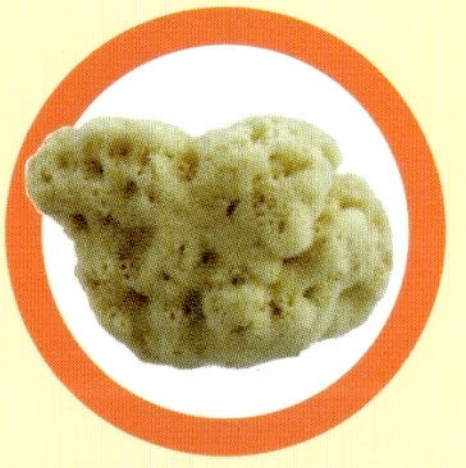

洗澡海棉

1个，海绵柔软不伤皮肤

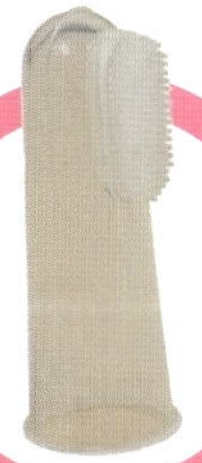

指套刷

1个，可消毒清除口腔奶垢

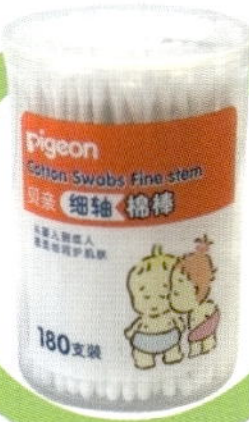

棉花棒

2盒，选用细头为宜，擦拭眼屎及鼻屎

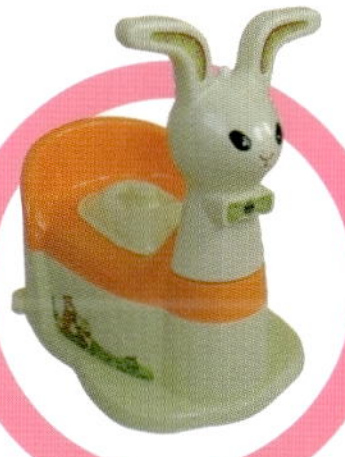

宝宝便器

1个，方便训练宝宝排便用

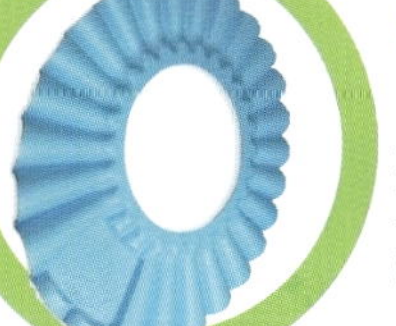

洗发浴帽

1个，防止水滴渗入宝宝眼睛和耳朵，让宝宝喜好洗头

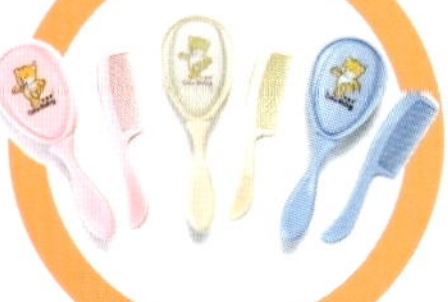

宝宝发梳组

1组，最好要选用质地良好的毛刷

洗澡玩具(浮水性)

2~4个，刺激宝宝喜欢洗澡

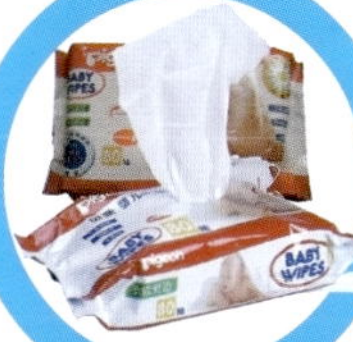

宝宝柔湿巾

2罐，于宝宝排泄后擦拭用

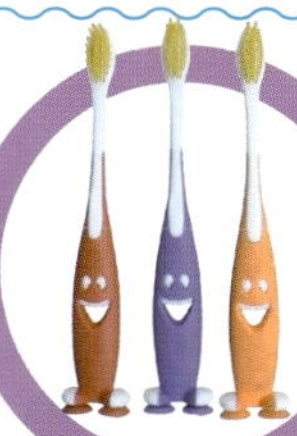

乳牙刷

1~2个，软毛不伤牙龈，清洁宝宝口腔

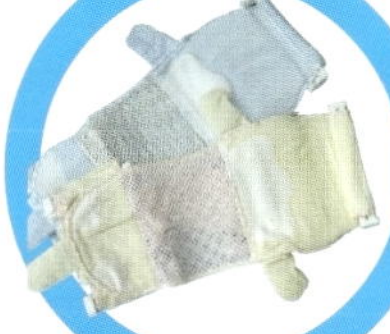

洗澡防滑垫或浴网

1个，可使妈妈为新生儿洗澡时更顺手，并让宝宝有安全感

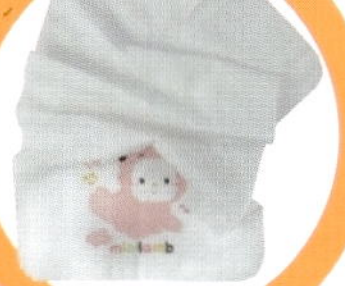

纱布手帕

1~6条，宝宝溢奶或流口水时擦拭用

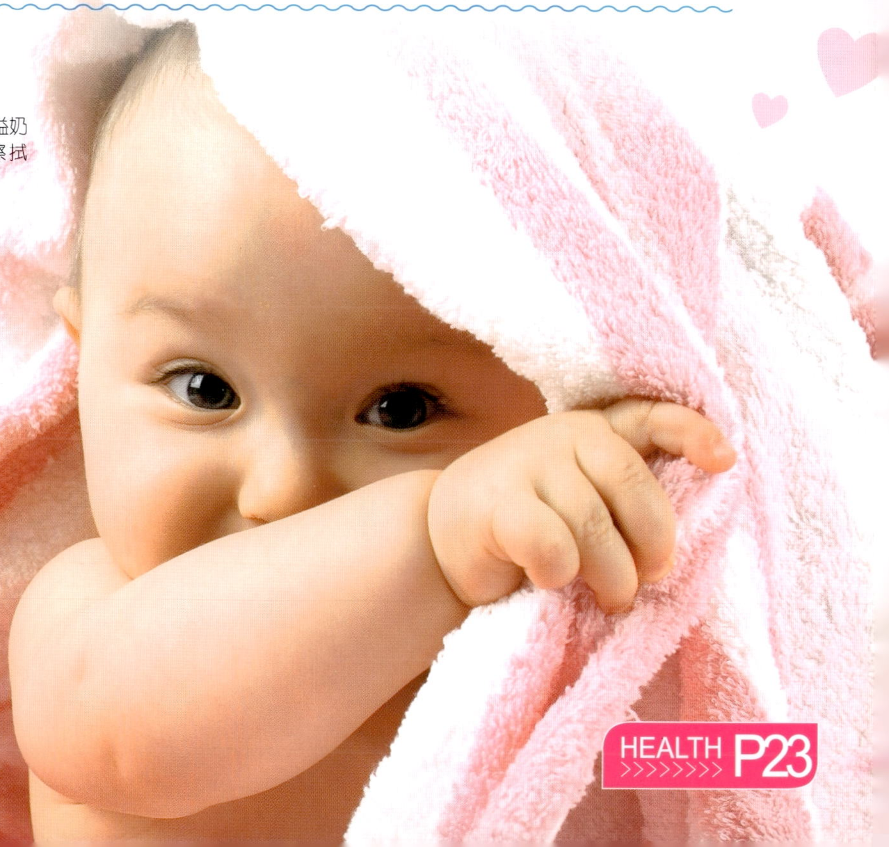

宝宝医疗生活用品清单

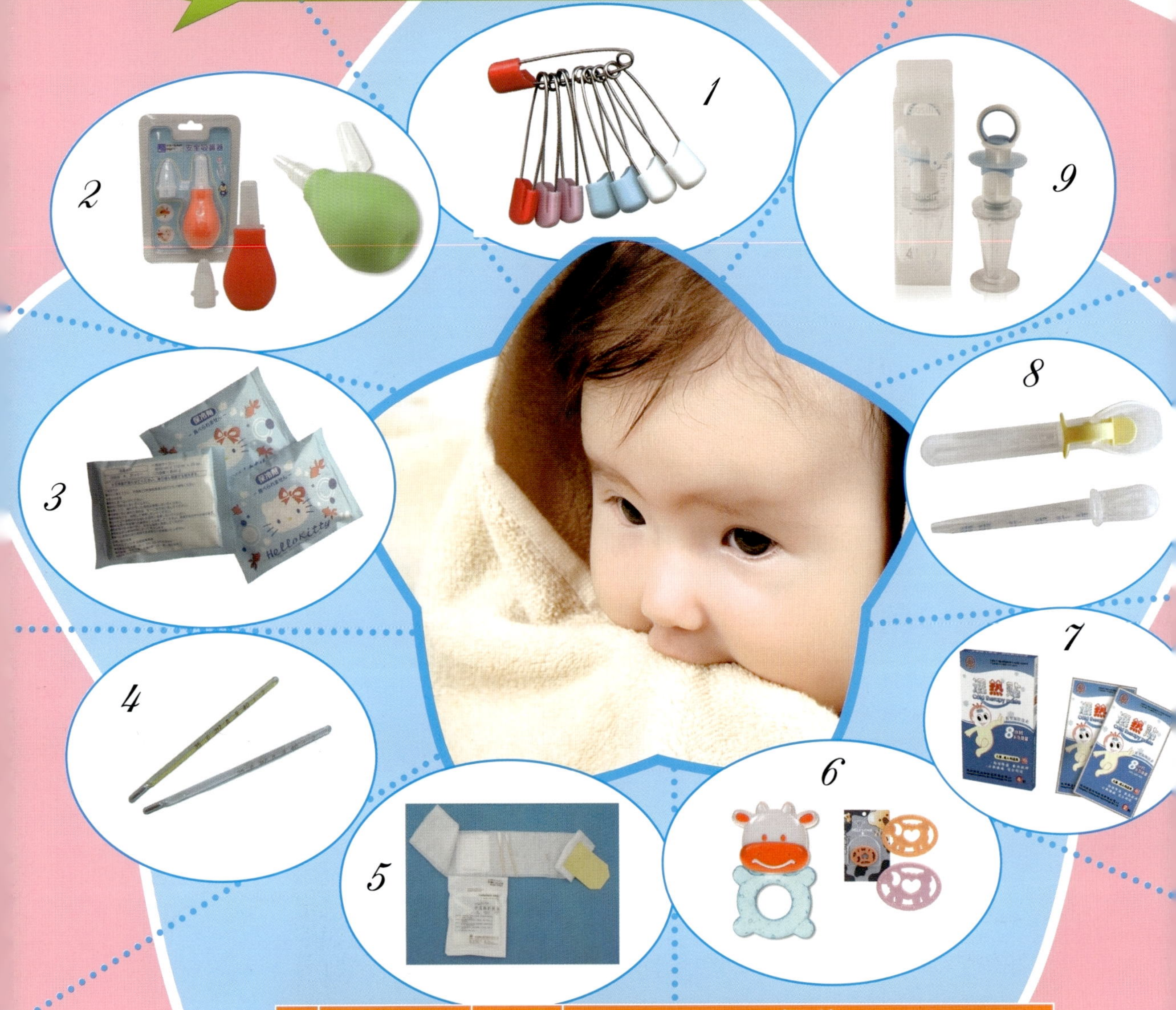

	用品名称	数 量	备 注
1	安全别针	4-6个	穿衣、盖被时固定用
2	吸涕器	1个	宝宝鼻内分泌物过多时使
3	冷敷袋	2个	在小宝宝发烧、暑热难眠、牙痛时使用
4	肛温计	1个	新生儿测量肛温用
5	脐带护理包	1包	清洁脐带，避免细菌感染
6	固齿器	2个	会降低宝宝长牙期的不适
7	退热贴	1-2包	适用于发热头痛、牙痛、运动后皮肤发热
8	喂药匙	1个	感冒时替宝宝喂药较方便
9	喂药器	1个	安全省事，宝宝生病喂药时使用

则只能改用杯子、汤匙喂食了。

另外，由于橡皮奶嘴孔大，吸吮很省力，而母乳流出来比较慢，吃起来比较费力，有的宝宝在添加牛奶后便不喜欢妈妈的母乳。这时妈妈应适当控制宝宝的牛奶量，否则母乳分泌就会减少，对继续母乳喂养很不利。

04 宝宝厌食牛奶了怎么办

有的宝宝在2个月前一直很喜欢喝牛奶，但随着牛奶的摄取量逐渐增大，宝宝的肝脏和肾脏的负担过重，其肝脏及肾脏非常疲惫，在进入第三个月后，大部分宝宝会变得不爱喝牛奶，即使改变牛奶的浓度或温度，都无法引起宝宝的食欲，宝宝开始厌食牛奶。

此时妈妈不要再继续喂宝宝不喜欢喝的牛奶，多喂母乳，也可喂一些配方奶，但要调配得稀一些，让宝宝的肝脏和肾脏得到充分的休息。在一般情况下，经过10天或半个月的细心照料，宝宝就会再度喜欢上牛奶。

05 妈妈清洗奶瓶有窍门

每次喂完奶以后，一定要把残余的奶液倒掉，及时清洗，以免奶渍凝结在瓶身上。特别要注意瓶颈和螺旋处。还应该把奶嘴翻过来清洗，如果有奶渍凝结在奶嘴上，则可以用热水泡一会儿，等奶渍变软以后再刷掉。要保持奶嘴上的出奶孔通畅，奶嘴每天至少消毒一次。

温馨小贴士

在给宝宝的奶嘴消毒前，必须先用温水将奶嘴冲洗干净。宝宝奶嘴宜蒸不宜煮，采用蒸汽消毒法，95℃～97℃的水蒸气蒸上12～15分钟即可有效杀死大部分致病细菌，同时，蒸汽消毒不会破坏奶嘴材质，可令奶嘴更持久耐用。

给奶瓶消毒时，应与冷水一起煮沸，水应该覆盖住玻璃奶瓶。塑料奶瓶可让奶瓶、瓶盖装满水，这样就不会向上浮起。等水烧开后5分钟再放入奶嘴、瓶盖等塑料制品。轻轻摇晃水中的物品，直至见不到气泡为止，盖上锅盖再煮5分钟后关火，放至水稍凉，注意时间不能过久。

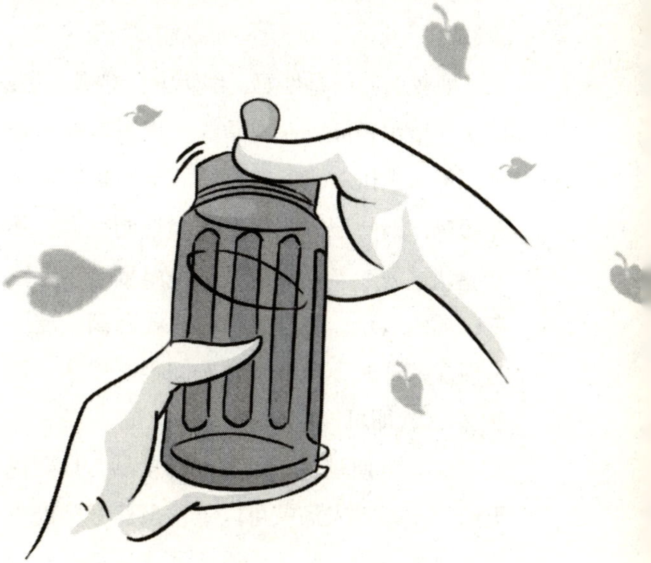

◎ 孕妈妈出现焦躁不安或皮肤变粗糙的现象，服用鱼肝油可以起到良好的改善效果。服用量每天在5克左右。

第五节 宝宝喂养四大注意事项

01 宝宝便秘怎么办

母乳喂养的宝宝，正常的大便应有少许奶瓣，黄色、稠糊状、成形，若母乳中蛋白质含量过高则会影响母乳的质量，有的宝宝喝了母乳后大便偏碱性，表现为硬而干，不易排出。为了防止宝宝便秘，妈妈要保证饮食均衡，多吃蔬菜、水果、粗粮，多喝水或粥，汤要适量，饮食不要太过油腻。

奶粉的原料是牛奶，牛奶中含酪蛋白多，钙盐含量也较高，在胃酸的作用下容易结成块，不易消化。喂配方奶粉的宝宝也容易出现便秘，因此配方奶粉要按照说明冲调，不要冲调过浓。当炎热季节环境温度高、宝宝有口渴的表示、包被太厚、体温升高或皮肤出现汗疱疹时，可在2顿奶间喂一些水，每日2~3次即可。

在宝宝便秘时，可加滑肠食品，只要每天给宝宝喂点米汤就可以了，当然必须沥去米汤中的饭粒。此外，妈妈应选择适合宝宝的奶粉，应避免含有棕榈油、全脂奶粉或乳脂等成分的婴幼儿配方奶粉，尽量选用精制植物油配方，添加双歧杆菌的奶粉有助于防止宝宝便秘。

02 宝宝打嗝是喂养不当

宝宝打嗝通常是由喂母乳、配方奶或其他食物引起的，也可能是气温突然下降造成的。如果宝宝打嗝是由于吃奶过急、过多或奶水凉而引起的，妈妈可将宝宝抱起后刺激其小脚底，或者用食指尖在宝宝的嘴边轻轻地挠痒，待宝宝发出哭声后，使宝宝的膈肌收缩便会突然停止，打嗝的现象就会自然消失。如果宝宝是受凉引起的打嗝，那先抱起宝宝，然后轻轻地拍拍他的小后背，再喂一点温热水，给胸脯或小肚子盖上保暖衣被等。

为了预防宝宝打嗝，妈妈还需注意不要在宝宝过度饥饿或哭得很凶时喂奶，无论喂母乳还是配方奶，不要让宝宝吃得过快或过急。天气寒冷时，注意给宝宝保暖，避免身体着凉。

除非打嗝影响了宝宝的日常活动，比如

睡觉或吃饭，否则没有必要因为一次打嗝而带宝宝去看医生。如果宝宝打嗝频繁，甚至到了无法抑制的程度，建议妈妈向医生咨询一下。

温馨小贴士

妈妈应尽量不要让宝宝含奶嘴入睡，因为含着奶嘴的宝宝总在吸吮，会咽下过多的空气，造成腹痛。

03 宝宝呛奶应对措施

这个时期的宝宝咽喉软骨发育尚未成熟，控制力较差，如果妈妈喂奶姿势不正确，通过奶嘴的奶水量太多，或宝宝喝太多奶、喝完奶后未排气便会导致呛奶。有胃食管逆流情形的宝宝是最容易呛奶的。当宝宝感冒时，因呼吸道有感染，使得鼻子呼吸状况不顺畅、吞咽不协调时也容易呛奶。宝宝吐奶时最怕的是奶水由食管逆流到咽喉部时，在吸气的瞬间误入气管，导致呛奶。呛奶量大时会造成气管堵塞，不能呼吸，危及生命；量少时直接吸入肺部深处，造成吸入性肺炎。

宝宝呛奶时，会有剧烈的咳嗽、大哭等情形，若宝宝只是轻微呛奶，只需拍拍宝宝的背即可，宝宝自己会调适呼吸及吞咽动作，不会吸入气管，只要密切观察宝宝的呼吸状况及肤色即可。若是呼吸有问题或是脸部发紫（代表缺氧），有大量奶水进入气管，可采取以下处理方式：

◆ 如果宝宝此时平躺，应迅速将宝宝脸侧向一边，以免吐出物向后流入咽喉及气管。或使其俯卧在大人膝上或床上，拍宝宝的背，帮助他把奶水咳出。

◆ 把手帕缠在手指上伸入口腔中，甚至咽喉，将吐、溢出的奶水食物快速清理出来，以保持呼吸道顺畅，然后用小棉花棒清理鼻孔。

◆ 如果宝宝脸部发黑，并且在哭泣，就代表奶水已经进入呼吸道，这时应让宝宝俯卧在大人的腿上，刺激或捏宝宝的脚底板，帮助他呼吸，并紧急送医。

为了预防宝宝呛奶，妈妈喂奶要适量，宝宝吃奶时不要让他速度过快。喂完配方奶一定要给宝宝拍背排气。使用圆孔奶嘴，圆孔奶嘴流出的奶量较少，十字形的奶嘴奶流量较大。如果宝宝是早产儿或有特殊疾病，喂完奶后均应多观察他是否有异常状况。

04 这一时期的宝宝需要补钙吗

纯母乳喂养的宝宝，若母乳充足，妈妈每天服用 1000～1500 毫克的钙剂，宝宝不用补钙，宝宝 6 个月以前可以不额外补充钙剂。喝配方奶的宝宝计算一下奶量中的钙，再考虑需不需要额外补充钙剂，一般来说宝宝每天服用 900 毫升奶就可以，一些奶粉中含钙量已接近 1100 毫克，宝宝也不用补钙了。就一般地说，宝宝出生 2 周后，就应该适量补充维生素 A 和维生素 D。

◎ 少食多餐，不仅可以保证能量的均衡摄入，更好地控制体重，更重要的是能够帮助孕妈妈保证血糖的平稳。

第六节 宝宝五官护理小技巧

01 怎样帮宝宝清理耳垢

宝宝的听力还处于发育阶段，耳屎像哨兵一样守着外耳道的大门，阻止异物侵入耳朵，保护耳道和鼓膜，保护宝宝听力，防止脏水的侵袭引起的感染性疾病，如外耳道炎、中耳炎的发生。但如果宝宝耳内的耳屎积存过多，耳屎变干，甚至塞满耳道，而又不能自行排出的话，又会妨碍听力。因此妈妈应对此作适当处理。

当妈妈帮宝宝清理耳垢时，宝宝总是动来动去有危险。这时妈妈应掌握技巧，只需在每天洗澡时，用毛巾帮宝宝擦拭外耳，没有必要刻意帮宝宝清洁耳朵。如果耳朵里面有水或耳垢，可以用宝宝专用的棉花棒，轻轻转动，不要太深入，把耳垢小心地转出来。如果怕宝宝乱动，可以等宝宝睡着时再处理。如果耳垢太硬或在耳道深处，为了防止妈妈不小心弄伤宝宝，最好的办法是请小儿耳鼻喉科医生来处理。

02 怎样给宝宝清理鼻涕

宝宝鼻涕较多时可以使用吸鼻器，吸鼻器的种类繁多，妈妈在购买时要注意吸鼻器的前端是否平滑、安全，以免不小心划伤宝宝鼻子的内膜。宝宝都不太喜欢别人将东西放入他的鼻孔中，所以妈妈使用吸鼻器时最好动作快一点。

对于鼻屎较多的宝宝，吸鼻器效果不太好，千万不能用手指甲挖，这样很容易伤到宝宝。这时可用棉签蘸热水，把鼻屎软化了，然后换一根再清理一下，水里可以放点盐，用来消毒。或用湿润的毛巾覆盖宝宝的小脸，使鼻孔吸收湿气，或是在房间里放上加湿器，过一段时间，鼻屎软了，再去给宝宝清理。

03 为何宝宝总有团状的眼屎

造成宝宝眼屎过多的原因包括睫毛生长问题、鼻泪管发育不全、感染等。现代医学认为，造成宝宝眼屎多的原因有三：一是先

胎教圣经

◎ 营养均衡的饮食还要吸收好才行，细细咀嚼是提高吸收率最好的方法。一口食物至少应该在嘴里咀嚼 20 下再吞咽，这样不仅有利于消化，而且还是控制体重的好办法。

天性的鼻泪管堵塞；二是急性泪囊炎；三是感染性结膜炎。如为鼻泪管发育不全引起，妈妈可以每天用手在宝宝鼻梁处稍加按摩，畅通鼻泪管；若为感染引起，应遵照医生指示，采用抗生素的眼药水治疗，每2～3个小时一次，每次各在一侧眼中滴入眼药水1～2滴。但要记住，妈妈在帮宝宝点眼药水时，双手一定要先洗干净，平常应注意宝宝周围环境的清洁卫生，宝宝用品消毒要彻底。如果严重，最好请医生检查，并配合治疗，才能改善症状。

有的宝宝眼屎多，妈妈们就认为宝宝是“上火”了，易给宝宝滥用下火药。清热泻火的药物或凉茶多为寒凉性质，脾胃虚寒的人喝了很容易伤及乳母或婴幼儿的脾胃，不仅不能下火，还会导致脾胃功能失调、便秘或者是腹泻。此外寒凉药物有可能伤害婴幼儿阳气，虽然当时可能无明显的不适，但长期服用势必对身体造成损害。

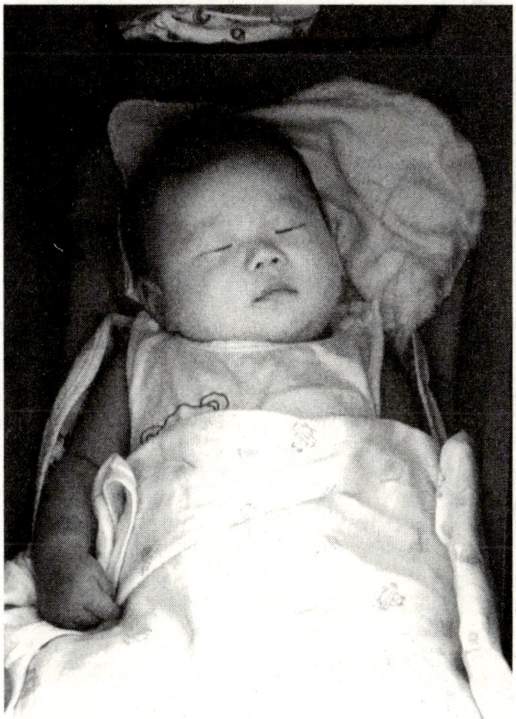

温馨小贴士

给宝宝照相时相机离宝宝至少要有1米远，如果设备允许，最好把闪光灯的光打到墙或天花板上，不要直接照到宝宝的脸，以防伤到宝宝眼睛。

04 宝宝的呼吸声很响正常吗

正常时，空气经鼻腔进入喉、气管、支气管、肺泡；肺内气体排出，反其道而行之，最后由鼻呼出。如果鼻腔有阻塞，肺内气体改道而行，由喉经口排出。宝宝的呼吸道比较狭窄，喉头组织结构较软，发育还不是很成熟，所以有时喉咙会有痰，感觉呼吸声响、有杂音。另外，宝宝的鼻腔也比较窄，睡觉时尤其是半夜安静的时候，妈妈可能会听见宝宝的呼吸声，这些都是正常的生理现象，随着年龄的增长会慢慢消失。

有的宝宝偶尔出现睡时打呼噜状况，可能是由于睡眠时与呼吸有关的肌肉松弛，尤其舌的肌肉放松后造成舌根向后面轻度下垂，使呼气时排气受到影响；当改变体位后，同时也改变了舌的位置，此时呼噜声消失，这种情况不必去医院就诊。但如果是突然产生的症状，那么可能是宝宝感冒了，必要时应

◎ 食物纤维、乳酸菌和水分能够有效防止便秘。把话梅和无花果混到酸奶中食用也能有效预防便秘。

上医院请医生检查确诊。如果宝宝出现呼吸急促、呼吸困难、气喘、脸色异常等状况，应立即去医院检查和治疗。

05 宝宝的嘴角起疱了怎么办

秋冬季节天气干燥，宝宝很容易引起上虚火，常表现为发烧、烦躁、嘴唇干裂、嗓子痛、腹泻、嘴角起疱等现象，嘴角起疱是由单纯性疱疹病毒感染引起的一种病毒性皮肤病，此病极易复发，因此可以给宝宝多吃些新鲜的蔬菜和水果，避免刺激，妈妈应少吃辛辣的食物，平时还应注意宝宝口腔卫生。

如果是过敏引起的小儿湿疹，俗称“奶癣”，应避免过量喂食，防止消化不良。护理时，尽量别用肥皂，除宝宝擦脸油外，不宜用任何化妆品；湿疹发作时，可在医生指导下使用消炎、止痒、脱敏的药物，切勿自行使用任何激素类药膏。

如果是口腔炎症引起的水疱，如鹅口疮、疱疹性口炎、溃疡性口炎等，建议带宝宝上皮肤科就诊，采用局部外搽药物、口服抗生素或抗病毒药物的方法，对症治疗，不要贻误病情。

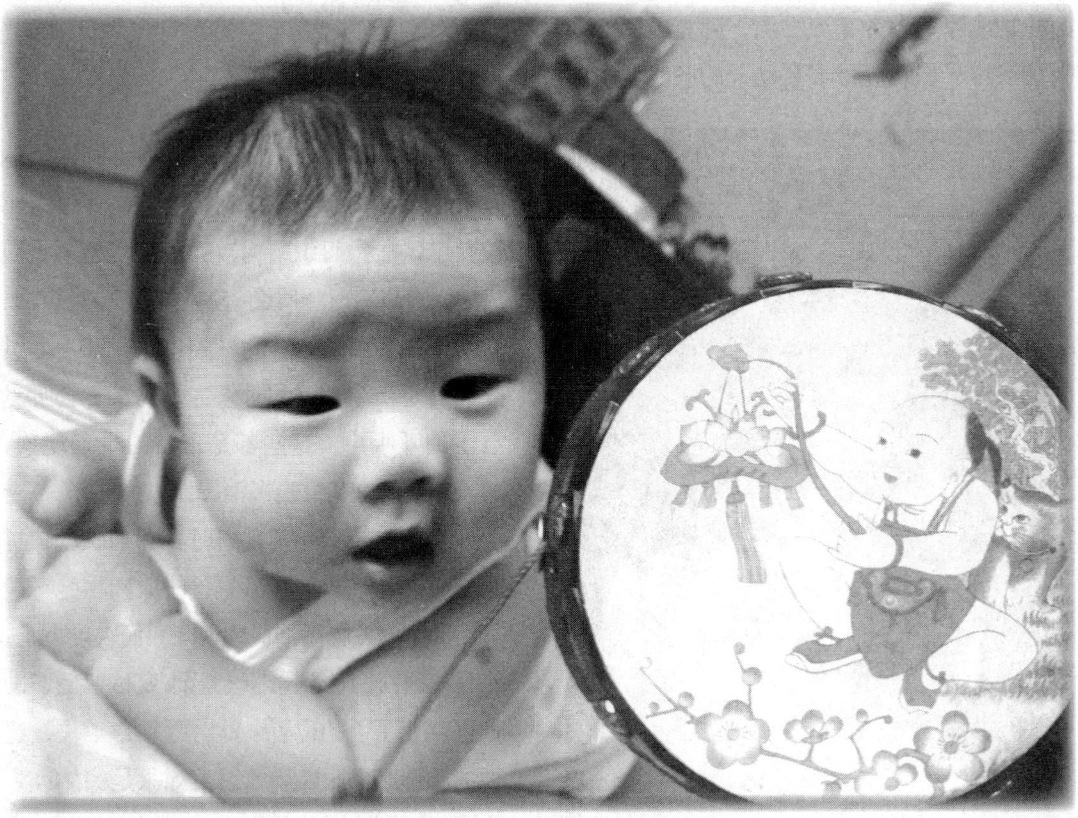

胎教圣经

◎ 对于孕妈妈容易缺乏的钙和铁，可以通过喝牛奶，吃小鱼、加钙的面粉、牛肉等补充。

第七节 宝宝睡眠护理要点

01 宝宝睡眠特点

在1个月末到2个月的时候，宝宝的睡眠有了变化。夜里睡眠时间长了，可以连续睡6个小时。白天醒的时间也多了，但同时睡眠的质量也在变化：不安睡眠减少，平静、稳定的睡眠增多。不过，宝宝在这方面的个体之间也有很大的差异，总的来说，1～3个月的宝宝一天当中大部分时间都在睡觉，每天睡18小时左右。

宝宝睡觉有深睡眠和浅睡眠两种状态，且两种状态交替进行。在每个交替阶段，宝宝都会有一个持续1～10分钟的小醒，在小醒时，宝宝会嘟囔、翻身，有时会哭，然后再入睡。这时，妈妈不要弄醒宝宝，给其喂奶，因为这样宝宝便会养成习惯，夜里一醒就非得让大人哄才能再次入睡。

宝宝3个月的时候睡眠模式正在形成，因此这是建立良好的睡眠习惯的黄金时期。睡前可以给宝宝洗个澡、按摩、换新尿布、读一两篇睡前故事、唱一支摇篮曲等，这样会给他放松的机会，使他感到你不但是他的父母，而且是他的朋友。只要你坚持每天在同一时间，以同样顺序完成，坚持1～2星期就可以形成宝宝良好的睡眠模式。

02 宝宝睡觉需要脱衣服吗

宝宝睡觉时，衣服应尽量少穿，一般穿件内衣和一条短裤，如果有条件可穿睡衣。被子厚薄也要适中。若要防止宝宝踢被，父母可以自行设计一个睡袋。这样的话，小宝宝不仅能睡得又香又甜，也有利于宝宝身心健康，可见其中好处多多：

◆ 有利于宝宝皮肤健康，不易感染皮肤病。宝宝白天经常尿裤，细菌容易寄生繁殖，宝宝皮肤细嫩、柔软，如果宝宝的两条腿和腹部常被潮湿的衣服浸着，就容易得毛囊炎、皮炎等皮肤病，因此父母要及时给宝宝晾晒衣服，保持衣服卫生清洁。

◆ 能使宝宝睡得更加舒服。宝宝若经常穿紧身衣服或不合体的衣服睡觉，会影响血液循环，不利于休息，身体易产生疲劳，在一定程度上也影响着宝宝的身体发育，影响宝宝身高体重的增长。

◎ 咖啡、红茶、可乐中都含有咖啡因，最好不饮用，如果你非常想喝，最好只喝一点点，感受一下香气就可以了。

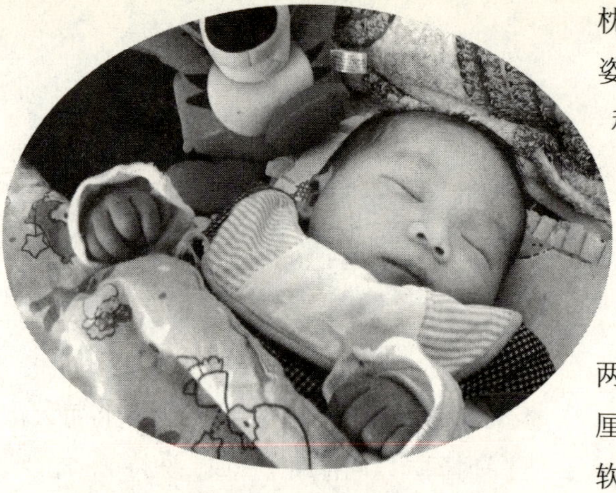

枕头具有一定的流动性，可随着宝宝睡觉时姿势的变换而改变形状，从而对宝宝的头部和颈部骨骼起到均匀承托的作用，且透气性好，各个季节均适合使用。

妈妈在选择枕头时，要注意枕头的高度、宽度、长度，还要注意枕套、枕芯的材料和软硬度等。长度、宽度与宝宝两肩的宽度相等为宜，枕头不要太高，3～5厘米就可以了。枕套最好用透气、舒适的软棉布制作，由于宝宝容易溢奶、流口水或出汗，睡觉时容易浸湿枕头，因此宝宝枕头最好准备两个备用，还应不时拿出去晒晒太阳。

◆ 培养宝宝良好的生活习惯。良好的生活习惯是从小开始培养形成的。宝宝期是宝宝心理发展的重要时期，条件反射才刚刚建立，如果从宝宝出生父母就注重日常生活细节训练，如喂奶、睡觉、洗手、洗脸等方面，就有利于宝宝养成良好的习惯和形成健全的性格。

03 什么样的枕头适合小宝宝

宝宝睡眠不好，除了一些病理性原因以外，很多时候是因为没有给宝宝创造良好的睡眠环境，枕头选择不当就是其中一个原因。一些父母认为宝宝的骨骼还没有长成形，软一点的枕头比较好。然而枕头太松软对头皮压迫面积大，不利于血液循环，对头颅和颈椎也没有好的支撑力，反而不利于宝宝的骨骼发育。对小宝宝来说，过于松软的枕头还有可能使宝宝睡觉时将头埋在里面，有发生窒息的可能性。枕荞麦壳这样有一定硬度的枕头反而更有助于宝宝睡眠。荞麦壳这样的

04 宝宝睡觉香香的4个要点

切勿在宝宝浅睡时离去

宝宝是需要父母陪同他一起睡觉的。宝宝在最初几个月，进入睡眠需要有初期的浅睡周期。通常他们20分钟后，就可以熟睡，而且不容易唤醒。有的宝宝睡不了多久，这时妈妈便会把宝宝放到宝宝床上，正想离去时，他却醒了，并且哭个不停。这是因为他还没有真正睡着，只是处于浅睡状态。因此妈妈应等宝宝渐渐入睡，呼吸声减弱，四肢松软，才可把宝宝放下悄悄离开。

帮助宝宝二次入睡

宝宝的睡眠周期较成人的周期短，大概持续50～60分钟，而且宝宝在浅睡时，很容

胎教圣经

◎ 如果没办法戒掉咖啡，你可以用热的纯牛奶冲咖啡，而且每次都提高牛奶的比例，直到最后只喝纯牛奶为止。

易醒。有的宝宝从睡眠中醒来后，很快就会再次入睡，但有些宝宝则需要大人的帮助，哼着摇篮曲等来哄他入睡。根据这些情况的不同，妈妈就可以帮助宝宝在醒来后顺利地再次入睡了。

宝宝日夜颠倒正常吗

有的宝宝白天老是睡得很香，到了晚上11点多钟就不睡了，要到凌晨五六点才肯入睡，白天睡的时候任何人无论用什么办法弄他都不醒。宝宝睡眠日夜颠倒有多方面原因，可能是宝宝白天睡多了，晚上就不睡了，特别精神。宝宝夜间脑发育、白天脑沉睡不会给宝宝造成任何的伤害。妈妈应慢慢调整宝宝白天的睡眠时间，宝宝逐渐就会好转的，不要给宝宝吃任何的药。另外，父母晚上跟宝宝说个五六分钟的话，拍拍宝宝，宝宝就会很容易入睡。

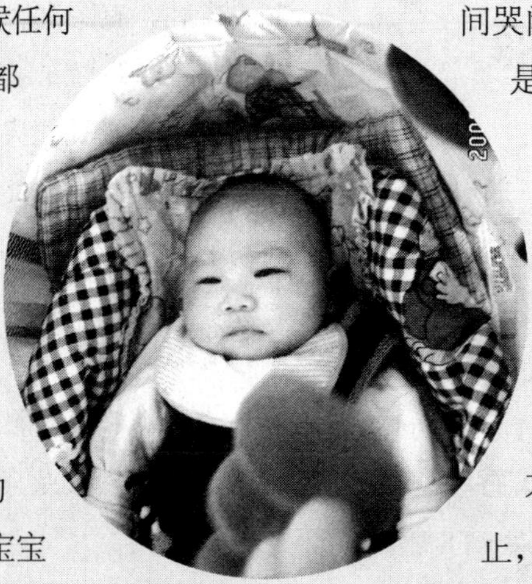

温馨小贴士

宝宝睡觉时不要盖得太多，或者裹得太严实，否则会使宝宝体温升高。而这时宝宝调节体温的能力还没发育好。推测宝宝盖得合适的方法是：摸摸小手小脚，温热没有出汗是最好的。

不要让宝宝空腹睡觉

许多宝宝在夜间大多数时间都会睡得很熟，但一些基本需求的无法实现将会影响他的睡眠质量，特别是饥饿感。这就要求妈妈在宝宝睡前要保证喂足他奶水。

宝宝睡眠不安稳的病理原因

如果宝宝多汗、烦躁、易惊、经常在夜间哭闹不休，那么妈妈应该留意宝宝是否患有佝偻病。妈妈这时须在医生的指导下给宝宝补充钙剂和维生素D，平时多让宝宝进行户外活动，接受阳光中的紫外线照射。

如果宝宝在夜间突然哭闹、挣扎或翻滚、面色苍白，不让别人触按腹部，哭闹时发时止，没有呕吐、发烧、腹泻等症状，这可能是肠痉挛的表现。这时妈妈可以轻轻按摩宝宝腹部，严重时给予颠茄口服，缓解痉挛，平时要注意腹部保暖。如果宝宝有上述阵发性腹痛并伴呕吐，大便像果酱样，腹部可以摸到包块，那么应立即送医院诊治。

如果宝宝在入睡1~2小时突然哭闹不安并搔抓肛门，父母应仔细观察，看宝宝肛门周围是否有白色线头样的小虫在活动，如果有那么就是患了蛲虫病，应给宝宝用驱虫药。此外最重要的是要注意个人卫生，勤洗手、剪指甲，不吮手指，不穿开裆裤，被褥、玩具要经常晾晒。

◎ 怀孕后血流量和新陈代谢增加，孕妈妈应该多喝些水，否则，没有足够的血液携带氧气和养分供给胎儿。最好不要用含糖的饮料和果汁代替正常的补水。

第八节 宝宝穿衣护理要点

01 宝宝衣服选购标准

看颜色、闻气味

宝宝衣服应选纯白、浅蓝、浅粉等素雅颜色，不仅更安全，还可更好地观察婴幼儿分泌物，发现其健康问题。衣服色彩越鲜艳，使用的固色剂等化学物质就越多，不利于宝宝健康。宝宝服装中禁用可分解芳香胺染料，不得存在异味，包括香味。根据婴幼儿服装标准，小宝宝服装砷含量不得超过每千克 0.2 毫克，铜不得超过每千克 25 毫克。最受家长们关注的甲醛含量必须小于或等于每千克 20 毫克。此外，为了保证衣服不刺激婴幼儿娇嫩的肌肤，pH 值须在 0～7.5 之间。

看面料、查配饰

宝宝的衣服，尤其是内衣，要选购全棉等天然面料，这样有利于宝宝肌肤健康，不要因为耐脏和好洗涤而购买纯化纤面料的衣物。宝宝衣服以简单大方为主，太过烦琐的衣服要注意拉链及金属附件、纽扣、装饰扣等应该没有毛口、快口，防止划伤、擦伤宝宝的皮肤。有图案、印花的部位不能含有可掉落粉末和颗粒；装饰物不允许有闪光片和颗粒状珠子或其他尖锐物。此外还应查看纽扣、各种塑料装饰件的牢固性，防止其脱落被宝宝误服口中。

看标志、量尺寸

妈妈在购买衣服时除了辨别商标、厂址、型号等外，还应尤其注意是否标有“不可干

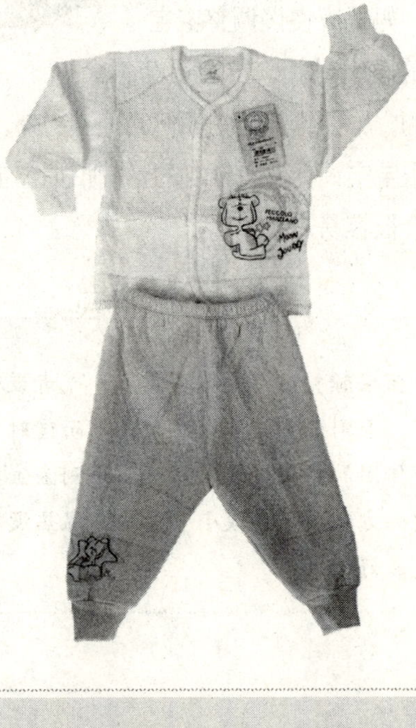

胎教圣经

◎ 当身体出现水肿后，千万不要控制饮水量。要控制水肿主要是要控制摄入的盐分。如果饮水不足，会使血液循环不畅，营养就难以到达胎儿那里了。但补水也要适当，每天 8 杯水，大约 1200 毫升比较合适。

洗”字样。干洗剂中可能含有刺激婴幼儿皮肤的物质，婴幼儿服装必须为无须干洗的服装。宝宝套头衫领圈展开尺寸要大于52厘米；领口、帽边不能有绳带，成品上的绳带外露长度也不能超过14厘米，以免缠绕在宝宝的颈部等处，发生危险。

02 宝宝需要穿袜子吗

随着宝宝月龄的增长，能力也长了不少，特别是下肢活动增加很多。如果宝宝不穿袜子，就会使脚失去一层有效保护，使宝宝柔嫩的脚部肌肤变得干燥粗糙，甚至形成脚垫，一些脏东西如尘土等有害物质，就可通过宝宝娇嫩的皮肤侵袭身体，增加感染的机会。宝宝穿上袜子就可起到清洁卫生的作用，还可防止蚊虫的叮咬，对身体健康有益。

甚至在烈日炎炎的夏天，妈妈也不应该将宝宝的袜子脱掉。带宝宝出门散步时，也应给他穿上袜子，因为当起风或阴天时，给宝宝穿上袜子，可起保暖作用，避免着凉，宝宝也觉得舒服。如温度太低，宝宝又光着脚，就很可能着凉、拉肚子。

温馨小贴士

新生宝宝戴手套害处多：给宝宝戴手套直接束缚了宝宝的双手，使手指活动受到限制，不利于触觉发育，且会影响宝宝手的精细动作的发育，若是手套里面的线头脱落，则会缠住宝宝的手指，会影响手指局部血液循环。

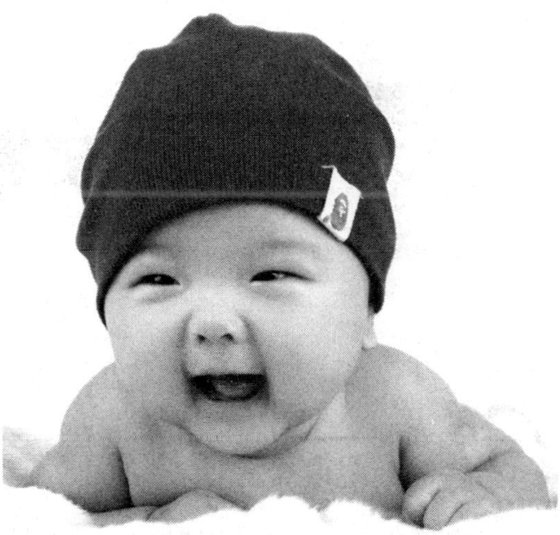

03 谨慎预防衣服静电

静电会引起一些皮肤炎症，对人体肌肤有很大的危害。乍暖还寒的早春时节，宝宝一层又一层的衣物尤其是化纤制品相互之间的摩擦极易产生静电。妈妈洗涤的过程中应该适当加入一些专门针对宝宝或敏感肌肤而研制的衣物护理剂，这样会润滑织物纤维，减少它们之间的摩擦，从而杜绝静电的产生。

另外，当空气湿度较小时，干燥的皮肤容易吸收和蓄积电荷，所以让环境保持适当的湿度，当屋内较干燥时可在室内栽花养草，或使用室内加湿器，有助于减少静电的生成和对人体的干扰。同时还要注意保持宝宝皮肤的湿润，经常涂抹一些润肤霜，这样也可以起到减少静电沉积的作用。

◎ 孕妈妈呼吸的空气对胎儿也十分重要。如果孕妈妈吸入的空气中含有有害物质，就会直接影响胎儿的健康。

第九节 从大便看宝宝是否健康

01 观察宝宝大便是否正常

大便颜色与宝宝饮食密切相关。大便性质因喂养方式的不同而表现不同，还因过度喂养、饥饿以及患病而异。粪便的形状、颜色、气味是反映宝宝胃肠道功能的一面镜子，父母可以通过观察宝宝大便来了解宝宝有没有异常。吃母乳的宝宝大便呈金黄色，偶尔会微带绿色且比较稀；或呈软膏样，均匀一致，带有酸味且没有泡沫。且每日排便6～8次。

如果宝宝大便粪质少，黏液多，深绿色，可能是喂奶量不够导致的饥饿性腹泻，应适当增加奶量。如果宝宝大便多泡沫，可能是因为母乳或牛奶中含糖分太多导致宝宝消化不良，此时妈妈应限制摄糖量或减少牛奶中的糖量。

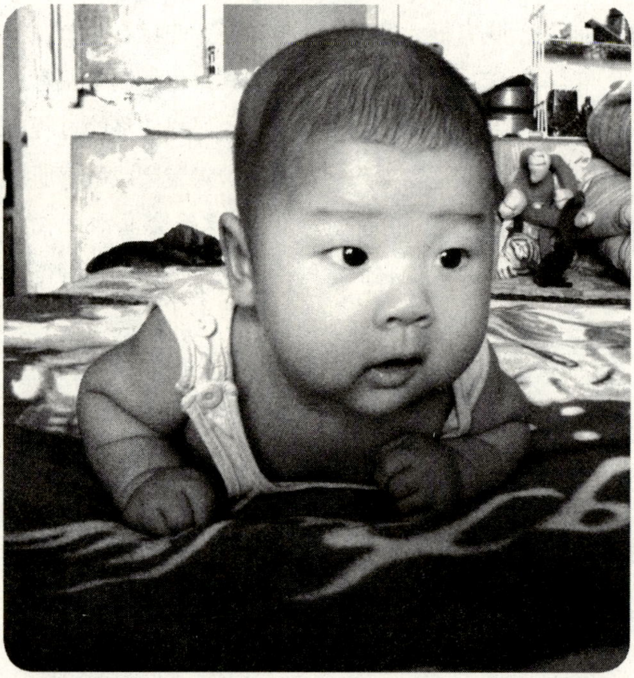

牛奶喂养的宝宝大便中易出现奶瓣。奶瓣呈小球状或似豆瓣样，颜色浅白，黄豆大小。这是因为普通奶粉和鲜牛奶中的脂肪颗粒较大，较难消化，母乳中的脂肪颗粒较小，容易消化，一般较少有奶瓣。如果母乳喂养儿大便出现奶瓣，可建议妈妈不要过量食用油腻食物及蛋白质较高食物，减少脂肪摄入。

如果宝宝大便呈黄色水样、蛋花汤样、绿色水样，或是果酱样、柏油样，或其中含有黏液、脓液及血液，表面附有鲜血则属于异常，应当引起重视，并尽早请医院诊治。

如果宝宝出现稀水样便，排

胎教圣经

◎ 当孕妈妈实在想吃甜东西的时候，可以用蜂蜜来代替。

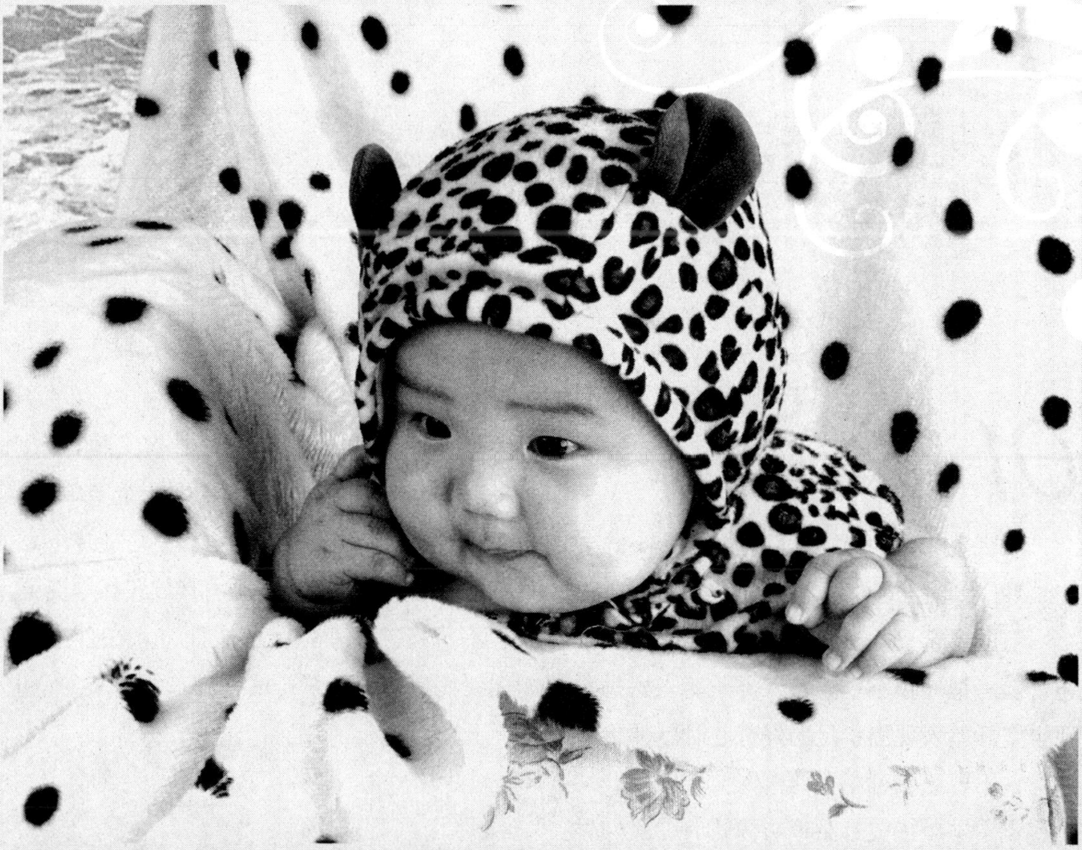

便时哭闹不安，伴有不思饮食、体温超过38℃，或粪便中带有血或脓液、神情委靡，烦躁不安等，可能为肠道感染，应及时转专业医生诊治。

02 怎样训练宝宝大便

随着宝宝一天天长大，大小便次数减少，量增加。所以1～3个月的小宝宝排泄护理则稍不同于新生儿期，这阶段排泄护理有新的讲究。

妈妈应尽早培养宝宝良好的大小便习惯，不仅使宝宝的胃肠活动具有规律性，有利于宝宝皮肤的清洁，减少家长洗尿布的麻烦，还可训练宝宝膀胱储存功能及括约肌收缩功能。一般宝宝控制大小便的次序为：夜间控制大便—白天控制大便—白天控制小便—最后是夜间能控制小便。多数宝宝在大便时会出现腹部鼓劲、脸发红、发愣等现象。一般在宝宝睡醒及吃奶后妈妈要及时把便，但不要把得过勤，否则易造成尿频。在把便时，姿势要正确，使宝宝的头和背部靠在大人身上，而大人的身体不要挺直。把便时，给予宝宝一定的条件刺激，如用“嘘嘘”声诱导把尿。

◎ 在没有食欲的早上，孕妈妈可以吃些放了小麦胚芽及核桃、葵花子，并且加入很多牛奶的麦片粥。

第十节 宝宝安全护理

01 异物侵入备忘

在宝宝的活动能力和防护意识都不健全的时候，出现小意外是常有的事。

有的宝宝喜欢抓来东西就咬，有时甚至还曾差点把一颗小豆子塞入鼻子。当妈妈发现宝宝开始表现出十足的好奇心时就要格外注意，不要让各种小东西落入宝宝手中，一旦察觉宝宝鼻子或耳朵里有异物时，最好先用手电筒确认一下里面是什么。

如果小虫飞进了宝宝耳朵里，可用光照把虫引出来，或滴入食用油把虫淹死，再请耳鼻喉科医生弄出来。如果此类状况发生在半夜，可先把小虫淹死，等第二天再找医生处理。

如果宝宝耳、鼻中有异物，父母没有把握将其安全取出时，最好不要自己强行取出，而应找耳鼻喉科医生帮忙。

02 摔伤防护备忘

宝宝床的栅栏间隔必须为23/8英寸或更窄，以防宝宝的头被夹住。为了防止宝宝大翻身而掉落的问题，最好让宝宝睡在床栏足够高的宝宝床内。千万不要让宝宝单独留在床上或宝宝座椅上，宝宝极有可能摔下来，在使用宝宝托架时，必须将其放置在地面上，切不可将其放在柜台或桌面上。在外出时，建议妈妈准备好背带或手推车，一来安全上

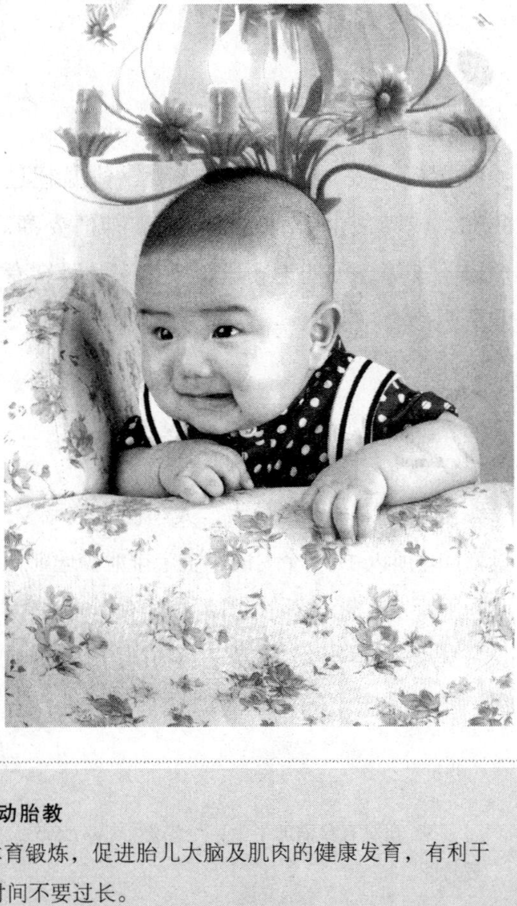

胎教圣经

运动胎教

◎ 运动胎教，是指导孕妈妈进行适宜的体育锻炼，促进胎儿大脑及肌肉的健康发育，有利于孕妈妈正常妊娠及顺利分娩。运动胎教要注意时间不要过长。

更有保障，二来妈妈和宝宝都更为轻松。在使用背带、手推车或安全座椅时，务必将该扣的扣环都扣好，以防意外发生。

03 洗澡安全备忘

将宝宝放入洗澡水之前必须经过测试，确保水温不会太高。最适合的水温是 44 ℃；不要将宝宝单独留在浴盆或浴池中，洗完澡后立即把水倒掉，生活中不要让盆里或桶里有积水，防止意外事故。把那些电吹风、收音机等家庭小电器收好，避免让其出现在宝宝洗澡的地方。不使用的时候应该拔掉电源，不要让宝宝抓到。

温馨小贴士

给宝宝洗澡的时候，小心不要让水进到宝宝耳朵里。如果进了水，要赶快用吸水性好的安全棉签轻轻吸出来。

04 预防烫伤备忘

在抱宝宝的同时千万不要端热的液体。不要用微波炉加热宝宝的奶瓶，以防烫伤。加热宝宝的奶瓶可采用流动热水加热法或将奶瓶浸放在热水里，喂宝宝之前用你的手或手腕测试一下，确保温度适中。不要在宝宝身边吸烟，也不要让吸烟的人待在宝宝旁边。

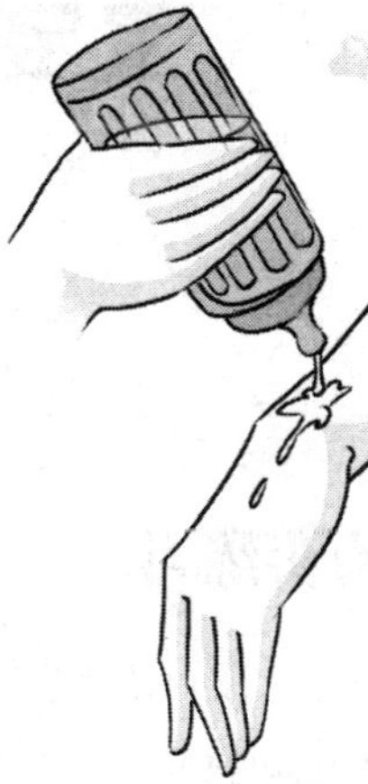

05 意外伤害备忘

妈妈应将那些诸如小刀、剪刀、工具、剃刀等锋利器具，硬币、玻璃器具、小珠子、别针或药品等一系列对宝宝来说具有危险性的东西放在宝宝够不到的地方。不要摇晃宝宝或将其抛到空中，这样可能会造成宝宝脑部受损或失明。不要让宝宝和其他小同伴或者小宠物单独相处，即使宝宝正在睡觉。经常检查宝宝的玩具，确保这些玩具完好无缺，比如能不能拆分，有没有能够让宝宝放进嘴里的小部件，有没有锋利的部位。拿掉可能被宝宝从桌子上拉下来的桌布。关好所有的抽屉，确保你的宝宝不能将自己头顶上的抽屉拉开。确保你的宝宝无法拉到他头顶上方的电灯或其他电源，使用绝缘带将电源插座固定在护壁板上。

◎ 作运动胎教时，最好听从医生指导与建议。作之前最好让身体处于最松弛状态，如排空膀胱；不宜餐后很快开始；动作要温和一些；注意运动量、频率及动作幅度等。

第十一节 宝宝潜能开发

01 宝宝抬头练习

宝宝出生后30多天便可用下巴支在床上向上看，60天时下巴可离床3～5厘米，从第三个月开始宝宝的头能够挺直了，俯卧时宝宝能用双手支持着抬起头和胸部达到45°左右，多让宝宝这样练习，有助于运动机能的发育，妈妈要有意识地协助宝宝学习依靠自己的能力把头抬起，并强化颈部的力量，训练颈部肌肉，使之能支撑头部抬起的重量。锻炼颈肌，以支撑头部重量。头抬高，并用肘部支撑把前胸抬起，为以后匍行及爬行作准备。

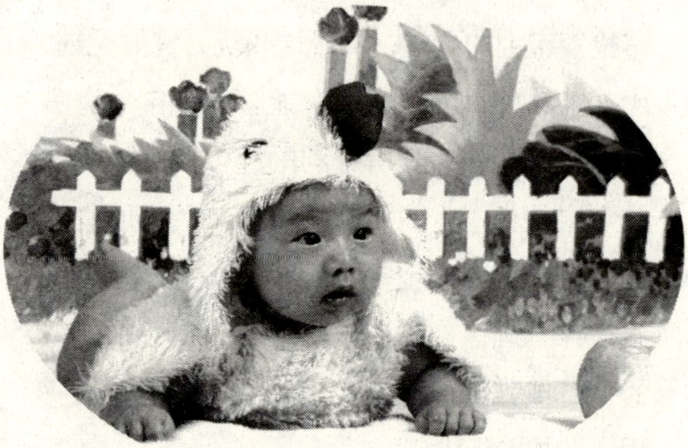

妈妈可让宝宝趴在床上，然后将色彩鲜艳、具备声音效果等可吸引宝宝注意的玩具放在他的前方，并利用让玩具发出声音或呼唤宝宝的名字等办法，引诱宝宝发现玩具并抬头。与此同时，妈妈可将玩具从宝宝的眼前慢慢移动到头部的左边，再慢慢地移到宝宝头部的右边，让宝宝的小脑袋随着玩具的方向转。由于宝宝的颈部仍在发育，因此单次游戏时间不宜太长，可从30秒开始，逐渐延长时间，不过每天可练习多次。当宝宝抬头感到疲劳时，他会主动趴下，这时必须让他休息。

02 宝宝翻身练习

宝宝在3个月前后，自己能做90° 翻身，或由仰卧到侧卧。妈妈也可用玩具逗引加上适当的帮助使宝宝翻身。宝宝清醒时，平躺在床上，妈妈将吸引宝宝的玩具置于他的一侧，让宝宝的头轻轻往一边歪过去，如果玩具很吸引宝宝的话，宝宝甚至会伸出手去，这样的动作会带动宝宝身体慢慢地转过去。妈妈也可以用双手抓住宝宝的脚，慢慢转至

胎教圣经

◎ 孕妈妈如果有宫缩的情况，运动胎教一定要停下来，而且音乐、抚摸最好都暂停一段时间，等没有宫缩的时候再作。因为有宫缩的时候，所有的活动都可能会促进宫缩，从而发生一些流产或者早产这样的现象。

另一方向，由下往上带动身体翻转。

训练宝宝的翻身动作，要先从仰卧位翻到侧卧位，然后再从侧卧位翻到仰卧位，一般每天训练2~3次，每次训练2~3分钟。让宝宝把翻身的动作由无意上升到有意，由身体重心偏移决定变为自主决定。宝宝大部分时间仰卧在床上，当他开始翻身时，一定要注意看看小手触及的地方有没有危险物品，以防宝宝随意抓握被弄伤，更要防止宝宝将物品放入嘴中造成窒息。刚刚学会翻身的宝宝喜欢翻来翻去。如果你的安全措施没有做好，他很有可能从床上滚下，导致受伤，所以宝宝床的护栏作用不可轻视。

温馨小贴士

多给宝宝一些可以看到和能够抓到的玩具，经常拿起宝宝的小手去拍打眼前的玩具，拿一个玩具逗引宝宝，看宝宝会不会伸手去够，帮助宝宝锻炼手眼协调能力。

03 宝宝俯卧支撑训练

在巩固宝宝俯卧抬头训练基础上，当宝宝俯卧时头部能稳定地挺立达90°时，妈妈或爸爸站在距宝宝1米左右的地方，手拿摇铃或一捏就响的玩具逗引宝宝，训练宝宝用前臂和胳膊肘，支撑起头部和上半身的体重，使宝宝的脸正视前方，胸部尽可能抬起，每日训练数次，每次数分钟。同时，还要用手抵住宝宝的足底，观察宝宝有没有向前爬动的意思，为将来练习爬行作准备。

04 宝宝情感培育

宝宝笑得很开心

宝宝看到妈妈后，在无人逗引的情况下会开心地笑起来。3个月时当有人走近宝宝便会笑脸相迎了，和他逗笑或轻触前胸、肚皮可咯咯笑出声来。妈妈可以经常抱着宝宝，亲吻、抚摸宝宝，和宝宝说话，给宝宝唱歌，或用手胳肢胸脯，宝宝会报以愉快的应答微笑。宝宝这种发自内心的、主动热切的、无所保留的笑容，成为他与妈妈建立亲密和积极关系的手段。对宝宝的微笑给予及时和热烈的反应，是宝宝形成健康人格和开朗性格的基础。

宝宝能够识别爸爸妈妈了

2个月时，宝宝对周遭的兴趣日益浓厚，尤其是经常照料和接近他的人。他很快就会辨别出你的面孔和声音，看到你、听到你说

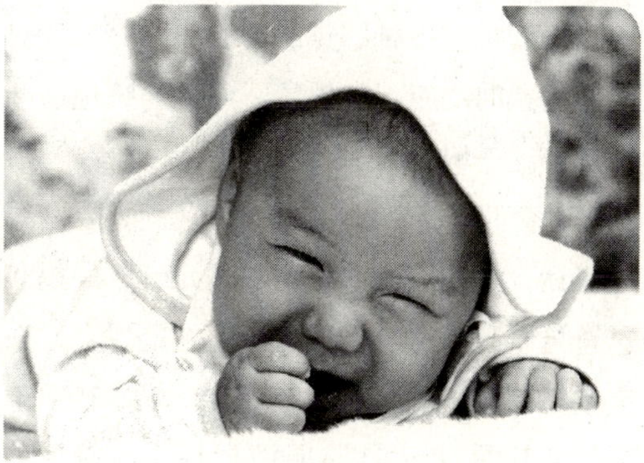

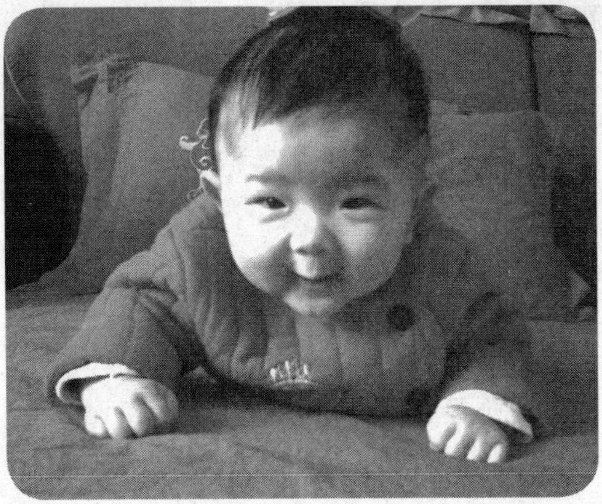

话，他会露出微笑。对爸爸妈妈会作出不同的反应。宝宝见到妈妈时表现出对妈妈的偏爱，如发出声音，或高兴地手舞足蹈。

3个月时，宝宝可不是对每一个人都友好，他最喜欢的是妈妈。对于陌生人，宝宝可能会好奇地看一眼或微笑一下。有的宝宝一旦有陌生人来到，还会看着生人大声啼哭，不让生人抱。宝宝开始分辨自己生活中不同的人。宝宝依恋自己最亲密的人。这些都是非语言性的对话和互动。这样的早期人际交流，对宝宝的情感和社交发育具有重要意义。

和宝宝“对话”

随着宝宝各种感觉器官的成熟，宝宝对外界刺激的反应越来越多，愉快情绪也逐渐增加。这一时期的宝宝处于简单发音阶段，高兴时会“咯咯”地笑或“啊”、“哦”、“哼”地讲话，并能清晰地发出一些元音，妈妈和爸爸可以利用这个机会培养宝宝的发音，在宝宝情绪愉快时多与宝宝说笑。妈妈在宝宝吃奶或睡醒后，可以“啊”、“哦”、“哼”地去引逗宝宝与自己对话。在宝宝哭闹时、自言自语时，妈妈也应该给予回应，与宝宝“对话”。训练宝宝发音，大人也往往乐在其中。

温馨小贴士

3个月宝宝异常信号：

① 对很大声音没有反应，不注视人脸，不注视自己的手；

② 面对面逗引不会笑；

③ 俯卧时不能抬头45° 以上；

④ 不会咿呀发声；

⑤ 仰卧时头、眼不能水平追视移动玩具转动180° 。

05 和宝宝一起玩游戏

适合1~3个月宝宝的图片和玩具

适合小宝宝看的图画，一幅图上只有一个主题，颜色鲜艳，明暗对比清晰，如黑白或彩色脸谱，各种动物画、水果画等，可拿到宝宝面前距20~30厘米处给宝宝看，也可贴在墙壁上，竖抱宝宝去看，每次看短暂时间，可以重复进行。形态大小适合小手抓握和摆弄；活动后会发出悦耳的声音；质地光滑，没有棱角，无毒，易清洗；不宜太小，以免吞食。

打开紧握的小拳头

一般来说，宝宝3~4个月时才会张开

胎教圣经

◎ 选好散步的时间。选择清晨和晚饭后半个小时比较好，要在风和日丽的天气里，雾、雨、风及天气骤变时不宜外出，以免身体着凉。城市中下午4—7时之间，空气污染会相对严重，孕妈妈最好避开这段时间锻炼和外出。

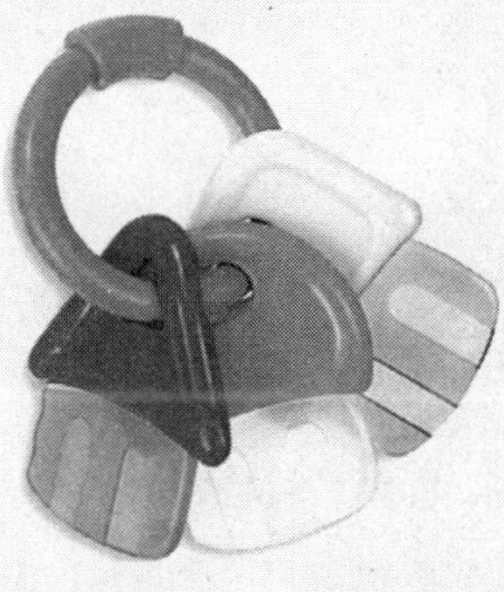

握紧的小拳头，但是通过合适的刺激，可帮助他早日张开小拳头，及早展开与环境的互动学习之旅。妈妈可在宝宝吃饱喝足、精神饱满的时候拿起宝宝的手掌，轻轻掰开拇指，再将4根小手指一起打开，一起闭拢，再打开。或拿着宝宝的小拳头，轻轻地抚摸妈妈的脸，轻轻地一根一根打开，再一根一根合拢，轻柔地抚摸。妈妈边做边说话、唱歌，开心地唱唱念念。

猜猜我是谁

妈妈先把手帕盖在自己头上，问宝宝“猜猜我是谁”，然后扯下手帕，妈妈露出脸后对宝宝说：“是妈妈！”接着把手帕放在宝宝头上，让宝宝自己试着把手帕扯下来，妈妈见到宝宝后说：“这是谁呀？”手帕最好是不透明的。这样既能锻炼宝宝的动手能力，也能促进宝宝和爸爸妈妈之间的亲密关系。

这是哪里传来的声音

虽然这一时期宝宝的视力还不是太好，视力范围只有25～30厘米，且看到的只是模糊的影像，不过，在宝宝的视力所及之处，还是可以通过摇晃有声响的玩具来吸引宝宝的注意，例如在宝宝眼前25～30厘米处摇动一只拨浪鼓，使它发出声音，宝宝会感觉非常有趣；并刺激宝宝伸出小手去摸摸，培养宝宝追视、手眼协调等能力。妈妈也可将小铃铛系在宝宝的小手、小脚上。当宝宝移动手脚时，铃铛就会随之发出响声，宝宝活动的兴趣就会提高。或播放节奏轻快的音乐，并和宝宝一起手舞足蹈起来。这样既能训练宝宝听力，也让宝宝享受快乐。注意当宝宝不愉快时要停止游戏。

宝宝照镜子

先给宝宝一面镜子，让他两手摸着照着，并指着镜中的宝宝，呼唤他的乳名。当宝宝第一次看到镜子时可能会有些紧张，可慢慢地，宝宝就会对镜子里那个“小伙伴”感兴趣了。让宝宝俯卧在大圆镜前面距眼20厘米左右，用玩具吸引宝宝抬起头、挺起胸，看镜中的自己。这不仅能锻炼宝宝的视觉能力，还可吸引宝宝抬头挺胸照镜子，有利于发展宝宝的情感和社交能力。当宝宝触摸着镜中的自己，对着镜中的自己喃喃自语，友爱地抚摸，这些实际上就是宝宝初步学会对他人关爱，和周围环境交流与信任的体现。

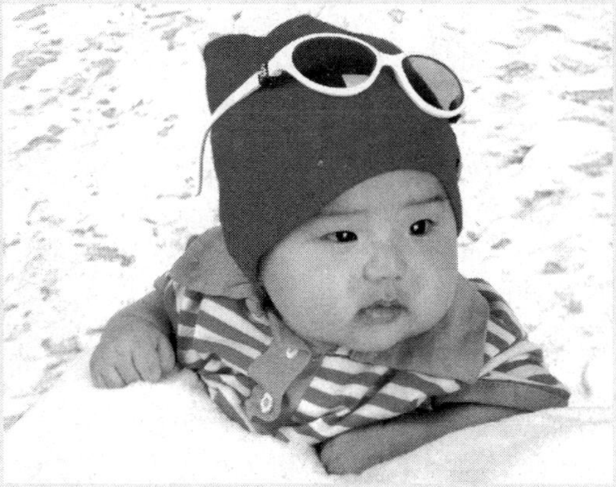

◎ 选好散步的地点。花草茂盛、绿树成荫的公园和熟悉的乡间小路是最适宜散步的场所。这些地方空气清新、含氧量高，尘土和噪声少。孕妈妈在这样宜人的环境中散步，会感到身心愉悦。一边观看着大自然的景色，一边聊天、谈心，无疑是一种美的精神享受。

第十二节 宝宝常见疾病预防及疫苗接种

01 宝宝持续性生理性贫血

宝宝在胎儿期相对缺氧，红细胞生成增多，出生后进入正常氧环境，机体生成红细胞减少，因此生理性贫血是1~2个月的小宝宝生长发育过程中的一种自然现象。宝宝出现生理性贫血，在保证正常营养的情况下，一般不需治疗。

预防宝宝生理性贫血的方法：一是要坚持母乳喂养，因为母乳中的铁比牛乳中的铁质生物效应高，易被吸收，宝宝吃母乳可以有效地减少生理性贫血的发生。二是早产儿，尤其是吃牛奶的早产儿、双胞胎或者是怀孕期间妈妈患有缺铁性贫血的足月儿，应该从2个月起就补充铁剂。早产儿因为提前来到世间，在母体中补铁时间相对要短，对早产儿应及时添加含维生素 B_{12} 和叶酸及含铁质的食物，这样才有益于机体造血功能的恢复；双胞胎因母体中的铁又分成了两份，故先天性的铁不足，凡此种种使宝宝从母体中接受的铁较少，一般过6周就差不多用完了。如果不马上给宝宝补铁，极易出现生理性贫血。判断宝宝是否是生理性贫血，有以下指标和症状：

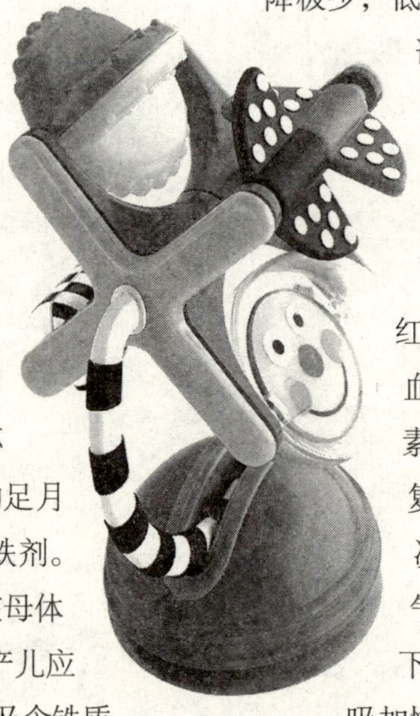

一般刚出生的新生儿血红蛋白可高达180~190克/升，足月儿血红蛋白生理性下降极少，低于100克/升；未成熟儿由于代谢及呼吸功能较低，体重增长快，所以生理性贫血出现时间早，贫血表现更为严重，生后3~6周内可下降至70~90克/升。

等到宝宝满百天后，机体内红细胞生成素的生成增加，骨髓造血功能逐渐恢复，红细胞数和血色素又缓慢增加，至6个月时就可恢复到正常值范围内。出现下列情况应赶快就医：宝宝稍一活动就气促；出现烦躁、爱哭闹、食欲下降、消化不良（出现腹泻）、呼吸加快及脉搏加快等症状；容易感染，如反复上呼吸道感染。

胎教圣经

◎ 找好线路，避开车多、人多、不平的线路。注意躲避周围的车辆、行人及玩耍的儿童，以防被撞倒。不可在马路上散步，汽车的噪声和尾气对孕妈妈及胎儿的健康都不好。不要到人群嘈杂的商场或闹市中散步，这些地方不但空气污浊，还容易造成拥挤，威胁孕妈妈及胎儿的安全与健康。

02 如何帮助宝宝安然度过肠绞痛

肠绞痛一般发生在接近满月的宝宝身上，典型的大约在 3 周大的时候开始，高发期在第六周。原本活泼的宝宝会开始戏剧性地在每天固定的时间大哭大闹、惊声尖叫、脸儿涨红或泛白、四肢僵直甚至冰冷，每次哭的时间持续在两三个小时，哭的时候无论妈妈怎样安抚都没有作用。这样的哭闹一般不伴随有发烧、呕吐、腹泻的症状，哭过一段时间后，宝宝又会若无其事和平常一样了。

有肠绞痛的宝宝随着宝宝的长大，神经生理逐渐发育健全，大约在 3 个月，这样的情况就会慢慢减少。也有大约 30% 的宝宝要延续到四五个月大时，这种情况才会消失。为减轻宝宝的肠绞痛，并能得到及时的治疗，爸爸妈妈应注意：

宝宝有肠绞痛的症状时，让宝宝趴在自己的手上或者腿上，轻轻压迫宝宝的腹部和背部；也可以用湿热毛巾或者暖水袋敷在宝宝的腹部为宝宝作按摩，水不可太凉或太烫，暖水袋外边最好裹上一层毛巾。这些能够在一定程度上减轻病痛。如果妈妈无法判断宝宝腹痛的原因，最好的方法是带宝宝上医院作全面检查。

03 预防宝宝出现腹股沟疝的办法

男婴的睾丸最初是在腹内，在即将出生前降入阴囊。睾丸经过的从腹内到阴囊的这个通道，一般在出生后就关闭了，但也有闭锁不好的情况。这样的宝宝到了 2~3 个月，由于剧烈哭闹或便秘等原因，当腹腔压力增高时，腹腔内的肠管就会顺着这个闭锁不全的通道，穿过腹股沟（大腿根部）降入阴囊中，这就

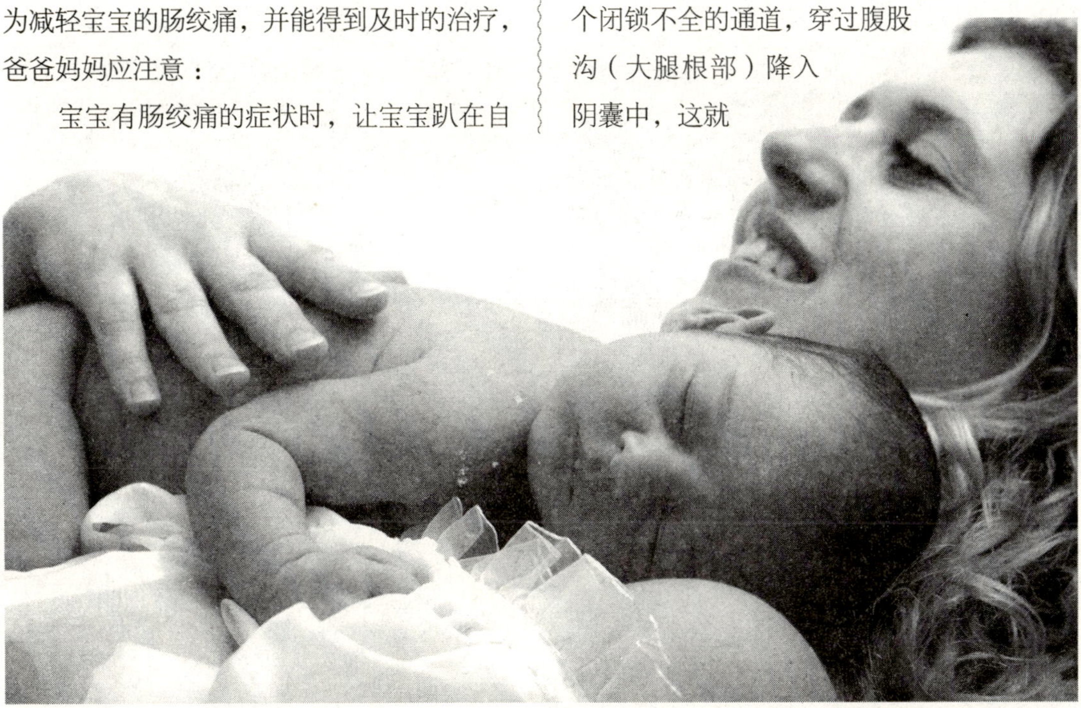

◎ 孕妈妈在炎热的夏天里散步时，要多注意防晒，避开强烈的阳光，可以打遮阳伞或戴遮阳帽，选择温度不太高的时候出去，最好到有树荫的地方散步。孕妈妈如果涂防晒霜，一定要选择不含铅的防晒霜，回到家后要尽快清洗干净。

是腹股沟疝。腹股沟疝一般在婴幼儿期发生的比较多，而且一般见于男婴。女婴也有类似的情况，肠管及卵巢从腹股沟降至大阴唇。如果是卵巢降下，就会肿起像枇杷树种子一样大的硬块。肠管从通道降下是不会感觉到疼痛的，也不会有任何障碍。即使阴囊肿起或卵巢下降，只要治疗及时也不会影响宝宝的正常发育。

无论男女，出现嵌顿性腹股沟疝时，宝宝都是有危险的，因为有时肠管在通道中会出现拧绞在一起的情况。此时宝宝肠腔会梗阻,虽然不发烧,但常因疼痛而突然大哭起来，怎么哄也不管用。所以，当发生这种情况时，应立即去医院就诊。

如果嵌顿发生时间短，可以用手慢慢推着复位。但如果持续 2～3 个小时以上，且出现呕吐，就只有进行手术了。

温馨小贴士

有时宝宝在试图抓玩具等东西时会失败，甚至动作似乎有点痉挛。出现这种情况请不要着急，因为这并不能说明宝宝的神经系统有问题，而是宝宝成长过程中的必然现象。

04 宝宝腹泻的处理办法

足够的流体以防脱水

从腹泻开始就要给小儿喂比平日更多的水，能喝多少就给多少，像白开水、自制的糖盐水、口服补液盐。千万不要给宝宝喝高糖饮料、高糖果汁、甜茶、汽水等，因为它们可使腹泻加重。

食物充足预防营养不良

遵循少量多餐原则，6 个月以下吃母乳的宝宝继续母乳喂养，但应注意比原来次数多，而且喂母乳的妈妈应该少食脂类食物；喂牛奶或奶粉的宝宝，在所喂的奶中加相当于平时 2 倍的温开水；一定不要给宝宝禁食，这样会导致脱水和逐渐消瘦，发生营养不良而影响体重增长。

加强臀部皮肤清洁和护理

排便次数增多对臀部皮肤刺激性加大。因此小儿每次便后都要用清水冲洗臀部、会阴，切忌用碱性清洁剂。对还在用尿片的宝宝最好选择一次性尿片。如果用自制的尿片，

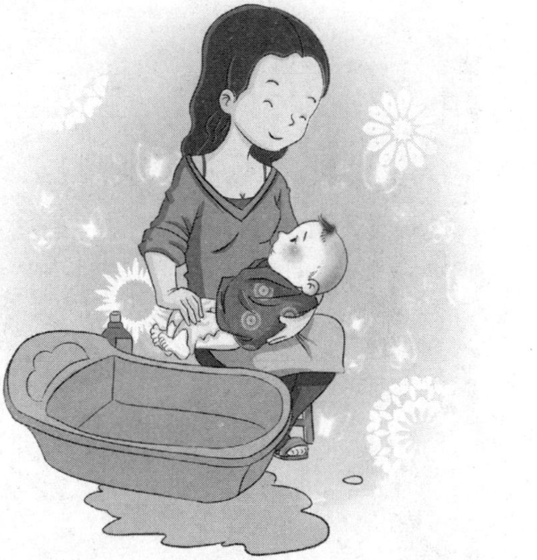

胎教圣经

◎ 孕妈妈散步时，要穿宽松舒适的衣服和鞋。眼睛平视前方，双肩放松，背部不要弯曲，避免拉伤。散步时，还可以活动一下四肢，让全身放松下来。散步的时间和距离以自己感觉不累为宜，一般情况下，每天散步的时间总和在 1.5 小时左右比较好。

要选用柔软吸水的棉质布，并用碱性小的清洗剂洗干净，然后清水冲净，晾晒在日光下消毒。对臀部皮肤发红的宝宝，可将小屁屁暴露于空气中使其干燥，然后涂些尿布疹膏。

宝宝腹泻还有一种原因就是妈妈患了感染性腹泻。如果妈妈不慎患了痢疾，在1～2天后宝宝也可能出现腹泻现象。一旦发生这种情况，即使宝宝的大便中没发现血或脓，也应带宝宝去医院检查治疗。频繁大量水样便；频繁呕吐、口渴加剧；不能正常进食进水；口服ORS补液盐但尿仍很少，眼窝、前囟下陷，口唇干燥；发烧、便中带血。当宝宝腹泻不见好转或出现这些表现时要及时就医。

05 宝宝湿疹的处理办法

湿疹是宝宝在宝宝期比较容易得的一种常见病，小儿湿疹是一种变态反应性皮肤病，就是平常说的过敏性皮肤病。主要原因是对食入物、吸入物或接触物不耐受或过敏所致。据湿疹表现不同可分为三型：①渗出型又称湿型，以渗出为主，发生糜烂；②干型；③脂溢型，痒感不太重。

宝宝湿疹的日常保健要点：

◆ 皮肤保持清洁，避免刺激，如搔抓、日晒、风吹等；为防抓伤皮肤，应经常给宝宝剪指甲、清洗双手。

◆ 注意饮食，妈妈应多食新鲜蔬菜、水果、瘦肉等，常食绿豆和丝瓜。如怀疑某食物过敏，妈妈也应停食。忌食辛辣刺激性食

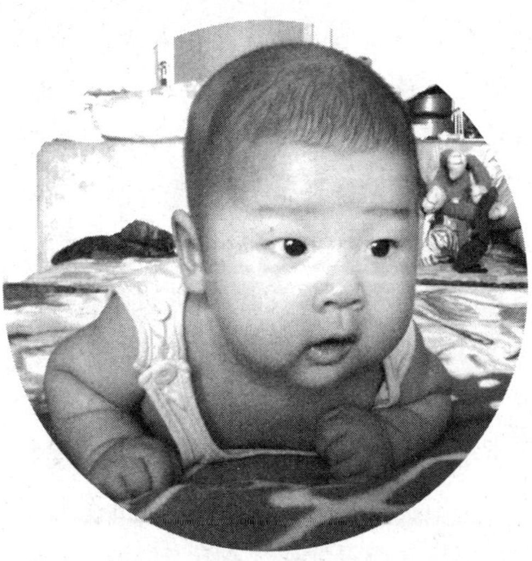

物，忌食鱼、虾等海产品和柑橘等食物。

◆ 宝宝衣服要宽大，最好用柔软透气的棉布料来做，不用毛织品、化纤制品、深颜色布料，以防过敏。要每天换枕巾，不要让湿疹沾染上化脓菌，接触面部的被子部分可缝上棉布被头并要每天勤换。而且枕巾或被头要和宝宝的衣物及尿布分开来洗，洗前先用开水烫一下，然后放在阳光下晾晒消毒。在宝宝变红糜烂处也可敷上蘸有清洁凉开水的消毒纱布，每天3～4次，每次20分钟。

◆ 一般有湿疹不能洗澡，也不能让日光照射，否则就会恶化。不要用碱性肥皂和过热的水洗澡。这时应适当控制洗澡的次数，尽量使用不刺激皮肤的香皂，如果觉得不用香皂对湿疹更好，最好不要再用。

06 宝宝佝偻病要警惕

进入第三个月之后，由于宝宝的生长发

育很快，以致造成某些营养素缺乏的现象，如果宝宝缺了维生素D和钙就会得佝偻病，这也是第三个月宝宝比较容易患的常见病。佝偻病的早期表现主要是：宝宝容易夜惊，经常于睡眠中惊跳，或轻微刺激即惊醒并常常哭闹。头部经常出汗，有酸臭味，每睡必浸湿枕头，与室温、季节、衣着等无关。烦躁不安，易兴奋，爱哭闹，好发脾气，失去正常小儿活泼性。若不及时治疗，发展严重者就会出现骨骼及肌肉病变，如3个月后的宝宝仍出现颅骨软化，有乒乓感头；1岁以后的宝宝出现鸡胸或漏斗胸；7～8个月后的宝宝出现方颅、囟门闭合延迟，出牙晚，出现"O"形、"X"形腿；重度佝偻病患儿还可出现全身肌肉松弛、记忆力和理解力差、说话迟等现象。防止宝宝发生佝偻病，必须坚持采取综合性预防措施。

◆ 提倡母乳喂养，及时添加辅食，保证宝宝对各种营养素的需要。在有条件的地区，人工喂养者可用维生素D奶。

◆ 多晒太阳是防治佝偻病的简便有效措施，尽量暴露皮肤并逐渐增加晒太阳的时间。平均每日户外活动应在1小时以上。

◆ 对体弱儿或在冬、春季节，应用维生素D预防仍是重要方法。一般维生素D每日生理需要量为400～800单位，如不能保证生理需要量，可定期补充适量的维生素D。一般北方小儿可给20万～40万单位，南方小儿可给10万～20万单位，于冬季1次口服或肌注。高发病地区，可在冬、春季2次给药。维生素D服用要适当，长期大量服用或短期超量误服或对维生素D过于敏感，可导致中毒。

温馨小贴士

若宝宝的两腿不能向两侧自然展开，左右两腿的长度不一，而且大腿也不一般粗细，这就是先天性股关节脱臼。治疗的最佳时间是出生后3个月以内。发现宝宝有上述症状，应早日治疗。

07 宝宝免疫接种

百白破制剂

百白破是百日咳、白喉、破伤风的简称，疫苗主要针对这三种疾病。百日咳是由百日咳杆菌所致的急性呼吸道传染病，病毒主要通过飞沫传播，表现为阵发性痉挛性咳嗽、鸡鸣样吸气吼声为特征。病程可长达2～3个月，所以称为百日咳。白喉是由白喉杆菌引起的急性呼吸道传染病，表现为咽、喉、鼻部黏膜充血、肿胀，并有不易脱落的灰白色假膜形成。由于细菌产生的外毒素所致全身中毒症状，严重者可并发心肌炎和末梢神经麻痹。一切开放性损伤如开放性骨折、烧伤，甚至细小的伤口如林刺或锈钉刺伤，均有可能发生破伤风，表现为张口困难、牙关紧闭；表情肌痉挛，病人出现"苦笑"面容；背部肌肉痉挛，头后仰出现所谓的"角弓反张"；可造成呼吸停止，窒息死亡。

出生2～3个月宝宝应接种百日咳白喉

破伤风疫苗。此疫苗的接种部位为臀部外上1/4或上臂三角肌，肌内注射；剂量为0.5毫升；有癫痫、神经系统疾患及抽风史者禁用；急性传染病(包括恢复期)及发热者暂缓注射；宝宝免疫制剂，成人禁用。

注射防疫针后，父母要向医师咨询有什么不良反应，以免将一些正常反应误认为是不良反应，引起紧张。宝宝下列反应均属正常：局部可出现红肿、疼痛、发痒或有低热、疲倦、头痛等，一般不需特殊处理即自行消退。偶见过敏性皮疹、血管性水肿。

若宝宝出现无菌性化脓症状，多系注射过浅或疫苗未摇匀，硬结不能吸收而形成注射部位化脓。若全身反应较重，应及时到医院进行诊治。

宝宝3、4、5个月及1岁6个月时均应各接种1针百白破疫苗。

脊髓灰质炎疫苗

脊髓灰质炎是由脊髓灰质炎病毒引起的小儿急性传染病，5岁以下宝宝的发生率特别高，尤其是婴幼儿，所以又称为小儿麻痹症。这种病毒潜藏在玩具、文具、饮用水中，当宝宝吃进病毒后，大部分不会有问题，但有1‰～1%的人出现症状，病毒通过口腔，进入胃肠，随后侵犯脊髓，主要损害患儿脊髓中管理运动的部位——脊髓前角运动神经细胞，造成弛缓性肌肉麻痹。发生麻痹症的宝宝多数跛行，终生致残。

脊髓灰质炎糖丸是一种口服疫苗制剂，白色颗粒状糖丸，接种安全。一般首次免疫从2月龄开始，连服3次，间隔4～6周，4岁时再加强免疫1次。口服疫苗后约2周体内即可产生抗体。

疫苗只供口服；本品系活疫苗，切勿加在热开水或热的食物内服用；母乳中含有抗体，会影响疫苗的接种效果，所以不要刚喂完母乳就服糖丸，一般宜在哺乳后2小时服用，服糖丸30分钟后再哺喂母乳。偶尔超剂量多剂次服用对人体无害。

高热、腹泻、重症感染及急性传染病、结核病人暂缓服用，因生病时服用效果降低，很难产生抗体，但病愈后仍需补服。只有极少数婴幼儿服用脊髓灰质炎疫苗后发生一过性腹泻，可不治自愈。

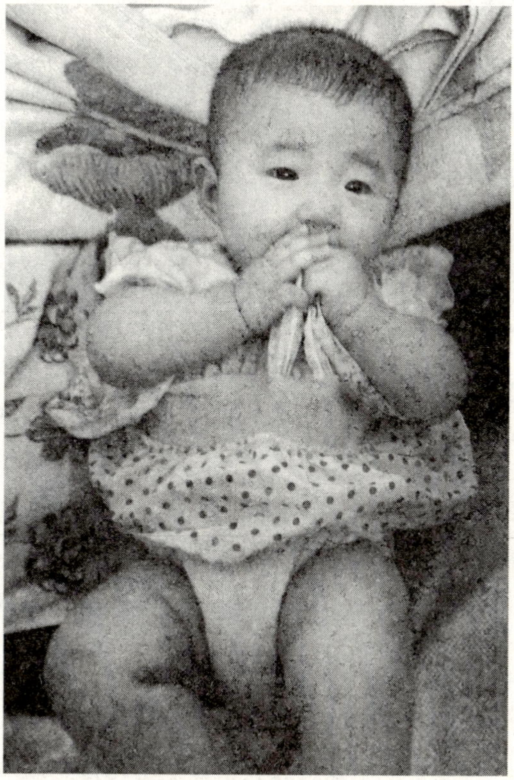

◎ 假日里与准爸爸或亲朋好友一起去郊外游玩，也是一种呼吸新鲜空气的好方式。在欣赏大自然秀丽的田园景色时，胎儿也会从中受益。

爸爸育儿心得

转眼间，宝宝满百天了。作为一位爸爸切身感受了作为爸爸的骄傲，体会到宝宝成长的喜悦。在经历无数次尝试，花去无数金钱，认真学习了无数次之后，我现在已经被成功打造成为一个比较合格的爸爸了。这首先要感谢宝宝奶奶的细心教诲、宝宝妈妈的耐心指导，以及我那乐于牺牲的大无畏精神。为什么说乐于牺牲呢？因为每次为宝宝买日常用品时，都是拿我作实验，这样也应该算是大无畏了吧。

爸爸的义务就是为实现宝宝的健康快乐成长以及妈妈的满意作最大的努力。爸爸们都说工作很忙，时间其实是挤出来的，合理安排就不会耽误事。比如洗尿布，其实很快的，如果拉了大便的尿布，先用水龙头冲干净，用宝宝的洗衣液搓搓，很快就干净了，之后用开水一烫，就很干净了。准备果汁也不费事，削个梨子，四面一切，就把核去了，放榨汁机里加点水，一杯新鲜果汁就好了。有的爸爸或许会觉得宝宝指甲难剪，其实用医院那种前面有点上翘的小剪刀，加一把小手电，趁宝宝睡觉的时候剪，既安全又很有效率。

宝宝护理的第一准则是不用最贵的，只用合适的。刚出生的宝宝其实很脆弱，很容易感染皮肤类疾病，所以卫生是首要前提。一般月子里的宝宝还是用尿布比较好，首先是可以及时更换，不会捂着宝宝；其次就是接触皮肤会更舒服，而且阳光就是最好的消毒剂了。尿布最好还是买棉布的那种，自己做的没买的吸水，而且严格来说，买的成品确实更加卫生。尿布要勤洗勤换，及时洗是关键。大便之后一定用温水洗涤，水比湿巾好，因为水更柔和，不含化学成分。洗完之后要涂抹橄榄油，说到橄榄油那确实是个好东西，游泳可以用来按摩抚触，宝宝脱皮涂抹之后也会好转。

关于洗澡，一般一天一次，天热可以洗两次。洗前可以让宝宝做做操，吃奶后半小时洗会比较好。爽身粉要涂抹均匀，别涂多了，薄薄一层就好，多了容易淤积在宝宝皮肤皱褶的地方，时间久了会发红。宝宝要按需喂奶，让其多休息。其实总结一句，就是要让宝宝觉得舒服，衣服不要有领子的，穿连体衣，宽松点。宝宝刚出生的体温是不稳定的，会随环境而变化，所以一定别穿太多。

让宝宝适应环境，满月后其实就可以带宝宝到处走走了。多跟宝宝说话，让宝宝感受到爱就在身边，会让宝宝有个好的心灵，以后不会惧怕生人。去人少的公园，空气好，也不会传染流感。多晒太阳有利于人体自身合成钙。宝宝可以脱了裤子晒晒腿部，或者后脑勺，不要晒脸就好。宝宝便秘是很正常的事情，别太过在意，很多妈妈在这件事上错误理解了，往往用开塞露或者其他药物去促使宝宝大便，其实没必要这么紧张的。每天要坚持两次测量体温，早晚各一次，一定别忘记。因为检测体温有助于及早发现宝宝是否有病情。

宝宝满百天了，不包括在妈妈肚子里的时间，这一天代表着宝宝真正的一周岁。而且从此宝宝的成长更加迅猛，日新月异。最近，宝宝学会了尖叫，无论高兴还是不满，都会"啊啊"地尖声叫喊，家里愈发热闹起来。宝宝每时每刻有这么多人呵护着，笑容时刻挂在脸上，甚至常常咯咯笑出声来。宝宝越来越爱笑，哭起来也越来越大声，也开始认得爸爸的脸了。现在宝宝可以撅着屁股在床上爬出去好远，喜欢爸爸给买的绿色的小青蛙。

亲爱的宝宝，每当你的酒窝中盛满笑容；每当你瘪着小嘴儿委屈地发嗲；每当你清澈的眼睛探寻周围的事物；每当你在睡梦中哭了、笑了……一股怜爱和幸福的感觉顿时涌满了爸爸妈妈的心田，你的一笑一颦、一行一动无不牵动着我们的目光，你就是我们的小天使。有宝宝的日子，也算是累并快乐着。

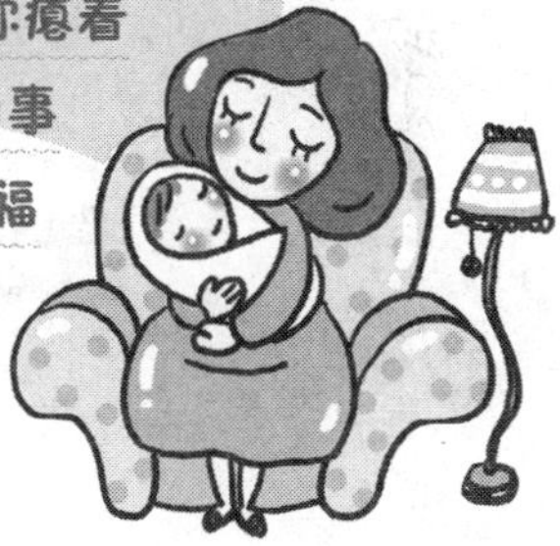

编者按语

真是细心的新手爸爸。你付出的一切不仅给了宝宝无限的爱，同时也给了妻子无限的温暖。

★ 第三章 ★ Chapter 3

4~6个月的宝宝

这一阶段的宝宝脸色红润而光滑，变得更可爱了，已逐渐成熟起来，显露出活泼、可爱的体态，身长、体重增长速度较前减慢，体格进一步发育，神经系统日趋成熟，宝宝对周围的事物有了自己的观察力和理解力，似乎也会看大人的脸色了。此时的宝宝差不多已经开始长乳牙了，常是最先长出两颗下中切牙（下门牙），然后长出上中切牙（上门牙），再长出上侧切牙。此期宝宝生长速度也很快，仅次于最初的3个月，仍需要大量的热能和营养素。宝宝的生长发育受到许多因素的影响，包括遗传、环境、营养、疾病等。

第一节 宝宝各项成长秘密解读

01 宝宝体格生长指标

宝宝此期体格生长较出生头3个月有所减缓，体重每月平均增长500~600克，身长每月平均增长2.0~2.4厘米。有部分宝宝在6个月左右开始萌出第一颗乳牙，一般为下门牙。

胎教圣经

◎ 孕妈妈缩臀，肩微向后，两臂放松，抬头，收下巴，经常保持良好的姿势，可以避免腰酸背痛。

男婴体格发育标准：

月龄	体重（千克）	身长（厘米）	头围（厘米）	胸围（厘米）
4个月	7.58	65.06	42.14	42.51
5个月	8.24	67.46	43.24	43.52
6个月	8.77	69.66	44.44	44.35

女婴体格发育标准：

月龄	体重（千克）	身长（厘米）	头围（厘米）	胸围（厘米）
4个月	7.14	63.98	41.39	41.58
5个月	7.62	65.89	42.18	42.59
6个月	8.27	68.17	43.31	43.57

02 宝宝囟门发育标准

在这一阶段，正常宝宝的前囟门可随着头围的增加而略变大，但一般不大于3.0厘米，不小于1.0厘米，也不向外突出，此时宝宝的后囟门已经闭合。宝宝也无多汗、夜惊、烦躁等表现。如果宝宝前囟门大小超过3厘米，或伴有多汗、夜惊、烦躁等其他异常表现，则要考虑是否有佝偻病或其他颅脑疾患，要请医生及时检查。

03 宝宝体能活动特点

4个月时，宝宝的握持反射逐渐消失，两只小手可以自由地合拢和张开。宝宝会用小手来回蹭自己的头脸，对看得见的东西表现出很浓厚的兴趣。手拿得到的东西不管是什么，都想摸一摸、啃一啃。握物时，不再显得笨拙，抓得比较牢。此时宝宝白天的睡眠时间明显减少，只要吃饱奶，身体就一刻不停地在活动。此时宝宝的上身能完全抬起，头也能挺得很直，并且还能坚持几分钟。当爸爸妈妈把宝宝抱起来时，宝宝的小脑袋开始东张西望，转动得比较自如了，看见亲近的人或鲜艳的物品，就会发出喜悦的笑声。如果爸爸妈妈扶住宝宝的腋下，让宝宝站立时，宝宝也能支撑自己身体部分的体重，稍微能控制住身体的摆动。

5个月时，宝宝用手和整个身体够取眼前的玩具，喜欢敲东西，用手拍或脚踢玩具；抓着东西就往嘴里送。此时宝宝趴着能两手支撑起身体，而且能较长时间地抬起头。大部分宝宝能够从仰卧翻身变成侧卧或俯卧，可靠着坐垫坐一会儿，坐着时候直腰，大人扶着，能坐住，能拿东西往嘴里放。如果爸爸妈妈把宝宝抱到膝盖上时，宝宝就会高兴

◎ 孕妈妈平躺，膝盖弯曲，双脚底平贴地面，同时下腹肌肉收缩，使臀部稍微抬离地板，然后再放下，做运动时同时配合呼吸控制，先自鼻孔吸入一口气，然后自口中慢慢吐气，吐气时将背部压向地面至收缩腹部，放松背部及腹部时再吸气，吐气后会觉得背部比以前平坦。

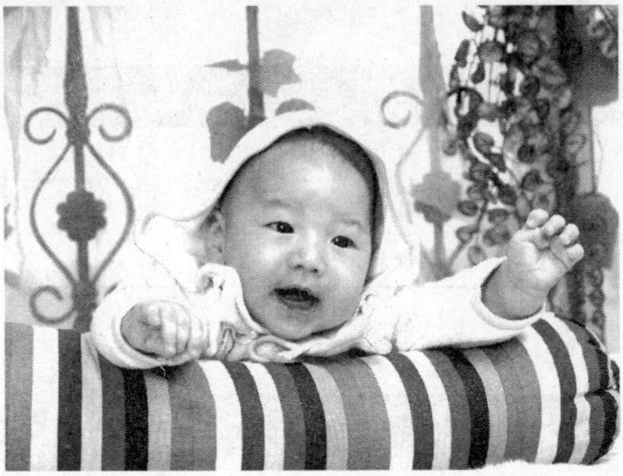

地双脚并拢，顺着爸爸妈妈的手劲儿，开始上下地蹦跳，越蹦跳越有劲儿，越蹦跳越高兴。

6个月时，宝宝已能够从坐位拉起，放下时能独立坐一会儿。大部分宝宝会熟练翻身，扶着双手站立时，能将臀和膝关节略微弯曲，做蹬跳动作。

04 宝宝语言情感特点

4个月的宝宝，嘴里发出的不再只是简单的几个元音了，宝宝还可以经常变换音区，不高兴的时候会发“m”、“p”、“b”等语音；高兴时会发“j”、“k”等语音，宝宝开始用语音来表达自己的感情了。这个阶段的宝宝喜欢自言自语、发出声音，父母要多和他们对话，多逗他们笑。宝宝此时有了自己的情感需求，不再“任人摆布”。宝宝除了对食物和睡眠有需求外，更加渴望与人接触了，手脚经常一张一合的，渴望着爸爸妈妈的搂抱和爱抚。随着宝宝智力的发育，宝宝对看过的东西多少有点记忆，能够区别爸爸妈妈和别人，对妈妈的依恋也越来越强，宝宝会认得这熟悉的面孔，做出认人的表现。

5个月的宝宝，语音越来越丰富，还试图通过吹气、咿咿呀呀、尖叫、笑等方式来“说话”。爸爸妈妈说话时，宝宝的眼睛会盯着看，还会练习使用他的小舌头，将它伸出嘴唇外发出“呸呸”的爆破声，而且语音越来越熟练。此时宝宝被亲吻或搂抱显得安静和舒适；喜欢看着镜中人笑并用手拍打。

温馨小贴士

这个阶段宝宝的运动能力进一步增强，是宝宝锻炼翻身的好时候，妈妈不宜给宝宝穿得过多，穿太多会妨碍宝宝翻身能力的锻炼。

6个月的宝宝，只要不是在睡觉，嘴里就一刻不停地“说”着，宝宝会一边摆弄着手里的玩具，一边嘴里发出“喀……嗒……妈”等声音。宝宝对周围的事物有了自己的观察力和理解力，对一些经常反复使用的词语，比如“妈妈”、“爸爸”、“吃奶”和“上床睡觉”等，宝宝也能理解。宝宝似乎也会看大人们的脸色了。宝宝对外人亲切的微笑和话语也能报以微笑，有时妈妈假装板起脸来呵斥，宝宝的神情也会大变甚至不安或哭闹。这时候的宝宝，情绪变化特别快，刚才还哭得极其投入，转眼间又笑得忘乎所以。宝宝还开始明显地认生，可以认出熟悉的人并朝他们微笑，而对陌生人表现出认生现象；听到自己的名字会有所反应，比如会笑或会转过头，会哈哈大笑；发起脾气也很厉害。

胎教圣经

◎ 孕妈妈坐在地板上，二足在脚踝处交叉，轻轻地把两膝推向下，或两足底相对合在一起，且向下轻压两膝。每天2次，每次20遍。这有助于增强骨盆底部肌肉的韧性及伸展大腿的肌肉。

05 宝宝神经心理发育特点

听觉

4个月时，听力明显增强，只要在耳朵边发出声音，宝宝就会跟着声音的来源转头。妈妈轻轻一声“宝贝”的呼唤，就使宝宝的头和眼睛，随着妈妈声音的来源一起转动，宝宝能够听见妈妈的声音并看到妈妈的笑脸了。如果声音太大或刺耳，宝宝就会因惊恐而啼哭。

5个月时，宝宝能集中注意力听音乐了。听到音乐，正哭的宝宝会停止啼哭，扭头寻找音乐发出的地方，并集中注意力倾听。有时小嘴里也咿咿呀呀地应和着，拍打着小手，显示出愉快、满意的表情。如果听到刺耳嘈杂的声音，宝宝就会表现出惊恐的样子啼哭起来。若是爸爸妈妈叫宝宝的名字，宝宝会很快转过头来，眼睛热切地望着爸爸妈妈，似乎有要应答的样子。

6个月时，爸爸妈妈可以有意训练宝宝的听觉能力，可以从不同的方位发声，让宝宝寻找声源，让宝宝的耳朵越来越灵敏。

视觉

4个月时，扶宝宝坐时，已经能稳稳地竖直头部，并能向两边自如转动，因而眼睛能看到的范围扩大了。两眼能长时间地注视物体及移动的物体，对鲜艳的颜色分外感兴趣，喜欢红、橙、黄等暖色调的颜色，特别是对红色的物品最感兴趣。

5个月时，当宝宝面前滚动着一个皮球时，宝宝就会紧盯着皮球，皮球滚到哪儿，宝宝的视线就追逐到哪儿。全身肌肉功能逐渐增强，头逐渐地可直立并自由转动；睡眠时间较以前要减少，醒着时喜欢东瞧西看，对自己周围的事情也积极关心起来。

6个月时，宝宝对他人、对周围环境的信任感和安全感已开始建立，这个阶段要多给宝宝进行一些感官训练，可以很好地促进他的智力发展。

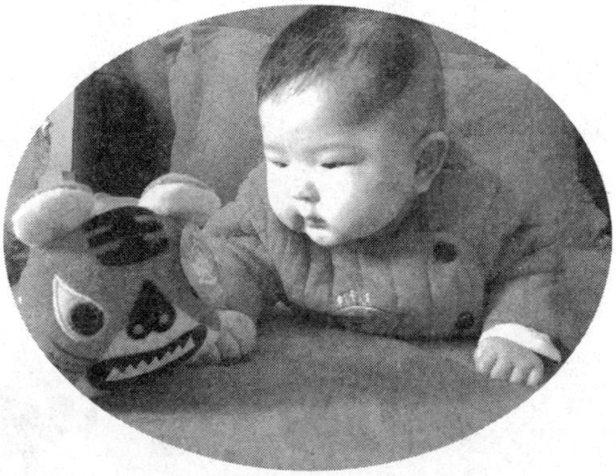

味觉

4~6个月是味觉发育最迅速的时期。宝宝能比较明确而精细地区别出食物酸、甜、苦、辣等各种不同的味道。例如，吃惯了母乳的宝宝在刚刚换吃牛奶的时候往往会加以拒绝。

这个时期的宝宝不仅能尝出味道，而且已能比较稳定地闻出好的气味和不好的气味。如果宝宝闻到端上来的辅食气味不合自己心意时，就拒绝入口，但对香喷喷的食物，却表现出极大的兴趣，主动伸手，抓着往自己嘴里送。

◎ 孕妈妈平躺，两手置身旁两侧，慢慢抬起右腿，脚尖向前伸直，同时慢慢自鼻孔吸入一口气，注意两膝要打直。然后脚掌向上屈曲，右腿慢慢放回地上，同时自口呼出一口气。接着左腿以同样动作做一次。注意吸气和呼气，要与腿的抬高及放下配合进行，当抬腿时两脚尖尽量向前伸直，腿放下时脚掌向上屈曲，膝盖要保持挺直，每脚各做5次。

第二节 母乳喂养的宝宝

01 宝宝营养需求

宝宝4~6个月大以后，除了维持原来的奶量外，还可为宝宝增加米糊、麦糊或果汁等辅食。一般情况下母乳能满足6个月内宝宝所有营养素需要。质量合格的配方奶能提供大部分已知营养素。当需要额外补充营养素时，应注意以下原则：

◆ 正常宝宝添加量应低于推荐摄入量，以补充1/3~2/3的量为宜；

◆ 每日摄入某元素总量不应超过该营养素可耐受最高摄入量，不可过量食用，以防中毒；

◆ 补充单一无机盐时，最好与膳食同时食入，1天的用量分几次服比1次服的吸收率高；

◆ 多种无机盐同时补充时，注意各元素间的相互抵抗作用。例如给宝宝补充过多的钙，会导致宝宝体内铁、锌流失多，因为钙与铁、锌之间存在着相互制约的关系。妈妈最好在医生指导下补充营养素。

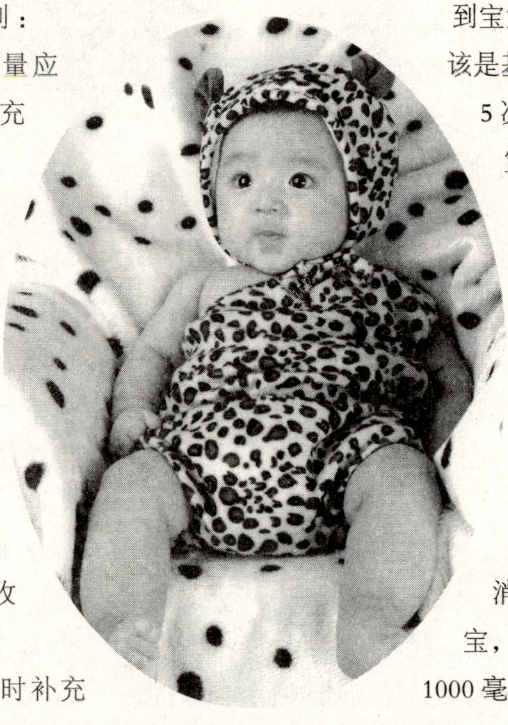

02 可停止宝宝夜间喂奶

到宝宝4个月时，吃奶次数应该是基本固定的，一般每天吃5次，夜里不起来。还有的宝宝是每隔4小时吃1次奶，或5次以后夜里还要加1次，共喂6次。要不要夜里给宝宝喂奶，这得根据宝宝的具体情况而定。爸爸妈妈要严格掌握吃奶量，既不使宝宝饿着，又要防止宝宝喂奶超量消化不良。4个月时的宝宝，每天的奶量不应超过1000毫升，如果宝宝一天喝5次

胎教圣经

◎ 平躺，手臂和身体呈直角向外伸开，深吸一口气，大力吐一口气。慢慢抬起右腿，脚尖向前伸直，同时自鼻孔吸入一口气，再自口吐气时，脚掌向上屈曲，同时右腿向右侧外方伸展，慢慢放下右腿，使靠近右手臂位置。

奶，每次应该喝 180 毫升；如果宝宝每天喝 6 次，每次就应该喝 150 毫升比较合理。若宝宝吃奶量超过 1000 毫升以后便容易发胖。为了将宝宝每天的喝奶量控制在 1000 毫升之内，大食量的宝宝，可适当喂些果汁、菜汁、米汤等，以减少奶量。

03 逐步为宝宝添加辅食

这一时期仍应坚持母乳喂养，但 4 个月以后的宝宝，由于身体发育的需求不断增大，消化酶分泌日益完善，体内储存的钙、铁等营养元素已接近耗尽，这时仅喂母乳已经不能完全满足宝宝生长发育的营养需要了。如果宝宝每日体重增长低于 20 克，一周体重增长低于 120 克，这时宝宝可能是母乳不足。为补充乳类营养成分的不足，满足其生长发育的需要，锻炼咀嚼功能，为断奶作准备，从 4 个月起，无论是人工喂养、混合喂养的宝宝，还是母乳喂养的宝宝，都应开始逐步地添加辅助食品。

添加辅助食品，可以为宝宝以后的断乳作好准备，训练宝宝的吞咽咀嚼能力。通过食物形态的改变（液态—半固态—固态），让宝宝练习吞咽和咀嚼，以便于日后进食。此外辅食的添加不仅可以改变饮食结构，补充母乳营养素不足；还可以扩大宝宝味觉感受范围，防止日后挑食、偏食等不良进食行为；认识食物的色、香、味、形，促进宝宝认知发展。

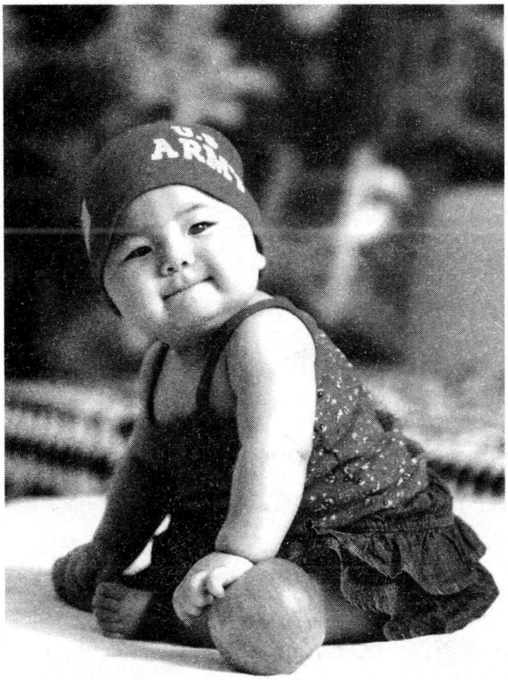

04 宝宝辅食添加原则

4～6 个月的宝宝开始从妈妈的母乳中进入半自助饮食的状态，开始添加辅食。因为宝宝的肠胃还相当的娇嫩，添加的每一种辅食，宝宝都需要慢慢地习惯和适应，辅食添加不好会引起宝宝消化功能的紊乱，出现腹泻、呕吐。因此，添加辅食必须要遵循循序渐进的原则。所谓循序渐进的原则，一是从少到多逐渐增加，二是从稀到稠，三是从细到粗。这时期的宝宝的食物是以乳类为主，泥糊状食物为辅。辅食任务是以乳品为主要食物，少量添加流质、半流质的食物，如蔬汁或果蔬米粉，以便让宝宝适应从流质食物向半流质食物的过渡；并从这些辅

◎ 漂浮胎教是比较新潮的一种胎教方式，孕妈妈可以选择在干净且安静的游泳池进行，在浅水区水位刚好没过孕妈妈肚子的水里行走，让水波轻轻拍打孕妈妈的肚皮，这样可以有效减少胎儿出生后的感觉统合失调症。

食中摄入足量的热能、蛋白质、铁以及各种维生素和纤维素，供宝宝在这个阶段生长的需要。

给宝宝添加辅食应用小勺喂食，尽量避免装在奶瓶里让宝宝吸吮，让宝宝学会和习惯用勺，充分锻炼咀嚼和吞咽功能。喂食前要先洗手，给宝宝戴上围嘴，准备一块潮湿毛巾，随时擦净脏物。喂食要基本定时、定量，有固定的吃饭场所，并一次喂完，不要吃一点玩一会儿，过后又吃。4～6个月的宝宝一天的餐数可以由5顿奶加1顿辅食构成，辅食可以放在晚餐添加。先给宝宝吃辅食，之后再喂乳品。为宝宝增加的食物种类不要一下太多，不能在1～2天内增加2～3种。

05 此阶段可以添加的辅食

◆ 米粉糊或稀粥：锻炼宝宝的咀嚼与吞咽能力，促进消化酶的分泌。

◆ 蛋黄：蛋黄含铁高，可以补充铁剂，预防缺铁性贫血。做法：煮好的蛋黄1/4个，用米汤或牛奶调成糊状，用小勺喂。

温馨小贴士

吃半固体食物，宝宝需要适应过程，爸爸妈妈不要强求宝宝一下子接受，若宝宝一时不能接受，过一天再试试，或改变一下口味，适当加一点盐，帮助宝宝顺利过渡。

◆ 鱼泥：补充蛋白质、铁及各种维生素。做法：将鲜鱼去内脏洗干净，放入锅内蒸熟或加水煮熟，去净骨刺，挤压成泥，可调入米糊中食用。

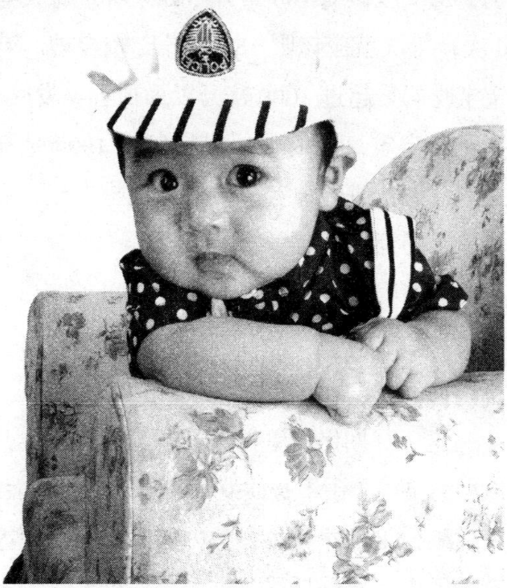

◆ 水果泥：补充维生素、纤维素。做法：将水果用匙刮成泥状喂，逐渐增加量。

◆ 菜泥：将新鲜深色蔬菜（如菠菜、青菜、油菜等）洗干净，细剁成泥，在碗中盖上盖子蒸熟；胡萝卜、土豆、红薯等块状蔬菜宜用文火煮烂或蒸熟后挤压成泥状；菜泥中加少许素油，以急火快炒即成。

06 宝宝辅食添加要有耐心

有的宝宝除了母乳什么也不吃，这阶段的喂食必须要有耐心。刚开始宝宝还不太习惯，如果宝宝把食物从嘴里吐出来，不要担心，放轻松一点。多数宝宝第一次都会本能地做出这一动作，这是宝宝对食物的恐惧感。当习惯后，这种舌头的反射就会消失。如果

胎教圣经

◎ 孕妇瑜伽是国外所推崇的一种胎教形式，孕妈妈们不妨尝试一下，可以先从瑜伽的呼吸调理入手，而不是急于动作的到位。

他看上去不感兴趣，就把食物拿开，过一天或几天再试。宝宝通过在勺子面前掉转头去，或紧闭他们的嘴唇来向你表示他们吃饱了。当宝宝显露出他们吃饱的信号后，千万不要强迫他们吃更多的食物，因为这对宝宝是一种伤害，而且会使事情更糟。妈妈不要太担心，在这一阶段，母乳可以满足宝宝所有的营养需求。

07 添加辅食对宝宝肠胃的影响

给宝宝添加辅食切不可一下子添加好几种，一定要按照宝宝的营养需求和消化能力添加。但一定要记住，添加辅食的速度不要过快，要让宝宝的胃肠一点点适应。宝宝吃了新添加的辅食后，大便出现一些改变，如颜色变深、呈暗褐色，或可见到未消化的残菜等，不见得就是消化不良。因此，无须马上停止添加辅食，只要大便不稀，里面也没有黏液，就不会有什么大问题。若是宝宝在添加辅食后大便稀、发绿，可能是辅食添加得有点过急、过多，超出了胃肠的消化能力所引起。如果宝宝在添加辅食后出现腹泻，或是大便里有较多的黏液，就要赶快暂停下来，待胃肠功能恢复正常后再从少量开始重新添加。

妈妈应该还要观察宝宝对哪种食物过敏。当怀疑宝宝对某一种辅食过敏时，不必继续让宝宝再吃这种辅食，可采取过1周重新喂一次的方法甄别一下。如果宝宝确实又出现2～3次过敏反应，则可确认是过敏所致，以后尽量避开这种食物。

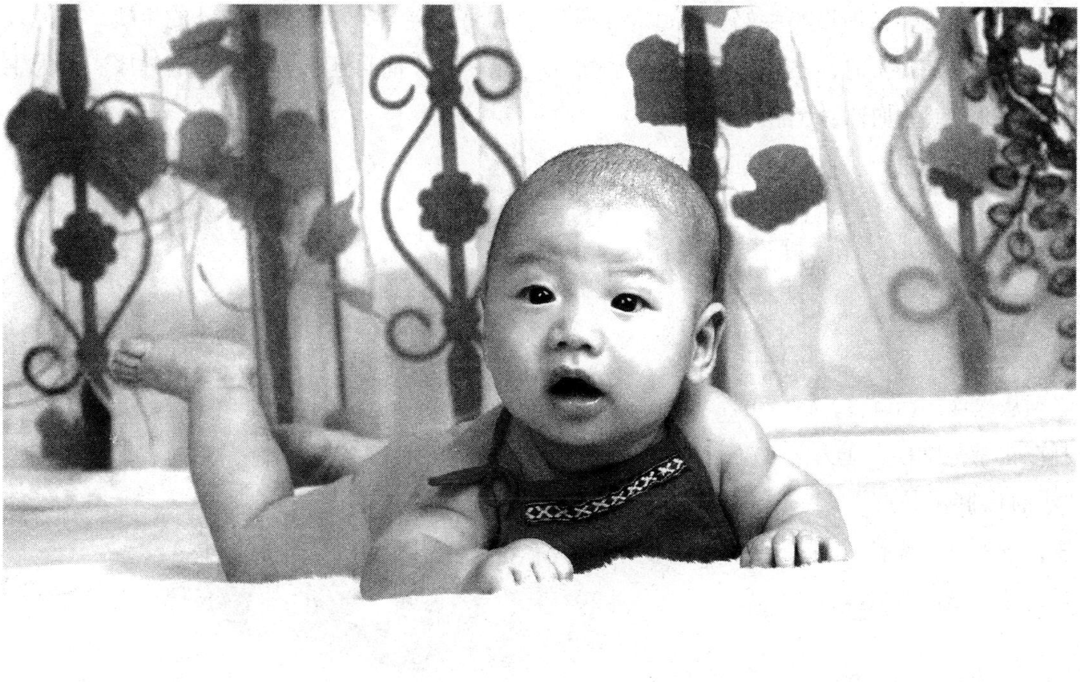

◎ 孕妈妈坐在靠背椅子上，轻吸气，以中断排尿那样的方法用力收缩肛门、会阴部肌肉，并尽可能维持一段时间，然后呼气放松，每次做10～15次。这个动作可增强肛门、会阴部肌肉的弹性，利于分娩。

第三节 人工喂养的宝宝

01 严格掌握宝宝的食量

4～6月是宝宝容易发生肥胖的时期，这一阶段的宝宝食量较大，有的宝宝每天可以喝4瓶鲜牛奶，家长不必以多加牛奶来满足宝宝的食量，而是要添加辅助食品。只喝牛奶不仅营养不足，牙齿发育不好，对宝宝的体格发育也是不利的。过多的牛奶，还会导致宝宝肠道出血，所以当牛奶加到每天4瓶（接近1000毫升）时，不要再增加奶量。宝宝吃不饱时就添加辅助食品。

不管是喂牛奶，还是加辅助食品，不要过分地让宝宝吃得过饱。最好的方法就是观察宝宝的体重，体重增加过多，说明喂养过度；体重增加过慢，说明喂养不足。如果宝宝体重过重，必须从饮食开始调整，将体重控制在正常范围内。千万不要有“小时候胖不是胖”的错误观念，导致以后无法适时控制体重，造成肥胖的问题。

02 饮用牛奶注意事项

往牛奶里加果汁

用牛奶喂养的宝宝容易出现大便干结、排便困难，有的家长就往牛奶里兑果汁等饮料。其实，因喝牛奶引起的大便干结，只要酌情减少奶量，再增加一些糖，问题就能解决。如果让宝宝经常饮用加果汁的牛奶，不但效果不好，而且还会影响宝宝的健康。因为牛

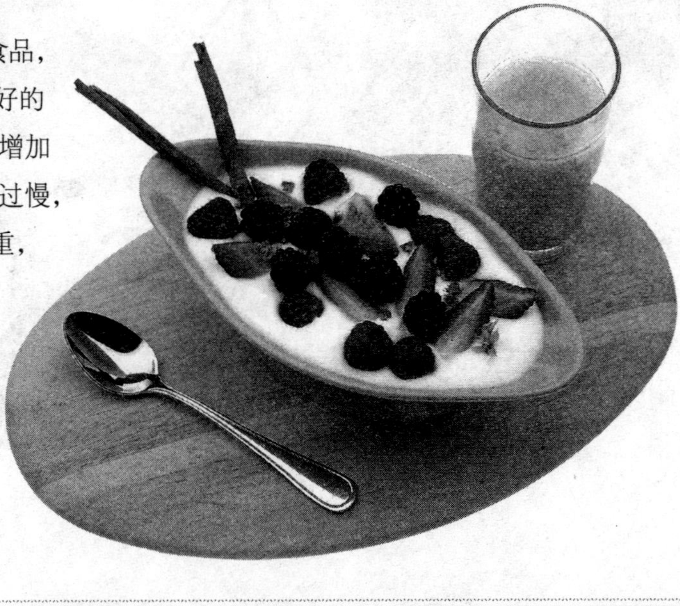

胎教圣经

◎ 孕妈妈坐在靠背椅子上保持背部挺直，腿与地面呈垂直状态，脚心着地面；然后脚背绷直、脚趾向下，使膝盖、踝部和脚背呈一直线。双脚交替做这个动作，方便时可随时做。通过脚尖和踝关节的柔软运动，促进血液循环，增强脚部肌肉以承受日渐沉重的身体，避免脚踝损伤。

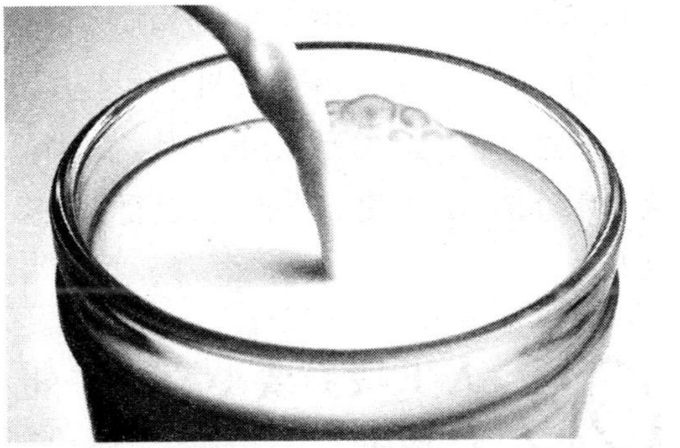

奶中的某些蛋白质，遇到这些弱酸性饮料会形成凝胶物质，变得不易消化吸收。饮用果汁的时间要与喂牛奶的时间隔开，一般以喂牛奶后1小时为宜。

往牛奶里掺米汤

将牛奶与米汤掺和后置于任何温度下，维生素都有很大的损失。如果人工喂养的宝宝长期维生素摄入不足，就会出现发育迟缓、体弱多病等，所以最好把牛奶与米汤等分开喂宝宝。

冰冻牛奶

牛奶约在 −0.55℃时即会结冰。牛奶结冰后，质量将会受到严重影响，牛奶中的脂肪、蛋白质分离，干酪素呈微粒状态分散于牛奶中。如果再加热融化，味道就会明显变薄，营养价值也会大大降低。有些家长往往一次买很多袋装鲜牛奶，然后放入冰箱内随吃随取，这样会破坏牛奶的营养元素。

煮奶时加糖

在牛奶中加糖可以调味，也能增加一些热量。但是，煮牛奶时，为了使糖溶化得快些，牛奶一热就加糖，则是不科学的。因为糖与牛奶中的赖氨酸在高温下会生成一种有毒物质——糖基赖氨酸，这种物质会对人体产生危害。如果宝宝喜欢喝甜牛奶，最好等热牛奶凉后再放糖，且加糖量不宜过多。

保温杯盛奶

牛奶营养丰富，若在保温杯内存放过久，随着瓶内温度下降到一定程度时，细菌会大量繁殖，仅持续3～4小时牛奶就会酸败变质。宝宝喝了这样的奶，容易发生腹泻、消化不良甚至中毒，最好现吃现煮。

温馨小贴士

宝宝的人工乳头孔不宜过大，以每瓶奶在10～15分钟吸完为合适。保持这样的速度，使每分钟进入胃内的奶量比较适当，这样，奶与胃液能充分混合起来，容易消化。乳头孔也不能过小，否则吸奶很费力，宝宝就不愿意吸奶瓶。

迷信炼乳

虽然炼乳的营养价值较高，但不便于调味。因为炼乳含糖多，如要降低甜度，须加5～8倍的开水来稀释，致使蛋白质和脂肪的浓度大幅度下降，仅为鲜奶的一半，吃这样的奶制品，宝宝可能会体重不增、面色苍白、体质衰弱，并可能患上多种脂溶性维生素缺乏症（如维生素A、维生素D、维生素E、维生素K缺乏）。若要保持蛋白质和脂

◎ 盘腿坐下，背部挺直，双手轻放在两膝上，每呼吸一次就用手按压一下，反复进行。注意要用手腕向下按压膝盖，并一点点加力，尽量让膝盖接近床面，每天早晚各做3分钟。这个动作可增强背部肌肉，松弛腰部关节，伸展骨盆肌肉，帮助孕妈妈分娩时双腿能够很好地分开，使胎儿顺利通过产道。

肪的正常浓度而少加水，则糖分又太多，宝宝吃后又易腹泻，或造成辅食添加困难，难以做到两全其美，故最好少吃或不吃此种乳品。

睡前不饮奶

睡前一杯奶对宝宝的生长发育具有特殊功能。专家告诉我们，宝宝进入睡眠状态后，内分泌系统功能活跃，生长激素大量释放，恰逢牛奶中的丰富钙质进入体内，两者珠联璧合而加速骨骼生长，个头会长得更高。一些妈妈因担心宝宝睡前饮奶会引起尿床而放弃这一机会，由此而造成的身高损失实在可惜。

不另喂水

不少家长误以为牛奶就是水，不必另外再喂开水。殊不知，牛奶中的蛋白质（以酪蛋白为主）以及钙、磷、钠等无机盐含量过高，大大超过母乳，这些无机盐进入体内，消耗大量水分，导致大便干结难解，就得另外多喂开水。

03 人工喂养要小心“牛奶贫血症”

“牛奶贫血症”是指婴幼儿因过量饮用牛奶，忽视添加辅食，而引起的宝宝缺铁性贫血。有些宝宝特别爱喝牛奶，以致在应该添加辅食时或该吃固体食物时，依然坚持以牛奶作为主食。新生宝宝出生时从母体带来了一定的铁，这是人体生成红细胞的必需元素，但到 4～6 月后，宝宝从母体获得的铁基本用完，就需要从食物中补充铁质。牛奶不仅含铁量少，且铁的吸收率很低。牛奶中含铁量只有母乳的 33%。母乳中铁的吸收率可达 50%，而牛奶中铁的吸收率仅为 10%。牛奶及一些宝宝配方奶粉中的钙、磷、钾含量较高，而这些无机盐都可能直接或间接影响铁的吸收。铁在一些蔬菜及动物内脏中的含量较高，如果不注意补充这些食物而只吃牛奶，就会造成宝宝缺铁性贫血。

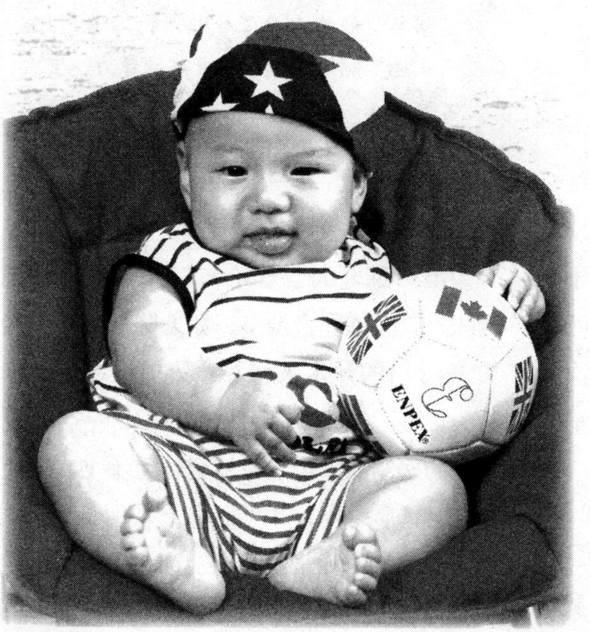

牛奶过敏也会引起宝宝贫血，每日喂给 1000 毫升以上大量鲜牛奶的宝宝，会因过敏反应而在肠道内引起慢性出血。宝宝正处在迅速生长发育的阶段，血容量不断扩充，即使少量失血也会产生贫血。对于这种宝宝，进行大便隐血试验

胎教圣经

◎ 孕妈妈坐在床上左腿伸直，右腿朝外弯曲一些，左手放在左膝盖上，右手撑于一侧，左手上举弯腰，重复数次。两侧交替进行，每次 3 分钟。这可有效缓解腰部酸痛。

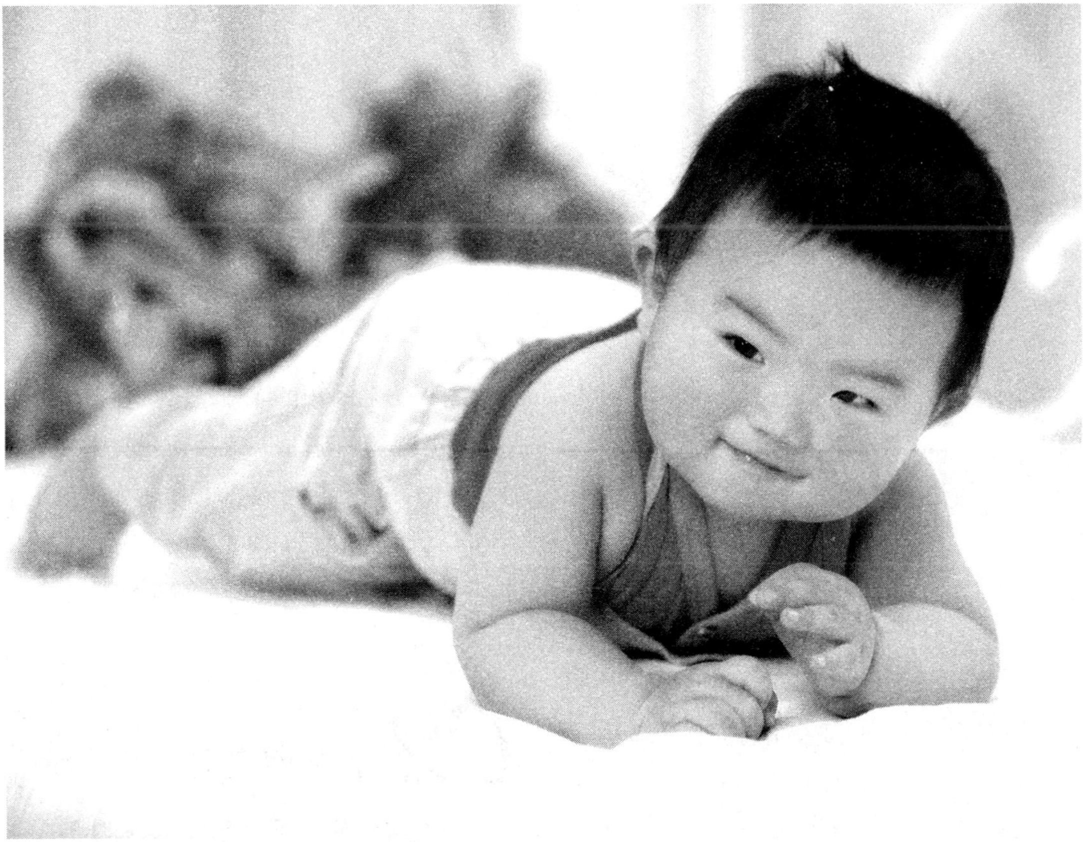

便可以明确诊断。那么该如何避免宝宝“牛奶贫血症”呢?

◆ 对于因牛奶过敏引起肠道出血而造成缺铁性贫血的宝宝，应尽量少喝牛奶，奶量减少到每日500毫升以下,或改用奶粉(可去除鲜奶中不耐热的蛋白抗原)喂养。

◆ 合理搭配患儿的膳食，宝宝从4个月开始，就应逐步添加蔬菜泥、水果泥等辅食。动物血、内脏、黄豆、肉类和多种海产品等含铁较丰富，是防治缺铁的理想食品；维生素C、氨基酸、果糖和脂肪酸及调味品醋等可促进铁吸收，可与铁剂或含铁食品同时进食。稍大些的宝宝可添加易消化的流质和半流质食品，如米粥、面条、豆腐、鱼泥、肉泥、猪肝肠、动物血和植物油等，尽量做到饮食多样化。茶、咖啡、牛奶、麦麸和植酸盐等能抑制铁吸收，应避免与含铁多的食品同时进食。

◆ 贫血严重者应在医生指导下，在添加含铁丰富的辅食的同时，补充铁强化食品，如铁强化牛奶等。补充铁剂时，因铁剂对胃肠道有刺激，可引起疼痛、恶心、呕吐、便秘或腹泻等胃肠不适症状，故口服铁剂从小剂量开始，并在两餐之间给药。

◎ 趴在床上，双手与肩同宽，深深低着头，腰背部向上拱成圆形；然后抬头挺腰，腰背部伸直。做时可配合呼吸，每天早晚做5～10次为宜。这个动作可帮助孕妈妈不费劲地活动骨盆，有利于日后分娩，还可使产道出口的肌肉柔软。

第四节 宝宝长牙了

01 宝宝长牙顺序

一般来说，宝宝在6个月大的时候会长出第一颗牙，2岁左右长齐20颗乳牙。不过每个宝宝的生长各有差异，有些宝宝可能在四五个月大的时候就能长牙，有些则可能直到1周岁才长牙，只要在1周岁长牙都是正常的现象。长乳牙，标志着宝宝的又一个生长期的到来，是宝宝咀嚼食物的开端，具有非同寻常的意义。

宝宝20颗乳牙的诞生是有顺序的，虽然不一定一成不变，但是也可以作为参照的依据。宝宝出牙的顺序，通常是最先长出下切牙（下门牙），然后长出上切牙（上门牙），多数宝宝1岁时已长出4上4下共8颗乳牙；接着再长出第一乳磨牙，该牙长出的位置离切牙稍远，为即将长出的乳尖牙（虎牙）留下空隙。略有停顿后4颗尖牙在这空隙脱颖而出，1岁半时长出14～16颗乳牙，最后长出的4颗是第二乳磨牙，其位置紧靠在第一乳磨牙之后，一般在2岁到2岁半时，20颗乳牙全部长出。如果宝宝1周岁后仍迟迟不长1颗乳牙，则应到医院去检查并找出原因，以排除牙畸形或其他全身性疾病的可能。

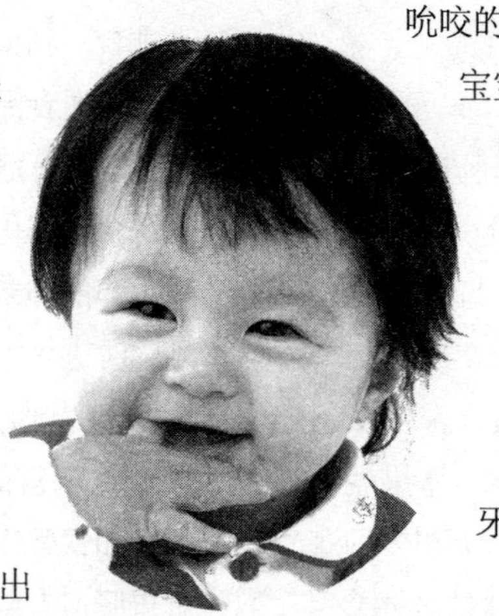

02 长牙期宝宝口腔护理

在宝宝出牙期间，爸爸妈妈随时将宝宝吮咬的乳头、玩具等物品清洗干净，宝宝的小手勤用水清洗、勤剪指甲，以免宝宝啃咬小手引起牙龈发炎。另外，刚萌出的乳牙牙根还没有发育完全，很容易发生龋病（虫牙），因此，在牙齿开始萌出后也应做好口腔卫生，预防龋病和其他牙病。

为了使宝宝保持口腔的清洁，妈妈应在每次哺乳或喂宝宝食物后，用纱布缠在手指上帮助宝宝擦洗牙龈和刚刚露出的小牙。牙齿萌出后，也可继续用这种方

胎教圣经

◎卧在床上，双手伸直放在身体两旁，右腿屈膝，右脚心平放在床上，膝盖慢慢向右侧倾倒；待膝盖从右侧恢复原位后，左腿屈膝做同样动作；然后双腿屈膝，双腿并拢，慢而有节奏地用膝盖画半圆形，由此带动大腿、小腿左右摆动，注意双肩要紧靠在床上。每天早晚各做2次，每次3分钟。这个动作能够增强骨盆关节，使腰部柔软和有力量。

法对萌出的乳牙从唇面（牙齿的外侧）到舌面（牙齿的里面）轻轻擦洗揉搓，对牙龈轻轻按摩。同时，应注意每次进食后都要给宝宝喂点温开水，以起到冲洗口腔的作用。1岁以后提倡开始刷牙去除菌斑，3岁左右时可以开始使用牙膏，建议使用儿童牙膏。因为这一年龄组的宝宝不能咳出，且有潜在的氟化物吞咽，所以每次刷牙只用小豌豆大小的牙膏就足够了。

03 口咬玩具刺激宝宝长牙

乳牙萌出时，宝宝喜欢咬东西，如哺乳时咬乳头或将手指放入口内，这时可给宝宝一个能咬的玩具，让宝宝咬玩具以便刺激牙龈，使牙齿穿透牙龈黏膜顺利萌出。有时，也可给宝宝用磨牙棒，既利于牙齿萌出，另外，还可以训练宝宝的咀嚼功能。有的家长喜欢给宝宝用安慰奶嘴，建议使用时间最好不要超过10个月。

04 宝宝长牙期的不适症状

牙龈痒

因为牙齿萌出时对牙龈神经造成刺激，宝宝的牙龈会有些不适，等到牙齿都长出来，这些症状自然就会消失。牙龈不适，宝宝会变得烦躁不安，可能会咬自己的嘴唇和舌头，甚至在喂母乳的时候咬妈妈的乳头，这样不但会咬伤自己或妈妈，还会影响牙齿的生长，

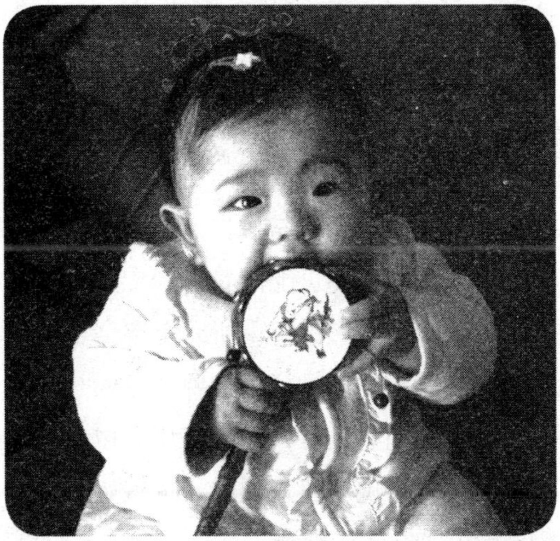

引起龅牙。妈妈应该多留心宝宝的一举一动，一旦发现宝宝咬嘴唇就要及时制止。如果宝宝咬着不肯放也不能硬来，可以轻轻挠挠宝宝的小嘴唇使他松开。妈妈可以买一些牙胶或磨牙棒之类的产品让宝宝咬，一来可以缓解不适，二来还能训练宝宝的咀嚼能力，一举两得。

口水多

经常流得满嘴满脸都湿湿的，恐怕是每个长牙期宝宝经常出现的情景。随着第一颗牙齿的萌出，刺激了牙龈神经，从而引起唾液腺分泌增加，再加上宝宝的吞咽功能还不完善，分泌的口水自然只能流淌而出。

牙床出血

有时候，长牙会造成牙床内出血，形成一个淤青色的肉瘤。一般冷敷可以减少疼痛并加速内出血吸收消失。在宝宝牙齿萌出期间，爸爸妈妈有时还会发现，宝宝牙龈部位出现萌出性血肿（牙齿长出部位充血肿大），

求知胎教

◎ 在教给胎儿知识时一定要用形象的语言，在孕妈妈的头脑中形成具体形象后更容易被胎儿接受。

这时，绝不可轻易挑破，若已经发生溃烂，及时请口腔科医生诊治，防止继发感染。

拉耳朵、摸脸颊

出牙的宝宝，常常拉自己的耳朵，这是因为，牙床的疼痛可能沿着神经传到耳朵及腭部，尤其是长臼齿时，所以宝宝会出现抓耳朵或摸脸颊的举动。不过要注意的是，当宝宝耳朵受到感染时，也会有用力拉耳朵的现象。宝宝出现上述情况时，爸爸妈妈要有相应的解决办法和措施。

轻微的咳嗽

出牙过程会分泌出较多的唾液，过多的唾液会使宝宝出现反胃或咳嗽的现象。只要不是感冒或过敏，就不必担心。

不眠

宝宝不只是在白天长牙，晚上也一样在长。宝宝常会因牙不舒服而夜里睡不踏实甚至烦躁。这种情形多发生在长第一颗牙及臼齿时。

05 宝宝流口水护理要点

宝宝流口水是正常的现象，不用过分担心，等到1周岁左右，随着口腔深度增加、吞咽功能的完善，流口水现象会慢慢消失，不过这个时期的护理工作还是必不可少。

◆ 宝宝口水流得较多时，妈妈应注意护理好宝宝口腔周围的皮肤，每天至少用清水清洗2遍，让宝宝的脸部、颈部保持干爽，避免患上湿疹。

◆ 唾液中含有口腔中的一些杂菌及淀粉酶等物质，对皮肤有一定的刺激作用，如果不精心护理，口周皮肤就会发红，起小红丘疹，这时需涂抹一点有收敛作用的药膏，尤其是嘴角部位，能够在一定程度上减轻口水对皮肤的刺激性，保护宝宝的皮肤。不过如果皮肤已经有点溃烂，则不宜自己用药，一定要带宝宝去医院看医生。

◆ 及时帮宝宝擦干净口水，因为唾液中含有消化酶和其他物质，对皮肤有一定的刺激作用，会造成皮肤发红，甚至糜烂、脱皮。不要用较粗糙的手帕或毛巾在宝宝的嘴边抹来抹去，容易损伤宝宝皮肤。要用非常柔软的手帕或餐巾纸一点点蘸去流在嘴巴外面的口水，让口周保持干燥。

◆ 为防止口水将颈前、胸上部衣服弄湿，可以给宝宝挂个全棉的小围嘴，柔软、略厚、吸水性较强的布料是围嘴的首选。

◆ 如果宝宝皮肤已经出疹子或糜烂，最好去医院诊治。在皮肤发炎期间，更应该保持皮肤的整洁、清爽，并依症状治疗。如果局部需要涂抹抗生素或止痒的药膏，擦药的时间最好在宝宝睡前或趁宝宝睡觉时，以免宝宝不慎吃入口中，影响健康。

温馨小贴士

长牙期宝宝所需营养物质：适量充分的钙质、磷、氟、无机盐及维生素，特别是维生素C有助于维持牙床的健康。最好能限制含糖量多的食物，同时，也要吃一些易消化又较硬的食物，以促进乳牙的生长。

◎ 孕妈妈在教胎儿识字等其他知识时，可以在白色的图书纸上，利用各种色彩来描绘文字或数字，加强视觉效果。

第五节 宝宝睡眠护理要点

01 宝宝睡眠规律

从第四个月开始，宝宝白天睡的时间比以前缩短了，而晚上睡得比较香，有的宝宝甚至一觉睡到天亮，一般每天总共需睡 15～16 小时。由于宝宝在睡眠时间上的差异较大，大部分的宝宝上午和下午各睡 2 个小时，然后晚上 8 点左右入睡，夜里只起夜 1～2 次。5 个月的宝宝每个晚上的平均睡眠时间大约是 11 小时。通常白天上午和下午各有 1 次小睡，每次 1～2 小时。第六个月的宝宝，白天一般睡 2～3 次，上午睡 1 次，下午睡 1～2 次。由于宝宝的个体差异，同上个月相比，一般上午睡 1～2 小时，下午睡 2～3 小时。宝宝在这个月总体上的规律是，白天的睡眠时间及次数会逐渐减少，即使白天睡觉较多的宝宝，一白天的睡眠时间也会减1～2 个小时。由于这个月的宝宝运动能力增强，即使白天睡觉，晚上也照样能睡得很好，因此爸爸妈妈不用因为宝宝白天睡觉问题而担心。

02 宝宝夜间醒来哭闹需找原因

睡眠好的宝宝，晚上能连续睡 10 个小时左右，一直到天亮。有的宝宝夜间经常哭闹，妈妈有必要找找原因。通常来说，宝宝夜间睡眠不好有以下原因：

◆ 这个月的宝宝对周围事物的兴趣越来越浓，遇到可使宝宝受惊的机会也相应增多，宝宝夜里睡觉时难免会梦见白天受惊时的情景，这样一来就会突然大叫或哭闹起来。

◆ 打破黑白颠倒的习惯。对于爱动的宝宝，白天睡眠时间比较短，夜间自然睡得较沉；

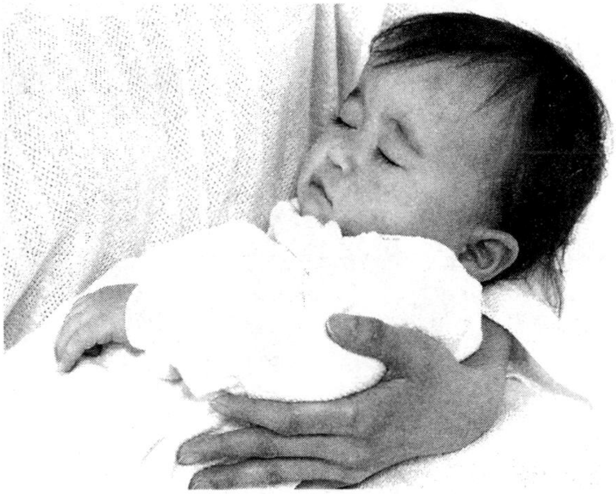

◎ 教导文字时，除反复念之外，还要用手描绘字形，并牢牢记住文字的形状与颜色，而且要有形象化的解说。如孕妈妈在教字母A时，可以对胎儿说，A好像是一顶高尖的帽子，然后选出一个以A为首的单词教给胎儿，如 APPLE，并跟胎儿说，苹果是红色的，妈妈每天都要吃一个苹果。

但对于不爱动的宝宝来说，由于白天运动过少而睡觉较多，而且晚上睡得也早，这样的宝宝夜间肯定睡不安稳。如果你的宝宝每晚哭闹频繁，就需要检查一下宝宝白天是怎样度过的。如果属于上述情况，就应该逐步改变宝宝的睡眠规律。白天多陪他玩玩，接受阳光照射，在下午或傍晚让宝宝保持更长时间的清醒。在上床睡觉前增加宝宝的喂奶量，以免他因为饥饿而过早醒来。

◆ 这一阶段宝宝的大脑皮质发育还不成熟，没有形成内在的昼醒夜眠的生物钟规律，再加上宝宝的胃容量小、母乳容易消化，母乳在胃里需要1.5～2小时排空，所以喂奶间隔的时间从出生时按需哺乳到3个月间隔3～3.5小时喂1次，家长应该有意识往这方面培训。另外家长也不要把新生宝宝生来带有的觅食反射误认为是宝宝饥饿要吃奶，因此频繁地喂奶，从而使宝宝逐渐养成不睡长觉，频频醒来的习惯。

◆ 宝宝夜间哭闹也有病理性原因，如佝偻病、肠痉挛，或其他的疾病发生的前期。这就需要家长很好地观察，给予相应的处理。

03 培养宝宝优质睡眠

培养规律的睡眠时间

规律的睡眠时间可以帮助婴幼儿培养生理时钟，减少睡前哭闹或因精力过于充沛而无法入睡的情况发生。要养成宝宝在固定的时间上床睡觉的习惯，如果宝宝在床上要超过1个小时才能入睡，那就应该晚1个小时上床。此外，在宝宝睡前5～10分钟喂奶，让宝宝在床上玩耍一会儿，妈妈唱催眠曲或轻轻拍打等，都有助于宝宝轻松入眠。

创建舒适的睡眠环境

培养宝宝良好的睡眠习惯，可从营造舒适的卧室环境做起，宝宝卧室应该比较幽暗、安静与清爽。同时，宝宝的床上不宜放置小毛毯和长毛绒动物玩具，以防引起窒息。而睡眠的姿势，则以仰卧和侧卧最好，以预防宝宝猝死症。

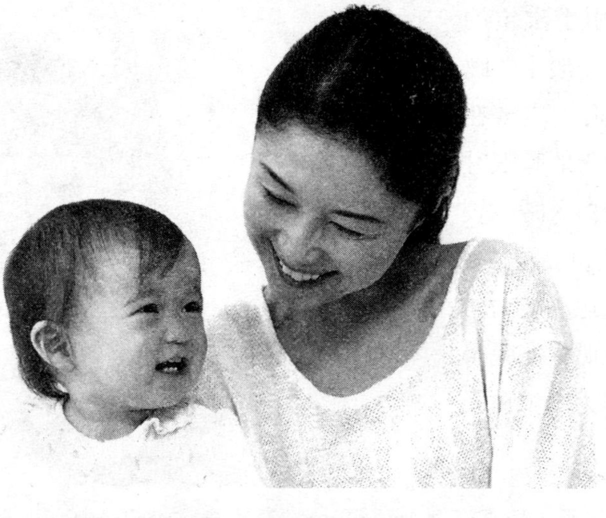

胎教圣经

◎ 教导数学时，也要用形象的教导法，如告诉胎儿1加1等于2时，不妨说妈妈有一个苹果，如果爸爸给我一个苹果，那么，我们有两个苹果。

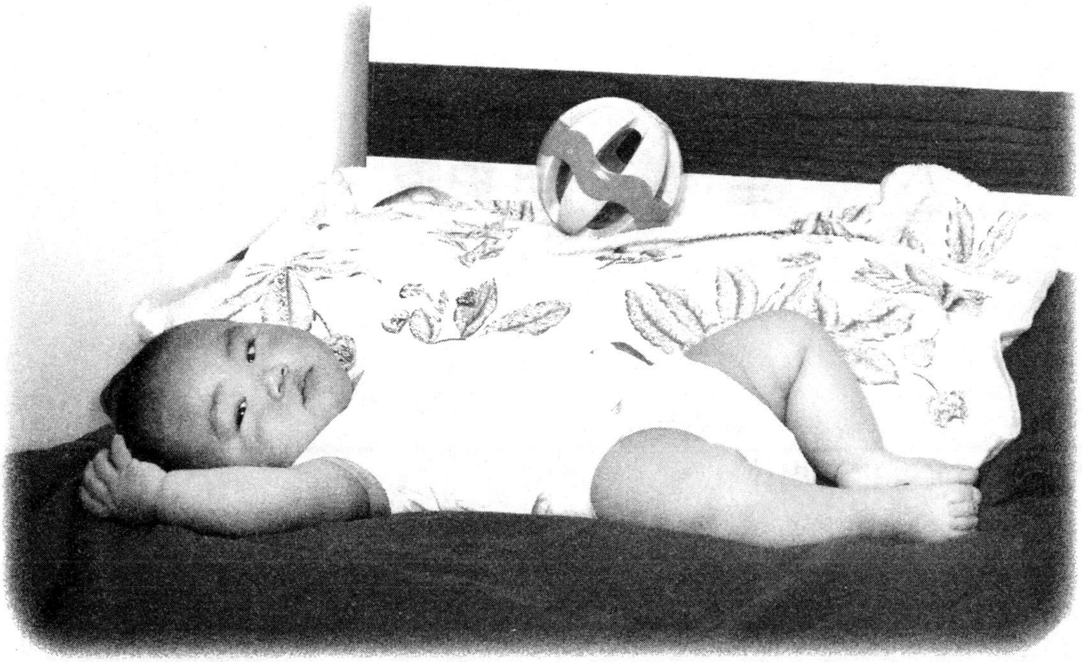

学习自我舒缓入眠

在宝宝有睡意却还没入睡前就将宝宝置于床上，目的是使他独自入眠，使其建立自我安抚、睡眠的能力。如此一来，若非因尿布湿、疾病等因素，发生夜间惊醒的情况，宝宝就应有再次独自入眠的能力。这样不只能解决睡眠问题，更可增加宝宝将来独自面对及解决问题的能力，建立宝宝独立自主的性格！

温馨小贴士

随着季节、气候变化，宝宝枕芯也应更换。中医讲究"头要凉，脚要暖"，宝宝入睡后，头部温度一般比体温低3℃。如果头部温度过高，宝宝会烦躁不安，不易入睡。

建立良好的睡眠步骤

于睡前进行3~4种舒服且安静的步骤，如：沐浴、按摩、睡前故事、换上睡衣、唱首儿歌等，可有助于宝宝培养睡时情绪，减少入睡所需的时间，并且睡得更安稳！

放心让宝宝有独睡的机会

有些父母虽已为宝宝准备好属于自己的小床，但迟迟没有让宝宝自己睡，原因在不习惯跟宝宝分开睡，担心宝宝独睡的种种问题，例如饿了、哭了，甚至不呼吸了。但是，亲子同睡一张床，其实很容易降低彼此的睡眠质量。因此，父母应该先给自己充分信心，相信宝宝随着成长、脑部功能的成熟，可以有能力独自在夜间入睡。

◎ 孕妈妈有没有探索心和求知欲，这对胎儿的大脑发育有着极大的影响，如果孕妈妈对事物无动于衷，缺乏求知欲，那么，孩子以后也将遇事麻木不仁，不求上进。

第六节 宝宝排便护理

01 宝宝排便规律

母乳喂养宝宝的大便

呈金黄色，多为均匀糊状，偶有细小乳凝块，有酸味，每日2~3次。即使每天大便达到3~5次，但大便不含太多的水分，呈糊状，也可视为正常。

人工喂养宝宝的大便

以牛奶（包括奶粉）、羊奶喂养的宝宝，粪便呈淡黄色，大多成形，含乳凝块较多，为碱性或中性，量多较臭，每日1~2次。

混合喂养宝宝的大便

混合喂养的宝宝粪便，也就是喂母乳加牛乳者粪便与喂牛乳者相似，但较黄、软。添加谷物、蛋、肉、蔬菜等辅食后，粪便性状接近成人，每日1次。

宝宝小便特点

宝宝尿量每日400~600毫升，若每昼夜尿量少于200毫升就是少尿。宝宝每1~3小时就需要排尿，每天排尿次数多的可达20多次，次数较少时可能每天4~6次。健康宝宝的尿是清亮的，多呈淡黄色。当宝宝摄入水量偏少时，尿的浓度就会升高，颜色就会呈棕黄色。如果尿中有血，或尿布上有血斑，是异常表现，就要及时检查原因。

02 培养宝宝排便排尿习惯

宝宝的排便训练虽然很早就开始了，但由于养成良好的排便习惯并不是一件容易的事，这个月仍然要对宝宝进行排便训练，但训练时排尿和排便必须区别开来。

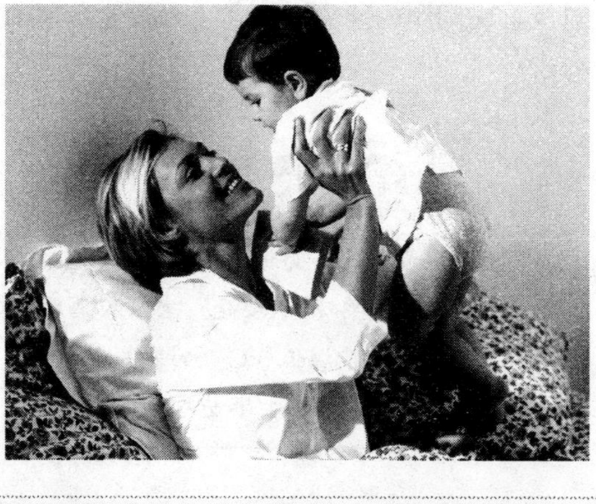

宝宝排便时，往往显出与平时不同的表情（异常表情）。大便干燥的宝宝排便时，会憋足力气。如果你能根据几个月的摸索算好时间，或看到宝宝有异常表情，就可以给宝宝把便。也许有时宝宝能顺利配合，但多数情况是不能令人满意的。但是爸爸妈妈在训练宝宝排便上一定要耐心细致、持之以恒，进行多次尝试，让宝宝形成条件反射，逐渐养成良好的排便习惯。

宝宝排尿时，往往显出与平时不同的表情。如果宝宝一天要排 10～15 次尿，则把尿大多数都会不成功，即便偶尔有 1～2 次成功，也离养成习惯相差甚远。如果宝宝定时定量吃奶，且只在洗浴后才喝果汁，而且一般排尿时间间隔较长，定时排尿成功率较高。爸爸妈妈一定要耐心细致、持之以恒，进行多次尝试，每隔一段时间把一次尿，让宝宝形成条件反射，逐渐养成良好的排尿习惯。

温馨小贴士

此时妈妈应留意检查男宝宝的睾丸，宝宝出生后 1 岁内，睾丸应该下降到阴囊内，如果这时还摸不到两个睾丸，爸爸妈妈要留意，在带宝宝体检时告诉医生，排除隐睾症。

03 预防宝宝便秘要决

引起宝宝便秘的原因是多方面的，常见的原因是饮食结构不合适，如糖类及纤维素吃的少、食物中蛋白质过高，会使大便呈碱性而变得干燥难解；食物中钙多也会发生便秘。

当宝宝便秘时有哪些应对措施呢？

◆ 合理搭配饮食。妈妈可在饮食中添加番茄汁、橘子汁、菜汁等，或把宝宝蜂蜜加在温开水中，每天给宝宝喝 60～90 毫升，促进肠道蠕动。如果上述方法效果不佳，可酌情减少牛奶的量，增加离乳食品，如米粉、麦粉等。已经添加离乳食品的宝宝出现便秘，可增加纤维素含量较高的食物，如菜泥、菜末、水果及菜粥；较大一些的宝宝便秘时，可给吃一些粗谷类的食物或红薯，还要多吃芹菜、韭菜等粗纤维蔬菜，多喝白开水，尤其在过多摄取高蛋白、高热量食物后，更要及时喝水及吃果蔬。

◆ 给宝宝按摩能够促进肠胃蠕动，对宝宝的便秘治疗起到辅助作用。每天坚持睡觉前在宝宝的小肚肚上轻轻揉搓。手掌向下，平放在宝宝脐部，按顺时针方向轻轻推揉。这不仅可以加快宝宝肠道蠕动进而促进排便，还有助于促进宝宝消化。

◆ 保证宝宝活动量。活动量不够有时也容易导致排便不畅。因此，要保证宝宝每日有一定的活动量。让宝宝积极进行户外运动，以此增强腹肌的力量，对于还不能独立行走、爬行的小宝宝，爸爸妈妈要多抱抱，给宝宝做做简单的健身操，活动小手小脚而不要长时间把宝宝独自放在摇篮里。

◆ 养成定时排便的习惯。一般 3 个月以上的宝宝便可开始训练，清晨喂奶后由成人两手扶持，或坐盆，或坐多功能便座，连续按时进行，一个月后便可养成定时排便的习惯。

◎ 无论是下午散步或是假日外出，你看到的事物越新奇越令人感动，胎儿获取的知识就越多。

第七节 宝宝安全护理

01 背抱宝宝有要诀

进入第四个月的宝宝，头部已能较平稳地竖直，喜竖抱，但时间尚不宜过长，仍需大人经常用手或肩托扶住他的头部。此阶段，抱宝宝的最好方法就是把双手放在宝宝的腋下，把宝宝抱起来。抱起宝宝后，你可以把他放在前臂肘弯内，或把宝宝靠在自己的肩上，或在宝宝大一些后，后背和头颈强壮起来时，把宝宝放在膝上，一只手横在宝宝的身后。要注意防止自己后背扭伤，你应该学会保护好后背的方法，抱起宝宝时，不应双腿站直只弯下后背，这时整个力量都会集中在后背上。最好的方法是挺直后背，弯下双膝，让大腿撑起重力。

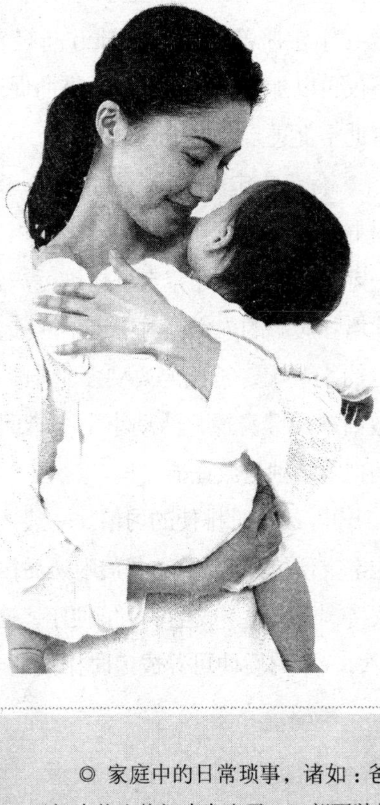

如果要走远路，最好是把宝宝放在后背兜里或前吊带里，这样省力而且安全。

如果要把此阶段的宝宝放下，则要注意，不要像以前那样小心，可以采用抱起的方法放下宝宝，也可以一只手撑着宝宝的上身，护着宝宝的后背和臀部，另一只手扶着臀部。如果要把宝宝放在高椅上，只需双手扶住宝宝的腋下，让宝宝的双腿自然垂下，正好放在座位与托盘之间。

02 使用宝宝车的注意事项

◆ 如果在车架上有减振器或系有玩具，要固定好，以免掉在宝宝头上。

◆ 如果车架可以折叠，要保证宝宝够不

胎教圣经

◎ 家庭中的日常琐事，诸如：爸爸为什么刮胡子，妈妈为什么化妆，肥皂为什么起泡沫，吹风机为什么能把头发吹干……都可以作为知识胎教的内容。

给宝宝挑选衣服的四大原则

舒适第一

在给宝宝选衣服的时候，应以舒适为第一基本原则。棉质服装以其舒适、吸汗等优点，有益于宝宝的身心健康，成为了童装的主要面料。比如，刚出生的宝宝应该选择棉质的汗衫、长衬裤等。另外，棉质的衣服透气性很好，对皮肤没有刺激性。

★棉质的开档裤让宝宝更换尿布或者尿片更方便。

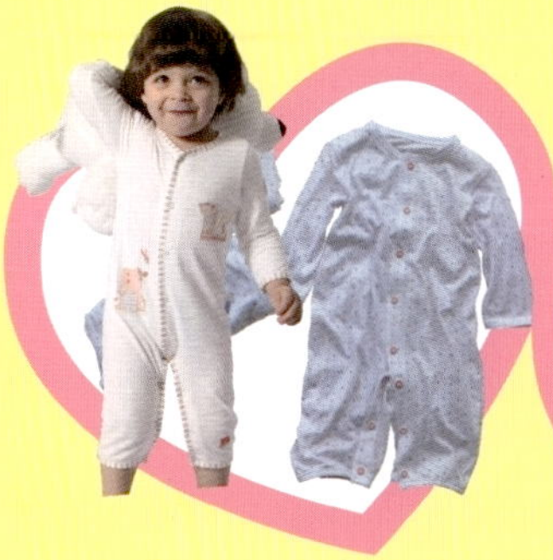

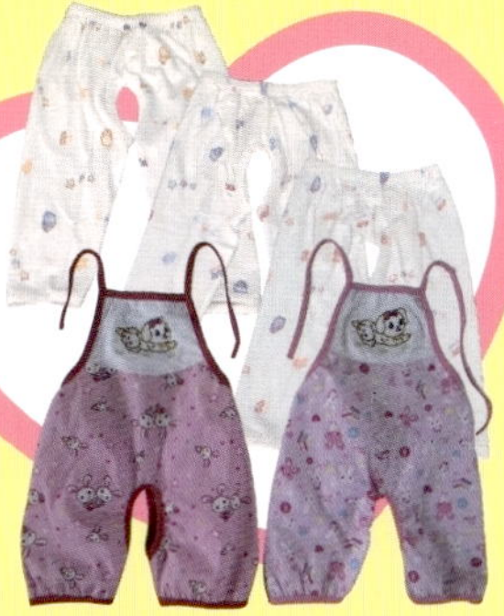

★汗衫有强大的吸汗功能。由于新生儿的皮肤娇嫩，容易出汗，因此，应当选用质地柔软、容易吸水的全棉布料。

款式第二

给宝宝挑选衣服时，根据宝宝的情况挑选的衣服款式越简单越好，尽可能方便穿脱。考虑到儿童的天性，在玩的过程中，应以休闲服装及宽松自然为主要特征，小孩子身体正在发育，穿着外观精致、洒脱、宽松的休闲类衣服，平时做游戏跑动时都方便。

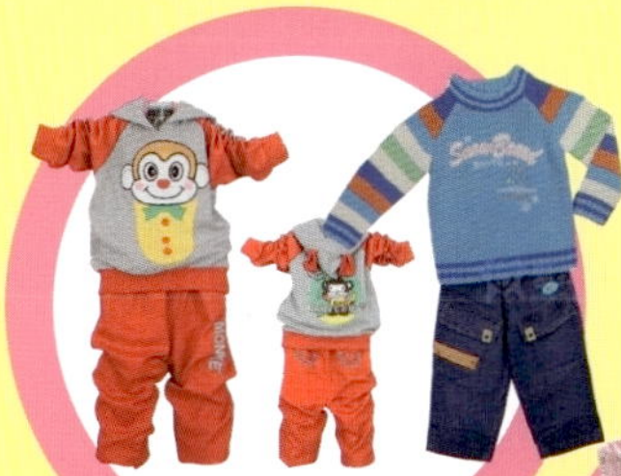

★大多数男孩在成长的过程中，会比较顽皮，可以给他们选择印有卡通图案的运动服。

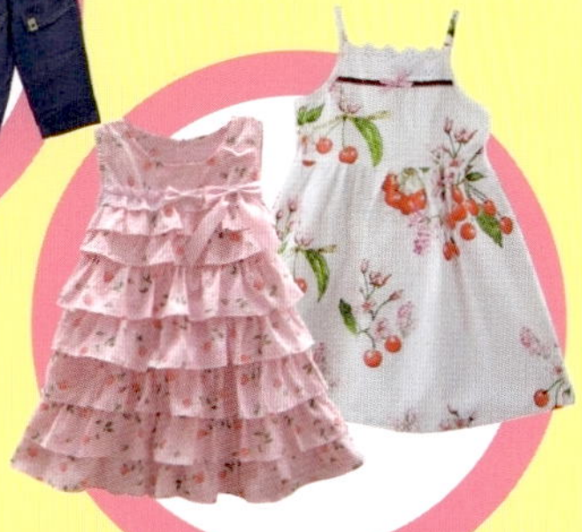

★女孩比较文静，可以选择吊带型系列的裙子。

体型第三

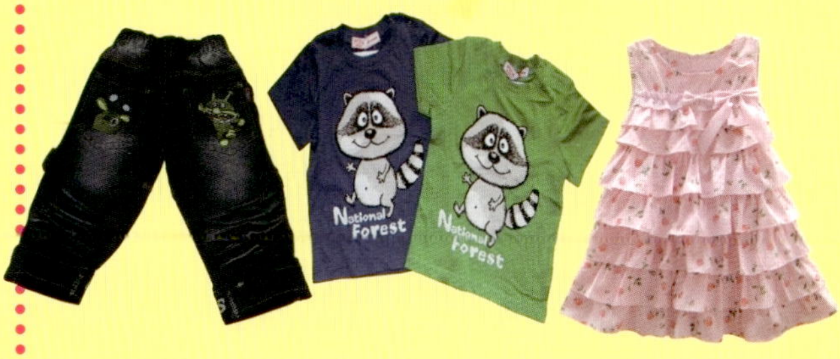

在挑选宝宝的衣服时，可以利用童装来补充一些孩子的体型不足。长得比较胖的孩子，给他们选择上衣时就要选择无领或圆领的衣服。比如：上身穿圆领T恤衫，小吊带裙等；下身穿着裤子，裤子不要太肥；夏秋季穿收腿的七分裤或九分裤为好，这样穿上之后，孩子给人的整体感觉就不会太胖。

颜色第四

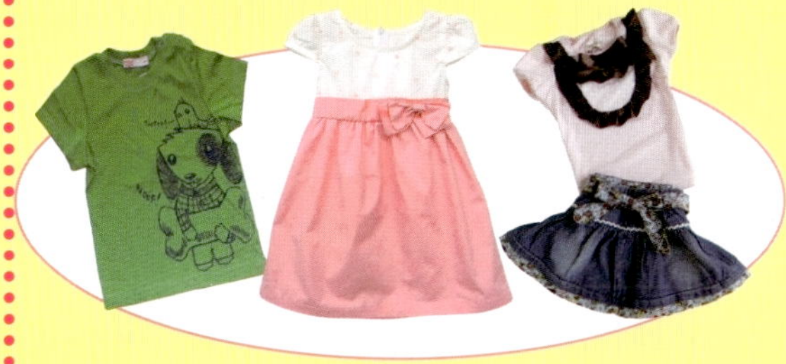

在选择服装时，要注意衣服的颜色，尤其是孩子，他们对颜色有着原始的敏感和独特的喜好。肤色亮的孩子，可以穿粉色，黄色，红色，这些颜色使人显得活泼、亮丽。相反，肤色较暗的孩子，则选择高明度、高纯度服装。

辣妈打造潮宝贝

妈咪可以根据现今流行的服饰，把宝宝打造成潮宝贝，这样宝宝会更有个性，同时也会引来旁人的赞美。

学院风

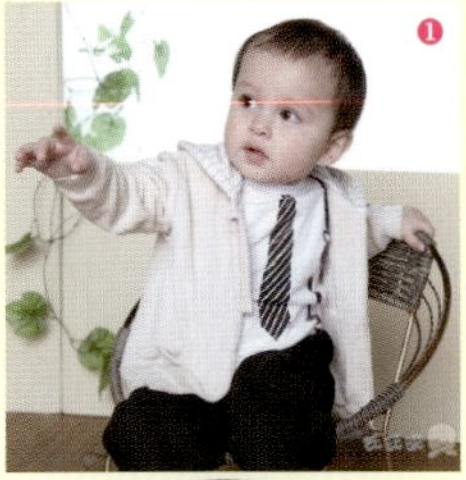
❶
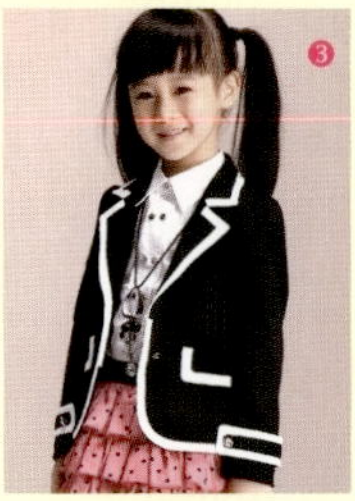
❸
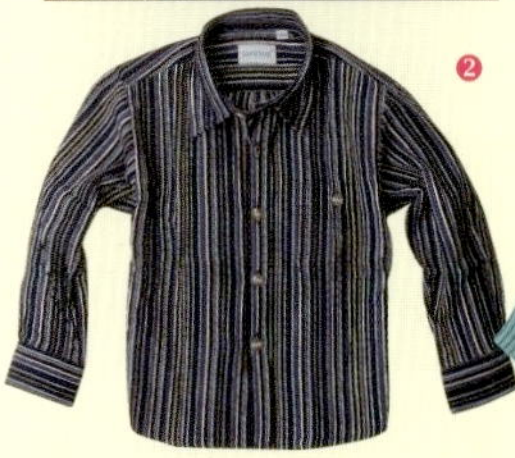
❷
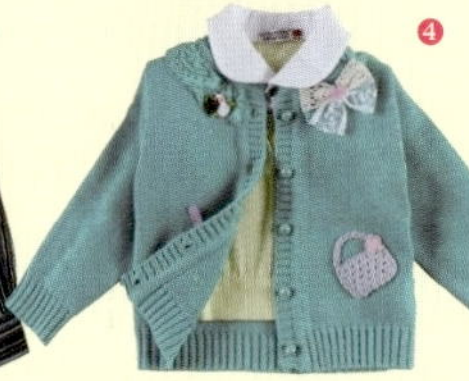
❹

❶浅色衬衫配黑色工装裤，给男孩一种男人的感觉，辣妈们会不会突然觉得自己孩子长大了呢？

❷条纹衬衫与白裤子的搭配，使男孩看起来清新利落，让人觉得他仿佛是个小大人。

❸女孩穿棉质的开衫，里边搭一件宽松衬衫，下身是灰色的小百褶裙，再披一件藏蓝色或者黑色小西装，这样的装束便是学院派风格。学院派风格会使女孩看起来精神，有学识。

❹深色的吊带牛仔裙，里边搭一件白色或粉色的衬衫，再配上一对黑色或红色的小皮鞋，是女孩的最爱。

欧美风

格子或者条纹休闲衬衫，搭一条浅色或者深色的牛仔裤，再戴一顶棒球帽，配上儿童太阳镜，这样的打扮便是标准的欧美风格，这样的装扮无论男孩女孩都能适用，如果天凉可加一件夹克。欧美风会使宝宝看起来轻松休闲，最重要的是这些衣服都很耐脏。

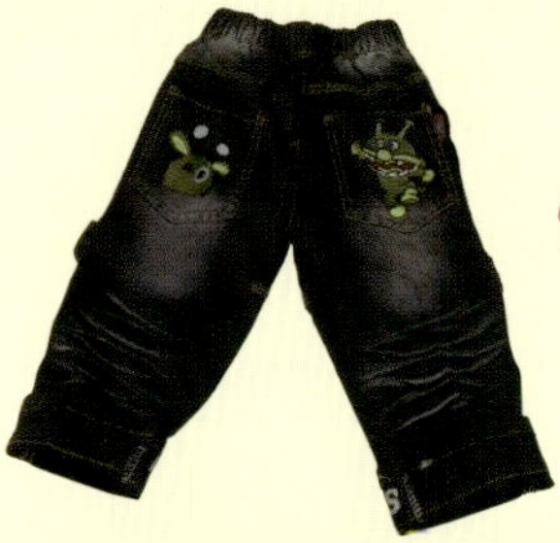
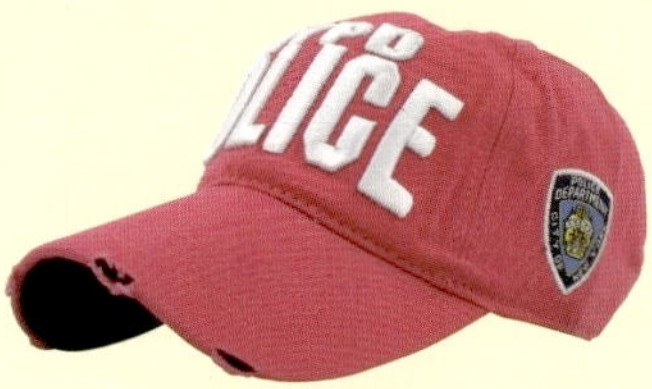
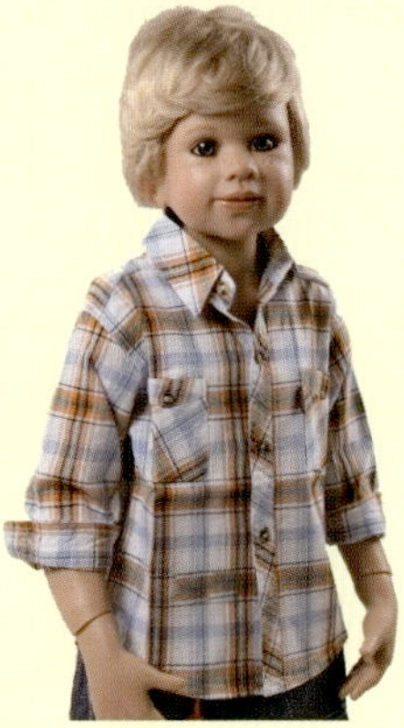
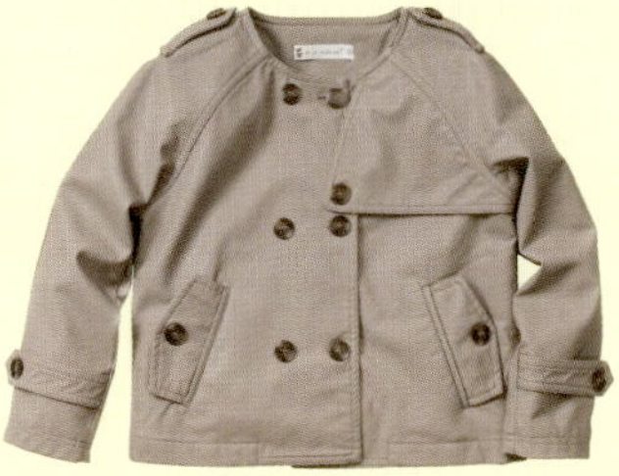

海军风

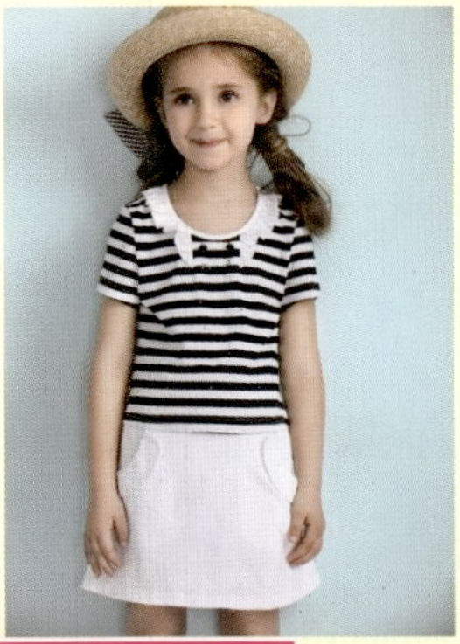
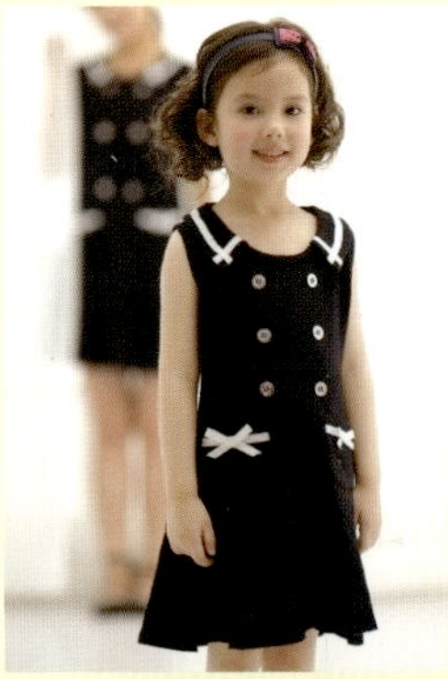

海军风的风格，会给人一种清凉的感觉，女孩穿上海军风连衣裙，文静中不失俏皮可爱。海军风的衣服是男孩子的最爱，穿着海军风衣服的男孩通常觉得自己是个水手士兵，随时都要去进行海底大冒险。海军风的衣服多以蓝白或者黑白条纹为主。

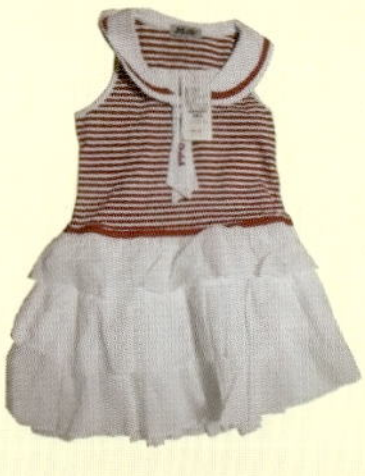
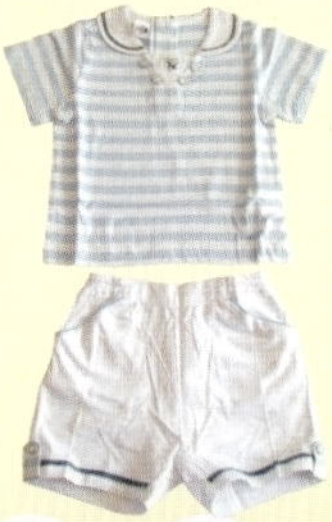

秀出个性

日韩风

花色吊带连衣裙，搭一件牛仔马甲，使宝宝看起来就是韩剧里的可爱活泼的女主角。

蕾丝花边、皮草围脖的大衣使宝宝看起来文静。虎纹的衣服让宝宝看起来有动感、可爱。

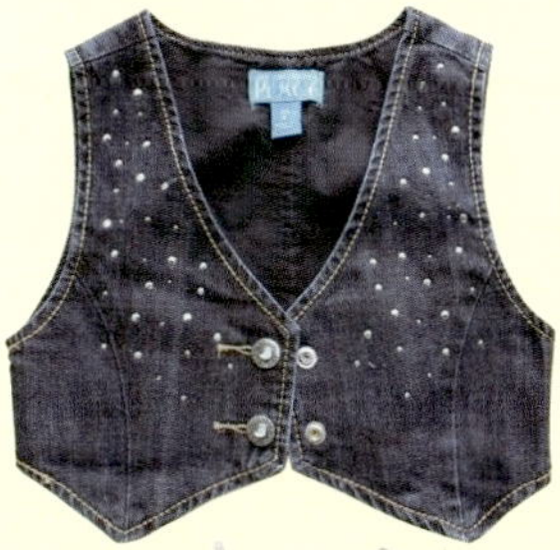

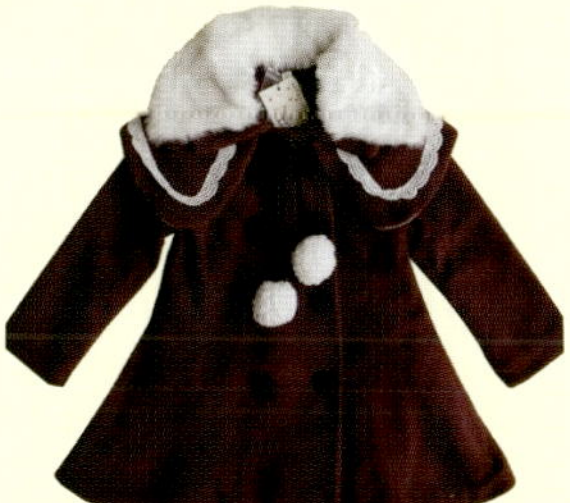

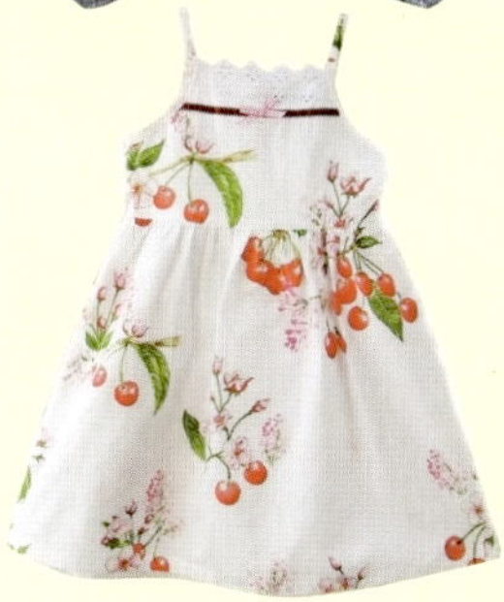

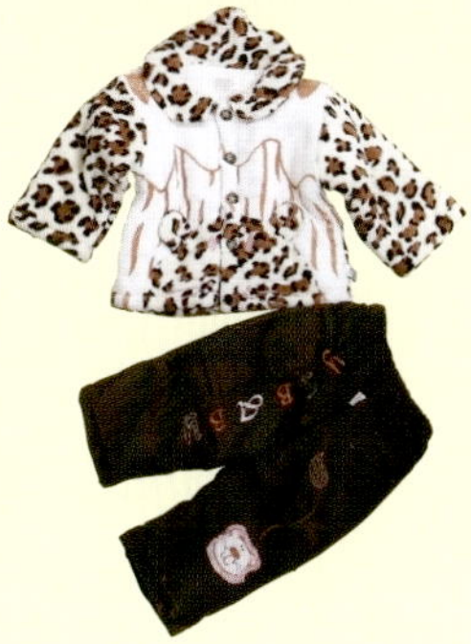

中国风

具有中国服装特色的肚兜装，是每个孩子婴孩时期的必备品。

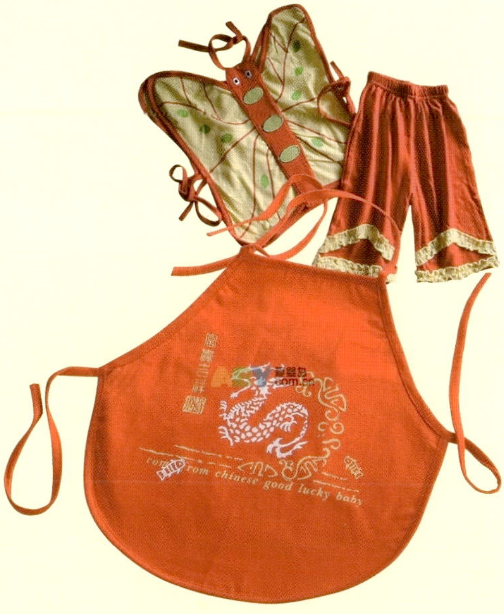

淑女风

女孩天生就爱美，所以碎花裙子一般都是她们的最爱。碎花连衣裙使女孩看起来文静、淑女，满足她们想做公主或是仙女的愿望，所以这些衣服一般是她们的最爱。

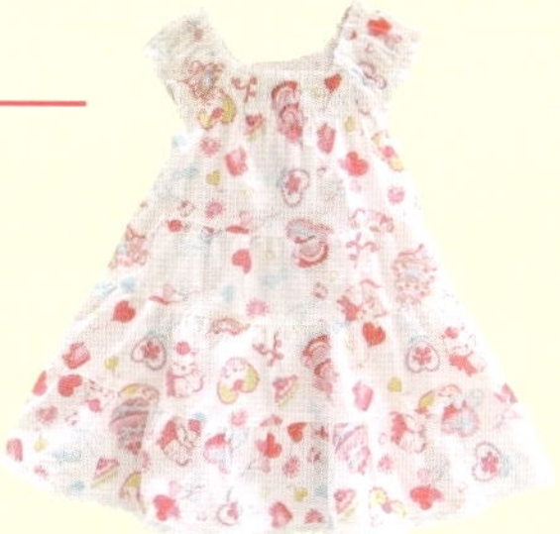

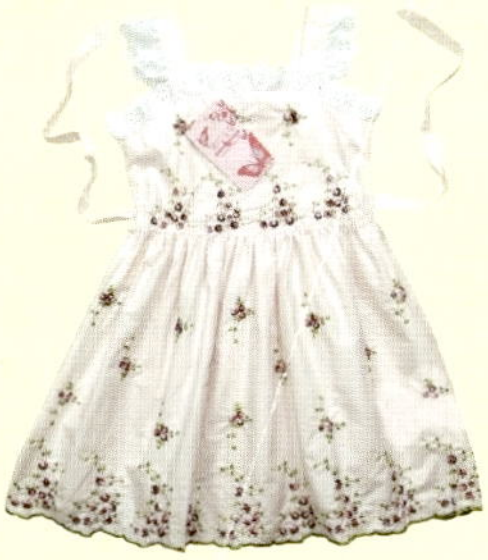

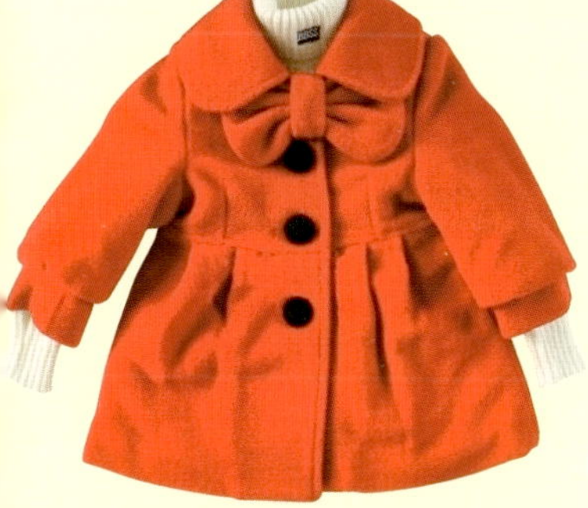

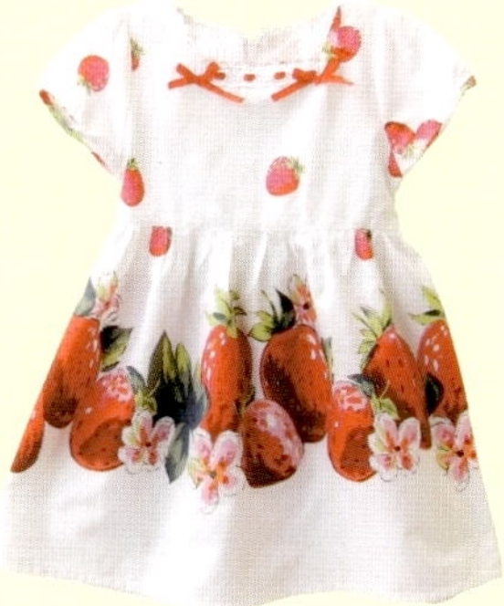

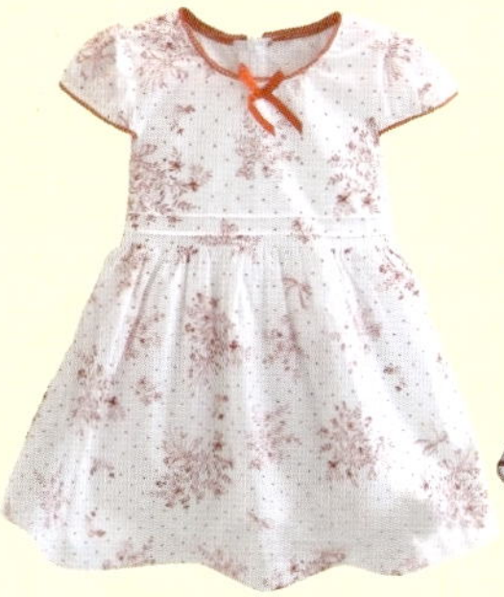

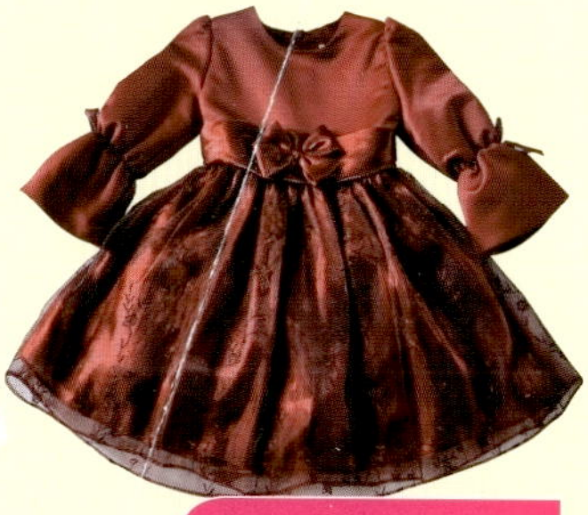

宝宝在不同场合的穿着搭配

居家服

若宝宝不外出，尽量选择舒适、颜色较浅的居家服。居家服的扣子尽量少，方便宝宝穿。如印有卡通图案的宽松T恤衫、睡衣、套头衫等。

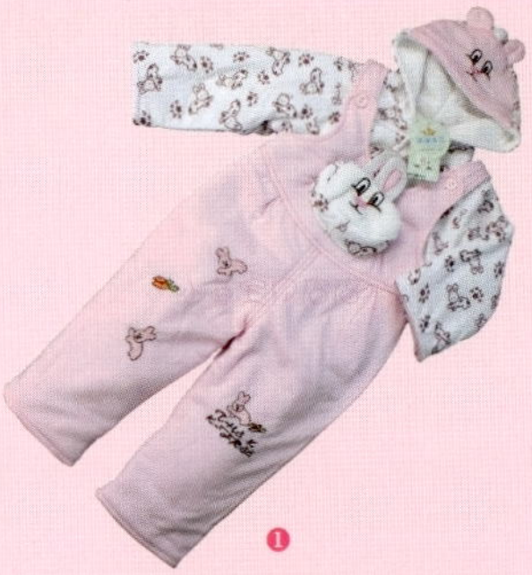

❶

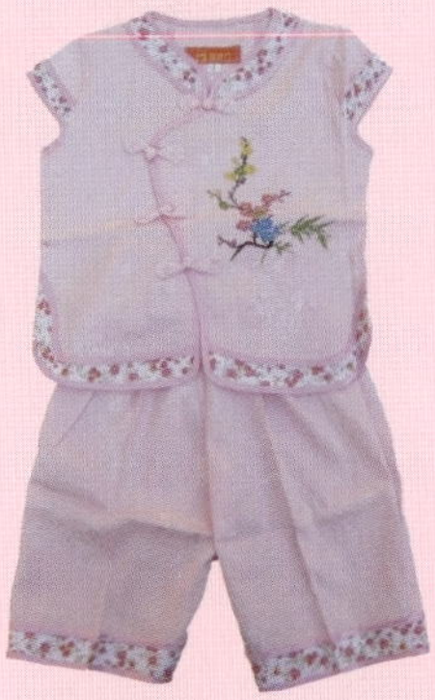

❷

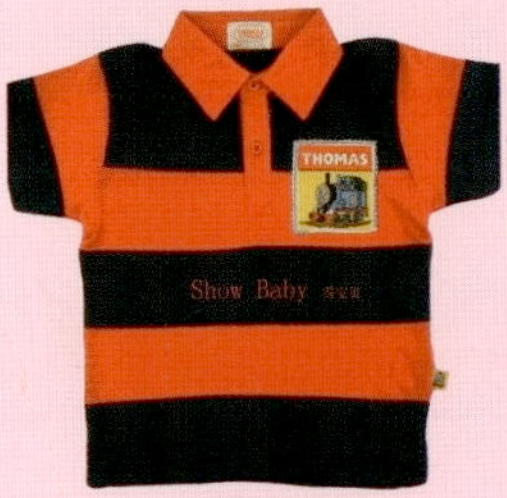

❸

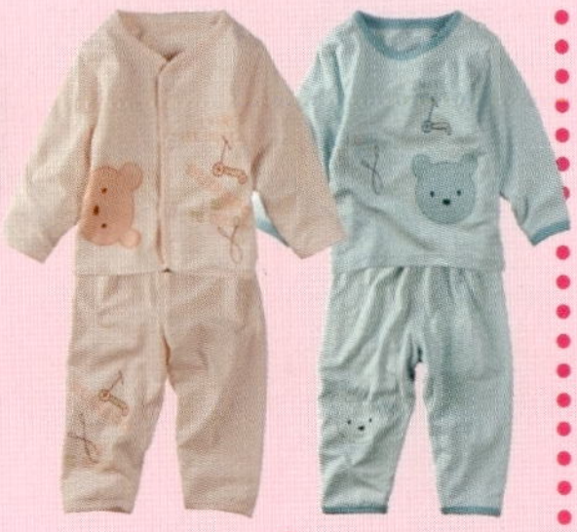

❹

❶类似这款衣服具有纯棉品质，精心呵护宝宝的皮肤；袖口、领口都有可爱的小兔图案点缀，更符合宝宝天真可爱的特性。

❷类似这款女宝宝的居家服有中国特色，裤脚和衣服边缘的小碎花体现了宝宝的文静可爱个性，中国式系扣和绣花式图案，给人古典之感。粉色是女宝宝的最爱。

❸类似这款印有卡通图案的T恤很适合男孩穿。男孩天生好动，所选的颜色大都是冷色调，这样可以突出男孩的阳刚之气，浣熊卡通图案又不失男孩童真可爱。

❹类似这款居家服，不仅是棉质的布料，宽松舒适的造型也会使宝宝穿着舒服。

户外服

宝宝在外出活动时，对衣服的要求就高了。由于宝宝活泼、好动，没有保护衣服的意识，所以童装的布料应以结实、耐穿、不易损坏为主。

❶这是一款两面穿的宝宝小斗篷，是宝宝在春秋季节，在户外玩耍必备的衣服。小斗篷既可以御寒，宝宝穿着也很时尚。

❷棉鞋是宝宝冬季外出的必备品之一。这款棉鞋是卡通鞋头，黄色的暖色调显得宝宝整个人都很精神。

❸冬季风大，外出的宝宝必须戴上帽子防风。棉质的帽子，不仅抗风还能御寒。

❹宝宝穿背带裤，会显得人较修长。

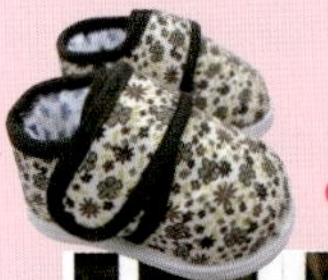

❷

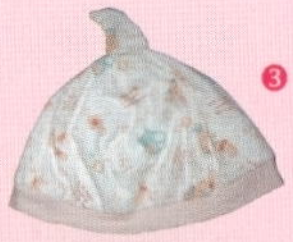

❸

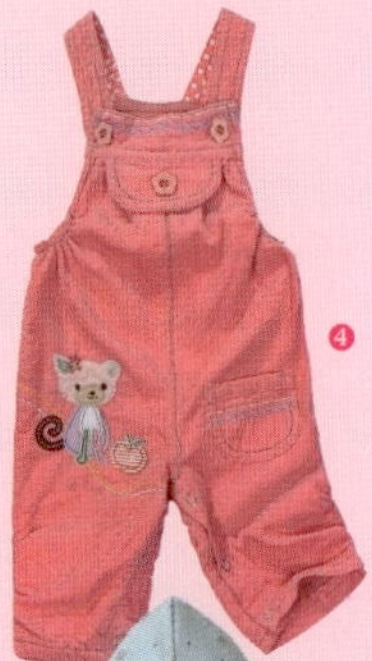

❹

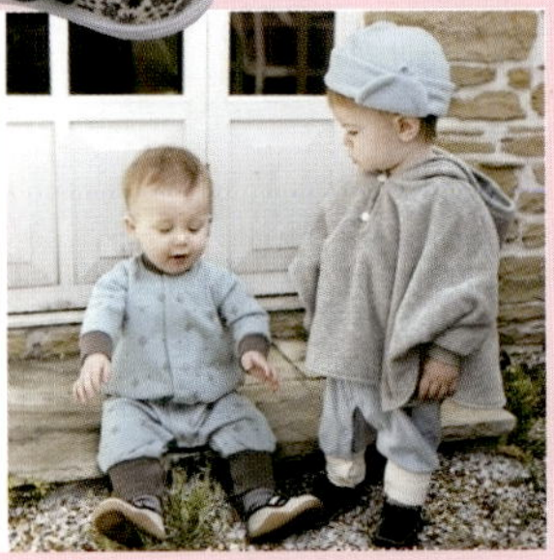

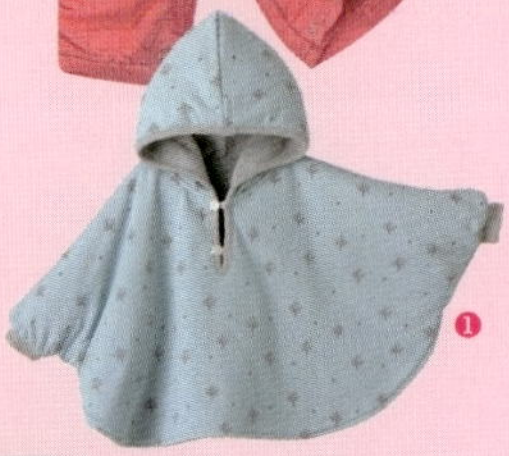

❶

喜庆服装

在喜庆的节日里，给宝宝来个盛装打扮，会添加喜庆的氛围。

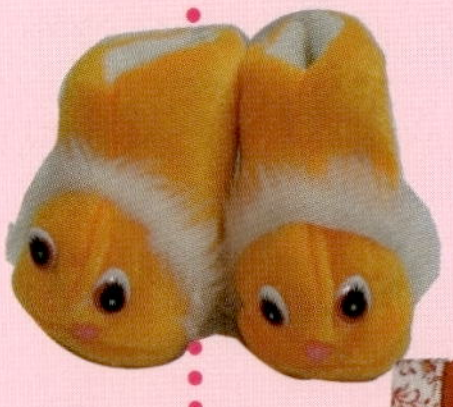

红色唐装棉袄不仅适合女宝宝，也适合男宝宝穿。

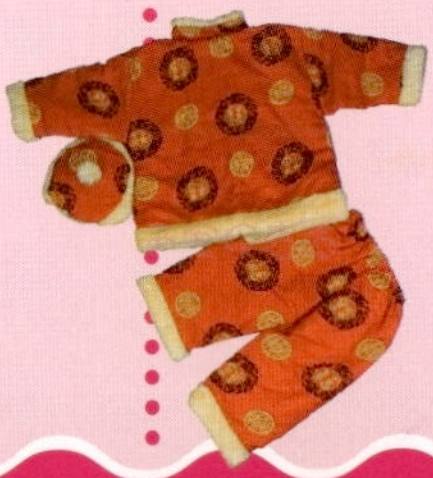

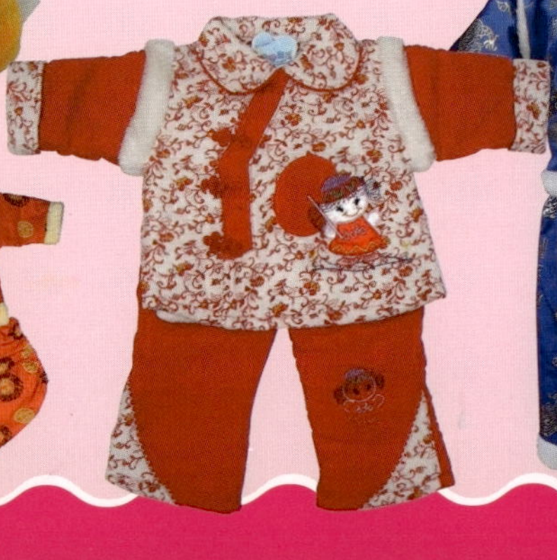

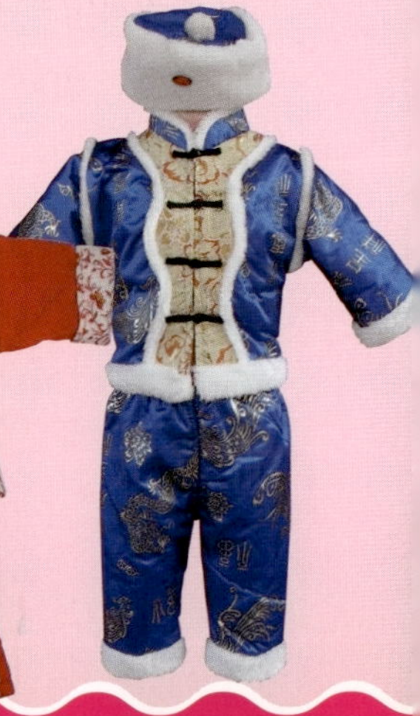

到折叠开关。将宝宝放入车架前应该锁好折叠开关。

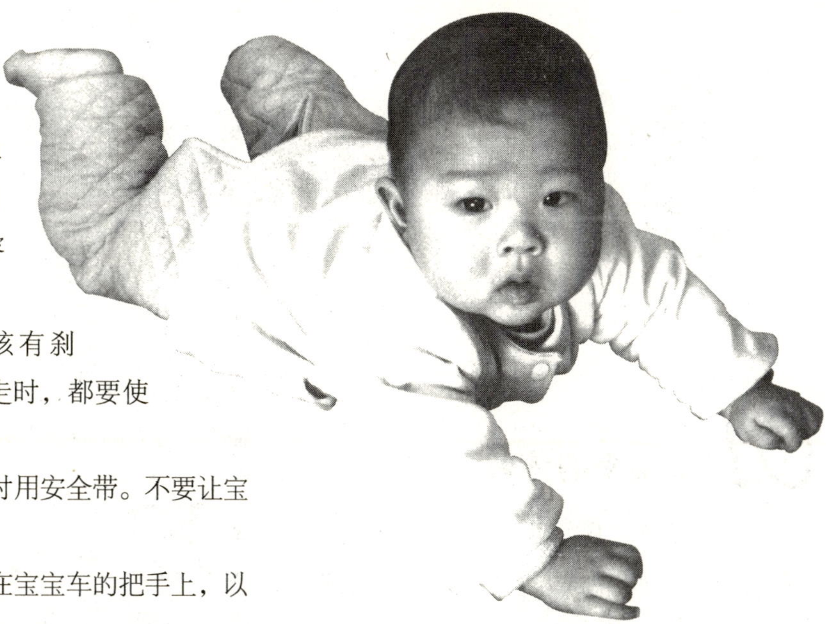

◆ 宝宝一旦会单独坐立，就不要再使用车架，否则宝宝非常容易摔出车架。

◆ 宝宝车都应该有刹车，无论何时停止行走时，都要使用刹车。

◆ 宝宝车上要随时用安全带。不要让宝宝单独待在宝宝车里。

◆ 不要把袋子挂在宝宝车的把手上，以免宝宝车向后翘起。

◆ 不要将车放在火的附近，塑料件有可能因高温变形，造成宝宝推车不能正常使用。

◆ 打开手推车后，要仔细查看保险装置是否锁得上，以免手推车发生折收，挤伤宝宝。

03 如何预防意外事故的发生

6个月的宝宝越来越大了，身体越来越有劲了，活动的范围也越来越广了。爸爸妈妈在欣喜宝宝长大的同时，也要有安全防范的意识，预防宝宝在日常生活中发生意外事故。

由于这个月的宝宝手部活动越来越灵巧，而且看到什么东西都要往嘴里送，所以，当宝宝在床上的时候，不管宝宝是睡觉还是醒着，周围都要整理干净，特别是那些可能被宝宝吞咽的危险物品，如别针、纽扣、缝衣针、硬币、刮脸刀片、安眠药、烟灰缸、香烟、打火机等，绝不能放在宝宝身边。如果是妈妈或爸爸暂时使用的物品，用完后必须从宝宝身边拿走。因为有些如圆纽扣等比较小的东西即使被宝宝吞进胃里，由于宝宝基本上没有痛感而不能及时察觉，有时直到几天后随大便自然排出后妈妈或爸爸才会发现。还有安眠药片、烟头之类更是危险之物，稍有不慎就会发生危险。

这个月的宝宝不仅手部的力量大增，而且腿部也比以前更有力了，加上已经学会翻身，如果睡床太小或没有栏杆防护，就应及时更换大床或安装护栏，否则宝宝很容易从床上掉下来。此外，在床边的栏杆上也不能系绳子，以免宝宝翻身或掉到地上时，因绳子缠住脖子而发生危险。

第八节 宝宝潜能开发

01 宝宝坐的练习

从 4 个月起，妈妈可以每天和宝宝玩拉坐起游戏来训练宝宝的腰肌。训练时，先让宝宝仰卧在平整的床上，妈妈或爸爸握住宝宝的双手手腕，也可用双手夹住宝宝的腋下，面对着宝宝，边拉坐，边逗笑，边对话，在快乐的气氛中，慢慢将宝宝从仰卧位拉到坐位，然后再慢慢让宝宝躺下去。练习多次后，妈妈或爸爸只需稍微用力帮助，宝宝就能借助妈妈或爸爸的力量自己用力坐起来。然后，妈妈或爸爸逐渐减少帮助的力量，进而只有姿势而不用力，慢慢地宝宝就会自己坐起来了。开始进行拉坐训练时，时间一般控制在每次 5 分钟左右，然后逐渐延长至 15～20 分钟。宝宝刚学会坐时，常常会左右摇摆或身子前倾，但没多久，宝宝就能挺直腰部。进入第六个月后，大多数宝宝已能稳稳地独坐了。此时，在宝宝面前放些玩具供他抓取玩耍，他可以独自坐在那儿，玩耍好一会儿。坐的训练在开始阶段一般每次几分钟即可，逐渐可以延长至 15～20 分钟。父母应注意如果发现宝宝到了 6 个月尚不会靠坐，8 个月不会独坐，应及时带宝宝去医院检查。

02 宝宝爬行练习

宝宝通过运动才能使身体强壮起来，这一时期是宝宝动作训练的关键时期，如果这时宝宝的动作智能发展得很好，其体质成长就会很快，在这个时期一个最主要的训练动作就是宝宝爬行练习。爬行练习可锻炼宝宝颈、背、四肢肌肉运动，促进大脑及身体发育。

妈妈可在宝宝躺着的床上绑一些可发出声音、颜色鲜艳的系吊玩具，引导宝宝用脚去碰触玩具。如果宝宝没有碰触的意愿，就稍微拉他的小脚去碰触玩具，通过玩具的声音引发宝宝继续踢的兴趣。父母可多陪宝宝做抬腿、踢脚等动作，锻炼大腿动作与眼睛协调的能力，为未来的爬行作准备。

抬腿、踢脚练习完成后，妈妈可让宝宝俯趴在安全的环境下，在附近摆放他喜欢的玩具吸引其注意力，训练宝宝用肚子贴着床面匍匐移动，这时宝宝四肢的动作并不规则，有前进，有后退，模样十分可爱。如果宝宝

胎教圣经

◎ 讲解生活中的一般常识，可以让胎儿预先掌握生活中的智慧和一般常识，以便出生后对日常生活中的事物更加感兴趣，同时也是母子共同体验生活的一个方法。

老是向后退，父母可用双手抵住其脚底板，给他一点外力，协助他向前移动。妈妈要注意玩具与宝宝的距离要适当，随时根据宝宝的活动能力作调整，以培养宝宝的成就感和继续活动的兴趣。匍匐移动就是正式爬行的热身活动。

宝宝的动作由最初的爬行反射，经过抬头、翻身、打滚、匍行等中间环节，最终发展成真正的爬行，需要经历多次的学习、实践；每一次学习与实践都是一次对大脑积极性的调动与激发，不用教，几乎每个宝宝都会爬。可是要爬得更早、更快、更好、更有益，就需要父母的积极锻炼了。

03 训练宝宝眼手协调能力

这一阶段的宝宝，只要是眼前的东西，不管是什么伸手就抓，并且还会两只小手同时抓。但是，这时宝宝还不会用手指尖捏东西，只能用手掌和全部手指生硬地抓东西。宝宝能将一块积木传给左手，右手再拿第二块。如果妈妈逗宝宝玩，用手绢遮在宝宝的脸上，宝宝能够用手抓住并扯下来。虽然宝宝的手还不大会驱动手指，但已经能够自由地使用双手了，并且手、眼、口已经配合得比较自如了。训练时，所选择物体要逐渐从大到小，距离要逐渐从近到远。让宝宝努力够取小的物体，最好从满手抓逐步过渡到用拇指和食指捏取，以锻炼手指灵活性和手指肌肉的力量。同时，给宝宝一些能抓住的如小积木、小塑料玩具等小玩具之后，继续给

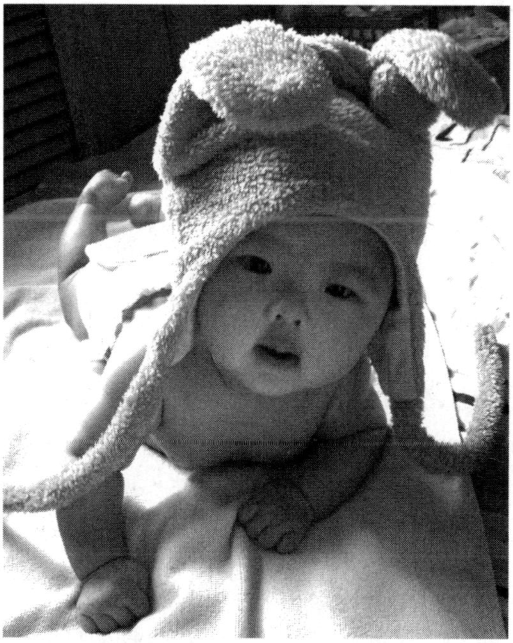

宝宝手里递另外的玩具，训练宝宝放下一件，再接过一件的能力。或者训练宝宝有意识地将玩具从一只手传到另一只手。

04 如何提高宝宝记忆力

宝宝出生后两三天就有一定的记忆能力，出生后5个月左右就出现了形象记忆。宝宝的记忆还明显地带着情感色彩，凡是亲切的面孔、色彩鲜艳或活动的事物，都能引起宝宝强烈的兴趣，而容易记住并保持下来；对于引起强烈的消极情绪的事物，如害怕、委屈、痛苦等，也容易被宝宝记住；而对于平淡、枯燥的事物宝宝则往往不容易记住。那么该如何提高宝宝的记忆力呢？

◆ 宝宝一天中记忆力最好的时间是在睡觉前，这时给他讲故事或讲一些生活常识，

◎ 为扩大胎儿的学习范围，孕妈妈可以不时地将自己的散步路线作稍微改变。这样眼前出现的事就会经常变化，孕妈妈总能从这些变化中发现一些新鲜和感兴趣的东西。

学习效果最佳。父母可以给宝宝讲有连续性的童话故事，每天讲到哪儿，都让他记住。第二天开始讲时，可以先问问他：“昨天讲到哪儿了？”长期这样训练，可以有效提高宝宝的记忆力。

◆ 料理宝宝的日常生活中，可以有意识地养成和宝宝在一起，做到干什么就讲什么，从而有计划地教宝宝认识他周围的日常事物。宝宝最先学会认的是在眼前变化的东西，如能发光的音调高的或会动的东西，像灯、收录机、机动玩具、猫等。开始你指给他东西看时，他可能东张西望，但你要吸引他的注意力，坚持下去，每天至少5~6次。

◆ 让宝宝看一张画有好几种动物的图片，限定在一定时间内看完。一开始时间可以长些，逐渐缩短看的时间，将图片拿走后，让宝宝说出图片上都有哪些动物。如果他记住的不多，可以将动物分类记，如兽类有几种、鸟有几种、鱼类各有几种，这样就能记得快些。

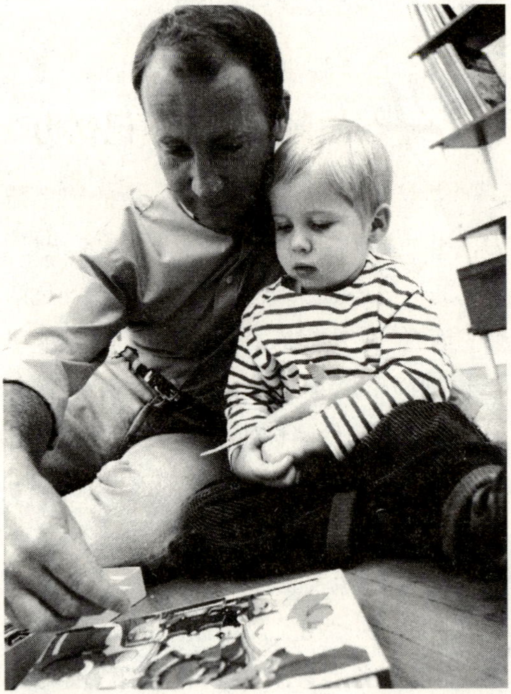

◆ 让宝宝认真看着你做的5个手势。要求他在你做时不要跟着做。等你做完后，让他按顺序重复做出来。如果宝宝不能顺利回忆5个手势，你可以把手势数量减少到3~4个，以后再增加到5个。

05 宝宝语言训练

4~6个月是宝宝的连续音节阶段。在这个阶段，宝宝明显地变得活跃起来，发音增多，兴奋时发音更多，可出现一些重复、连续的音节，而且能够发出辅音。

为了帮助宝宝在语言发展方面能说会道，父母应有意识地做如下事情：

◆ 与宝宝一起做各种事情，如在洗澡、梳妆、打扮等时应告诉宝宝正在干什么。

◆ 除让宝宝听妈妈的低声吟唱外，还应听播放的歌曲。

◆ 让宝宝寻找叫他名字的人，玩一种捉迷藏的儿童游戏。

◆ 经常叫宝宝的名字，让宝宝熟悉自已的名字。

◆ 父母同宝宝说话时应慢慢说，发音要准确并稍停一下，以便让宝宝有机会对答。

◆ 模仿宝宝咿呀的声音给宝宝听。

◆ 经常背诵押韵的诗歌给宝宝听。

◆ 给宝宝独自躺着玩的时间。

胎教圣经

◎ 孕妈妈用五官感受到的生活是生动的事物，这一个个事物不同于幻想或书本内容。在将这些内容讲给胎儿听时，孕妈妈应将用五官捕捉到的信息，用充满母爱的语言传递给胎儿。

06 宝宝情感培育

积极的人格因素和良好的品质包括 4 个方面：一是快乐、活泼；二是安静、专注；三是勇敢、自信；四是爱劳动、关心他人。这些性格、品质都是情感智力的重要内容。4～6 个月的宝宝开始认识经常照顾他的人。当他们出现时，宝宝会眉开眼笑、手舞足蹈，而看到他们离开时，又会显得那么的忧伤、不开心，这就是所谓的依恋行为。这种对父母、照料者的依恋情绪，使宝宝感到安全，由此他才敢伸出双手去探索周围的世界。

在早期教育问题上，最应该摆平心态的是父母自己：宝宝的智力可以不超常，日后也可以不出人头地、成龙成凤，但宝宝必须身心健康。因为积极的人格因素和良好的品质，是宝宝从容应付未来一生荣辱、坎坷与坦途的保证。幼儿孤僻、胆怯或霸道、不与人合作等不良性格的形成，往往与在早期教育包括保育中忽略对宝宝素质的培养有关。平日不要在陌生人刚来时，突然离开宝宝，或把宝宝交给陌生人抱，也不能用恐怖的表情和语言来吓唬宝宝。更不能把自己在工作中的怨气发泄在宝宝身上，对宝宝冷落、不耐烦，甚至打骂等，在他幼小的心灵投下阴影，使其产生不安全感。父母的细心照料、照料者愉快的音容笑貌以及和他一起活动和游戏的快乐时光，都将使他产生欢快的情绪，从而建立起对父母的依恋和对周围世界的信任，更主动地去接近他人，探索周围世界，为健康心理奠定基础。

温馨小贴士

妈妈可常带宝宝到社区广场、花园绿地等场所，让宝宝感知周围的环境，让宝宝体验与人交往的愉悦，逐渐降低与陌生人交往的不安全感和害怕心理。

07 和宝宝一起做游戏

"抓到了"

当宝宝开始注意自己的手或眼前的玩具时，将色彩鲜艳、能发声的玩具吊挂在小床上方接近宝宝胸前能够到的地方（距脸部 20～30 厘米），先握住宝宝的手帮他用手摸、拍、抓玩具，再鼓励宝宝主动拍玩具。

注意给宝宝提供尝试和练习抓、拍的机会，因为宝宝的乐趣就在于他的努力中，父母不应总是将玩具放到宝宝手中。手眼协调活动将促进宝宝大脑皮质感觉中枢与运动中枢协调能力的发展。

"虫虫虫虫——飞"

宝宝背向坐在妈妈腿上，妈妈抓住宝宝的手，将宝宝双手食指伸开，让两个食指尖相碰，再突然把双手臂向两侧分开呈"飞"状，边玩边说"虫虫虫虫——飞"，"飞"字宜提高声调并拉长声音。此游戏目的是进行双手分合训练，提高双手对称动作的能力，促进言语与动作的协调。

◎ 碰到在池塘与河边钓鱼的人，你就可以给胎儿讲钓鱼的方法、鱼的形状以及鱼是怎样游动的。要想讲述鱼儿上钩时你的高兴劲，以及鱼儿那活蹦乱跳的样子，你最好是亲自动手摸一摸那还在蹦跳的鱼。

第九节 宝宝常见疾病预防及疫苗注射

01 宝宝咳嗽怎么办

咳嗽可能发生于任何时候，宝宝可能出现干咳或有黏液的湿咳。咳嗽通常伴随着感冒或病毒感染。如果宝宝咳嗽次数频繁，可使用凉雾加湿器，缓解经常和咳嗽有关的干燥。当宝宝睡觉时，将加湿器放在宝宝房内。调整喷雾口，别直接吹到宝宝或弄湿宝宝的床单。加湿器要放在宝宝够不着的地方。如果没有加湿器，就将宝宝带到浴室，关上门，转开莲蓬头的热水让它流到事先准备好的容器中。让宝宝待在充满蒸汽的浴室内至少 10 分钟。有些咳嗽，例如，和哮喘有关的咳嗽，则在冷空气中约待 10 分钟会有较好的反应。冬天时，当宝宝患有和哮喘有关的咳嗽时，有些医生会建议将宝宝穿着温暖后，带他到外面散一会儿步。

另外，可以让宝宝多摄取流质食物，帮助稀释分泌物，减少宝宝的活动量，因为活动会使宝宝咳得更严重。如果宝宝出现呼吸困难、呼吸短促、发烧、焦躁兴奋、食欲显著减少、进食困难、呼吸有喘鸣声、连续咳嗽等症状时，一定要联络儿科医生。

02 宝宝突然哭闹谨防肠套叠

5 个月左右的宝宝如果突然大哭大闹，多半是因为腹痛，引起腹痛的原因除了肠痉挛外，千万不要忘记肠套叠这个病。所谓肠套叠，就是一段肠子套进另一段肠子里，使肠管不通畅，肠管就反复剧烈蠕动，引起腹部阵阵剧痛。

宝宝发生肠套叠时表现为，刚过 4～5 分钟，又突然哭闹起来，如此不断反复，时间长了，宝宝精神渐差、嗜睡、面色苍白，有的宝宝腹痛发作后不久即呕吐，把刚吃进去的奶全吐出来，依据梗阻部位不同，呕吐物中可含有胆汁或粪便样液体。

肠套叠的另一个特征是，开始宝宝不发热，但随着时间的推移，引起腹膜炎后就会发热。如果发现宝宝有不明原因的哭闹，哭闹呈阵发性，并伴有阵发性面色苍白，若仔细检查，往往可在上腹部摸到香肠样块物，此即为发生肠套叠的肠段。宝宝发生肠套叠时，应赶快到医院请外科医生检查，以免延误诊治。

胎教圣经

◎ 在动物园看到狮子时，你就把它那威严的、慢腾腾地走路的样子用语言描绘出来。如果是雄狮，就把它那些直立的毛发、两米多长的身躯、震撼人心的吼声等特征都讲给胎儿听。

03 囟门有异常，妈妈要警惕

人的颅骨共有6块骨头组成，宝宝出生后由于颅骨尚未发育完全，所以骨与骨之间存在缝隙，并在头的顶部和枕后部形成两个没有骨头覆盖的区域，分别称为前囟门和后囟门。后囟门应在出生后2～4个月时闭合，前囟门大多在12～18个月时闭合。囟门看上去仅方寸之地，却能反映身体内部的情况，很多儿科疾病都可引起囟门的变化。

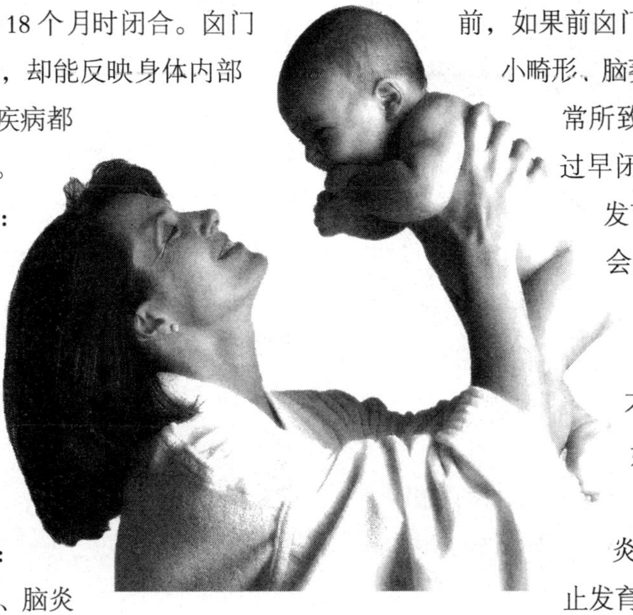

◆ 囟门鼓起：正常的前囟门是平的，如果突然鼓起来或逐渐变得鼓起饱满，则可能是疾病发出的信号。

◆ 颅内感染：多见于各种脑膜炎、脑炎等疾病，因颅内压力增高所致。囟门鼓起，尤其在哭闹时明显，用手摸上去有紧绷的感觉，同时伴有发烧、呕吐、颈项强直、抽搐等症状，家长应尽快带宝宝上医院看急诊。

◆ 颅内疾患：如颅内长了肿瘤，或是硬膜下有积液、积脓、积血等，也可使宝宝的前囟门逐渐变得饱满，应及早确诊治疗。

◆ 药物因素：如长时间给宝宝服用大剂量的鱼肝油、维生素A或四环素等药，可使宝宝的前囟门出现饱满现象。有的是由于某种原因给宝宝使用肾上腺素，如果突然停药，也会使宝宝的前囟门鼓起。

◆ 囟门凹陷：常见于严重腹泻、呕吐、高热、出汗过多引起的急性缩水，宝宝体内因脱水而使前囟门凹陷下去，需立即为宝宝补充液体。如果宝宝长期营养不良、过度消瘦，前囟门也会出现凹陷。

◆ 囟门早闭：宝宝出生后6个月以前，如果前囟门即闭合，可能是头小畸形、脑萎缩以及颅骨发育异常所致。由于囟门和骨缝过早闭合，禁锢了大脑的发育，因而宝宝的智商会有不同程度的低下。一般认为，囟门过早关闭常由于先天不足，或胎儿、孕妈妈经常照射X线所致，也可能由于脑炎等疾病后，大脑停止发育所造成。

囟门闭合过迟，如宝宝在出生18个月后，前囟门仍未完全闭合，则属闭合延迟。宝宝在患有佝偻病、甲状腺功能减退（又称呆小病或克汀病）或脑积水时，会出现这一现象。

04 宝宝视力有问题要及早发现

斜视与弱视是儿童常见的视力问题。斜、弱视在治疗上具有时效性，2岁前是视觉发育的关键期，若能及早发现给予治疗，则视

◎ 看棒球、足球、游泳、体操、网球等体育比赛时，你可以一边欣赏，一边给胎儿讲解跑、跳、投、游泳是什么样的运动。

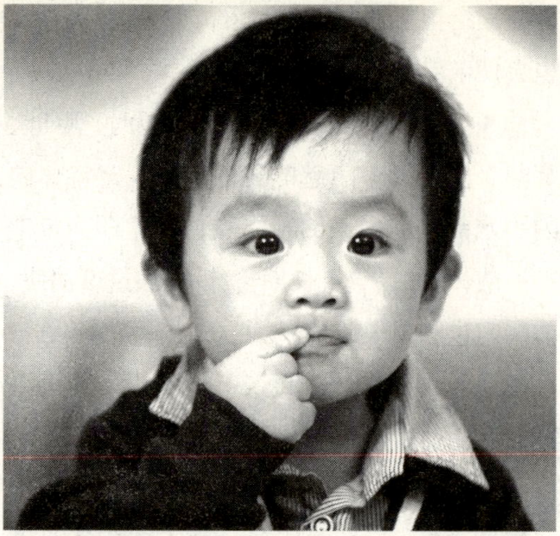

力可继续发育而达到正常；若延误治疗，宝宝将永远无法拥有正常视力。

当宝宝出生1周后对强光刺激无反应、2~3个月无防御性瞬目（闭眼）、3~4个月不能随眼前移动的较大物体移动眼球或头部、对周围目标不盯着看、神情淡漠，提示视力异常。

如果宝宝两眼向前注视时，两只眼眼位不平行，有一只眼向内斜（内斜视）或向外斜（外斜视），并持续到6个月后，说明宝宝可能有眼位异常。一旦发现宝宝有斜视的现象，应尽早到医院眼科检查、确诊，弱视儿童往往除了视力低下以外还有其他表现，如斜视、视物歪头、眯眼或贴得很近等。适用于婴幼儿的遮盖试验，可大致了解双眼视力情况：有意遮盖一眼，让宝宝单眼视物，若遮盖一眼时很安静而遮盖另一眼时却哭闹不安或撕抓遮盖物，那就提示未遮盖眼视力可能很差。

温馨小贴士

如何预防宝宝斗鸡眼？

平时不要把吸引宝宝的东西放得过近或过偏，玩具应放在距宝宝上方40～70厘米处，同时不要让宝宝躺在离灯光较近的地方，避免固定地只注意一个目标。

05 宝宝患头疮的症状及治疗办法

到夏季，很多宝宝的头上会长脓疮。长脓疮的原因有两种：一种是从其他宝宝身上传染来的；另一种是由于挠破了痱子后引起化脓菌感染造成的。其症状差别很大，有的宝宝只长出三四个，而患头疮严重的宝宝则满头都是，密密麻麻的。到了这种程度，宝宝可能就会出现38℃左右的发热症状。而且化脓的脓疱，稍微碰一下就很痛。睡觉的宝宝每次翻身时只要碰到脓疱就会被痛醒，而大哭不止。为避免这种现象的发生，在宝宝开始起痱子时，爸爸妈妈就要经常给宝宝剪指甲、勤换枕巾以保持清洁。另外，如发现有脓疱生成，哪怕只有1个，也要尽早进行治疗。早期治疗时，青霉素是非常有效的。一般在就诊时要具体看脓疱的状况选择去外科还是去儿科就诊，如果脓疱有一部分已经化脓，且已变软，就必须去外科将其切开。脓疱痊愈以后，在宝宝的耳后、脑后部仍然会留有几个淋巴结肿块，这些肿块极少化脓。如果摸着不痛，就不要去管它，自己会慢慢变小的。

胎教圣经

◎ 看到晴暖的天空，你可以对宝宝讲：“看，今天的天气多好！金色的太阳闪着光芒，蔚蓝色的天空飘着白云，这样的天气叫‘晴朗的秋天’。”

06 提前预防宝宝中耳炎

若是宝宝不停哭闹，摇头抓耳，很有可能是患上了中耳炎。患上中耳炎，耳朵会出现跳痛或刺痛，宝宝吸吮、吞咽及咳嗽时耳痛加剧，以致不肯吃奶。较大的宝宝会说耳痛，婴幼儿由于不会说话，表现为烦躁、哭闹、夜眠不安、摇头或用手揉耳，还可伴有全身症状，如发热、畏寒及呕吐、腹泻等。宝宝一旦患了急性中耳炎，必须积极治疗，包括全身用药及局部用药。

◆ 给宝宝喂奶的姿势和方法要正确。婴幼儿要抱起来喂奶，人工喂养时不要喂得太多、太急。喂奶时不要让宝宝平卧，以免宝宝来不及吞咽发生呛咳，使乳汁逆流入鼻、咽部，经咽鼓管进入中耳而致急性中耳炎。

◆ 给宝宝洗头时用药棉塞住外耳道，以防洗头时水进入中耳。

◆ 感冒时鼻分泌物较多时，切勿同时捏住双侧鼻孔擤鼻涕，要先擤一侧鼻孔，再擤另一侧鼻孔，以防鼻涕和细菌经咽鼓管进入中耳。

如果宝宝出现以下症状，家长就要留心了：

◆ 宝宝听力下降，耳鸣；宝宝哭闹不止、抓耳挠腮，尤其晚上更突出。患有鼻窦炎的宝宝，出现以上情况更需留意。

07 宝宝免疫接种

◆ 4 个月时，妈妈要带宝宝上医疗院所去复查卡介苗是否接种上了，在第三、四、五个月时注射百白破三联混合疫苗；乙肝疫苗要在第六个月时再注射 1 次；脊髓灰质炎疫苗要在第三、四个月时注射第二、三针。

◆ A 群流脑疫苗。宝宝在出生满 6 个月时就要注射 A 群流脑疫苗，A 群流脑疫苗主要用于 6 月龄～15 周岁的儿童。接种程序：A 群流脑疫苗接种 4 剂，儿童自 6 月龄接种第一剂，与第二剂次间隔不少于 3 个月；第三、四剂次为加强免疫，3 岁时接种第三剂，与第二剂间隔时间不少于 1 年；6 岁时接种第四剂，与第三剂接种间隔不少于 3 年。

此疫苗使用后，偶有短暂低热，局部有压痛感，一般可自行缓解。接种完毕后，留观 15～30 分钟。

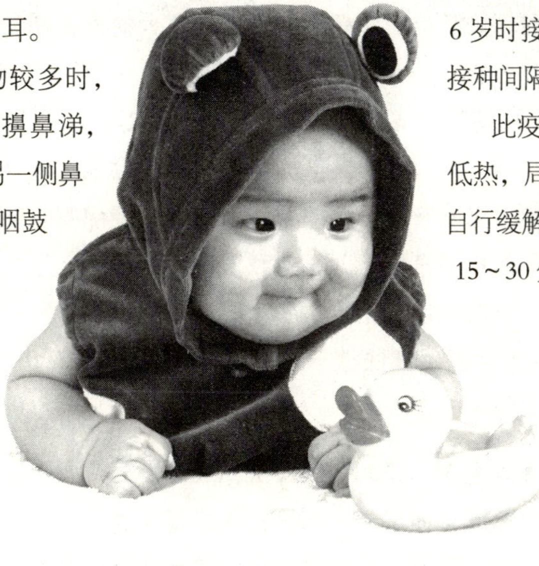

◎ 看到散步的人，你可以对胎儿说："瞧，那边一位老大娘牵着一条狗走过来了，是一条长毛狮子狗，有着成卷的白毛，腰和膝盖周围的卷毛被剪短了，所以看上去好像穿着时髦的服装。"

家有淘气宝宝

宝宝一天天大起来，淘气得很，除了睡觉的这个时候是老实的，其他的时候都是这里扒扒、那里挠挠的，一刻也不愿消停。玩的时候，他经常是全身动呀动的，踢得床嘭嘭地响。"轻点，也不嫌腿敲得疼"，我们看到他开心玩的样子，经常忍不住爱怜地说。现在宝宝可以坐着玩上十来分钟的样子，我把布娃娃呀、铃铛呀，统统放在他脚下，我坐在他后面，任由他自娱自乐，一会儿，发现他挺急地回头冲着我喊"啊……啊……"，一低头，发现他手上的电动玩具小熊胳膊掉下一个，唉，这么点的小宝宝，竟然能把玩具给拆了。就说他吃饭时候吧，明明自己还不会吃饭，但是非要自己拿勺子吃，还总是送不到嘴里，都喂了衣服了；喝水吧，自己的奶瓶和吸管杯子不用，要用我的杯子，一喝灌了一脖子。这样的小宝宝，你说淘气不淘气！

小家伙现在才 4 个月就自己会翻身了，就是还不大灵活，翻过去就翻不回来了，然后就只有自己趴在那里乱叫。有天他还在睡觉，我以为他睡着了，结果听见他的声音，过去一看，不得了，小家伙趴在那儿蒙着呢，还一个劲儿地想翻回来，翻不回来吧，就发脾气了，又"啊……啊……"乱叫。反正现在啊，他只要一躺到床上就在那儿翻来翻去，一刻也不消停地练习。每天早上只要一睁开小眼睛，嘴就开始咿咿呀呀地说个不停，样子可爱极了。可是接下来的行为就让我没有办法不生气了，小家伙两只小脚丫一前一后、一前一后开始踢被子了，身子也左翻翻右翻翻在被窝里不老实开了，我用手紧紧地抓住被子也不能阻挡他的进攻。我也真服了他了，以后肯定也是小猴子一个。

每天晚上洗漱完毕，我都会让宝宝趴在床上练习爬。小家伙总是很努力的样子，一只胳膊先伸出去，然后把头靠在床上，屁屁撅得高高的，两条小腿使劲往后蹬，呵呵，像个大虫子一动一动的。不过，不用担心，宝宝累了，就会“啊、啊”地叫，那就证明宝宝休息的时间到了！

宝宝平时不乱哭闹，一直很乖。他最等不急的是饿的时候，这个时候，他就会可怜巴巴地冲你似哭非哭，嘴里喊着“啊，ma……啊，ma……”当我们手忙脚乱地忙着倒水、冲奶粉时，他就放低了哭声，眼睛紧盯着你，眼巴巴地等着你喂他吃，真是一副狡猾的小样儿。

现在宝宝特别爱听音乐，尤其是儿歌，当他听到节奏明快的儿歌时，你扶着他的双腋，站在地上的他，其表情和动作就和音乐的节拍一起动起来了，从背后看，小屁股一扭一扭的，身体一挺一挺的，一双小胳膊挥来挥去地舞，看到他那灵动和憨态可掬的样子，真是让人忍俊不禁。宝宝还特别爱模仿，而且喜欢专心地看他认为有趣的一切东西。看到我们摇着腿的动作，他也抬起他的一对小胖腿，照着我们的样子一起摇起来。小家伙还聪明地知道拍照要看镜头了，还会摆姿势呢，真是好气又好笑！最近几天，宝宝总还有种说话的欲望，不再是“啊、啊”的声音，“哎、喂、噢”等的音符越来越多，好玩极了。

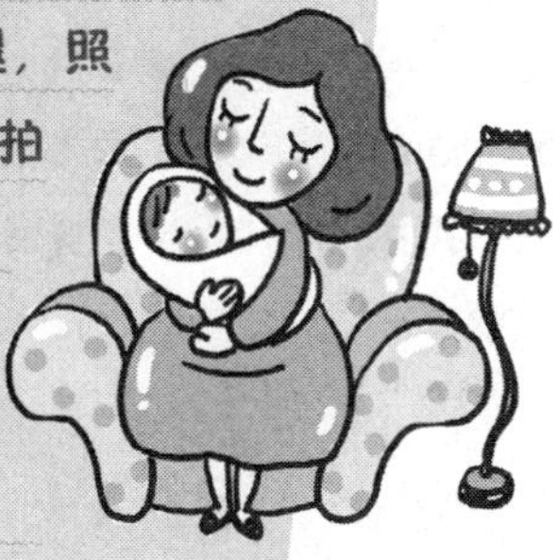

编者按语

爸爸妈妈应注意不要让宝宝接触报纸、漆器等含铅的东西，防止铅中毒。颜色鲜艳的积木一定要仔细挑选，要看它的铅含量。这一时期带栏杆的床不再适合宝宝了，当宝宝醒着时，最好放在大人的床上或放在铺着地毯或地垫的地上，让宝宝尽情地运动。妈妈不要轻易打断宝宝的活动，要给宝宝提供自己锻炼的机会，这样他的能力就会日新月异地迅速发展。

★ 第四章 ★ Chapter 4

7~9个月的宝宝

这一阶段的宝宝身体发育开始趋于平缓，生长速度较前半年有所减慢。大多数宝宝已经开始逐渐萌出牙齿，初步具有一些咀嚼能力，消化酶也有所增加，所以能够吃的辅食越来越多。这一时期宝宝的胃容量已经达到200毫升左右，需要多次喂哺。此时的宝宝对周围的一切充满好奇，懂得大人的面部表情，大人夸奖时会微笑，训斥时会表现出委屈。这一时期家长参与到宝宝的语言发育过程中尤为重要，因为这时宝宝开始主动模仿说话声，在开始学习下一个音节之前，会整天或几天一直重复这个音节。宝宝能熟练地寻找声源，听懂不同语气、语调表达的不同意义。

第一节 宝宝各项成长秘密解读

01 宝宝体格生长指标

此期宝宝体格生长速度相对于前面6个月来说继续减慢，体重平均每月增加300~400克，身长平均每月增长1.5厘米左右。

胎教圣经

◎ 如果对散步中碰到的事物不大清楚，孕妈妈可以把它们的颜色、形状、气味、感觉、声音如实地讲给胎儿听。

男婴体格发育标准：

月龄	体重（千克）	身长（厘米）	头围（厘米）	胸围（厘米）
7个月	9.12	71.2	44.9	44.9
8个月	9.52	72.9	45.4	45.5
9个月	9.72	74.2	45.9	45.7

女婴体格发育标准：

月龄	体重（千克）	身长（厘米）	头围（厘米）	胸围（厘米）
7个月	8.58	69.2	43.8	44.1
8个月	8.90	71.2	44.4	44.5
9个月	9.15	72.6	44.8	44.8

02 宝宝的体能发育特点

7个月时，宝宝手的动作更灵活，能将玩具从一只手传到另一只手，喜欢撕纸玩，喜欢用手指到处摸、捅、挠，也时常用手指捅自己的耳朵、鼻子、嘴和肚脐眼；这时宝宝已经能单独坐稳，还能自己从俯卧位坐起，能连续翻身；当把宝宝放到床上时，宝宝就会“不安分”地手脚并用，企图往前爬行。

温馨小贴士

此时的宝宝不仅爬行的本领与日俱增，而且能够扶着东西站起来了。刚学会站立的宝宝，还不会自己坐下。妈妈可以教宝宝向前弯一下腰再坐下，这样宝宝就不会摔倒。

8个月时，宝宝手的动作进一步发展，会用拇指和食指相对捏起小物品；会找到当面藏在纸或布下面的玩具；这时宝宝已经坐

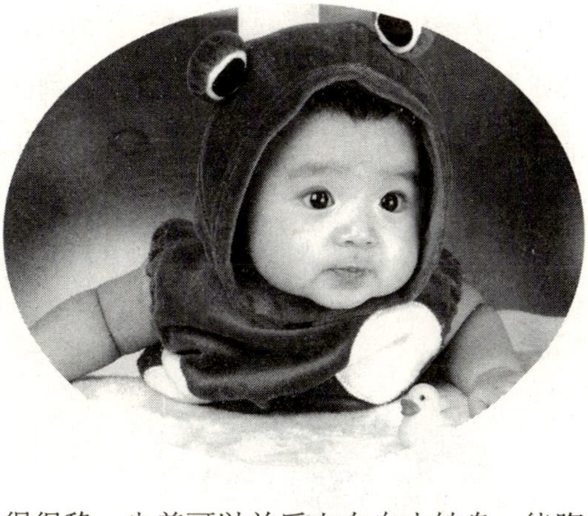

得很稳，坐着可以前后左右自由转身；能腹部着地爬行或用手和膝爬行，爬行训练了脑指挥肌肉协调活动，扩大了宝宝认识世界的范围，有利于宝宝脑的发育。

9个月时，宝宝手、眼更加灵活协调了，眼、大脑更加有机、协调地配合起来，智力水平也不断地提高。此时宝宝能从卧位自己坐起来，能较灵巧地自己拉着东西站起来，发育快的宝宝还能扶着栏杆在小床上或围栏里来回走。手的动作也更加自如了，能用拇

◎ 当孕妈妈不知道飞过麦田上空的鸟是什么鸟时，孕妈妈就告诉胎儿它的羽毛的颜色、啾鸣的声音、身体的大小以及飞翔的姿态。

指与食指指端去捏取小物品，两只手在眼的合作下能玩弄各种物体，还会模仿大人的动作，如大人拍手他也拍手。能配合穿衣时伸手，穿袜、鞋时伸脚。

03 宝宝的语言情感特点

7个月时，宝宝虽然还不会说话，但已经能听懂一些大人简单语言的意思了，如对“不、不”和不愉快的声音有反应，会发“da、da”、“ma、ma”音，但并不指具体的人或事物。当大人用语言说到一个常见的物品时，宝宝会用眼睛看或用手指该物品。开始表现出对人或物的爱憎；白天室内无人会哭；见到父母或熟人会要求抱。能更加敏锐地辨认陌生人，辨认陌生的东西和环境，对父母的依恋开始产生。此时宝宝特别喜欢和大人玩“躲猫猫”的游戏。

8个月时，宝宝开始模仿成人的发音，增加了不同音节的连续发音，如“ba—da—gu—la”，并出现了音调和韵律。喜欢模仿成人发出重复、连续的音节；还能用声音来表示要东西，慢慢懂得一些简单的命令，如“把手伸给妈妈”、“指指小眼睛”、“张开小嘴巴”，问他爸爸或妈妈在哪儿时，知道去寻找，等等。对周围环境的兴趣大为提高，喜欢到户外活动，不喜欢待在家里。宝宝更加依恋爸爸妈妈了，到陌生的地方或见到生人时，会害怕或焦虑；喜欢模仿别人的表情和动作；能辨别成人的不同态度、脸色和声音，并作出不同反应；在成人帮助下会用杯子喝水。

9个月时，宝宝的语言能力有了很大的提高，其中最让爸爸妈妈欣喜的是，宝宝会叫“爸爸”、“妈妈”了，这是宝宝生命里程中的又一大进步，意义和感受非同寻常。宝宝已经能听懂不少词、句，对大人的语言指示能作出反应，如对他说“再见”时，会摆手或点头示意；呼唤他的名字时，会循声转头；向他要玩具时，能伸出手将玩具交给别人，但不肯放手；喜欢与成人交往，但见到陌生人仍怕羞；开始喜欢小朋友，看到小朋友开始高兴得小脚乱蹬，去抓小朋友的头或脸；喜欢重复的游戏，如“再见”动作、拍手游戏、躲猫猫等。

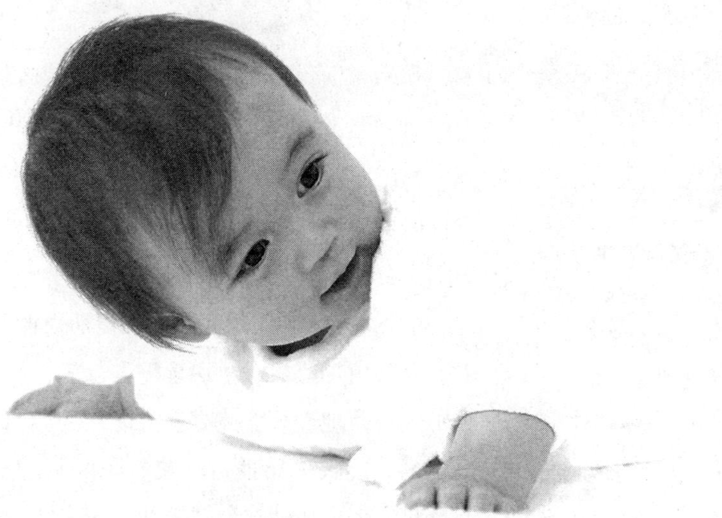

胎教圣经

◎ 孕妈妈如果一出门散步就发现自己不知道的事物是那么多，那该怎么办呢？最好的解决办法是阅读，孕妈妈要做一个学习型的孕妈妈。

第二节 宝宝营养与喂养

01 宝宝营养需求

7~9个月大的宝宝，一昼夜仍需喂奶3~4次，如果是喂牛奶的，全天总量不应少于600毫升。每千克体重的需奶量最多120毫升就够了，在以奶或奶制品为主的基础上，外加2顿辅食。除了母乳与配方奶中的微量元素，辅食的种类多样是重要保证。当此时的宝宝适应了泥糊状食物后，可以试着给宝宝吃一些碎末状食物，锻炼宝宝的咀嚼能力。可以先从碎菜试起，如果宝宝能咀嚼并顺利咽下，可逐渐增加食物种类。在辅食的分量上，建议将五谷根茎类的食物增加到4份，相当于2碗稀饭或面条；稀释果汁可调整为果泥；并且还可准备肉泥、肝泥来喂食。9个月的宝宝多数已经长牙，可及时给宝宝添加饼干、面包、青菜梗等固体食物，以促进宝宝牙齿的生长。适当给宝宝添加蔬菜、肝类、全蛋、豆腐等食品，以使宝宝断奶后的食谱丰富多彩，增加宝宝的食欲。

02 怎样锻炼宝宝的咀嚼能力

咀嚼有利于唾液腺分泌，提高消化酶的活性；可促进头面部骨骼、肌肉的发育，利于宝宝语言发育，有助于牙齿的萌出。有的家庭因宝宝没长牙或只有几颗牙怕宝宝嚼不好，成人将嚼过的食物喂给宝宝，不利于宝宝自身消化功能的建立，延迟了宝宝咀嚼能力的形成，宝宝因不能摄取更多的营养将会造成营养不良。

4~6个月的宝宝可以逐渐接受谷物、蔬菜、水果等食物，因宝宝咀嚼能力有限，这些食物应制成泥糊状。泥糊状食物是由液体食物向固体食物过渡的食物，宝宝最终需要

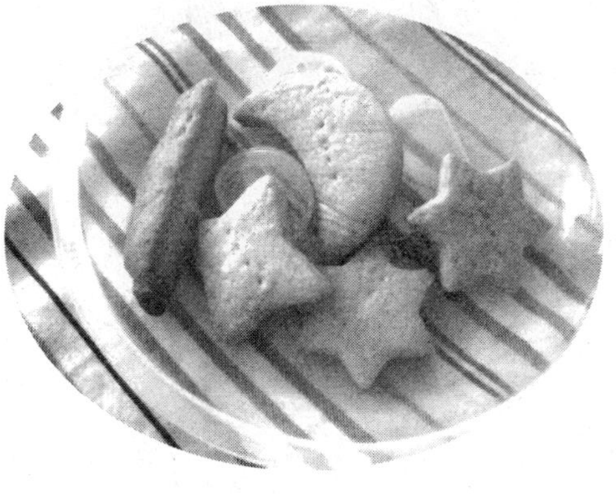

◎ 向内行请教自己不懂的知识也是一个好方法。有关花草的知识可以问花店店员；有关鱼类的问题可以到水族馆去打听；有关交通的问题可以向交警打听……总之，所有的人都可以成为孕妈妈的学习对象。

适应的是固体食物。当7～8个月宝宝已经适应泥糊状食物后，可给一些烤馒头片、磨牙饼干等稍硬的食物，让他练习咀嚼，逐渐适应固体食物。刚开始练习咀嚼时，应将食物如饼干、馒头片等掰成小块后再喂给宝宝。宝宝最初可能会将食物含在嘴里，然后再吐出来，此时不要气馁，应鼓励宝宝反复练习。父母需要注意的是不要喂花生米、黄豆等圆而硬的食物，以防宝宝误吸导致窒息等危险。

温馨小贴士

妈妈应逐步建立全天三餐三点的饮食模式：即早晚喝奶，午餐和晚餐吃高质量的菜粥或烂面条，上午9点及下午3点左右各一次点心，一天共有6次。

03 给宝宝添加鸡蛋的注意事项

鸡蛋含有优质的蛋白质、卵磷脂、维生素和铁、钙、磷等无机盐，是优质蛋白质和铁的良好食物来源。但因鸡蛋易引起过敏反应，建议不要过早添加。一般7～9个月，当添加了含强化铁的米粉及蔬菜、水果后，可酌情添加鸡蛋。蛋黄比蛋清较少引起过敏，且宝宝补充铁质需要吃蛋黄，所以先从蛋黄加起。开始时只能将1/4个蛋黄研碎食用，如果宝宝吃蛋黄后无腹泻、呕吐、皮疹等不良反应，3～7天后可逐渐加至1/2～1个。如果吃得太多，超过了宝宝的需要，宝宝的胃肠就负担不了，就会导致消化和吸收功能障碍，引起消化不良和营养不良。

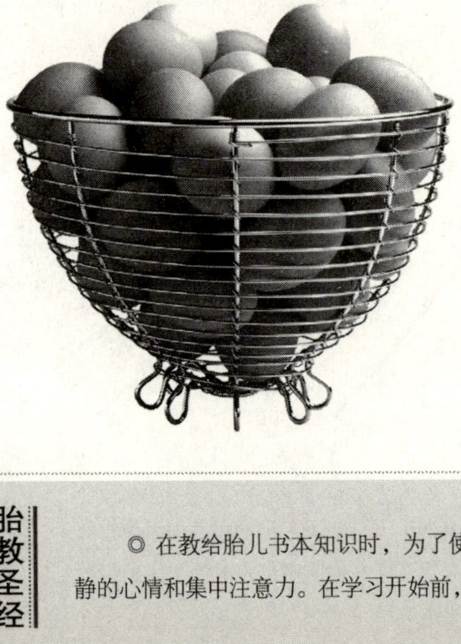

另外煮鸡蛋的时间一定要掌握好，一般8～10分钟，煮得太生，蛋中的抗生物素蛋白不能被破坏，使生物素失去活性，影响机体对生物素的吸收，易引起生物素缺乏症，发生疲倦、食欲下降、肌肉疼痛，甚至发生毛发脱落、皮炎等，也不利于消灭蛋中的细菌和寄生虫；煮得太老也不好，由于煮沸时间长，蛋白质的结构变得紧密，不易和胃液接触，因此难消化。

不宜给宝宝吃煎炸鸡蛋，煎鸡蛋和炸鸡蛋已失去大部分营养价值，食用后在口腔和胃内不易和消化液接触，使消化受到影响。发热病患儿不宜吃鸡蛋，鸡蛋蛋白食用后能产生额外热量，使机体内热量增加，不利于患儿康复。

04 宝宝蔬菜和水果添加办法

给宝宝添加蔬菜和水果，可先从果汁、菜汁开始。宝宝在5～6个月时，可给宝宝喝稀释的果汁或菜汁；7～9个月后，可给宝宝

◎ 在教给胎儿书本知识时，为了使孕妈妈的感觉和思考的内容与胎儿吻合，孕妈妈一定要保持平静的心情和集中注意力。在学习开始前，要把呼吸调整得深沉而平静。

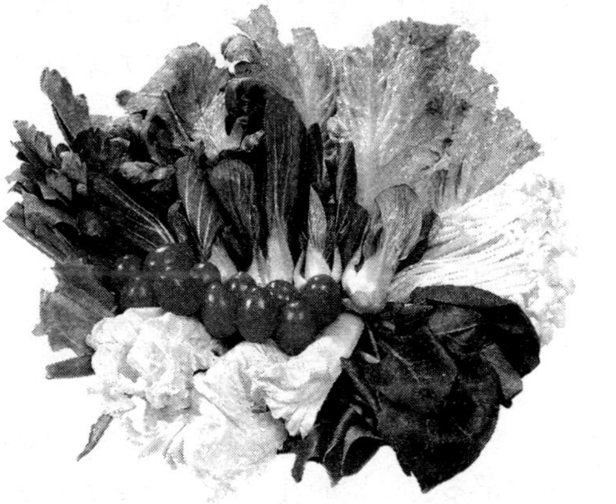

吃稀释的果汁、果泥，如橙子、橘子、西瓜、葡萄、苹果、香蕉等水果都可以，最后过渡到小块状水果和蔬菜。水果较甜应在添加了蔬菜后再添加，以免宝宝由于偏爱水果而不愿接受蔬菜。开始添加时，第一天喂 1～2 勺（约 10 毫升），第二天喂 20 毫升，第三天喂 30 毫升，逐渐增加。每次只添加一种，如无腹泻、呕吐、皮疹等过敏反应，3～7 天后再添加另一种。新鲜的水果可酸化大便并刺激皮肤，如果皮肤出现鲜红色皮疹，应暂时减少果汁的摄入。父母还要注意不要给宝宝喝太多果汁，喝得太多宝宝会因消化不良而引起腹胀或腹泻，并可影响宝宝对其他辅食的摄入。

当宝宝可以吃蔬菜时，可先给宝宝一些味道较淡及容易接受的蔬菜，如:红薯、土豆、青豆、椰菜等。饭后不宜立即给宝宝吃水果，饭后吃水果会使水果在胃里滞留时间过长，容易引起腹胀、腹泻和便秘，导致宝宝消化功能紊乱。因此吃水果最好在两餐之间，饭后 2 小时左右。蔬菜、水果所含无机盐不同，因此妈妈需要给宝宝既喂水果又喂蔬菜，二者是不能相互代替的。

05 如何培养宝宝良好的饮食习惯

训练宝宝自己用勺吃饭 >>>>

当宝宝七八个月坐得好并能吃一些固体食物时，可试着让他用手拿着食物吃，如饼干、磨牙饼、苹果片等，鼓励宝宝自己用手拿食物吃。若八九个月宝宝已能自如地用手拿食物吃，可以教他学着自己用勺吃饭。妈妈不妨在喂饭时也让宝宝拿上一把勺子，并允许宝宝把勺子插入碗中，这样宝宝就会越吃越高兴，慢慢地就学会自己吃饭了。

宝宝吃饭应定时定量 >>>>

宝宝在吃饭时，应做到定时、定量，这有利于宝宝生理节律的稳定、有规律，利于形成内在条件反射，利于消化系统的正常运行。

给宝宝固定餐位和餐具 >>>>

8 个月的宝宝自己可以坐着了，因此，在给宝宝吃饭的时候，妈妈可以给宝宝准备一个宝宝专用餐椅，让宝宝坐在上面吃饭。最好把这个位置固定下来，不要总是更换，给宝宝使用的餐具也要固定下来，这样会使宝宝一坐到这个地方就知道要开始吃饭了，有利于形成良好的进食习惯。

培养宝宝的卫生习惯 >>>>

妈妈应注意培养宝宝的卫生习惯，进餐

◎ 当孩子的感官发展到一定阶段后（一般为怀孕 5 个月左右），孕妈妈可以采用“闪光卡片”的方式作为胎教教材。“闪光卡片”就是用彩色笔在白纸上写上语言、文字、数字等知识的卡片。

前应先给宝宝洗净小手，戴上围嘴或挡上小手帕。宝宝小手洗净的时候可抓些像饼干、水果片等这样的“指捏食品”，不仅可以训练宝宝手的技能，还能摩擦宝宝的牙床，以缓解宝宝长牙时牙床的刺痛。而饼干、水果片通常是7个月宝宝最先用手捏起来吃的食物。

不要让宝宝边吃边玩

只有让宝宝集中注意力吃饭，宝宝才能尝到食物的美味，增进食欲，身体才能更好地生长。对于会走会跑的宝宝，边吃边玩就更危险，宝宝叼着小勺跑来跑去时如果摔倒，小勺可能会刺伤宝宝的口腔或咽喉。

06 宝宝厌食、挑食怎么办

随着宝宝的逐渐长大，宝宝的味觉发育越来越成熟，对各类食物的好恶就表现得越来越明显，而且有时会用抗拒的形式表现出来。宝宝对不喜欢吃的东西，即使已经喂到嘴里也会用舌头顶出来，甚至会把妈妈端到面前的食物推开。宝宝挑食易导致营养缺乏，影响生长发育，父母应想办法使宝宝改掉厌食、挑食的坏毛病。那么妈妈该如何对付宝宝挑食的坏毛病呢？

◆ 宝宝这一阶段不爱吃的东西，到了下个月龄时就可能爱吃了，这也是常有的事。所以，爸爸妈妈不必担心宝宝的这种挑食，而是要花点儿心思琢磨一下，怎样能够使宝宝喜欢吃这些食物。比如，宝宝很讨厌吃鸡蛋，妈妈就可以变着花样做鸡蛋，如做成水煮蛋、蒸蛋羹、蛋炒饭、蛋皮鱼卷、番茄鸡蛋等。

◆ 当宝宝偏食、挑食时，千万不要直入主题，逼迫宝宝吃饭，而要绕道而行，通过一些比较有策略的方式来增加吃饭的乐趣，帮助宝宝摆脱厌恶吃饭的情绪。

◆ 在餐桌上，那些宝宝不爱吃或从未吃过的菜，妈妈最好鼓励宝宝尝一尝。即便他只尝了一点点也没有关系，只要他尝了就好。鼓励宝宝多尝试别的食物，可以促使他吃到更多品种的食物，并能发现更多喜欢吃的食物。

07 宝宝一日食谱举例

父母在给宝宝喂辅食的时候，要注意营养的均衡搭配。宝宝消化蛋白质的胃液已经能充分发挥作用了，可以适当多让宝宝吃一些蛋白质食物，如豆腐、蛋类、奶制品、鱼、瘦肉末等。

◆ 6：00—6：30，母乳或牛奶200毫升，饼干3～4块。

◆ 9：00—9：30，鸡蛋1个。

◆ 12:00—12:30，粥或面条小半碗（宝宝碗约30克），菜、肉或鱼占粥量的1/3，加碎菜、鱼末、豆腐。

◆ 14：30—15：00，苹果1/2～1个（刮泥）。

◆ 15:30—16:00，母乳或牛奶180毫升。

◆ 18：00—18：30，粥多半碗，鱼30克或肉末30克、豆腐30克、菜末30克。

◆ 20:00—21:00，母乳或牛奶220毫升。

胎教圣经

◎ 在制成“闪光卡片”时，还要考虑它们相互间的色彩搭配，要用鲜艳的色彩勾画，并用黑色勾边。鲜艳的文字与图案，有利于强化孕妈妈的意念和使其集中注意力，并促使孕妈妈获得明确的视觉感。

第三节 培养宝宝优质睡眠

01 宝宝睡眠规律

随着宝宝长大，白天睡眠时间及次数会逐渐减少。此时期的宝宝，白天睡 2~3 次，上午睡 1 次，下午睡 1~2 次，每次 1~2 小时不等；夜间睡眠 10 小时左右，在这 10 个小时当中，夜间不吃奶的宝宝可以一觉睡到大天亮，只是夜间可能醒 2~3 次撒尿。宝宝一天总的睡眠时间应有 13~16 个小时。还有部分夜间习惯吃奶的宝宝，中途要吃一次奶再入睡，对于这部分宝宝，如果每晚在入睡前采取喂奶加辅食的方法，就可以克服夜间吃奶的习惯。宝宝如果夜间睡得足，不仅有利于宝宝和爸爸妈妈的休息，更重要的是有利于宝宝的身体发育。

02 宝宝早睡早起 6 大要点

睡眠质量直接影响着宝宝的身体健康，睡眠不足的宝宝，身体状况一般都不好，而且玩起来也没精神。所以，一定要让宝宝有充足的睡眠，并要引导宝宝养成早睡早起的习惯。那么，怎么样能使宝宝养成早睡早起的好习惯呢？

◆ 爸妈也尽量做到早睡早起。或许你是很会享受夜生活的爸妈，但为了宝宝的管教与健康，尽可能以身作则地培养宝宝的生活节律吧！不少爸妈工作繁忙、早出晚归，但在晚归之前，要先关照好家人帮忙照顾宝宝就寝，回家时也要注意别吵醒宝宝。

◆ 白天只有 1 次睡眠。8 个月以后的宝宝，白天大约只会有 1 次下午的睡眠。白天宝宝的运动量是否足够，也会直接影响到宝宝的睡眠。爸妈们或许会常见宝宝玩累了，不知不觉地睡去的情形，让宝宝在白天获得充分的运动，夜间的睡眠自然也会好些。只要宝宝能保持精力充沛的状态，白天不睡觉也没有关系。

◆ 良好、安静的睡前活动。有些宝宝会因为白天玩得很“疯”或睡前泡了热水澡而变得不易入睡或睡不安稳。此时，爸妈不应催促宝宝“快睡”、“闭上眼睛”，这样一来，宝宝反而更睡不着。为宝宝安排一些安静、有趣的睡前活动，如温和地谈话、讲故事等，能使宝宝更顺利地进入梦乡！

◎ 孕妈妈在教胎儿识字时，可以一面正确发音，一面用手指临摹字形，并将注意力集中在字的色彩上以加深印象。

◆ 用饮食规律来协助调整。饮食也会影响睡眠。如果晚餐吃得过饱或摄入热量过高的食物，宝宝会因肠胃不适而睡不着，或因精力异常充沛而不想睡觉。这样一来，第二天早晨就会起得晚些。如此的恶性循环对于宝宝的健康十分不利，因此，爸妈和宝宝都要注重“早餐吃饱、午餐吃好、晚餐吃少”的原则。

◆ 给宝宝安全感。爸妈并不一定要跟宝宝一起睡觉，但是宝宝入睡前的活动应有爸妈陪同，轻轻地哼唱一首摇篮曲，直到宝宝睡着为止。这样的情境比较容易让宝宝感到安全。

◆ 营造良好的睡眠环境。如果宝宝睡不着，爸妈还一直开灯或看电视、走动，那宝宝就更睡不着了。就寝时间一到就关灯，让房间变得昏暗，宝宝就很容易入睡了。

03 如何培养宝宝独立入睡

培养良好的睡眠习惯，不但要求宝宝能够按时睡、按时醒，而且还培养宝宝自动入睡，不要过分依赖妈妈或爸爸。所以说，良好的睡眠习惯既是一种生活规律的培养，更是一种自立精神的培养，这对于宝宝的成长大有好处。为了培养宝宝的良好睡眠规律，妈妈或爸爸要注意以下几点：

◆ 不要怕宝宝睡不着，而老是抱着宝宝连拍带摇，甚至抱着又是哼唱催眠曲，又是满地转悠地哄着宝宝入睡。这样做的结果虽然能使宝宝尽快入睡，但如果把宝宝放到床上，即使不马上醒来也往往睡不踏实，常常因一点响动或其他干扰就会醒来，如果想让宝宝重新入睡，必然还要重复以上做法。

◆ 让宝宝保持愉快心情去睡眠。父母与宝宝分床睡时，要给宝宝创造好心情，尤其在晚上入睡前，可以给宝宝讲讲笑话或故事，让他心情放松，也可以和宝宝一起听听轻柔舒缓的音乐，但不要讲鬼怪故事或者听节奏过快的音乐。

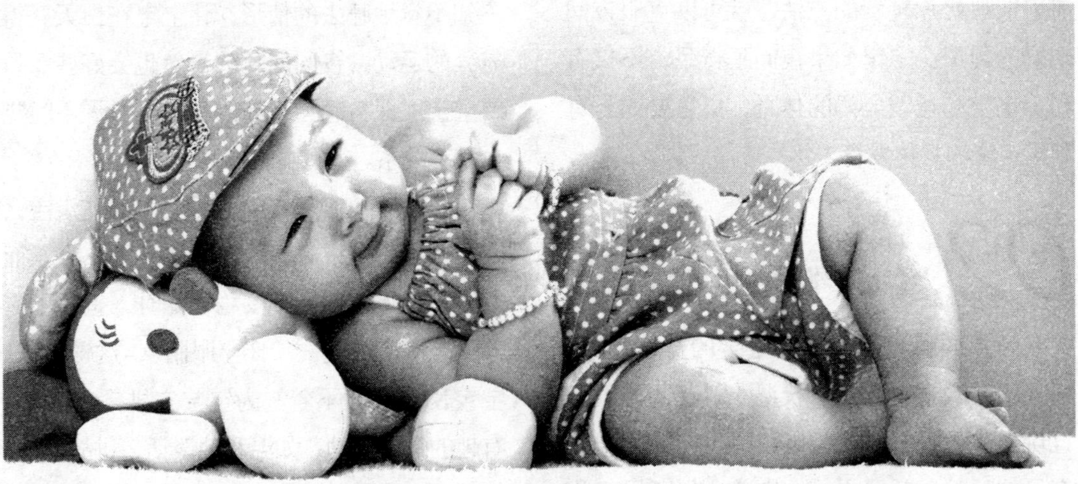

胎教圣经

◎ 对于如何给胎儿解释一个个字的含义，孕妈妈不用担心，也不必苛求如字典上的解释，如果孕妈妈采用了一种胎儿不熟悉的机械的语言来解释，那胎儿反而会不适应，所以孕妈妈只要用平时胎儿听惯了的语言来解释就可以了。

第四节 宝宝日常护理要点

01 宝宝大小便习惯的培养

这一阶段宝宝的大便次数因人而异，有的宝宝每天1~2次，有的2天才有1次。大部分宝宝的小便次数，基本是每天10次左右，但小便的颜色可随代乳食品的增加而变黄。进入8个月的宝宝已经能单独稳坐，因此从8个月开始，在前几个月训练的基础上，可根据宝宝大便习惯，训练他定时坐盆大便。若发现宝宝有发呆、停止游戏、扭动两腿、神态不安的情形时应及时让他坐盆，大人应在旁边扶持，并发出“嗯、嗯”的声音，促使宝宝排便。开始坐盆时每次2~3分钟，逐步到5~10分钟。如果宝宝一时不解便，可过一会儿再坐，但不要将宝宝长时间放在便盆上。坐便器最好放在一个固定的地方，掌握宝宝排便规律后，令其坐盆的时间也宜相对固定，这样多次训练，便可成功。在使用便盆时，父母还应注意以下问题：

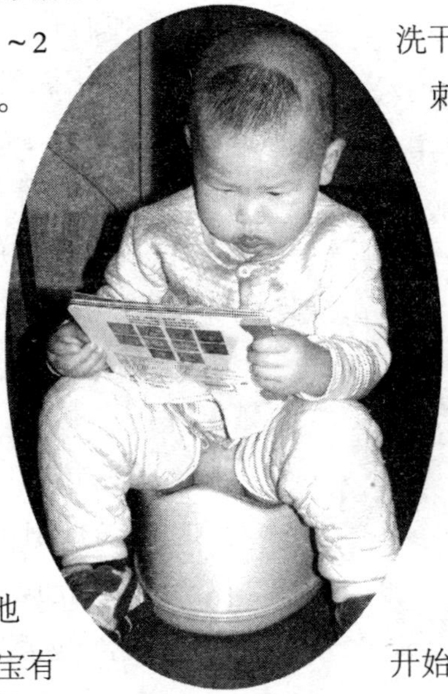

◆ 便盆周围要注意清洁，每次必须清洗干净，冬天注意便盆不宜太凉，以免刺激引起大小便抑制。

◆ 宝宝每次排便后应马上把粪便倒掉，并彻底清洗便盆，便盆还要定时消毒。

◆ 切忌养成在便盆上喂食和玩耍的不良习惯。

02 宝宝出牙与乳牙的保护

一般来说，宝宝在6个月左右开始萌出第一颗乳牙。但是，乳牙萌出的早晚受着遗传和环境等因素的影响，各个宝宝多少有些差异，有的可以早到4个月，有的可以晚到10个月。但也并不是说牙出得早，宝宝就聪明，出得晚就显得迟钝。只要宝宝是健康的，牙出得早晚与智力无关。乳牙对宝宝的咀嚼、发音、恒牙的正常替换和全身的生长发育有着重要的作用，因此，从

◎ 选择胎教字词时，应尽量挑选那些容易形象化并且熟悉的字词，如常见的动物、熟悉的人物、常吃的食品等。

乳牙萌出开始就应该特别注意对乳牙的保护。应做好以下几点：

◆ 供给适量的营养物质，及时添加辅食，摄取足够营养，以保证其牙齿的正常结构、形态以及提高牙齿对齿病的抵抗力。尤其要多补充蛋白质和钙质。同时也要吃一些易消化又较硬的食物，以促进乳牙的生长，方便牙面的清洁。要多吃蔬菜和水果，其中的纤维素还有清洁牙齿的作用。

◆ 少吃甜食，减少不规则的零食。吃完后应立即喂温开水漱口，去除龋齿的诱发因素。

◆ 纠正口腔不良习惯，如吸吮手指、含奶或含饭在口中入睡等。

◆ 出牙期的宝宝特别爱咬人，还喜欢咬硬的东西。这是由于乳牙长出要挤压周边，会让牙龈组织感到痛痒，需要用撕咬物体来进行缓解。所以，要常给出牙时的宝宝吃些较硬的食物，如饼干、烤面包片、苹果片、胡萝卜片等，以锻炼咀嚼肌，促进牙齿与颌骨的发育。

◆ 每次进食后及睡觉前，最好让宝宝喝些白开水，以起到清洁口腔内残留食物、保护乳牙的作用。

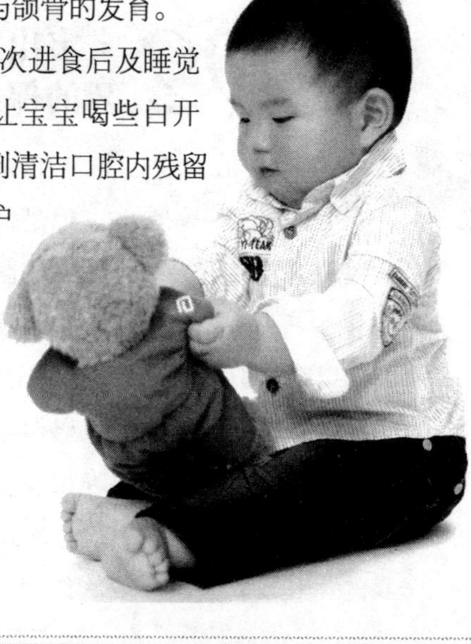

温馨小贴士

这一时段宝宝流口水加重了，这可能是和宝宝出牙有关，也可能是因为添加辅食后，宝宝的唾液腺分泌增加。所以爸妈不用担心，更不用带着宝宝到医院看医生。

03 宝宝护眼要点

眼睛是心灵的窗户，虽然刚生下来的宝宝还不足以用眼睛表达内心的情感，但光是看着他们那又黑又亮的眼睛，就足以让人迷醉。若宝宝在室内的时候，剪刀、回形针、衣服的钩子、钢笔、铅笔和各种各样锋利的物品，无论体积大或小，一旦在宝宝手上就成为了潜在的危险。任何化学品、喷雾剂如香水等，都可能在一瞬间伤害到宝宝的眼睛。为了保护宝宝的眼睛，父母应注意以下事项：

◆ 避免宝宝拥有尖锐锋利的玩具，年龄较大的宝宝的玩具不要和年龄小的混在一起。

◆ 检查活动场所里所有的物品。

◆ 让宝宝远离化学品。

◆ 在楼梯的顶部和底部都要安装上坚固的门和扶手。

◆ 对所有家具上的转角部位都要包裹起来。

常见的几种宝宝眼睛异常情况，应引起父母足够的重视：

◆ 两眼交叉注视，或者一眼斜视；扭脖

◎ 选择胎教的字词时，应尽量选择对孩子来说容易发的音。

或歪头视物；斜眼看远处物体；习惯将玩具拿得很近，这些情况可能有屈光不正、斜视或弱视。

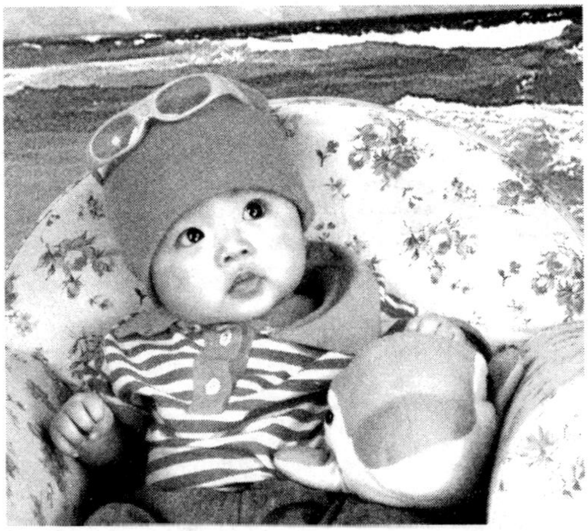

◆ 眼睛流泪、经常性眨眼、揉眼，可能是眼睛内翻倒睫。

◆ 眼痒、烧灼感或异物感，可能有眼睛炎症。

◆ 眼睑肿胀、出血、眼睛疼痛，要注意有没有眼外伤。

◆ 瞳孔区有白点，要注意排除先天性白内障。

◆ 瞳孔区有黄白色像猫眼样的反光，要注意一种宝宝期常见的眼部肿瘤——视网膜母细胞瘤。

04 让宝宝爱上洗澡

当把宝宝从宝宝浴盆挪到大浴盆里时，可能宝宝会觉得很不习惯，甚至产生抵触情绪，但只要多洗几次，宝宝就会慢慢熟悉这个洗澡场地的变化。一旦宝宝习惯了在大浴盆里洗澡，而且能自己坐在里面戏水了，就会发现洗澡也是一件欢快的事情。洗澡时宝宝会欢快地拍水玩，不仅不想出来，而且还会每天盼着洗澡呢。

此外，对于幼儿期的宝宝来说，洗澡的时候也是宝宝个性形成和创造性玩耍的好机会，爸爸妈妈完全可以利用这个机会，采取各种方法刺激宝宝的发育。如果你的宝宝喜欢自由自在地坐在温水里的感觉，并对添水、倒水和拍水也感兴趣，就可以用塑料杯、小勺子等物品给宝宝演示什么东西能盛水、什么东西不能盛水以及怎样倒水和搅和水；也可以拿些能在水上漂浮的玩具，比如可以浮在水面上的塑料小鸭子；也可选择一些可以贴在浴缸的侧面或瓷砖墙上的防水图片或带吸盘的卡通玩具；还可以让宝宝拿塑料小杯或勺舀水玩。在洗澡时和宝宝玩游戏，不仅可以大大增进洗澡的乐趣，而且还可以让宝宝在玩耍中学习，了解水的基本特性。

为了避免在给宝宝洗澡时出现意外，洗澡时，妈妈也要坐个小凳子扶着宝宝，以免时间长了支持不住。先把护脸罩给宝宝带上，因为这个月的宝宝还太小，哪怕是最柔和的洗发精也会对宝宝的眼睛产生刺激，再加上此时的宝宝还不懂得自我防护，当水流或洗发精从头上流下来的时候，也不会自动闭上眼或低下头。洗完之后就在原地给宝宝换衣服，千万不要把湿漉漉、滑溜溜的宝宝抱到椅子或什么光滑的物体上，以免摔着宝宝。此外，还应注意的是，在整个洗澡过程中，都不要让宝宝一个人待在浴盆里，即便他已经会坐了也不行。

◎ 教胎儿识字时，一天最好不要超过 5 个。

第五节 宝宝安全护理

01 宝宝烫伤安全隐患

◆ 保暖用的热水袋或类似的物品长期放在身体的一个部位，容易引起低温烫伤。因此，在寒冷季节使用电暖气保暖比用热水袋安全。但电暖气绝对不能与宝宝皮肤直接接触。

◆ 给宝宝洗澡、洗脸、洗脚时，先放冷水，再倒热水调节到适温。反之，光倒热水，再转身去取冷水时，宝宝以为洗澡水放好了，马上进入盆中，造成烫伤。若使用热水淋浴，也要小心。

◆ 热水瓶、电饭锅、热茶杯等不要放在宝宝能够直接或间接触及之处，有的家长以为不放在宝宝直接能触及之处就安全了，其实不然。如果放置热容器的台面上有台布，宝宝蹒跚行走时，喜欢拉扯台布以防跌倒，结果热液自头顶泼下，造成烫伤。

◆ 不要让宝宝独自面对热液（热汤、热粥、热奶、热洗衣粉液等），因为宝宝对周围事物很感兴趣，但手脚尚不灵活，容易碰翻热液，引起烫伤。

◆ 有锅灶连炕习惯的地区，宝宝在炕上玩耍时，极易掉入锅中，造成大面积烫伤。

◆ 宝宝好奇心重，想知道电是什么样子，喜欢用钥匙、玩具等物品触碰或直接触摸家中电插座、台灯、落地灯灯头等有电的部位，从而发生电击伤，轻则致残，重则丧命。

02 宝宝爬行阶段如何防意外

宝宝服装 >>>>

宝宝分体衣裤不适合爬行。教宝宝学爬，最好给宝宝穿连体服，这种衣服的上衣和裤子形成一个整体，爬行时不会暴露宝宝腰部和小肚子，同时衣服合体，没有太多累赘的东西，不会影响宝宝爬行的兴致。服装前面不要有大的饰物和扣子，防止宝宝趴下时弄痛身体。

爬行装备 >>>>

体重轻的宝宝爬行时可能还不会磨破皮肤，而大一些的宝宝由于体重增长，用肘和膝爬行，很容易磨破皮肤。因此爬行时最好穿上护肘、护膝，所穿衣服要宽松、舒适、柔软，又不妨碍运动。

胎教圣经

◎ 在向胎儿教数字知识时，最好采用联想法：

在教“1”这个数字时，我们可以把它联想成“竖起来的铅笔”、“一根电线杆”、“食指”的形状做联想游戏。你也可以用身旁的具体的物来表示“1”的意思，如一个苹果、一只猫、一个盘子……

爬行地点

◆ 家中的床及地面是宝宝爬行的最佳地点。在地面爬时，要考虑地面材质，过凉过硬，对宝宝来说都不舒服。有效的补救方法是：在地面上铺一块地毯，也可以用巧拼塑垫铺出一小块天地，光滑的地板革更可减少宝宝爬行的阻力。

◆ 尖锐的桌角或者是柜子角，对学爬的宝宝来说简直就是“危险地带”，父母可一律将所有的桌角或柜子角套上护垫，或用海绵、布等包起来，就算宝宝不慎撞到，也能将伤害降到最抵。也可暂时把这些桌子、柜子搬离宝宝爬行的房间。

◆ 宝宝爬行过程中，可能会爬到插座附近，一不小心就有触电的危险。

可使用电插座的防护盖，在未使用的插座上加装此装置或是使用安全插座。也可用绝缘材料将它们塞好、封上。

◆ 塑料薄膜、塑料袋等类似的物品容易引起宝宝窒息。在宝宝爬行时，把这些东西收拾好，放在远离宝宝的地方，或干脆放到另外一个房间里。

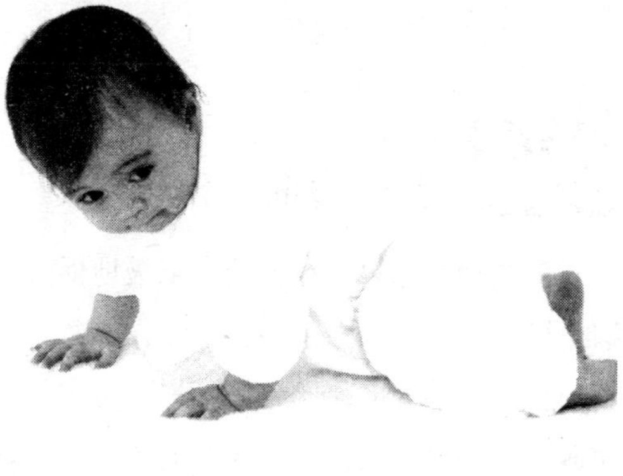

◆ 会爬的宝宝，探索范围慢慢扩大，窗户就是他的目标之一。窗户加上护栏或者防盗窗，或者让床远离窗户，防止宝宝爬上窗台。

03 宝宝吞食异物处理

这一阶段的宝宝经常用手乱抓东西，而此时他们还没有危险意识，好奇时总会把手边能拿到的东西都往嘴里送，如吃进弹珠、橡皮、硬币、钉子、橡皮泥等。宝宝极有可能因误吞了小东西而阻塞食管或者气管，从而出现严重的后果。宝宝的身边不可以没有大人，也别让大宝宝照顾小宝宝。不要给宝宝吃各种坚果、花生、果冻等大块的食物。妈妈要注意检查宝宝活动的范围内是否安全，如是否有钱币、图钉、小纽扣等；给宝宝的玩具要安全，检查玩具上的小部件是否容易掉落。

若是异物卡在食管，宝宝会出现嘴巴不断流口水、无法再吞其他东西、咳嗽、呼吸急促等情形；若是阻塞了呼吸道，宝宝会哭泣，且脸部会发黑；若吞下的异物为尖锐物，宝宝的嘴巴还可能出血、受伤。

当发现宝宝可能吞入异物时，要带上疑似被宝宝吞入的物品到医院，并请医生检查，确认有无异物在宝宝的体内及异物的位置，再通过内视镜将异物夹出；如不严重，也可鼓励宝宝咳出异物。若异物阻塞住食管或呼吸道，在意识清醒时应以背击与胸压法，若是无呼吸现象，则施行心肺复苏法。

胎教圣经

在教“2”这个数字时，你可以想象“浮在水面上的天鹅的倩影”和“发条的一端加上一根横棍儿”的样子等，总之我们要尽可能从身旁的材料中找出适当的例子来。

第六节 宝宝潜能开发

01 爬行有利于宝宝智力发展

一般来说，8 个月大的宝宝就会爬了。在爬行中宝宝的左手配合右脚前进，然后紧接着右手配合左脚前进，而视觉则在“由坐姿转到爬行，由爬行转到站立”过程中起着重要的调整作用。因此，宝宝在爬行时，正在整合影响姿势及平衡能力的视觉、前庭感觉以及肢体感觉，达到四肢、躯干和眼、脑以及神经的协调，对大脑的发育和智力的开发有非常重要的意义。

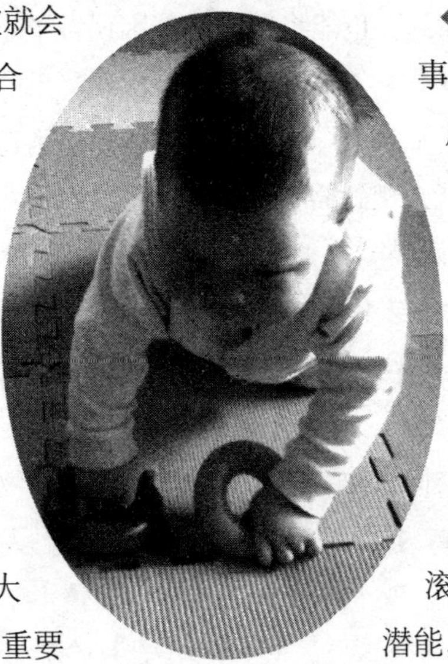

◆ 爬是一种全身性的运动，并能加强肌肉的收缩，使肌肉发育得结实丰满。要用胳膊支撑起前身，头伸向前方；胸、背、腰、腹部的各处肌肉要参与节律性的收缩，以支撑起躯体并向前移动。双腿要用力前屈和后蹬，以产生一种向前的力量。

◆ 爬还能锻炼腰部和下肢支撑上身的能力，使这些肌肉迅速发育、强劲，给以后的站立打下良好的基础。爬同时也能加强消化功能，增加宝宝食欲。

◆ 爬可以使宝宝接触更多的事物、环境，扩大视野，增加脑与眼、耳、口、鼻、舌、身等感觉器官的联系和协调，使感知、思维、记忆能力都得到发展。

为了激发宝宝的爬行兴趣，可让宝宝和其他同龄儿在铺有地毯或塑料地板的地上，互相追逐爬着玩，或推滚着小皮球玩。这样既开发了脑潜能，使左右脑协调发展，又锻炼了体力，还培养了宝宝的社交能力。

02 宝宝精细动作训练

手的动作越复杂，就越能积极地促进大脑的思维功能。加强手的精细动作训练，可以刺激宝宝精细动作的发展，提升宝宝的运动智能，并促进良好亲子关系的发展。父母

胎教圣经

在教“8”的时候，告诉胎儿“8”的形状看上去像两个圆粘在一起，上面的圆比下面的圆要稍微小一点，然后用手指临摹几次。

可以给宝宝一套套塔玩具，让宝宝用拇指和食指对捏每层塔，将塔层按从大到小的形状，一个一个地套在中心套柱上，直到最小的塔尖套完。

父母可以训练让宝宝练习用手抓起小物品，比如小积木、小乒乓球等，这些玩具，放在宝宝面前手能抓到的地方，训练他能用拇指和其他指配合抓起小玩具，每日练习数次。也可以在干净的小盘内放些糖豆、大米花等，训练宝宝用拇指、食指扒取，以后逐渐发展到用拇指和食指相对捏起，每日可训练数次。但在玩这个游戏时，大人一定要陪同宝宝玩，以免他将小物品塞进嘴巴、鼻呛噎而发生危险，离开时要将小物品收拾好。

在宝宝能有意识将手中的物品放下的基础上，训练宝宝将一些大小不同的玩具投入大的容器中，如将积木放入盒子内等，进行反复练习。也可以有意识地用语言示意宝宝该怎么做，这对宝宝来说可是一个高难度的练习，是促进语言智能和运动智能的有效方法，家长如有兴趣，可以尝试对宝宝进行这样的训练。

03 宝宝的发音训练

先从模仿开始

在宝宝很小的时候，爸爸妈妈须指导宝宝发音和模仿各种声音。通常宝宝对模仿动物的声音和汽车、火车的声音很感兴趣，因而，要先教宝宝模仿这些声音，有时还可以配上相应的动作和手势，如打鼓、吹喇叭等，用以激起宝宝模仿的兴趣。如果宝宝发错了音，应及时纠正，不要批评，就某一发音进行反复多次校正强化，直到发音正确为止。

训练宝宝的听力

爸爸妈妈应从7～9个月宝宝心理特点出发，在生活活动中积极寻找听力培养的载体，努力将听力训练融于各种活动中。

◆ 借助日常生活进行综合训练。例如：喝水前先听妈妈说“用小手试一试水杯，不烫了再喝”，睡觉前先听音乐再入睡；玩积木时先听爸爸妈妈说“先取出一个或都取出后再玩”等。爸爸妈妈让宝宝看图，一边讲故事，一边让宝宝指出图片上的实物，这样耳听、眼看、手动，同步接受“同一意义”的听觉信息。

◆ 借助游戏，提高宝宝听力的注意力。7～9个月的宝宝语音听辨能力较弱，爸爸妈

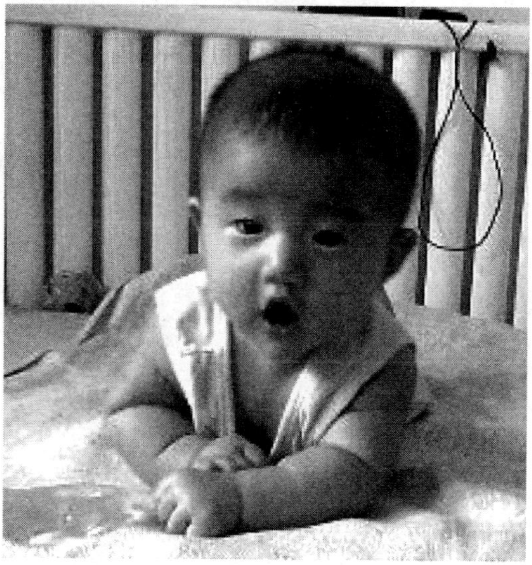

在教胎儿简单的算术时，我们一定要用形象的实物来演示。例如，在一个苹果的旁边再放一个苹果，就变成两个苹果，用算式表示就得出“1 + 1=2”这个式子。再通过你的视觉将其印在脑子里，同时对胎儿讲：“这里有一个苹果，我再拿一个摆在这里，现在变成几个了？”你要把注意力集中在眼前的苹果和算式上，要和胎儿一起思考，代替胎儿回答“两个”并传递给胎儿。

妈就应借助游戏对宝宝进行听力训练。妈妈随意模仿一声动物叫或说一个词，宝宝将妈妈的话复述出来。这样时常反复训练，宝宝的听力在不知不觉中就可以得到提高。

04 从小培养宝宝自信乐观的气质

自信气质

要培养宝宝的自信心时，就代表父母需要给予宝宝更多适当的自主权。通过宝宝的自行操作，他可以获得解决问题的能力和成功的喜悦。如果能从小让宝宝多经历一些事情，那么不但能提升其抗压力，也能让其从解决问题中更好地提升自信心。当宝宝做错事情时，千万不要责备或嘲笑，可先以合适的方式教导他，并且换个时间让他再做一次。当宝宝有良好表现时，父母要立刻给予赞美和鼓励，真诚地赞美是提升宝宝自信的最佳方式。

乐观情绪

从小培养宝宝乐观的性格，可以增强他将来面对挫折和困难的勇气。尤其是现在的社会，竞争无处不在，宝宝从小就可能背负上沉重的学习压力。如果能一直坚持用乐观的眼光看世界，那对宝宝的性格发展和各项成长都有极大的帮助。这个阶段的宝宝喜欢

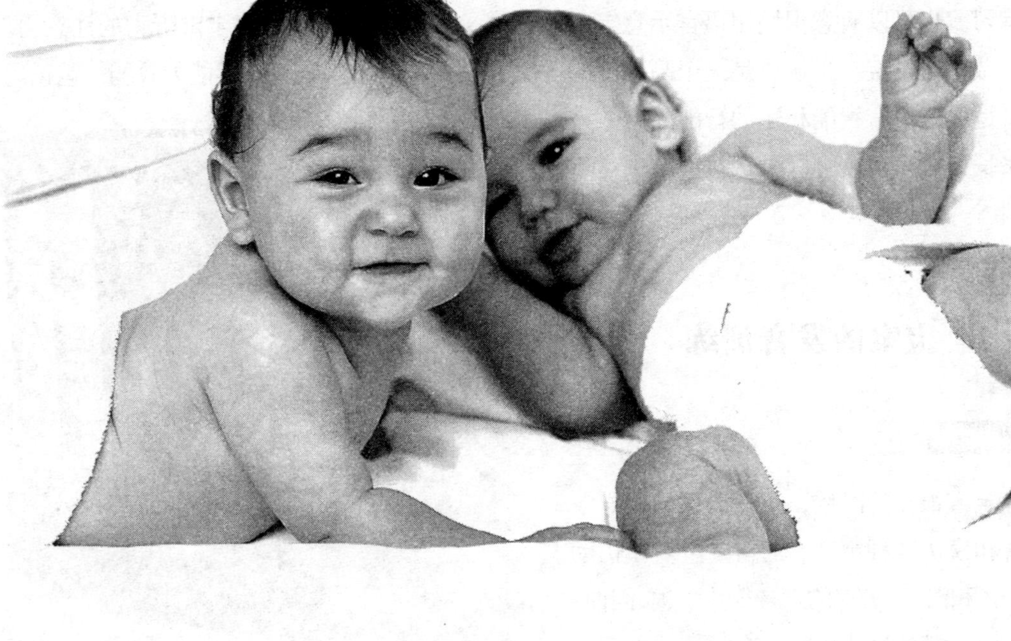

胎教圣经

在教胎儿认识图形时，最重要的也是将学习内容与生活紧密地联系在一起，也就是说胎儿出生后，用周围的东西进行实物教学是最有效的。

模仿他人，而父母更是宝宝乐于模仿的对象。如果主要照顾者能以温和、乐观的心情教导宝宝，那么宝宝的行为、性格表现自然也会较温和。反之，如果父母经常有暴躁、悲观的表现，那就会给宝宝的性格发展带来消极影响。如果宝宝早期的生理需求能够得到及时、充分的满足，如拥抱、抚摸、关爱等，将对宝宝安全感的建立有很大帮助。

05 和宝宝一起做游戏

鼻子在哪里

妈妈和宝宝面对面坐好，让他看着你。妈妈说身体的某一部位，让宝宝指出来。比如问他："妈妈的鼻子在哪里？"宝宝会用手指向你的鼻子。也可以让宝宝按照你的语言提示，指自已的身体部位。通过学指五官，使宝宝初步认识自我，培养宝宝语言理解能力及训练记忆力。

拍拍手

与宝宝面对面坐下，妈妈自己拍手，然后握住宝宝的双手，边对拍边说"拍拍手"。还可教宝宝练习双手合十表示"谢谢"、挥手表示"再见"等手势。帮助宝宝将语言与动作联系起来，形成条件反射。

这是什么颜色

准备一个纸盒，里边分别装满红、黄、蓝、绿等颜色的雪花片，妈妈说："今天，我们一起来认识几个颜色宝宝，它们的名字叫红色、黄色、蓝色、绿色。"妈妈将准备好的各色雪花片（纸片）放在盒子里，从纸盒里任意取出一片雪花片（纸片），让宝宝说出其颜色。或者，妈妈说出颜色的名称，让宝宝在纸盒里找出，并交给妈妈。这样可提高宝宝的语言理解能力、语言表达能力，帮助其建立颜色概念。

宝宝会站啦

在安全的场地，如床前，腾出一块地方，让宝宝扶着或靠着围栏、小栏杆、沙发、窗台等练习站立。开始可以依靠物体练习站立，以后可逐渐撤掉物体练习独自站立。每次时间不要太长，2~5分钟为宜。当宝宝能扶物站立时，可练习扶物坐下。将宝宝喜欢的玩具放在宝宝的脚附近，鼓励宝宝坐下去取。

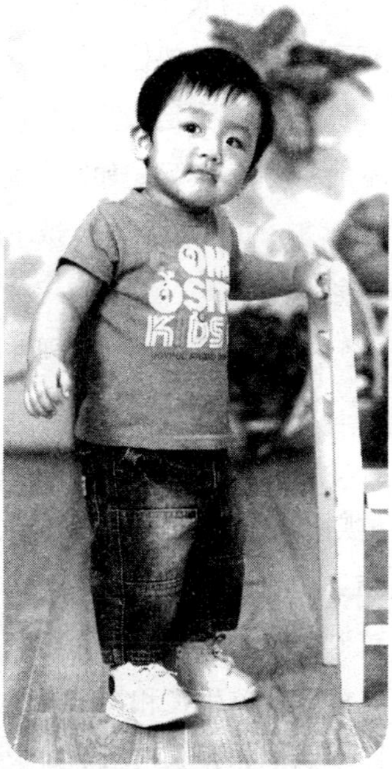

在教胎儿学习正方形时，我们可以说："和卡片上的图形一样的东西在哪儿呀？"先提出问题，然后和胎儿一起寻找，"有了，坐垫、桌子。"这时可以一个个拿在手里，一边讲"这是正方形"，一边用手描这个图形的轮廓。

第七节 宝宝常见疾病预防及疫苗注射

01 宝宝身体不达标的原因有哪些

身长反映宝宝长期以来的营养状况，与遗传也有一定关系。体重反映近期的营养状况。当宝宝身长、体重都没有达到正常范围时，要寻找原因。一般影响身长、体重的因素如下：

◆ 摄入不足。营养物质供给不足，辅食添加不及时、不足。如饮食结构不合理、偏食、零食多、饮料多，年龄越小的宝宝，受营养的影响越大。

◆ 消化不良。如生理性腹泻、食物过敏、宝宝吸收不良。

◆ 疾病因素。如宝宝遇到急性感染，体重则不增或减轻；慢性感染则同时影响体重和身长的增加。内分泌疾病（如甲状腺功能减退症）对生长发育的影响更为突出，常常会导致骨骼生长和神经系统发育迟缓。先天性疾病（如先天愚型）对宝宝体格发育和智力发育都会产生明显影响。

◆ 遗传因素。宝宝生长发育的特征、潜力、趋向、限度等都要受到父母双方遗传因素的影响。

◆ 运动因素。宝宝的生长发育与运动密切相关。适当的运动可以促进全身的新陈代谢，有利于身长、体重的正常增加。

总之，应根据不同原因进行有针对性的干预，如指导妈妈调整宝宝饮食结构、保证充足的睡眠、保持精神愉悦、积极治疗各种疾病、加强户外活动等。

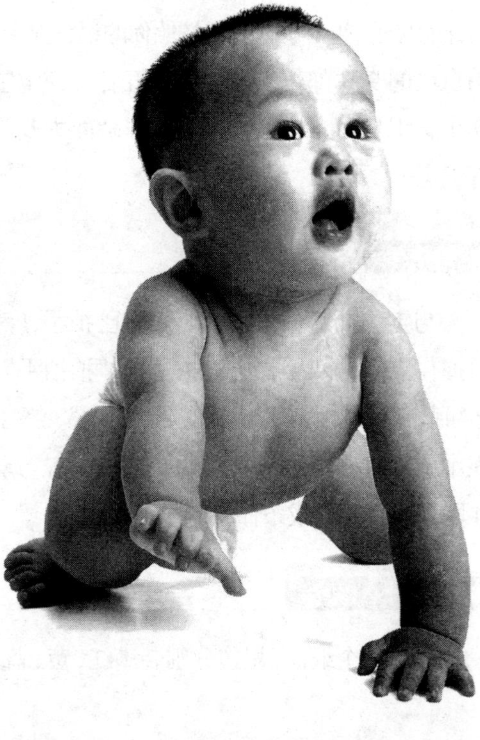

胎教圣经

学完正方形、长方形、正三角形、圆形、半圆形、扇形、梯形、菱形等平面图形以后，然后再告诉胎儿什么是立方体、长方体、球体等立体图形。

02 宝宝出水痘怎么护理

水痘是由水痘带状疱疹病毒所引起的急性传染病，多见于冬、春季，主要发生于宝宝身上，全身症状较轻，皮肤黏膜分批出现斑疹、丘疹、疱疹与结痂，并伴有发热。

水痘的预防

早期隔离患者，对易感人群，需严密观察3周，并可口服板蓝根冲剂，予以预防，对患严重湿疹或正在应用激素治疗的宝宝，应特别注意保护，切勿与水痘患儿接触；如已接触，则可肌内注射胎盘球蛋白，同时对正在应用激素治疗的宝宝及时减量或逐渐停用激素。此外，对水痘患儿的用具等要暴晒或煮沸消毒。得过水痘的，由于体内已经有了抗体（获得性免疫），就不会再得了。水痘一般都能很快自愈，可适当地服用中药，如：化毒散、板蓝根等。如有继发皮肤细菌感染时，应选用抗生素类药物治疗。

宝宝长水痘了该如何护理

◆ 患儿宜单独隔离，居室要通风，光线充足，发热时应卧床休息。忌吃燥热和滋补性的食物。

◆ 饮食宜给予易消化、富含维生素的流质或半流质食物。

◆ 衣被不宜过多过厚，太热了出汗会使皮疹发痒，保持衣服和被褥清洁，以免继发感染。

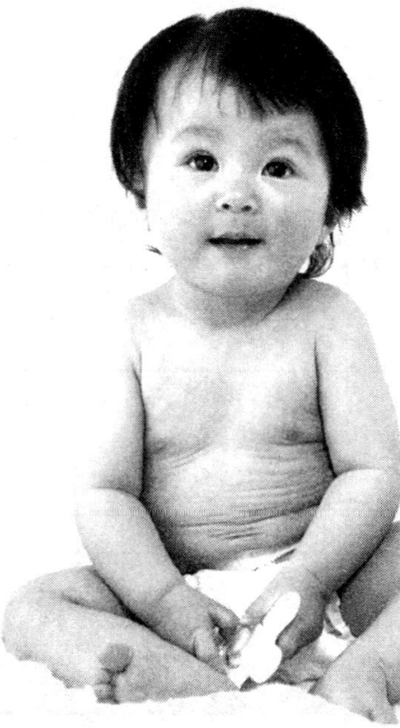

◆ 用温水（不是热水）洗澡，保持皮肤清洁，减少感染危险。

◆ 剪短患儿指甲，保持双手清洁，以减少抓破水痘，引起感染的可能。患儿双手可用纱布包裹或戴手套，避免他用手揉眼，令病毒感染眼睛，形成角膜炎，以致眼角膜上留下疤痕，影响视力。已抓破的水痘可涂以1%龙胆紫药水。

◆ 水痘患儿应严格隔离2～3周，待水痘完全干燥结痂，又未见新的皮疹出现时，方可解除隔离。避免宝宝因疼痒难耐而抓破水痘，引致发炎，同时细菌亦会蔓延至其他皮肤破损的部位。

水痘一般预后良好。但如果在出疹后5～10天内温度再度升高，并伴有头痛、呕吐、嗜睡等神经系统症状，则要警惕水痘脑炎，应立即送医院诊治。

其他胎教

◎ 腹式呼吸法在任何地方均可进行。当孕妈妈感觉疲倦时，可以坐在椅子上，挺直背脊做深呼吸，这样就可以恢复平静。学会腹式呼吸法后对于生产或阵痛的放松很有帮助。

03 宝宝秋、冬季腹泻

宝宝秋、冬季腹泻与普通腹泻的区别：

	秋、冬季腹泻	普通腹泻
高发季节	在秋冬季发病	季节性不明显
病程	1 周左右	一般持续 3～5 天
症状表现	平均一天拉五六次，多的达到数十次。大便稀薄，表现为清水样或蛋花汤样，有时呈白色米汤样，带有少量黏液，无腥臭味。化验大便时有少量白细胞	大便混有奶瓣或是大便有黏液，消化不良引起的大便有酸臭味
治疗办法	用消炎药治疗无效	用消炎药治疗有效

宝宝秋、冬季腹泻与感冒的区别：

	秋、冬季腹泻	感冒
相似点	发烧（一般为 38℃～39.5℃）、咳嗽、流清水鼻涕	发烧、咳嗽、流鼻涕
不同点	发烧同时频繁呕吐，随后 24 小时内开始出现腹泻	少有呕吐和腹泻症状

秋、冬季腹泻多数发生在 6～24 个月的宝宝中，常常突然起病，有发热，先呕吐，接着大便次数增多，大便量也多，大便如蛋花汤样，无腥臭味，有时带有少量黏液。大便常规检查仅有少量白细胞；如果作轮状病毒快速检查多数为阳性。整个病程 3～8 天。由于呕吐、腹泻、吃母乳或一般的配方奶可使症状加重，所以数天病程以后，元气大伤，经过 1～2 个月的精细护理体重还恢复不到原先的水平。

预防和及早诊治脱水是护理腹泻患儿非常重要的措施，由于腹泻或同时伴有呕吐，身体内的水分和无机盐大量丢失，会发生脱水和酸中毒，发展严重会危及生命。患儿轻度脱水的一般症状是：精神稍差，脸色稍灰白，眼窝稍凹，尿量比平时稍少。发展严重的则表现为精神委靡，阵阵烦躁，皮肤苍白发灰，弹性差，掐起不能立即展平，强烈口渴，口唇干燥，尿量和次数明显减少。如果轻度脱水，注意保证患儿有足够水分，应按医生嘱咐饮用口服补液盐，也可喂新鲜果汁、淡茶水、淡糖或盐水。如有呕吐，可少量多次给予，但如脱水情况严重，应及时去医院诊治。

患儿不要过分限制饮食，母乳喂养宝宝照吃不误，辅食可在原来基础上注意清淡、细软、少渣。过分地限制饮食，会减少宝宝营养的摄入，不利于疾病的康复，而且往往在治疗结束增加食物后，腹泻又复发。秋、冬季腹泻是一种自限性疾病，调理适宜，一般 3～14 天（平均 5～7 天）即能痊愈。

胎教圣经

◎ 腹式呼吸法的正确姿势为背部挺直紧贴在椅背上，膝盖立起，全身放松，双手轻放在腹上，想象胎儿目前正居住在一个宽广的空间；然后，用鼻子吸气，直到腹部鼓起为止。

04 宝宝怎么还不长牙

宝宝牙齿长得慢和遗传有关系，跟智力和发育无关。大多数的宝宝在9个月的时候，就已经长出3～5颗牙了，但有的宝宝却一颗牙齿也没长出来。为此，爸爸妈妈很担心，为什么自己的宝宝与别的宝宝不一样呢？宝宝的牙齿，有的出得早一些，而有的就出得晚一些，时间跨度在3～12个月。9个月的宝宝没长出一颗牙，实属正常，爸爸妈妈不必为此担心。

出牙晚说明宝宝骨骼生长较缓慢，出牙早说明宝宝骨骼生长较快，当然这是相对而言。只要不是由于缺钙或疾病所致的出牙晚，一般来说是不会影响今后骨骼的生长发育的。

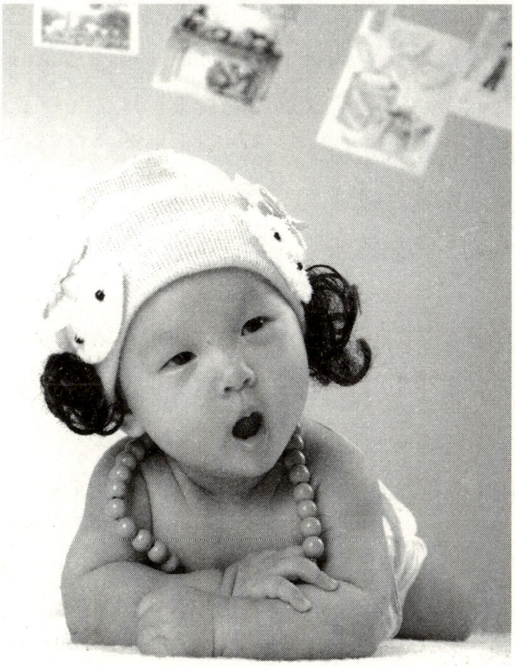

宝宝今后的身高，决定的因素在于遗传、营养和适宜的运动，与出牙时间的早晚没有直接的关系。有些父母一见宝宝该出牙时没长牙以为是缺钙，就给宝宝吃鱼肝油和钙片，这是不可取的。给宝宝补钙与否，主要是根据宝宝的身体实际情况来决定，宝宝出牙晚不一定就是缺钙，但要结合检查及其所表现的症状进行综合分析来决定。如果一见宝宝8个月或10个月还没有出牙，父母就给宝宝服用大量的鱼肝油和钙片，就很容易引起维生素D过量甚至中毒，这样做对宝宝的健康是有害无益的。

宝宝缺钙常表现为囟门闭合迟缓、头发稀少、出汗多、爱哭闹等，此时在医生的指导下适当补充一些钙制剂和鱼肝油滴剂，并注意辅食合理，对宝宝的健康是有益的。需要注意的是，佝偻病、克汀病、营养不良等都可引起出牙延迟、牙质欠佳。如果宝宝超过12个月还未出牙，应到医院查明原因，及早诊治。

05 宝宝患结膜炎怎么办

有时爸爸妈妈发现宝宝出现了红眼睛、眼睛痒的症状，特别是在春、夏两季，出现的可能就更大。其原因很有可能是得了一种叫做卡他性结膜炎或泡性角结膜炎的眼病。卡他性结膜炎是一种过敏性眼病，主要是由于灰尘、花粉、阳光等刺激宝宝的眼睛，引起过敏反应所导致。其症状有：

◆ 红眼睛：宝宝看起来眼睛肿而且红，

◎ 孕妈妈吐气时稍微将嘴撅起，慢慢地、用力地将体内空气全部吐出，吐气时要比吸气更为缓慢且用力。

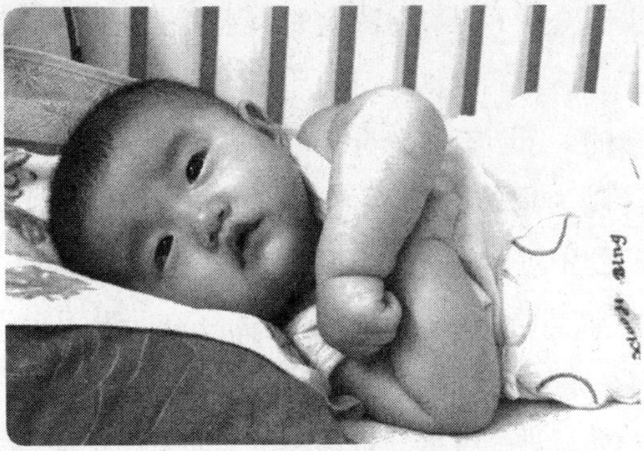

还伴随有流眼泪的症状。

◆ 眼睛痒：因为痒，宝宝会不停地用小手揉眼睛。

◆ 眼屎多：眼屎明显比平时多，为透明黏稠的分泌物。

◆ 眼睛疼：由于眼睛疼痛，宝宝会不停地哭闹，比较严重的情况下还会影响视力。

宝宝出现这些症状后，爸爸妈妈要作以下护理：

◆ 找出原因，切断过敏源。首先带宝宝上医院，在诊治过程中，仔细查找原因，一旦知道宝宝眼病的原因，就应该马上避免再接触，停止过敏物的刺激。

◆ 准备专用毛巾。宝宝使用的毛巾、手帕要分开，每次使用过后要用开水煮5～10分钟。

◆ 眼部冷敷。用凉毛巾或冷水袋给宝宝作眼部冷敷，避免热敷，因为热敷会使局部温度升高，血管扩张，致使分泌物增多，症状加重。

◆ 点眼药水。为宝宝点眼药水时，要先安抚好宝宝，要让宝宝仰卧，脸向上，这样才能保证眼药水在结膜内停留一会儿。

06 宝宝贫血怎么办

铁质缺乏就会引起贫血，而引起贫血的原因，除了一般常见的原因外，主要是由于宝宝日渐长大，母体里带来的铁质及母乳中铁质的不足而引起，还有出生后有缺陷或后天护理不当而引起。另外，早产儿常会有铁质不足的现象，因为他们没有充分的时间储存铁质就提前来到世间，属于先天不足而导致贫血。

对于上述原因引起贫血的宝宝，在今后日常护理中更要注意补铁。因此，作为爸爸妈妈要随时注意观察宝宝的身体状况，6个月以后应定时查血红蛋白，如血红蛋白在11克/分升以下即为贫血，因为患有轻微贫血的宝宝在外表上是看不出来的。如果宝宝血红蛋白过低，就表示患有贫血，就应当及时补充铁质，吃含铁量高的食物。比如：加铁的宝宝配方奶粉、含铁的米片或含铁的维生素滴剂等。同时，还要补充富含维生素C的食物，比如番茄汁、菜泥等，以增进铁质吸

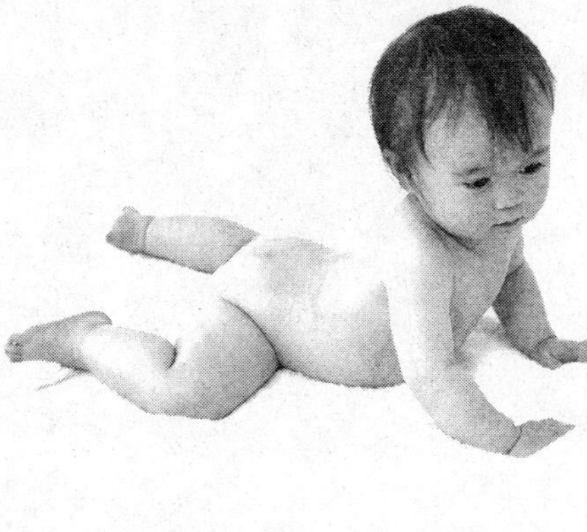

胎教圣经

◎ 腹式呼吸法每天做3次以上，要持之以恒，早上起床前、中午休息时、晚上睡觉前各做一次，尽量放松全身。孕妈妈轻轻告诉胎儿："妈妈现在就把新鲜空气传送给你！"以这种平静的心情练习，可达事半功倍的效果。

收。此外，当宝宝开始吃固体食物后，也要多喂食含大量铁质的食物，如鸡蛋黄、米粥、菜粥等，但应避免喂食糖，因食糖会阻碍铁质的吸收。

07 宝宝疫苗注射

麻疹疫苗

麻疹是由麻疹病毒引起的急性全身发疹性呼吸道传染病，传染性很强，麻疹易感者与麻疹患者密切接触，其发病率可高达95%以上。麻疹潜伏期常为6～18天，有低热、精神差的现象，易被家长忽视。发病时可有高热、眼结膜充血、流泪、打喷嚏、流鼻涕等症状；发病第三天在口腔两颊的黏膜上，出现针尖大小的白色斑点，周围有红晕；发热3～4天后出现皮疹，皮疹为玫瑰红色，略高于皮面，疹间皮肤较正常，出疹顺序先为颈后，逐渐波及前额、面部，然后自上而下顺次延至躯干和四肢，有的到达手掌和足底；4～5天后，进入恢复期。出麻疹的宝宝全身抵抗力降低，这时若护理不好或环境卫生不良，很容易发生肺炎、喉炎、脑炎、营养不良及营养不良性水肿、干眼症等并发症，严重者可危及生命。

◆ 接种对象：8月龄以上的易感者：初免疫年龄为8月龄，再免疫年龄为7周岁。也可8月龄初免疫，1.5～2岁再免疫1针以减少初免疫失败的易感者。

◆ 注射部位及剂量：上臂外侧三角肌附着处皮肤用75%酒精消毒，待干后皮下注射0.2毫升。宝宝和成人剂量相同。

◆ 接种反应：常见的接种反应是在注射部位出现短时间的烧灼感及刺痛，个别受种者可在接种疫苗5～12日出现发热（38.3℃或以上）或皮疹。罕见的接种反应包括一些轻度的局部反应，如红斑、硬结和触痛、喉痛及不适、恶心、呕吐、腹泻等，极其罕见的有过敏反应、一过性的关节炎和关节痛。

◆ 禁忌证：

①对新霉素和鸡蛋有过敏史或类过敏反应者；

②伴有发热的呼吸道疾病、活动性结核、血液病、恶病质和恶性肿瘤等；

③个人或家族有惊厥史和脑外伤史。

流脑疫苗

此疫苗品种为A+C群脑膜炎球菌多糖疫苗，接种本疫苗后可使机体产生体液免疫应答，用于预防A群和C群脑膜炎引起的流行性脑脊髓膜炎。

◆ 接种方式：肌内注射或皮下注射。

◆ 不良反应：注射后偶有短暂低热，局部稍有压痛感，一般自行缓解。

◆ 禁忌证：有癫痫、抽风、脑部疾患及有过敏史者，肾脏病、心脏病及活动性结核者，急性传染病及发热者。

◆ 注意事项：接种后留观15～30分钟；如出现轻微反应，一般可在1～2天内消退，不需特殊处理，必要时可对症治疗。

胎教圣经

◎ 孕妈妈的精神状态、生活方式和思考方式都会对腹中胎儿产生影响，因此孕妈妈可以作冥想训练，使心情保持平静。冥想可以使孕妈妈的精神状态保持平衡，使胎儿在子宫内成长为一个聪明的孩子。

宝宝开口叫“妈妈”了

宝宝最近能“咿咿呀呀”地学语了，每天发出“啊不，啊不”的声音。我们一直都有教宝宝说话，无论他能不能听懂，凡事我都会很认真地跟小家伙商量，比如洗澡的时候我会跟他说“擦小脸蛋，擦小手啦”；穿衣服的时候会让他把手臂伸开；上班之前都会跟他说“妈妈要上班了，你在家跟爷爷奶奶要乖乖的”。爷爷奶奶总说宝宝听不懂，我说了也白说，但有时候宝宝无意识地会按我说的去做，爷爷奶奶也会有点吃惊。有时候记起儿时的绕口令童谣，便一字一板地“播音”给他听：“ma—ma—qi—ma—ma—man—ma—ma—ma—ma”（妈妈骑马，马慢妈妈骂马。）宝宝愕然地扬起头，一对吃惊的大眼睛乌亮亮地盯住我的嘴唇，仿佛发现了什么有趣的东西。伴着我的语音停顿，他随即忍俊不禁，“咯咯咯”地大笑出了声！

那天我在给宝宝喂米汤，宝宝边吃边盯着我看，看了很长时间，突然迸出“妈妈”两字，刚开始我还没反应过来，也没太注意，过了一会儿，宝宝又叫“妈妈”，这回我可真是听得真真切切了，那心情啊，别提有多激动。我兴奋地把爸爸、婆婆叫进来听！我高兴得在他脸上、屁股上、脚丫子上不停地吻，小家伙开心地笑了！这“妈妈”叫得有点突然，可是当时我的心情真的不是只言片语就能描述的，相信每一位妈妈在听到自己的宝宝叫第一声“妈妈”的时候的心情也是如此吧。此后，每天早上，他一睁开眼睛，我把他抱起来时，他都叫“妈妈”。宝宝刚满 8 个月的时候，坐着我给他买的宝宝车滑来滑去开始叫“爸爸”。我不知道宝宝叫“爸爸妈妈”一般是什么时候开始的，当听到宝宝叫“妈妈”，我真的不敢相信自己的耳朵，着实激动了很长时间。宝宝的每一次进步，我都记得清清楚楚。从孕育宝宝时的懵懂、甜蜜、欣悦开始，宝宝就已经成为幻化我生命的精灵。期盼中这个小精灵降生，他的到来不只是血脉的传递，更重要的是他给我带来了多彩的人生。

宝宝一天天地成长，照顾他，呵护他，很多的责任需要认真地肩负起来。伴随着他长大，经历着他的喜怒哀乐，他的哭，他的笑，他的开心，他的不高兴。兴奋着他学会的每一个第一次，第一次翻身，第一次长牙，第一次微笑，第一次走路，第一次发音，第一次听得懂话。但是所有的第一次都没有第一次叫“妈妈”让人激动，让人欣喜若狂。养育宝宝是一个漫长的过程，却又是一个温馨愉快的过程，一切的辛劳都在那一声声“妈妈”中化成笑容，化成甘甜。每次宝宝甜甜地叫“妈妈”，我总是要甜甜地答应一声，不能浪费这幸福的回应。宝宝那特有的稚嫩的童音，是世界上最美的天籁！

曾经无数次在梦里，听到从你的小嘴里轻轻地吐出世上最美的两个字“妈妈”，当这一刻来临的时候，我茫然得不知所措，幸福的泪花在眼里打转。十月怀胎，所有的一切疲劳，数不清不能安睡的夜晚，都因为这一句带奶香的叫唤消失了。这是我羡慕做母亲的感觉，更是我期待已久的最美丽的歌谣。我们为宝宝付出很多，宝宝同时也带给我们很多，快乐是永恒的，幸福是甜蜜的，要保留住永恒，深存起甜蜜。

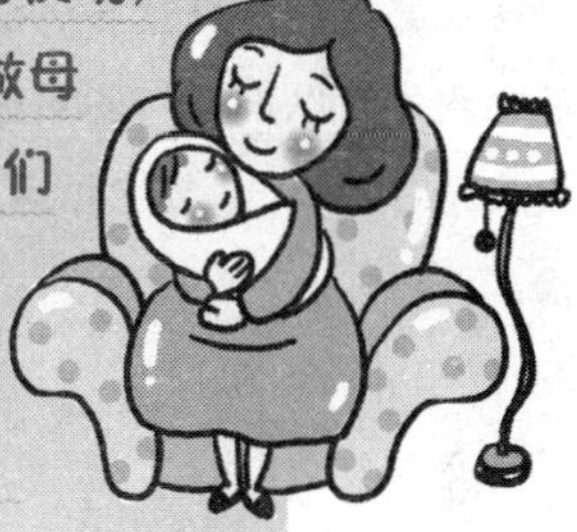

编者按语

这一时期与宝宝交谈时可大量使用“儿语”。“儿语”和成人用语比起来词语和语法都比较简单，重复性高，叠字多，便于宝宝重复、模仿，并理解、掌握和扩展；和宝宝说话时语速应较慢，语气常常夸张，这样能吸引宝宝的兴趣和注意力，同时便于宝宝进行模仿和学习，从而有效带动宝宝语言的发展。

★ 第五章 ★ Chapter 5

10~12个月的宝宝

宝宝快满1周岁了，这一时期宝宝越发可爱了，和爸爸妈妈的交流也越来越多了，在这个阶段各方面都有了进一步的发展。宝宝已经会叫“妈妈”、“爸爸”，能够主动地用动作表示语言；能独自坐很长时间，会爬行，自己能够扶着栏杆在小床上或围栏里来回走或用学步车来回走；手的动作也更加自如，能双手玩玩具，可指着东西提要求，能模仿大人的动作。宝宝开始对小朋友感兴趣，愿意与小朋友接近、游戏。宝宝自我意识增强，开始要自己吃饭，自己拿着杯子喝水；可以识别许多熟悉的人、地点和物体的名字，有的宝宝可以用招手表示“再见”，用作揖表示“谢谢”。宝宝也可以和大人一起进行一日三餐了，但吃的东西要弄得碎和小一点，味道清淡一点。

第一节 宝宝各项成长秘密解读

01 宝宝体格生长指标

宝宝此期间体格生长进一步放慢，体重每月平均增加150~250克，身高增长1~1.5厘米，乳牙萌出4~6颗门牙。

胎教圣经

◎ 孕妈妈在作冥想训练时，保持轻松的姿势坐着，手心向上放在膝盖上，轻轻挺起胸部，将脸部稍稍向上抬，闭上眼睛。

男婴体格发育：

月龄	体重（千克）	身长（厘米）	头围（厘米）	胸围（厘米）
10 个月	9.90	75.4	46.3	46.0
11 个月	10.17	76.7	46.6	46.4
12 个月	10.42	78.0	46.9	46.8

女婴体格发育：

月龄	体重（千克）	身长（厘米）	头围（厘米）	胸围（厘米）
10 个月	9.40	74.0	45.2	45.2
11 个月	9.52	75.2	45.4	45.3
12 个月	9.64	76.4	45.6	45.4

02 宝宝的体能发育特点

10 个月时，宝宝喜欢将手指插入小孔中或用食指戳纸上的洞孔；喜欢把玩周围的物品；开始减少把玩具放入口中；对自己的身体部位感兴趣。宝宝会扶物站，会从站位到坐位；能一只手扶栏杆蹲下拾东西；会扶家具行走，能由成人牵着两手或一手行走，有的宝宝还喜欢自己推着童车前进。

11 个月时，宝宝手的功能更加灵活。有的宝宝能把较轻的门推开和关上；也能拉开抽屉了；还有的宝宝能模仿大人，把杯子里的水倒出来了；喜欢用摇、打击、扔或摔探索周围物体，会有意识地把玩具放进抽屉、箱子等容器再取出。大多数宝宝已经能够自己拉着东西（如小床的栏杆、妈妈的手等）站起来了。发育快的宝宝，能什么也不扶地独自站立十几分钟。

12 个月的宝宝会用食指指向自己所要的物品，开始偏向使用某只手，会捏能响的玩具；会试用新方法玩儿玩具，如将搭好的积木推倒后，换一个样子再搭；全掌握笔，画笔道。有 1/4～1/2 的小宝宝在 12 个月时已会独自行走几步。一些宝宝扶一只手可以

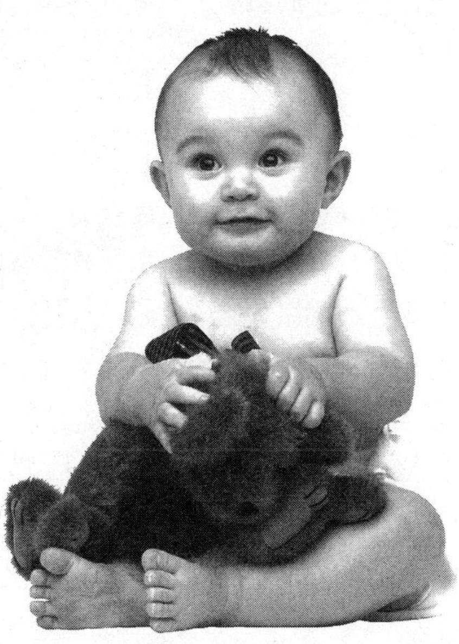

◎ 孕妈妈将意识集中在头顶，放松头顶、脑部和眉间，想象着自己随着吐气慢慢放松；然后想象着太阳穴、眼睛周围、眼睛深处、鼻子和鼻子深处的紧张慢慢放松；接着，再想象嘴巴周围、嘴巴深处和下巴的紧张都放松的样子；然后，慢慢地吐气，默默地想象：我现在很舒服、很放松。

走；喜欢爬到沙发上或椅子上玩儿。躯体灵活度和平衡功能也大大增加，能在床上或平地上自由改变体位，由卧位翻身或坐位再攀栏站起，或由扶站位跪下或转成坐位。

03 宝宝的智能发育特点

10个月时，宝宝能根据他所听到的声音模仿发声，能听懂大人的命令，会称呼一个或几个大人，听故事时有表情反应等；喜欢用新方法玩玩具，并开始深入探究事物的奥秘，在行动实施之前会有意识，并对上升与下降的概念有了初步的了解等，能听大人的指令找出相关的图片。当父母不安时宝宝也会显得不高兴；理解笑表示认可，发怒表示责备；不愿让小朋友玩自己的玩具；在帮助下用勺吃饭。

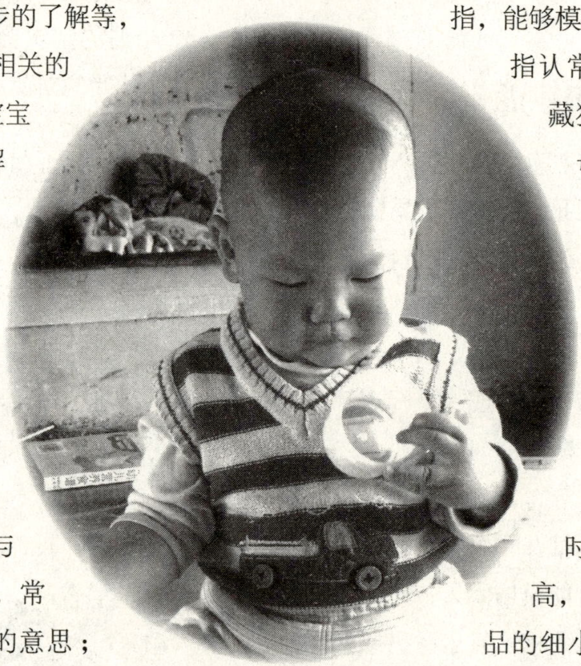

11个月时，宝宝说话处于萌芽阶段，已能模仿和说出一些词音，能将语言与实际人、物联系起来，常常是一个词代表很多的意思；部分宝宝已能说出1~2个有意义的单词。

宝宝能够理解很多大人说的话，对成人的语言由对音调的反应发展为能听懂语言的词义；会用手指着东西提要求，比如看见了食物，就用手指着，嘴里说“吃，吃”。此时宝宝已开始理解成人的肯定（赞扬）和否定（制止），并能作出相应的反应。对成人否定的语言、语气甚至眼神也能应答，如听成人喊“不要动、不要拿”，他会把正要拿起的物品放下。语言发育已进入萌芽阶段，开始学说话，会说一些简单的词，会随音乐做动作，当听到“不行”时停止活动。此时宝宝能听名称指物或图5~6种。

12个月时，宝宝除“爸爸”、“妈妈”外，会说4~6个字，会看着爸爸妈妈叫，有所指，能够模仿简单的声音，能够指认常见物，爱与父母做藏猫猫游戏，想得到父母的表扬，讨父母喜欢；怕黑和打雷声，会配合穿脱衣服；一些宝宝会自己用杯子喝水，用手指拿东西吃得很好，但用匙吃东西时还需要帮助。此时期宝宝视觉记忆提高，喜欢认图片，能对物品的细小部分进行区别，比如一个带红色小花的玩具和一个不带红色小花的玩具，宝宝能区分；宝宝还能堆叠玩具，部分宝宝能将两块小积木搭在一起，已会用手掌握笔涂涂点点；喜欢看图画书。

胎教圣经

◎ 孕妈妈可以在每天早晚心情平静的时候进行冥想，每次10～15分钟。听着舒缓的音乐或者沉浸在美好的回忆里进行冥想，效果会加倍。

第二节 宝宝营养需求及喂养

01 宝宝营养需求

10～12 个月大的宝宝因为活动力增强，饮食需求量必须增加，奶量的需求大约为 500 毫升。若是在这阶段断母乳的宝宝，为保证营养、促进宝宝健康成长，每天仍需要 500～600 毫升的牛奶摄入以保证其优质蛋白质、脂肪的来源，同时保证一日三餐荤素调配合理，每餐不仅要有主食米饭的摄入，还要有一定量的鱼、肉、蛋等动物性食物和蔬菜的摄入。至于辅食的部分，宝宝此时已经开始长牙齿，建议给予一些软的干饭、小块状的食物，以训练宝宝的咀嚼能力。而五谷根茎类、果泥、蔬菜及肉泥的量都可以酌量增加。

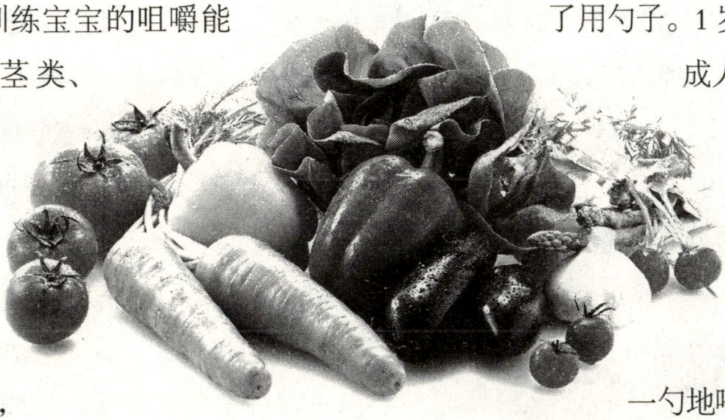

家长对食品的选择观点要灵活多变，如在蔬菜的选择上，品种有许多种，不要仅局限在青菜、胡萝卜、番茄，像菠菜、白菜、土豆、豆芽、芹菜、洋葱、韭菜等都可以尝试，而且不要以为宝宝一次、两次拒吃蔬菜，就认为宝宝不喜欢吃该菜，今后再也不给尝用，而应经常反复给他尝试，让他有个适应的过程。切忌采用硬哄、硬骗、硬压等方法使宝宝吃东西，从而让宝宝对进食、食品产生心理抵触情绪。

02 训练宝宝独立吃饭的 8 个要点

一般来说，这一时期的宝宝已经会用杯子喝水了，当勺子里的饭快掉下来的时候，宝宝会主动去舔勺子。有的宝宝已经学会了用勺子。1 岁左右，宝宝会喜欢跟成人在一起上桌吃饭，不能因为怕他“捣乱”而剥夺了他的权利，宝宝最不能容忍的就是妈妈一边将其双手紧束，一边一勺一勺地喂他，这对宝宝生活能力的培养和自尊心的建立有极大的危害，宝宝常常报以反抗或拒食。培养宝宝良好的饮食习惯，妈妈应做到以下几点：

◆ 注意培养宝宝对食物的兴趣和好感，尽量能引起他旺盛的食欲。

◆ 教宝宝用拇指和食指拿东西。给宝宝做一些能够用手拿着吃的东西或一些切成条或片的蔬菜，以便他能够感受到自己吃饭是怎么回事。

◆ 如果宝宝总喜欢抢勺子的话，妈妈可以准备两把勺子，一把给宝宝，另一把自己拿着，让他既可以练习用勺子，也不耽误把他喂饱。

◆ 给宝宝选择一个自己就餐的座位，最好让他坐在安静不受干扰的固定地方，不玩、不看电视，以免吃饭时分散注意力。

◆ 吃饭时不要责骂宝宝，唠叨不停，对他进行一天行为的“总结”，说他这不好那不好，这样做会引起宝宝反感而不肯吃饭。

◆ 允许宝宝吃完饭后先离开饭桌，但不能拿着食物离开,边玩边吃,这样他才会明白，吃和玩是两回事，要分开来做，否则不安全，也不快乐。

◆ 饭前不吃零食，尤其不要吃糖果、巧克力等甜食，以免影响食欲。

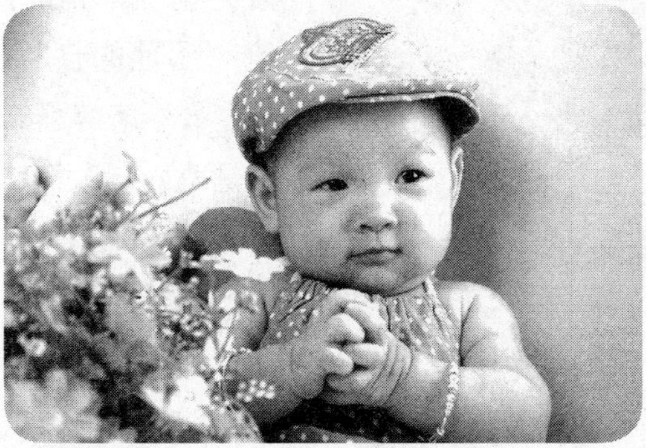

◆ 进餐前妈妈应先给宝宝洗净小手，戴上围嘴或挡上小手帕。

03 宝宝吃零食新主张

宝宝零食怎么吃

◆ 遵循三餐两点制：宝宝活泼好动，且正处在长身体时期，容易饥饿，因此每天进餐的次数要相应增加。一般遵循三餐两点制，除一日三餐外再加两点，这两点就是我们日常所说的零食。

◆ 少吃零食。零食毕竟不是主食，宝宝胃口又小，吃多了会影响正常食欲。

◆ 零食不要零散吃，否则宝宝饮食没有规律，也会养成不良的饮食习惯。

◆ 选择合适的零食。选择零食的时候要考虑宝宝的年龄特点、咀嚼和消化能力。

宝宝零食吃什么

◆ 水果。水果中含有丰富的糖、维生素和无机盐，宝宝吃了不仅促进食欲，而且有助消化。可在每天的午餐和晚餐之间给宝宝吃，但一定要选用新鲜成熟的水果，因为不成熟的水果会刺激宝宝胃肠道，引起腹泻、腹胀。

◆ 奶制品。如酸奶、纯牛奶、奶酪等含有优质的蛋白质、脂肪、糖、钙等营养素，应该保证宝宝每天都吃。酸奶、奶酪可以作为下午的加餐，牛奶则在早上和睡前喝。

◆ 山楂制品。山楂糕、山楂片、果丹皮

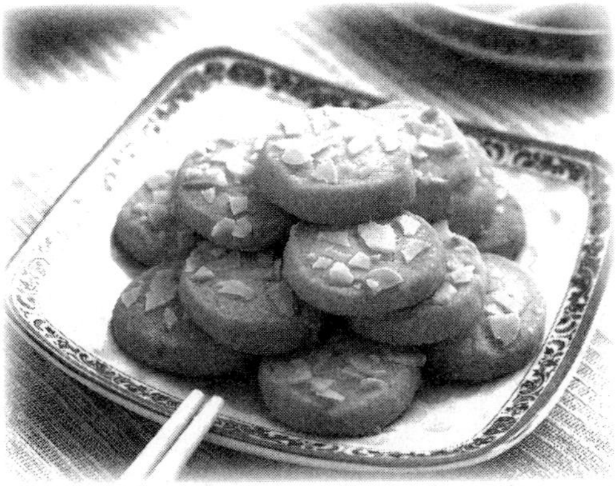

等，这些食品既含维生素 C，又能帮助消化，饭后适量吃点可以帮助消化，促进食欲。

◆ 糕点。用谷类制成的各种小点心可以补充热能，应在每天上午的加餐中给宝宝吃，如松软的面包、蛋糕、脆饼干等，但不能给得太多，也不要在快要就餐前给宝宝吃，以免影响宝宝午餐时的好胃口。

温馨小贴士

宝宝饮食需要加调料吗？

8～12 个月后，随着宝宝肾脏排泄功能的增强，可在食品中加少量盐（2 克 / 日）。但宝宝的饮食仍应以清淡为宜，不宜添加香辛料及味精等调味品，更不应选择含香精、色素的食物。

宝宝不宜吃的零食

◆ 炒花生、豆子、瓜子等，以免误呛入气管内。

◆ 油炸食品不要吃，如快餐食品、油炸点心、油炸排骨等。

◆ 含糖饮料会抑制食欲，尽量不要喝。

◆ 各类果仁、果冻不宜吃，容易造成呛咳、窒息。如果要吃，一定要有大人照看，吃的时候宝宝不能跑跳或笑，以免呛入呼吸道发生危险。

妈妈应合理地安排宝宝吃零食，既满足营养素的摄入量，又适应宝宝的口味，同时不影响主食的进餐量，不让零食喧宾夺主。

04 宝宝爱吃甜食危害多

大多数宝宝都喜欢吃糖果类食品，但爸爸妈妈要慎给宝宝吃，因为宝宝吃得多了，将会对身体造成危害或隐患。

◆ 宝宝吃了甜食后影响食欲，容易导致营养不均衡。各种甜饮料或果汁中虽含有丰富的维生素，但天然果糖亦很高，过多地喝这些饮料后，血糖增高，宝宝的饥饿感下降，引起厌食、胃肠不适甚至腹泻。

◆ 糖是不含钙的酸性食物，如果吸收糖类食品过多，体液就呈中性或弱酸性。身体要恢复正常的弱碱性，就必然要消耗体内的碱性物质——钙，这就严重影响了宝宝骨骼的发育。

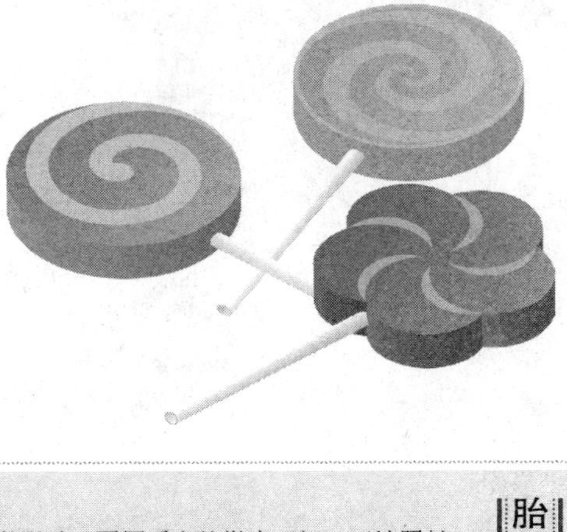

© 每天晚上作完听音乐、抚摩及对话等胎教后，当胎儿觉醒时，再用手电的微光一闪一灭地照射胎儿的头部，每次持续 5 分钟左右。

◆ 宝宝吃甜食容易长蛀牙，促使龋齿发生。

◆ 给宝宝太多的甜食，将来可能成为发生糖尿病的诱因。

◆ 宝宝吃甜食容易引起肥胖症。

妈妈要从宝宝婴幼儿期控制其吃糖量，不能让宝宝养成偏爱甜食的习惯。做到吃饭前后、睡前不吃甜食，每天进食糖量不超过每千克体重 0.5 克。平时多吃一些富含维生素 B_1 的食物，如糙米、豆类、苹果、动物肝脏、瘦肉之类。

05 怎样帮助宝宝成功断奶

把握宝宝断奶时机

通常宝宝在 10～12 个月时已逐渐适应母乳以外的食品，加上宝宝已经长出几颗切齿，胃内的消化酶日渐增多，肠壁的肌肉也发育得比较成熟，是断奶的最好时机。如果未能及时把握，断奶时间越晚，宝宝恋母的心理越强，以致造成宝宝只吃母乳而不肯吃粥、饭和其他离乳食品。

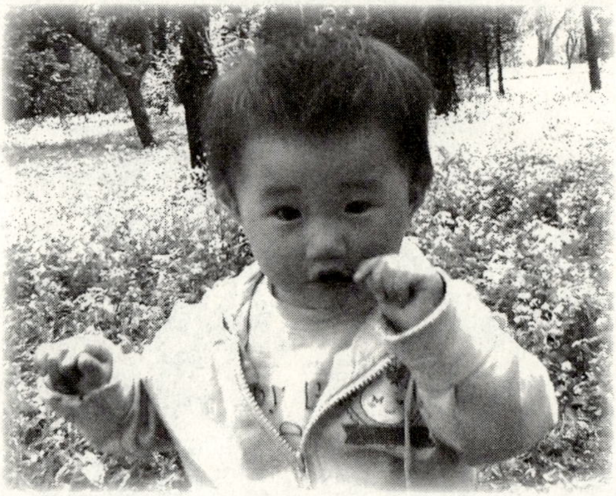

选择最佳季节

选择比较舒适的季节进行断奶，如春末或秋天。这时，生活方式和习惯的改变对宝宝的健康冲击较小。如果天气热，宝宝本来就很难受，断奶会让他大哭大闹，还会因胃肠对食物的不适应发生呕吐或腹泻；天气冷则会使宝宝睡眠不安，容易引起上呼吸道感染。若是宝宝的离乳月龄正逢此时，最好将断奶时间推迟。

减奶可从白天的母乳开始

早晨和晚间宝宝会对妈妈非常依恋，需要从吃奶中获得慰藉，因此不易断奶，在断了白天那顿奶后再慢慢停止夜间喂奶，直至过渡到完全断奶。

给宝宝断奶不要半途而废

断奶的过程中，妈妈既要使宝宝逐步适应饮食的改变，又要采取果断的态度，不要因宝宝一时哭闹下不了决心，从而拖延断奶时间。如果宝宝出现不适应症状时，爸爸妈妈要对宝宝进行情绪上的安抚，多抱抱宝宝，跟宝宝说话、玩游戏，陪在宝宝的身边，但不能半途而废。

06 宝宝断奶后饮食误区

断乳期饮食安排不当往往是引起宝宝营养不良、体弱多病的重要原因，故父母应高

胎教圣经

◎ 孕妈妈可以在每天早晨起床前，用手电筒的微光一闪一灭地照射胎儿腹部，告诉他："好孩子，从小就要养成早起的好习惯哦！"在晚上入睡前，同样以手电筒的微光一闪一灭地告诉胎儿："现在是宝宝入睡的时间！"这样可以训练胎儿昼夜节律。

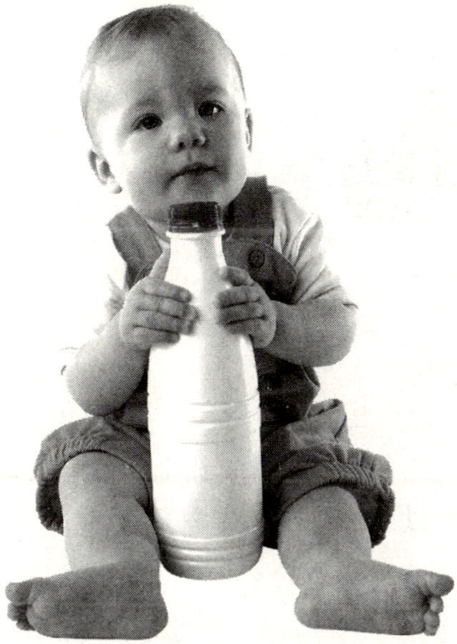

度重视这个时期的食品选择。宝宝断奶后的饮食存在以下几个误区：

◆ 只吃饭少吃菜或只吃菜少吃饭。给宝宝添加辅食，有的父母只注重主食，烂饭、面条、各种米粥、面点变着花样给宝宝吃，但副食（鱼肉、蔬菜、豆制品）吃得少，或是相反。这都违反了膳食平衡的科学原则，不利于宝宝的健康发育。

◆ 用汤泡饭。有的父母觉得汤水的营养丰富，还能使饭变软一点，因此总给宝宝吃汤泡饭。这显然是个误区，首先汤里的营养只有5%～10%，更多的营养还是在肉里，事实是宝宝并没有吃到更多的营养。而且长期用汤泡饭，还会造成胃的负担，可能害得宝宝从小得胃病。

◆ 用水果代替蔬菜。有的父母发现宝宝不爱吃蔬菜，大便干燥，于是就用水果代替蔬菜，以为这样可以缓解宝宝的便秘，但是效果并不理想。这种做法是错误的，水果是不能代替蔬菜的。蔬菜中，特别是绿叶蔬菜中含有丰富的纤维，可以保证大便的通畅，保证无机盐、维生素的摄入。

◆ 断奶后饮食正常，但仍在吃奶糕。奶糕是从母乳到稀饭的过渡食品，而且营养成分和稀饭没什么区别，都是碳水化合物。如果断奶后，宝宝可以吃稀粥、稀饭了，就不需要再吃奶糕了。长期给宝宝吃奶糕，不利于宝宝牙齿的发育和咀嚼能力的培养。

07 宝宝一日食谱举例

经过了近半年的各类辅助食品添加训练，到这阶段的宝宝几乎能接受除奶以外的其他任何食品。这时候宝宝能吃的食物品种基本和成人相似，但因其自身的生理特点如乳牙尚未完全萌出、口腔咀嚼能力尚不够发达等，对食品的质地和烹饪还是有些特殊的要求，要求食物以碎、烂、软为主。

◆ 6：00—6：30，牛奶1瓶2000毫升，小馒头夹肉松1个。

◆ 9：00—9：30，蒸蛋1个。

◆ 12：00—12：30，米饭半碗、清蒸带鱼25克、菠菜豆腐汤小半碗。

◆ 14：30—15：00，酸奶1杯150毫升，饼干2块。

◆ 15：30—16：00，荠菜肉末面条1小碗，其中肉末约20克。

◆ 20：00—21：00，牛奶1瓶200毫升。

◎ 孕妈妈意想预产。在心里祈求平安和顺产时，孕妈妈可以坐下来，放松呼吸，腰部挺直伸展，两腿盘起，双手自然放在膝盖上，然后深呼吸。将深深吸入的空气聚集在肚脐下面，然后慢慢呼出去，如此反复。

第三节 宝宝日常护理要点

01 宝宝睡觉不宜事项

宝宝不宜睡软床

许多妈妈以为宝宝只有睡柔软的床才能充分放松全身的肌肉，会睡得安稳、踏实、舒服。实际上，床太软对宝宝的发育十分不利。宝宝处于生长发育时期，骨骼还没有发育完善，宝宝的睡眠时间较成人长，软床不但不能给宝宝的脊椎很好的承托，还会随着宝宝身体重量不平衡下沉，增加骨骼的局部压力，时间长了会造成畸变甚至伤害内脏。同样硬床也不适合宝宝健康，应给宝宝选择软硬适中的床垫。

宝宝不宜睡大人的枕头

宝宝枕头强调阶段适用性，每一段时期应采用不同的枕头，根据宝宝头部的发育，随时调整，不可以一个枕头从小用到大，更不可以拿成人枕头给宝宝用。宝宝出生后3个月开始使用枕头。宝宝枕头高度以3~4厘米为宜，并根据宝宝发育状况，逐渐调整枕头的高度。一般可用自己的拳头进行简单的测量。枕芯应有一定的松散度，以保证枕头的柔软透气性，荞麦皮和泡过茶后晒干的茶叶都是做枕芯的好材料。这样的枕芯柔软、轻便、透气、吸湿性极好。

温馨小贴士

怎样预防宝宝睡偏了头？

首先是注意宝宝睡眠时的头部位置，保持枕部两侧受力均匀。另外，宝宝睡觉时容易习惯于面向妈妈，在喂奶时也把头转向妈妈一侧。为不影响宝宝颅骨发育，妈妈应该经常和宝宝掉换位置。

宝宝不宜穿厚衣服睡觉

晚上睡觉时，宝宝总是不老实，踢被子是常有的事，有的妈妈生怕宝宝着凉，于是就给宝宝穿上厚衣服睡觉。穿太厚的衣服睡觉，会使全身肌肉不能完全松弛，不能进入熟睡状态，妨碍生长激素的分泌。因为只有进入了熟睡状态，宝宝的大脑才能分泌出更多的促进生长的荷尔蒙。否则，衣

胎教圣经

◎ 为了巩固胎教的成果，当胎儿出生以后，最好把胎教所用过的东西，放在宝宝的面前，这样宝宝会慢慢回忆起以前学过的东西。

服紧裹在宝宝身上，使呼吸及血液循环不通畅。

宝宝不宜和大人一起入睡

有的妈妈为了夜里给宝宝喂奶、换尿布省事，或担心宝宝踢被子，一时图方便把宝宝搂在怀里一起睡，或者把宝宝放在两个大人中间睡。这样做对宝宝的健康有危害。因为搂着宝宝睡觉时，大人的头和宝宝的头部挨得比较近，而大人的肺活量要比宝宝大得多，因此，空气中大量的氧被爸爸妈妈夺去了，使宝宝在缺氧状态下睡眠。成人睡熟后，不断地翻身，也使宝宝容易出现睡眠不安。可以让宝宝睡在成人床旁边的小床上，既方便照顾又让宝宝拥有独立的睡眠空间。

宝宝不宜开着灯睡觉

夜晚床头的灯太亮可能会影响宝宝的正常睡眠。宝宝在睡眠过程中会分泌生长激素，灯光一亮，生长激素水平就会下降。宝宝还处于发育阶段，适应环境变化的能力很差，如果卧室的灯光太强，就会改变宝宝适应昼明夜暗的生物钟的规律，使他们分不清黑夜和白天，不能很好地睡眠。长期开灯睡觉可能会诱发近视，因为即使隔着眼皮，眼球仍能感光。而从灯光的明暗来讲，光线太强或太暗都不好，太强的光往往眼睛需一段时间才能适应，太暗的光让人看不清楚易导致视疲劳。

02 怎样帮宝宝选餐具

是否易握

勺子、饭碗等的形状很重要，要挑选能配合宝宝手形的造型，可以观察勺子的弧度、角度等是否便于宝宝拿握，饭碗的手柄设计是否便于拿住，容易拿握的餐具才能让宝宝保持自己吃饭的兴趣。

材质

餐具每天都要接触到宝宝吃的东西，所以安全的材质非常重要，还要选择不易脆化、老化、摔打和经得起磕碰，在摩擦过程中不易起毛边的餐具。还有，调羹的顶端要放进宝宝的嘴巴，选择软一点的材质能让宝宝吃起来更舒服，也能保护牙龈。另外能否放在微波炉里加热也很重要。

款式

餐具的款式虽然多，但还是以方便实用、外形浑圆为好；要能体现宝宝的特点，小巧

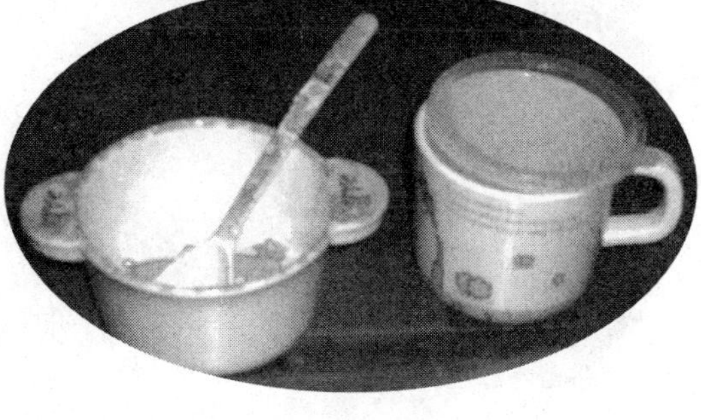

一个月

◎ 笑一笑，刚出生的小婴儿。只要他醒着，妈妈就应该在照顾他时，和他亲切地说话，抚摸他，向他露出微笑，这就是游戏。但睡眠的时候不要将他抱起来玩耍。

亲子游戏

别致，实用方便；设计应人性化，多圆形，防刮伤；防渗漏，保持卫生，便于外出携带；内侧要没有彩绘图案。

功能

餐具的功能各异，有底座带吸盘的碗，吸附在桌面上不会移动，不容易被宝宝打翻；有感温的碗和勺子，便于妈妈掌握温度，不至于让宝宝烫伤；大多数合格餐具还耐高温，能进行高温消毒，保证安全卫生。

03 怎样为宝宝买双合适的鞋

为开始学走路的宝宝选购一双合适的鞋是件很重要的事。这不仅与宝宝学会正确的走路姿势息息相关，还是从小保护好宝宝的脚的最基本的一件事。妈妈在挑选鞋时要注意以下几方面：

◆ 根据宝宝的脚形选鞋，即鞋的大小、肥瘦及足背高低等。

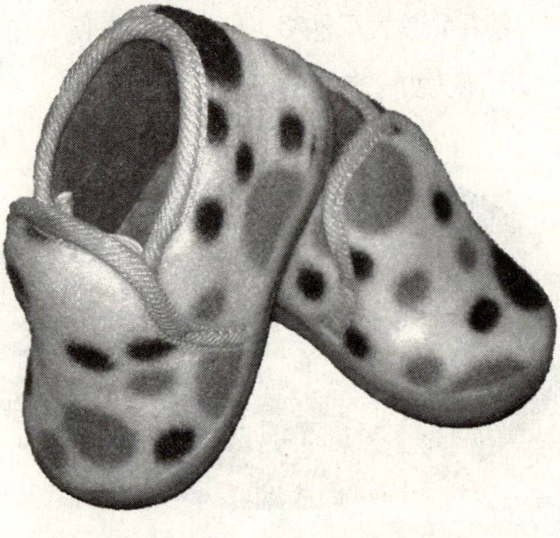

◆ 要选鞋面的质量，应以柔软、透气性好的鞋面为好。

◆ 鞋底应有一定硬度，不宜太软，最好鞋的前 1/3 可弯曲，后 2/3 稍硬不易弯折；鞋跟比足弓部应略高，以适应自然的姿势；鞋底要宽大，并分左右。

◆ 合适的弯曲度。鞋的舒适感除了来自合适的软硬度外，还取决于鞋底的弯折部位，很多童鞋的弯折部位在鞋的中部，即脚的腰窝处，这样容易伤害宝宝比较娇弱的足弓。科学的弯折部位应位于脚前掌的跖趾关节处，这样才与行走时脚的弯折部位相符。

◆ 鞋帮要稍高一些，后部紧贴脚，使踝部不左右摆动为宜，因为宝宝骨骼软，发育不成熟。

◆ 尺寸应稍大些，但绝不能过大，因为宝宝脚发育较快，每隔一段时期，就要检查一下宝宝的脚和鞋的适合度，看看是否又该换鞋了。一般来讲，宝宝平均每 2～3 个月就要换一双大一点的鞋。

04 宝宝大小便训练

这个时期健康成长的宝宝每天都基本上能够按时排大便，形成了一定的规律。每天定时给宝宝把大便，成功的机会也会多起来。有的宝宝已经可以不用尿布了。但是这时的宝宝还不能自己有意识地控制大小便，只是反射性地排便排尿。

宝宝此时还不会说话，不能表达自己的

亲子游戏

◎ 当宝宝睁开眼时，你可以试着让宝宝看你的脸，因为宝宝的视焦距调节能力差，最好距离是 19 厘米。还可以在 20 厘米处放一红色圆形玩具，以引起宝宝的注意，然后移动玩具上、下、左、右摆动，宝宝会慢慢移动头和眼睛追视玩具。健康的宝宝在睡醒时，一般都有注视和不同程度转动眼和头追随移动物的能力。

宝宝祛病营养餐

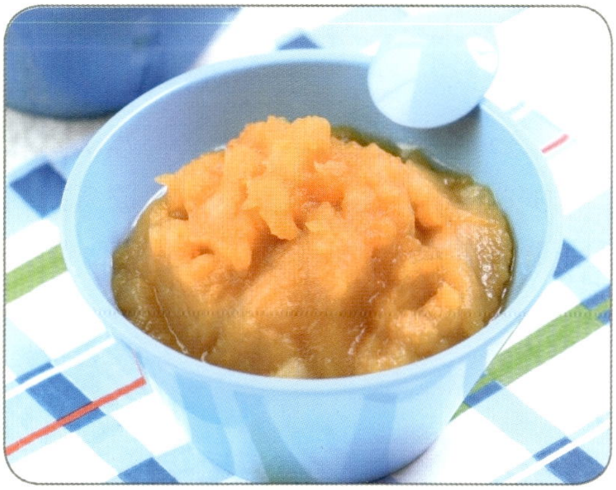

1 果菜泥（便秘）

材料：红薯1个，苹果1个。

调料：蜂蜜5克。

做法：1. 红薯、苹果分别洗净去皮，切成小碎丁。2. 将红薯丁、苹果丁放入锅中加少许水，盖盖小火慢沸。3. 开盖顺时针不停搅拌，熟烂成泥后调入蜂蜜煮匀即成。

★TIPS 适宜7个月以上的婴儿趁热食用。此菜既润肠通便，同时还能补充多种维生素、矿物质，而且丰富的果胶对孩子的皮肤也有好处。

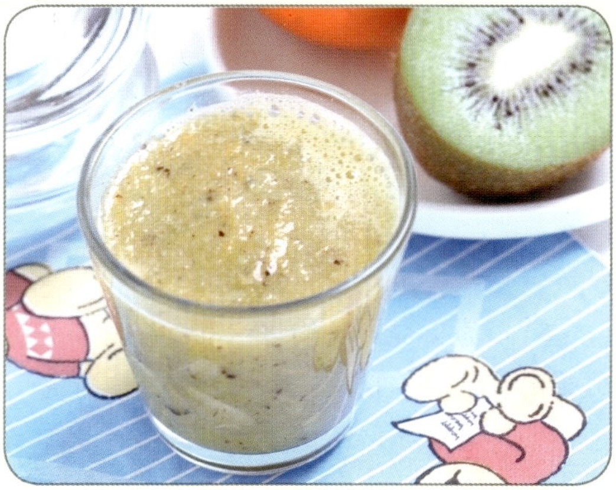

2 猕猴桃汁（感冒）

材料：猕猴桃1个，橙子半个。

调料：白糖少许。

做法：1.将猕猴桃去皮，切块；橙子去皮，去子，切块。2.将猕猴桃块、橙子块放入果汁机中搅打成汁，用白糖调味即可。

★TIPS 猕猴桃含有大量维生素C，有"维生素C之王"的美誉，一个猕猴桃能提供1个人一天维生素C需求量的2倍多；橙子也富含维生素C，在宝宝感冒时可以适当多喝些。

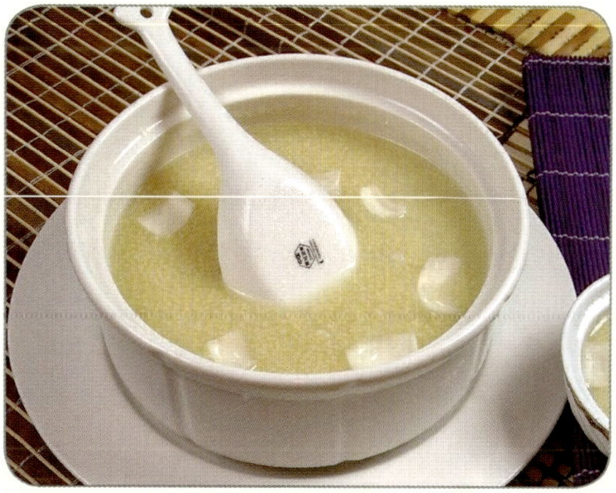

3 小米汤（腹泻）

材料：小米50克。

做法1. 小米淘洗干净。2. 锅内加适量清水煮开，下入小米大火煮开，转小火煮至黏稠，取上层米汤即可。

★TIPS 宝宝腹泻时需要更多的营养，饮食原则要按照少食多餐、由少到多、由稀到浓的原则来给宝宝安排。小米汤既好消化，又富含营养。

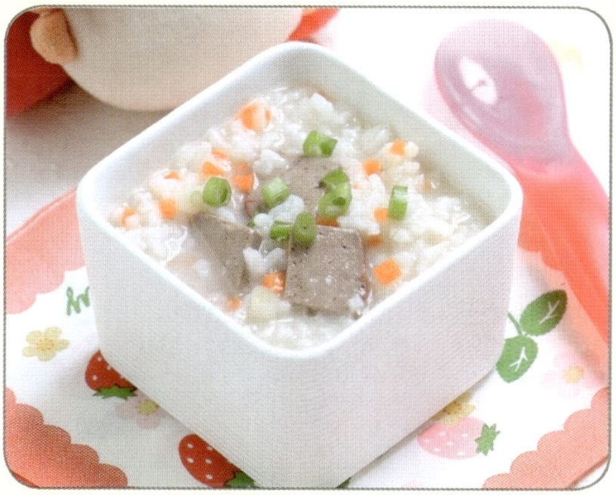

4 猪肝胡萝卜粥（厌食）

材料：猪肝、胡萝卜各50克，大米80克。

调料：盐2克，葱花3克。

做法1. 猪肝洗净，切小片；胡萝卜洗净，去皮切碎；大米淘洗干净。2. 锅中倒入适量水烧开，放入大米大火煮开，转小火煮20分钟，放入胡萝卜碎煮至米粒软烂，下入猪肝片继续煮3分钟，放盐调味，撒上葱花即可。

★TIPS 宝宝厌食有多种原因，缺锌是其中之一，日常可以给缺锌的宝宝多吃一些含锌丰富的食物，如动物肝脏、海产品、瘦肉、干果等。

宝宝微量元素补充营养餐

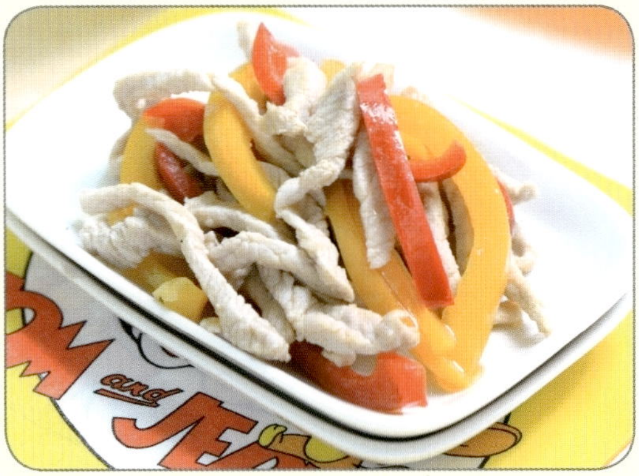

1 肉丝炒甜椒（补充维生素）

材料：猪瘦肉50克，红甜椒、黄甜椒各40克，鸡蛋1个。

调料：葱末、姜末、淀粉、水淀粉、盐各适量。

做法：1.将猪肉、甜椒清洗干净后，都切成丝。2.接着把鸡蛋打入碗中，并加入少量淀粉，搅拌均匀，打成蛋糊状，并加入肉丝一起拌匀。3.烧油锅到70摄氏度左右，把肉丝蛋糊一起倒入锅内，中火煎熟。4.然后，重新起锅，烧热油，用葱、姜末炝锅，放入花椒水，肉丝，甜椒丝略炒，加入盐及适量水，炒透，勾入淀粉汁，淋香油即可。

★TIPS 鸡蛋的黄色、肉丝的粉色，还有甜椒的红、绿色令本菜品色彩丰富，诱人。甜椒富含维生素C，常吃能补充身体多种营养物质。

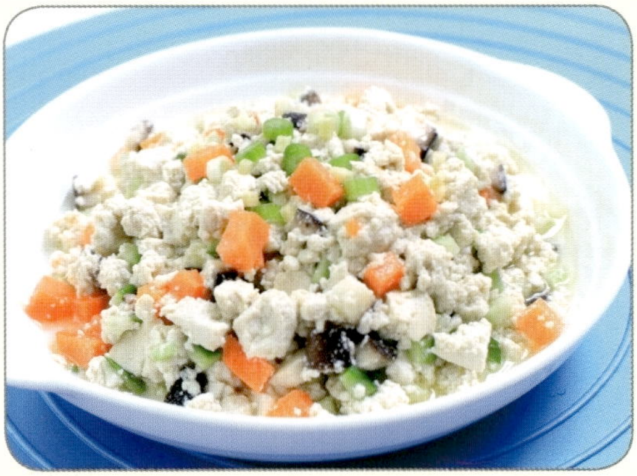

2 多彩豆腐（健脑益智）

材料 豆腐150克，冬菇50克，胡萝卜、黄瓜各20克。

调料：料酒、葱末、姜末、盐、香油、植物油各适量。

做法1. 将豆腐洗净，压碎；冬菇洗净，去蒂，切小块；胡萝卜洗净，切小丁；黄瓜洗净，切末。2. 锅中倒植物油烧热，用葱末、姜末炝锅，随后加豆腐碎、冬菇块、胡萝卜丁和黄瓜末煸炒透，加入料酒、盐调味，淋上香油即可。

★TIPS 本菜营养丰富，富含多种维生素与微量元素，能健脑益智。

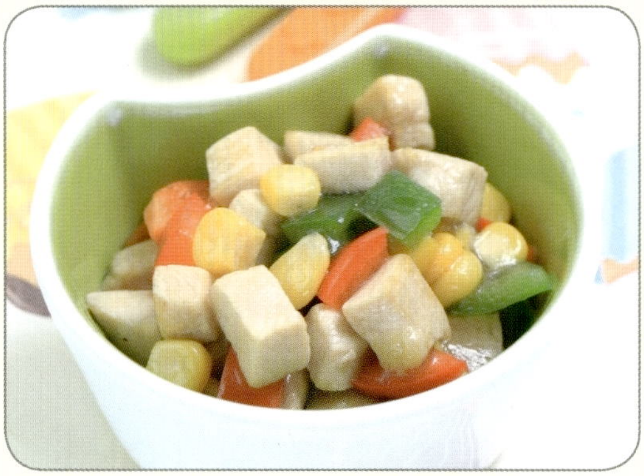

3 玉米鸡块（补充维生素）

材料：鸡胸肉150克，青椒、红椒、玉米粒各50克。

调料：盐、白糖、料酒、水淀粉各适量。

做法：1.先将鸡肉用适量盐、糖、料酒、水、和食油腌20分钟。2.大火下油(1汤匙)起锅，先爆青椒、红椒用半茶匙盐炒软，再加鸡肉炒至两面转色，再加入玉米略炒。3.加入汁料，汁料开后，盖盖焖3分钟，装盘即可。

★TIPS 鸡肉肉质细嫩，滋味鲜美，所含磷脂类对宝宝生长发育有重要作用的。同时，青椒、玉米中含有丰富的维生素。

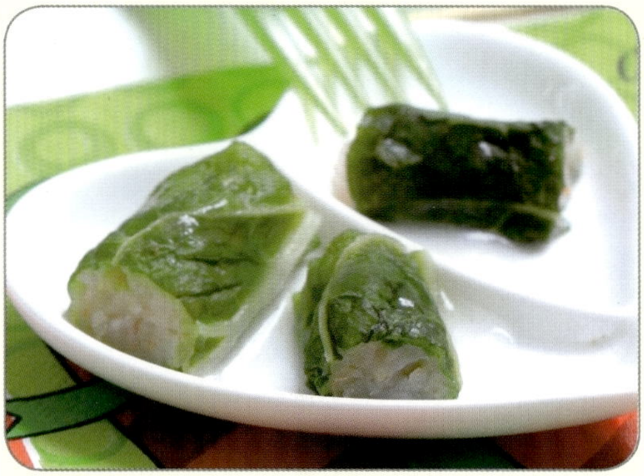

4 碧玉鲜虾卷（补钙）

材料：鲜虾300克，青口白菜200克，鸡蛋1个，胡萝卜1根。

调料：盐、姜末、白糖各5克，水淀粉、高汤各适量，白胡椒粉少许。

做法：1.剥出虾肉，虾头和虾皮也不要扔。2.虾肉、胡萝卜切碎（不要捣成泥），加入姜末和鸡蛋黄（蛋清还有用途，留好）。3.放入淀粉、盐、料酒、白胡椒粉搅拌成糊状“馅”。4.白菜叶用开水焯一下，烫软了，放入“馅”，先把底下向上折，然后左右向中心折，最后卷成卷。卷好后用鸡蛋清均匀涂抹在菜叶边缘上，封口。虾头、虾皮垫底（增加鲜味）上锅蒸，开锅后计时，15分钟后起锅即可。

★TIPS 虾中含有丰富的镁，镁对心脏活动具有重要的调节作用；虾富含磷、钙、对婴儿尤其有好处。

宝宝个性营养餐DIY

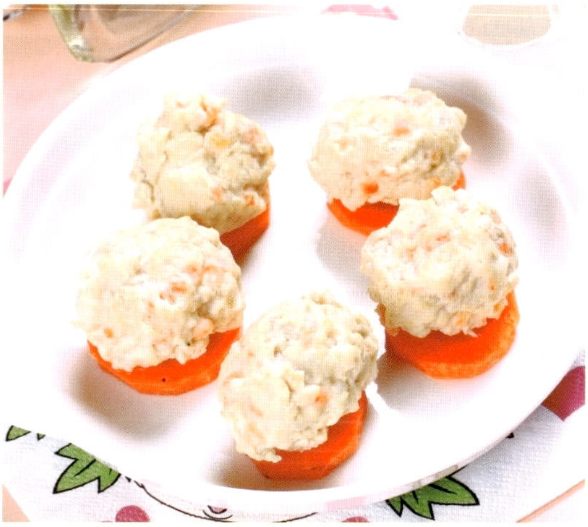

1 胡萝卜鸡肉丸

材料：鸡胸肉100克、胡萝卜50克、鸡蛋清20克（一个鸡蛋的蛋清）。
调料：淀粉1茶匙（5ml）、婴儿酱油1茶匙（5ml）
做法：
1.将鸡胸肉切成小块后剁碎成鸡肉泥备用。2.胡萝卜洗净切成细末、再将鸡肉泥、胡萝卜碎、蛋清、淀粉混合在一起，加入适量水搅拌均匀。3.将搅拌好的肉泥做成丸子，放入盘中，丸子下垫上一片胡萝卜做装饰。4.将做好的丸子放入蒸锅内蒸5分钟熟透即可。

★TIPS 适合9个月大的宝宝。宝宝都喜欢球状的东西，肉丸子宝宝一定喜欢。将肉丸子做得小一些，这样小宝宝可以用手捏着吃，吃饭的乐趣就更多。

2 油菜鸡蛋面卷

材料：小油菜20克、鸡蛋1个、面粉100克。
调料：水、油，盐各少许。
做法： 1.将小油菜洗净沥干切碎备用。2.将鸡蛋打散加入面粉，盐和适量清水搅拌成面糊。3.将切好的小油菜用开水焯熟，沥干水份放入面糊中搅拌均匀。4.平底锅烧热放入少量油，转小火，倒入适量面糊，将面糊均匀分布在锅底，将两面烙熟。5.将烙好的鸡蛋薄饼卷起来，切成段，再用竹签串起来即可。

★TIPS 适合一岁左右宝宝食用。小竹签串起来的面卷像一串糖葫芦，宝宝会非常喜欢。

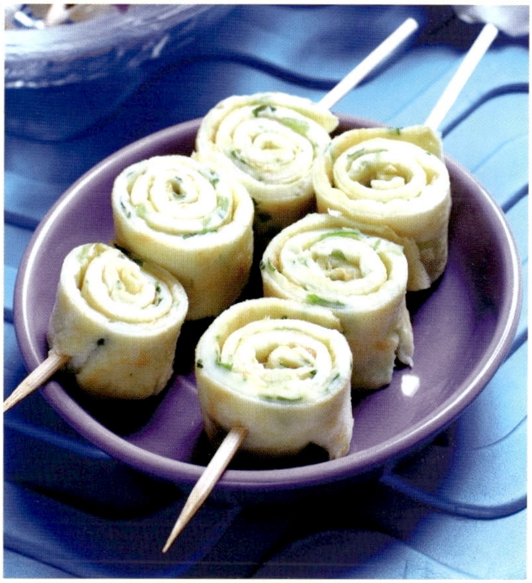

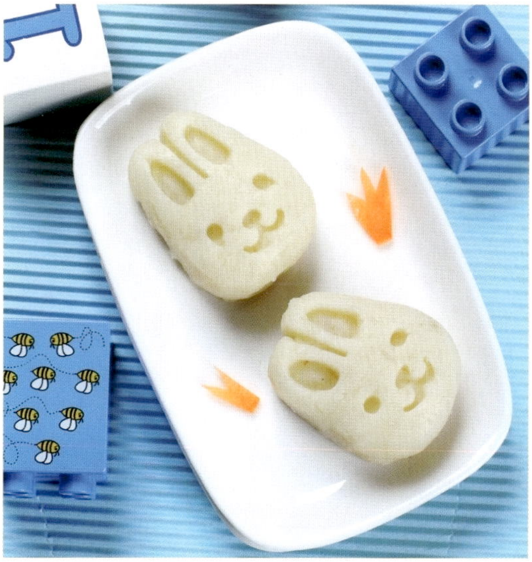

3 鸡汤土豆泥

材料：土豆150克、鸡汤、儿童奶酪1片、胡萝卜少许。
做法：1.土豆去皮切成块；儿童奶酪切成碎末，放入蒸锅中蒸软。2.将蒸软的土豆用勺子按成泥。3.将土豆泥调成糊状，取一个饼干模具放入盘中，然后将土豆糊放入饼干模具中，将饼干模具拿开即可。

★TIPS 适合6个月以上的宝宝。土豆不仅营养丰富口味柔和，而且很好塑造成各种宝宝喜欢的形状。

0—1岁 宝宝成长日历

1 新生宝宝
体重：2.4～4.3千克
身高：45.9～55.1厘米
婴儿刚刚出生时就有握持反射、觅食反射、踏步反射、惊吓反射等反射功能

2 满月宝宝
体重：2.9～5.6千克
身高：49.7～59.5厘米
此时小宝宝会挣扎着抬起头向四周张望，亦会以稍微不同的视野看这个世界

3 2～3个月宝宝
体重：3.5～6.8千克
身高：52.9～63.2厘米
宝宝眼睛开始变得有神了！皮肤也变得越来越干净、有光泽、有弹性

4 3～4个月宝宝
体重：4.1～7.7千克
身高：55.8～66.4厘米
宝宝四肢更加灵活，技能越来越丰富，对爸妈们的认识也越来越多

5 4～5个月宝宝
体重： 4.7～8.5千克
身高：58.3～69.1厘米
宝宝的脖子已经能挺得直直的，面部表情也非常丰富，开始喜欢和熟悉的人“咿咿呀呀”的对话

6 5～6个月宝宝
体重： 5.3～9.2千克
身高：60.5～71.3厘米
宝宝开始变得更加强壮，他们脸色红润而光滑，五官也开始渐渐露出爸爸妈妈的痕迹

7 6～7个月宝宝
体重：5.5～9.8千克
身高：60.6～73.2厘米
宝宝有自己的小喜好，如果不顺心，还会发脾气

8 7～8个月宝宝
体重： 5.9～10.3千克
身高：62.2～74.8厘米
这个月大多数宝宝都开始长牙，有的宝宝长牙可能晚一些

9 8～9个月宝宝
体重：5.9～10.3千克
身高：62.2～74.8厘米
宝宝进入8个月后，身体似乎开始进入能量积累期，成长的速度变得缓慢了

10 9～10个月宝宝
体重：6.3～10.8千克
身高：63.7～76.3厘米
宝宝身高、体重都呈现匀速增长。对于9个月宝宝来说，变化最大的还是智力方面

11 10～11个月宝宝
体重：6.6～11.3千克
身高：65.0～77.6厘米
宝宝体重每个月都会增长0.2～0.3千克，身高每个月会增长1～2厘米

12 满周岁宝宝
体重：7.6–12.7千克
身高：69.8–82.7厘米
宝宝在运动能力、身体技能、认知以及语言和情感等方面都有了显著进步

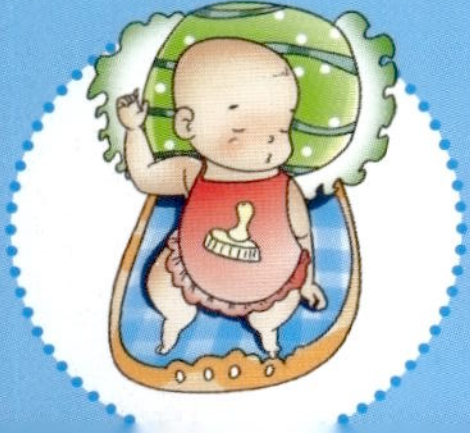
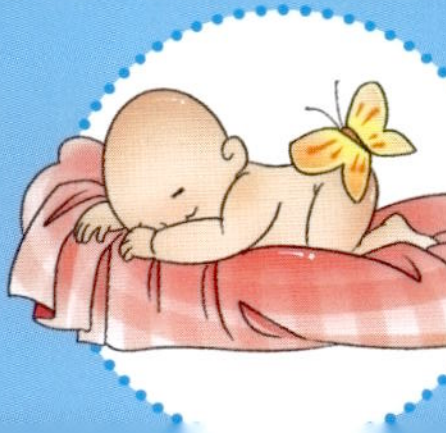
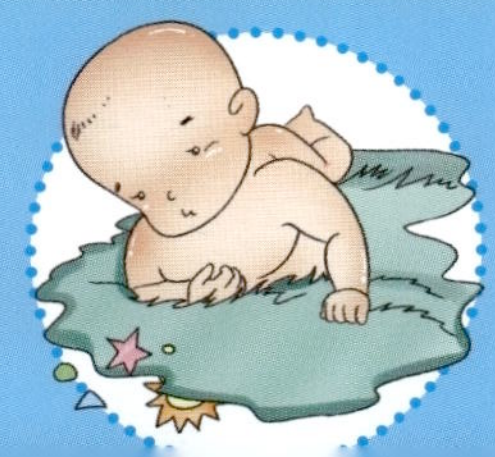
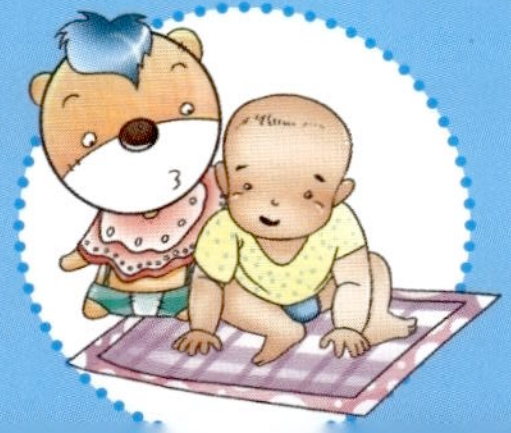
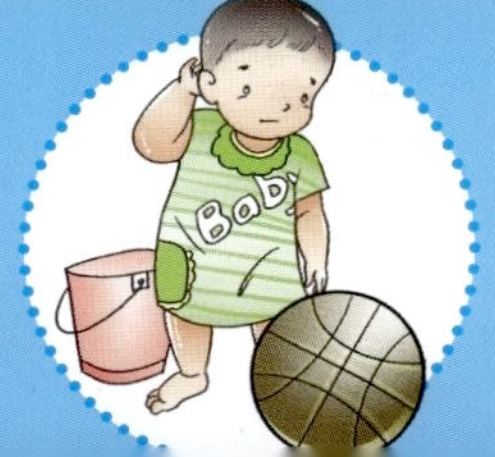
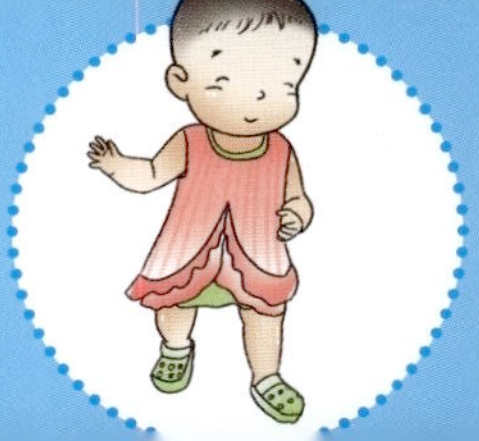

需求，还是要靠大人多观察，掌握宝宝的排便规律。比如有的宝宝在排尿前会轻轻打个哆嗦，南方话里叫“尿（suī）头噤”；有的宝宝排大便前脸部会有表情，自己会“嗯嗯”地示意。只要大人留心，白天宝宝就可能少尿湿拉脏几次衣裤。这时不少宝宝已经可以整晚不尿，或是只需把一次尿了。也有的宝宝穿纸尿裤睡觉，妈妈和宝宝都可以睡个好觉，如果是在较凉爽的季节也未尝不可。

但这时要注意，不能因为怕宝宝尿湿衣裤，就过于频繁地把宝宝小便，甚至带有强迫性质，这样有可能会造成宝宝尿频，也不利于增加膀胱的贮尿量。延长宝宝排尿间隔，反而使宝宝稍有尿意就会排尿，控制能力得不到锻炼。

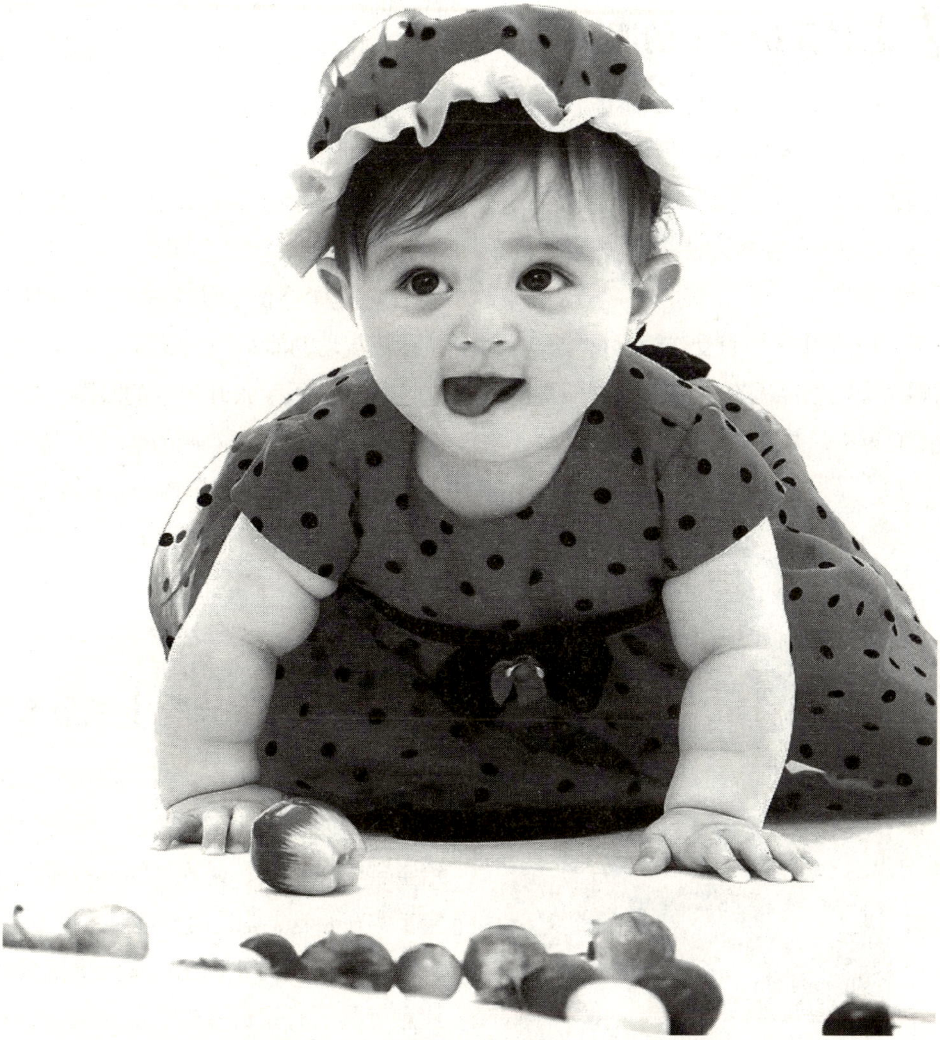

亲子游戏

◎ 大多数新生儿哭时，如果把他抱起靠在肩上，他不仅可以停止哭闹，而且会睁开眼睛。如果父母在后面逗引他，他会注视你，用眼神和你交流。一般情况下，通过和宝宝面对面地说话，或把你的手放在宝宝腹部，或按握住他的双臂，约 70% 哭着的宝宝可以经过这种安慰停止哭闹。

第四节 宝宝安全护理

01 怎样保护宝宝的眼睛

宝宝的眼睛受到伤害时，绝不能认为只要用清水冲洗一下就没有事了。这是很难单靠表面的检查就可以判断眼睛受伤程度的，你需要学习完整的急救方法去保护宝宝的眼睛。

◆ 眼睛被射中：检查受伤情况，找一个柔软的圆圈型的物品围在宝宝眼眶周围不能再让眼睛有重压，并且马上到医院去治疗。

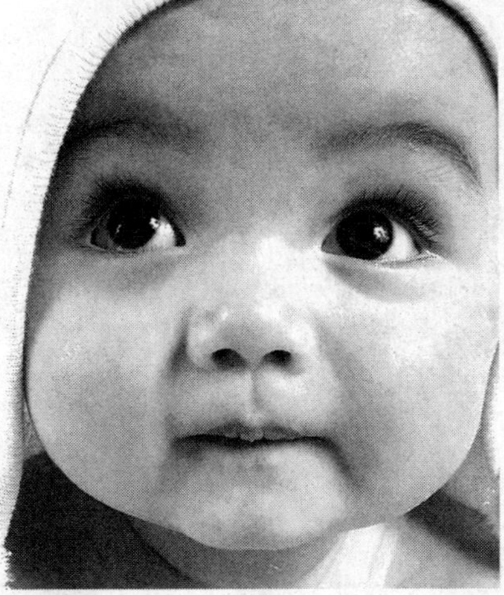

◆ 异物进入眼睛：此时千万不要用手揉眼，以免异物擦伤角膜。这时应用手轻提一下上眼皮，一般浮在表面的异物即可随眼泪自行排出。如果有眼药水，可立即滴眼药水，将异物冲出。

◆ 由于撞击肿起来：用冰块或浸了水的布敷在眼睛上，要盖过眼睛。

◆ 化学烧伤：眼睛沾上了化学物品，要持续用流动的清水冲洗眼睛 20～30 分钟，在这过程中要用手张开宝宝的眼睛，使其得到充分的清洗。发生这种情况时建议及时就医。

◆ 阳光下保护宝宝眼睛：戴上太阳帽，帽子要足够覆盖头部，弥补太阳镜所保护不到的部位。

02 宝宝异物卡喉急救办法

宝宝吃糖果不慎，或者在玩耍时吞入小的物品即发生异物卡喉情况。父母最好不要给宝宝吃花生米、果冻、糖等小零食，如果宝宝实在要吃，吃的时候注意不要发生打闹、哭笑等情况。另外，在给宝宝玩玩具时，先注意玩具上有没有零件脱落，或周围有无小

亲子游戏

◎ 用一个小塑料盒装一些黄豆，在宝宝睡醒的状态下，距宝宝耳边约 10 厘米处，轻轻摇动，宝宝的头会转向小盒的方向。如果用温柔的呼唤作为刺激，在宝宝的耳边轻轻地说一些话，那么，宝宝会转向说话的一侧，如换到另一侧呼唤，也会产生相同的结果。

物品，比如弹珠、小螺丝等。发生这种情况是十分危险的，如不及时进行处理将危及宝宝的生命。

◆ 头低位，一手握拳拇指顶在上腹部剑突位，即肚脐的上方，另一手掌握住拳，向后、向上猛烈挤压，动作要快，然后放松，可快速挤压3~5次。也可借助椅背、桌边挤压上腹部，然后放松。

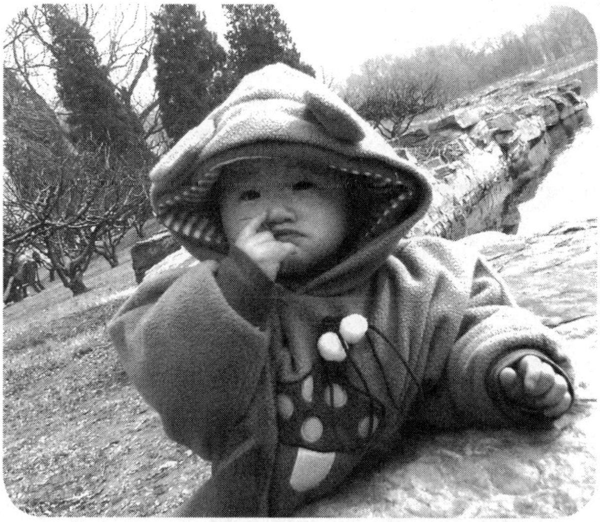

◆ 救人者站在患儿背后，双臂围绕其腰部，用一手握拳顶在上腹部剑突位，另一手用掌按住拳头，用力迅速挤压，重复上述动作。

◆ 可以采取头低足高的体位，用手掌适当用力在患儿后背双肩胛骨内拍击。

03 怎样帮宝宝止血

宝宝经常会因为擦伤、碰伤、刮伤而出现流血现象，妈妈如何做才是正确的急救措施呢？这里提供6种止血方法：

◆ 指压止血。当小伤口少量出血时，可在伤口垫上消毒纱布，用手指或手掌压迫出血点上部的血管，即可止血。不要用手去挤压伤口，企图止血，这样会对皮肤造成伤害。不要直接用嘴去止血，这样很容易导致细菌感染。

◆ 竹膜止血。竹子内层薄膜，被誉为“止血仙丹”，将它贴在轻度外伤处，可立即止血。

◆ 冰块止血。皮肤表面或皮下出血，用冰块敷于出血处，可使血管收缩，减少出血，并促使凝血。

◆ 冷水冲洗止血。若软组织扭伤、挫伤后，立即用冷水冲洗，可加速止血。

◆ 头发灰止血。将头发燃烧后研成细末，涂在伤口处，即可止血。

◆ 止血带止血。上、下肢出血时，可用橡皮带、手帕、布条等在出血点的上部扎紧，压迫血管，即可止血。每隔15分钟应放松1次。尽量不要长时间用创可贴止血，容易粘皮。

止血后，用生理盐水或清水冲洗伤口，清除污染物，用棉签蘸双氧水轻轻涂在伤口周围，再冲洗一遍，清洁杀菌，然后马上用干净的纱布按住伤口，尽可能抬高患处，以期迅速止血。如血止不住应立即到医院。

04 宠物对宝宝安全的威胁

随着自己活动能力的增强，有些宝宝会

◎ 可以让宝宝抓着你的手指，不断测试，这样宝宝紧握拳头的力量会慢慢减弱。

亲子游戏

喜欢与小动物一起玩耍，宝宝与小动物玩耍存在着很多的危险。发生最多的是宝宝可能被猫、狗等小动物咬伤、抓伤，不能排除被感染狂犬病的可能；猫、狗等小动物身上的沙门氏菌，钩虫、蛲虫等寄生虫感染到宝宝；猫、狗等小动物的毛或皮脂腺散发的脂分也可引起宝宝过敏或气喘等疾病。那么，怎么样能使宝宝和小动物和谐相处呢？

◆ 带宠物去兽医那里作个全面检查。永远记住健康的宠物才是安全的宠物。驱虫、打防疫针是必不可少的。

◆ 别让宠物和宝宝一起睡在无人照看的房间里。

◆ 当你抱着宝宝在沙发上时，别让宠物上沙发，否则会让宝宝与宠物的关系中，宠物占上风，也可能是一种对侵略行为的鼓励。

◆ 别误以为一个口套就能解决所有的安全问题。虽然狗狗被套住嘴是不能咬人了，但如果宝宝和狗狗不能融洽相处，它还能用它的爪子抓伤宝宝。

◆ 要让小宝宝知道：和宠物接近有时是有危险的。坚决制止以下行为：用手去戳动物的眼睛、耳朵，或者把手放进宠物的嘴巴里，拖着宠物的尾巴或者乱扯它的毛。

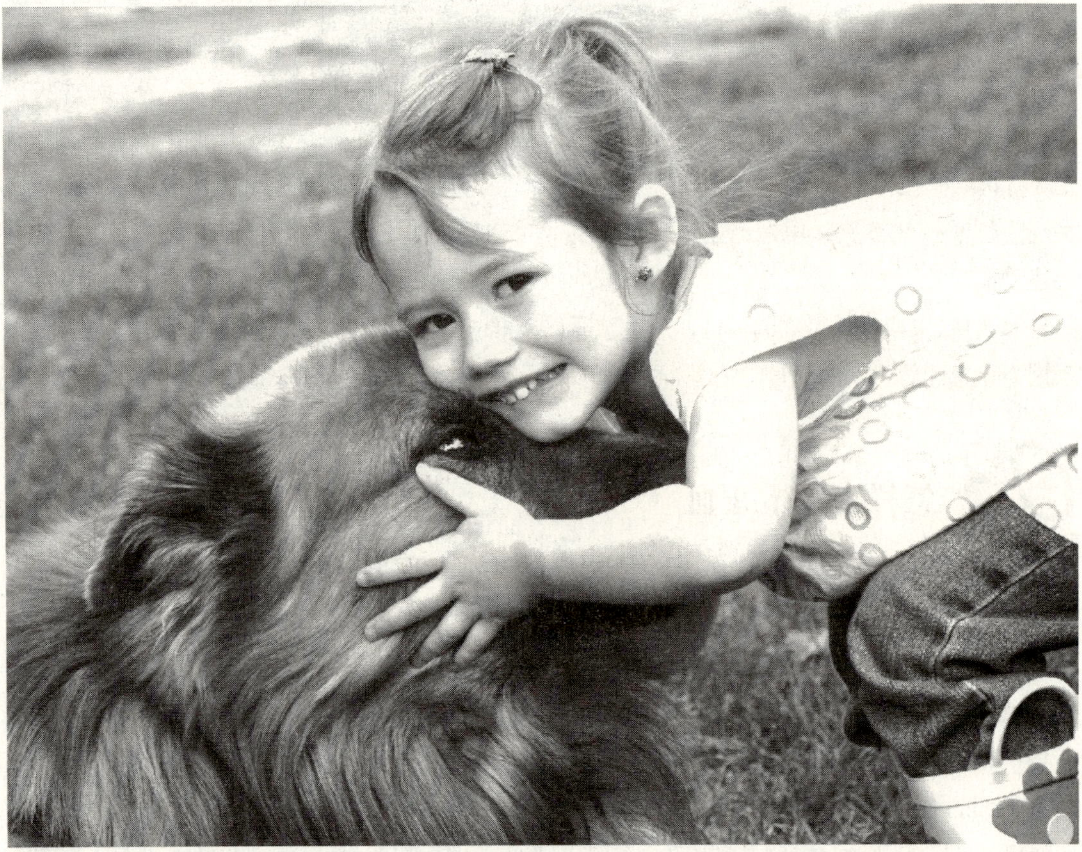

亲子游戏

◎ 妈妈喂奶后将宝宝竖抱，使宝宝头靠在自己肩上，轻轻拍打宝宝的后背，让他打几个嗝。然后妈妈不扶宝宝的头颈部，让宝宝的头自然立起片刻，每次如此，训练颈部肌肉发育。

第五节 宝宝潜能开发

01 锻炼宝宝学走路

在宝宝学习走路之前，必须要学会站立。宝宝在 10～12 个月的时候开始学习走路，他可能是先扶着家具行走，熟悉以后他就能够慢慢自己行走。宝宝一般在 10 个月后，经过扶栏的站立已能扶着床栏横步走了。在宝宝初学走路时，为防止摔倒，应选择活动范围大、地面平、没有障碍物的地方学步。如冬季在室内学步，要特别注意避开煤炉、暖气片和室内锐利有棱角的东西，防止发生意外。同时要给宝宝穿合适的鞋和轻便的服装，以利行走。父母可以用以下办法帮助宝宝学习走路：

◆ 宝宝与你面对面，让宝宝的双脚分别站在你的双脚背上，握住他的双手，然后你左右交替一步一步迈步向后退，带动他左右交替向前迈步。

◆ 让宝宝站在床沿或长沙发的一头，父母在旁用玩具逗引他移步走。

◆ 让宝宝牵着父母双手或单手走路。

◆ 父母面对面蹲下，距离为伸手能相触，让宝宝在这段距离内自己独立行走。

◆ 让宝宝靠墙站立，父母在距他不远处用玩具逗引他走过来。

温馨小贴士

宝宝还处在学步阶段，摔倒是避免不了的。父母要下一下决心，当宝宝摔倒时，让他自己爬起来，锻炼宝宝克服困难的能力。

在宝宝学步时，父母应注意不能急于求成，更不能因怕摔就不练习了。要根据自己宝宝的具体情况灵活施教。初学时应每天安排时间陪着学步，并注意保护，这样有利于宝宝更快学会走路。

02 把握宝宝学语的黄金时段

重视宝宝的模仿，协调多种器官

模仿是宝宝语言发育的一个重要阶段，必须靠听觉、视觉、语言运动系统协调活动，因此，让宝宝看着色彩斑斓的音乐书，触摸发音键，再听听音乐书的动物发音，确实是

亲子游戏

◎ 妈妈仰卧床上，将宝宝放在妈妈胸腹部，俯卧，逗宝宝抬头。此时宝宝抬头还很困难，只要他努力做就可以了。

宝宝协调运用眼、手、唇、舌、声带、脑等器官的最好训练。

多和宝宝谈话，让宝宝观察口型

虽然这个阶段的宝宝不一定懂得父母在说什么，但各位父母不能因此就放弃了这个阶段的训练。父母应该多和宝宝玩游戏，多发出各种各样的声音，宝宝耳朵在听的同时，眼睛也在观察爸爸妈妈的口型，练习发音的气流和技巧。

积极给宝宝创造开口的机会

平时多与宝宝接触，多和宝宝一起做游戏，在和宝宝一起的过程中，带他广泛地认识各种事物，如带他去公园游玩时，开始先教他“宝宝看，小鸟、红花、绿树”，慢慢地可以多问宝宝：“宝宝，这是什么？”

适当鼓励和称赞宝宝

父母在陪宝宝进行发音训练的时候，应当循循善诱，当宝宝发音说不准或者说不清，甚至不愿说的时候，不要责备宝宝，应该适当鼓励宝宝，或者暂时停止训练，分散宝宝的注意力，隔一段时间再继续训练。当宝宝表现非常活跃的时候，应该称赞宝宝，让宝宝爱上这个训练。因此，发音训练既可以促进宝宝思考，也是宝宝树立自信的好时机。

03 如何培养宝宝的观察力

较强的观察能力可以使宝宝更加容易认

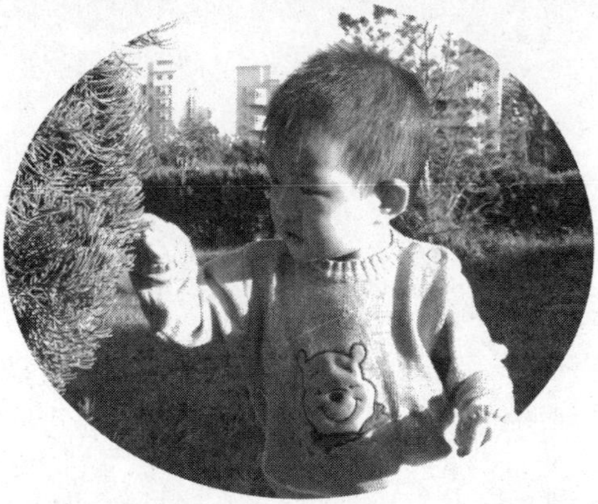

识世界和周围生活，对宝宝智力的发展也有重要的作用。培养宝宝的观察力主要是培养宝宝能够有意识地对一个观察对象进行完整、全面的感知，因此应当注意以下几个方面：

◆ 宝宝喜欢观察活的、动的物体，不喜欢观察静的物体。如宝宝喜欢看小鸡吃米、小猫玩球、小狗打架、小金鱼游泳……而对于静态的图画不喜欢去观察。

◆ 喜欢观察颜色鲜艳的东西，如孔雀开屏、花园里的鲜花等，不喜欢看颜色单调的水墨画。

◆ 喜欢看大而清晰的物体图像，不喜欢看小而模糊的东西。

◆ 位置明显的物体容易被观察，如墙上挂的、桌上摆的、床上放的、身上穿的……位置不明显的，容易被忽略。

◆ 物体的开头容易被观察，其他特征容易被忽略。例如，一堆物品中，宝宝容易将形状相同的物品归为一类。

◆ 差别大的物体容易被观察出来，差别小的物体常常观察不到。

在培养宝宝观察力时，父母应注意多提

亲子游戏

◎ 让宝宝俯卧在床上，用玩具逗引，使其头左右转动并稍抬。

问题，有意识引导宝宝去观察那些容易被忽略的方面，使宝宝的观察力得到充分的发展。

04 宝宝早期阅读能力的培养

宝宝翻看图书的技能发展迅速，是早期阅读的基础。到了10个月后，宝宝手部动作技能的发展迅速，手指灵活。手眼协调是宝宝主动学习的开始，是他们成长的重要标志，是翻看图书、阅读图书的基础。

早期读物包含形状、色彩、符号、文字等信息，有助于培养宝宝的想象力、联想力、抽象思维；而且在亲子阅读中，爸爸妈妈朗读故事儿歌、提问、答疑以及微笑、注视、抚摸宝宝等行为，可以培养亲子间安全、依赖、信任与爱的关系。此外，早期阅读做得好，既可以塑造宝宝热爱阅读的兴趣爱好，又可以提高他的阅读能力，为将来的学习打下良好基础。

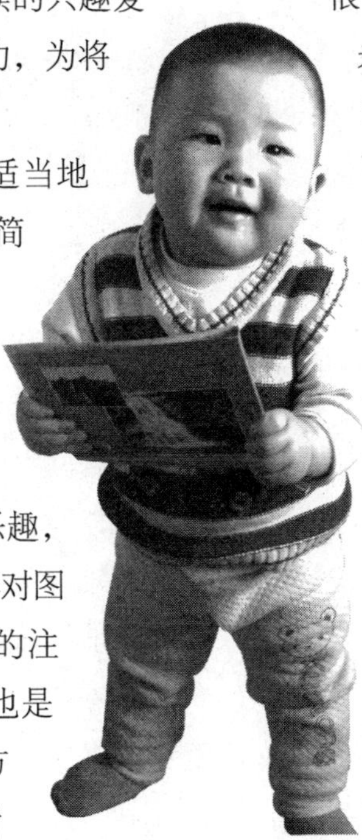

在早期教育的过程中，适当地给宝宝提供画面较大、内容简单、与实物相近的图画书，让他们重复翻阅，使宝宝通过自己的双手把图书打开，找出自己喜欢的图画，体验手作用于图书而产生变化的乐趣，有重复翻阅的愿望，从而培养对图书的兴趣。对图书的有意识的注视，也是早期阅读的基础，也是早期培养宝宝注意力的良好方法之一。越是有机会让宝宝看图书、看画册，宝宝注意的持久性就越能发展。

朗读故事是最成功的父母们的最大秘方之一，它对幼小的心灵有着深远的影响，使宝宝从小热爱读书。从9～10个月开始，家长就可以帮助宝宝学习翻书页、讲读故事。

05 培养宝宝良好的性格

培养宝宝良好的性格要从立规矩、定界限做起，但不是一味地严格要求。这一阶段妈妈应有意识地培养宝宝的性格：

◆ 植入对于对和错的理解。虽然一开始他不能完全懂得这种区别，但讲多了会慢慢理解的，可以慢慢要求他不大声乱嚷、不能“打”妈妈。

◆ 种下自我控制的种子，这个种子不会很快发芽，但如果好好培养，它会变成未来行为的根。完全靠成人控制才能表现好行为的话，一旦成人不在场，他就不知所措了。

◆ 可以让他对正确行为尊重，他就会从以自我为中心的宝宝转变成有同情心的、关心他人的宝宝。

◆ 在你的宝宝长大一点时，给他成为快乐的大宝宝的机会。

◆ 保护你的家，保护宝宝本人，保证你神志正常，因为没有经过管教的宝宝，容易放纵自己，会无法无天，家里会搞得乱七八糟，你也会失去理智。

在培养宝宝守规矩、有界限时，

亲子游戏

◎ 妈妈抱着宝宝，面对面说话，宝宝看着妈妈的脸。妈妈把脸移向一边，让宝宝的眼睛随妈妈移动，左右来回移动两三次。

要做到以下几点：

◆ 对宝宝要表示爱，但不是溺爱。没有得到爱的宝宝，自我价值会受到影响；得到太多的非理智的爱，宝宝会自我膨胀，目空一切。

◆ 表示爱的方法是对事不对人。你可以对宝宝说“我不喜欢你穿着鞋爬到沙发上去”，不要说“我不喜欢你”，这两者是不同的，错误行为纠正了，但仍不伤害宝宝。

◆ 有效的训练是个别的。每个宝宝有其自身的特点和环境的特点，不能一样对待。

06 和宝宝一起玩游戏

学翻书

在宝宝情绪愉快时，让他坐在妈妈的怀里，打开一本适合他读的图书（如布书或《宝宝画报》）。妈妈先打开书中他认识的一种小动物图画，引起他的兴趣，再当着他的面合上，说“小猫藏起来了，我们把小猫找出来吧！”父母示范一页一页翻书，一旦翻到，立刻显出兴奋的样子：“找到了！”然后再合上书，让宝宝模仿你的动作，打开书，找小猫。起初，宝宝只能打开、合上，渐渐地会一次翻好几页。这样能够培养宝宝对图书的兴趣，训练精细动作能力。

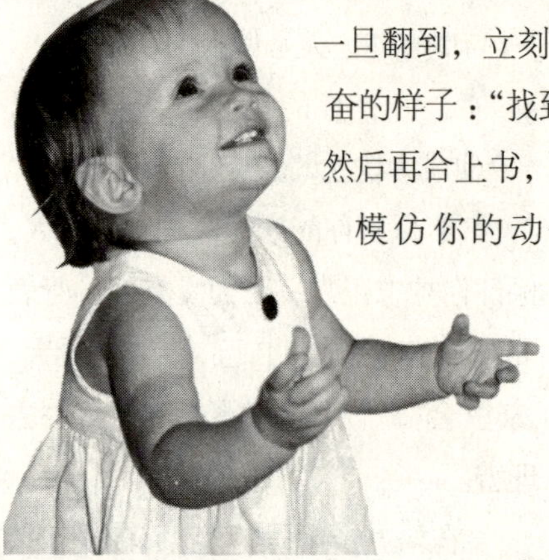

认图片

先取出宝宝已认识的实物，如苹果或鸡蛋；再取出画有该物的图片，将实物与图片对比让宝宝学习，宝宝很快就能理解图片代表实物。待宝宝认识 4～5 张图片后，妈妈可将这些图片藏在其他图片中，让他从一大堆图片中找出他熟悉的那几张。一旦找出来，妈妈就要大加赞赏。这样可以训练宝宝观察力、记忆力，理解图片代表的实物。

温馨小贴士

妈妈应该抛开“图画书是用来念给宝宝听的”的想法，和宝宝一起看图片，慢慢亲近图画书，为宝宝今后读书、发展语言打好基础。

玩积木

宝宝喜欢玩积木，妈妈可手把手地教宝宝将积木一块一块向上搭，练习多次，让宝宝学着能向上搭两块积木，并对宝宝进行表扬，“宝宝真聪明，会自己玩积木了！”游戏时，妈妈要防止宝宝将小块的积木误吞！这个游戏能练习宝宝手指的灵活性，需要注意的是积木要定期消毒，不要买表面涂有化学颜料的积木。

亲子游戏

◎ 将小铃放在宝宝一侧摇，节奏时快时慢，声音时大时小，不让宝宝看到铃，注意其对铃声有无反应，是否用眼睛寻找声源。

第六节 宝宝常见疾病预防及疫苗接种

01 怎样预防宝宝感冒

宝宝感冒常见情况

随着宝宝的成长不可避免地会出现发烧、感冒等情况，很多父母只要看到宝宝发烧，也不管发烧时体温是多少就给宝宝服用退烧药，甚至有些父母还给宝宝胡乱服用抗菌药物，其实这是不科学的。如果发烧温度不是很高，宝宝的食欲、情绪、睡眠等都不受到影响时，可暂不服用退烧药，让宝宝多休息，多喝水，并随时注意观察宝宝的身体情况。如果宝宝因发烧出现食欲减退、情绪不稳定等症状，体温在38.5℃～39℃时，需给宝宝服用退烧药，如果宝宝发烧体温超过41℃，需立即就医。

有些宝宝感冒以后，可能出现长时间的流鼻涕现象。而流鼻涕的原因很多，如细菌、病毒感染等引发的炎症，因温度、湿度急剧变化使身体受凉、吸入灰尘等的刺激，都可引起流鼻涕、打喷嚏，需要及时就医。如果宝宝没有渗出性中耳炎和严重的鼻窦炎合并症，感冒后流鼻涕时间稍长些可以不必治疗。但在家庭护理方面需要禁烟，被动吸烟会造成宝宝呼吸道损伤，致宝宝容易感冒或一旦感冒会很严重。

宝宝感冒慎用抗生素

宝宝感冒不要随便使用抗生素。由于感冒大多为病毒感染所致，抗生素对病毒无效，所以需要使用抗病毒药及对症支持治疗，可结合使用清热解毒药。

在下列情况下，可考虑在医生的指导下合理使用抗生素：

◆ 服用抗病毒药物不能退热。

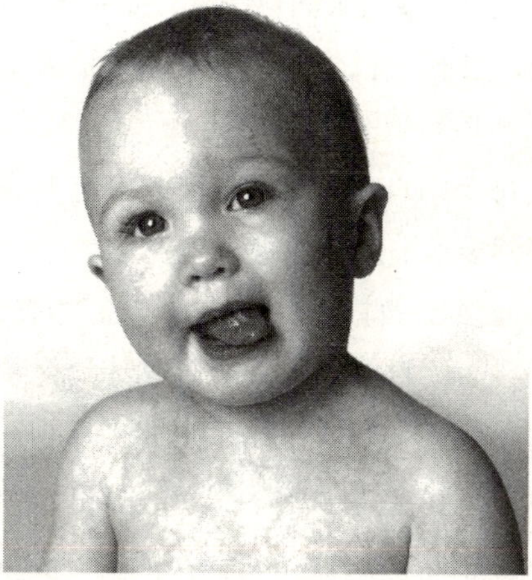

◎ 妈妈双手托在宝宝腋下，大拇指扶好宝宝的头，不要给宝宝穿鞋袜，让他光脚接触平面。这时，你会发现宝宝竟能协调地迈步。早产儿不宜作此训练。

◆ 6 月龄以下宝宝发生了继发性细菌感染。

◆ 血液检查白细胞数明显增高。

◆ 经常患扁桃体炎。

宝宝感冒注意事项

◆ 每天一定要喝水。

只有每天让宝宝喝足够的水，宝宝才能远离感冒的困扰。有的宝宝不爱喝白开水，只喜欢喝果汁。这样很容易上火，感冒也就经常光临。妈妈可以给宝宝喝果汁加水，开始 1 : 1，后来越兑越淡，果汁也就越来越少，几乎接近白开水了。慢慢地宝宝就会养成喝水的好习惯，有时还会主动要来喝了。

◆ 穿衣减被注意事项。

天一冷，宝宝就频频感冒。早晨起床后给宝宝穿的衣服不要随便脱掉，尤其是在宝宝感觉热或已经出汗时，更不能马上将衣服脱掉，应该让宝宝安静下来，等待自然消汗。平时给宝宝穿得过多、盖得太厚也容易感冒。妈妈平时要经常摸摸宝宝的小手，只要温温的那就是温度适宜。熟睡时，如果脚也是温暖的，但不出汗，那就是最舒适的温度了。

◆ 吃得清淡更健康。

每个妈妈都喜欢看自己的宝宝多吃饭，每餐都要求宝宝吃得特别饱。但宝宝并没有因此而强壮一些，反而时常感冒。如果让宝宝摄入食物过多，必然会造成其消化系统、代谢系统的超负荷运转，肾脏、肝脏负担过重，不久就会因食积而成滞热，留阻体内，妨碍正常循环，降低抵抗力，引发疾病。俗话说，“要得宝宝安，三分饥和寒”，这话还是很有道理的。

◆ 让宝宝恋上户外活动。

研究表明，常喜欢到户外活动的宝宝患感冒的概率显著少于待在家里的宝宝。因为户外活动是提高呼吸道黏膜抗病能力的最有效手段。即使冬天，在不太恶劣的天气里，在注意保暖的情况下，适当地让宝宝接触室外冷空气，亲近新鲜的空气与阳光，也是非常有必要的。

◆ 感冒多发或流行时少外出。

不要带宝宝到人多且通风条件差的公共场所去，也不要在感冒多发季节带宝宝出去串门，以防止传染。

◆ 宝宝的居室和游戏场所要经常通风，温度和湿度要适宜。

坚持每天开窗 15 分钟，让家里的空气保持清新。而要调整室内的湿度可能就要借助于加湿器了。

02 宝宝呕吐的原因有哪些

消化不良

宝宝出现消化不良时，会发生呕吐现象，且还会出现食欲下降、腹胀、大便稀烂等症状，此时服用一些助消化的药物，应该能很快痊愈。

喂养不当也会引发宝宝呕吐。例如饿了没有及时喂奶，宝宝就会使劲大哭，在哭的过程中吸了太多空气，吃奶后容易发生呕吐。还有的妈妈一等宝宝吃完就开始摇摇篮，殊

亲子游戏

◎ 宝宝不会说话只会哭，宝宝哭时，爸爸妈妈可以学着宝宝的声音发声，宝宝对这种反应很敏感，他会停下来听，然后再哭。经常注意对答宝宝的声音，宝宝会对爸爸妈妈的声音注意。以后他发“啊”、“噢”的声音时，爸爸妈妈也发出这种声音对答，这是和宝宝谈话的开始。

不知，刚吃完奶就摇来晃去，宝宝也容易呕吐。此外，像牛奶过热或者过凉、奶嘴孔太大，会引发吞咽不协调，也是宝宝呕吐的原因之一。

口腔及咽喉问题

排除上述因素之外，宝宝仍呕吐不止，就要考虑病理性因素了。如果宝宝患鹅口疮，觉得难受，吃了奶会吐出来，此时看宝宝的嘴巴，会发现里面长有白白的东西。治好鹅口疮，呕吐自然会痊愈。此外，有的宝宝患有小颌大舌畸形，舌头大，下巴小，舌头在口里无法活动，这种口腔畸形会导致吐奶，只要到医院接受口腔矫正术，就可以治愈了。

宝宝患有消化道畸形

除了用B超和胃肠造影可以检查出来外，通过观察宝宝的呕吐物，也能分辨一二。宝宝的呕吐物中没有奶块，可考虑为食道梗阻；如其中含有酸臭味道的奶块，则可能是先天性肥厚型幽门狭窄；如宝宝吐出的是黄绿色东西，可能梗阻部位在小肠。出现宝宝消化道畸形，要及时做手术矫正。整个手术过程不到一个小时，术后宝宝很快就能康复出院。

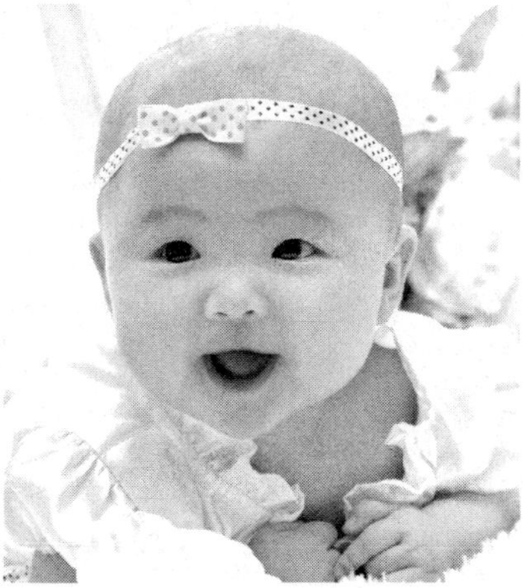

咳嗽引起的呕吐

有时宝宝咳嗽得很厉害，也会把吃下去的东西吐出来，这类宝宝多半是因为痰咳不出来，剧烈咳嗽后发生呕吐的。

03 解析宝宝高热症状

宝宝高热是由什么原因引起的

◆ 急性高热：

①感染性疾病：急性传染病早期、各系统急性感染性疾病；

②非感染性疾病：暑热症、新生儿脱水热、颅内损伤、惊厥及癫痫大发作等；

③变态反应：过敏，异体血清，疫苗接种反应，输液、输血反应等。

◆ 长期高热：

①常见病：败血症、沙门氏菌属感染、结核、风湿热、幼年类风湿症等；

②少见病：恶性肿瘤（白血病、恶性淋巴瘤、恶性组织细胞增生症）、结缔组织病。

一般通过检查诊断可明确。

在夏天发热还可能与其他病毒感染或细菌感染，如化脓性扁桃体炎、淋巴结炎、肺炎、细菌性痢疾、伤寒甚至乙型脑炎等有关。不过这些病除发热外还会有另一些表现，仔细检查并不难诊断。

◎ 说悄悄话：宝宝睡醒后，妈妈轻柔地与宝宝讲悄悄话。在离宝宝10厘米左右的地方与他说话，如“宝宝睡醒了”、“宝宝真高兴”、“宝宝真美丽”、“宝宝是妈妈的宝贝”等，每日3次，每次2～3分钟。

宝宝高热应该如何预防

①衣着要凉爽，切忌采用捂被子发汗的办法；

②居室空气要流通，必要时用电扇来回吹风，千万不可关窗闭户不让宝宝见风；

③鼓励饮水，保持口舌滋润、小便通畅；

④注意营养，不要随意忌口，无明显咳嗽的可多吃点水果，尤其西瓜，既能补充水分、糖分和维生素，又有清热的功效。此外还应注意大便通畅。

温馨小贴士

宝宝低热，指腋温为37.5℃～38℃，中度热38.1℃～39℃，高热39.1℃～40℃，超高热则为41℃以上。发热时间超过2周为长期发热。

宝宝高热应该如何治疗

对高热患者应及时适当降温，以防惊厥及其他不良后果。对既往有高热惊厥史或烦躁不安者，在降温的同时给予镇静药。

◆ 物理降温：将患儿置放于环境安静、阴凉、空气流通处。用冷温毛巾或冷水袋，敷头额、双腋及腹股沟等部位，或用布包裹的冰袋枕于头部或放置于上述部位。亦可用冷水或酒精于四肢、躯干两侧及背部擦浴。擦浴时如患儿出现皮肤苍白或全身皮肤发凉应立即停止。也可用冷生理盐水（30℃～32℃）灌肠，对疑为中毒型菌痢者更为适宜，既可降温，又便于取粪便标本送检。

◆ 药物降温：未成熟儿、体弱儿一般不用解热剂降温。

◆ 其他对症处理：高热时不显性水分丢失增多，加之食欲减退，应及时补充水分和电解质。对伴烦躁不安、反复惊厥或一般降温措施效果不显著者，可酌情选用氯丙嗪与异丙嗪。

◆ 病因治疗：对于由感染引起的高热，应根据病情选用有效抗生素治疗。对局部感染病灶要及时清除。因非感染性疾病所致的高热，也需根据不同病因采取相应的治疗措施。

温馨小贴士

宝宝流鼻血了怎么办？

妈妈可用拇指和食指向鼻子的中心部位按压住鼻翼的根部，大多数情况下可止住鼻血。

04 宝宝淋巴结肿大怎么办

淋巴结主要功能是产生淋巴细胞，有免疫功能，为身体的防御屏障，拦阻或吞噬由淋巴系侵入体内的细菌，阻止病变的蔓延。全身淋巴结之间有淋巴管相联系，有许多的淋巴管通向同一个淋巴结，淋巴结能对所属淋巴管内的细菌起到过滤、清除的作用。

引起全身淋巴结肿大的疾病要想到：败血症、白血病、淋巴瘤、传染性疾病（如风

◎ 玩手：将宝宝平放在床上，他会把左手放在右手里或把右手放在左手里，百玩不厌。

疹等)、溶血性贫血等。当触摸到这些疙瘩时，宝宝并不感觉疼痛，一般不用处理。这是人体正常的浅表淋巴结，淋巴结内含有许多专门吞噬致病物质的细胞，它们能吞噬和消化细菌、病毒以及身体内衰老的死亡细胞，起着保护和防卫的功能。如果发现肿大的淋巴结超过黄豆大小，单个或呈串状，触摸时宝宝会哭闹或叫痛，家长应该重视。因为它是宝宝许多疾病的症状之一，常见的疾病有以下3类：

◆ 慢性的局部炎症，如口腔内扁桃体炎、龋齿、牙周炎、脂溢性皮炎、中耳炎等，均可引起下颌下、枕部、耳后淋巴结肿大。

◆ 结核性炎症，感染结核杆菌后，宝宝也可有颈部、耳后、下颌下的淋巴结肿大和疼痛，同时还伴有低热、盗汗、消瘦等表现。

◆ 传染病及全身感染，例如麻疹、水痘、传染性单核细胞增多症、全身慢性感染及白血病，这时可在全身各浅表部位摸到肿大的淋巴结。

那么淋巴结肿大应该如何预防呢？

◆ 养成良好的生活习惯。

◆ 保持良好的心态、稳定的情绪，拥有健康的饮食习惯，平时多吃水果、蔬菜等，提高自我免疫力。

◆ 远离烟雾、酒精、药物、辐射、农药、噪声、挥发性有害气体、有毒有害重金属等。

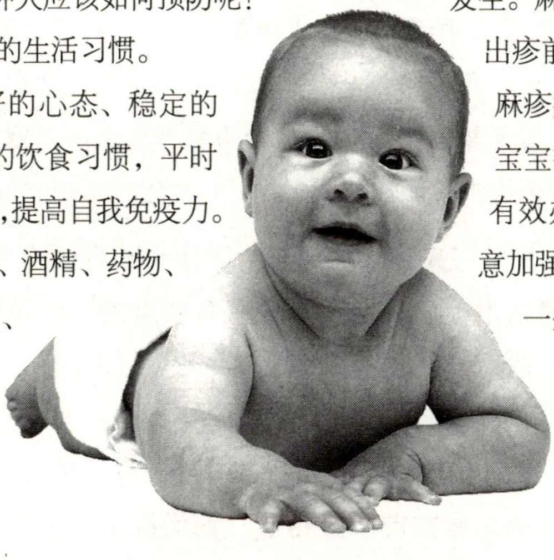

05 麻疹的护理

麻疹是由麻疹病毒引起的急性出疹性疾病，具有很强的传染性。麻疹潜伏期常为6～18天，有低热、精神差的现象，易被家长忽视。发病时可有高热、眼结膜充血、流泪、打喷嚏、流鼻涕等症状；发病第三天在口腔的黏膜上，出现针尖大小的白色斑点，周围有红晕；发热3～4天后出现皮疹，皮疹为玫瑰红色，略高于皮面，疹间皮肤较正常，出疹顺序先为颈后，逐渐波及前额、面部，然后自上而下顺次延至躯干和四肢，有的到达手掌和足底；4～5天后，进入恢复期。出麻疹的宝宝全身抵抗力降低，这时若护理不好或环境卫生不良，很容易发生肺炎、喉炎、脑炎、营养不良及营养不良性浮肿、干眼症等合并症，严重者可危及生命。

8个月以内的宝宝发病较少，9～12个月的宝宝应该接种麻疹疫苗，可预防麻疹的发生。麻疹病毒是通过呼吸道传播的，从出疹前5天到出疹后5天均有传染性。麻疹病人是唯一的传染源，所以避免宝宝接触麻疹病人，也是预防麻疹的有效办法。在宝宝患麻疹期间，应注意加强护理，要给宝宝喝足够的水，吃一些易消化、富有营养的食物；屋内保持空气新鲜，温度和湿度也要适宜。麻疹没有特效的治疗方法，一定要加强护理。

◎ 抓握：妈妈轻抚宝宝的手，宝宝会握住妈妈的手指不放。

外婆寄语

时间过得真快，在忙忙碌碌中外孙快满周岁了，在我还没来得及抓住小外孙成长中的每一个细节的时候，宝宝却已经悄悄长大了。这一年的朝夕相处，看着宝宝一天天变化长大，看着宝宝跨出属于他的每一步成长足迹，我很欣慰，更多的是幸福。

记得去年这时，大家还在为是否该让宝宝提早出来讨论得不可开交，转眼间这个急不可待提早了整整3周就出来的小家伙已经成了有24斤重的大宝宝了。还记得去年这个时候，他妈妈进了手术室，我们一大家子都焦急地在病房里等待。仅过了半个多小时，手术室便传来消息，母子平安，但此时的我们还是无法放下心来，毕竟宝宝还没被抱出来。大约又过了一个多小时，医生抱着宝宝出来了，大家的眼睛一下子集中到了宝宝身上。啊！多漂亮、多可爱的小家伙，大大的眼睛加上深深的双眼皮，高高的鼻梁和他妈小时候一模一样。外公拿着摄像机一阵狂拍，记录着宝宝出生后的情景。

随着宝宝的出生，我们的生活节奏一下子变快了，他成了我们生活的中心，整天围着他转，宝宝的点点滴滴都会牵动家人的心。看着他会翻身、会坐、会爬，现在能扶着东西走路，渐渐懂事，他的每个变化都会让我们高兴不已。每次检查身体医生都会说这个宝宝长得真好，这声“好”倾注了外公外婆、爷爷奶奶、爸爸妈妈很大的心血。

宝宝渐渐长大确实给我们带来了很多快乐。宝宝是那样的活泼可爱，那天真的笑容荡漾在所有认识他的人心中。虽然有些调皮，但他还是有很多优点：不挑食，能吃能睡，长得结实又白皙可人，体质好，对一切事物都很好奇，很机灵，爱笑，是个“开心果”。记得他7个多月的时候，一天晚上我无意中发现，宝宝闭着眼睛乱摸，把掉落在枕边的奶嘴捡起，直接塞进了嘴里。由于塞的时候方向发生错误，他用胖乎乎的小手把奶嘴扭了个身，随后才安心地睡去。这一连串的动作让一旁的我看得忍俊不禁。如今宝宝已经快 1 岁了，懂的东西也多了很多，知道会使坏，做了坏事后还扑闪着一双大眼睛，装做楚楚可怜的样子，弄得我们不舍得说他。

带的时间长自然有感情，宝宝和我特别亲，常常惹得妈妈在一旁吃醋。外公给宝宝取了好几个专用词，什么“啃得机”啦、“盯吧”啦，因为宝宝无论拿到啥东西都会放在嘴巴里啃，而只要是他盯上的人，就会盯着不放。不过即使是这样，宝宝还是常常逗我们笑，看到我们都笑了，他马上就收起笑容；等我们笑完了，他会继续笑着逗我们。

宝宝的趣事实在太多，而外貌出众的外孙也成了我们最值得自豪的事。每次带宝宝出去，总会吸引路人的注意，宝宝虎头虎脑的模样实在惹人喜欢。只要每次人家来逗他，他总会露出灿烂的笑容，真是人见人爱。

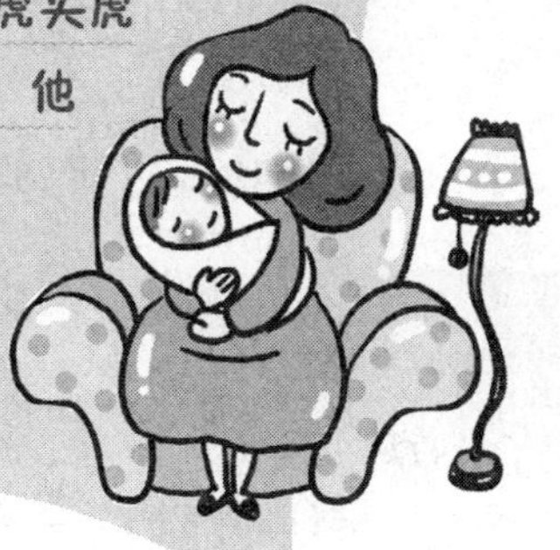

在宝宝周岁之际，我们全家都祝福他，希望我们的小宝贝聪明懂事、活泼可爱、健健康康、快快乐乐。

编者按语

这一时期细心的妈妈会发现有些宝宝是“左撇子”。“左撇子”不是病，完全是一种正常的发育情况。人类左右大脑半球分工不同，左脑主管语言、逻辑、书写及右侧肢体运动，而右脑主管色彩、空间感、节奏和左侧肢体运动。“左撇子”，天生以右脑为优势大脑，强行纠正对大脑发育极其不利。如果“左撇子”被强行纠正，其潜在的音乐、绘画才能很可能得不到充分发挥，还会使语言功能紊乱，易出现口吃。

《怀孕分娩育儿宝典》

主编：华夏科学育婴研究中心

编委：秦文英　史高丽　高媛媛　李飞燕　孟薇薇
程安平　徐意会　朱爱云　陈　桥　张　琴

责任编辑：吴建中

全书统筹：刘　娟

文字编辑：张晓华

专项外联：罗小凤

美术制作：王小玲

封面设计：衡文利

图片支持：北京精灵豆婴幼儿摄影机构

插画支持：西安秒动漫制作

饮食支持：北京世纪悦然生活

护理支持：北京信侬母婴护理中心

早教支持：北京康佳早教咨询中心